HISTOPATHOLOGIE DES NERVENSYSTEMS

VON

Dr. W. SPIELMEYER
PROFESSOR AN DER UNIVERSITÄT MÜNCHEN

ERSTER BAND
ALLGEMEINER TEIL

MIT 316
ZUM GROSSEN TEIL FARBIGEN ABBILDUNGEN

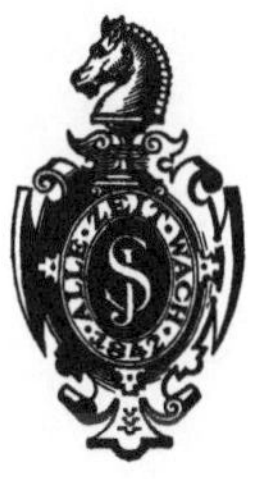

SPRINGER-VERLAG BERLIN HEIDELBERG GMBH
1922

ERSCHEINT ZUGLEICH ALS 5. BAND DER ARBEITEN AUS DER
DEUTSCHEN FORSCHUNGSANSTALT FÜR PSYCHIATRIE IN MÜNCHEN.

ISBN 978-3-642-50394-8   ISBN 978-3-642-50703-8 (eBook)
DOI 10.1007/978-3-642-50703-8

DEM ANDENKEN NISSLS

Vorwort.

Die Widmung an Nissl ist nur ein äußeres Zeichen meiner Dankbarkeit gegen ihn, mit seinem Inhalt soll dieses Buch dazu beitragen, Nissls Vermächtnis zu wahren. Die hier gegebene Behandlung des Stoffes dürfte besonders eindringlich zeigen, daß die neueren Bestrebungen in der Histopathologie des Nervensystems doch in erster Linie auf Nissls Forschungen zurückgehen. Ich hatte nicht das Glück sein Schüler zu sein, und die Zeit war nur kurz, die ich nach dem Kriegsende bis zu seinem bald darauf erfolgten Tode mit ihm zusammen an der Forschungsanstalt arbeiten durfte. Aber unter dem Einfluß seiner Lehre stand auch die Arbeit, die ich abseits von den Lehrstätten Nissls und Alzheimers tat.

Als Kraepelin bei der Begründung der Deutschen Forschungsanstalt für Psychiatrie Nissl für uns zu gewinnen suchte, hoffte er ihm die Musse für die Beendigung seiner experimentellen Arbeiten und für die Inangriffnahme neuer rindenpathologischer Probleme zu schaffen; und für mich war ein bis dahin vergeblich gewesener Wunsch erfüllt, mit dem ,,Meister`` arbeiten zu dürfen. Aber Nissls altes Nierenleiden war unter dem Einfluß der Hungerblockade rasch schlimmer geworden, und als die Fortsetzung von Kriegsbräuchen auch nach dem Kriegsende über uns verhängt wurde, erlag sein geschwächter Organismus. Kurze Zeit nach seiner Übersiedlung an die Münchener Forschungsanstalt starb Nissl in tiefstem Kummer über die Not seines Volkes, das er der Willkür seiner Feinde ausgeliefert sah. Wohl ihm, daß er nicht ahnen konnte, daß die Knechtung des wehrlos gemachten Deutschland und die schamlose Ächtung der deutschen Wissenschaft kein Ende haben soll!

Dieses Buch über die Histopathologie des Nervensystems hatte ein ,,Lehrbuch`` werden sollen. Für eine entsprechende gleichmäßige Bearbeitung des Stoffes wären ausgedehnte, insbesondere auch experimentelle Studien notwendig gewesen. Durch den Krieg wurden sie abgebrochen; sie jetzt wieder aufzunehmen und in absehbarer Zeit durchzuführen, dafür sind die Bedingungen allzu ungünstig geworden. Da aber das Bedürfnis nach einer Histopathologie des Nervensystems — auch nach unseren eigenen Erfahrungen an der Forschungsanstalt — immer dringender wird, so habe ich mich entschlossen, die geplante Histopathologie in dieser Form herauszubringen. Daher ist das Buch, wie man leicht sieht, in den einzelnen Kapiteln ungleich: manches ist mit Ausführlichkeit behandelt, während anderes kurz abgetan wird. Das liegt nicht nur daran, daß das Urteil über den Grad der Wichtigkeit der einzelnen Tatsachen und Probleme verschieden, sondern auch das Wissen und die Erfahrung des einzelnen recht ungleich ist. Dinge, welche den Verfasser einer solchen zusammenfassenden Darstellung besonders beschäftigt haben, werden naturgemäß stärker betont werden.

So sind hier die Probleme ausführlicher behandelt, deren Lösung ich in den letzten Jahren angestrebt habe und die von meinen Mitarbeitern im anatomischen Laboratorium der Münchener Forschungsanstalt in Angriff genommen worden sind. Manche Ergebnisse solcher Untersuchungen werden hier zuerst mitgeteilt werden. — Das Buch trägt demnach stark subjektives Gepräge. Das drückt sich auch in der Behandlung der Literatur aus. Ich habe nicht selten davon Abstand genommen, meine Ansicht gegenüber andersartigen Lehrmeinungen ausdrücklich zu begründen, und in der Auswahl der Zitate war die hier durchgeführte Behandlung des Gegenstandes jeweils maßgebend. Immerhin dürften die im Anschluß an die einzelnen Kapitel gegebenen, vom Texte nicht selten unabhängigen Hinweise zur Einführung in die Literatur der Einzelfragen genügen, da neben wichtigen Spezialarbeiten besonders auch zusammenfassende Abhandlungen mit großem Literaturverzeichnis aufgeführt sind.

Ich habe versucht, alle wichtigen Veränderungen und Einzelbefunde durch Abbildungen zu veranschaulichen. Das schien mir besonders notwendig, denn die sehr komplizierten nervösen Veränderungen sind durch Worte meist nicht wirklich klar zu machen und Bilder dafür existieren bisher — wenn überhaupt — nur in Einzelarbeiten. Die Bilder hat mein Freiburger Zeichner, Herr Richard Schilling, in bewährter Meisterschaft hergestellt. Daß sie in so großer Zahl in das Buch aufgenommen und in so vorzüglicher Weise wiedergegeben wurden, ist nur durch die Großzügigkeit der Verlagsbuchhandlung Julius Springer möglich gewesen. Ich gebe gern meiner Dankbarkeit Ausdruck für das bereitwillige Entgegenkommen, das ich hier, wie immer, in der Zusammenarbeit mit der Springerschen Verlagsbuchhandlung gefunden habe.

München, den 10. August 1921.   W. Spielmeyer.

Inhaltsverzeichnis.

Ziele und Wege der Histopathologie des Nervensystems.

Wenn wir die anatomischen Grundlagen einer Erkrankung des Nervensystems ermitteln wollen, so suchen wir die Eigenart des Prozesses und seine Ausbreitung festzustellen. In der Neuropathologie hat die lokalisatorische Bestimmung des Krankheitsprozesses Jahrzehnte hindurch in überwiegendem Maße die anatomische Forschung beherrscht. Das Hauptziel war die Erklärung der klinischen Symptome aus dem Sitz der Veränderungen. Für die Klärung der Lokaldiagnose hatte die Anatomie vor allem zu wirken: was das Leiden an Ort und Stelle zerstört und was an den Zentren und dem Leitungsapparat unmittelbar und sekundär zugrunde geht, erforschte sie. Wieviel aus solch engem Zusammenarbeiten klinischer und anatomischer Forschung für die allgemeine Kenntnis des Aufbaues und der Funktionen des Zentralnervensystems erschlossen ist, weiß jeder. Wir haben dadurch einen tiefen Einblick in den anatomisch-physiologischen Mechanismus des Zentralorgans gewonnen, und bei keinem anderen Organ ist die topische Diagnose so gut begründet, wie eben bei den Erkrankungen des Zentralnervensystems.

Bei diesen Bestrebungen, die Einzelfunktionen in ihrer lokalen Umgrenzung geographisch zu bestimmen, wird freilich nur das physiologisch-anatomische Bedürfnis befriedigt. Das eigentlich histopathologische Moment bleibt bei solcher Forschungsrichtung vernachlässigt. Deshalb ist viel Klage darüber geführt worden, daß bei allen diesen besonders Ende des letzten Jahrhunderts vorgenommenen Untersuchungen die eigentliche pathologische Anatomie zu kurz gekommen ist. Man hatte vollkommen übersehen, daß „Faseranatomie keine Histopathologie" ist (Nissl).

Es ist eines der großen Verdienste Nissls, durch immer wiederholte Betonung der Notwendigkeit einer wirklich histopathologischen Forschung darüber Klarheit gebracht zu haben, daß das Ziel der pathologischen Anatomie über derartige faseranatomische Forschungen weit hinaus geht oder überhaupt ein anderes ist. Denn nur die histopathologische Zergliederung der Veränderungen führt uns zu einem Einblick in das wirkliche Wesen der Krankheit. Nissls eindringliche Darlegungen führten den anatomisch arbeitenden Psychiater langsam in das Gebiet zurück, wo sein eigentliches Arbeitsfeld liegt, in das Studium der Hirnrinde und ihrer histopathologischen Umwandlungen. Es ward endlich klar, daß für die Anatomie der Geisteskrankheiten nichts dabei

herauskommen konnte, wenn der Psychiater die Bahnen im Fledermausgehirne
beschrieb oder etwa bei einer Paralyse die absteigenden Degenerationen der
Pyramidenbahnen verfolgte und Varietäten ihres Verlaufes feststellte; und
es förderte die Kenntnis von dem materiellen Substrat der Psychosen nicht,
wenn er die Folgen von Leitungsunterbrechungen bei einer Geschwulst oder
einer Erweichung studierte. Bei der anatomischen Durchforschung der Hirnrinde
selber aber konnte kein Einsichtiger daran denken, die in ihrem Wesen und in
ihrer Ausbreitung noch ganz und gar unklaren Prozesse mit den psychischen
Krankheitserscheinungen in Verbindung zu setzen und etwa nach dem anatomischen Korrelat von Wahnideen oder Stuporzuständen zu suchen. Einige
genugsam zurückgewiesene Versuche schlimmer Spekulation, welche sich an die
rein anatomische Forschung und besonders an das Studium der Markscheidenentwicklung anschlossen, schützten vor weiteren Versuchen solcher Art und
zeigten mit ganzer Schärfe, wohin eine Überschätzung anatomischer Feststellungen und ihre unzulässige Verknüpfung mit psychischen Vorgängen führen
muß. Die glänzenden Forschungen Brodmanns über die Zytoarchitektonik,
welche durch den Tod dieses heute unersetzlichen begnadeten Forschers unterbrochen wurden, die Lehren Oskar Vogts über die Faserfelder des Großhirn-
mantels und Nissls Entdeckungen von dem Eigenapparat der Rinde und ihren
Organen zeigen uns für alle Fragen physiologischer Lokalisation zunächst nur
die Möglichkeit, körperliche Symytome zu den Sinnesfeldern in Beziehung
zu bringen; und wir müssen in Geduld abwarten, ob sie uns in ihrer Weiterentwicklung eine topische Klärung krankhaften psychischen Geschehens geben
können, wie wir das hoffen.

So besteht ein gewaltiger Unterschied zwischen der eigentlichen Neuropathologie und der klinisch-anatomischen Psychiatrie. Lassen wir die erkenntnis-
theoretische Frage ganz außer Betracht, ob es prinzipiell möglich ist, die Eigentümlichkeiten abnormen seelischen Geschehens aus dem Sitz der Veränderungen
je zu erklären; für die Histopathologie gilt am Großhirn wie am Zentralorgan
sonst die Forderung, die schon Morgagni in der somatischen Medizin erhoben
hatte: nach der Art wie nach dem Sitz der Krankheit zu forschen. In diesem
Buche, wo wir es rein mit der pathologischen Anatomie zu tun haben, werden
wir, auch unbekümmert um die klinischen Symptome, die Art krankhafter
Lebensvorgänge in ihren anatomischen Zusammenhängen darstellen und die
Ausbreitung der Prozesse ermitteln.

Das Ziel der pathologischen Anatomie ist, die gestaltlichen Veränderungen zu studieren. Die pathologische Anatomie ist pathologische Morphologie (Roeßle).

Es ist selbstverständlich, daß wir bei unseren histopathologischen Untersuchungen jeweils nur einen bestimmten Zeitpunkt des Prozesses zu Gesicht
bekommen und daß das, was wir an den Einzelelementen wie an dem gesamten
Gewebe und am Organ selber finden, sich uns nur so darstellt, wie es sich in dem
gegebenen Augenblicke der Entwicklung der Krankheit verhält. Wir kennen
die Reihen pathologischen Geschehens, die diesem gleichsam durch den Tod
fixierten Zustande vorausgehen, nicht unmittelbar. Wir müssen sie rekon-
struieren, indem wir frühere Stadien des Prozesses zum Vergleiche heranziehen
oder indem wir das Experiment befragen. Und mit diesem Rückwärtsschreiten
suchen wir Einblick in die Bedingungen des Entstehens der Veränderung zu

gewinnen; die Klärung der Pathogenese ist eine Hauptaufgabe jeder histopathologischen Analyse. Denn wir müssen uns klar sein, daß das, was geworden ist, auf sehr verschiedenen Wegen und in sehr verschiedener Weise entstehen und sich ausbilden konnte. Man kann es einem gliösen Narbenzustand meist nicht ansehen, wie er zustande gekommen ist; und vielfach drückt sich ja in der noch gebräuchlichen Nomenklatur dieser Mangel unseres Wissens um die wirkliche Eigenart des Prozesses aus. Wenn wir von einer „Hemisphärenatrophie" oder von einer „lobären Sklerose" sprechen, so ist damit noch gar nicht gesagt, was für ein Krankheitsprozeß einen solchen Endzustand bedingt hat. Wir werden dabei von vornherein auseinander zu halten haben, was ein bereits abgeschlossener Krankheitszustand ist und wo wir es mit einem frischen oder noch weiter bestehenden Prozeß zu tun haben. Die Atrophie und Sklerose eines Vorderhorns ist nicht mehr die Poliomyelitis selbst, sondern nur deren Folgezustand. Sie macht mit dem klinischen Symptom der Lähmung die pathologische Zustandsänderung aus, den Schaden, Pathos im Sinne Aschoffs.

Wie es bei dieser und mancher anderen Krankheit mit Erfolg gelungen ist, ihre Pathogenese, ihre volle Ausbildung und ihren Endzustand zu ermitteln, so müssen wir das für alle Krankheiten erstreben. Bei den einzelnen Prozessen verlangen weiter die verschiedenartigen Gewebsveränderungen ihre pathogenetische Erklärung, und für die pathologischen Einzelelemente suchen wir ebenfalls die Reihe ihrer Entwicklungsstadien zu bestimmen. Denn auch hier sind wir uns darüber klar, daß die rein morphologische Bestimmung krankhafter Zelltypen nicht das letzte Ziel anatomischer Forschung sein kann. Die „Zellschattenbildung" erkrankter Ganglienzellen kann auf verschiedene Weise zustandekommen; und wer etwa Gitterzellen als eine pathologische Zelleinheit auffassen wollte, würde Gefahr laufen, hier gliogene und mesodermale Elemente oder gar auch entartete Plasmazellen zusammenzufassen. Gerade der Streit um die verschiedenartigen, morphologisch so außerordentlich ähnlichen Zellgebilde, wie sie bei Entzündungen und Erweichungen auftreten, lehrt, daß die rein morphologische Betrachtung einer Ergänzung durch die histogenetische Analyse bedarf.

Wenn wir uns in der Histopathologie darauf beschränken, nur die gestaltlichen Umwandlungen der Organe und ihrer Elemente zu ergründen, so bleiben wir uns doch bewußt, daß die pathologische Anatomie nur ein Teil der Biologie ist. „Die pathologische Anatomie ist nur eine ganz kleine Provinz im großen Reich der Biologie überhaupt" (Weigert). Ihre Stellung wie ihre besondere Aufgabe, die Gesetze aufzudecken, nach denen sich die pathologischen Lebensvorgänge vollziehen, hat Marchand in einer feinsinnigen Darstellung besprochen, mit welcher er das Krehl-Marchandsche Handbuch einleitet. Wie es Virchow schon ausgesprochen hatte, daß die rein anatomische Betrachtungsweise nicht zur Erfüllung aller Forderungen und Erreichung der letzten Ziele der Pathologie ausreichen kann, sondern als das Erstrebenswerte die pathologische Physiologie nannte, so führt uns Marchand hier vor Augen, wie beide Wege der Forschung, der anatomische wie der physiologische, beschritten werden müssen. Und Aschoff hat in den Vordergrund der Begriffsbestimmung in der pathologischen Anatomie das physiologische Moment gerückt: daß es bei der Definition der Entzündung bisher zu keiner Verständigung gekommen sei, liege daran, daß man immer mit rein anatomischen Symptomen diese Defensivreaktion des Organismus umschreiben wolle. Man könne nicht gleichzeitig nach der Leistung und nach den anatomischen Symptomen definieren; und wie Ribbert und Neumann betont Aschoff, daß nur die Anwendung biologischer Gesichtspunkte zum Ziele führen könne. — Aber wenn wir pathologische Morphologie treiben, werden wir uns — meines Erachtens — nach wie vor an das halten müssen, was wir sehen. Ich verkenne nicht, daß die Gestalt nur das Substrat ist, an dem „sich die Funktion abspielt", und daß „das Wesentliche die Funktion ist" (Bethe). Wir werden uns auch hüten müssen, daß die morphologische Betrachtungsweise das funktionelle Denken zurückdränge. Und doch, solange wir den gestaltlichen Umwandlungen der Organe und Gewebsstrukturen nur schwer oder gar nicht ansehen können, was sie funktionell bedeuten, werden wir nach anatomischen Merkmalen suchen, die uns greifbare Anhaltspunkte geben. Wollen wir in dem Gebiete der Anatomie nicht führerlos treiben, so müssen wir Grenzbestimmungen anatomischer Art wählen. In der unendlich weiten und unendlich wechselvollen Reihe der krankhaften Vorgänge suchen wir nach festen Punkten, die sich durch ihre Eigenart herausheben, wenn von ihr auch Bahnen nach den scheinbar entgegengesetzten Polen mehr oder weniger gleichmäßig hinüberführen. Die Dinge stehen nicht, jedes für sich, hart nebeneinander, und wir wissen, daß sich das natürliche Geschehen nicht in die engen Grenzen scharfer Begriffe zwingen läßt. Obschon wir gerade mit der tieferen Kenntnis der anscheinend best umschriebenen Krankheiten und Organveränderungen ihre Grenzen sich verwischen sehen, kann doch wiederum kein Zweifel sein, daß sie jeweils an den Enden einer langen Reihe anatomisch klar faßbarer Typen bestimmter Organ- oder Gewebsveränderungen stehen, nach denen wir uns richten können.

Häufig wird bei den Erkrankungen des Nervensystems der Anatomie nur die Bedeutung einer Hilfswissenschaft der Klinik zuerkannt; die Krankheit selbst benennt der Kliniker und ihre Art wird von ihm bestimmt. Aber nur zu oft haben wir erlebt, wohin das führt. Die Zeiten, in denen man allzu freigebig mit der Diagnose einer „Myelitis" und „Enzephalitis" war, sind ja noch nicht ganz vorbei; und wir brauchen nicht einmal an die überwundene klinische Diagnose der „spastischen Spinalparalyse" zu erinnern, um daran zu zeigen, wie die Überschätzung bestimmter klinischer Symptome leicht auf Irrwege führt. Denn gerade die neuerdings im Vordergrunde der neuropathologischen Forschung stehenden Corpus striatum-Erkrankungen lehren gegenüber den Bestrebungen klinischer Rubrizierung wiederum eindrücklichst, daß hier der Anatomie die Führerschaft zukommt (O. und C Vogt, Bielschowsky). Auch in der pathologischen Anatomie des Großhirns muß die Anatomie die Stellung zu erlangen suchen, die sie sonst in der somatischen Medizin innehat; ihr Ziel wird es sein, daß sie ohne alle Kenntnis des klinischen Verlaufes die anatomische Diagnose des Prozesses und sein Wesen zu bestimmen vermag. Daß sie das aber bei aller Selbständigkeit, die sie für sich in Anspruch nehmen muß, nur in engster Zusammenarbeit mit der klinischen Forschung erreichen kann, ist klar. Ein leuchtendes Beispiel solcher erfolgreicher Forschung hat uns Alzheimer gelassen, den wir als Führer auf diesem Gebiete verloren haben und dem wir nachtrauern. Der Grundzug seines Forschens war das Zusammenarbeiten der Anatomie und der Klinik, die histologische Forschung unter klinischen Gesichtspunkten und unter der Leitung klinischer Erfahrungen, wie auch umgekehrt die Klärung klinischer Probleme unter Anlehnung an anatomische Tatsachen. Die anatomisch-klinische Umgrenzung der progressiven Paralyse bildet das vorzügliche Beispiel dafür; auf dem Gebiete der Idiotie arbeitet die Anatomie rastlos an der Zergliederung dieses Sammelbegriffes, und die alte klinische Bezeichnung wird bald verschwunden sein. Es würde der anatomischen Forschung ihr belebendster Anreiz genommen sein, wollte sie sich nicht von klinischen Gesichtspunkten leiten lassen. Auch können wir mit Rücksicht auf die Frage nach dem Tempo des Prozesses und dem Alter der Veränderungen, die wir heute aus dem rein histologischen Bilde schwerlich zu beantworten vermögen, der Hilfe klinischer Angaben nicht entraten. Und was nützt es etwa, lediglich eine atrophische Rinde zu durchmustern und dabei das Freibleiben der Projektionsstrahlung festzustellen, ohne doch zu wissen, daß in diesem Falle klinisch eine Lähmung bestand; die überraschende Tatsache des Vorkommens einer Hemiplegie bei intakter Pyramidenbahn aus rein kortikaler Ursache würde uns entgangen sein. Oder was gewännen wir, wollten wir lediglich einen Fall von sogenanntem Hirntod anatomisch untersuchen, ohne zu wissen, welches die Erwägungen der klinischen Differentialdiagnose waren. In dieser engen Anlehnung an die Klinik muß aber der pathologischen Histologie die Führung in der Umgrenzung der Prozesse und der Bestimmung ihres Wesens bleiben. Mehr noch als die Neuropathologie, wo gleich lokalisierte, verschiedenartige Veränderungen ein ähnliches Krankheitsbild erzeugen können, zeigt die Psychiatrie, wie unsicher die klinischen Grundlagen für die Einteilung und Sonderung der Krankheitsformen sind.

Die Beschäftigung mit der Entstehung und Entwicklung der histopathologischen Veränderungen führt geradenwegs zur Frage ihrer Ätiologie. „Die Lehre von der Genese der pathologischen Prozesse und ihre Ätiologie sind nun aber durchaus nicht identische Begriffe, denn unter Ätiologie versteht man im allgemeinen nur die Lehre von dem pathogenen Hauptfaktor" (O. und C. Vogt). So selbstverständlich die anatomische wie klinische Pathologie der Ergänzung durch das Suchen nach den Ursachen krankhafter Lebensvorgänge bedarf, so können doch die ätiologischen Tatsachen, soweit sie uns überhaupt bekannt sind, nicht zum Einteilungsprinzip für die histopathologischen Befunde genommen werden. Es ist oft darauf hingewiesen worden, daß gerade das Beispiel der Syphilis lehrt, wie der gleiche pathogene Hauptfaktor klinisch und vor allem anatomisch die verschiedenartigsten Organerkrankungen erzeugen kann. Und das gleiche gilt für eine große Reihe anderer, scheinbar leicht faßbarer exogener Schädlichkeiten. Wir sehen daran, daß wir selbst bei solchen Prozessen über die verschiedenartigsten ursächlichen Faktoren, die hier wirksam sind, noch keine genügende Kenntnis haben; wir wissen nicht, welche kausalen Zwischenglieder oder sekundären, indirekten Schädlichkeiten, die auf das erste Moment zurückgehen, hier ursächlich mitspielen. Andererseits stellen wir fest, wie ganz verschiedenartige Gifte gleichartige krankhafte Veränderungen erzeugen können. Ich erinnere nur an Nissls Entdeckungen, die er bei seinen klassischen Untersuchungen über die Giftwirkung auf die Ganglien- und Gliazellen gemacht hatte: während sich infolge submaximaler akuter Vergiftung bei verschiedenen Noxen verschiedene Krankheitstypen an den Ganglienzellen nachweisen lassen, verschwinden diese Unterschiede, wenn man das Tempo der Vergiftung verlangsamt. — Man muß sich darüber klar sein, daß — wie Marchand sagt — die Kenntnis der Ursache allein sich nicht mit dem Verständnis des krankhaften Vorganges, des Wesens der Krankheit deckt. Ganz abgesehen davon, daß uns auch bei Kenntnis des letzten ursächlichen Faktors die sekundären ätiologischen Momente meistens unbekannt sind, bleibt doch vor allem die Verschiedenartigkeit der Widerstandskraft des Organismus und die verschiedene Qualität seiner Reaktionsweise ein wichtiges unwägbares Moment. So ist das, was wir histopathologisch sehen, das Produkt aus vielen Faktoren. Oskar und C. Vogt haben in ihrer programmatischen Einteilung der striären Motilitätsstörungen den treffenden Satz geschrieben: „Die pathologisch-anatomische Veränderung ist die Resultante aller pathologischen Faktoren exogener und endogener Natur und aller defensiv und regenerativ wirkenden Kräfte des erkrankten Organs. Sie ist also ein präziser Ausdruck für alle Faktoren, welche den pathologischen Prozeß im Einzelfall bestimmen."

Mitten in die Biologie gestellt, in engster Beziehung zur pathologischen Physiologie, zur Klinik und zur Ätiologie hat die pathologische Anatomie ihre Selbständigkeit, und sie wird ihren Aufgaben am ehesten gerecht werden, wenn sie sich an das hält, was sie mit ihren Mitteln zu leisten vermag: an die morphologische Analyse.

Wir werden uns deshalb im folgenden zunächst — im allgemeinen Teil — bemühen, die Veränderungen der einzelnen Gewebsteile und die verschiedenen histopathologischen Vorgänge in ihren Eigentümlichkeiten möglichst scharf herauszuheben und im speziellen Teil ihre Zusammensetzung in dem Komplexe der Einzelkrankheit zu ermitteln; während sich die allgemeine Histopathologie des Nervensystems mit den allgemeinen Veränderungen des Gewebes und seiner Teile beschäftigt, suchen wir bei den verschiedenen Krankheitsformen deren Zusammensetzung aus histopathologischen Symptomen und Syndromen zu ergründen. Bei solchen rein histopathologischen Bestrebungen wird das, was man Faseranatomie nennt, füglich außer Betracht bleiben. Die Wirkung etwa eines lokalen Prozesses auf die verschiedenartigen Bahnen interessiert uns hier nicht. Was wir über die Gliederung der Systeme erfahren können, ist eine rein anatomische bzw. anatomisch-physiologische Frage; sie hat nichts mit der Histopathologie des Degenerationsvorganges zu tun.

Die histopathologische Erforschung des Nervensystems ist auf das Engste mit der Färbetechnik verknüpft und von ihr abhängig. Die wichtigsten Fortschritte in derHistologie datieren seit der Entdeckung der verschiedenen Elektivfärbungen. Es darf natürlich nicht verkannt werden, daß die Forscher, die früher mit dem viel gerühmten Karmin gearbeitet haben, schon geradezu unglaublich vieles damit gesehen hatten, was wir heute an diesen Präparaten nicht oder nur mit genauer Not zu erkennen vermögen. Aber eine klare und sichere Grundlage für die Beurteilung des Verhaltens der verschiedenen nervösen und nichtnervösen Strukturen im Zentralorgan kann nur das Elektivpräparat geben.

Jeder kennt die großen Entdeckungen auf dem Gebiete der Färbetechnik des Nervensystems, welche mit den Namen Weigert und Nissl auf das engste verbunden sind. Wir verfügen über Methoden, welche die Markscheide der Nervenfaser zur Darstellung bringen und vermöge deren wir eben den Ausfall

markhaltigen Nervengewebes ermitteln können. Wie wir an dem Weigertschen Markscheidenpräparat alte Lichtungen und Defekte der Markfaserung
nachweisen, so ermöglicht es uns die Marchische Chromosmiumreaktion, die
in frischer Degeneration befindliche Markfaser zu erkennen und ihren Verlauf
festzustellen. Nissl hatte eine Methode ausgearbeitet, bei der die Ganglienzellen
mit ihren Granula, den Nisslschen Schollen, in wunderbarer Klarheit hervortreten — eine Methode, die mit größtmöglicher Sicherheit arbeitet. Die faserige
Neuroglia lehrte Weigert darstellen. Und in den Verfahren von Bielschowsky
und von Cajal besitzen wir Methoden zur Imprägnation der Fibrillen und
Achsenzylinder. — Das mesodermale Gewebe im Zentralorgan stellen wir uns
mit der in der Histologie sonst üblichen Methodik dar. Als einen wichtigen Fortschritt konnten wir es begrüßen, daß zu diesen Methoden der spanische Neurohistologe Achúcarro eine an das Bielschowskysche Verfahren anlehnende
Darstellung der mesenchymalen Netze lehrte.

Wenn von den Elektivfärbungen am Nervensystem die Rede ist, wird gerne
die Frage aufgeworfen, ob denn das, was wir damit darstellen, auch wirklich
in vivo vorhanden ist. Bei dem Nervenzellenbild Nissls ist das oft diskutiert
worden, und Nissl hat diese Frage ein für allemal erledigt. Es ist wohl richtig,
daß manches von dem, was wir in Elektivpräparaten wie auch sonst im gefärbten
histologischen Bilde sehen, sich unter der Einwirkung der Konservierungsflüssigkeiten niederschlägt oder sonst wie entsteht, also nicht präformiert ist.
Aber das hat wohl für Fragen der normalen Anatomie Bedeutung, nicht jedoch
für die pathologische Histologie. Wenn wir unter gleichen Bedingungen der
Technik an normalem Material immer die gleichen Bilder bekommen, so dürfen
wir sie als gleichwertig dem lebenden Gewebe ansehen; und was von diesem
Äquivalentpräparat abweicht, dürfen wir als krankhaft bewerten. Voraussetzung freilich für diese Einschätzung der Bilder eines histologischen Verfahrens
ist, daß es sicher arbeitet, und daß in der Anwendungsbreite der Methodik nicht
allerhand Unzulänglichkeiten und Schwankungen liegen, wie das leider bei der
sonst so überaus wertvollen Bielschowskyschen Fibrillenmethode und in noch
viel höherem Maße bei der Weigertschen Gliafaserfärbung der Fall ist. Das
Nisslsche Verfahren gibt uns ein wirkliches Äquivalentbild; und auch von der
Markscheidenfärbung, wie wir sie am Gefrierschnitt anwenden, darf nach unseren
Erfahrungen gesagt werden, daß sie im allgemeinen sicher arbeitet und Kunstprodukte — im Gegensatz zu den nach langer Chromierung erhaltenen Markscheidenpräparaten — keine nennenswerte Rolle spielen bzw. leicht erkennbar
sind. So dürfen wir auch das Markscheidenbild am Gefrierschnitt im allgemeinen als ein Äquivalentbild bewerten.

Wenn also die Frage, ob die Elektivfärbungen nur präformierte Gewebsbestandteile zur Darstellung bringen, für rein histopathologische Zwecke belanglos
ist, so ist eine andere, die mit der Technik eng zusammenhängt, das ganz und
gar nicht: nämlich ob alles das, was an unseren Präparaten vom Durchschnitts-
bild abweicht, auch pathologische Bedeutung hat.

Selbst eine so zuverlässige Methode, wie die Nisslsche, kann Bilder geben,
die keineswegs die Geltung eines Äquivalentbildes haben. So können Leichen-
veränderungen sich in Form von Quellungen und autolytischer Umwandlung
kundgeben; sie zeigen sich gern an den Ganglienzellen und können dem Bilde
der schweren Zellveränderung Nissls ähnlich werden. Auch an der faserigen Glia

sieht man unter solchen Umständen Quellungen und an ihren Zellen amöboide Formen. Zystenartige Bildungen treten bei Fäulnis des Gehirns auf, Zerreißungen im Gewebe, wenn das Material mit Wasser in Berührung gebracht wurde. Man muß alle diese Dinge kennen, um sich vor Täuschungen und falschen Schlüssen zu hüten. Es wird in dem jeweiligen Kapitel von diesen kadaverösen und anderen Kunstprodukten die Rede sein.

Es ist aber von vornherein auch noch auf eine andere Schwierigkeit hinzuweisen: es ist nämlich nicht immer leicht zu entscheiden, was von den im Präparate sichtbaren Veränderungen wirklich mit der Klinik der zentralen Krankheit in kausalen Beziehungen steht. Das spielt ja bei der Neuropathologie im engeren Sinne keine besondere Rolle. Hier sind die Verhältnisse durchschnittlich gröber, obschon man nicht übersehen sollte, daß auch hier Irrtümer unterlaufen können. Ich erinnere nur an die Frage, ob gegebenenfalls feinere Veränderungen an den Vorderhornzellen wirklich mit den Lähmungserscheinungen einer sogenannten Landryschen Paralyse in Zusammenhang stehen und ob sie nicht vielmehr der Ausdruck der Allgemeinerkrankung sind. In der Anatomie der Hirnrinde spielen diese Fragen eine ungleich größere Rolle. Unsere Geisteskranken sterben ja im allgemeinen an irgend einer schweren körperlichen Krankheit, und da ist es oft gar nicht möglich zu entscheiden, ob pathologische Umwandlungen an den Ganglien- und Gliazellen Ausdruck des Krankheitsprozesses sind, der klinisch die Psychose machte. Die tödliche somatische Erkrankung oder auch eine lange Agone könnte erhebliche Abweichungen vom normalen Zellbild bedingen. Was haben wir hier nicht alles schon als krankhaft beschrieben gefunden und als Substrat zum Beispiel der Dementia praecox vorgesetzt bekommen — Bilder, die wir in ganz gleicher Weise bei Geistesgesunden sehen können. Das alles muß man bei dem histopathologischen Studium am Nervensystem von vornherein im Auge behalten.

Als für die Darstellung der markhaltigen Nervenfasern die monatelange Chromierung eine unerläßliche Vorbedingung war, und als in einer kaum völlig überwundenen Zeit alles, was Nervengewebe war, für die histologische Verarbeitung sofort in Müllersche Flüssigkeit kam, war es natürlich allermeist ausgeschlossen, außer der einen Elektivfärbung noch irgend eine andere anzuwenden; das Material war dann für andere Zwecke verloren. Es ist aber ganz selbstverständlich, daß nur die Möglichkeit einer Anwendung der verschiedenen Elektivfärbungen am Nervensystem den gewünschten Aufschluß geben kann; und da sind wir nun allmählich in die günstige Lage gekommen, daß wir uns jetzt mit der Fixierung des Materials teils in Formol, teils in Alkohol begnügen können; von dem so fixierten Material aus können wir alle wichtigeren Färbemethoden machen. Vor allem aber haben wir es allmählich erreicht, daß wir gewissermaßen am gleichen Schnitt eine Reihe der wichtigeren neurohistologischen Methoden anwenden können. Das einzelne Elektivbild genügt begreiflicherweise im allgemeinen nicht, sondern es bedarf der Ergänzung durch die Darstellung anderer Gewebsstrukturen. Alles kommt auf die vergleichende histopathologische Analyse an. Ich habe das früher für die Analyse der Entmarkungsherde bei der Paralyse und der multiplen Sklerose auseinandergesetzt und die Wichtigkeit dieser histologischen Methodik für das Studium der Nervenschußverletzungen und der Regeneration dargelegt. Wir färben also unmittelbar aufeinanderfolgende Gefrierschnitte nach der

Markscheidenmethode, wie wir sie üben, nach dem Bielschowskyschen Verfahren für die Achsenzylinder und nach der Weigertschen Gliafasermethode. Wir können an solchen Gefrierschnitten daneben auch die gewöhnlichen Doppelfärbungen anwenden oder auf Fett färben. Wo wir es mit eingebettetem Alkoholmaterial zu tun haben, entfällt natürlich die Möglichkeit, die Markscheiden und die meisten lipoiden Stoffe zur Darstellung zu bringen. Dagegen können wir von dem nach Nissl vorbereiteten Block nicht nur elektive Zellpräparate mit basischen Anilinfarben gewinnen, sondern auch die Gliafasern nach der Viktoriablaumethode färben und das Mesenchym nach Achúcarro imprägnieren. Selbstverständlich sind daneben noch andere sonst in der Histopathologie übliche Methoden anwendbar. So sind wir heute im allgemeinen über die früher sehr erheblich erscheinenden Schwierigkeiten der Fixierung und Weiterbehandlung für die verschiedenartigen Elektivfärbungen hinaus. Gewiß nicht ganz; denn wenn wir zum Beispiel neben der histopathologischen Analyse eines Herdes auch seine Folgen, nämlich etwa die sekundäre Degeneration bestimmter Bahnen mit der Marchischen Chromosmiummethode klarstellen wollen, so kommen wir um die Müllerfixierung nicht herum, und es ist dann notwendig, das Material entsprechend zu verteilen. Auch darin liegt ein empfindlicher Mangel, daß wir eine solche vergleichende histopathologische Analyse bei der Paralyse nicht vornehmen können, wenn wir das Material für den Nachweis von Spirochäten imprägniert haben. Aber es scheint, daß die Technik (Jahnel) diese Lücke bald ausgleichen wird.

Die scheinbar große Reichhaltigkeit von Elektivfärbungen, die wir vorhin aufführten, genügt unseren Ansprüchen und histopathologischen Bedürfnissen nicht entfernt. Nicht nur, daß die Fibrillen- und Gliafaserfärbungen, wie schon erwähnt, unsicher und ungleich in ihren Resultaten sind. Wir haben vor allem noch keine Möglichkeit, die feinen nervösen Strukturen, das Nisslsche Grau, und die retikulare Neuroglia so darzustellen, daß es für histopathologische Zwecke ausreichte. Hier hat die Färbetechnik noch außerordentlich viel zu tun. Unsere Methoden versagen gerade bei der Darstellung der komplizierten nervösen und nichtnervösen Apparate in den höchstentwickelten Teilen des Zentralorgans, also zumal in der Rinde. Aber auch an weniger hoch differenzierten Strukturen machen sich oft die Mängel und Unzulänglichkeiten der histologischen Färbeverfahren bemerkbar — oder richtiger, die Unzulänglichkeiten unserer morphologischen Analyse. Man darf es ja getrost aussprechen, daß selbst die Unterscheidung zwischen nichtnervösen ektodermalen Elementen und mesodermalen Zellen ganz gewiß nicht so leicht ist, wie das nach manchen Darlegungen scheinen könnte. Ich denke dabei nicht sowohl an die Formen der gliogenen und mesodermalen Gitterzellen, sondern ich meine sogar die bei der Reparation auftretenden, etwa am Rande einer Erweichung liegenden Zellelemente. Wie schwer ist hier oft die Entscheidung, ob es sich um eine progressiv umgewandelte Gliazelle oder um ein fibroblastisches Element handelt; und wie wichtig wäre es hier, noch färbetechnische Mittel an die Hand zu bekommen.

So ist denn unser Wissen von den histopathologischen Vorgängen auch bei bekannten Krankheiten des Nervensystems noch außerordentlich gering. Wie wenig kennen wir etwa die Pathogenese und das Wesen des histopathologischen Prozesses einer scheinbar so wohl charakterisierten Krankheit wie der amyotrophischen Lateralsklerose. Wie sehr hat man sich bemüht, die Pathogenese der tabischen Hinterstrangerkrankung zu ergründen und wie schwer zugängig sind unserer Analyse doch die degenerativen Vorgänge bei diesem altbekannten Krankheitsprozeß. Noch drastischer ist vielleicht das Beispiel der Epilepsie, von der wir eine Gruppe lediglich an einem sehr äußerlichen anatomischen Symptom diagnostizieren, nämlich an der Ammonshornsklerose. Und auch bei einem histologisch bereits so gut gekannten Prozeß wie der progressiven Paralyse muß man sich klar sein, daß das Wesen dieser Krankheit von uns noch nicht erschlossen ist, vor allem mit Rücksicht auf das, was hier an dem funktiontragenden Rindenparenchym geschieht. Für alle solche Prozesse und eben auch ganz besonders für die Paralyse gilt das Wort von Nissl, daß wir eine solche Krankheit zwar „erkennen“, daß wir sie aber noch lange nicht „kennen“. Gerade bei dem Beispiel der Paralyse sehen wir — wie bei manchen anderen Krankheiten — daß es nur besonders auffällig hervortretende Symptome im anatomischen Substrat sind, an denen wir den Prozeß diagnostizieren. Es besteht hier ein großer Unterschied zwischen unserem Wissen um die Vorgänge an den für das Zentralorgan fremden Gewebsbestandteilen, dem Mesoderm, und unserer Kenntnis um die rein ektodermalen Veränderungen: die ersteren geben uns einen sicheren Anhalt für die Erkennung und Gruppierung einer ganzen Reihe von Krankheitsprozessen, und das verführt manche zu der Meinung, wir hätten es in der Histopathologie der zentralen Erkrankungen schon herrlich weit gebracht. Die Folge davon ist, daß wiederum andere sich erstaunen, daß in der Erforschung der Anatomie der Geisteskrankheiten — nach anfänglich glänzenden Erfolgen — die Fortschritte in den letzten 10 Jahren sich ganz erheblich verlangsamt haben. Wer sich bewußt bleibt, wie wir eben bei der gut diagnostizierbaren Paralyse bezüglich der Beurteilung der rein degenerativen Erscheinungen noch weit zurück sind, wird sich füglich nicht wundern können, daß bei den selbständigen Krankheiten des nervösen Parenchyms unser Wissen noch recht dürftig ist.

Ganz allgemein kann man wohl sagen, daß wir über die große Gruppe von Krankheiten histopathologisch am besten orientiert sind, bei denen ektodermale und mesenchymale Bestandteile des Zentralorgans erkrankt sind. Wir teilen die Krankheitsprozesse am Nervensystem in zwei Hauptgruppen ein: nämlich in solche, bei denen das ektodermale Parenchym selbständig, primär erkrankt, und in solche, bei denen eben die mesenchymalen Veränderungen einen Hauptfaktor im zentralen Prozeß ausmachen. Bei dieser zweiten Gruppe von Krankheitsprozessen kann, wie etwa bei der Arteriosklerose, die Schädigung des nervösen Gewebes sich einfach als Folge der primären Erkrankung des mesenchymalen Apparates darstellen; oder es sind — wie bei den entzündlichen Prozessen — die degenerativen Vorgänge an der zentralen Substanz Begleiterscheinungen von gleichzeitigen Veränderungen am Mesenchym. Für alle histopathologischen Untersuchungen wird es darauf ankommen, diese beiden Hauptgruppen möglichst streng auseinander zu halten. Nissl hat diese Forderung und ihre Bedeutung für die allgemeine Histopathologie des Nervensystems schon vor langem aufgestellt und begründet.

Immer suchen wir natürlich nach dem gesamten Komplex der Erscheinungen, welcher einen histopathologischen Vorgang oder einen Krankheitsprozeß ausmacht. Bei den Krankheitsvorgängen, wo mesenchymale Veränderungen eine wesentliche Rolle spielen, sind die Wege klarer gezeichnet, und es bietet sich der Analyse meist eine reichliche Menge faßbarer pathologischer Eigentümlichkeiten dar. Bei den selbständigen Erkrankungen des nervösen Gewebes ist das leider oft anders. Ich erinnere nur daran, wie unbefriedigend die histologische Untersuchung des Gehirns einer verblödeten Katatonie ist. Es liegt das wohl an dem bereits vorhin erwähnten Mangel genügend feiner histologischer Untersuchungsmethoden zur Aufdeckung der höchstdifferenzierten ektodermalen Gewebsbestandteile. Gewiß brauchen wir uns nicht zu verhehlen, daß wir dank Nissls Untersuchungen über die feinen Umwandlungen der Ganglienzellen mannigfache Kenntnisse haben. Aber für die Aufgaben, vor die uns ein Prozeß wie die Dementia praecox stellt, genügen diese Kenntnisse ebensowenig wie das viel geringere Wissen um die Veränderungen an den faserigen Bestandteilen der Rinde. Auch für eine erhebliche Reihe von Krankheiten aus dem Gebiete der engeren Neuropathologie gilt das; ich erinnere nur an die Paralysis agitans. Wir sind heute vielfach noch nicht in der Lage, die rein nervösen Veränderungen bei unserer Analsye gewissermaßen „frontal" anzugehen; wir erkennen sie eben oft ganz und gar nicht. Wir wählen deshalb seit Weigert und Nissl vielfach den Umweg über die Feststellungen von Reaktionen der faserigen und besonders der zelligen Neuroglia. Wie wir auf diese Weise mit Erfolg arbeiten können, hat besonders Alzheimer in seinen Studien über die pathologische Neuroglia gelehrt; und er hat uns auch weiter gewiesen, den beim Untergang nervösen Gewebes auftretenden verschiedenartigen Abbauprodukten mit besonderen Methoden nachzuforschen.

Wo wir solche indirekten Zeichen des nervösen Zerfalls auffinden, bleiben wir uns bewußt, daß es sich hier lediglich um allgemeine Merkmale krankhafter Veränderungen handelt. Den Krankheitsprozeß zu charakterisieren, sind sie nicht geeignet. Sie stellen nur einen Zug im histologischen Gesamtbilde dar, ähnlich wie das u. a. von verschiedenartigen Typen der Ganglienzellerkrankung gilt. Die wichtigen Erfahrungen, die bei dem Studium der pathologischen Umwandlung der Ganglienzellen gemacht worden sind, bewahren uns vor der Überschätzung von anatomischen Einzelsymptomen und vor der überwertigen Beurteilung dieses oder jenes Elektivpräparates. Wir suchen nicht nach einem spezifischen Symptom, wonach wir die Krankheitsprozesse gruppieren könnten, sondern sind uns bewußt, daß nur die Ermittlung der Summe aller histopathologischen Vorgänge, des histologischen Gesamtbildes, uns das anatomische Substrat und schließlich das histopathologische Wesen einer Krankheit lehrt.

Aschoff, Pathos und Nosos. Deutsche med. Wochenschr. 1910. 201. — Derselbe, Über den Krankheitsbegriff und verwandte Begriffe. Ebenda 1909. 1417. — Bethe, A., Die Physiologie in ihrem Verhältnis zur Medizin und Naturwissenschaft. Biol. Zentralbl. 1917. 37. 325. — Ernst, Pathologie der Zelle. In Krehl-Marchands Handbuch der allgemeinen Pathologie. 1915. 3. — Marchand, Einleitung zum Handbuch der allgemeinen Pathologie von Krehl-Marchand. Leipzig. S. Hirzel 1907. — Nissl, Hirnanatomie und Psychiatrie. Monatsschr. f. Psych. u. Neurol. 1898. — Derselbe, Einführung zu „Histologische und Histopathologische Arbeiten über die Großhirnrinde". 1904. 1. — Rößle, Allgemeine Pathologie der Zelle. (Aschoffs Lehrbuch.) — Spielmeyer, Technik der mikroskopischen Untersuchung des Nervensystems. Julius Springer, Berlin 1914. II. Aufl. — Derselbe, Die Anatomie im Dienste der Psychiatrie. Die Naturwissenschaften. 1920. 8. 333. — C. und O. Vogt, Erster Versuch einer path.-anat. Einteilung striärer Motilitätsstörungen. Journal f. Psychol. u. Neurol. 24, 1. — Weigert, Neue Fragestellungen in der pathologischen Anatomie 1896. Gesammelte Abhandlungen I. 53.

Die pathologischen Veränderungen an den einzelnen Gewebsbestandteilen des Nervensystems.

Ganglienzellen.

Wer die Abweichungen vom normalen Gewebsbilde ermitteln will, muß wissen, wie die Dinge im gesunden Organ aussehen. Manches wird als krankhaft beschrieben, was der Art wie dem Grade nach in die Breite des Gesunden fällt. Und es ist selbstverständlich, daß der die größte Sicherheit des Urteils haben wird, welcher die normale Histologie der verschiedenen Abschnitte des Nervensystems bis in alle Einzelheiten kennt. Es ist ebenso selbstverständlich, daß wir nur dort pathologische Umwandlungen sicher erweisen können, wo wir über die normalen anatomischen Verhältnisse gut orientiert sind und wo uns die Leistungsfähigkeit unserer Methodik nicht im Stich läßt. Wir erwähnten in der Einführung bereits, daß wir an die histopathologischen Methoden höhere bzw. andere Anforderungen stellen müssen wie an die normal histologischen Färbungen, und daraus ergibt sich ohne weiteres, daß vielerlei Untersuchungsverfahren, die wir für die Aufklärung normalanatomischer Einzelheiten gebrauchen, für die pathologisch-anatomische Analyse keine oder auch noch keine Geltung haben. Die pathologische Umwandlung der retikulären Neuroglia, der Golgi-Netze, der Beziehungen zwischen Nervenzellen und Nisslschem Grau, der Neurosomen usw. erforschen zu können, ist gewiß ein Ziel aufs Innigste zu wünschen. Aber wir haben nähere und greifbarere Ziele, und so wie die Dinge heute liegen, haben wir uns zunächst vornehmlich auf sie zu beschränken.

So erscheint es mir unnütz und unzweckmäßig, in diesem Buche, das nur eine Einführung in die Histopathologie des Nervensystems sein soll, von strittigen normal histologischen Details zu reden oder die Dinge zu behandeln, welche der histopathologischen Analyse noch nicht sicher zugänglich sind. Ich nehme deshalb bewußt von ihrer Darstellung Umgang und verweise diesbezüglich auf die Bücher über die normale Histologie des Nervensystems.

Zur normalen Histologie der Ganglienzellen.

Betrachten wir mit dieser Beschränkung, was aus der normalen Anatomie der Ganglienzellen als wesentlichste Grundlage für die histopathologische Forschung dient. An die Spitze einer solchen zusammenfassenden Darlegung

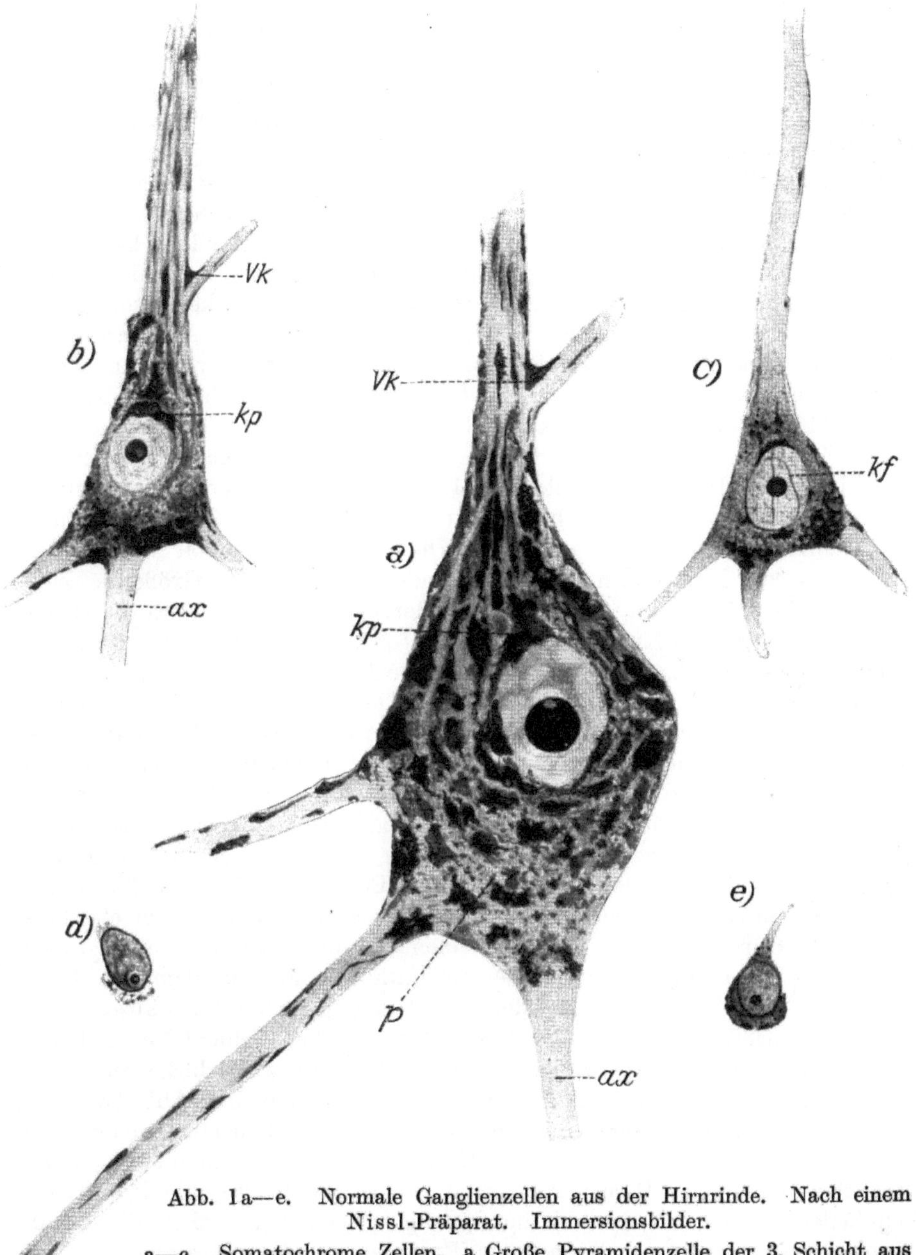

Abb. 1a—e. Normale Ganglienzellen aus der Hirnrinde. Nach einem
Nissl-Präparat. Immersionsbilder.

a—c. Somatochrome Zellen. a Große Pyramidenzelle der 3. Schicht aus
der Okzipitalgegend. ax Achsenzylinderfortsatz, der sich durch das Fehlen
der Nissl-Körperchen vor den Dendriten auszeichnet. kp sogenannte Kern-
kappe. vk Verzweigungskegel. p Pigmentzone.

b—c. Zwei verschiedenartige Zellen aus der 3. Großhirnrindenschicht. In der Zelle b
im wesentlichen die gleichartige Anordnung der Nissl-Körper und der sog. ungefärbten
Bahnen wie in Zelle a. In c spärliche Nissl-Körper, im wesentlichen auf die Abgangs-
stelle der Fortsätze beschränkt. kf Kernmembranfalten.

d—e. Karyochrome Ganglienzellen. d aus der 4., e aus der 2. Brodmannschen Schicht;
bei d umschließt der Zelleib nur einen Teil der Kernperipherie, während er bei e den
Kern ganz umfaßt und basophile Substanz den Zelleib sichtbar macht.

stellen wir den alten, von Nissl oft wiederholten Satz dieses Forschers, daß
der Begriff „Nervenzelle" ein Sammelbegriff ist, der viele Arten von
Nervenzellen umfaßt, die alle morphologisch wohl zu charakterisieren sind
und die sich voneinander mehr oder weniger unterscheiden. Die außerordentlichen Unterschiede in Gestalt und Größe der Nervenzellen sind jedem bekannt;
ich erinnere an die besonders weitgehende Formdifferenz zwischen einer Riesenpyramidenzelle und einer Körnerzelle des Kleinhirns. Nach den Größen-
differenzen, wie sie sich im Nissl-Präparat (Abb. 1) darstellen, kann man
zwei Hauptgruppen von Ganglienzellen unterscheiden, nämlich Zellen
mit einem wohlausgeprägten Zelleib, welcher den Zellkern völlig umschließt, und andere Ganglienzellen, bei denen der Zelleib nur in Andeutungen
vorhanden ist und der Zellkern das hervorstechendste Merkmal im Äquivalentbilde darstellt. Nissl hat die erste Gruppe die somatochromen Nervenzellen (Abb. 1 a—c) genannt: das sind demnach Elemente, bei denen die
basische Farbe im Nisslschen Verfahren hauptsächlich am Zelleib haftet —
oder anders ausgedrückt, die Zelle enthält hier reichliche oder doch deutliche
Mengen primär färbbarer basophiler Substanzbrocken (Nisslkörperchen)
und läßt eine deutliche Kontur erkennen. Die andere Gruppe von Nervenzellen
kann man wieder in zwei Untergruppen sondern, je nach der Größe des Zell-
kerns. Es gibt plasmaarme Ganglienzellen, deren Zellkern nur etwa die Größe
eines Lymphozyten hat. Nissl hat sie daher zytochrome Nervenzellen genannt;
die alte Nomenklatur hatte dafür den sehr brauchbaren Namen der „Körner"
gegeben. Ich erinnere hier an die Körner des Kleinhirns und des Bulbus olfactorius. Bei der anderen Untergruppe übertrifft die Größe des Kerns im allgemeinen die des Lymphozyten und auch der kleinen Gliazelle, das sind die von
Nissl sog. karyochromen Nervenzellen (Abb. 1 d u. e). Ein kleiner Teil
der Kernoberfläche erscheint im basischen Präparate frei, er ist also scheinbar
nicht von Zelleibsubstanzen umschlossen; der Leib der verschieden großen
Zellen enthält in mehr oder weniger breiten Bezirken keine mit Farbbasen
tingierbare Zelleibsubstanz und deshalb hebt er sich dort von dem ebenfalls
ungefärbten Grunde nicht ab. Im allgemeinen sind die großen und mittelgroßen
Nervenzellen somatochrome Elemente; sie enthalten also in dem den Kern
umgebenden Zelleibsteil intensiv oder mittelstark gefärbte Substanzen. Die
kleinen Rindenzellen in der 2. und 4. Brodmannschen Schicht (der äußeren
und inneren Körnerschicht) sind karyochrome Elemente, wo färbbare Substanzbrocken nur sehr spärlich oder auch gar nicht vorhanden sind (Abb. 1 d. u. e).

Zu den plasmareichen (somatochromen) Ganglienzellen gehören in
erster Linie die Pyramidenzellen der Großhirnrinde, die Ganglienzellen der
motorischen Kerne des Hirnstammes und des Rückenmarks, die Purkinjeschen Zellen des Kleinhirns und die Spinalganglienzellen. Schon diese Aufzählung der wichtigsten somatochromen Typen zeigt, wie außerordentlich verschieden auch diese Zellarten bezüglich ihrer Form sind: der Pyramidentypus
(Abb. 1 a—c; 2) unterscheidet sich trotz vieler Ähnlichkeiten auch bezüglich
der feineren Bauverhältnisse (s. o.) von den multipolaren Vorderhornzellen
(Abb. 3) und beträchtlich erscheinen die Formunterschiede zwischen einer
Purkinjeschen Ganglienzelle (Abb. 5), die wie eine bauchige Flasche aussieht, und den vielfach kugelrunden oder scheibenartigen Spinalganglienzellen
(Abb. 4). Auch innerhalb der anderen Hauptgruppe, der plasmaarmen

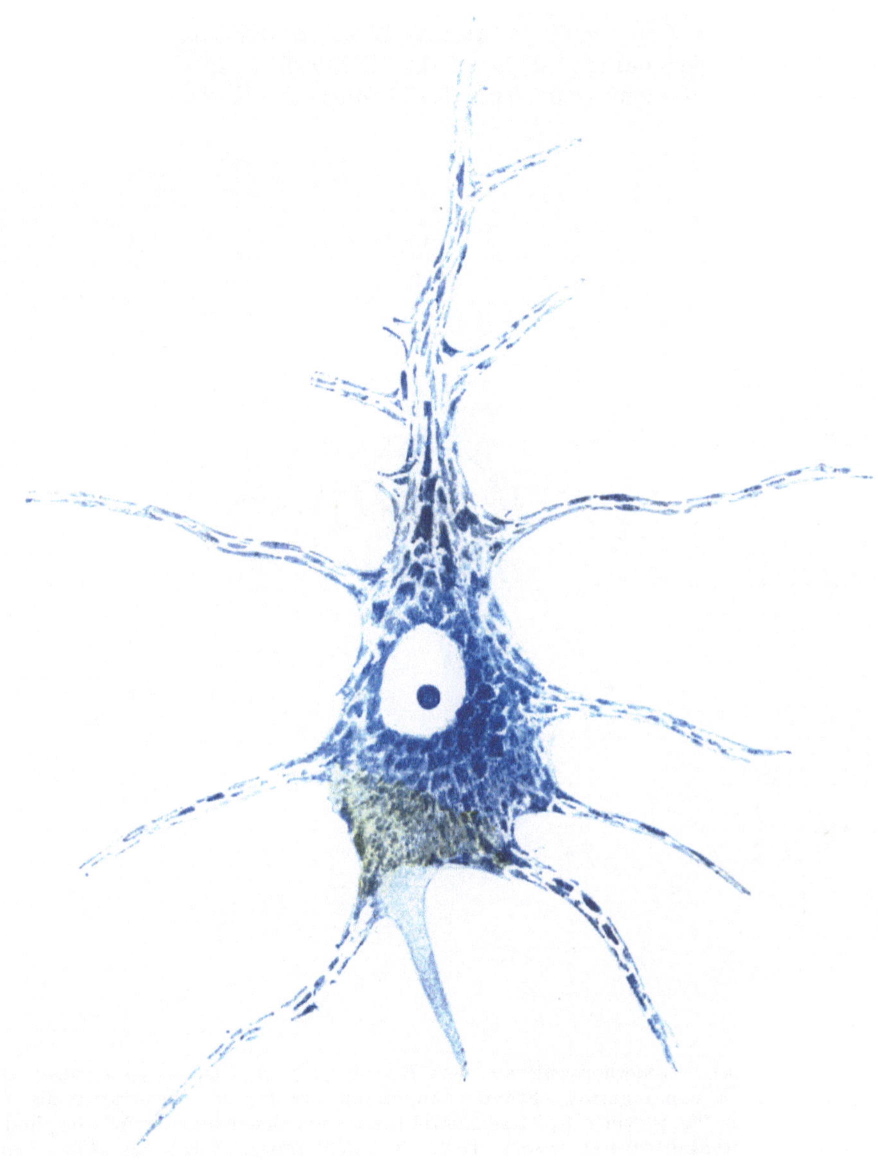

Abb. 2. Beetzsche Riesenpyramidenzelle aus dem Parazentralläppchen vom Menschen. Nisslfärbung. (Nach einer Originalzeichnung Bielschowskys aus Lewandowskys Handbuch der Neurologie, 1. Bd.). Streifenförmige Anordnung der Nisslsubstanz, zwischen den Tigroidkörperchen die sog. ungefärbten Bahnen, besonders deutlich in der oberen Hälfte der Zelle; Kern hell, bläschenförmig, mit großem Kernkörperchen. Der Achsenzylinder im Gegensatz zu den Dendriten ohne Granula; kegelförmiger Ursprung desselben unterhalb des Pigmentfleckes.

Ganglienzellen bestehen erhebliche Differenzen ihrer Gestalt, so z. B. zwischen
den Körnern der Kleinhirnrinde und denen in der Lamina granularis interna
(4. Brodmannsche Schicht der Großhirnrinde). Ein sehr eigentümlicher Typ
der karyochromen Zellen sind die kleinen Elemente der Substantia gelatinosa
Rolandi des Rückenmarks, bei denen der Zelleib sich als ein fortsatzartiges
Gebilde darstellt, das dem ventralen Pole des eiförmigen Kerns aufsitzt, während

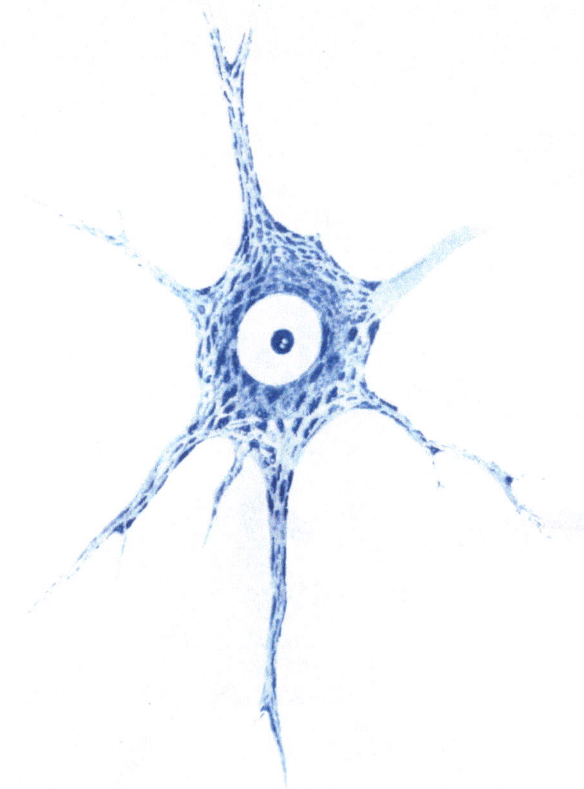

Abb. 3.   Motorische Vorderhornzelle aus dem Rückenmark eines 6jährigen Kindes.   Die
Zelle enthält noch kein Pigment.   Streifige Anordnung des Tigroids, dazwischen die ungefärbten Bahnen. Fortsetzung der Granulastruktur auf die Dendriten, der Achsenzylinder
mit seinem Ursprungskegel frei davon.   Heller bläschenförmiger Kern; das große Kernkörperchen mit hellem Zentrum (Kristalloid).

die übrige Peripherie des Kerns scheinbar von Zellplasma frei ist. Wesentlich
davon unterschieden sind wieder plasmaarme Zellen aus den basalen Ganglien,
in denen der Kern von einem nur hauchartig angefärbten Zellplasma umgeben
ist, das nach verschiedenen Seiten zu Fortsätzen ausgezogen erscheint.

Bei der Einteilung der Nervenzellen auf Grund des Nissl-Präparates
muß man sich bewußt bleiben, was diese Methode überhaupt sichtbar macht;

das ist außer dem Kern nur der Teil der Zelleibsubstanz, welcher sich mit basischen Farben tingiert. Wir können also auf Grund des Nisslbildes nichts Sicheres über Ausdehnung und Gestalt des basisch nicht färbbaren Zellplasmas aussagen und natürlich ebensowenig über die von dem Zelleibe ausgehenden Fortsätze. Denn auch diese letzteren erkennen wir im Nisslpräparat doch im wesentlichen nur insoweit, als sie die sogenannten Nisslschen Körperchen führen. Aber wir haben kein in der Histopathologie brauchbares Verfahren, das uns über die tatsächliche Gestalt und Ausdehnung der gesamten Ganglienzellen sicher orientierte.

Das Golgiverfahren, dem wir die Kenntnis über die Ausdehnung des Zelleibes und die Ausbreitung seiner Fortsätze verdanken, kommt — wie man oft betont hat — für die pathologische Forschung nicht in Betracht; es ist kein eigentlich histologisches Verfahren. Deshalb hat für uns jene Einteilung keine Bedeutung, welche gerade auf Grund des Golgibildes gegeben worden ist und die in den Lehrbüchern der normalen Histologie

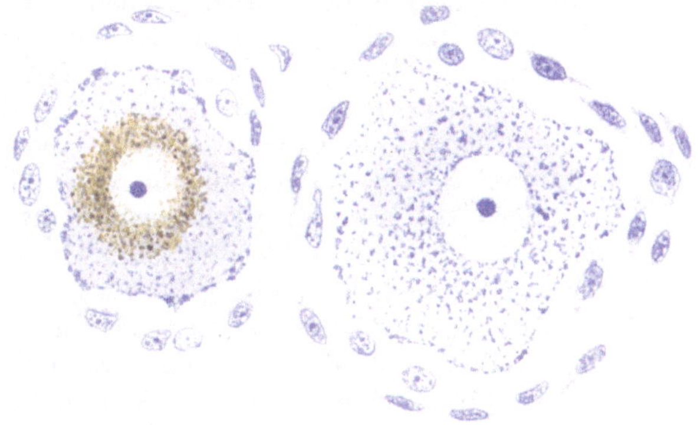

Abb. 4. 2 Spinalganglienzellen vom großen Typus. Die Nisslsubstanz ist vorwiegend konzentrisch um den Zellkern verteilt; zwischen der Peripherie und der perinukleären Reihe der Granula ist, besonders in der linken Zelle, eine lichte Zone gelegen. Kapselzellen.

eine sehr große Rolle spielt, nämlich die Einteilung in Ganglienzellen mit langem Achsenzylinderfortsatz und solche mit kurzem, sich rasch aufzweigendem Axon. Diese Einteilung, welche auch für die Frage der Beziehungen zwischen Nervenzellen, Nervenfasern und periganglionären Apparaten von Bedeutung ist und welche in der Blütezeit der Neuronenlehre eine wichtige Rolle spielte, ist für uns in der Histopathologie geradezu bedeutungslos — eben darum, weil wir nicht in der Lage sind, solche Nervenzellbilder auch nur annähernd mit der Sicherheit darzustellen, wie das für histopathologische Verfahren notwendig wäre. Auch die Launenhaftigkeit, mit der das Golgi-Verfahren bald diese, bald jene Gewebselemente färberisch herausgreift, macht es für uns unbrauchbar. Wir verkennen aber selbstverständlich keinen Augenblick, daß das, was uns das Nisslpräparat über den Zelleib, die Form und die Ausdehnung insbesondere der plasmaarmen Ganglienzellen zeigt, sehr unbefriedigend ist und daß wir danach trachten müssen, Methoden zu bekommen, die uns auch in der histopathologischen Analyse über die feineren Aufzweigungen der großen Nervenzellen zuverlässigen Aufschluß geben. — Man sieht allerdings manchmal auch im Nisslpräparat etwas mehr als unter gewöhnlichen Verhältnissen von diesen Dingen, nämlich bei einer besonderen Zellerkrankung, welche Nissl die „akute" genannt hat (s. u.) und bei welcher die Zelleiber und die Fortsätze eine Blähung und eine zarte Färbbarkeit der plasmatischen Substanz erfahren.

Mit der Silberimprägnation der Neurofibrillen vermögen wir die Verzweigungen der Nervenzellen wesentlich besser zu verfolgen als im Nissl-

bilde und bekommen so — insbesondere im Bielschowskypräparat — einen
klareren Einblick in die Gestalt der Zelle. Aber leider versagt diese Methode
gerade an den Zellen oft, über welche wir notwendig Aufschluß brauchen, nämlich an den plasmaarmen und kleinen Ganglienzellen. Auch die neuerdings
von Oskar Schultze angegebene Modifikation des Bielschowskyschen
Verfahrens genügt diesem Bedürfnis nicht. Daß es aber darauf ankommt, außer
den eigentlichen Körpern der Ganglienzellen und ihrer Differenzierungsprodukte
auch die feineren Verzweigungen zu erkennen, beweist schon eine Tatsache,
die wir aus der Anatomie der Psychosen zur Genüge kennen: unsere histologischen
Methoden bringen nämlich an den heute darstellbaren Nervenzellen und den
Nervenfasern vielfach keine charakteristischen oder nennenswerten Veränderungen zu Gesicht, so daß wir schließen müssen, daß die materiellen Veränd-
rungen in dem sogenannten „Grau" ablaufen.

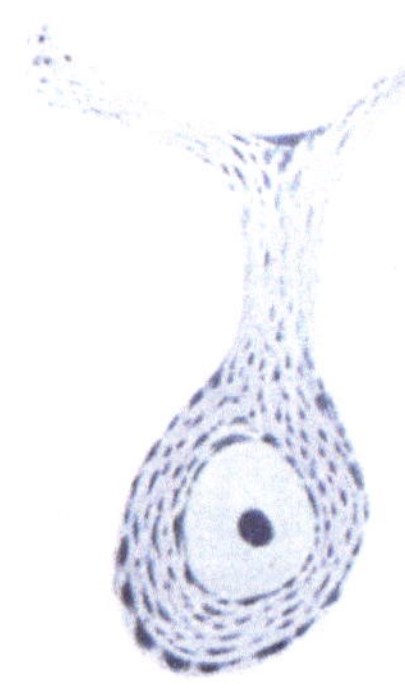

Abb. 5. Normale Pur-
kinjezelle (bei schwä-
cherer Vergrößerung als
die voraufgehenden
Bilder. Zeiß DD. Oc. 2)
(Nisslfärbung). Strei-
fig-netzförmige Anord-
nung d. Nisslsubstanz.

An die Einteilung nach den allgemeinen äußeren
Bauverhältnissen der Ganglienzellen, wie sie sich im
Nisslbild darstellen, schließt sich eine weitere an, die
ebenfalls Nissl gegeben hat: nämlich die Gruppierung
nach der intrazellulären Anordnung der mit basischen Farbstoffen tingierbaren Substanz (Nisslsubstanz, Tigroid). Man kann hier vier Gruppen unterscheiden. Die erste ist gekennzeichnet durch die Anordnung der färbbaren Zelleibsubstanz in Streifenform;
die Nisslschen Körperchen durchsetzen den Zellkörper
parallel mit der Zelleibskontur oder auch parallel mit
der Kernoberfläche in streifiger Zeichnung (Abb. 3).
Dabei haben die Körperchen, die sich hier zu Streifen
ordnen, vielgestaltige Form. Sie ordnen sich aber alle
im wesentlichen in gleicher Richtung. Hierher gehören
in erster Linie die motorischen Nervenzellen, und zwar
sowohl die polyedrischen Formen in den Vorderhörnern
des Rückenmarks (Abb. 3) und den motorischen Hirnnervenkernen, wie auch die Riesenpyramiden in der
motorischen Rinde (Abb. 2). Es gehört weiter hierher
ein charakteristischer Typus im Ammonshorn und die überaus zahlreichen
(stichochromen) pyramidenförmigen Rindenzellen. Endlich bildet eine wichtige
Untergruppe dieser Zelltypen eine Form der Spinalganglienzellen; bei ihnen
finden wir die Substanzbrocken vorwiegend konzentrisch um den Zellkern
verteilt, oft erscheinen hier breite Teile des Zelleibes frei von kompakten Körperchen, so daß z. B. zwischen den peripher und den perinukleär angeordneten
Granula eine lichte Zone liegt (Abb. 4). — In der zweiten Zellgruppe ist die
Verteilung der Nisslschen Substanz netzförmig, wie in den Zellen des Bulbus
olfactorius und der dorsalen Kerne der Medulla oblongata. — Bei einer weiteren
Abteilung verbindet sich der streifige Strukturcharakter mit dem netzförmigen. Das typische Beispiel dafür geben die Purkinjeschen Zellen
(Abb. 5). — In einer vierten Gruppe besteht der gefärbte Zellbestandteil aus
kleinen Körnchen, die aber nicht regellos im Zelleib verteilt sind, sondern zu
Körnerfäden oder Körnerhaufen zusammengeschlossen erscheinen, wie
z. B. in manchen Thalamuskernen.

Für diese 4 Hauptgruppen der somatochromen Nervenzellen hatte Nissl verschiedene Namen angegeben; die streifig gebauten heißen stichochrome, die netzförmigen arkyochrome, die netzig-streifigen arkyostichochrome und die Ganglienzellen mit Körnchenhaufen gryochrome Nervenzellen. Es wurden auch verschiedene Untergruppen von Nervenzellen unterschieden, die wir hier nicht zu erwähnen brauchen. Dieses Schema der Zellgruppierung hat wenig Anklang gefunden, und die etwas schwerfälligen griechischen Namen haben sich nicht eingebürgert. Es ist wohl auch nicht nötig, daß man sich die Namen der einzelnen Typen einprägt, zumal die verschiedenen Nervenzellenformen, die wir im Zentralorgan finden, damit noch lange nicht erschöpft sind. — Was für die somatochromen Zellen gilt, muß auch für die karyochromen betont werden. Auch unter den letzteren lassen sich, wie Nissl gezeigt hat, verschiedene Unterformen abgrenzen; doch ist das, so wie die Dinge heute liegen, für die Histopathologie ohne weiteren Belang. Wer sich aber vornehmlich mit der Ganglienzellenpathologie beschäftigen will, muß die ungemein wichtigen und grundlegenden Untersuchungen Nissls und seine Beschreibungen der einzelnen Ganglienzellenformen in dessen Originalarbeiten studieren.

Wir heben hier als das Wesentlichste aus der eben gegebenen Darstellung heraus, daß es **zwei Hauptgruppen von Ganglienzellen** gibt, nämlich **plasmareiche** und **plasmaarme** Zellen, und daß die Färbung im Nisslpräparate in der ersten Gruppe „ihren Schwerpunkt im Zelleib" hat — daher „**somatochrome**" Zellen — bei der zweiten Gruppe im Zellkern — daher „**karyochrome**" Zellen —; denn in dieser zweiten Zellgruppe ist ein basisch tingierbarer Zelleib entweder so gut wie garnicht vorhanden — das sind die kleinsten Ganglienzellen, die sog. **Körner** — oder aber es sind die sich färbenden Bestandteile nur an bestimmten Teilen angesammelt, so daß die Zelle keine den Kern ganz umgebende Zelleibskontur aufweist. Wir können weiter auf Grund der Färbung im Alkohol-Methylenblau-Präparat die somatochromen, d. h. die plasmareichen Ganglienzellen entsprechend der **Anordnung der Nissl-Substanz** in verschiedene Gruppen teilen, je nachdem die Substanzbrocken **strich-, netz-, körnerartig** usw. geformt bzw. gruppiert sind. Diese Einteilung hat aber nicht nur deshalb Bedeutung, weil sie sich nach gewissen morphologischen Struktureigentümlichkeiten richtet, sondern auch weil Zellen derartig bestimmter **Struktur durch die Tierreihe hindurch** immer wieder an **homologe Örtlichkeiten** gebunden sind, wie insbesondere die **Purkinje**schen Zellen, die Spinalganglienzellen und die motorischen Elemente. Mit Rücksicht darauf dürfen wir sagen, daß die Abgrenzung der Nervenzellen nach gleichartigen morphologischen Eigenschaften auch ihrer gleichartigen **Funktion** Rechnung trägt, daß sie also jeweils identische funktionelle Elemente des Zentralorgans darstellen. Bisher ist es allerdings nur für eine der Gruppen gestattet auch eine funktionelle Bezeichnung zu wählen, nämlich für den motorischen Zelltypus.

An den hier beigegebenen Bildern plasmareicher (somatochromer) Nervenzellen (Abb. 1a—c, 2, 3) bemerken wir außer der bereits erwähnten verschiedenartigen Anordnung der Granula, daß diese durch helle, ungefärbt bleibende Züge und Streifen voneinander getrennt werden. Es sind das die von Nissl sog. **ungefärbten Bahnen**, in denen er seinerzeit die Neurofibrillen vermutete und in denen sich diese dann tatsächlich mit den Fibrillenmethoden nachweisen ließen (s. u.). Die Sonderung des Zellkörpers in die Masse der färbbaren Substanz und in die ungefärbten Streifen ist bei den verschiedenen Elementen keineswegs immer eine reinliche. Am klarsten tritt die Verteilung wohl gerade im motorischen Typus hervor (Abb. 2, 3).

Wir sehen an den Bildern weiter, daß die Ganglienzellen tatsächlich nur durch die Affinität jener Substanzportionen zum basischen Farbstoff sicher zur Anschauung gebracht werden. Das gilt auch für ihre Fortsätze, die für uns nur insoweit erkennbar sind, als sie basische Substanz führen. In den Plasmafortsätzen sind die Nisslschen Körperchen in sehr verschiedener Form — bei den motorischen Ganglienzellen oft in scharf abgegrenzten groben Brocken und Strichen — gelegen. An den Aufteilungsstellen der plasmatischen Fortsätze sehen wir die sogenannten Verzweigungskegel, d. h. keilartig gestaltete Tigroidkörperchen, welche mit ihrer Basis dem Verteilungswinkel aufsitzen (Abb. 1a—b vk).

Besonders an den motorischen Zelltypen läßt sich leicht nachweisen, daß der Achsenzylinderfortsatz im Gegenteil zu den protoplasmatischen Fortsätzen keine basisch färbbare Substanzbrocken führt (Abb. 1a, 2, 3). Er entspringt mit einem „Ursprungskegel", welcher frei von Nisslsubstanz ist; er ist bei diesen Elementen meist groß und hat die Gestalt eines Hufeisens. In seiner Nähe ist ziemlich regelmäßig ein Häufchen Pigment zu sehen. Der Achsenzylinderfortsatz ist an solchen Elementen trotz Fehlens der Granula bei starker Abblendung nicht selten zu erkennen. Man kann ihn in der Regel bis zu seiner spießartigen Zuspitzung verfolgen, d. h. bis etwa zu der Stelle, wo sich das Axon mit der Markhülle umgibt. An anderen Elementen sieht man ihn im Nisslbild nicht, nur bei der schon erwähnten „akuten Schwellung" (wo die Substanz des Zelleibes mit allen ihren Fortsätzen leicht angefärbt ist), wird es oft möglich, den Achsenzylinderspieß zu erkennen.

Von besonderen Nisslkörperchen sind noch die um den Kern gelegenen Brocken zu erwähnen, welche häufig in groben Massen der Kernmembran anliegen. Es sind das Gebilde, die man als Kernkappen oder -näpfe nach Nissl benennt (Abb. 1a u. b Kp). Von diesen Kernkappen ist es nach Untersuchungen von Herrn Dr. Spatz allerdings fraglich geworden, ob sie zu den „basischen Substanzbrocken" des Zelleibes gehören. Im Nisslpräparat stellen sie sich allerdings in der gleichen Farbe dar wie die übrige Tigroidsubstanz. Herr Dr. Spatz konnte jedoch an gelungenen Fuchsinlichtgrün-Präparaten zeigen, daß sie sich hier im Gegensatz zu der grün erscheinenden Nisslsubstanz rot färben, ähnlich wie die sog. Kernmembranfalten (Abb. 1c Kf), welche ein sehr häufiges Charakteristikum der Ganglienzellen sind (s. u.). Man gewinnt an seinen Fuchsinlichtgrünpräparaten den Eindruck, daß es sich in beiden Fällen um Substanzen besonderer Art handelt, welche ferner durch ihre enge Anlagerung an die Kernoberfläche charakterisiert sind („Kernauflagerungen"). Eine genetische Beziehung derselben zum Kern ist wahrscheinlich (s. u.).

Nach dem Gesagten sind die Nisslkörperchen von recht verschiedenartiger Gestalt: die großen Brocken können sogar in ein und derselben Zelle verschiedenartig aussehen (Abb. 1), ebenso die Fäden, Spindeln, Körnchen und Körnerreihen. Eine kompakte Masse dürften die Substanzbrocken auch dort, wo sie scharf umgrenzt erscheinen, nicht bilden. Sie haben wohl mehr einen schwammigen Bau; sie sehen vielfach wabig, gleichsam wolkig aus; zum Teil dürfte das damit zusammenhängen, daß die Fibrillen nicht nur zwischen ihnen in den ungefärbten Bahnen verlaufen, sondern sie auch mehr oder weniger dicht durchsetzen (Abb. 6).

Mit Rücksicht auf diese außerordentlichen Verschiedenheiten der basisch färbbaren Substanzen hat sich Nissl oft gegen die verallgemeinernde Bezeichnung „Nisslsubstanz" oder „Tigroid" gewendet; denn es seien die Substanzen im Äquivalent-Präparat von sehr verschiedener morphologischer und tinktorieller Eigenschaft. Tatsächlich ist ja auch der Unterschied in der Begier, mit welcher diese und jene Zelleibsbrocken die basische Farbe anziehen und festhalten, erheblich; manche tun das sehr stark, andere nur ganz schwach und viele färben sich in mittlerem Ton. Dennoch hat sich der Name „Nissl- oder Tigroidsubstanz" so fest eingebürgert, daß es vergeblich wäre, dagegen anzukämpfen. Es besteht, glaube ich, auch keine Notwendigkeit, diesen Terminus aufzugeben oder ihn nur für bestimmte Granula zu reservieren — wenn man sich eben klar bleibt, daß die basisch färbbaren Substanzen sich morphologisch und tinktoriell unterscheiden. Sie alle haben aber doch die Eigentümlichkeit der primären Färbbarkeit im Sinne Bethes, d. h. sie lassen sich — ohne Vorbehandlung mit Beizen — an dem nur in Alkohol fixierten Material mit basischen Anilinfarben zur Darstellung bringen. Das Verhalten dieser Substanzen in den verschiedenen Zellen ist aber ein durchaus regelmäßiges, die Substanzen, die sich im Verhältnis zu den blaß färbbaren intensiv tingieren, zeigen unter allen Umständen die gleiche Differenz in der Färbung.

Bei jedem einzelnen Zelltypus kommen jedoch Individuen vor, die sich gegenüber den anderen gleichartigen auffallend dunkel oder auffallend hell färben. Das hängt damit zusammen, daß mitunter die Nisslsubstanz eng zusammengedrängt, die ganze Ganglienzelle auch etwas verkleinert erscheint; das sind die pyknomorphen Zellen. In den apyknomorphen Zellen erscheint der Zelleib etwas größer und die gefärbten Teile und Bahnen treten besonders deutlich hervor.

Diese Beobachtungen, die man bei jedem einzelnen Zelltypus machen kann, führen uns zu der Frage nach der funktionellen Bedeutung der Nisslsubstanz. Man hatte früher viel darüber diskutiert, ob es sich dabei um präformierte Zellkörper handle oder ob nur Gerinnungs- und Fällungsprodukte infolge der Fixation vorliegen. Nissl zeigte, daß diese Frage für die Histopathologie nur eine ganz nebensächliche Bedeutung hat, denn alle Abweichungen von dem sog. Äquivalentbilde (s. S. 7) dürfen eben als pathologische Veränderungen (Ausnahmen s. S. 31) gedeutet werden. Immerhin erscheint ihre Präformierung erwiesen; für sie spricht ihre vitale Färbbarkeit und auch der Umstand, daß das Granulabild mit den ungefärbten Bahnen zwischen den Tigroidschollen im großen und ganzen das Negativ zum Fibrillenpräparat gibt, wie Nissl und Bethe dargelegt haben. Auch zeugt die große Empfindlichkeit der Substanzen gegenüber allerhand Reizen dafür, daß diese Gebilde tatsächlich im Zelleib existieren. Es kann sein, daß der apyknomorphe Zustand und ein noch weiterer Aufbrauch der Nisslsubstanz (Chromolyse) der morphologische Ausdruck für die funktionelle Inanspruchnahme und Tätigkeit der Nervenzellen ist. In diesem Sinne sprechen die Befunde nach elektrischer Reizung, wie sie Nissl selbst und andere vorgenommen hatten. Ausgedehnte Untersuchungen über den Einfluß physiologischer Reizungen haben Mann und Lugaro gemacht. Auf die Präexistenz der Tigroidsubstanz deutet auch ihre regelmäßige Reaktion auf die Unterbrechung des zugehörigen Axons (Nissl, Marinesco, Van Gehuchten u. a.); bei Besprechung der retrograden Veränderung (primären Reizung) wird davon die Rede sein.

Von vielen Autoren wird dem Wechselverhältnis zwischen Nisslsubstanz und dem Volumen des Neurons große Bedeutung beigelegt. Die Zellen mit langen Achsenzylindern sind somatochrome Elemente mit reichlichen basophilen Zelleibsubstanzen. Werde das Axon abgetrennt und verringere sich dadurch das Volumen des gesamten Zellapparates (des Neurons), so nähme regulativ die Masse der chromophilen Substanz ab und es werde dadurch die Kernplasmarelation wieder hergestellt; bei den Umwandlungen von der Art der retrograden Zellveränderung handle es sich nicht sowohl um einen degenerativen Zerfall als vielmehr um eine Reaktion des Neuroblasten auf den Verlust an Plasmavolumen.   M. Heidenhain, der diese Anschauung nachdrücklich vertritt, nimmt daher auch Bezug auf jene Feststellungen, wonach die Nisslsubstanz dem Kernchromatin nahestehe; Held hat nachgewiesen, daß die Tigroidsubstanz ein Nukleoproteid ist. Auch Scott sieht in diesen Stoffen gewissermaßen ein Produkt des Kerns, ein Zytochromatin, welches zur Ergänzung des Kerns dient. In der Entwicklung sollen sich die Nisslschen Körperchen aus dem Kerne herschreiben. Es bestände sonst ein Mißverhältnis in der Kernplasmarelation bei den großen Zellen mit weitreichendem Achsenzylinder, welche doch einen an Basichromatin recht armen Kern führen; so ergänze das Zytochromatin die Kernmasse. In diesem Zusammenhang wird es als wahrscheinlich hingestellt, daß auch bei den plasmaarmen karyochromen Ganglienzellen ein bestimmtes Kernplasmaverhältnis besteht; in vielen der kleinsten Nervenzellen ist die Kernmasse reich an Basichromatin, und der Kern sei im Verhältnis zur Gesamtausdehnung der Zelle von entsprechendem Volumen. — Diese Annahmen haben andere Autoren noch weiter ausgebaut. So sieht Goldschmidt in der Nisslsubstanz Chromidien, und die die Nisslschollen zusammensetzenden einzelnen Teile werden als spezielle Granula und Plasmosomen bewertet (vgl. die zusammenfassende Darstellung von Ernst (S. 345/46). Auch Becker stellt die Nisslschen Körperchen, die nach ihm aus feinsten Körnchen bestehen, den Ehrlich-Altmannschen Granula an die Seite. — Ob diese Anschauungen das Richtige treffen, steht dahin (vergl. „Plasmosomen", S. 29). Nissl hat dem von Heidenhain gezogenen Schluß, daß gerade die retrograde Veränderung der Nervenzellen (s. diese) beweisend für das gesetzmäßige Kernplasmaverhältnis sei, nicht zugestimmt. Besonders lebhaft hat sich Unna gegen die Annahme ausgesprochen, daß in den Nisslkörpern Nuklein, welches von dem chromatinarm gewordenen Kern herstamme, enthalten sei. Er meint auf Grund von Untersuchungen mit Gans, daß das Granoplasma der Nervenzellen den entsprechenden Substanzen in Epithelien und Bindegewebszellen analog sei. Wichtig wäre vor allem die Farbreaktion der Nisslschen Körperchen im Methylgrün-Pyronin-Präparat: die Nisslkörperchen nehmen das Pyroninrot auf und weisen das Methylgrün ab. Es handle sich also nicht um eine Nukleinsubstanz. — Daß die Nisslschen Körperchen nicht eigentlich eine nervöse Substanz darstellen, hat schon Nissl in seinen ersten Mitteilungen betont. Was die Tigroidsubstanz auch morphologisch und funktionell bedeuten mag, für die Histopathologie hat sie deshalb eine so hervorragende Bedeutung, weil sie leicht und sicher darstellbar ist und weil sie eine äußerst empfindliche und verschiedenartig reagierende Substanz darstellt. —

Wir hatten bereits die Frage nach den Struktureigentümlichkeiten des **Kernes** berührt. Charakteristisch für die großen plasmareichen Ganglienzellen ist ihr im Nisslpräparat hell erscheinender Kern (Abb. 1, 2, 3, 4, 5). Er ist durch eine dunkle Linie, nämlich durch die Kernmembran vom übrigen Zelleib getrennt. Er erscheint meist ungefärbt und hell und führt in seiner Mitte ein intensiv gefärbtes Kernkörperchen, in dessen Zentrum wiederum — wie in den Nukleolen vieler anderer Zellen (von Szily) — mit einer gewissen Regelmäßigkeit ein heller Fleck zu sehen ist, das Kristalloid (Abb. 1, 3). Der Mangel an Basichromatin drückt sich also darin aus, daß die Kernmasse ungefärbt bleibt. An manchen mittelgroßen Nervenzellen treten bei der Nissl-färbung jedoch mehrere kleine, basisch färbbare Körnchen hervor. — Zur Dar-stellung des Kerngerüstes und überhaupt der färbbaren Streifen im Kernsaft eignet sich die Nisslmethode in Anbetracht ihrer Alkoholfixierung und der Färbung mit basischen Anilinfarben nicht. Heidenhainpräparate und auch Behandlung mit Doppelfärbungen geben besseren Aufschluß über die Linin-struktur. Bei der Färbung mit der Biondischen Flüssigkeit ist nach Levy der Nukleolus von einer basophilen Hülle umgeben; im Innern zeigt er azidophile Eigenschaften. Nissl konnte im Toluidinblau-Präparat nachweisen, daß dem Kernkörperchen vielfach 2 oder 3 „Polkörperchen" anliegen, welche in gewissen Beziehungen zum Abgang des Achsenzylinders zu stehen scheinen. Sie heben sich mitunter von dem intensiv blau gefärbten Nukleolus durch einen meta-chromatischen Farbton ab; man erkennt sie bei blaß gewordenen Präparaten besser; auch kommt es vor, daß sie bei Ganglienzellenveränderungen länger färbbar bleiben als der im Schwinden begriffene Nukleolus selbst.

Der große bläschenförmige helle Kern (mit wenig Basichromatin und reich-lichem Oxychromatin) zeichnet also in erster Linie die somatochromen Ganglien-zellen aus. Der Kern erscheint hier in der Regel kugelig oder mehr oval, manchmal auch abgerundet dreieckig. Selten führen die Ganglienzellen unter normalen Verhältnissen zwei Kerne. Seitdem man im letzten Jahrzehnt viel nach mehr-kernigen Ganglienzellen gesucht und ihre Bedeutung für pathologische Dinge zu ermitteln gestrebt hat (s. S. 43), hat man auch im normalen Zentralorgan, z.B. im Rückenmark und in den Spinalganglien, doppelkernige Elemente gesehen. — Der Kern liegt gewöhnlich in der Mitte der Zelle. Es gibt jedoch Ganglien-zellen, bei denen er häufig exzentrisch gelegen ist, so daß es auf den ersten Blick aussieht, als handle es sich um eine pathologische Kernverlagerung, wie sie bei Ganglienzellenerkrankungen vorkommt; das ist besonders der Fall bei den Zellen der Clarkeschen Säule (s. S. 36).

Von den normaliter ziemlich regelmäßigen Fältelungen der Kernkapsel, besonders der somatochromen Ganglienzellen (Abb. 1c) war schon die Rede, ebenso von den fraglichen Beziehungen zwischen den sichelartigen Falten und manchen der als Kernkappen oder als Kerneinbuchtungen imponierenden Substanzen.

Im Gegensatz zu den größeren Zelltypen haben die kleineren Ganglien-zellen in ihrem Kerne vielfach nicht nur ein, sondern zwei und mehr zentral gelegene kernkörperchenartige Gebilde. An den sog. Körnern zeigt auch das Alkoholpräparat eine große Masse von Kernchromatin, welches basophil ist und vielfach eine netzartige Verästelung aufweist.

Wir sagten, daß das Nisslsche Äquivalentpräparat zum **Fibrillen**bilde sich wie die Positiv- zur Negativplatte verhält. Nissl betonte dieses reziproke Verhalten nicht nur mit Bezug auf die Zelleibsubstanzen, sondern auch auf die

Nervenzellkerne (Abb. 6). Es sei das eine der hervorstechendsten Eigenschaften der Zellgattung „Nervenzelle“. Tatsächlich läßt sich bei den großen somatochromen Nervenzellen zeigen, daß in den von Nissl sog. „ungefärbten Bahnen“ die hauptsächlichsten Fibrillenzüge verlaufen. Die Fibrillen sind wohl so angeordnet, daß die Anhäufungen grober chromatischer Substanzen wie die Kern-

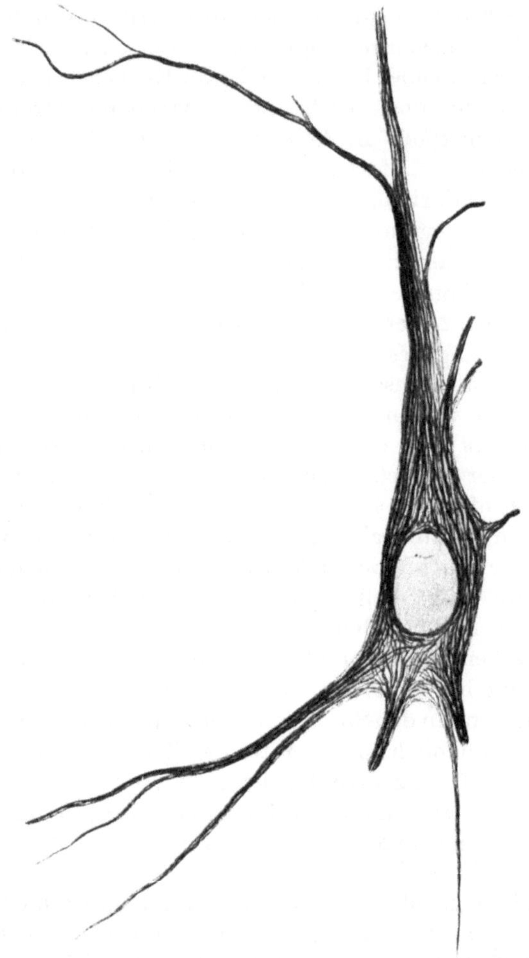

Abb. 6.   Beetzsche Pyramidenzelle der motorischen Rinde im Bielschowskypräparat.

kappen, Verzweigungskegel und die größeren Tigroidkörper frei bleiben oder daß doch an diesen Stellen die Fibrillenzüge viel spärlicher sind (Abb. 7). Aber bei recht vielen Ganglienzellen ist der Platz für die Nisslschollen im Fibrillenpräparat nicht deutlich ausgespart, sondern es scheint oft die ganze Zelle mehr oder weniger gleichmäßig von Fibrillen durchzogen.

Die besten Fibrillenbilder erhält man mit den verschiedenen Methoden gerade an großen Zellformen (Abb. 6, 7, 8) und, wie wir bereits hervorhoben, ist es ein für die Histopathologie schwerwiegender Mangel, daß wir mit

den Silberimprägnationen an den vielen kleinen Nervenzellen in verschiedenen
Gebieten des Zentralorgans, besonders aber an den zytochromen Zellen nur
selten Fibrillen darzustellen vermögen. — Bei dem Bielschowskyverfahren,
welches wir wegen seiner relativen Zuverlässigkeit für die Histopathologie
vorwiegend benützen, sieht man die Fibrillen als scharfe Fädchen durch die
Zelle ziehen (Abb. 6), man kann ihren isolierten Verlauf von einem Dendriten
in einen andern distinkt verfolgen; oder sie verschwinden in der Kerngegend,
wo sich vielfach eine geradezu unentwirrbare Masse von Fibrillen zusammen-
findet (Abb. 6, 8). In den Ursprungskegel des Axons fließen die Fibrillen
dicht zusammen und weichen nachher distal vom Ende des Achsenzylinder-

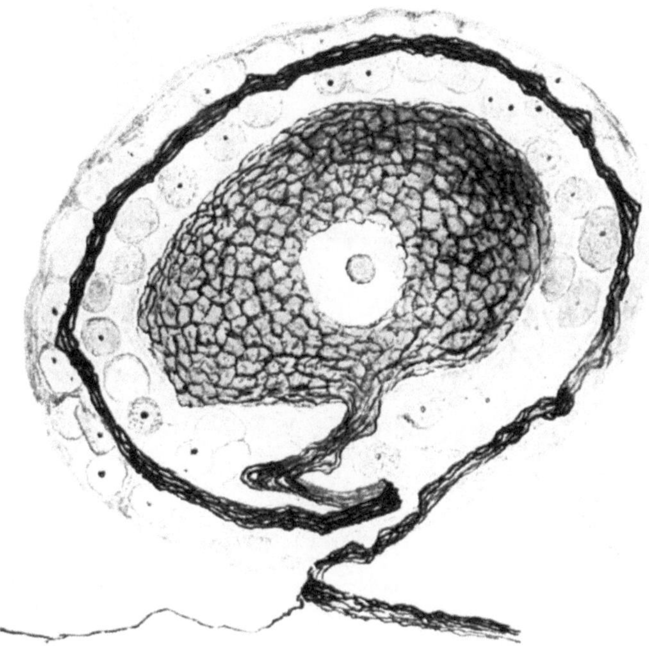

Abb. 7. Spinalganglienzelle mit Kapsel und der intrakapsulären Strecke des Axons. Nach
einer Originalzeichnung Bielschowskys (LewandowskysHandbuch d. Neurol. 1. Bd.).

spießes, also dort, wo die Markumhüllung beginnt, wieder etwas auseinander.
In den Dendriten zeigen die Fibrillen eine dichtparallele Anordnung; nicht selten
erfahren sie hier leichte Drehungen umeinander. Im Zellkörper selbst bilden die
oft ungemein reichen Fibrillen dichte Durchflechtungen, und für diese ist die
Frage noch nicht exakt beantwortet, ob es sich hier um echte Netze handelt
oder um bloße Überkreuzungen. Die netzartige Anordnung wird besonders von
Cajal und Donaggio betont. Gegen diese Annahme wird geltend gemacht,
daß es bei den Methoden, mit welchen die beiden Autoren arbeiten, zu starken
Schrumpfungen und Verklebungen kommt und daß oft das Protoplasma, in
welches die Fibrillen eingebettet sind, zusammen mit ihnen verschmilzt, so
daß an den Überkreuzungsstellen echte Netze vorgetäuscht werden. Im
Bethe- und Bielschowskypräparat sind jedenfalls Bilder, welche echte

Netze beweisen würden, recht selten, und Bethe selbst hat deshalb betont,
daß wirkliche Verschmelzungen bei Wirbeltieren (im Gegensatz zu den Fibrillen-
gittern bei Wirbellosen) selten sind und die endozellulären Fibrillen bei den
meisten Nerventypen glatt die Zelle durchlaufen. Immerhin gibt Bethe das
Vorkommen echter endozellulärer Fibrillengitter auch beim Menschen zu, so
für die Purkinjeschen Zellen und für die Spinalganglienzellen. Ich bringe
dafür eine der prachtvollen Abbildungen Bielschowskys (Abb. 7). Dieser
Forscher vertritt eine ähnliche Meinung wie Bethe; er hat auch auf die grundsätzlichen Unterschiede hingewiesen, welche zwischen dem bei seiner Methode

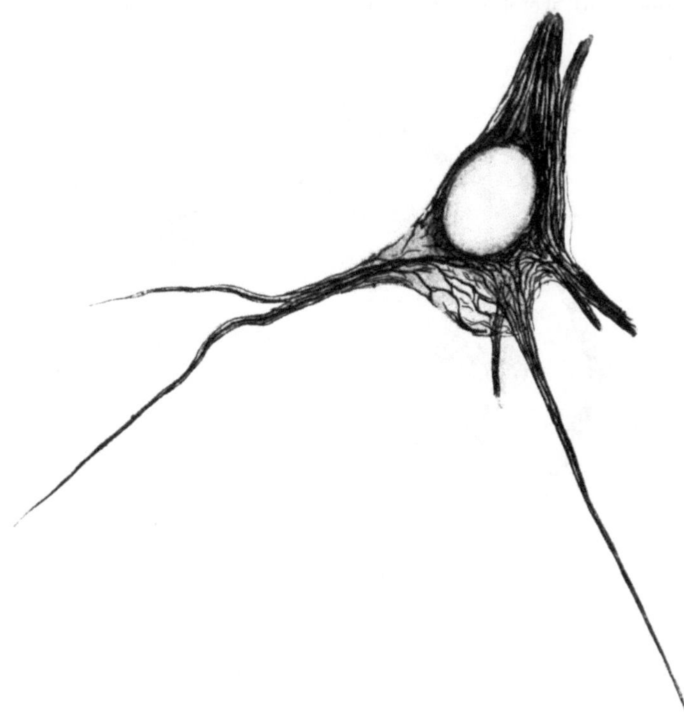

Abb. 8. Ganglienzelle aus der 5. Schicht der vorderen Zentralwindung. Bielschowsky-
sches Fibrillenpräparat. Im Bereiche des hier hell erscheinenden Pigmentfleckes feine
Fibrillenzüge, die in dem matt angefärbten Wabenwerk des Zellplasmas (zwischen den
Pigmentkörnern) eingebettet sind.

vielfach dargestellten plasmatischen Netzwerk und den Fibrillenzügen
und Überkreuzungen bestehen. Bei der Bielschowskyfärbung sieht man
vor allem im Bereich des Pigmentes ein durchschnittlich braunschwarz gefärbtes
Wabenwerk, und dieses stimmt mit Gitterbildungen überein, welche das Nisslpräparat zeigt (vgl. S. 29, „Spongioplasma“). Hier handelt es sich um ein
kontinuierliches Netzwerk, das an seinen Knotenpunkten Verstärkungen aufweist. Nicht selten wird es von Anfängern für Fibrillenmasse selbst gehalten;
wo es nicht oder nur schwach (Abb. 8) imprägniert ist, erkennt man leicht,
daß es etwas ganz anderes ist, als die scharfen, tiefschwarzen Fibrillen. In diesem
Maschenwerk erscheinen Fibrillen eingebettet. Aber auch hier kann man an

gelungenen Präparaten feststellen, daß sie glatt hindurchlaufen und sich an den Überkreuzungsstellen nicht zu einem echten Gitter vereinigen.

Der Verkehr der Fibrillen der verschiedenen Neurone untereinander interessiert uns in der Pathologie nur wenig; wir sind noch nicht in der Lage, die hier in Betracht kommenden Bilder für die histopathologische Analyse zu verwerten, wie ich das ja für diese gewiß sehr wichtigen, aber auch noch ungeklärten und schwer darstellbaren Dinge schon betont habe. Ich begnüge mich hervorzuheben, daß entgegen den Behauptungen der Neuronenlehre ein direktes Hinübergleiten fremder Fibrillen in das fibrilläre „Außennetz" des Leibes oder der Dendriten einer Ganglienzelle nicht ganz selten nachweisbar ist, daß also der kontinuierliche Übergang von Fibrillen verschiedener Neurone sichergestellt ist. Die Bilder, welche Held von der plasmatischen Verbindung seines Terminalnetzes mit dem Zytoplasma bringt, sprechen ebenfalls im Sinne einer unmittelbaren Kontinuität der sog. „Nerveneinheiten" (Neurone).

Ein Zusammenfließen der Fortsätze verschiedener Nervenzellen zu einem ausgedehnten zentralen Gitterwerk — analog etwa dem Neuropil Apathys — ist für die Wirbeltiere bisher nicht erwiesen; Bethe sah in dem von ihm so benannten äußeren Golginetz eine dem Fibrillengitter der Wirbellosen gleichartige Bildung. Auch dieses Golginetz gehört leider zu den Bildungen, die wir nicht mit ausreichender Sicherheit darzustellen vermögen und die deshalb für die Histopathologie noch keine Rolle spielen. Da aber in der pathologischen Anatomie des Nervensystems von „Inkrustationen der Golginetze" und von einem „epizellulären" Netzwerk, das ein Teil des interzellulären Netzes sein soll, öfters die Rede ist, müssen wir hier kurz auf die verschiedenen Anschauungen über die Natur des Golginetzes hinweisen. Golgi hatte an der Oberfläche der Ganglienzellen ein Netzwerk gesehen, das diesen in polygonalen Maschen eng aufliegt und sich bis zu den Enden der Dendriten verfolgen läßt. Golgi hielt dieses Gebilde für einen dem Neurokeratingerüst der Markscheide gleichartigen Apparat. Semi Meyer meinte, daß es sich hier um die Endausbreitungen der Achsenzylinder handle, welche ein Balkennetzwerk auf der Ganglienzelle bilden. Die berühmten Entdeckungen Bethes über die fibrilläre Struktur bei den Wirbeltieren und gerade der Umstand, daß er den Golginetzen in dem Streit um die Neuronenlehre eine hervorragende Bedeutung zuerkannte, verschaffte diesen Gebilden allgemeine Beachtung. Bethe lehrte, daß diese Netze aus 5—6 eckigen, ziemlich großen Maschen bestehen, und daß sie bei dem gleichen Zelltyp in Form und Größe gleichartig seien, während sie bei den verschiedenen Zellarten erheblich differieren. Von den um die Nervenzellen sich aufsplitternden Achsenzylindern sah er Fasern gegen die Zellen ziehen und dort ins Golginetz übergehen; und von der Zelle aus beobachtete er einen Übertritt von Fibrillen ebenfalls in dieses Netz, welches die Endaufsplitterungen der Fasern mit einer perifibrillären Substanz überziehe. Bethe sah in dem Golginetz das Zwischenglied zwischen Nervenzelle und fremder Nervenfaser, und Nissl schloß sich ihm im wesentlichen in dieser Bewertung der Golginetze an. Nissl rechnete es zum „nervösen Grau". v. Economo unterschied im Golginetz einen nervösen fibrillären und einen nicht nervösen Teil, welch letzteren er zu dem von Bethe so benannten Füllnetz rechnete. — Held hat sich dann ausführlich mit der Frage der Natur der Golginetze beschäftigt. Er kam schließlich zu dem Resultat, daß auf der Zelloberfläche zwei verschiedene Netzbildungen vorhanden seien, nämlich das von ihm so benannte nervöse Terminalnetz und zweitens das eigentliche Golginetz, welches gliöser Natur sei. DieGolginetzbalken gehen nach Helds Bildern in das interzelluläre Netz über, welches er das „allgemeine Retikulum" der Glia nennt und welches sich sowohl in der grauen, wie in der weißen Substanz findet. Held stellt mit Nachdruck fest, daß so die perizellulären Golginetze mit jenen gliösen Bildungen kontinuierlich zusammenhängen, welche sich als Schnürringe und netzförmige Gliascheiden an den Nervenfasern präsentieren. Ähnlich sind die Untersuchungsergebnisse von Auerbach und Frankhauser; und neuerdings hat aus Alzheimers Laboratorium Adamkiewicz Untersuchungen über das Golginetz veröffentlicht, in denen er zu den gleichen Resultaten kommt wie Held. Auch nach ihm ist das Golginetz nur ein besonders modifizierter Teil des allgemeinen Glianetzes, des Gliaretikulums.

Bei diesem Widerstreit der Meinungen und bei den technischen Schwierigkeiten, die perizellulären Netze im histopathologischen Präparat darzustellen, werden wir uns beschränken müssen, die in Frage kommenden Veränderungen lediglich als solche zu registrieren, ohne uns auf ein Werturteil über deren Natur einzulassen. Es sei schon hier betont, daß die von Nissl eingeführte Bezeichnung „Inkrustation der Golginetze" (s. S. 76) für uns lediglich ein Name ist, den man durch einen beliebigen andern ersetzen könnte. Wir meinen mit Nissl, daß die epizellulären, basisch imprägnierbaren Produkte (s. S. 76) möglicherweise Umbildungen der Golginetze sind, sind uns aber bewußt, daß wir einen Beweis dafür nicht erbringen können; noch weniger sind wir selbstverständlich in der Lage zu sagen, inwieweit diese imprägnierten Zerfallsstoffe gliöser oder nervöser Natur sind.

Wie schwierig noch immer die Deutung der endozellulären Fibrillenstrukturen ist und wie das vielfach mit der Unzulänglichkeit unserer Methoden zusammenhängt, zeigt sich auch daran, daß Cl. Becker, der als einer der Ersten Fibrillen beim Säuger färberisch darstellte, jetzt einen von der fast allgemein vertretenen Fibrillenlehre abweichenden Standpunkt einnimmt. Nach ihm sind die „mit den sog. Fibrillenmethoden dargestellten angeblich intergranulären Fibrillen nichts anderes als die Granula selbst." Dafür sprechen ihm besonders die Beobachtungen, daß „die Fibrillenmethoden fast immer Körner und sehr häufig vollkommene Nisslbilder darstellen", und daß in den kleinen Zellen, „in welchen keine Körner sind, auch die Fibrillen fehlen". Becker kommt zu dem Schluß, daß „die Fibrillen nichts anderes sind als die körnige Substanz der Nervenzelle, welche infolge der Eigenart der Methoden in etwas anderer Weise dargestellt wird als durch die Färbung mit Anilinfarben".

Außer den Nisslschen Körperchen und den Fibrillen beherbergt ein großer Teil der zentralen Ganglienzellen noch „**Pigment**" (Abb. 1a, 2, 4). Dieses erscheint häufig — wenn auch nicht immer — in einem blaßgelblichen Eigenton. Die Substanz gehört zu den lipoiden Pigmenten und färbt sich mit Scharlachrot (Abb. 9). Wir finden sie in den ersten Lebensjahren — etwa bis zum 7. Jahr — nicht (Abb. 3). Das Pigment tritt, wie Obersteiner in ausgedehnten Untersuchungen dargelegt hat, in bestimmten Zellarten zuerst auf, am frühesten wohl in den Zellen der Clarkeschen Säulen, später in den Vorderhörnern und in den großen motorischen Pyramidenzellen. Die Menge des Pigmentes in diesen Zellen wird im Laufe des Lebens reichlicher (Abb. 9), und auch in vielen anderen Ganglienzellen,

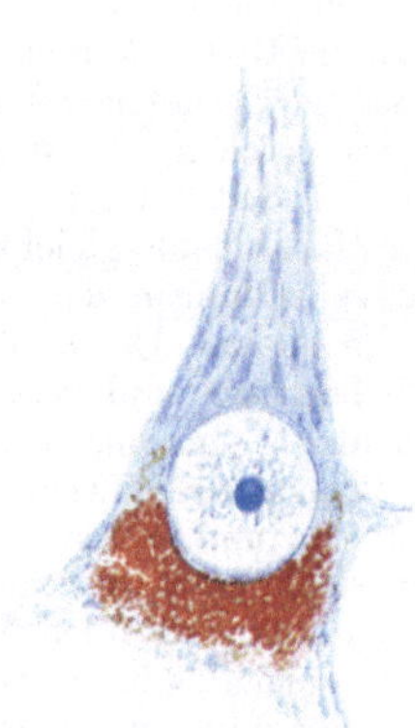

Abb. 9. Normale Riesenpyramide aus dem Gehirn eines 50jährigen Mannes bei Scharlachrotfärbung; der ziemlich große Pigmentfleck leuchtend rot gefärbt.

welche bei jugendlichen Individuen frei davon sind, tritt es in zunehmendem Maße auf. Obersteiner unterscheidet zwischen lipophilen und lipophoben Ganglienzellen. Wie wir sehen werden, ist dieses lipoide Pigment bei senilen Individuen oft außerordentlich reichlich vorhanden, und es ist nicht erlaubt darin ohne weiteres den Ausdruck einer schweren Zellschädigung zu sehen (s. S. 86). Wir dürfen es wohl mit Lubarsch für ein „Abnützungsprodukt" halten. — Das Pigment hat in den Ganglienzellen im allgemeinen seinen bestimmten Platz; es legt sich gern an einer Seite des Kernes als kleines Häufchen an; oft hat es — zumal bei den großen motorischen Zellen — seine Lage in der Nähe des Abganges des Achsenzylinders (Abb. 2). Zwischen den lipoiden Körnchen zeigt die Zellsubstanz, wie bei der Besprechung der Fibrillenbilder erwähnt wurde, eine netzartige Struktur (réseau pigmentaire Marinescos). Das Maschenwerk ist oft ausgesprochen sechseckig, ähnlich den Waben eines Bienenstockes. Im Nisslpräparat sieht man das bei der Silberimprägnation hervortretende Netz ebenfalls; es färbt sich hier die Zelleibsubstanz zwischen den einzelnen Körnern mehr oder weniger deutlich blau (s. Spongioplasma).

Gegenüber diesem „Pseudopigment" (Lipochrom, richtiger Lipofuscin nach Hueck genannt — s. S. 86) ist jene Substanz, welche eine schwarzgelbe oder schwarzgrünliche Farbe besitzt, nämlich das sog. Melanin ein echtes Pigment, analog dem der Chorioidea. Es ist an die zelligen Elemente bestimmter Zentralgebiete gebunden, die vielfach ihren Namen von der eigentümlichen Färbung haben, welche ihnen das Pigment verleiht: Substantia nigra, Substantia ferruginea usw.

Neben den bisher besprochenen, in den Ganglienzellen vorkommenden paraplastischen Gebilden — der Tigroidsubstanz, dem Pigment und der Substanz der Neurofibrillen — findet sich nun noch das **undifferenzierte Zytoplasma;** in dieser Zelleibsubstanz im engeren Sinne liegen alle die ebengenannten Differenzierungsprodukte eingebettet. Wir haben bereits bei der Besprechung des Pigments gesehen, daß hier das Zytoplasma zwischen den einzelnen lipoiden Körnchen sowohl im Nisslschen Äquivalentpräparat wie bei den Silberimprägnationen färberisch darstellbar ist. Sonst erscheint es bei den neurohistologischen Methoden im allgemeinen ungefärbt. Man hat es deshalb als Hyaloplasma bezeichnet und dieses von dem Spongioplasma — nämlich dem im Pigmenthaufen gut sichtbar werdenden Maschenwerk — abgetrennt. Für diese Trennung zwischen Hyaloplasma und Spongioplasma sehe ich keinen zureichenden Grund. Wie wir schon andeuteten und auch später noch erörtern werden, ist es eben eine Eigentümlichkeit der Körperzellen auf die Einlagerung feinkorpuskulärer Elemente in der Art der Schaum- oder Wabenstruktur zu reagieren. Das Zytoplasma (die undifferenzierte Zelleibsubstanz) ist wohl überhaupt in feinnetziger Struktur in der Nervenzelle angeordnet. Held hat das beschrieben, und Nissl hat ebenfalls ein feines Wabenwerk an solchen Elementen gefunden, wo die basophilen Granula abgeblaßt waren. Die unregelmäßig gestalteten und ungleich großen Maschenräume werden von den Differenzierungsprodukten eingenommen. Das feine Wabenwerk selbst ist der undifferenzierte Teil des Protoplasmas der Nervenzelle.

Wie andere Körperzellen, so führen auch die Ganglienzellen in ihrem Protoplasma sog. **Plasmosomen,** d. h. Gebilde von der Art der Altmannschen Granula. Bethe sah sie in den Maschen seines Golginetzes; in der Mitte einer Masche findet sich nach ihm oft ein großes unregelmäßiges Granulum. Mit solchen **Neurosomen**haufen hat sich besonders Held beschäftigt. Wo er an den Ganglienzellen die Aufsplitterung von Achsenzylindern in der Form von Endfasern sah, konnte er in dem von ihnen gebildeten Netzwerk Neurosomenhaufen feststellen; sein nervöses Terminalnetz besteht vorwiegend aus den Granulahaufen und ihren zarten Verbindungsbrücken. Mit der Fuchsinlichtgrün-Färbung (Abb. 10) kann man diese Neurosomenhaufen zur Darstellung bringen. Man

erkennt sie leicht an den Achsenzylinder- und Plasmafortsätzen, wo sie sich
streifenförmig ordnen und mitunter Ketten und Knötchen bilden. Im Innern
des Zellkörpers liegen sie mehr vereinzelt zwischen den Nisslschen Körperchen.
Diese Plasmosomen (Altmannsche Granula) sehen wir auch der Oberfläche
der Zellen anliegen; Held fand dort eine protoplasmatische Kontinuität zwischen
fremden Achsenzylinderenden und dem Ganglienzelleib. Leider sind aber diese

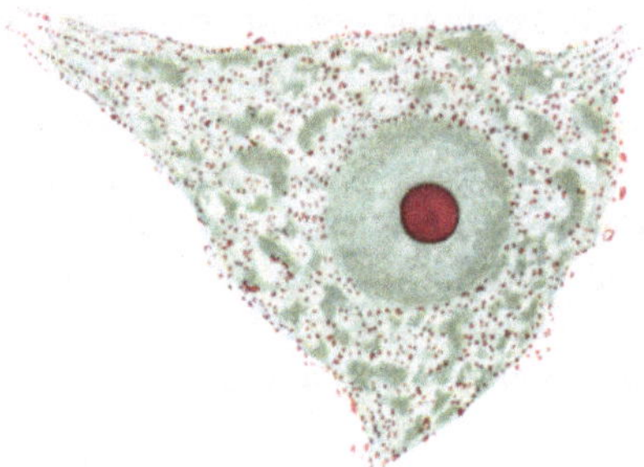

Abb. 10. Normale Vorderhornzelle vom Rückenmark eines Kaninchens mit Neurosomen.
(Nach einem Originalpräparat von Herrn Dr. Hugo Spatz.) Bei der hier angewandten
Fuchsinlichtgrün-Färbung sind die Nisslschen Körperchen grün gefärbt, die dazwischen
gelegenen kleinen Häufchen von Neurosomen rot. An der Basis der Fortsätze erscheinen
die Neurosomen in Körnchenreihen angeordnet. Neurosomen finden sich auch an der
Zellperipherie dieser selbst aufliegend, also außerhalb auf der Zelle.

Neurosomen nicht so exakt darstellbar, daß sie regelmäßig für die histopathologische Analyse bisher Bedeutung hätten. Eine Schwierigkeit liegt noch darin,
daß diese Gebilde von Gliosomen schwerlich zu unterscheiden sind; besonders
bei den außerhalb der Zelle gelegenen Granula fragt es sich, inwieweit hier
Gliosomen den Protoplasmafortsätzen der Zellen angelagert sind. Immerhin
haben die erfolgreichen Studien von H. Spatz bei der retrograden (primären)
Veränderung gezeigt (siehe diese), wie wichtige Aufschlüsse der Nachweis dieser
Plasmosomen schon heute bringen kann (Literatur s. bei Schiefferdecker).

Nebenbei sei erwähnt, daß sich in manchen größeren Ganglienzellen feine Kanälchen
darstellen lassen, die als Holmgrensche Kanälchen bezeichnet werden und außer von diesem
Forscher auch von Retzius, Golgi, Cajal u. a. gefunden worden sind; auch ihre Bedeutung ist noch nicht sichergestellt, vielleicht haben sie etwas mit der Ernährung der
Zelle zu tun. Unter pathologischen Bedingungen haben sie heute noch keine Bedeutung.

Abweichungen vom normalen histologischen Bild können nicht nur durch
einen Erkrankungsprozeß am Zentralnervensystem oder durch die allgemeine
Schädigung infolge der tödlichen Erkrankung hervorgerufen werden, sondern
auch durch **technische Mängel** und durch **agonale** und **kadaveröse** Einflüsse.
Diese Dinge, welche sehr häufig zu Fehlerquellen in der Beurteilung des
mikroskopischen Bildes werden, muß man kennen. Von den Verfahren, welche
der histopathologischen Analyse der Ganglienzellen dienen, kommen die
Methoden der Fibrillendarstellung dabei nicht so sehr in Betracht. Jeder, der
sich damit beschäftigt, sieht alsbald, daß diese Methoden, selbst die so wert-
volle Silberimprägnation von Bielschowsky, leicht Fehlresultate geben,
und deshalb werden mangelhafte Fibrillendarstellung oder auch krümelige

Niederschläge in den Ganglienzellen nicht so leicht als etwas Pathologisches Bewertung finden. Man wird hier immer an eine Unzulänglichkeit der Methodik denken. Anders aber ist das mit einem Verfahren, das — wie das Nisslsche — im allgemeinen mit größter Sicherheit arbeitet und auf dessen Ergebnisse man sich durchschnittlich verlassen kann. Hier ist es wichtig zu wissen, daß Artefakte die Klarheit des histologischen Bildes beeinträchtigen und daß agonale und kadaveröse Einflüsse das Zellbild beeinflussen können.

Nissl lehrte, daß die Nervenzellen den Zustand, in dem sie sich unmittelbar nach dem Tode befinden, lange festhalten können. Aber infolge langdauernder Agone können sich in zuvor gesunden, wie natürlich auch in krankhaft veränderten Nervenzellen beträchtliche Umwandlungen vollziehen. Sie hängen mit der durch die Agone bedingten ödematösen Durchtränkung zusammen. Auch bei der kadaverösen Zersetzung spielt die Durchtränkung des Gewebes die wesentlichste Rolle. Das Zusammenbringen der grauen Substanz mit Wasser lehrt uns, wie verderblich solche Durchtränkung für die Zellbilder ist und daß man diesen schädlichen Einwirkungen möglichst begegnen muß.

Die „Wasserveränderung" der Nervenzellen zeigt sich besonders an den kleinen Pyramidenzellen (Lamina granularis externa Brodmanns). Sie ist eine sehr häufige Veränderung und besteht in Quellung und blasiger Umbildung der Nervenzellen. Man kann diese Wasserveränderung künstlich dadurch erzeugen, daß man Wasser an das Gehirn bringt. Nach dem eben Gesagten kommt diese Umwandlung vor allem durch eine ödematöse Durchtränkung infolge agonaler oder kadaveröser Vorgänge zustande. Manchmal sind die basisch gefärbten Teile netzförmig um den Kern herum angeordnet und sehr häufig ist dabei das Phänomen der Abreißung einer schmalen peripheren Schicht des Zelleibs, „welche an der Wand des perizellulären Schrumpfraumes festhaftet und denselben völlig austapeziert" (Nissl).

Auf heute noch unberechenbare Einflüsse des Alkohols sind zwei andersartige Veränderungen der Nervenzellen zu beziehen, die als Artefakte zu bewerten sind, nämlich die „künstliche Schrumpfung" und die „künstliche Schwellung". Nissl hatte die erstere Erscheinung früher als „chromophilen Zustand" bezeichnet. Die Zelleibssubstanz mit dem Kerne und einem Teil der Fortsätze schrumpft und das ganze Gebilde färbt sich maximal. Der perizelluläre Schrumpfraum ist vergrößert. Beim Menschen sind solche Zellartefakte sehr viel seltener als bei Tieren. In den peripheren Schichten eines Gewebsblockes sind sie häufiger. In Spinalganglien sieht man sie besonders oft. Immer aber betrifft diese Veränderung nur einzelne Nervenzellen, während das Gros derselben frei von technischen Mängeln ist. — Die „künstliche Schwellung" ist ebenfalls eine Erscheinung, die auf das Fixierungsmittel zu beziehen ist. Sie kommt bei Vorbehandlung sowohl mit Alkohol wie mit andern Härtungsmitteln vor und ist ebenfalls im tierischen Gehirn viel häufiger als beim Menschen. „Der Zellkörper ist hier gequollen, die Fortsätze fehlen, die Struktur des Zelleibes und die des Kernes ist verwaschen, der ganze Zelleib zeigt eine eigenartige, schwer zu beschreibende gleichartige Zeichnung; der Zelleib ist in toto nur blaß gefärbt, manchmal ist noch der Nukleolus in blasser Zeichnung und wie aufgebläht sichtbar." Diese Veränderung betrifft gern eine Reihe von dicht beieinander stehenden Nervenzellen; es ist meist ein Häufchen von solchen Elementen, welche die Schwellung zeigen.

Wichtig erscheint mir noch ein Hinweis auf die Einwirkungen, welche die Vorbehandlung mit Formol häufig nach sich zieht. Es hat sich allerdings die oft wiederholte Forderung der primären Fixierung in Alkohol für die Nervenzellenfärbung mit der Zeit durchgesetzt, und jeder weiß wohl heute, daß man ein Äquivalentpräparat im Sinne Nissls nur bekommt, wenn man sich an die von Nissl aufgestellten Vorschriften hält. — Aber wir werden doch immer wieder vor die Aufgabe gestellt werden, auch in Formol fixiertes Material auf die Nervenzellen zu untersuchen, wenn eben mit Alkohol fixiertes Material überhaupt nicht vorhanden oder von den gerade in Betracht kommenden Gebieten nicht zu haben ist. Deshalb muß man wissen, daß die großen Nervenzellelemente auch im Formolpräparat geeignete Bilder geben können, die sich vom Nisslschen Alkohol-Methylenblau-Präparat nicht wesentlich unterscheiden, daß aber dieses Ergebnis absolut zufällig ist. Meistens sehen die Nervenzellen in solchen Bildern den künstlich geschrumpften (oft partiell geschrumpften) Zellen ähnlich, so wie wir sie in vereinzelten Exemplaren im Alkoholpräparat finden. Dazu kommt die schlechte Entfärbung des Grundes bei der Differenzierung, wodurch das Bild an den Nervenzellen (und besonders an gliösen Elementen) außerordentlich notleidet. Dagegen läßt sich an solchen Bildern oft wenigstens eine gute Übersicht über die allgemeine Verteilung der Nervenzellen gewinnen.

Fragen wir am Ende dieser kurzen Betrachtung über die normalen Eigentümlichkeiten der Ganglienzellen, woran wir eine Ganglienzelle erkennen, so ist die Antwort für die größeren, d. h. für die somatochromen Elemente leicht: die Nisslschen Granula, die gut darstellbaren Fibrillen und der große helle Kern mit dem einen dunklen Kernkörperchen geben eine Fülle von Erkennungszeichen. Aber bei den kleinen Elementen mit spärlichen oder fehlenden basisch färbbaren Substanzen ist das ganz anders. Es heißt zwar auch heute noch oft, daß das Hauptmerkmal der Nervenzellen die Fibrillen seien und daß sie einen Anhalt für die Beurteilung einer Zelle gäben, wo sie das Nisslbild — besonders an den sog. Körnern — nicht sicher erlaubt. Aber wir sahen ja, daß die Fibrillenmethoden gar nicht so selten bei diesen Elementen versagen und daß es an manchen Nervenzellen mit keiner der heute üblichen Methoden möglich ist, Fibrillen darzustellen. Das gilt für gewisse Elemente der Großhirnrinde und auch des Kleinhirns, ganz besonders aber für kleinere Nervenzellen im Bereiche der basalen Ganglien; Bielschowsky hat neuerdings für den kleinen Zelltypus des Striatums betont, daß sich in ihm gutdifferenzierte Fibrillen überhaupt nicht nachweisen lassen. Bei solchen kleinen Elementen lassen uns aber auch die Merkmale des Kernes vielfach im Stich; der Kern ist hier beim Nisslverfahren nicht wie an den großen und mittleren Nervenzellen ungefärbt und nur mit einem Kernkörperchen versehen, sondern er enthält meist eine ganze Reihe basisch färbbarer Körnchen im dunkleren Kernplasma. — So kann man allgemein geltende Regeln und Hinweise für die Erkennung jeder Art von Ganglienzellen nicht geben. Man muß sich selbst die nötige Erfahrung in der Beurteilung anzueignen suchen.

Am wichtigsten und oft am schwierigsten ist natürlich die Unterscheidung der Ganglienzellen gegenüber gliösen Elementen, und zwar besonders unter pathologischen Verhältnissen, wo die in ihrem Zelleib vergrößerten Glia-

elemente auch vielfach stark basisch färbbare Substanzbrocken und helle Kerne
enthalten können (vgl. das Neuroglia-Kapitel). Wenn man die normalen somatochromen Ganglienzellen mit den normalen Gliaelementen vergleicht, wie sie
in Abb. 80 abgebildet sind, so erscheint die Abgrenzung nichts weniger als
schwierig. Und man darf wohl sagen, daß überhaupt in vielen Gebieten des
Zentralorgans eine Unterscheidung zwischen Ganglien- und Gliazellen mit
ziemlicher Sicherheit für den leidlich Geübten möglich ist. Das dürfte auch
bezüglich der Großhirnrinde gelten, wo im allgemeinen nur die sog. Körner-
schichten und die tiefe Rinde Elemente beherbergen, deren Herkunft nicht
immer ganz sicher festzustellen ist. Ganz anders ist es in der Körnerschicht
des Kleinhirns und sogar in der Molekularzone, besonders aber in den basalen
Ganglien. Wir werden da vor allem berücksichtigen, daß die Ganglienzellen
gute Zellkonturen besitzen und daß auch ihre Fortsätze gegen die Umgebung
ziemlich scharf abgegrenzt sind, während der Gliazelleib mit seinen Ausstrahlungen unscharf ist und etwas Weiches und Zartes hat, sich unbestimmt in die
Umgebung verliert, resp. sich mit andern Gliazellausläufern in Verbindung
setzt. Auch führen die differentialdiagnostisch in Betracht kommenden nichtnervösen Zellen vielfach „Pigment"stoffe, während die karyochromen Nervenzellen
frei davon sind. Unter pathologischen Verhältnissen, welche ja bei der hier in
Rede stehenden Abgrenzung besondere Schwierigkeiten bieten können, werden
die plasmatischen Verbindungen zwischen den Gliazellen deutlicher. Dazu
kommen die Eigentümlichkeiten der basisch färbbaren Stoffe, welche in den
Gliazellen meistens die Form feiner Stippchen und Striche haben, während
sie ja bei den Nervenzellen (wo sie vorhanden sind) durchschnittlich gröber
erscheinen; auch in den kleinen Ganglienzellen liegen gewöhnlich dem Kerne
wenigstens einzelne färbbare Substanzportionen an. Freilich sehen wir — wenn
auch selten — in progressiv umgewandelten Gliazellen umfangreichere färbbare
Substanzen, welche wie Nisslsche Körperchen erscheinen können. — Der Kern
der Gliazellen zeigt viel seltener Falten als bei den Ganglienzellen; das kann
wichtige Anhaltspunkte geben, aber man muß sich gegenwärtig halten, daß
mitunter auch hydropische Gliazellen Fältelungen der Kernmembran aufweisen. Wichtig sind endlich die chromatischen Eigenschaften der Gliakerne, wie sie im Neurogliakapitel dargestellt sind, und die augenfälligen
Eigentümlichkeiten des Nukleolus der Ganglienzellen. Hier muß noch nachdrücklich betont werden, daß die Unterscheidung hinsichtlich der Kerneigen-
tümlichkeiten beider Zellarten leichter ist in dem exakt nach Nissl behandelten,
also ursprünglich in Alkohol fixierten Material. Ich habe immer gefunden,
daß nach Formolfixierung das Hervortreten von basisch färbbaren Körnern
und Teilen des Kerngerüstes in den Ganglienzellen — was ja in den meisten,
besonders den somatochromen Elementen im Nisslpräparat nicht zu sehen ist —
die Unterscheidung erschwert. Am gleichen Material gab das lege artis her-
gestellte Nisslpräparat klare Auskunft, während nach meinen Erfahrungen
die ursprüngliche Formolfixierung die Färbbarkeit des Kernes in der erwähnten
Weise beeinflußt.

Wie schon gesagt, sichere allgemein gültige Regeln lassen sich für die Erkennung der nervösen Zellelemente nicht wohl geben, und es kommt auch hier im
wesentlichen auf die selbsterworbene Erfahrung an. Wir haben das gerade
in der letzten Zeit, wo man sich nach den Entdeckungen von Cécile Vogt,

Wilson, Alzheimer u. a. besonders gern mit den basalen Ganglien beschäftigt,
am „eigenen Leibe" erfahren. Ich hatte schon vorhin angedeutet, daß die Erkennung der zelligen Gebilde im Corpus striatum recht große Schwierigkeiten
bereiten kann; zum Teil mag das einfach daran liegen, daß diese Gegend gegenüber der Rinde und anderen Gebieten des Zentralorgans bisher arg vernachlässigt wurde. Ich glaube sagen zu dürfen, daß die Histologie und Histopathologie der großen Ganglien vielfach stiefmütterlich behandelt worden war; wir
kennen uns deshalb hier nicht recht aus. Dazu kommen aber wohl auch die
besonderen lokalen Verhältnisse, zumal in dem Putamen und dem Schwanzkern (Bielschowsky). In Fällen Wilsonscher Krankheit werden mit den
degenerativen Vorgängen an den Ganglienzellen und den progressiven Umwandlungen der gliösen Elemente die Unterscheidungen hier — wenigstens
nach meinen Erfahrungen — überaus schwierig. Nur durch eingehende Beschäftigung mit der normalen und pathologischen Histologie werden wir die
nötige Sicherheit dafür gewinnen können.

Sind es hier die besonderen und von uns noch nicht genügend erforschten
lokalen Verhältnisse, so spielen in andern Fällen die Qualitäten des betreffenden Krankheitsprozesses erschwerend mit. Ich denke da vor allem
an die sog. Pseudosklerose, von der schon Alzheimer in seiner grundlegenden
Untersuchung gesagt hat, daß ihm Gebilde begegneten, wo die Unterscheidung
zwischen Ganglien- und Gliazellen überaus schwierig war. Wer sich mit diesen
Prozessen beschäftigt, wird zugeben, daß einem hier Zellen zu Gesichte kommen,
wo diese Frage überhaupt nicht sicher zu beantworten ist. Ähnlich ist es ja
bei der tuberösen Sklerose, einem Prozesse, der sich — in gewisser Weise
darin ähnlich wie die Pseudosklerose — auch durch merkwürdige Gliazellformen
auszeichnet. Hier war lange Zeit in der Literatur die Rede von Zellgebilden,
welche nach der Richtung der Ganglien- oder Gliazellen nicht völlig differenziert und gleichsam auf einer Zwischenstufe stehen geblieben seien. Heute sind
wir hier, besonders dank der Untersuchungen Bielschowskys, weitergekommen
und kennen die in ihrer Gestalt überaus sonderbaren Ganglienzellen (S. 38,
Abb. 14, 15), und wir wissen andererseits auch Bescheid über merkwürdige
formale Eigenschaften der Glia (s. Abb. 130, 131), bei diesem interessanten Prozeß.
Aber ich muß sagen, daß ich doch auch gerade hier nicht selten noch Zellen
finde, wo ich mich nicht sicher für die Zugehörigkeit zur einen oder andern
Gruppe ektodermaler Zellformen entscheiden könnte. — Endlich möchte ich
noch die familiäre amaurotische Idiotie (S. 90) erwähnen, bei der es
zwar nicht wie bei der tuberösen Sklerose die in der Anlage bedingten Formeigentümlichkeiten sind, welche die Unterscheidung erschweren, sondern wo die Einlagerung krankhafter Stoffwechselprodukte die Gestalt beider Zellarten einander
ähnlich machen kann. Wenn die kleineren Ganglienzellen, z. B. der Molekularzone des Kleinhirns, durch die abgelagerten Massen stark aufgetrieben und
kugelig abgerundet werden, so können sie den Gliazellen ähnlich werden, die
solche Stoffwechselprodukte bei dem gleichen Prozeß in sich aufgenommen
haben und die sich zu Körnchen- bzw. Gitterzellen umwandeln. Das Nisslsche
Zellpräparat läßt dann eine sichere Unterscheidung nicht zu, zumal wenn die
Kerne in den in Frage kommenden Elementen Umwandlungen erfahren haben;
hier ist das Fibrillenpräparat und vielfach auch die Fettfärbung dem Nisslschen Äquivalentbilde überlegen.

Ich möchte bei dieser Erörterung der histologischen Erkennung und Beurteilung der Ganglienzellen noch eines betonen, nämlich daß man mit der anatomischen Diagnose einer krankhaften Zellveränderung vorsichtig sein muß, und daß die Beschäftigung mit der Histopathologie zur selbstverständlichen Voraussetzung die Kenntnis der normalen anatomischen Verhältnisse haben sollte. Das wurde ja eingangs schon kurz hervorgehoben. Man muß nicht nur die verschiedenen normalen Arten der „Gattung Nervenzelle" kennen, und man muß nicht nur für die Feststellung quantitativer Ausfälle die Anordnung und Architektonik der grauen Massen wissen (vgl. das Kapitel über Degeneration), sondern man darf auch den Umstand nicht vernachlässigen, daß manche normale Nervenzellen außerordentlich weitgehende Ähnlichkeiten mit pathologischen Zellbildern bieten können. Ich erwähne davon die fragliche „Neuronophagie" (S. 53) und die fragliche „retrograde (primäre, axonale) Veränderung".

Überaus oft werden solche Bilder als pathologische gedeutet, wo um die Ganglienzellen herum reichlich gliöse Trabantzellen liegen; man spricht hier einfach von „Neuronophagie" und macht die Annahme, daß die die Ganglienzelle umgebenden gliösen Elemente sich an deren Stelle setzen oder diese sogar aktiv angreifen. So haben glückliche Entdecker des anatomischen Substrates der Dementia praecox Nervenzellbilder aus der tiefen Rinde beschrieben und hierin das Korrelat solcher Psychosen gesehen. Wer die normale Hirnrinde kennt, weiß, daß dicht von Gliazellen umgebene Ganglienzellen in der 6. Brodmannschen Schicht und verstreut im Übergang zum Mark sehr häufig sind, zumal in jenen Windungen, wo die untere Rinde schlecht gegen den Markradius abgesetzt ist. Die Ganglienzellen sind hier von Trabantelementen nicht nur umlagert und bedeckt, sondern diese schmiegen sich in Buchten des Zelleibes ein, und der Unerfahrene kann leicht annehmen, daß es sich um degenerierte Nervenzellen handelt, wenn nicht eben absolut normale Rinden solche Bilder aufwiesen (Abb. 11). Nissl hat für manche

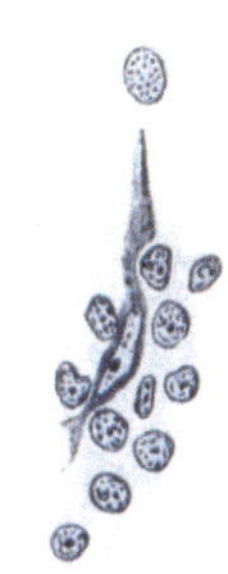

Abb. 11. Normale Ganglienzelle aus der tiefen Rinde mit sehr zahlreichen gliösen Trabantzellen (normale Pseudoneuronophagie).

Thalamuskerne auf die Häufung von Trabantzellen mit dichter Umlagerung der Nervenzellen hingewiesen. Und neuerdings hat Bielschowsky bei seiner Schilderung der normalen Eigentümlichkeiten des Corpus striatum solche scheinbar neuronophagischen Gebilde beschrieben und betont, daß sich diese unter ganz normalen Verhältnissen regelmäßig finden, wo für die Annahme einer Erkrankung nicht der geringste Anhaltspunkt vorliegt. Wir möchten deshalb gleich hier auf diese normale „Pseudoneuronophagie" hinweisen, die auch Ernst in Anlehnung an die Feststellungen Nissls als „unechte Neuronophagie" der „echten" gegenüberstellt.

Das andere unter normalen Verhältnisse vorkommenden Nervenzellbild gleicht, wie erwähnt, der retrograden (axonalen, primären) Degeneration. Solche Formen sind wohl am häufigsten an den Ganglienzellen der Clarkeschen Säulen. Bei Individuen mittleren und höheren Lebensalters sieht man sie nach meinen Erfahrungen mit Regelmäßigkeit. Ich habe für die normalen Ganglienzellen, die so leicht für pathologisch gehalten werden, hier einige Bilder (Abb.

12a—c) beigegeben. Zwei nach Nissl gefärbte Ganglienzellen (Abb. 12a—b)
aus dem gleichen Präparat lehren, wie hier dicht nebeneinander eine sicher als
normal zu deutende Nervenzelle bei einer scheinbar axonal veränderten
steht. Die letztere zeigt die für jene Degenerationsform charakteristische Verdrängung des Kernes an die Peripherie (die Umgestaltung seiner Form, Verlagerung des Kernkörperchens) und vor allem ein zentrales helles Gebiet, welches
bald mehr homogen, bald fein granuliert erscheint; die Nisslschen Körperchen
in der Zellperipherie sind gut gefärbt und normal gebildet. Das zur Ergänzung
beigegebene Scharlachbild (Abb. 12c) läßt ganz ähnlich wie bei der axonalen
(primären) Veränderung auch die Versprengung bzw. Verlagerung des lipoiden
Pigmentes erkennen; der Kern liegt auf der einen, der Pigmenthaufen auf der
anderen Seite der Zellperipherie, während der Hauptteil des Zelleibes von der

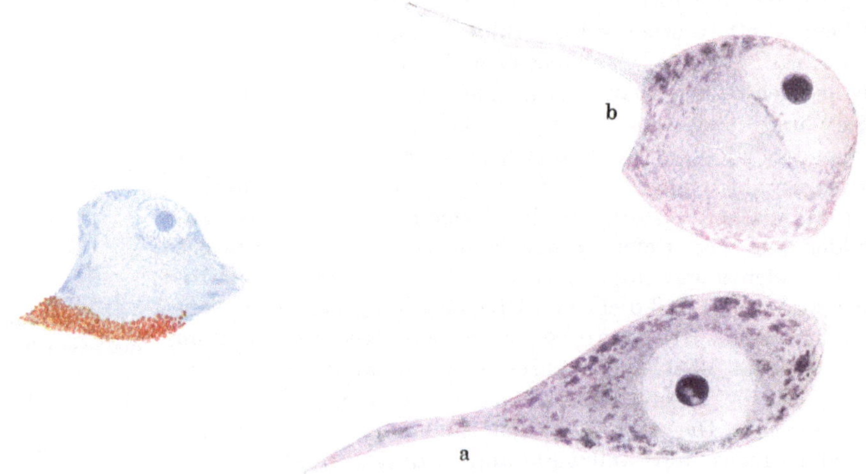

Abb. 12a—c. Normale Zellen aus der Clarkeschen Säule eines Mannes in mittlerem
Lebensalter: a gewöhnliches Bild; b häufige Form der an die „retrograde (primäre) Zell-
veränderung" erinnernden Aufblähung: Verlagerung des Kernes und des Kernkörperchens;
Auflösung der zentralen chromophilen Massen, homogenes, blasses Zentrum der Zelle, gut-
erhaltene peripherische Nisslsubstanz; c ein ähnliches Element bei Fett-(Scharlachrot)-
Färbung: die lipoide Pigmentmasse ist ähnlich wie der Kern an die Peripherie gedrängt.

blassen Masse eingenommen ist. Man kann, glaube ich, diese Zellen nicht von
den retrograd (primär) umgewandelten unterscheiden. Sie bedeuten bei den
Clarkeschen Zellen wie gesagt nichts Pathologisches. Sie finden sich in diesem
grauen Kern überaus regelmäßig neben gewöhnlichen Zellformen und können
in manchen Fällen die letzteren an Zahl übertreffen.

Abweichungen in den allgemeinen Bauverhältnissen und der äußeren Gestalt der Ganglienzellen.

Um Veränderungen der äußeren Form festzustellen, brauchte man
eine Methode, die die Nervenzelle mit allen ihren Fortsätzen zur Anschauung

bringt, so wie das die Golgimethode an einzelnen Exemplaren tut. Aber dieses Verfahren ist bekanntlich mehr als launisch und bei der Imprägnierung wird nur das eine oder andere Element herausgegriffen. Ein Verfahren, welches den ganzen Komplex einer Nervenzelle zur Darstellung brächte und sich für histopathologische Untersuchungen eignete, besitzen wir aber nicht. Vielleicht, daß sich die neuerdings von Oskar Schultze angegebene Silberimprägnation

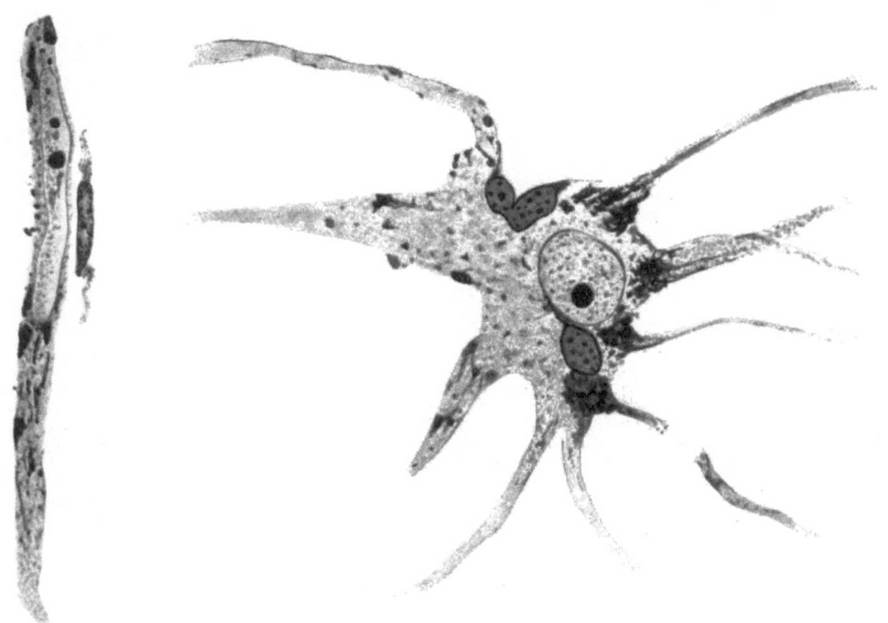

Abb. 13. Abnorm gebaute, außerordentlich lange Ganglienzelle in der 2. Brodmannschen Schicht bei Mikrocephalie mit Heterotopie. Als Maßstab zur Beurteilung der Größe der Zelle dient der danebenliegende lange Gliakern.

Abb. 14. Riesige, abnorm gestaltete Ganglienzelle mit merkwürdiger Massierung der Tigroidsubstanz an der Basis einzelner Fortsätze. Neben einem großen, bläschenförmigen Kern finden sich zwei dunkle, verschieden geformte Kerne im Zelleib. Tuberöse Sklerose.

bei weiterem Ausbau für die Histopathologie verwenden läßt. Aber bis jetzt sind die Bilder nicht vollkommener, als ich sie mit Bielschowskys Methode erhielt, von der das Schultzesche Verfahren ja nur eine Modifikation darstellt. So wie die färbetechnischen Dinge heute liegen, erscheint mir gerade die Bielschowskysche Färbung am geeignetsten für das Studium der allgemeinen Gestaltsanomalien, da bei dieser Imprägnation die Fortsätze viel besser und weiter sichtbar werden als am Alkohol-Methylenblau-Präparat, wennschon selbstverständlich auch für die Analyse dieser Veränderungen das Fibrillenbild mit dem Nisslschen Zellbild verglichen werden müßte.

Als Veränderungen der äußeren Gestalt haben wir zunächst diejenigen Bilder aufzuführen, welche bei Entwicklungsanomalien vorkommen, also besonders bei verschiedenen Idiotieformen, die auf Entwicklungshemmungen oder frühzeitigen Prozessen an dem noch wenig differenzierten Zentralorgan beruhen. Hierher gehören der Status verrucosus, Makro- und Mikrogyrie mit

Heterotopien und ganz besonders die tuberöse Sklerose. Es handelt sich
hier nicht um Veränderungen ursprünglich normaler Nervenzellen, sondern
um schon in ihrer Anlage abnorme Elemente. So sieht man an Stellen, an welchen

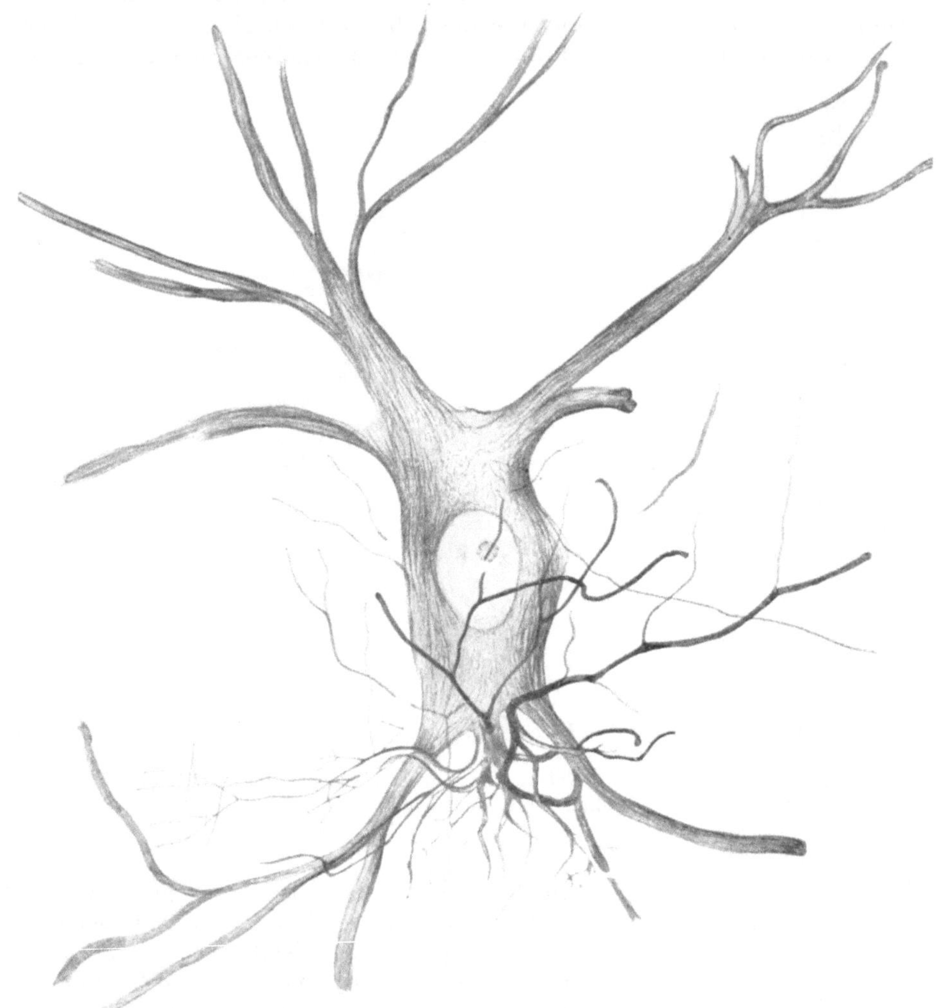

Abb. 15. Riesige Ganglienzelle der mittleren Hirnrinde bei tuberöser Sklerose im Bielschowskyschen Fibrillenbild. Abnorme Form, außerordentlich reiche Fortsätze sehr
verschiedenen Kalibers; ganz ungewöhnliche Art des Ursprungs der Dendriten in der
unteren Zellpartie. (Originalzeichnung Alzheimers.)

normalerweise nur kleinere Ganglienzellen sind, große ganz unregelmäßig ge-
formte Nervenzellen, wie Abb. 13 eine solche aus der Lamina granularis externa
(II. Brodmannsche Schicht) zeigt. Oder man findet an igrend einer Stelle
ein Häufchen allerkleinster Ganglienzellen unter Zellen ganz anderer Größe und
Form. Höchst sonderbar sind riesige Elemente bei tuberöser Sklerose, die
Bielschowsky in seiner ausgezeichneten Arbeit über diese Krankheit beschrieben

hat; sie weisen einen geradezu erstaunlichen Reichtum an protoplasmatischen Fortsätzen auf. Dabei fällt die Form der ganzen Ganglienzelle meist schon im Nisslpräparat als höchst sonderbar auf (Abb. 14). Diese Ganglienzelle führt neben einem gewöhnlichen bläschenförmigen Kerne noch zwei andere (zweifellos im Zelleib liegende) chromatinreiche Kerne. Im Fibrillenpräparat (Abb. 15), sind die Fortsätze zuweilen auffallend dünn, wenig verästelt und zeigen einen ungemein weiten, manchmal welligen Verlauf, so daß sie oft durchschnitten sind. Manchmal entspringen sie dick und breit und es lösen sich von ihnen alsbald eine große Anzahl feinster Zweige ab.

Hierher gehören in gewissem Sinne auch die persistierenden Retzius-Cajalschen Zellen, die in der obersten Rindenzone mancher Idioten und Epileptiker viel zahlreicher als in der Norm sind und eine pathologische Größe und Fülle von Fortsätzen zeigen.

Zwischen solchen in der Anlage abnormen Elementen und den Gestaltsveränderungen, die erst durch spätere Prozesse hervorgerufen werden, stehen gewisse noch nicht genauer erforschte Volumsanomalien, welchen wir bei frühzeitigen Schädigungen des in der Entwicklung begriffenen Nervensystems begegnen. Ich meine Ganglienzellen, die man wohl als hypertrophisch bezeichnen darf. Ich gebe dafür die Abb. 16 von einer ganz enorm großen Purkinjeschen Nervenzelle; auch ohne ein normales Vergleichspräparat erkennt man daran die außerordentlichen Dimensionen dieser Zelle und ihrer Dendriten. Solche Zellen fand ich bei einer frühzeitigen enzephalitischen Hemisphärenatrophie in der stark atrophischen kontralateralen Kleinhirnhälfte; während hier sehr viele Ganglienzellen zugrunde gegangen waren, zeigten manche von den erhaltenen diese „Hypertrophie". Dieser Befund stimmt gut zu Feststellungen, welche Nissl bei seiner experimentellen Isolierung der Hirnrinde des neugeborenen Kaninchens gemacht hatte; wie ich von ihm weiß, können bei unvollständiger Degeneration bestimmter Thalamuskerne manche Ganglienzellen im unzerstörten Gebiet eine abnorme Größe des Zelleibs und der Fortsätze annehmen. Man darf wohl die Vermutung aussprechen, daß es sich bei

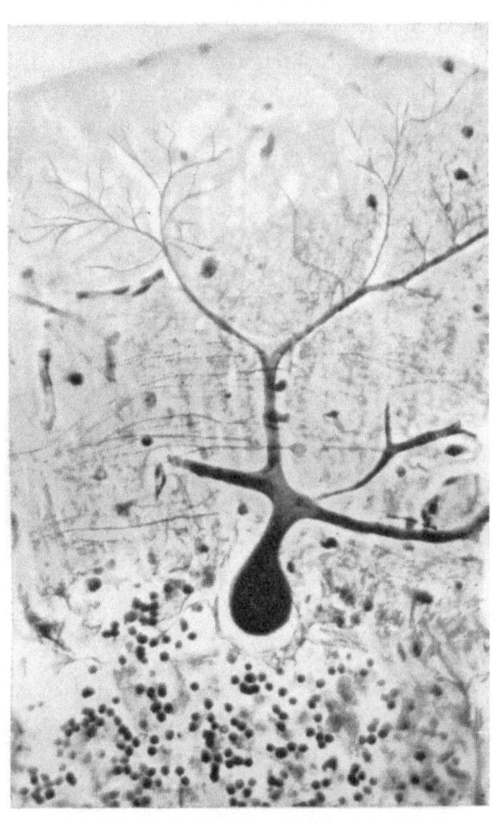

Abb. 16. Hypertrophische Purkinje-Zelle. Der Zelleib, die Hauptfortsätze und auch das feinere Geäst abnorm voluminös. Bielschowsky-Präparat bei kontralateraler Kleinhirnatrophie.

dieser Volumenzunahme um eine funktionell bedingte Hypertrophie handelt.

Gestaltsveränderungen, die nicht Begleit- oder Folgeerscheinung bestimmter Ganglienzellprozesse sind, sehen wir unter mechanischen Einflüssen auftreten; so z. B. im Bereiche von Geschwülsten oder anderen Druck verursachenden Schädlichkeiten.

Die allerverschiedenartigsten Ganglienzellprozesse, von denen später die Rede sein wird, können natürlich die äußere Gestalt und Form beeinflussen. Zum Teil ist das der Ausdruck einer besonderen Schwere der Zelldestruktion, zum anderen Teil ist es gerade eine Eigentümlichkeit bestimmter Zellprozesse,

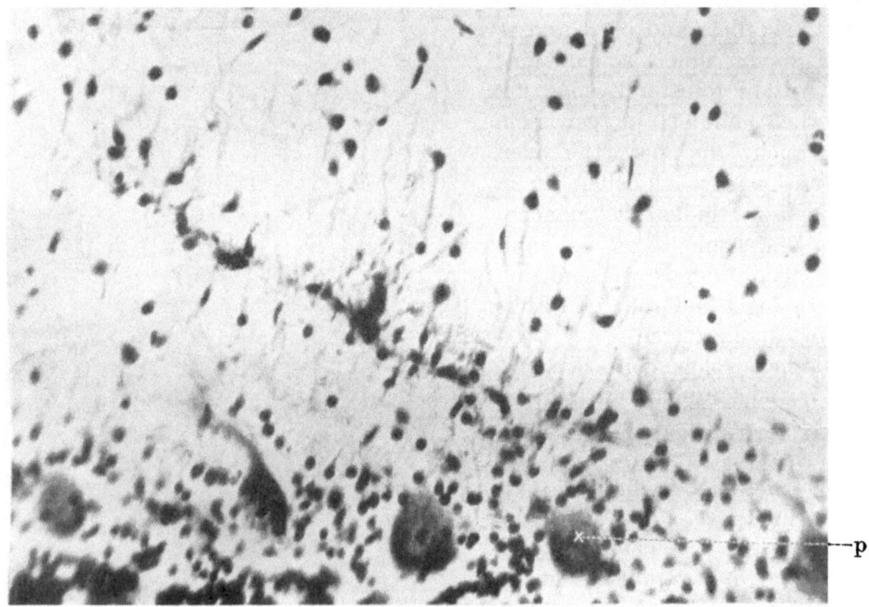

Abb. 17. Gliastrauchwerk in Form eines schmalen schrägen Streifens an Stelle eines abgeschmolzenen Hauptdendriten einer Purkinjezelle p. (Der Gegendendrit der Zelle p erhalten.) Genuine Epilepsie, Status. Nissl-Präparat. Mikrophotogramm.

daß sie sich frühzeitig in einer Gestaltsveränderung dokumentieren. Letzteres ist der Fall z. B. bei der akuten Schwellung, ferner bei der amaurotischen Idiotie, wo wir ballonartige Auftreibungen der Fortsätze und Blähungen des Zelleibes schon im Beginn des Krankheitsprozesses sehen; auch bei der Pigmentatrophie wird frühzeitig die gesamte Gestalt der Nervenzelle in Mitleidenschaft gezogen. Bei manchen Prozessen, speziell an den Purkinjezellen, erkranken frühzeitig die Fortsätze, ohne daß der Zelleib nachweisbare Veränderungen aufzuweisen braucht; an der Gliareaktion wird der Verlust der Dendriten kenntlich (Abb. 17); es kann zu einer isolierten Abschmelzung eines Fortsatzes kommen. Bei anderen Krankheiten der Nervenzellen ist es, wie gesagt, mehr ein Zeichen der besonderen Schwere oder des Fortgeschrittenseins des betreffenden Prozesses. So werden bei den Verflüssigungszuständen die Fortsätze abgeschmolzen; bei den Schrumpfungsvorgängen sieht man beim Übergang in die Sklerose eine Verarmung der Nervenzellen an Dendriten; es kommt zur Stummelbildung, zur Verdünnung und korkzieherartigen Schlängelung der Fortsätze. Auch diese Gestaltsveränderungen studiert man am besten im Bielschowskypräparat (Bielschowsky und Brodmann). Wir werden davon noch bei der Darstellung der verschiedenen Ganglienzellprozesse reden.

Hier seien nur zweierlei Umgestaltungen der Zellfortsätze besprochen, die wir heute noch nicht einem besonderen pathologischen Zelltypus einzureihen vermögen; sie mögen ohne Rücksicht auf die noch ungeklärte Zugehörig-

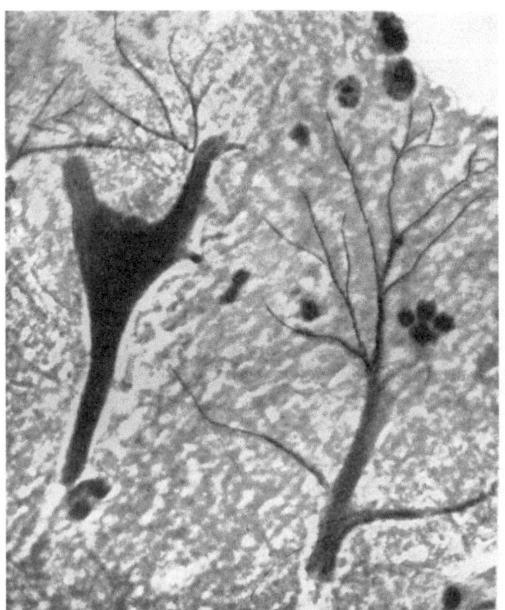

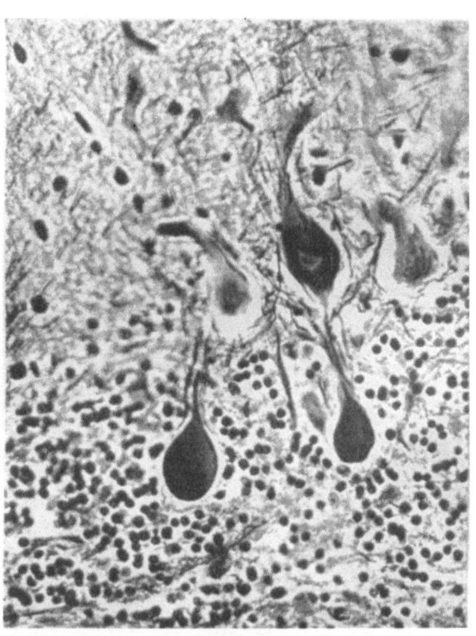

Abb. 18. Schaufelartige Auftreibung abnorm breiter Dendriten von Purkinjeschen Zellen. Bielschowsky-Präparat.

Abb. 19. Zwei Purkinjesche Zellen mit spindeliger bzw. kugeliger Auftreibung des Achsenzylinders (globäre Axonveränderung). (Die am andern Ende befindliche Fortsetzung des Achsenzylinders distal der Anschwellung ist hier nicht getroffen.) Bielschowsky-Präparat.

keit zu bestimmten Zellerkrankungen zunächst als recht augenfällige Merkmale besprochen werden. Man kann sie besonders gut an den Purkinjeschen Zellen bei verschiedenartigen Prozessen erkennen. Es sind das erstens Auftreibungen der Dendriten, die oft eine mächtige Ausdehnung erreichen, ohne daß an dem eigentlichen Zellkörper deutliche bzw. erhebliche Veränderungen sichtbar werden müßten. Die Fortsätze gewinnen dabei zuweilen das Aussehen schaufeliger Geweihe (Abb. 18). Sträußler besonders hat solche Anschwellungen beschrieben. Man sieht sie bei verschiedenartigen, zur Atrophie führenden Prozessen am Kleinhirn, auch bei juveniler Paralyse, bei kontralateraler Kleinhirnerkrankung nach Hemisphärenatrophie im Großhirn; Alzheimer hat sie in einem Fall von Huntingtonscher Chorea gesehen, ebenso bei Arteriosklerose; Simchowicz fand sie bei Dementia senilis. Im Gegensatz zu den Auftreibungen der Dendriten bei amaurotischer Idiotie weisen sie nur selten spärliche Einlagerungen lipoider Substanzen auf. Die schaufelartigen Auftreibungen sind im allgemeinen homogen. Sie haben nichts mit den Ballons bei der amaurotischen Idiotie zu tun. Es scheint, daß gerade die Purkinjeschen Elemente mit ihren Fortsätzen häufig solchen pathologischen Umwandlungen anheimfallen. Wir können aber heute noch nicht sagen, ob an den Ganglienzellen anderer Zentralteile solche Auftreibungen etwas Seltenes sind; an den Purkinjeschen Elementen sind eben die sehr reichen und breiten Fortsätze leicht darstellbar, und sie verschwinden nicht so bald unter der Masse der Fortsätze anderer Elemente, wie das etwa bei den Rindenzellen geschieht.

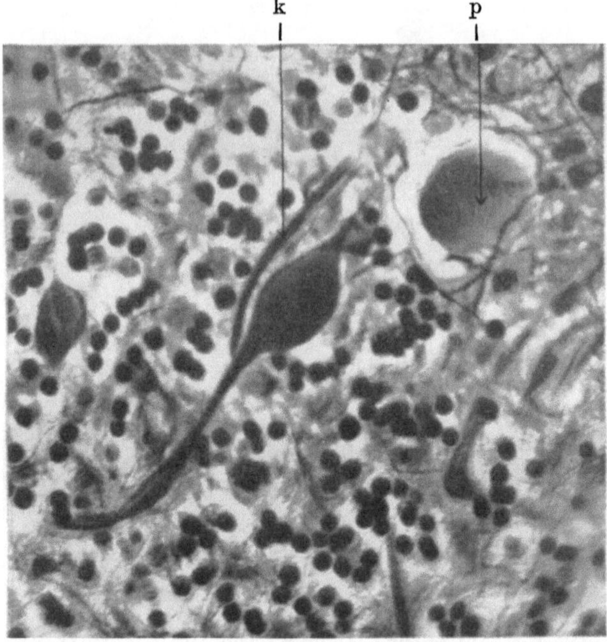

Abb. 20. Zwei spindelförmige Auftreibungen des Achsenzylinders einer Purkinjeschen Zelle; die größere Anschwellung liegt oberhalb eines kollateralen Fortsatzes (k) des Achsenzylinders. p Purkinjesche Zelle. Bielschowsky-Präparat von einer Kleinhirnatrophie.

Sträußler hat dann zweitens auch auf eigenartige Anschwellungen der Axone der Purkinjeschen Zelle aufmerksam gemacht, die meist in der Körnerschicht, viel seltener im Markradius des Kleinhirns zu sehen sind. Man findet sie nicht nur (wie ursprünglich beschrieben) bei juveniler Paralyse, sondern auch bei der Paralyse des Erwachsenen, bei diffusen Atrophien, bei Herderkrankung des Kleinhirns, bei tuberöser Sklerose, Meningitis (Alzheimer), Dementia praecox (E. Schröder). Die Abb. 19 u. 20 stammen von einer halbseitigen Kleinhirnatrophie bei Großhirnhemisphärenschwund. Es handelt sich hier um kugelige oder spindelige Anschwellungen, die meist homogen erscheinen, manchmal auch teilweise fein vakuolisiert sind. Ich habe in ihnen niemals lipoide Einlagerungen wahrgenommen; jedenfalls sind solche, wie Alzheimer hervorhebt, nur äußerst selten. Dazu stimmt auch die Beschreibung anderer Autoren. Die sphärischen Veränderungen der Axone unterscheiden sich ebenfalls, wie die vorher beschriebenen Dendritenauftreibungen, von den

Aufblähungen bei der amaurotischen Idiotie. Wie Schob habe ich das besonders schön an einem Fall von infantiler amaurotischer Idiotie gesehen, wo das Kleinhirn in hohem Grade betroffen war und eine sehr starke Atrophie aufwies. Hier findet man neben den gewöhnlichen Auftreibungen durch Einlagerung der für den Prozeß charakteristischen „prälipoiden" Substanzen (S. 92) hier und da diese spindeligen oder kugeligen, homogen erscheinenden Gebilde am Achsenzylinder. — Ich habe sie bei den verschiedenen Prozessen meist im Axon selbst, hier und da auch in dessen Kollateralen gesehen. Sie erinnern in ihrem Aussehen an die von Cajal beschriebenen Bolas, welche Auftreibungen des Achsenzylinders nach dessen traumatischer Unterbrechung sind. Wie man an der Abb. 20 sieht, hängen diese Kugeln aber nicht als echte Bolas dem Ende des Axons an, sondern sie sind in dessen Verlauf eingeschaltet. Laignel-Lavastine und Pitulescu nennen sie Déformations globeuses homogènes. Es scheint sich hier um primäre Schädigungen des Achsenzylinders durch die allerverschiedenartigsten Ursachen akuter wie chronischer Art zu handeln. Vielfach findet man auch hier an den zugehörigen Ganglienzellen und ihren Plasmafortsätzen keine nachweisliche Veränderung.

In diesem Kapitel der allgemeinen Bauanomalien der Nervenzellen glaube ich auch das Vorkommen zweikerniger Ganglienzellen besprechen zu sollen. Es muß zunächst noch einmal hervorgehoben werden, daß zweikernige Ganglienzellen selten einmal im normalen Nervensystem angetroffen werden. Viel häufiger sieht man sie unter pathologischen Umständen. Man hat mehrkernige Ganglienzellen in den verschiedensten Teilen des Zentralnervensystems gefunden, so in der Hirnrinde, im Hirnstamm und Rückenmark und besonders im Kleinhirn.

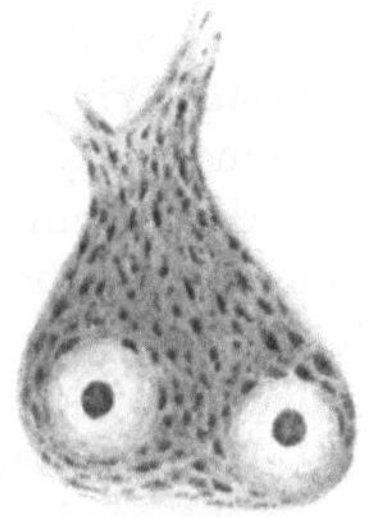

Abb. 21.
Purkinjezelle mit 2 Kernen. Nisslfärbung. Paralyse eines Erwachsenen.

Zumal die Befunde mehrkerniger Purkinjescher Zellen (Abb. 21) haben Anlaß zu allgemeinen Erörterungen gegeben. Während früher bei Beschreibung experimenteller Untersuchungen und krankhafter Veränderungen des Zentralnervensystems ziemlich häufig von Kernteilungsfiguren in Ganglienzellen berichtet wurde, hat sich später die Ansicht Geltung verschafft, daß die fertige Ganglienzelle nicht mehr zu einer Teilung fähig ist. Sicher sind früher große gliöse und mesodermale Elemente mit Ganglienzellen verwechselt und damit auch Teilungsvorgänge an solchen irrtümlich für Karyokinesen in nervösen Elementen gehalten worden. Auch sind Kerndegenerationen karyorrhektischer Art in Ganglienzellen fälschlicherweise als karyokinetische Figuren gedeutet worden. In normalen Gehirnen wollte es bei späteren Nachuntersuchungen nicht mehr gelingen, nach Ablauf der ersten postfötalen Monate Teilungsfiguren in Ganglienzellen nachzuweisen. So schien die Annahme berechtigt, daß zweikernige Ganglienzellen einer im Fötalleben oder bald nach der Geburt erfolgten Kernteilung, bei welcher es nicht zu einer gleichzeitigen Teilung des Plasmas gekommen war, ihre Entstehung verdanken. Für diese Auffassung schien besonders auch die Beobachtung zu sprechen, daß mehrkernige Purkinjesche Ganglienzellen bei der juvenilen Paralyse regelmäßig zu finden waren (Ranke, H. Vogt, Trappet, Rondoni, Sträußler, Alzheimer, Lafora, O. Fischer u. a.), angeblich aber nicht bei der Paralyse des Erwachsenen. Es sind an diese Befunde sehr weitgehende Erklärungsversuche geknüpft worden. Die hereditäre Lues hätte während der Entwicklung des Kleinhirns vielleicht eine Kernteilung veranlaßt, eine vollständige Zellteilung aber verhindert; nach anderen sollte eine erbliche Anlage (Ranke) dasselbe bewirken können. Da nun aber E. Schröder auch bei Fällen von Dementia praecox, bei welchen keine Anhaltspunkte für die Annahme einer hereditären Lues vorlagen, zweikernige Purkinjesche Zellen beschrieben hat, so konnte jedenfalls diese nicht mehr allein für ihre Entwicklung verantwortlich gemacht werden. Dazu kam weiter, daß man solche mehrkernigen Elemente auch bei Paralysen des Erwachsenen fand. Ich sah sie (Abb. 21) in solchen Fällen, wo das Kleinhirn von dem paralytischen Prozeß besonders in Mitleidenschaft gezogen worden war. Es ist also — auch nach den Untersuchungen von Kolb — sehr wohl möglich, daß zweikernige Ganglienzellen durch irgendwelche „Reizungen" bzw. Schädlichkeiten noch im späteren Leben entstehen können, wenn schon im allgemeinen ihre Entstehungsbedingungen in dem in der Entwicklung begriffenen Zentralorgan am günstigsten sein dürften. Wir können annehmen, daß die luetische Infektion in dem sich entwickelnden Zentralnervensystem derartige Kernreaktionen der Nervenzellen besonders leicht und häufig zu bewirken vermag; aber auch beim Erwachsenen können Schädlichkeiten der verschiedensten Art solche Kernvermehrung ohne Zellteilung hervorrufen. Dieser Schluß ist deshalb nicht unberechtigt, weil ja durch Injektion von Scharlachöl in den Augapfel (B. Fischer, Schreiber) eine Kernteilung der Ganglienzellen der Retina auch bei erwachsenen Tieren ausgelöst wird. So erscheint die Vermutung nicht so absonderlich, daß unter besonderen Umständen selbst nach abgeschlossener Entwicklung eine unvollständige Teilung von Ganglienzellen (Bildung mehrkerniger Elemente) statthaben kann (siehe S. 456).

Die feineren Strukturveränderungen der Ganglienzellen.

Unter den krankhaften Abweichungen im feineren Bau der Nervenzellen sind uns die Veränderungen der Tigroidsubstanz und überhaupt des Nisslbildes am besten bekannt. Das hat seine Gründe einmal darin, daß die Nisslsche Methode gleichmäßig und genau arbeitet; deshalb dürfen wir die Abweichungen von dem Normalbild als krankhafte bewerten. Zweitens weil es gerade eine Eigentümlichkeit der Nisslschen Granula ist, auf verschiedenartige Schädlichkeiten sehr augenfällig und vielfach in recht verschiedener Weise zu reagieren. Und endlich beruht der Umfang und die Genauigkeit unserer Kenntnis von den histopathologischen Veränderungen im Nisslschen Zellbilde nicht zum wenigsten darauf, daß gerade Nissl selbst die Grundlage für diese ganze Forschung geschaffen und auch an dem weiteren Ausbau unseres Wissens darüber beständig gearbeitet und das von anderen beigebrachte Material kritisch gesichtet hat.

Die auffälligste und häufigste Veränderung an der Nisslsubstanz der Nervenzelle ist die Auflösung, die sog. Chromolyse (Tigrolyse). Man hat mit diesem von Marinesco, van Gehuchten und Lenhossék eingeführten Namen viel Mißbrauch getrieben. Es ist zeitweilig gang und gäbe gewesen und zum Teil ist es auch heute noch so, schlechthin von „chromolytischen Ganglienzellveränderungen" zu sprechen. Das ist wenig angebracht, da eine

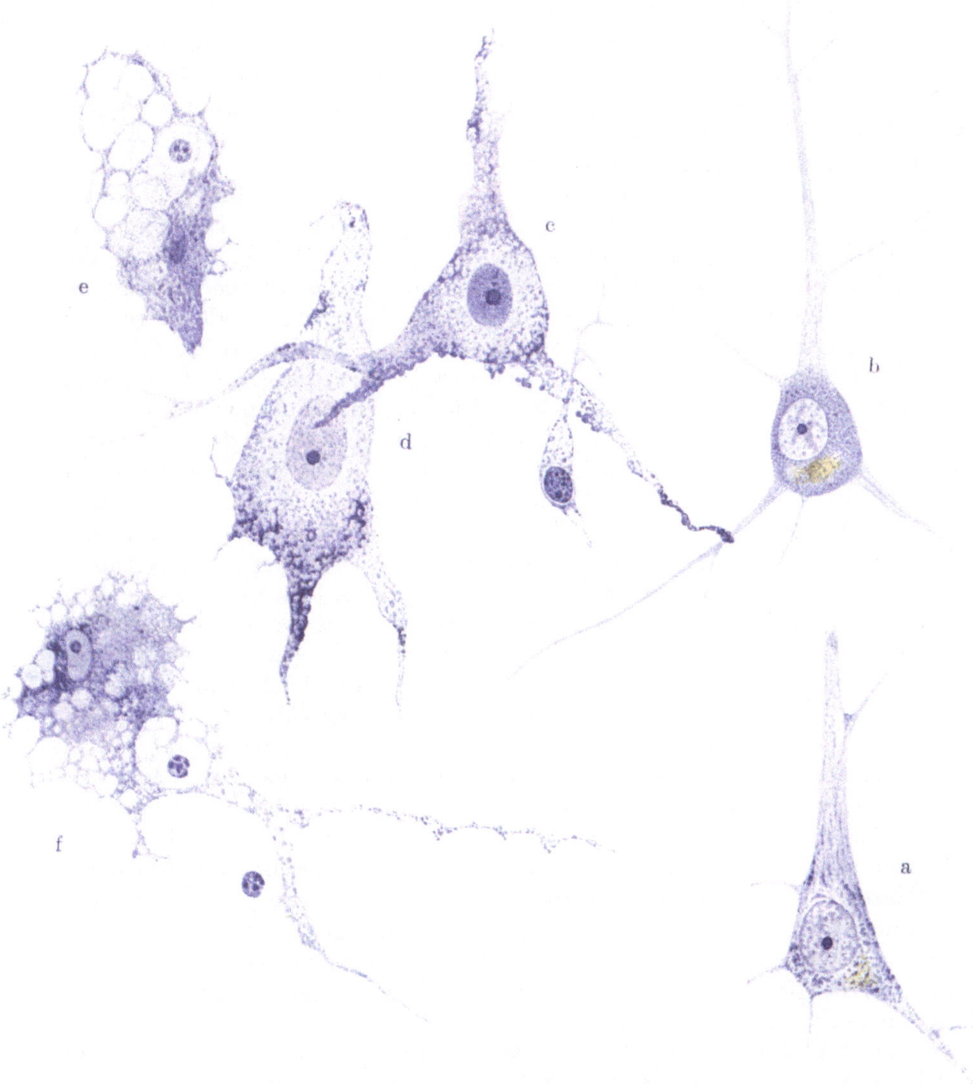

Abb. 22a—f. Verschiedene pathologische Ganglienzellbilder bei Nisslfärbung. a, b: Akute Umwandlung des Granulabildes an Rindenzellen nach Status epilepticus. a Zerfall und Auflösung der Nisslsubstanz (sog. Chromolyse); die Auflösungsprodukte (Krümel) zum Teil noch entsprechend der normalen Anordnung. Die ungefärbten Bahnen leicht angefärbt. — b Weiter fortgeschrittene Umwandlung einer Ganglienzelle im gleichen Fall: leichte Schwellung und Abrundung des Zelleibs, körnige Auflösung der Granula. c, d. Schwellung, Verflüssigung und Imprägnation an zwei Ganglienzellen der Hirnrinde bei Kraepelins „Angstpsychose"; die Zellveränderung entspricht im wesentlichen dem Typus von Nissls „schwerer Ganglienzellerkrankung", zumal in der Zelle c, wo der Kern kleiner und dunkler geworden ist. Abschmelzungsvorgänge an der Zellperipherie und an den Fortsätzen. Von der Imprägnation ist, wie häufig, besonders die Basis betroffen. e, f. Weiter fortgeschrittenes Stadium des gleichen Prozesses (wie in Abb. c, d). Durch die Auflösung und Verflüssigung der Zelleibsubstanz sind Randpartien und Fortsätze der Zelle abgeschmolzen. Im Innern haben sich vakuoläre Räume und grobwabige Zerklüftungen ausgebildet. In jeder Zelle liegt ein Gliakern (mit Kernwandhyperchromatose) in einem Hohlraum.

Auflösung der Nisslschollen mit sehr verschiedenartigen Veränderungen am Kern und den Fibrillen einhergehen und unter den verschiedenartigsten Umständen bei ganz differenten Erkrankungstypen der Zelle auftreten kann. Mit „Chromolyse" sollte man lediglich den Vorgang der Auflösung der chromatophilen Substanz bezeichnen. Man darf darunter nicht eine besondere Krankheitsform der Ganglienzellen verstehen.

Eine Auflösung der Tigroidsubstanz nimmt gerne in bestimmten Zellteilen ihren Anfang, so bei der retrograden (primären) Veränderung (s. S. 263) gerade in der Umgebung des Kernes, bei vielen anderen Krankheiten häufig in der Peripherie der Zelle. Manchmal ist der Schwund der Nisslkörperchen in den Fortsätzen am frühesten ausgesprochen, vielfach wiederum gerade umgekehrt im Zelleib zuerst bei gut erhaltener Nisslstruktur in den Dendriten. Oft aber ist der Zerfall der Granula ziemlich gleichmäßig über die ganze Zelle gleich im Beginn der Erkrankung ausgebreitet. Die einzelnen Substanzbrocken zerfallen in feinste Stäubchen oder auch in etwas gröbere Körner; dabei kann anfangs die Anordnung der einzelnen Brocken und ihre Form noch teilweise gewahrt bleiben (Abb. 22a, Vorderhornzelle in Abb. 33), später erscheint die ganze Zelle von den Zerfallsmassen bestäubt, so daß weder von den ungefärbten Bahnen noch von der für die einzelnen Zellen oft so charakteristischen Anordnung der Nisslsubstanz etwas zu sehen ist (Abb. 22b, 32a, b). Der die Zelle ausfüllende Staub hat allerhand Farbnuancen, er sieht wohl am häufigsten blaßblau, mitunter auch mehr grünlich aus. Bei mehr ungleichmäßigen chromolytischen Zerfallsvorgängen wechseln helle Streifen und Lücken mit lebhafter angefärbten Zonen; oft sind die Randpartien ganz hell (Abb. 31, 33) und in lichte Kammern oder „Vakuolen" zerlegt, d. h. das Nisslpräparat läßt an vielen Elementen feinwabige (Abb. 46) und auch grobmaschige (Abb. 22e, f, 33) Veränderungen erkennen. Wo ein Verflüssigungsvorgang solche „Vakuolisation" der in Einschmelzung begriffenen Zelle mit sich bringt, wie in Abb. 22e, f, sieht man sehr oft gliöse Elemente in den Hohlräumen liegen; sie haben meist den Charakter von amöboiden Formen (s. „Neuronophagie", „schwere Zellerkrankung" und die Ausführungen über die pathologische Neuroglia). Sehr charakteristisch ist bei gewissen schweren Zerfallsvorgängen das Auftreten blaßblauer Ringelchen (Abb. 32), die sich oft lange in schon weit entfärbten Elementen erhalten können. Bei der so häufigen ungleichmäßigen Chromolyse sieht man mit Entfärbung des Zelleibs bestimmte Partien der Zelle stärker gefärbt hervortreten, wie die basalen Teile an den Rindenzellen (Abb. 22c, d). Eine solch tiefe Färbung umschriebener Gebiete der Zelle wird meist durch die Bildung stark imprägnierbarer Substanzen (s. auch Abb. 33) bedingt. Neben der Imprägnierbarkeit abnormer Zellbestandteile gibt es auch eine Inkrustation von Substanzen, die der Zelle und ihren Fortsätzen außen aufgelagert erscheinen (Abb. 46b, 35a, b). Überhaupt ist das Auftreten tiefschwarzblau gefärbter Körner und Brocken ein häufiges Zeichen von Zerfallsvorgängen, zumal an den Dendriten (Abb. 32f); wir nennen sie Degenerationskugeln. — Während der Schwund der färbbaren Substanzen vielfach zu völliger Unfärbbarkeit und schließlich zur Zellschattenbildung führt (Abb. 26e, 32c), bedingen andersartige Veränderungen der Nisslstruktur ein Tiefdunkelwerden der Ganglienzelle. Wir sehen die einzelnen chromatophilen Substanzbrocken schmäler und schärfer werden. Sie backen auch zusammen, indem allerdings häufig noch ein Teil der sog. ungefärbten Bahnen erhalten bleibt (Abb. 27). Schließlich werden die Elemente mit derartigen Veränderungen der Nisslstruktur bei weiterer Schrumpfung scheinbar ganz von dicht zusammengeschlossenen chromophilen Substanzbrocken ausgefüllt (Abb. 28).

Über das Verhalten der Fibrillen gibt selbstverständlich das Nisslpräparat keinen Aufschluß. [Immerhin hat Nissl selbst schon bei seinen ersten Untersuchungen die Aufmerksamkeit auf die von ihm so benannten „ungefärbten Bahnen" gelenkt. Bei Veränderungen der Ganglienzellen nehmen diese oft den basischen Farbstoff an (Abb. 22c, d, 26), manchmal bleiben sie aber besonders lange sogar bei groben Strukturveränderungen des übrigen Zelleibes gut erhalten (Abb. 27). Bei der von Alzheimer beschriebenen Zellerkrankung (s. S. 80)

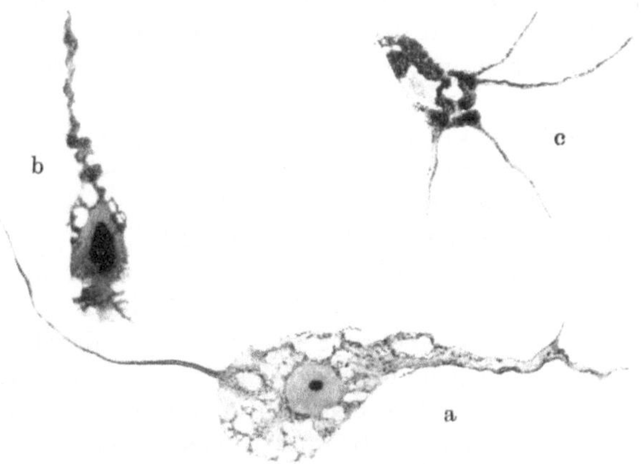

Abb. 23a—c. Schwere Zellerkrankung. Fibrillenbild (Bielschowsky) präp.
a Zelle aus dem Fazialiskern. Zerfall mit starker Vakuolisierung und beginnender Verflüssigung der Zelle. Reste fibrillärer Strukturen in den Vakuolenwänden, etwas besser in den Fortsätzen; der eine Dendrit noch verhältnismäßig gut.
b Rindenzelle in weitgehender Verflüssigung mit geschrumpftem, tiefdunklem Kern ohne nachweisbare Fibrillenreste.
c Körniger Fibrillenzerfall.

können die ungefärbten Bahnen bzw. Teile von ihnen eine eigenartige blaßviolette Färbung (Abb. 41a) annehmen.

Sichereren Aufschluß über die Fibrillenstrukturen der Zelle bringen erst die auch für die Histopathologie anwendbaren Fibrillenmethoden, also besonders die von Bielschowsky und von Cajal. Es sind zwei Hauptgruppen von Veränderungen, die man im Fibrillenbilde nachweisen kann. Einmal einen Schwund der Fibrillenstrukturen, eine „Fibrillolyse" (Abb. 23, 29b), wie man sie als Gegenstück zur Chromolyse benannt hat; und zweitens eine abnorme Imprägnierbarkeit und eine scheinbare Volumszunahme von Fibrillenzügen (Abb. 23b). Dazu kommen die mehr „passiven" Erscheinungen an den Fibrillen, nämlich ihre Verdrängung durch abnorme Zelleinlagerungen u. ä. — Bielschowskys Verdienst ist es, uns die Fibrillenveränderungen an Bildern seiner ausgezeichneten Methode gelehrt zu haben. Zusammen mit Brodmann hat er schon früh die häufigsten Bilder ermittelt. Die sog. Fibrillolyse zeigt sich im körnigen Zerfall, wie er in der Abb. 23 c sehr charakteristisch ausgeprägt ist, und in Fragmentation der Fibrillen (Abb. 23 a, 29 b). Vielfach sehen die Zellen wie bestäubt von Zerfallsmassen aus und erscheinen im ganzen schmutzig gefärbt. Manchmal nehmen an solchen Elementen auch die Nisslkörperchen eine Argentophilie an. Oft bleiben dabei die Fibrillen in den Fortsätzen auffallend resistent im Gegensatz zu denen im Zelleib. Mit den schweren Veränderungen in diesem rundet sich die Zelle ab, und wo sie von pathologischen Stoffen ausgefüllt ist, werden die noch erhaltenen Fibrillen ganz an die Peripherie gedrängt und gleiten von dort aus in die Fortsätze hinüber (Abb. 23 a, 53 b). Letztere erfahren im Bielschowskybilde ebenfalls wohl charakterisierte Veränderungen, wie Abschmelzung und Stummelbildung. — Die andersartige Gruppe von Veränderungen, bei der die Fibrillen merkwürdig dick sind, zeigt daneben auch einen Schwund des feineren fibrillären Maschenwerks. Durch eine sehr starke Argentophilie imponieren die verdickten Fibrillen als starre Drähte. So bei der Lyssa (Abb. 42 c) und im Winterschlaf der Tiere, und ähnlich bei der Alzheimerschen Krankheit, bei der es schließlich zu ganz grotesken Bildungen kommt (Abb. 39, 42).

Über das Verhalten des Kernes pflegen wir uns wieder am Nisslpräparat zu orientieren. Wir müssen uns freilich dabei bewußt bleiben, daß die Alkoholfixierung und auch die Färbung mit basischen Stoffen bei dieser Methode keine zureichenden Bilder über die feineren Kernstrukturen liefert; es ist die Aufgabe späterer Untersuchungen, hier noch genauere Details zu ermitteln, vor allem unter Anwendung besonderer Kerndarstellungsmethoden. Wenn auch das Studium der feineren Kernveränderungen bisher ein wenig zu kurz gekommen ist, so ist doch seit Nissls grundlegenden Untersuchungen, und zwar gerade von ihm selber zuerst die außerordentliche Bedeutung des Kernverhaltens für die Beurteilung der Ganglienzellveränderungen erkannt worden; denn an diesem wichtigen Zellbestandteil können wir, mehr als an den anderen Strukturen der Zelle, Anhaltspunkte für die Beurteilung der Intensität der Schädigung und der Lebensfähigkeit der Ganglienzelle gewinnen. Die Anomalien des Kernes drücken sich einmal in einer Änderung seiner Lage und zweitens in Störungen seiner Form und seiner feineren Struktur aus. Es ist ein besonders auffälliges Phänomen, daß der Kern bei manchen Erkrankungsformen, wie in erster Linie bei der sog. retrograden (primären) Veränderung, regelmäßig aus seiner normalen zentralen Lage an die Zellperipherie rückt (Abb. 181 a). Dabei macht oft das Kernkörperchen seinerseits eine Lageveränderung durch, indem es an die Kernmembran gerät. Auch außerhalb dieser kann der Nukleolus gefunden werden.

Allerdings kann auch an ganz normalen Zellen das Kernkörperchen einmal außerhalb des Kernraumes und sogar außerhalb der Zelle zu liegen kommen, nämlich infolge des Messerschnittes.

Selbstverständlich verursachen in der Zelle angehäufte abnorme Substanzen Verlagerung, Verdrängung und Abplattung des Kernes (Abb. 44 a, 52).

Die Veränderung der Kernform kann sich in einer Vergrößerung und in einer Verkleinerung desselben äußern. Manchmal ist die Vergrößerung eine nur scheinbare. Das kommt dadurch zustande, daß bei manchen Zellveränderungen die napfartigen perinukleären Granula frühzeitig schwinden (Abb. 22 a), so daß der helle Kern als abnorm groß imponiert. Auch kann die

Kernmembran an so veränderten Elementen schwinden und die Grenze zwischen
dem Kerninhalt und den entfärbten Partien des Zellzentrums aufgehoben sein.
Es gibt aber auch tatsächliche Aufblähungen und Vergrößerungen des Ganglienzellkernes (Abb. 22d, 26); dabei treten nicht selten die sonst im Nisslpräparat
schlecht erkennbaren chromatischen Kernbestandteile und das Liningerüst
deutlich hervor. In manchen Kernen wieder färbt sich frühzeitig der Kernsaft
gleichmäßig blaßblau und das Kernkörperchen tritt darin mehr zurück. —
Bei den Verkleinerungen des Kernes kann man zwei Hauptformen unterscheiden: einmal die mit starker Dunkelfärbung einhergehende Schrumpfung
(Abb. 27, 28, 34). Auch hierbei färbt sich frühzeitig das Kerninnere
mehr oder weniger diffus und das Kernkörperchen wird schwerer und schließlich gar nicht mehr abgrenzbar. Die äußeren Konturen des Kernes werden
scharfkantig und eckig, die Kernfigur selbst dreieckig oder langgezogen. Wir
sehen solche schweren Schrumpfungen mit Tiefdunkelfärbung der gesamten
Kernmasse besonders bei Prozessen, die auch zur Schrumpfung oder Sklerose
des ganzen Elementes führen (Abb. 27, 28, 29); in anderer Form bei den
nekrotischen (ischämischen) Ganglienzelltypen (Abb. 34). Von dieser Gruppe
der Kernschrumpfung unterscheiden wir eine andere Form pathologischer
Verkleinerung des Kernes, bei der er im ganzen kleiner wird, indem er —
mindestens in den ersten Phasen des Prozesses — seine allgemeine äußere Form
wahrt. Das ist der pathologische Kerntypus vor allem bei der sog. schweren
Zellerkrankung (Abb. 22c, 31, 32, 33). Der runde, tiefdunkel gefärbte Kern
erscheint hier im ganzen verkleinert. Bei dieser wohl sehr rasch vor sich gehenden Volumsabnahme des Kernes sieht man vielfach ein auffallendes Verhalten
der Kernkapsel (Abb. 24a, b). Schon an den normalen Ganglienzellen
bemerkt man ja im Nisslpräparat Kernmembranfalten, die man wohl als ein
Kunstprodukt infolge starker Schrumpfung des Kernes (Wasserentziehung
durch die Alkoholbehandlung usw.) auffassen darf. Und wir sahen bereits,
daß sich die Ganglienzellen durch die ziemlich regelmäßige oder doch sehr häufige
Faltung der Kernkapsel vor den Gliazellen auszeichnen. Unter gewissen pathologischen Umständen können sich nun die Kernmembranfalten besonders ver-
tiefen und auch ungewöhnlich zahlreich sein; wo dann die Grenze zwischen
normal und krankhaft zu setzen ist, läßt sich allerdings vielfach nicht sagen.
Aber es gibt jedenfalls Bilder, wo wir ein solches Verhalten der Kernkapsel
als krankhaft ansprechen dürfen, und das ist besonders bei den eben erwähnten
intensiven Kernschrumpfungen der Fall. Dabei können wir drei verschiedenartige Bilder feststellen. Es kann einmal die Kernkapsel zusammen mit dem
übrigen Kerninhalt verbunden bleiben und sich dem verkleinerten Kern in
Falten auflagern (Abb. 37c) oder sich gleichzeitig unter karyorrhektischen
Berstungsvorgängen auflösen (Abb. 24). Zweitens kann bei der Retraktion
des Kernes von dem übrigen Zelleib die Kernmembran als ein gefaltetes Gebilde in dem hellen, ungefärbten Raum zwischen dem geschrumpften Kernreste
und dem Hauptteil der Zelle flottieren. Und endlich kann die vom verkleinerten
Kern retrahierte Kernkapsel an ihrer ursprünglichen Stelle, also mit dem übrigen
Zelleib verbunden, zurückbleiben. Dieses letztere ist wohl nicht so häufig als
es scheint und vielleicht angenommen werden könnte. Denn wir sehen nicht
selten in der Umgebung eines stark verkleinerten Kernes und von diesem durch
eine ungefärbte Zone getrennt einen Streifen in Ringform, der den übrigen

Zelleib gegen jenen Raum abgrenzt (Abb. 26). Aber hier handelt es sich vielfach nur um einen äußeren Retraktionsring, der die gefärbte Zelleibsmasse begrenzt.

Die schweren Kerndestruktionen leiten sich vielfach mit Veränderungen des Kernkörperchens ein. Das Kernkörperchen kann abnorm groß werden, und bei gleichzeitiger Auflösung der übrigen Kernmasse und der Zerstörung der Kernmembran ist es manchmal nicht leicht zu entscheiden, ob man es mit einem stark verkleinerten Kern oder mit dem vergrößerten Kernkörperchen zu tun hat. Eine der häufigsten Veränderungen des Kernkörperchens ist eine sehr feine gleichmäßige „Vakuolisierung" unter felderartiger Vorbuckelung der Oberfläche; das Kernkörperchen nimmt eine Maulbeergestalt an und erscheint in der Fläche siebartig durchlöchert (Abb. 26a, c). Manche Zellen, wie besonders die Purkinjeschen Elemente neigen offenbar zu dieser Veränderung. Bei ihnen darf diese Anomalie des Kernkörperchens nicht ohne weiteres als ein Zeichen des beginnenden Zelltodes aufgefaßt werden. Aber bei vielen Elementen leiten sich die zum Zelltod führenden Veränderungen gerne in dieser Form ein. — Das Kernkörperchen kann den Untergang der übrigen Kernsub-

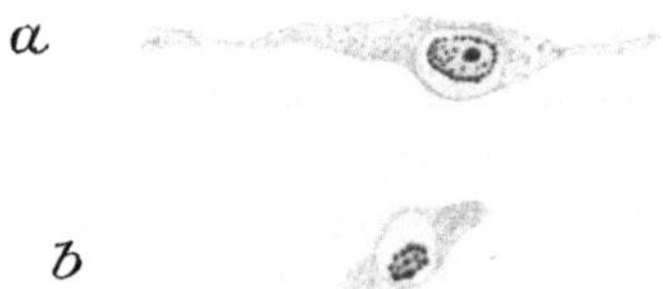

Abb. 24a—b illustrieren das Auftreten eines hellen Raumes infolge Schrumpfung des hyperchromatischen Kernes bei schwerer Zellerkrankung. Es scheint, daß hier die Kernmembran aufgelöst und daß die ringartige Zone in der Peripherie des hellen Raumes nur ein Retraktionsring ist.

stanz offenbar lange überdauern. Wir sehen es mitunter als matte metachromatische oder auch blaßblau bzw. grünlich gefärbte Scheibe an der Stelle eines untergegangenen Zellelementes liegen. Vielfach haften dem Kernkörperchen Reste der pathologisch veränderten Kernmasse an (Abb. 37); sie haben sich gleichsam auf ihm niedergeschlagen. Bei anderen Formen der Karyolyse ist die längere Persistenz des Nukleolus nicht so deutlich, der Kern wird zusammen mit der übrigen Zelle schattenhaft und löst sich auf.

Sehr viel seltener als die Karyolyse und die Schrumpfung des Kernes ist die Karyorrhexis bei den Ganglienzellen; selten wenigstens im Vergleich zu den Karyorrhexisbildern bei pathologischen Gliazellen. Bei seinen Tierexperimenten hat sie Nissl oft beobachtet. Ich habe sie in besonders schöner Form an mit Blei vergifteten Katzen gesehen. Pilotti fand bei seinen in unserem Laboratorium gemachten Studien über die Bornasche Krankheit der Pferde Fragmentationen des Nukleolus und verschieden färbbare Körperchen, die von anderen als spezifische Produkte des im Kern vorhandenen Erregers gedeutet, von ihm aber mit Recht auf den degenerativen Zellprozeß bezogen werden. Auch beim Menschen kommen ausgesprochene Karyorrhexisbilder vor, so insbesondere als ziemlich regelmäßiges Zeichen bei der schweren Ganglienzellerkrankung (Abb. 32a, d) und auch beim nekrotischen Zelluntergang (Abb. 34c). Am häufigsten ist das Bild der feinkörnigen Totalhyperchromatose, seltener das der groben Kernwandhyperchromatose; Sprossungsfiguren an der Kernkapsel habe ich nur bei tierischem Material gesehen.

Die Kernveränderung, die sich mit der feinkörnigen Totalhyperchromatose einleitet, braucht nicht notwendig zur völligen Karyorrhexis hinüber zu führen. Ebenso wie die Umgestaltung des Kernkörperchens in die Maulbeerform nicht notwendig ein sicheres Zeichen des Zellunterganges ist, dürfte auch dieses Kernphänomen nicht immer den völligen Zerfall einleiten. Aber sicherlich bedeutet es eine ernste Veränderung, da wir vielfach neben solchen Bildern andere mit völligem Zerfall des Kernes finden. An diesem hyperchromatischen Kern löst sich die Kernkapsel auf und der Kerninhalt entleert sich über die schwer veränderte Zelle bzw. über die Zelleibreste (Abb. 32d). Häufig kommt es aber nicht zu dieser eigentlichen „Rhexis“, sondern der hyperchromatische Kern verkleinert sich weiter, die einzelnen Körner sintern zusammen und der dadurch tief dunkel gefärbte Kern erscheint pyknotisch (Abb. 22c, 32b, 34b u. e).

Zu den wichtigen allgemeinen Veränderungen im Ganglienzelleib gehören die quantitativen und qualitativen Umwandlungen des Pigments und die Einlagerungen abnormer Massen in den Zelleib. Die häufigste Anomalie am Zellpigment ist seine Vermehrung. Es nimmt von der Stelle seines normalen Sitzes aus an Umfang zu und kann sich über große Teile der Zelle als geschlossene Masse ausdehnen. Die „Verfettung“ aber ist unabhängig von dem eigentlichen Pigmentherd und erstreckt sich über den Zelleib und über Teile der Fortsätze. Wir unterscheiden die gefärbten lipoiden Stoffe, das Lipofuszin, wie wir es mit Hueck benennen von den meist nicht pigmentierten lipoiden Stoffen, welch letztere sich besonders häufig in einzelnen Körnern über die Zelle verteilen. — Den lipoiden Stoffen nahe stehen andere, welche ebenfalls in Körnerform die Zelle zu durchsetzen pflegen und Auftreibungen des Zelleibes und der Zellfortsätze bedingen, wie bei der familiären amaurotischen Idiotie. Und endlich gibt es in seltenen Fällen eigentümliche Einlagerungen, zum Beispiel in Kugelform, welche manche Autoren als Corpora-amylacea-artige Gebilde beschreiben und bei denen es sich, wie ich früher gezeigt habe, offenbar um chemisch recht verschiedenartige Stoffe handelt.

Haben wir es bei allen bisher besprochenen Veränderungen der Zelleibsbestandteile — also bei den pathologischen Umwandlungen der Nisslschen Körperchen, der Fibrillen, der Kerne und bei den endozellulären Einlagerungen — mit gut sichtbaren Abweichungen vom Normalbilde zu tun, so sind — wenigstens bis heute — die Metamorphosen des eigentlichen Zytoplasmas schwer demonstrierbar. Das liegt in erster Linie an unserer histopathologischen Technik. Sie bringt das Plasma, in welches Granula, Fibrillen usw. eingebettet sind, nicht klar zur Anschauung, wie das ja auch der Name „Hyaloplasma“ ausdrückt. Es wird im allgemeinen nur dort gut sichtbar, wo es zwischen die Pigmentstoffe oder andere körnige Zelleibsubstanzen verteilt ist, bzw. wo es diese korpuskulären Stoffe kammerartig umschließt. Dort tritt es, wie wir sahen, bei den verschiedensten Färbemethoden, besonders auch im Nisslpräparat und bei der Bielschowskymethode, als Wabenwerk oder als ein schwammiges Gerüst hervor. Will man für diesen sich mikroskopisch leicht darstellenden Teil des Zytoplasmas einen besonderen Namen wählen und es mit Spongioplasma bezeichnen, so muß man sich, meine ich, klar sein, daß man es hier mit einem physikalischen Produkt zu tun hat, das seine Entstehung eben der Einlagerung feiner Körnchen in die plasmatische Grundsubstanz verdankt. Die Wabenstruktur im Ganglienzellpigment, der Gitterbau bei sog. „wabiger“

oder ähnlicher Entartung der Nervenzelle ist eine gute Illustration für die Bütschlische Schaum- und Wabentheorie. Wie solche Schäume nach Bütschli, A. Fischer u. a. künstlich entstehen, wie sie bei den Gitterzellen des Zentralnervensystems, bei Alveolarepithelien der Lunge (Ernst) als Körnchenzellen usw. vorkommen, so auch bei den Ganglienzellen, wenn diese in ihrem Zelleib fein verteiltes Körnermaterial enthalten. Was wir an diesem plasmatischen Gerüstwerk der Ganglienzelle bei den Erkrankungen der Zelle sehen, steht in innigstem Zusammenhang mit der korpuskulären Einlagerung und Suspension. Ich kann mich deshalb der Ansicht Schaffers nicht anschließen, wonach die Zellerkrankung bei der familiären amaurotischen Idiotie — bei der nach meinen Untersuchungen das grundsätzlich Wichtige die Einlagerung einer abnormen Zelleibsubstanz ist — eine Erkrankung des Hyaloplasmas ist und wonach die „Heredodegeneration" eine „Erkrankung des Hyaloplasmas" bedeutet. Ich meine auch, daß die eigenartige, mit Schwellung einhergehende pathologische Veränderung, die Nissl als „akute Zellveränderung" bezeichnet hat, sich nicht sicher als ein Prozeß der „nicht in Form von basisch färbbaren Strukturen differenzierten Interfibrillarsubstanz" (Ranke) bewerten läßt. Gewiß kann es keinem Zweifel unterliegen, daß bei der pathologischen Umwandlung der Ganglienzellen gerade diesem undifferenzierten Plasma eine ganz besondere Bedeutung zukommen dürfte. Untersuchungen, welche Herr Dr. Spatz im Laboratorium der Forschungsanstalt gemacht hat, bedeuten einen günstigen Anfang zur Klärung dieser Frage: der Nachweis eines besonderen Reichtums von fuchsinophilen Granula, d. h. von Plasmosomen (Neurosomen) im Bereich des gequollenen Zentrums von primär (retrograd) veränderten Ganglienzellen spricht deutlich für das Ergriffensein des Protoplasmas (im engeren Sinn), des nicht differenzierten Hyaloplasmas, bei diesem speziellen Ganglienzellenprozeß. Sonst sind es mehr indirekte Beweise, die wir heute für solche Vermutungen haben; zum Beispiel das Auftreten basophiler Körnchen, Brocken und Streifchen, die wir in Form der vorhin erwähnten „Degenerationskugeln" (Abb. 32f) besonders bei Verflüssigungs- und Gerinnungsprozessen an der Ganglienzelle sehen und die sich in ihren färberischen Eigentümlichkeiten von den Nisslgranula unterscheiden; sie können nicht als Zerfallsprodukte von letzteren aufgefaßt werden, weil sie auch in solchen Strecken der Dendriten (Abb. 32f) vorkommen, wo von Tigroid normalerweise nichts vorhanden ist. Auch die Imprägnationen und Ausfällungen im Zellplasma weisen auf besondere Umwandlungen der undifferenzierten Interfibrillarsubstanz hin. Wir werden in Zukunft danach trachten müssen, gerade die Metamorphosen des eigentlichen Zytoplasmas genauer zu erforschen.

Mit den Veränderungen der Ganglienzellen sind vielfach eigenartige Umwandlungen der gliösen Begleitzellen verbunden, welche für das Verständnis und die Bewertung einzelner pathologischer Zelltypen von Bedeutung sind. Nissl hat auf diese Beziehungen zwischen Ganglien- und Gliazellveränderungen schon vor langen Jahren hingewiesen. Ich habe diese Frage vor kurzem behandelt und dabei ausgeführt, daß die Analyse einer Nervenzellerkrankung unvollständig bleibt, wenn nicht auch das Verhalten der gliösen Trabantzellen mit berücksichtigt wird. Deshalb werden wir die Gliazellveränderungen, soweit sie zu den krankhaften Umwandlungen der Ganglienzellen enge Zugehörigkeit zeigen, hier mitbesprochen, wenn auch im übrigen das

Verhalten der Neuroglia in dem Kapitel über die Degeneration abgehandelt wird.

Bei den Erkrankungen der Ganglienzellen erfahren die gliösen Trabantzellen sowohl regressive wie progressive Metamorphosen. Am häufigsten sehen wir beide nebeneinander. So zum Beispiel bei eigenartigen akuten Schwellungszuständen. Hier gehört das Gliabild durchaus zu dem Typus der Ganglienzellveränderung; die Art der Gliaveränderung ist gewissermaßen eines der Charakteristika des Nervenzellprozesses (Abb. 26). Wir sehen bei der akuten Schwellung progressive Vorgänge an den Gliazellen, zum Beispiel Mitosen, daneben aber auch wieder degenerative Umwandlungen besonders am Kern, wie eine Kernwandhyperchromatose und andere einleitende Phasen der Karyorrhexis. Zu den Verflüssigungen der Nervenzellen (Abb. 22 e, f, 32, 33) gehört als nahezu regelmäßiges Attribut, daß die gliösen Elemente amöboide Formen annehmen mit allen den von Alzheimer beschriebenen Charakteristika, also besonders auch mit Granula der verschiedenartigsten Formen (Methylblau-, fuchsinophile usw. Körnchen). Diese Zellen zeigen bei den zur Verflüssigung führenden Ganglienzellerkrankungen schwere regressive Umwandlungen des Kernes (Abb. 22 e, f, 32); vor allem eine feinkörnige Total- und eine Kernwandhyperchromatose, öfters Sprossungserscheinungen an der Kernkapsel und völlige Rhexis. Denn es ist eine Eigentümlichkeit dieser wuchernden gliösen Elemente, daß sie rasch wieder dem Untergange verfallen. Sie beteiligen sich an der Aufnahme und dem Abtransport des nervösen Zerfallsmaterials. Wir sehen diese gliösen Elemente an die Stelle der zerfallenden Ganglienzelle treten. Sie liegen in den abgeschmolzenen Partien des Zelleibes und schmiegen sich in die verflüssigten Reste der Nervenzelle (Abb. 32 b, 33 b); sie gelangen so in den zerfallenden Körper der Ganglienzelle, wo sie ziemlich regelmäßig von einem lichten Raum umgeben sind (Abb. 22 f). Wir haben es da mit einem der Bilder zu tun, die man mit dem Namen „**Neuronophagie**" (Marinesco u. a.) bezeichnet — einem Namen, der vielfach zu Mißverständnissen Anlaß gegeben hat und noch gibt.

Von vornherein sei hier betont, daß es **nicht** angängig ist, mit **Neuronophagie** den Begriff eines **besonderen Typus** der Ganglienzellerkrankung zu verbinden. Es heißt oft, eine Form des Zellunterganges sei die, wo die Gliazellen die Nervenzelle selbst auffressen oder — wie andere vorsichtiger sagen — an ihre Stelle treten. Es kann aber keine Rede davon sein, daß die Substitution der Nervenzellen durch gliöse Elemente etwa ein eigenartiger Zellprozeß wäre. Die sog. **Neuronophagie können wir bei den allerverschiedenartigsten krankhaften Nervenzelltypen** sehen; ebenso wie es irreführend wäre, eine „vakuoläre Form" der Zellerkrankung aufzustellen — da ja auch die Vakuolisierung bei sehr verschiedenartigen Nervenzellprozessen vorkommen kann —, ebenso unberechtigt würde es sein, die Neuronophagie als besonderen Krankheitstypus aufzustellen. Schon das erwähnte Beispiel, wo bei schweren Verflüssigungsprozessen amöboide Gliazellen in den Leib der Ganglienzelle geraten und wo sie sich mehr oder weniger vollständig an dessen Stelle setzen können, zeigt ja, daß wir es hier mit einer **Begleiterscheinung** dieses sehr eigenartigen Zellprozesses zu tun haben. Es gibt andere Bilder, denen man den in der Literatur üblichen Namen „Neuronophagie" beilegen kann und wo die Nervenzellerkrankung wieder von ganz anderer Art ist, wo insbesondere die wuchernden gliösen Elemente nicht den amöboiden Charakter tragen. Nissl hat bei der Veränderung der Thalamuskerne nach Abtragung der Großhirnrinde solche Bilder beschrieben. Dabei stellte sich heraus, daß dieses Phänomen der Trabantzellwucherung keineswegs vornehmlich die Zellgruppen betrifft, in denen normalerweise schon reichlich gliöse Elemente als Satelliten der Nervenzellen vorkommen. Ähnlich sah ich es beim Kleinhirn an den Purkinjeschen Elementen und ihren Fortsätzen (Abb. 17, 37, 38). Hier haben die wuchernden Gliazellen vielfach die besonderen Eigentümlichkeiten, welche den progressiv umgewandelten gliösen Zellen gerade in der Kleinhirnrinde zukommen. Manchmal finden wir stäbchenartige Zellen mit vorwiegend polständigen Fortsätzen in Rosettenform an Stelle von Ganglienzellen, wie ich das am Nucleus dentatus beschrieben habe — Bilder, die mit denen Creutzfeldts bei einer eigenartigen Erkrankung übereinstimmen und die neuerdings auch Jakob beobachtete. Wieder anders sehen die bekannten Neuronophagien der Vorderhornzellen bei der akuten Poliomyelitis aus. Dort vermischen sich nach der einleitenden Phase die (vielfach mit Polyblasten verwechselten) Gliazellen mit den anfangs allein herrschenden Leukozyten und setzen sich an die Stelle der großen Ganglienzellen. Allgemeineres Interesse hat der neuronophagische Vorgang bei der Lyssa durch die ausgezeichnete Studie Achúcarros gewonnen. Seine Bilder lehren, daß die beim Untergang von Ganglienelementen in den Zelleib gelangten Trabantzellen Umwandlungen erleiden können, welche sich nicht von typischen Negrischen Körperchen unterscheiden lassen; seine Feststellungen beweisen, daß die bisherigen Kenntnisse der Morphologie dieser Gebilde nicht hinreichen, ihre parasitäre Natur sicherzustellen.

Wir werden von der Neuronophagie noch am Schlusse dieses Abschnittes (s. S. 97) und in dem Kapitel über die Degeneration zu reden haben. Das, was hier aufgeführt wurde, dürfte zur Genüge beweisen, daß es falsch ist, unter Neuronophagie eine besondere Form der Ganglienzellerkrankung zu verstehen. Es muß aber weiter schon darauf hingewiesen werden, daß jenes Wort auch deshalb nicht glücklich ist, weil es die biologische Bewertung eines Bildes in sich schließt, welches auf seine physiologische Bedeutung keineswegs leicht zu analysieren ist. „Neuronophagie" würde ja im eigentlichen Sinne des Wortes die Aufzehrung einer Ganglienzelle durch Neurogliaelemente bedeuten. Wir haben bisher jedoch kein sicheres Bild dafür finden können, daß die gliösen Trabantzellen tatsächlich befähigt wären, intakte Nervenzellen anzugreifen und etwa als echte „Zytophagen" (Marchand) zu funktionieren; die „primäre" Neuronophagie ist eine theoretische Konstruktion. Wir sehen jenes Phänomen vielmehr nur dort, wo zuerst die Nervenzelle erkrankt und in Auflösung begriffen ist. Die Gliazellen beladen sich mit dem Zerfallsmaterial, schaffen es fort und setzen sich oftmals an die Stelle der ursprünglichen Nervenzellen (Abb. 33 b).

Wenn sich also gegen den Terminus Neuronophagie allerhand einwenden läßt und der vielfach mit ihm getriebene Mißbrauch lehrt, daß der Name nicht ganz glücklich gewählt ist, so hat er sich doch, wie es scheint, in der Literatur fest eingebürgert. Deshalb kommt es meines Erachtens jetzt darauf an, einer allzu mißbräuchlichen Anwendung dieses Namens zu steuern. Ich meine, man sollte unter „Neuronophagie" nur jenes Phänomen verstehen, wo gliöse Elemente in den Ganglienzelleib eindringen und sich an dessen Stelle setzen. Wir nehmen

diesen Begriff im wesentlichen morphologisch, da unserer Überzeugung nach
die Gliazellen eine primär zytophagische Tätigkeit an der Ganglienzelle
nicht entwickeln, sondern nur in die beschädigten und zerfallenden Elemente
einzudringen vermögen, und deren Zerfallsmaterial wie andere nervöse Abbauprodukte in sich aufnehmen. — Bei solcher Umgrenzung des Begriffes scheiden
ohne weiteres andere Bilder aus, die man fälschlich mit jenem Namen belegt,
vor allem die bloße Wucherung gliöser Trabantzellen um eine Ganglienzelle,
ohne daß ein Anhalt für die Freßtätigkeit der Gliaelemente gegeben war. Diese
Bilder von „Pseudoneuronophagie" sind weit häufiger als die echte Neuronophagie. Bei allerhand chronischen Erkrankungsformen der Ganglienzellen können
die Satelliten proliferieren und sich dem degenerierenden Zelleib eng anschmiegen;
sie kommen dabei oft in Einbuchtungen der Zelle zu liegen und füllen die
Räume zwischen den abgehenden Fortsätzen dicht aus. Aber die äußere Kontur
der Zelle ist nicht durchbrochen, die Wand des Zelleibes nicht zerstört oder
abgeschmolzen. Charakteristische Bilder solcher „Umklammerung" von Ganglienelementen durch Gliazellen
haben wir bei den Purkinjeschen Zellen des Kleinhirns
vielfach beobachtet; gerade hier fällt es auf, wie die überaus zahlreichen, die Zelle umklammernden Gliaelemente
sie doch respektieren, obgleich sie oft schon weitgehend
entartet ist (Abb. 37a—b). Manchmal können die
Trabantzellen auch Gliafasern produzieren und damit
die Ganglienzelle umspinnen. Alzheimer hat das schon
vor langen Jahren an Rindenzellen bei Dementia praecox
beschrieben. Die beigegebene Abbildung (Abb. 25) stammt
von einer experimentellen Schlafkrankheit beim Hunde,
und zwar ebenfalls aus der Hirnrinde. Häufiger sieht
man solche Bilder in anderen Teilen des Zentralorgans,
wo die Neigung der Satelliten zur Gliafaserbildung schon
normal vorkommt, wie zum Beispiel um die Zellen des
Vorderhorns oder der Clarkeschen Säule.

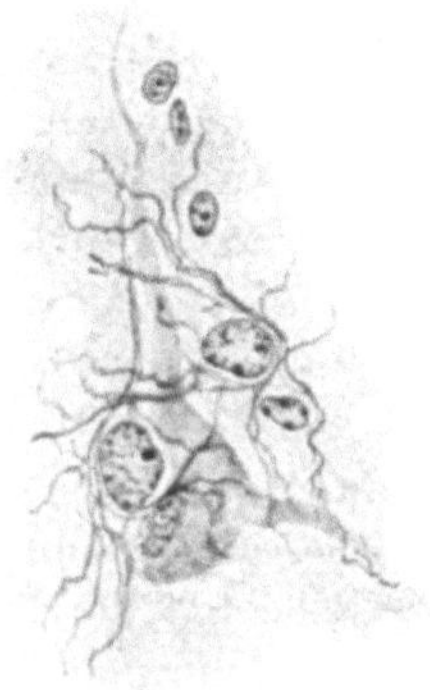

Abb. 25. Ganglien-
zelle der Hirnrinde
vom Hunde bei
experimenteller
Schlafkrankheit.
Gliafaserpräparat.
Die um die Ganglien-
zelle liegenden gli-
ösen Trabantzellen
haben reichlich
Fasern gebildet.

　　Zur Verwechslung der Neuronophagie geben auch
normale Zellbilder Anlaß. Das war vorhin (S. 35) betont worden. Man findet immer wieder unter dieser Bezeichnung Bilder von Zellen der tiefen Rinde beschrieben, die normalerweise vielfach ungemein reichliche
Trabantzellen führen; sie erscheinen oft geradezu von
Gliaelementen erdrückt (Abb. 11).

　　Mit vielen offenbar langsam verlaufenden degenerativen Ganglienzellprozessen
verbinden sich ebenfalls eigenartige Umwandlungen der Neuroglia, so besonders
regressive Metamorphosen: Schrumpfung und Dunkelfärbung des Kernes oder
völlige Pyknose mit Schrumpfung des gliösen Protoplasmas, das dem Kern
wie aufgetrocknet anliegt; soweit Fortsätze bestehen, scheinen auch diese
spangenartig und knorrig von tief dunkler Färbung. — In gewissem Grade
gesetzmäßig erscheinen weiter die Beziehungen zwischen pathologischen Ablage-
rungsvorgängen in den Ganglienzellen und in den gliösen Elementen; ich habe
das jüngst genauer ausgeführt. Die pathologischen Substanzen aus den Ganglienzellen können in die umgebenden Gliaelemente geführt und dort sogar weiter

abgebaut werden, wie wir das besonders bei der familiären amaurotischen Idiotie sehen (Abb. 195); Stoffe, die in den Ganglienzellen komplizierte lipoide Substanzen sind, haben in den umgebenden Gliaelementen die Eigentümlichkeiten Scharlach-färbbarer Lipoide angenommen (S. 294, Abb. 195). — Wo im Ganglienzelleib Inkrustationen der Fibrillenstrukturen vorkommen, können die umgebenden Gliazellen ebenfalls mit Silber abnorm imprägnierbar sein.

Die einzelnen Erkrankungsformen der Ganglienzellen.

Diese Übersicht über die allgemeinen Veränderungen der feineren Strukturen der Ganglienzellen weist uns schon den Weg, auf dem allein wir zu einer Bestimmung einzelner Krankheitstypen gelangen können. Es ist nicht das Verhalten eines einzelnen Baubestandteiles der Ganglienzelle, welches uns bei der Aufstellung bestimmter Krankheitsformen der Ganglienzelle leiten darf — wie aufdringlich es auch sein mag; wie überhaupt in der Histopathologie, muß auch hier der Komplex der Veränderungen maßgebend sein, und wir müssen an diesen hochdifferenzierten Einzelelementen versuchen, die Kombination und die Summe der Veränderungen aller Zellbestandteile zu ermitteln, also der Granula, der Fibrillen, des Kernes, des undifferenzierten Plasmas, der Pigmentstoffe und der gliösen Trabantzellen. Heute, wo wir über verschiedenartige Elektivmethoden zur Darstellung von Einzelstrukturen in der Ganglienzelle verfügen, werden wir nicht mehr so leicht in den Fehler verfallen, der früher begreiflicherweise leicht begangen wurde, nämlich in eine Überschätzung der Resultate einer Methode. Aber freilich sind die Methoden, mit denen wir arbeiten, keineswegs gleichwertig, und deshalb sind wir in erster Linie auf die Bilder angewiesen, deren Herstellung einfach und sicher ist und die wir relativ leicht analysieren können. Den Vorrang hat nach wie vor die Nisslsche Methode. Wie wir schon erwähnten, läßt bei der Darstellung der Fibrillen die Technik vielfach im Stich, und verglichen mit der Vielgestaltigkeit in der Metamorphose des Tigroids geben die Fibrillenveränderungen — wenn wir von einigen besonders charakteristischen Umwandlungen absehen — keine rechten Anhaltspunkte, nach denen wir die pathologischen Zelltypen vornehmlich bestimmen könnten. Es mag sein, daß ich, so wie die Dinge sich mir heute darstellen, vielleicht den Wert der Nisslbilder für die Umgrenzung der Zellerkrankungsformen überschätze, und die Schilderung dürfte etwas einseitig sein, zumal mir eine umfassende Erfahrung über die Pathologie der Fibrillen mangelt. Sie besitzt wohl nur Max Bielschowsky.

Die Einteilung, die Nissl von den Erkrankungsformen der Ganglienzellen gegeben hat, ist auch heute grundlegend. Was sich durch die Erweiterung unserer Kenntnis an dem von Nissl Ende der 90er Jahre gemachten Entwurf korrekturbedürftig erwiesen hat, ist vor allem von Nissl selbst betont worden. In seinen „Beiträgen" schreibt Nissl, daß die von ihm ursprünglich gebrauchte Bezeichnung in ihrer einstmaligen Formulierung seinen heutigen Anschauungen nicht mehr entspreche; er behalte sich vor, die Nomenklatur der Nervenzellveränderungen einer Revision zu unterziehen. Diese Revision konnte nicht durchgeführt werden. Wenn ich mich nun im allgemeinen noch an die alten Bezeichnungen halte, so wird zunächst gezeigt werden müssen, in welchen Hauptrichtungen die Nisslschen Bezeichnungen einer Änderung bedürfen.

Nissl stellt in seiner Schilderung der Nervenzellveränderungen (auf die hier ausdrücklich verwiesen sei, Arch. f. Psych. 32, S. 656ff.) zum Beispiel den Typus der „akuten" und
der „chronischen" Zellveränderung auf. Die Bezeichnung „chronische Zellveränderung"
war jenen schrumpfenden und sich dunkel färbenden Elementen gegeben worden, die man
besonders in den obersten Rindenschichten bei alten organischen Geisteskrankheiten sieht;
diese ungemein häufige Veränderung bei solchen Prozessen mußte die Annahme nahelegen,
daß es sich hier um eine chronische und langsam verlaufende Zellerkrankung handelt. Nissl
selbst zeigte dann, daß z. B. bei tuberkulöser Meningitis eine solche Veränderung an den
kleinen Pyramidenzellen, bzw. an den Zellen der Lamina granularis externa sich innerhalb
weniger Tage ausbilden kann. Und wenn wir allerhand rasch verlaufende Infektionskrankheiten, z. B. das Fleckfieber, daraufhin ansehen, so begegnen wir auch hier vielfach an bestimmten Elementen einer solchen Umwandlung. — Wie dieser Name also über den Entstehungsmodus der Ganglienzellerkrankung zu viel präjudizierte und sich als nicht haltbar
erwies, gab die Bezeichnung „akute Zellerkrankung" ebenfalls zu mancherlei Irrtümern
Anlaß. Nissl wollte unter „akuter Zellerkrankung" nur einen ganz bestimmten Krankheitstypus der akuten Zellprozesse verstanden wissen. Es ist begreiflich, daß viele das miß-
verstanden und den von Nissl für eine ganz besondere Form reservierten Terminus miß-
bräuchlich allgemein anwandten. Was Nissl unter jenem Namen beschrieben hatte,
waren nicht schlechthin akute Zellveränderungen, wie viele auch heute noch meinen, sondern
ein Typus, der sich durch ganz bestimmte Charakteristika von vielen anderen akut auftretenden Umwandlungen der Ganglienzellen unterscheidet — ein Typus, der ziemlich
selten ist. Auch dieser Name bedarf deshalb einer Änderung. — Es kommt hinzu, daß
vielleicht auch die Aufzählung einer recht großen Reihe der verschiedenartigsten Erkrankungsformen dem Lernenden viel Schwierigkeiten bereitete und daß er sich in der
Fülle der Erscheinungen nicht zurechtfand.

Ich werde deshalb versuchen, aus der unendlichen Zahl der verschiedenartigen
Zellveränderungen die Haupttypen herauszugreifen und sie — zu didaktischen
Zwecken — in Gruppen zu ordnen. Wir werden uns dabei möglichst vom
rein Morphologischen leiten lassen. Man ist ja immer geneigt, bei solchen
Gruppierungsversuchen Faktoren mehr physiologischer oder biologischer Art
walten zu lassen, entsprechend dem in uns liegenden höheren Bestreben, die
Bedeutung der Erscheinungen zu suchen und herauszuheben und den „Dingen
auf den Grund zu gehen". Aber wir geraten dabei leicht in die Gefahr, Termini
zu wählen, welche mehr aussagen, als wir beweisen können; und wir werden sehen,
daß wir zum Beispiel über das Tempo der Veränderungen, über die Intensität
der Erkrankung und über ihre etwaige spezifische Bedeutung nicht eben viel
wissen. Wohl aus dem gleichen Bestreben, hier nicht auf Irrwege zu geraten,
hat deshalb Ranke in einer seiner letzten Arbeiten über die „akute Zellerkrankung" die Absicht ausgesprochen, bei der von der Nisslschen Schule verheißenen
künftigen Revision der Nomenklatur die irreführenden Namen durch Buchstaben
zu ersetzen. So wollte er die akute Zellveränderung „Zellveränderung a"
nennen. Dieser Versuch dürfte meines Erachtens wenig Aussicht auf Erfolg
haben, und zwar aus Gründen der Mnemotechnik. Es macht, wie ich aus eigener
Erfahrung weiß, schon Schwierigkeiten, die von Nissl gegebenen Namen
oder vielmehr ihre Bedeutung zu erlernen. Wollen wir aber so farblose Be
zeichnungen, wie Buchstaben wählen, so würde es dem Lernenden noch mehr
erschwert, sich zurechtzufinden; und das um so mehr, als doch von vielen Sachverständigen mit den ursprünglichen Bezeichnungen Nissls gearbeitet wird.
Ich meine deshalb, daß wir uns darauf beschränken sollten, hier nur das Notwendige zu ändern und die ganze Reihe der Erkrankungsformen nach ihren augenfälligsten morphologischen Merkmalen in größere Gruppen zu ordnen, anstatt
sie einfach nacheinander aufzuzählen. Es wird sich auch gerade bei einer solchen

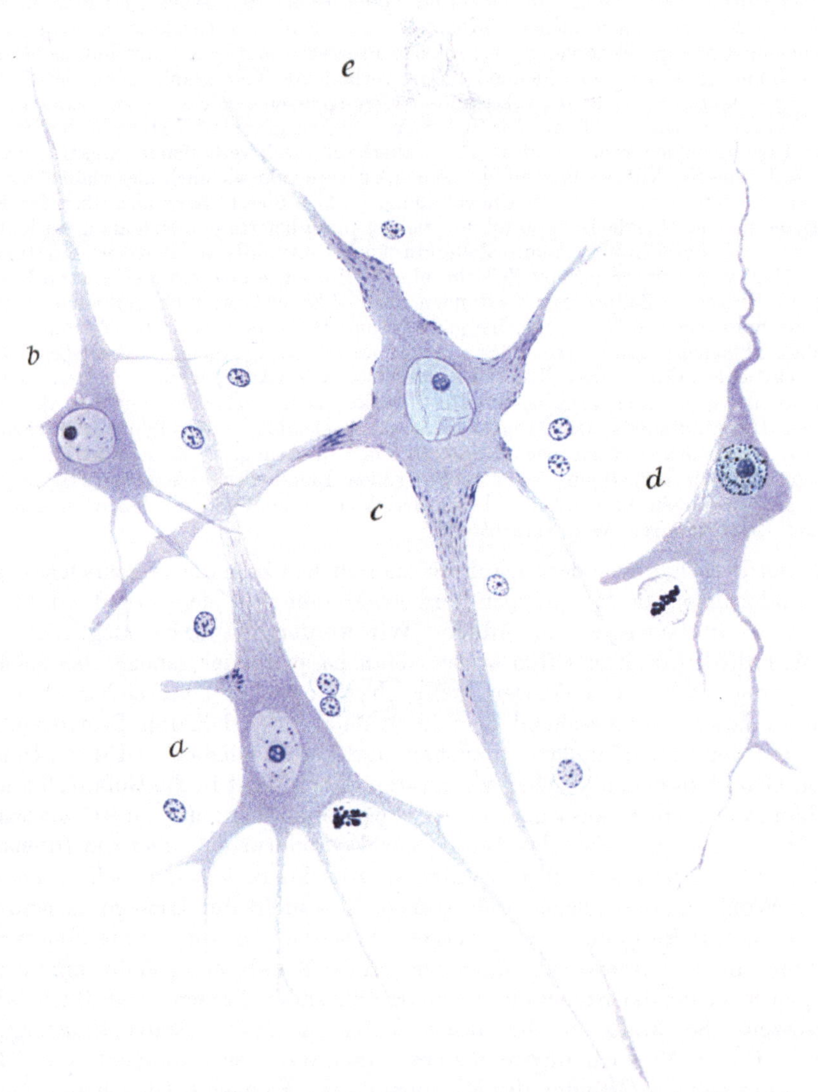

Abb. 26a—e. Akute Schwellung (akute Zellerkrankung).

a. Pyramidenzelle aus der 5. Schicht in Schwellung und leichter Abrundung mit weithin sichtbaren Fortsätzen. Im Gegensatz zu den breiteren, sich allmählich aufzweigenden Plasmafortsätzen erscheint das ebenfalls gefärbte Axom spießartig. Die Nissl-Substanz ist aufgelöst bis auf einzelne Chromatinbrocken im Spitzenfortsatz und einem darunter abzweigenden Dendriten. Der Inhalt der Zelle ist blaßblau gefärbt, stellenweise etwas krümelig, der Kern groß, einzelne Chromatinkörner darin stark hervortretend. Das Kernkörperchen fein „vakuolisiert". Die umgebenden gliösen Elemente mit mehr oder weniger ausgesprochener Kernwandhyperchromatose. An einer basal liegenden Gliazelle mitotische Knäuelfigur.

Gruppierung herausstellen, daß mancher Zellveränderung, die hier und da als ein gesonderter Typus aufgeführt wird, doch nicht die Bedeutung einer eigenartigen Erkrankungsform zukommt, so wie ich das vorhin für die Neuronophagie betont habe und wie das für die Kalkinkrustation, die Zellschattenbildung und die Vakuolisation gilt (s. S. 95).

Nach ihren augenfälligsten Veränderungen unterscheide ich folgende Gruppen: Schwellungen, Schrumpfungen, Verflüssigungen, Gerinnungen, Inkrustationen bzw. Imprägnationen und pathologische endozelluläre Einlagerungen.

Schwellungsvorgänge. Der charakteristischste Typus der Schwellung ist die Zellerkrankung, die Nissl die „akute" genannt hat und der wir — im Hinblick auf die naheliegende mißbräuchliche Anwendung der Bezeichnung, von der wir soeben sprachen — den Namen **„akute Schwellung"** geben möchten. Denn es sind nicht akute Zellveränderungen schlechthin, die unter diesen Begriff gebracht werden sollen — deren gibt es viele und mannigfache —, sondern es ist ein Spezialfall der akut ablaufenden Prozesse an der Ganglienzelle. In der Charakteristik, die Nissl davon gegeben und auf die aus der Nisslschen Schule besonders Ranke vor wenigen Jahren erneut hingewiesen hatte, ist sie scharf umrissen; an ihr müssen wir unbedingt festhalten.

Sie wird bestimmt durch folgende Zeichen (Abb. 26): Schwellung der Zelle mit ihren Fortsätzen, Auflösung der basophilen Substanz, Färbung der ungefärbten Bahnen in der Zelle, an Protoplasmafortsätzen und dem Achsenzylinder, weithin Sichtbarwerden der (wie die Zelleibsubstanz) mattblau gefärbten Fortsätze; Färbung von Teilen des Kerngerüsts; gut erhaltenes Fibrillenbild; progressive und regressive Vorgänge an den Neurogliazellen. Diese Ganglienzellerkrankung zeigt in ihrer ausgesprochenen Form die Neigung zu ubiquitärer Ausbreitung über das Zentralorgan.

Die ersten Anfänge der Erkrankung sehen wir an den Nisslschen Granula (Abb. 26a u. c). Sie scheinen in einen sehr feinen Staub zu zerfallen. Dabei

Zu Abb. 26a—e.

b. Weiter fortgeschrittene Erkrankung einer Rindenzelle der 3. Schicht. Der Zellinhalt teils homogen, teils fein gekörnt, blaßblau. Kern groß und rund. Kernkörperchen stark exzentrisch. Die ganze Zelle erscheint geschwollen und abgerundet.

c. Ganglienzelle aus dem Hypoglossuskern. Auflösung der Nissl-Körperchen am Ursprunge der Fortsätze noch nicht vollendet. Sonst erscheint der Zelleib mit den Fortsätzen von einer blaßblauen, vorwiegend homogenen, stellenweise leicht krümeligen Masse eingenommen. Die Fortsätze weithin sichtbar und geschwollen; einer davon (links) in unregelmäßiger Weise aufgetrieben. Kern groß, hell, in Abrundung; Kernfalten. Kernkörperchen siebartig durchlöchert, von Maulbeerform. An den Trabantzellen mäßige Kernwandhyperchromatose.

d. Kleinere Vorderhornzelle aus dem Brustmark, geschwollen und gleichmäßig blau gefärbt. Einzelne hellere streifenförmige Zonen. Die Fortsätze gequollen; einer der Dendriten in charakteristischer Weise plump geschlängelt. Kern groß, hell und rund. Färbung reichlicher chromatischer Körner. Kernkörperchen maulbeerartig und fein durchlöchert. Mitose einer Trabantzelle.

e. Zellschattenbildung beim Untergang einer Pyramidenzelle. Zentrum der Zelle, wo der geblähte Kern lag, hell. Auch sonst helle Lücken im Zelleib. Abbröckelung eines Fortsatzes an seiner Basis. Die ganze Zelle sehr blaß angefärbt, schattenhaft. Dennoch sind die Fortsätze größtenteils noch weithin kenntlich.

bleibt anfangs die Masse des einzelnen Granulum noch an Ort und Stelle liegen, so daß die grobe Tigroidstruktur erhalten ist und man nur bei der feineren histologischen Analyse den staubartigen Zerfall der einzelnen Schollen in loco wahrnehmen kann. Die Zerfallsprodukte der Granula erscheinen weiterhin teils mehr feinkörnig und staubig, teils mehr wolkig. Die gesamte Tigroidstruktur verwischt sich rasch und der ganze Zelleib mit den Fortsätzen erscheint gleichmäßig blaßblau gefärbt (Abb. 26b). Er enthält reichliche, mattblau gefärbte Körnchen, die sich nur wenig von der übrigen Substanz der Zelle abheben. Infolge der Einstreuung zahlreicher bläulich gefärbter Körnchen in das Plasma bzw. infolge der Färbung der sog. ,,Grundsubstanz" der Zelle treten die Dendriten stark hervor, und die Zelle ist nach ihren Endausbreitungen zu weithin verfolgbar. Zu dem Sichtbarmachen der Fortsätze hilft natürlich auch die Schwellung mit. Diese Schwellung bedingt an den Ganglienzellen eine Veränderung sowohl an ihren Wänden wie an den Ursprungsstellen der Fortsätze. Die schlanke Pyramidengestalt an den Rindenzellen wandelt sich in eine plumpe Form um (Abb. 26b); die Purkinjeschen Elemente erscheinen im ganzen wie aufgetrieben, und der Übergang zwischen dem Zelleib und den Fortsätzen ist schlecht abgesetzt; die Vorderhornzellen werden ebenfalls plump und gequollen (Abb. 26c, d). Sehr charakteristisch ist schon im Übersichtsbild diese allgemeine Schwellung der Nervenzellen und ihrer Fortsätze (Abb. 26a). In allen zentralen Gebieten fällt dieses Sichtbarwerden des Gesamtkörpers der Ganglienzelle auf. So sind besonders bemerkenswert die Bilder, die man von der 2. Rindenschicht erhält; die normalerweise klein erscheinenden Ganglienzellen mit ihren kümmerlichen Fortsätzen sind hier durch die Schwellung und Färbbarkeit gut herausgehoben und weithin sichtbar. Betrachtet man irgend einen grauen Kern aus dem Hirnstamm oder dem Rückenmark, so fällt auch hier im Nisslpräparat die Unmasse der sich überkreuzenden blaßblau gefärbten und geschwollenen Fortsätze auf. An manchen Dendriten ist die Quellung ungleichmäßig, so daß sie an umschriebenen Stellen Auftreibungen bekommen (Abb. 26c); auch plumpe Schlängelungen (Abb. 26d) und Ösenbildungen entstehen dabei. Gegenüber den mehr plump aussehenden Dendriten erscheinen die Achsenzylinderfortsätze, die, wie gesagt, ebenfalls gefärbt sind, mehr kegel- oder spießförmig. Da die sog. Kernkappen geschwunden sind, hebt sich der Kern meist scharf aus seiner Umgebung heraus; dazu kommt, daß die Kerne selbst vielfach größer werden und sich aufblähen (Abb. 26b—e). Außerdem wird der Kern mit basischen Anilinfarbstoffen stärker färbbar. Das Kerngerüst tritt deutlicher hervor (Abb. 26d).

Im Bielschowskypräparat ist das Bemerkenswerteste die Resistenz der Fibrillen gegenüber diesem Krankheitsprozeß; infolge der Schwellung des gesamten Zelleibs treten die endozellulären Fibrillenzüge besonders deutlich hervor.

Zum Bilde der akuten Schwellung gehören immer auch eigenartige Erscheinungen an der Neuroglia, die Nissl schon anfangs und später wiederholt betont hatte und auf die auch Ranke mit Nachdruck hingewiesen hat. Die progressiven Gliaveränderungen zeigen sich in häufigen Gliamitosen (Abb. 26a u. d); die regressiven Metamorphosen an den umgebenden Gliazellen bestehen vor allem in einer Kernwandhyperchromatose (Abb. 26c), seltener in einer Totalhyperchromatose des Kernes. Die Kerne der Gliazellen werden entweder pyknotisch oder sie erliegen dem hyperchromatischen Kernzerfall. Die regressiven Gliaveränderungen gehen der Schwere der Zellveränderung gewissermaßen parallel, die Gliamitosen nicht (Ranke). Wie auch Alzheimer hervorgehoben hat, findet sich eine amöboide Umwandlung der Gliazellen hier nicht, auch keine nennenswerte Plasmavermehrung und keine Faserbildung.

Die akute Schwellung ist keineswegs immer ein perniziöser Prozeß. Sie kann wohl auch gutartig verlaufen, das heißt, sie braucht nicht den Untergang der Zelle herbeizuführen. Das lehrt einmal schon das Fibrillenbild, nämlich das anscheinend intakte Verhalten der fibrillären Strukturen. und zweitens die geringfügigen, harmlosen Umwandlungen des Kernes. Wenn die Zellerkrankung auch ziemlich regelmäßig ubiquitär ist, so ist es doch meist eine nicht eben große Anzahl von Zellelementen, welche schwerere und weitergehende Umwandlungen zeigen. Die Ganglienzellen mit akuter Schwellung können also wohl restitutionsfähig sein. Aber in allen Fällen sehen wir, wie schon angedeutet, auch mehr oder weniger weit fortgeschrittene Degenerationserscheinungen bei diesem Zellprozeß, die schließlich ihren Untergang bedingen. Die akute Schwellung schreitet in der Weise fort, daß sich das Zellplasma allmählich schwächer färbt. Oft tritt eine Entfärbung der Zellsubstanz in mehr oder weniger umschriebenen Bezirken auf. Auf das Zustandekommen solcher heller Streifen hat Nissl schon in seinen ersten Beschreibungen hingewiesen. Manchmal können auf diese Weise Bildungen resultieren, die wie Vakuolen aussehen. Die immer blasser gewordenen Zellen werden bloße Zellschatten (Abb. 26e). Man sieht schließlich an der Stelle des zugrundegehenden bzw. zugrundegegangenen Elementes noch Ansammlungen von blaß gefärbten Körnchen. Bevor die Zelle zu diesen Endausgängen des Prozesses gelangt ist, zeigt sie noch, auch bei starken Veränderungen, den deutlich hervortretenden Achsenzylinder und blasse, aber weithin sichtbare Dendriten (Abb. 26e).

Manchmal treten helle Zonen mehr in der Peripherie auf. Die Kontur der Zelle verschwindet dort. Sie sieht wie angerissen oder verflüssigt aus. Wirkliche Verflüssigungsvorgänge aber habe ich nur ein einziges Mal bei einer akuten Schwellung hochgradiger Intensität beobachtet, und zwar nur bei einer relativ geringen Anzahl von Zellelementen. Denn die Verflüssigung gehört nicht in das Bild der akuten Schwellung; sie hat mit den Charakteristika des Prozesses nichts zu tun. Aber der eben erwähnte Befund hat insofern ein erhöhtes Interesse, als sich daran zeigt, daß diese in ihrer Art so scharf umrissene Zellerkrankung doch nicht etwa eine isolierte Stellung in der Reihe der Zellveränderungen einnimmt. Das konnte man schon a priori kaum erwarten, da wir ja nach allen Richtungen des pathologischen Geschehens Verbindungen aufdecken können. Der Befund einer in den Endstadien zur akuten Schwellung hinzutretenden Verflüssigung in einem Falle von malignem Ödem, den ich untersuchen konnte, findet seine Ergänzung durch experimentelle Untersuchungen der Alzheimerschen Schule. Omokorow hat an überhitzten Kaninchen gezeigt, daß bei relativ geringfügiger Schädigung der im Wärmeofen gehaltenen Tiere die Symptome der akuten Schwellung an den Ganglienzellen auftreten; bei starker Einwirkung der schädigenden Hitze kommt es dagegen zu Verflüssigungen der Ganglienzellen, die in ihrer Art an die schwere Zellveränderung Nissls erinnern. Es vollziehen sich dann auch die für diesen Zellprozeß charakteristischen amöboiden Umwandlungen der begleitenden Neuroglia. Damit stimmt, glaube ich, überein, daß wir bei gewöhnlichen Intoxikationen und Infektionen das Bild der akuten Zellveränderung finden können, während die schweren septischen Prozesse mehr Verflüssigungen bedingen. Wenn also auch die akute Schwellung und der Verflüssigungsprozeß, den wir nach Nissl „schwere Zellerkrankung" nennen, der Qualität nach außerordentlich verschieden sind, so scheint es doch, daß mitunter nur graduelle Steigerungen ein und derselben Schädlichkeit statt der akuten die schwere Zellveränderung herbeiführen kann.

Wie durch diese Beobachtungen die Stellung der akuten Schwellung in der Reihe der Ganglienzellprozesse beleuchtet wird, so auch durch die seltenen Abweichungen von der Regel, daß der Schwellungsprozeß alle Zellen des Zentralnervensystems in ziemlich gleichartiger Form befällt. Ich sah eine Ausnahme davon z. B. an den Purkinjeschen Zellen. Auch diese Zellformen erkranken gewöhnlich in ganz typischer Weise mit all den zur akuten Schwellung gehörenden Symptomen. In einem Fall aber sah ich diese Zellen im Gegensatz zu allen übrigen in einer ganz andersartigen, eigentümlichen Weise erkranken, und zwar in der Form, wie ich das bei verschiedenartigen Infektionskrankheiten und anderen Allgemeinschädigungen beschrieben habe: Die Zelle entfärbt sich ziemlich rasch und erscheint als homogene, gelblich opalisierende Scheibe bzw. Kugel, in welcher das Kernkörperchen metachromatisch gefärbt ist und die Reste des degenerierten Kernes aufgelagert zeigt. Zu dieser „homogenisierenden" Zellerkrankung neigen die Purkinjeschen Elemente (s. S. 77) und es erscheint bemerkenswert, daß ihre besondere Tendenz, in solcher Weise auf Schädlichkeiten zu reagieren, auch hier zum Ausdruck kommt, wo im übrigen die Nervenzellen auf die einwirkende Schädlichkeit allgemein in der Form der akuten Schwellung reagieren.

Selten ist es, daß die akute Schwellung nicht ubiquitär verbreitet ist. Wenn es in der Literatur heißt, daß die Zellen nur in diesen oder jenen Bezirken oder daß nur diese oder jene Elemente akut erkrankt sind, so haben wir im allgemeinen Grund, eine solche Angabe skeptisch aufzunehmen bzw. zu vermuten, daß es sich hier um akute Umwandlungen der Ganglienzelle handeln möchte, die nicht dem hier geschilderten charakteristischen Typus der „akuten Schwellung" entsprechen. Dennoch kommt es vor, daß einmal in einzelnen zentralen Gebieten das Bild der akuten Schwellung vorherrscht, während andere Gebiete des Nervensystems nicht diese charakteristische Zellveränderung aufweisen; ich habe das nach epileptischem Status gesehen.

Die akute Schwellung ist in der von Nissl beschriebenen Form ein seltener Prozeß. Nissl selbst hat sie nur in etwa achtzehn Fällen gesehen, ich bloß in fünf. Sie kommt bei Allgemeininfektionen und Intoxikationen, bei Typhus, Scharlach, Gasödem, Verbrennung usw. vor. Auch bei Paralytikern, die unter den Symptomen des Delirium acutum starben, kann man die akute Schwellung sehen; selten einmal nach schwerem Status epilepticus. Wo sie vorher nicht hirnkranke Menschen trifft, ist das Zellbild meist einfach das der akuten Schwellung, während wir selbstverständlich bei hirnkranken Individuen vielfach Kombinationen dieses Prozesses mit anderen Zellveränderungen begegnen; zu den verschiedenartigen Umwandlungsformen der Ganglienzelle gesellen sich dann eben die Symptome der akuten Schwellung hinzu.

Wenn wir sie „akute Schwellung" nennen, so soll damit doch nicht etwa behauptet werden, daß sie denjenigen allgemeinen Parenchymdegenerationen entspricht und zu ihnen gehört, welche man als „trübe Schwellung" bezeichnet. Es ist zwar bemerkenswert, daß die geschilderte Ganglienzellveränderung gerade bei solchen Allgemeinschädigungen vorkommt, wo an den großen Körperorganen vielfach die sog. trübe Schwellung beobachtet wird. Anderseits aber fällt die Seltenheit der akuten Schwellung der Nervenzellen auf im Verhältnis zu dem häufigen Vorkommen der trüben Schwellung im Parenchym etwa der Leber, der Niere usw. bei den genannten Prozessen. Untersuchungen, die bisher zur Lösung der Frage nach etwaigen Beziehungen zwischen diesen Veränderungen im Gehirn einerseits und in den Körperorganen andererseits vorgenommen wurden, haben uns noch kein eindeutiges Resultat geliefert. Was die Veränderung der Nervenzelle bedeutet, ist ebenfalls noch nicht klar. Ich erwähnte schon vorhin, daß wir nicht sicher sagen dürfen, ob hier etwa, wie Ranke es vermutete, eine eigentliche Erkrankung des nicht differenzierten Zytoplasmas vorliegt. Die Auflösung der Granula zu feinkörnigen Massen ist mindestens ebenso bemerkenswert wie die diffuse Färbbarkeit des übrigen Zellsaftes.

Von diesem gut charakterisierten Typus gibt es wohl mancherlei Abweichungen, die nicht so scharf gekennzeichnet sind und die wir von der akuten Schwellung abtrennen müssen. Es war schon bei der allgemeinen Schilderung der Ganglienzellveränderungen besonders von den akut auftretenden Auflösungen und Umgestaltungen der Nisslsubstanz die Rede. Ich verweise noch einmal auf die beiden Bilder (Abb. 22a, b), die wir ziemlich häufig nach allerhand akuten Schädlichkeiten und bei akuten Schüben chronischer Prozesse sehen. Sie stellen offenbar keinen speziellen Typus pathologischer Zellveränderungen dar. Häufig ist ein Zellbild, in welchem wie bei Abb. 22a, ein großer Teil der Nisslstruktur erhalten bleibt und nur ein Teil der Granula Abbröckelungen und staubartige Auflösung erfährt. Dabei braucht die Zelle selbst nicht geschwollen zu sein. Andere wieder zeigen eine deutliche Schwellung des Zellkörpers und auch ein auffälliges Hervortreten der Fortsätze, ohne daß es zu einer nennenswerten Auflösung von Nisslschollen kommt. In wieder anderen erscheinen die Nisslschen Granula ineinander geflossen, verwaschen und in einzelne Körner aufgelöst (Abb. 22b). Dabei fehlt aber dann wieder die für die „akute Schwellung" charakteristische Kern- und Gliaveränderung.

Zellschrumpfungen. Die zur Schrumpfung führenden Prozesse stellen die häufigste Form der Ganglienzellerkrankung dar; bei chronischen organischen Geisteskrankheiten sind die Rindenelemente meistens in großer Ausdehnung in dieser Art erkrankt. Die Umwandlung der Zellen geht wohl in der Regel ganz allmählich vor sich. Deshalb hatte ihr Nissl den Namen der „chronischen Zellerkrankung" beigelegt. Aber nachdem, wie wir erwähnten, Nissl selbst gezeigt hatte, daß offenbar gleichartige Zellbilder sich bei akuten Prozessen, zum Beispiel bei experimenteller Meningitis tuberculosa, innerhalb weniger Tage entwickeln können, hat der Name an Berechtigung eingebüßt, und er wird deshalb vielleicht besser durch die Bezeichnung „**einfache Schrumpfung**" ersetzt.

Es kommt hier zu einer Schrumpfung der ganzen Zelle mit ihren Fortsätzen, ohne daß sich eine Neigung zur Auflösung bemerkbar macht. Die Anfangszustände sind leicht zu übersehen und auch nicht immer scharf zu erkennen; die Veränderung kann mit dem pyknomorphen Zustand der Ganglienzellen verwechselt werden; beim Tierexperiment ist die Gefahr noch größer als bei menschlichem pathologischem Material. Aber die chronische Zellveränderung ist immer sehr verbreitet, während pyknotische Zellen mehr vereinzelt vorzukommen pflegen. Zuerst verlieren die färbbaren Substanzen an Volumen (Abb. 29b) und auch die ungefärbten Bahnen verschmälern sich (Abb. 27). Die sich besonders dunkel färbenden, verkleinerten Nisslschollen verklumpen und backen schließlich ganz zusammen. Die ungefärbten Bahnen nehmen die Farbe an und verschwinden so; jedoch bleiben einzelne ungefärbte Bahnen (Abb. 27) recht häufig lange erhalten. Gleichzeitig wird die ganze Zelle schmal, ihre Wände werden eigentümlich scharfkantig, die Winkel verlieren die normale leichte Rundung; die Umbiegungsecken heben sich hart aus der Umgebung heraus, zumal an der Basis der Pyramidenzellen, welche oft konkav eingezogen ist (Abb. 27, 28). Auch wo die Fortsätze abgehen, sind die Winkel scharf. Der Kern (Abb. 28) paßt sich der schrumpfenden Zellform an, wird dreieckig, pyramidenförmig, länglich, zuweilen ganz lang gestreckt. Er färbt sich intensiv dunkel. Das Kernkörperchen erscheint oft auffällig groß; die Kernmembran wird vielfach durch die ver-

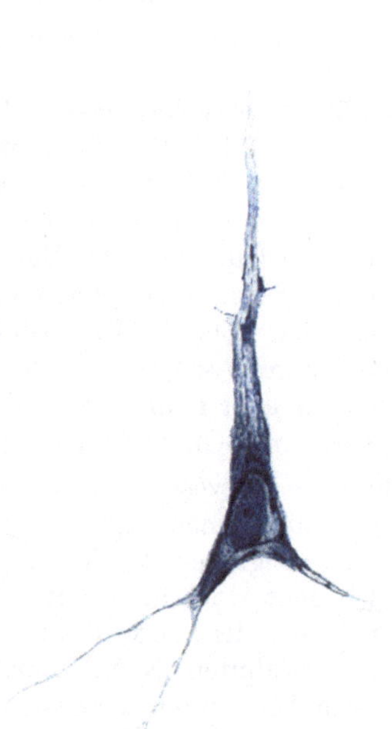

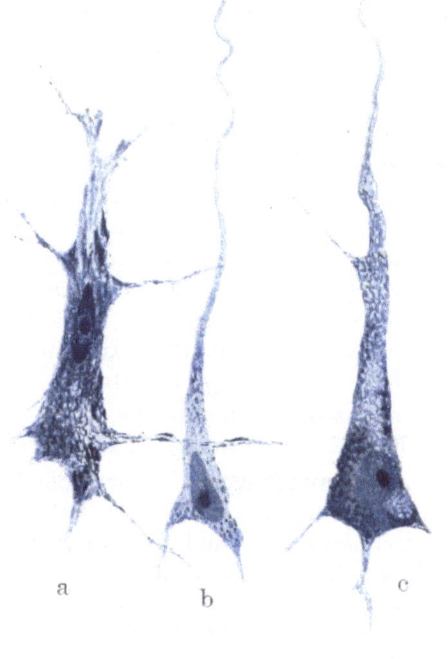

Abb. 27. Zellschrumpfung (chronische Zellerkrankung). Beginnende Veränderung mit Verschmälerung der ganzen Zelle; die Basis ist konkav eingezogen. Um den dunklen, etwas verkleinerten Kern sind die Kappen mit den peripher gelegenen Tigroidkörperchen verbacken. Erhaltensein einzelner ungefärbter Bahnen, zumal in der oberen Hälfte der Zelle.

Abb. 28. Verschiedene Typen einfach geschrumpfter Rindenzellen. a enthält noch, wie oftmals, deutliche ungefärbte Bahnen, zumal im oberen Drittel der Zelle; der Kern im Bereiche der Verklumpung schmal und langgezogen. b auffallend durch erhebliche Verschmälerung der ganzen Zelle, konkave Einbuchtung an der Basis, Spärlichkeit der Fortsätze, Schlängelung des Spitzenfortsatzes. In c sind frühzeitig die ungefärbten Bahnen geschwunden und die ursprüngliche Anordnung der Nisslsubstanz ganz verwischt; der Zellinhalt mehr oder weniger dunkel gefärbt und grobschollig.

klumpte Nisslsubstanz verdeckt. An den Schrumpfungsvorgängen beteiligen sich auch die Fortsätze. Die Dendriten werden dünn (Abb. 27, 28), sie färben sich lebhaft, ebenso wie die Achsenzylinderfortsätze, und werden deshalb, soweit sie erhalten sind, auf weite Strecken sichtbar — Die Fibrillen erscheinen gleichfalls häufig verklumpt, oft sind sie in mehr oder weniger großen Zonen der Zelle nicht darstellbar (Abb. 29a). Bemerkenswert ist im Fibrillenbilde auch (Bielschowskymethode) die häufige Argentophilie der Nisslschollen. — An den Gliazellen sehen wir vor allen Dingen regressive Umwandlungen: degenerative Kernveränderungen vornehmlich in der Form einer Zusammen-

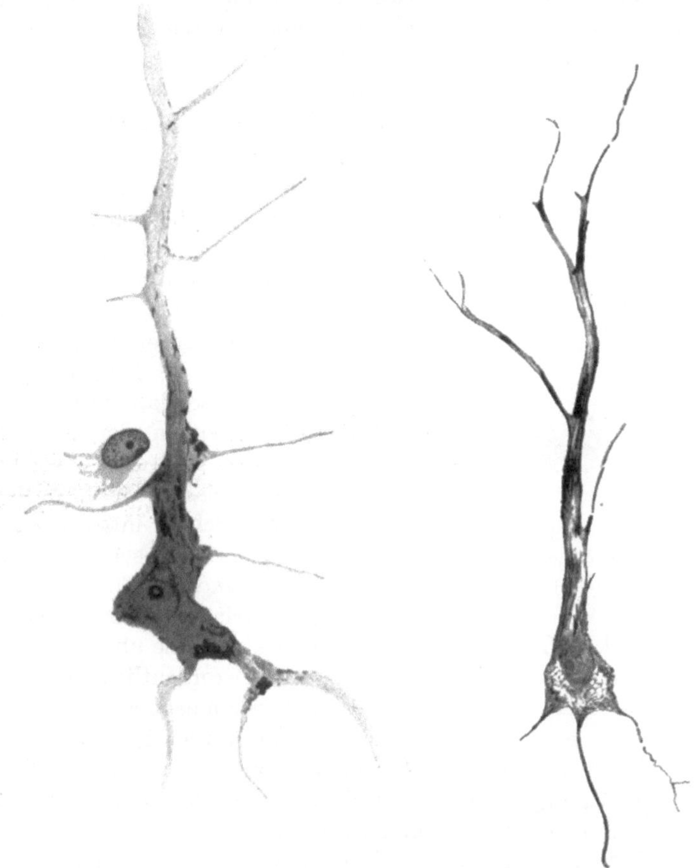

Abb. 29a, b. Granula- und Fibrillenbild von Rindenzellen mit einfacher Schrumpfung. Im Nisslpräparat Verschmälerung der Fortsätze, dunkle Färbung des Hauptteiles der ganzen Zelle. Im Fibrillenpräparat fällt besonders die Verschmälerung des ganzen Elementes auf und die sehr ungleichmäßige Imprägnation der Fibrillen, die stellenweise verbacken, stellenweise aufgelöst erscheinen, bald auffallend stark, bald (fleckförmig) nicht imprägniert sind.

klumpung des Chromatins und der „Pyknose"; auch das Plasma der Gliazellen, soweit es im Nisslpräparat darstellbar ist, erscheint reduziert und häufig mit kleinen zackenartigen Fortsätzen besetzt. In den Gliaelementen sind vielfach lipoide Einlagerungen; von frischen Abbauvorgängen sieht man aber nichts. Bei manchen alten Prozessen können die Gliaelemente in der Umgebung der Zellen auch Fasern bilden.

Der Ausgang dieses Zellprozesses ist die „Sklerose" Nissls (Abb. 30). Man darf diese wohl als den Endzustand der einfachen Schrumpfung ansehen, da man zwanglos kontinuierliche Übergänge zwischen den Anfängen der sog. chronischen Zellerkrankung Nissls und der Sklerose findet (vgl. Abb. 27 u. 28). Bei der Sklerose stellt sich die Zelle in extremer Schrumpfung dar; die Granula und der Kern bilden eine tief schwarzblau gefärbte, kaum noch unterscheidbare Masse. Die Fortsätze sind, wie Bielschowsky am Fibrillenpräparat gezeigt hat, oft abgebrochen oder in kurze Stummel umgewandelt; die noch erhaltenen längeren Dendriten sind sehr dünn und scharf und zeigen einen geschlängelten Verlauf. Durch sehr starke Schlängelung kommen Einrollungen und Ring- und Ösenbildungen zustande.

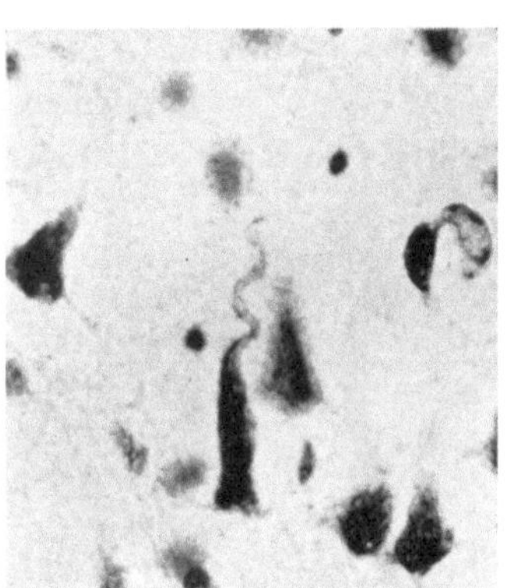

Abb. 30. Sklerotische Ganglienzelle mit stark gewundenem Spitzenfortsatz (Nissl-Präparat).

In diesem Zustand der Sklerose können die Ganglienzellen offenbar lange liegen bleiben; überhaupt können die einfach geschrumpften und sklerotischen Ganglienzellen geraume Zeit hindurch in schwer veränderter Form im Gewebe persistieren. So kommt es bei chronischen Rindenkrankheiten vor, daß die tiefen Schichten fast völlig ausgefallen sind, während die 2. und auch die 3. Schicht sklerotische Zellen beherbergen, so daß hier — bei Verwerfung der Schichten in der übrigen Rinde — die Architektonik noch im wesentlichen erhalten sein kann. Diese ausgesprochen sklerotischen Zellen, die sich in ihren Endzuständen bei der Alzheimer-Mannschen Färbung vielfach rot zu färben und das Säurefuchsin bei der Fuchsinlichtgrünfärbung festzuhalten pflegen, sind sicherlich funktionsunfähig gewordene Gebilde; sie überdauern den Verlust der nervösen Funktion. Aber es ist natürlich außerordentlich schwer oder vielmehr gar nicht zu sagen, von welchem Stadium der morphologischen Umwandlung ab die einfach geschrumpfte Zelle funktionsuntüchtig geworden ist; wir wissen nicht, wieviel die Ganglienzelle in den ersten Stadien der Erkrankung für die Gesamtbetätigung des nervösen Apparates noch gilt und worin und wie sich die Abnahme ihrer Leistungen kundgibt. Wir haben hier ein neues Beispiel für die außerordentlichen Schwierigkeiten, denen die Beurteilung des Grades der Zellveränderung begegnet, ähnlich wie wir das ja schon bei der akuten Schwellung sahen.

Die einfache Schrumpfung und die Sklerose kommen, wie gesagt, am häufigsten bei chronischen Krankheitsprozessen zur Beobachtung, und zwar ganz besonders in der Hirnrinde. Demgegenüber tritt das Vorkommen dieser Zellbilder unter akuten Bedingungen (Meningitis, Infektionskrankheiten) an Häufigkeit und Bedeutung zurück. Die Erkrankung kombiniert sich gerne mit anderen Zellprozessen, so vielfach mit der sog. Pigmentatrophie.

Die Schrumpfung bestimmter Zellen, besonders der Ganglienzellen der 2. Brodmannschen Schicht (Lamina granularis externa), und dann auch noch der Elemente in der 3. Zellschicht gibt ein gutes Beispiel dafür, daß bei verschiedenartigen Prozessen die gleichen Ganglienzellgruppen gerne die gleichen Veränderungen eingehen. Wir hatten etwas Ähnliches bereits bei den Purkinjeschen Zellen festgestellt (S. 62).

Von dieser „einfachen" Schrumpfung sind atrophische Vorgänge an den Ganglienzellen zu trennen. Es handelt sich dabei nicht um eigentliche Schrumpfungen der Zelle und Verklumpungen der Nisslsubstanz usw., sondern mehr um eine einfache Verkleinerung des ganzen Zellkörpers unter Beibehaltung der Zellform und unter Verschmälerung und Verarmung der Fortsätze. Die Nisslsubstanz erscheint häufig nur wenig differenziert, das einzelne Granulum unscharf und dem Volumen nach dürftig; auch die fibrilläre Struktur büßt an Reichtum ein. Man sieht solche atrophischen Ganglienzellen bei manchen Idiotieformen, besonders über alten subkortikalen enzephalitischen Herden; auch bei anderen Prozessen, die zumal im jugendlichen Gehirn das Marklager treffen, kommen solche verkleinerten und dürftigen Elemente vor. Die Rindenzellen, die Nissl bei seinen Unterschneidungen der Kortex am Kaninchengehirn gefunden hat, dürften zum Teil diesem Typus der einfachen Atrophie entsprechen.

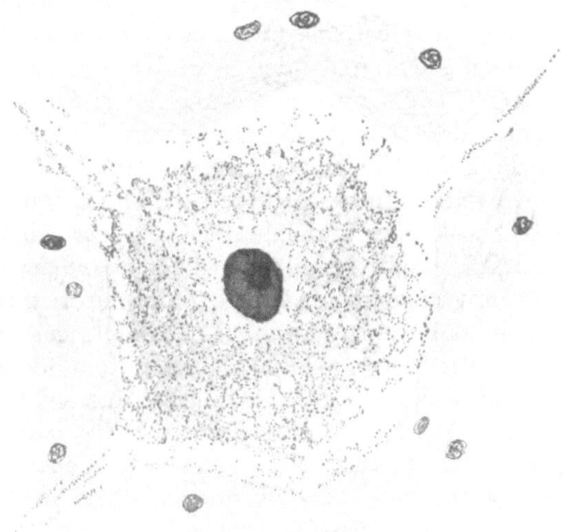

Abb. 31. „Schwere Ganglienzellerkrankung", frühes Stadium. Vorderhornzelle des Rückenmarks. Nisslpräparat. Die Zelle etwas geschwollen, der Kern bereits verkleinert, dunkel, in seiner Umgebung eine hellere Zone; das Kernkörperchen vergrößert. Die Nisslsubstanz ist meistens aufgelöst, in den Fortsätzen noch erkennbar als in Reihen angeordnete Körnchen. Der Zelleib zum Teil matt blau verfärbt und von dunklen Körnchen durchsetzt, zum Teil — an der Peripherie — sehr hell, grobkammerig.

Verflüssigungsprozesse. Können wir bei den Schwellungen und Schrumpfungen über die Schwere der Zellerkrankung nur wenig sagen, so ist das bei den sog. „Verflüssigungszuständen"[1]) anders. Sie führen im allgemeinen den Untergang der Zelle herbei; früh erweisen sich mit den Granula die Fibrillen und besonders der Kern geschädigt. Im Gegensatz zu den meisten Krankheiten der Ganglienzelle, wo wir bei der Nomenklatur eine Bezeichnung über den Grad der Erkrankung sorglich vermeiden, dürfen wir hier von perniziösen Prozessen sprechen. Das kommt auch in dem Namen zum Ausdruck, den Nissl für eine besondere Form dieser Krankheitsvorgänge gegeben hat, in dem Namen „schwere Zellveränderung".

---

¹) Ich übernehme diese Bezeichnung Nissls und Alzheimers, obschon ich von vornherein einräume, daß der stringente Beweis, die Zelleinschmelzung beruhe tatsächlich auf einem Verflüssigtwerden, nicht zu geben ist. Aber ich meine, daß die Zellbilder sprachlich am besten so charakterisiert werden.

Diese ist wieder ein wohl charakterisierter Typus. Sie wird bestimmt durch die rasche Auflösung der Zelleibsubstanz zu blaß gefärbten, oft ringartigen Zerfallsprodukten, durch die Veränderung des Kernes, der meistens klein wird und sich dunkel färbt, und durch die Einschmelzung des Zellkörpers.

Die Erkrankung beginnt in der Regel mit einer Schwellung der Zelle und einem Sichtbarwerden der Fortsätze. Im Gegensatz aber zu den Bildern bei der „akuten Schwellung" ist schon anfangs die Auflösung der Nisslschollen (Abb. 31) viel weniger gleichmäßig und es treten frühzeitig intensiv dunkelblau gefärbte Körnchen und Kügelchen („Degenerationskugeln") besonders auch in den Fortsätzen auf (Abb. 32f). Vor allem aber ist frühzeitig der Kern (Abb. 31, 33) verändert. Das Kernkörperchen wird meist randständig; die im Kern selbst sich färbenden Massen nehmen oft einen etwas metachromatischen Farbton an; der ganze Kern erscheint kleiner, kugelrund, seltener eckig. Die Kernveränderung kann nun in der Weise weiter vor sich gehen, daß der sich stark färbende Kerninhalt zusammensintert und sich die ganze Kernmasse zusammenballt (Abb. 32b), so daß man Einzelheiten schwerlich unterscheiden kann. Oder aber — und das scheint mir fast ebenso häufig — der verkleinerte Kern zeigt eine deutliche Struktur (Abb. 32a) in der Weise, daß tiefgefärbte Körner hervortreten. Manchmal haben wir es mehr mit einer Kernwand-, allermeist aber mit einer Totalhyperchromatose (Abb. 32a) zu tun; es handelt sich also um Phasen der Karyorrhexis. — Mit der Ausbildung dieser ominösen Kernveränderung vollzieht sich eine Auflösung des Zellplasmas. Man sieht die angeschwollenen Dendriten (Abb. 22c, d, 32, 33) eine körnige oder feinwabige Struktur annehmen; sie erscheinen merkwürdig weich, zerfließen und verschwinden. Im Zelleib selbst beginnt die Auflösung in der Regel in der Zone des Kernes (Abb. 22c, 32a—b, 33). Das Plasma färbt sich nur noch schwach und zerfällt in eine große Zahl runder Körner oder „Ringelchen" (Abb. 32a, b, d, e), die zum Teil rasch weiter aufgelöst werden, zum andern Teil aber auch lange übrig bleiben können. Denn man sieht die Ringelchen auch an solchen Elementen, bei denen ein großer Teil des Zelleibes und der Fortsätze schon gänzlich verflüssigt ist (Abb. 32d—e). Nissl legte gerade auf das Auftreten solcher „Ringelchen" ein besonderes Gewicht bei der Charakteristik dieser schweren Zellerkrankung. Nach seinen Untersuchungen ist es die Regel, daß bei der typischen schweren Zellerkrankung diese Gebilde schon im Beginn des Zellprozesses und bis zu seinem Endablaufe vorkommen. Wenigstens beim Menschen (Ausnahmen s. u.; vgl. Abb. 22c, d); bei Tieren ist das sehr viel seltener; auch ich habe diesen Unterschied gefunden. Manchmal liegen die ringförmigen Gebilde der Kernkapsel dicht an, sie sehen dann wie Vorstülpungen und Vorbuckelungen des Kernes aus. Aber Nissl konnte zeigen, daß diese ringartigen Gebilde doch mit dem Kern und seinem Inhalt nichts zu tun haben, sondern in der Zelleibsubstanz selbst entstehen. Diese Ringe geben keine Fettreaktionen, auch nicht in ihrem hellen Zentrum, das wie eine Lipoidvakuole scheinen kann. — Besonders auffallend ist nun die Einschmelzung der Zellwände: die zunehmende Verflüssigung des ganzen Zellelementes. Dabei sehen wir, daß manche Teile verhältnismäßig lange dem Verflüssigungsprozeß widerstehen (Abb. 22c, d, 33b). An den Rindenzellen sind das vornehmlich die basalen Gebiete

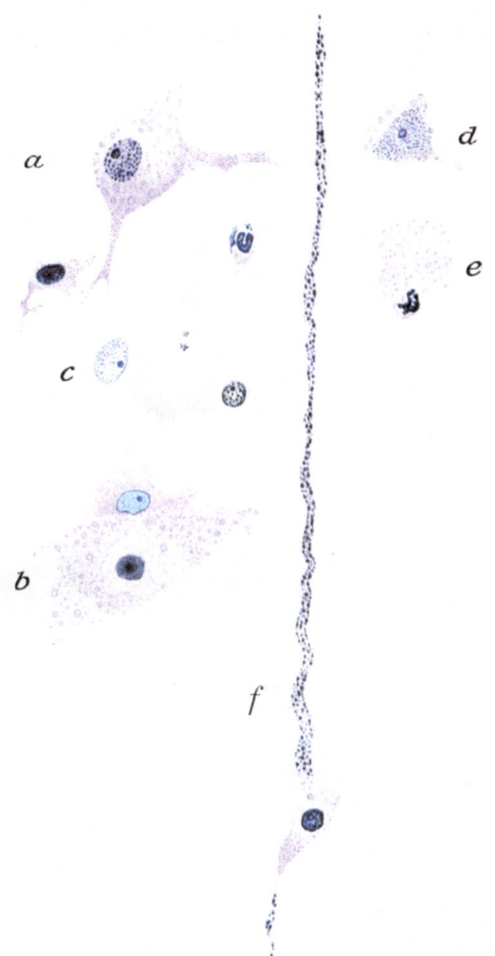

Abb. 32a—f. Schwere Zellerkrankung beim Menschen. Galoppierende Paralyse.

a. Häufigstes Zellbild: Schwellung und Abrundung der Zelle. Entfärbung und Auftreten von Nisslschen „Ringelchen". Mäßige Verkleinerung des Kernes mit sehr starker Total-hyperchromatose. Amöboide Umwandlung einer Trabantzelle mit Verkleinerung des Kernes.

b. Weiter fortgeschrittene Zellerkrankung. Ein großer Teil der Ganglienzelle ist verflüssigt, die Zerfallsprodukte vielfach in Ringelchenform angeordnet. Kern ohne körnige Hyper-chromatose, erheblich verkleinert; seine Masse zu einem dunklen Gebilde zusammenge-sintert. Gliazelle im Bereiche des verflüssigten Zelleibes; feine Vakuolisierung ihres Plasmas.

c. Zellschattenbildung bei schwerer Zellerkrankung. Reste des Kernchromatins. In der Umgebung zwei hyperchromatische Gliakerne und ein in Fragmentierung begriffener pyknotischer Gliakern.

d und e. Endstadien der schweren Zellerkrankung. In d Schlußphase einer Karyorrhexis mit Ausstreuung der Kernkrümel über den Rest der Zelle, welcher noch einige Ringelchen enthält. Die Zelle e zeigt als Rest der Ganglienzelle nur noch eine Reihe von Ringelchen; daneben ein fragmentierter pyknotischer Gliakern.

f. Zelle aus der tiefen Rinde mit überraschend weit sichtbarem geschwollenem Spitzen-fortsatz, welcher dicht von tief gefärbten „Degenerationskugeln" ausgefüllt ist. Kern geschrumpft, schwarzblau. Einzelne Ringelchen im Zelleib.

mit dem Achsenzylinderursprung (Abb. 22 c, d). Hier „imprägnieren" sich oft
die körnigen, ringartigen oder feinmaschigen Massen, d. h. sie werden stark
basisch färbbar.

Die Neurofibrillen (Abb. 23) sind bei der schweren Zellerkrankung
schon frühzeitig meist nicht mehr darstellbar. In den Dendriten sind sie allerdings vielfach noch deutlich, während sie im Zelleib schon völlig fehlen. Gelegent-

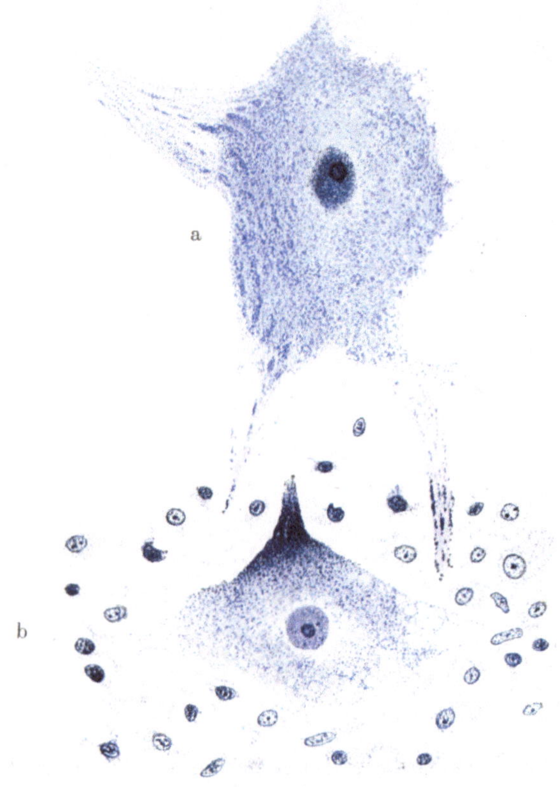

Abb. 33a, b. Experimentell erzeugte schwere Zellerkrankung.
a. Vorderhornzelle einer Bleikatze. Beginn der schweren Zellerkrankung mit Chromolyse:
staubförmiger Zerfall der stellenweise noch normal angeordneten Nisslschollen. An dem
einen Rande der Zelle Entfärbung der Zerfallsmassen und Auftreten heller Lückenräume.
Plump geschwollene Fortsätze; in einzelnen Dendriten noch wenig veränderte Nisslschollen. Kern verkleinert, dunkel; Totalhyperchromatose.
b. Hypoglossuszelle einer Bleikatze. Weiter fortgeschrittenes Stadium der schweren Zellerkrankung. Ein Teil der Zelle bereits verflüssigt und von amöboiden Gliazellen eingenommen; Abschmelzung fast aller Fortsätze. Ein anderer Teil der Zelle (oben im Bilde)
ist zusammen mit dem betreffenden Dendriten inkrustiert (sehr starke basophile Imprägnation der endozellulären Zerfallsmassen). Leicht maschige Anordnung der körnigen
Zerfallsprodukte, keine deutliche „Ringelchenbildung". Der Kern klein und dunkel; vorwiegend durch seine Schrumpfung ist die helle Zone in seiner Umgebung bedingt. Um
die Zelle und besonders in deren verflüssigter Partie verschieden gestaltete amöboide Gliazellen; die rechts und unten liegenden haben große Plasmakörper. In der Umgebung der
imprägnierten Partie der Zelle befinden sich die Gliaelemente und ihre Kerne in granu-
lärem bzw. in pyknotischem Zerfall.

lich sehen wir im Fibrillenbilde große Lücken auftreten, die offenbar jenen Stellen entsprechen, in welchen die Verflüssigung weiter fortgeschritten ist.

Der Endausgang der Zellerkrankung ist die völlige Verflüssigung des Zellleibes und seiner Fortsätze; selten ist als Vorstufe des Unterganges eine Zellschattenbildung (Abb. 32c). Längere Zeit können die Zerfallsprodukte, also besonders die Körner und Ringelchen den Untergang der Zelle überdauern (Abb. 32d, e). Manchmal ist es auch so, daß Teile der Zelle nicht der Auflösung verfallen, sondern als stark mit basischen Farbstoffen imprägnierbare Zellreste liegen bleiben (vgl. „Imprägnation" der Ganglienzellen); auch Inkrustationen der äußeren Golginetze (S. 76) kommen hier vor. Bei nicht zu rascher Auflösung der Zelle sind einzelne Teile abgeschmolzen, andere weitgehend verändert, aber mitten in der Zone der Verflüssigung fortbestehend; so kommen grobwabige, wie Vakuolen erscheinende helle Räume zustande (Abb. 22e, f), das Maschenwerk enthält tiefgefärbte Degenerationskugeln und -brocken. In den Hohlräumen der Zelle sieht man Gliazellen liegen, die sich offenbar an der Verflüssigung beteiligten (Abb. 22e, f). — Die schwer veränderten Kerne werden kleiner und dunkler (Abb. 32b); es scheint, daß diese Gebilde schließlich auch noch einer Auflösung verfallen können. Aber bei vielen anderen, die eine feinkörnige Totalhyperchromatose bieten, kommt es zu wirklicher Karyorrhexis (Abb. 32d); der Kerninhalt ergießt sich in Form feiner dunkler Körner über das Restmaterial der Zelle. Sprossungserscheinungen an der Kernkapsel sind vorher im allgemeinen nicht da. Nur bei Tieren habe ich das ab und zu gesehen. — Bei dieser Erkrankungsform sieht man häufig Bilder, wie sie vorhin (S. 50) erwähnt wurden: von dem kleiner werdenden Kern und seinem Inhalt rückt die Kernmembran ab, und sie liegt entweder dem umgebenden Zellplasma als Membran an oder sie flottiert gleichsam in dem hellen Hof zwischen jenem und der geschrumpften Kernmasse, oder aber es bildet sich eine verdichtete Zone des perinukleären Plasmas, welche den hellen Hof peripher abschließt (Abb. 24a, b), und die Kernkapsel bleibt mit der sich verkleinernden Kernmasse in Zusammenhang und liegt dieser auf bzw. sie löst sich auf und der Kernrand erscheint hyperchromatisch wie in Abb. 24.

Die Gliazellen zeigen sehr charakteristische Umwandlungen. Zum Bild der schweren Zellerkrankung gehört die amöboide Form der Gliazelle mit allen Charakteristika, wie sie Alzheimer gegeben hat (Abb. 22e, f, 32, 33). Nissl hat auf die Eigentümlichkeiten der Gliazellform schon in seinen ersten Untersuchungen hingewiesen. Die Gliazellen führen in ihrem Protoplasma Methylblau- und Hämatoxylin-Granula sowie reichliche fuchsinophile Körner. Besonders wichtig ist die Kernveränderung an den gliösen Elementen, welche zeigt, daß es sich hier um kurzlebige Elemente, bzw. in degenerativer Umwandlung begriffene Zellformen handelt. Es haben nämlich die Kerne häufig eine ausgesprochene Hyperchromatose der Kernwand, des Kerngerüsts bzw. der ganzen Kernmasse. Wir sehen nicht selten Sprossungserscheinungen an der Kernkapsel und alle möglichen Phasen der Karyorrhexis bis zu völligem Zerfall. In der Umgebung der Ganglienzellen liegen Zerfallsreste von Kernen in Gestalt von verstreuten dunklen Körnern. Die Gliazellen haben vielfach die Tendenz, in den verflüssigten Zelleib einzudringen und sich an die Stelle der zugrunde gehenden Ganglienzelle zu setzen; wir haben es hier mit einer echten Neuronophagie zu tun. Die Gliazellen beteiligen sich offenbar an der Verflüssigung der

untergehenden Ganglienzelle; wir sehen sie oft in einem „leeren" Raum
mitten in der Ganglienzelle liegen (Abb. 22 e, f); sie gehen bei ihrer Tätigkeit
rasch zugrunde.

Die „schwere Zellerkrankung" findet sich nicht allzu selten bei diffusen
Erkrankungen der Hirnrinde, besonders bei stürmisch verlaufenden Paralysen.
Bemerkenswert ist ihr Vorkommen bei anderen von Kraepelin beschriebenen
klimakterischen Psychosen (Angstpsychosen). Abb. 22 c—f stammt von solchem
Falle. Hier zeigen manche Zellen nicht das komplette Bild der „schweren
Zellerkrankung", nicht alle zerfallen unter Bildung von Ringelchen und Kleiner-
werden des Kernes (s. nächsten Absatz). Häufig ist die schwere Zellerkrankung
bei septischen Delirien und im Bereiche herdförmiger Enzephalitis. Experimentell kann man sie durch starke Überhitzung der Tiere erzeugen (Omorokow);
es war schon bei der akuten Schwellung die Rede davon, daß bei dieser Ver-
suchsreihe ursächlich nur quantitative Unterschiede zwischen der akuten
Schwellung und der Verflüssigung der Ganglienzellen zu bestehen scheinen.
Sehr schön sieht man das reine Bild der schweren Zellerkrankung bei manchen
Vergiftungen. Ein Teil der beigegebenen Bilder stammt von subakuter Bleivergiftung, welche ja nach Straubs Experimenten klinisch das Bild einer
Bulbärparalyse bedingt.

Wie es eben bei einem Falle letal verlaufender Psychose des Rückbildungsalters erwähnt wurde, erfahren die Ganglienzellen bei der Verflüssigung keineswegs immer eine Umwandlung, die in allen Stücken dem hier geschilderten
Bilde der schweren Zellerkrankung entsprechen würde; dennoch gehören sie
dazu. Es kommt vor, daß die Elemente vorwiegend die Verflüssigung des Protoplasmas mit Zerfall der Zellstrukturen zeigen, ohne daß der Kern das für die
schwere Zellerkrankung charakteristische Klein- und Dunkelwerden zeigt.
Die Kerne können im Gegenteil abnorm groß und hell werden (Abb. 22 d)
und mehr der Karyolyse verfallen oder sich auch wohl lange behaupten. Ferner
fehlt oft die vorhin geschilderte Umwandlung der Zerfallsprodukte in kleine
Ringelchen (was wir ja bereits für die schwere Zellerkrankung der Tiere hervorgehoben hatten), und die in Einschmelzung begriffenen Elemente zeigen eine
feinwabige Veränderung, die mit der auf Verfettung beruhenden wabigen
Umwandlung nicht verwechselt werden kann (s. S. 87). Das Nebeneinander-
stehen von Ganglienzellen, die ganz das Bild der „schweren Zellerkrankung" mit
allen von Nissl aufgeführten Merkmalen bieten, und anderen, die nur wichtige
Teilerscheinungen dieses Prozesses aufweisen, lehrt die Zusammengehörigkeit dieser zur Verflüssigung führenden Zellerkrankungen. Auch bei den weniger
scharf bestimmten Verflüssigungsformen sehen wir übrigens wieder die Neigung
der so erkrankten Zelle, noch andersartige Umwandlungen einzugehen, die nicht
eigentlich zur Verflüssigung gehören. Es treten wieder stärker basophil färbbare
Substanzen in Körner- oder Maschenform auf (Abb. 22 e—f); oder es bildet
sich der Zustand aus, den Nissl „Imprägnation" genannt hat, welche vorwiegend
die basalen Abschnitte der Rindenzellen betrifft (Abb. 22 c, d). Auch das sieht
man öfter bei solchen Verflüssigungen, daß sich der Zelle außen stark dunkelblau gefärbte Körnerreihen und Brocken auflegen, entsprechend der Inkrustation
der Golginetze (s. S. 76). Endlich wird durch die Gleichartigkeit der gliösen
Umwandlungen die Zusammengehörigkeit dieser Zellveränderungen bewiesen.
Auch in den Fällen, wo die Zellen nur stellenweise das typische Bild der schweren

Zellerkrankung bieten und im wesentlichen nur die Verflüssigung des Zelleibes ohne charakteristische Kernveränderung vorliegt, entwickelt die Glia gerne phagozytäre (neuronophagische) Eigenschaften und erfährt eine amöboide Umwandlung.

Mit diesen Verflüssigungsprozessen darf man andere Bilder nicht verwechseln, welche eine äußere Ähnlichkeit damit darbieten können, aber eine ganz andere Bedeutung besitzen. So [z. B. an Säuglingsgehirnen, welche schon normalerweise eine starke ödematöse Durchtränkung aufweisen. Das Kindergehirn neigt offenbar stärker als das Gehirn Erwachsener zu raschem kadaverösem Zerfall der Elemente unter starker Flüssigkeitsaufnahme. Die Ganglienzellen können ganz ähnlich verflüssigt erscheinen wie bei der schweren Zellerkrankung, und sogar die Kerne können dunkel und verkleinert aussehen. Eine typische amöboide Glia wird daneben wohl nicht gefunden. — Ferner kann man durch Autolyse des Gehirns im Brutofen oder in feuchter Kammer Bilder einer Zellauflösung erhalten, die hinsichtlich der Kernveränderung und der Auflösung des Zellplasmas in eigenartige Gebilde an die schwere Zellveränderung Nissls erinnern. Gleichzeitig tritt dabei auch eine Veränderung der Glia ein, welche sie der amöboiden ähnlich macht (s. S. 155 Abb. 96). So erklärt es sich wohl, daß nach sehr verspäteten Sektionen (namentlich im Sommer) die Zellbilder Anlaß zu falscher Deutung geben können. Man wird überhaupt solche spät sezierten Gehirne, wenn man nicht ganz auf ihre histologische Verarbeitung verzichten will, mit aller größter Vorsicht beurteilen müssen. Am besten studiert man dann Fuchsinlichtgrünpräparate, welche bei postmortalen Veränderungen niemals die typischen Bilder der amöboiden Glia mit großem, grün gefärbtem Plasmaleib, reichlichen fuchsinophilen Granula und lipoiden Zystchen zeigen werden (Rosental).

Zu den Verflüssigungsprozessen gehört wohl der **körnige Zerfall** der Ganglienzellen. Auch neben der schweren Zellveränderung Nissls sieht man mitunter Ganglienzellen, bei denen der Plasmazerfall nicht zur Bildung von Ringelchen und feinmaschiger Substanzen, sondern zum Auftreten mehr kompakter Körner führt. Dies ist besonders bei Intoxikationspsychosen, zum Beispiel dem Delirium tremens und den akuten Stadien der Korssakowschen Psychose der Fall. Man sieht hier eine Umwandlung des Zellplasmas in eine körnige Struktur. Es sind Körner, die dicht beieinander liegen und sich intensiv blau färben. Sie sind über die ganze Zelle und die Fortsätze verstreut. Später kommt es zu „Verschiebungen" der Körnermasse, und damit zum Auftreten von hellen Streifen, Inseln und Spalten. Es scheint, daß von solchen Spalten aus die Auflösung der Körner fortschreitet. Besonders charakteristisch ist neben dem Auftreten dieser ziemlich kompakten Körnermasse das frühzeitige Abreißen der „Zellhosen"; der Rand der Zelle wird vom übrigen Zelleib abgerissen, und zwar entweder im ganzen oder auch in mehr beschränktem Gebiet. Manchmal entstehen an der Zellperipherie Einbuchtungen, als wäre die Zelle angefressen. Auch hier wird der Kern meist kleiner und dunkler. Karyorrhektische Vorstadien habe ich nicht gesehen. Die Fibrillen sind oft schon früh nicht mehr darstellbar, zumal nicht im Zelleib selbst, während sie in den Dendriten erst mit deren gröberer Destruktion zerfallen. Die amöboiden Veränderungen der Glia sind nicht so vordringlich, vor allem auch nicht die raschen Zerfallserscheinungen an den Gliakernen; aber man sieht auch hier ziemlich regelmäßig leichtere amöboide Umwandlungen.

Vielleicht handelt es sich bei diesem körnigen Zerfall um einen leichteren und langsamer fortschreitenden Verflüssigungsprozeß. Es ist mir wahrscheinlich, daß diese Zellveränderung in den ersten Stadien noch haltmachen kann, also bevor es zu einer Verflüssigung des Zelleibes gekommen ist, und daß die leicht körnig veränderten Zellformen längere Zeit bestehen bleiben können.

Gerinnungsvorgänge. Wenn durch Verschluß eines Gefäßes das zentrale
Gewebe in umschriebener Partie mehr oder weniger vollständig von der Ernährung ausgeschaltet wird, so erfährt dieser Organteil zunächst eine Koagulationsnekrose im Sinne Weigerts, ehe es zur Verflüssigung kommt. Bei
dieser Koagulation erleiden die Ganglienzellen eine sehr charakteristische
Umwandlung, die wir „ischämische Zellveränderung" nennen wollen. Die Gan-

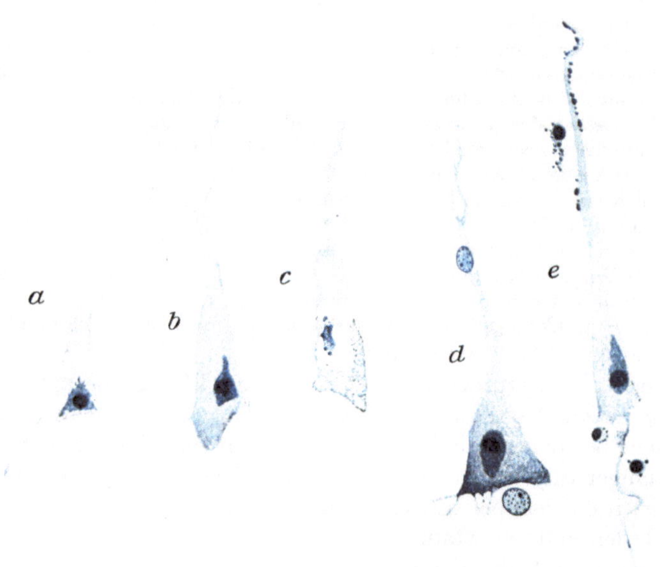

Abb. 34a—e. Ischämische Zellerkrankung.
a. Völlig entfärbte homogen erscheinende, sehr stark verschmälerte Ganglienzelle mit dreieckigem, dunkel gefärbtem Kern und großem Kernkörperchen.
b. Geringere Entfärbung und geringere Schrumpfung, aber ebenfalls ausgesprochene
Homogenisierung des Zellinhaltes. Kern wieder dreizipfelig und dunkel.
c. Zerfall einer solchen Zelle und ihres Kernes. Schwinden der Zellkonturen und Auftreten
leicht imprägnierter Zerfallstoffe.
d. Dreieckige, scharfumrandete Zellgestalt. Stummelartige Fortsätze in der Basis; hier
Imprägnation.
e. Starke Verschmälerung, Entfärbung und Homogenisierung der Zelle mit dreieckigem,
tiefdunklem Kern. Dabei Imprägnationen der sogenannten Golginetze in Kokkenschnüren-
form am Spitzenfortsatz. Kernpyknose an den Gliaelementen und Auftreten abnorm
imprägnierbarer Stoffe auch an bzw. in ihren Zelleibern.

glienzellkörper werden rasch mehr oder weniger unfärbbar; ich habe deutliche
Anfangsstadien dieser Umgestaltung schon 6 Stunden nach der Absperrung
des Gefäßgebietes gesehen. Der Kern färbt sich mit basischen Anilinfarbstoffen
sehr dunkel und meist (Toluidinblau, Thionin) metachromatisch. Der Zelleib
wird merkwürdig lang gezogen, dreieckig, mit scharfen Kanten (Abb. 34).
Er verliert einen großen Teil der Fortsätze; die ganze Zelle sieht auffallend schmal
aus. Auch die Kerne werden dreieckig und zipfelig ausgezogen (Abb. 34a u. e).
Man kann in dem dunkel gewordenen Kern oft noch das große und an den Rand
getretene Kernkörperchen unterscheiden. Vielfach schrumpft der Kern zu einer

schmalen Masse, die wie eine dunkle Falte aussieht, oder er zerfällt zu zahlreichen Körnchen und kleinen Klümpchen, ohne daß charakteristische Vorstadien der Karyorrhexis zu sehen waren (Abb. 34c). Wenigstens gilt das für die Zellen im eigentlichen ischämischen Bezirk. In den Randpartien desselben, wo also die Ernährung des nervösen Gewebes nicht ganz ausgeschaltet ist, kann man

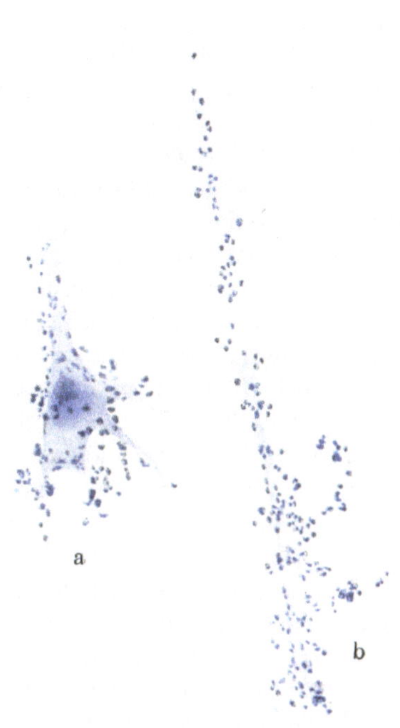

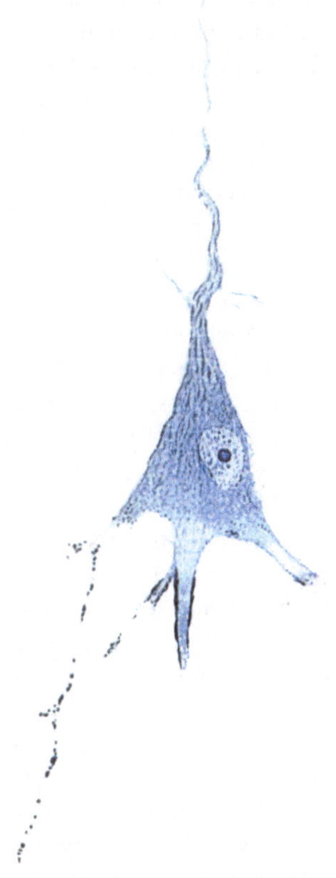

Abb. 35. „Inkrustationen der Golginetze" in der Randzone eines 3—4 Tage alten embolischen Herdes. a. Pyramidenzelle aus der 3. Schicht im Beginn einer Homogenisierung, die Oberfläche des Zelleibes und der Fortsätze dicht von blauschwarz gefärbten Brocken und Körnern bedeckt.
b. Spitzenfortsatz einer größeren Pyramidenzelle aus der 5. Schicht, an dem sich die gleichen Massen in Reihen und Häufchen niedergeschlagen haben. Nissl-Präparat.

Abb. 36. Pyramidenzelle mit Einstreuung abnorm imprägnierbarer Stoffe in die basalen Fortsätze und mantelartiger Instruktion des Axons mit solchen Stoffen.

an den Ganglienzellkernen mitunter deutliche Karyorrhexisfiguren in der Form der Kernwand- und Totalhyperchromatose und selten auch Sprossungserscheinungen an der Kernkapsel sehen, sowie endlich den Zerfall des hyperchromatischen Kernes. Hier erscheinen auch die Zelleiber durchschnittlich nicht so schmal und scharfkantig, dreieckig; es handelt sich um eine mildere Form der im völlig ausgeschalteten Bezirk festzustellenden Zellumwandlung. Man kann hier verfolgen, wie die Zellen allmählich blaß und blasser werden. Vielfach färben sich noch einzelne Substanzportionen und es treten die bei schweren Zerfallsvorgängen so häufigen feinwabigen Bildungen auf, die mitunter wieder der Imprägnation verfallen können; davon wird dann meist wieder die Zellbasis betroffen (Abb. 34d). Viele Zellen zeigen aber natürlich auch hier das Bild der vollständig entwickelten ischämischen Zellveränderung, also helle, schmale, scharfkantige Leiber mit dunklem geschrumpftem Kern.

Besonders regelmäßig sind an diesen in der Peripherie des ischämischen Herdes gelegenen Ganglienzellen Inkrustationen auf dem Zelleib und seinen Fortsätzen (Abb. 35), die von Nissl sog. „Inkrustationen der Golginetze". Man kann hier also beides nebeneinander sehen, nämlich Imprägnationen von Teilen des Zelleibes selber und andere, die der Zelle anliegen. Nissl hat diese Erscheinung der Inkrustation der Golginetze auch das „Sichtbarwerden der perizellulären Hosen" genannt. Man kann besonders bei frischen ischämischen Herden in ihrer Peripherie die allerverschiedenartigsten Formen dieser so überaus eigenartigen Bildungen sehen: von feinen, wie Kokkenschnüre aneinander gereihten Körnchen (Abb. 34e) bis zu plumpen scholligen Massen (Abb. 35). Die Zelle ist umlagert von solchen Gebilden, die sich mit basischen Anilinfarbstoffen meist tief dunkel färben — dunkler als die Nisslschen Granula und etwa ebenso stark wie die Imprägnationsstoffe im Zelleib selber. Diese unregelmäßig geformten kugeligen, körnigen, eckigen, scholligen oder fädigen Massen sind der Zelle und ihren Fortsätzen oft wie angeklebt (Abb. 35a, b), manchmal sind sie zu netzigen Figuren geordnet. An der Zelle in Abb. 36 ist — neben Körnerreihen an den Dendriten — das Axon wie von einer Borke mit solcher Masse umschlossen. Man darf wohl mit Nissl annehmen, daß es sich hier um periganglionäre Strukturen handelt, die vielleicht gliöser oder nervöser Art oder auch beides sind; und es ist sehr wohl möglich, daß es dabei auch zu einem Sichtbarwerden gerade der sog. Golginetze kommt, die normalerweise mit den für die Ganglienzellfärbung gebräuchlichen Farbstoffen nicht darstellbar sind. Wie wir unter pathologischen Bedingungen im Nervensystem ganz besonders in den Ganglienzellen selbst (Abb. 32f) und auch außerhalb derselben basophile Degenerationsprodukte sehen, so handelt es sich hier offenbar um etwas Gleichartiges. Man hat den Eindruck, daß ähnlich wie an der Ganglienzelle Gerinnungen mitspielen und daß diese Gerinnungsprodukte jene Eigentümlichkeit annehmen, welche Nissl schlechthin mit „Imprägnation" bezeichnet hat.

Diese in ihrer Masse wie in ihren periganglionären Strukturen imprägnierten Ganglienzellen können offenbar lange Zeit bestehen. Die Zellen in dem ischämischen Herd selbst werden mit dem Übergang der Koagulation in die Erweichung verflüssigt. Solche Verflüssigungsvorgänge kann man in den ischämischen Herden, wenn sie noch relativ jungen Datums sind, gut verfolgen; sie brauchen nicht besonders geschildert zu werden. Die schattenhaften Zellreste werden von den Gitterzellen aufgenommen. Manche aber können offensichtlich im geronnenen Zustand sowohl in dem Verflüssigungsbrei wie vor allem in der Grenzzone als tote Gebilde bestehen bleiben. Sie werden vielfach von Gliazellen dicht eingehüllt (Totenladenbildung). Besonders häufig aber werden sie mit Kalk inkrustiert.

Es ist selbstverständlich, daß wir es bei dieser Verkalkung ebenso wie bei der Imprägnation nicht mit einer besonderen Zellerkrankung im eigentlichen Sinne des Wortes zu tun haben und daß wir diese Bilder nicht der schweren Zellerkrankung, der akuten Schwellung usw. analog setzen können, sondern daß es sich hier um Endzustände beim Untergang der Ganglienzellen ähnlich etwa dem der Zellschattenbildung handelt. Die Imprägnation wie die Inkrustation mit Kalk kann sich eben zu verschiedenen, zum Untergang führenden Zellprozessen hinzugesellen.

Nissl hat bei seinen Experimenten über die Isolierung der Kaninchenhirnrinde in anämischen Herden mitunter eine eigentümliche Veränderung der Ganglienzellkerne festgestellt. Er sah auch hier das Blaß- und Schmalwerden der ganzen Zelle; nach dem Zerfall blieben aber hier und da die Kerne im großen und ganzen erhalten, allerdings ohne deutliches Kernkörperchen, und es kamen an diesen persistierenden Ganglienzellkernen die azidophilen Körperchen in der Peripherie des Nucleolus — die sog. Polkörperchen — zum Vorschein. Nissl hat solche Bilder selten auch beim Menschen bei partiellen Erweichungen und in der Umgebung von Geschwülsten, aber häufiger bei Tieren, gesehen.

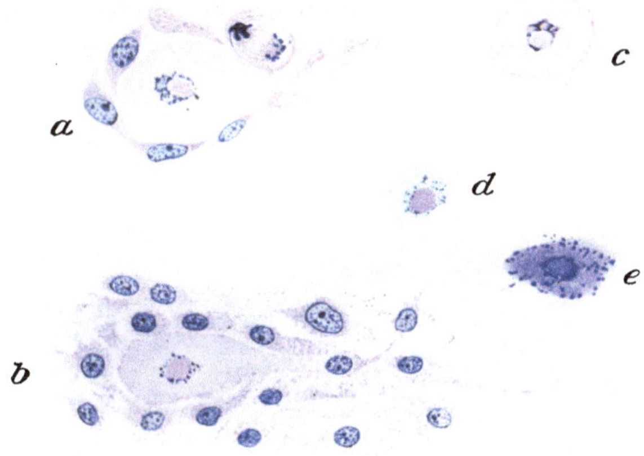

Abb. 37 a—e. Verschiedene Purkinjezellen mit „homogenisierender Zellerkrankung".
a und b von Gliaklammern umgebene Zelle mit blassem Körper und charakteristischer Kernveränderung (siehe Erklärung bei Abb. 38). Die gliösen Trabantzellen in lebhafter Wucherung (bei a Mitose, welche an dem einen Pole regressive Umwandlungen zeigt); keine Neuronophagie, sondern bloße Umklammerung unter Respektierung des Körpers der erkrankten Zelle selbst.
c—e. Die gleiche Purkinjeveränderung ohne Wucherung der gliösen Elemente. Weit fortgeschrittene, dem Endstadium nahe Erkrankung Bei e und d sehr blasse Scheiben des Zellkörpers; bei d ist der Zelleib deutlich verkleinert, das Kernkörperchen auffallend groß und metachromatisch gefärbt; charakteristisches Anhaften des Kernrestes auf dem Nucleolus. — e zeigt, daß die homogene Zellkugel schließlich auch abnorm „inkrustierbar" werden kann. Die Bilder stammen von Fällen von Typhus und Gasödem.

Bei den Gerinnungsvorgängen möchte ich eine Veränderung erwähnen, der man vorwiegend an den Purkinjeschen Zellen des Kleinhirns (Abb. 37, 38) begegnet und die ich als **homogenisierende Erkrankung** beschrieben habe. Die Zelle erinnert in ihrem Aussehen an die Ganglienzellen im ischämischen Herd; aber ich lasse es dahingestellt, ob die Veränderung tatsächlich etwas mit einer Gerinnung zu tun hat, und ich gestehe offen, daß ich sie hier dem Schema zuliebe aufführe, das ja nur ein didaktisches und vorläufiges ist. Der Zelleib wird blaß und opaleszierend, oder er ist noch leicht anfärbbar, der Kern schrumpft zusammen, indem sich die Kernmembran mit dem Rest der Kernmasse auf dem meist etwas vergrößerten maulbeerartig vakuolisierten Kernkörperchen niederschlägt. Bei den verschiedensten Färbungen, zum Beispiel bei der Fibrin-

färbung ebenso wie im Fettpräparate, sieht der Zellkörper wie eine gelblich
schimmernde Scheibe aus; manchmal ist sie nicht gleichmäßig, sondern mehr
schollig; später treten in dieser Scheibe kugelige Hohlräume auf, so daß das
Gebilde vakuolisiert erscheint. Das hängt offenbar mit der sich manchmal
an den Hauptvorgang anschließenden Verflüssigung zusammen. In den Endstadien bleibt noch lange Zeit der metachromatisch grünblaugefärbte Kern
und schließlich nur das meist violett angefärbte, etwas vergrößerte Kernkörperchen zurück, bis auch dieses abblaßt und verschwindet.

Diese Veränderung hat aber im Gegensatz zu der ischämischen Zellerkrankung nichts mit Zirkulationsstörung zu tun. Die Purkinjeschen Elemente
reagieren offenbar gerne in dieser Weise auf die allerverschiedenartigsten
Schädlichkeiten, in erster Linie auf akut einsetzende allgemeine Störungen,
wie auf Typhus, Gasödem, Fleckfieber, seltener auf die schweren Allgemein-
störungen, welche den akuten Schüben chronischer Prozesse, wie etwa der Para-

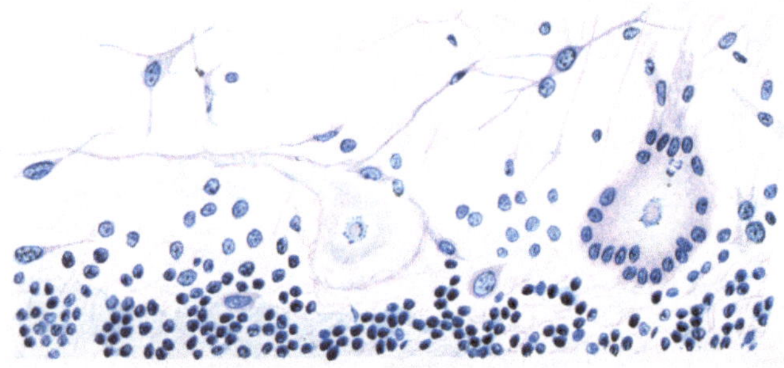

Abb. 38. „Homogenisierende Erkrankung" zweier Purkinjezellen. Schwund der Nissl-
körper und Blaß- bzw. Unfärbbarwerden des Zelleibes. Kernkörperchen verhältnismäßig
groß, in der Form einer blaßvioletten Scheibe, welcher der Rest der geschrumpften Kernmasse in Form kleinster, tief dunkel gefärbter Körnchen oder einer sehr fein gefältelten
Substanz anhaftet. Von den beiden nebeneinanderstehenden Ganglienzellen zeigt die
eine eine lebhafte Umklammerung mit Gliazellen (welche die Zelle bei der hier wiedergegebenen Einstellung überlagern), die andere nicht (sie ist nur von einem feinen Plasma-
zuge aus dem Gliasyncytium umgeben). Nissl-Präparat. Gasödem. Zeichnung bei
Zeiß. Oc. 2. Obj. D.

lyse und epileptischer Erkrankungen, zugrunde liegen. Ich habe mich dazu
früher bei der Beschreibung des „Gliastrauchwerkes" geäußert, welches häufig
mit dieser homogenisierenden Zellerkrankung der Purkinjeschen Elemente
verbunden ist, ich meine damit das Auftreten sehr charakteristischer gliöser
Erscheinungen. Noch bevor wir Veränderungen am Ganglienzellkörper wahrzunehmen vermögen, können die Dendriten oder Teile von ihnen abschmelzen,
indem basisch stark imprägnierbare Körner und Brocken auftreten (Abb. 236),
und es können die Fortsätze abschmelzen (Abb. 17). An ihre Stelle setzen sich
Gliazellen mit breiten plasmatischen Fortsätzen und die Gliareaktion ist, zumal
bei den Infektionskrankheiten, eine ungemein lebhafte, sodaß wir hier außerordentlich reiche Mitosen finden (Typhus, Flecktyphus, Malaria (Dürck), Paralyse,
Status epilepticus). Wir haben es bei diesen Bildern vielfach mit einer echten
Neuronophagie zu tun; die neugebildeten Gliaelemente stürzen sich gewissermaßen
auf die zerfallenden Dendriten und bei der Verflüssigung des Zellkörpers selber
können sie auch diesen mit wegschaffen helfen und ihn substituieren. Aber es

muß nachdrücklichst betont werden, daß wir außer dieser wirklichen zytophagischen Tätigkeit der Gliaelemente im Bereiche des Zellkörpers selbst vielfach bei dem Blaß- und Homogenwerden des Zelleibes eine bloße Umklammerung durch Gliaelemente finden, also keine Neuronophagie (Abb. 37a, b). Die Gliazellen machen vielmehr vor dem schon schwerveränderten Zellkörper halt und begnügen sich gewissermaßen mit seiner Umschnürung. Endlich aber kann selbst bei der völlig gleichen homogenisierenden Veränderung und der nachfolgenden Zellschattenbildung oder Verflüssigung auch jegliche Gliazellreaktion ausbleiben (Abb. 38). In demselben Falle sehen wir nebeneinander gleichartig erkrankte Elemente mit und ohne Gliaumschnürung und mit und ohne Neuronophagie (vgl. das Kapitel „Degeneration" S. 349).

Das Fibrillenpräparat zeigt hier besser als das Toluidinblaupräparat, wie es allmählich zum Zerfall der Zellstrukturen unter Bildung eines feinkörnigen Detritus kommt. Anfangs können die Nisslkörperchen argentophil sein, dazwischen sieht man häufig noch gut imprägnierte Fibrillen, andere sind nur matt und schattenhaft gefärbt. Später ist der Zelleib mit schwärzlichen, teils körnigen, teils wabigen bzw. schaumigen Massen ausgefüllt. Und schließlich ist auch im Fibrillenpräparat das Element mehr gleichmäßig schmutzig gefärbt, oft noch staubige Zerfallsmassen enthaltend. In den Dendriten erhalten sich die Fibrillen wieder länger als im Zelleib, selbstverständlich soweit nicht etwa gerade eine Abschmelzung der Fortsätze vorausgegangen ist. Später fangen auch in den Dendriten die Fibrillen an, schlechter färbbar und unscharf, bröckelig zu werden. Streckenweise sind sie zusammengeklumpt oder auseinander gedrängt, ihre Färbung ist ausgelöscht. Um die Zelle herum sieht man oft noch feine und reiche Faserkörbe. An deren Stelle können sich später die umklammernden Gliaelemente setzen. — Bei den verschiedenartigsten Färbungen zeigt die homogene und im ungefärbten Präparate gelblich schillernde Zelleibsmasse in ihrer Peripherie oft Inkrustationen, die sich auch vielfach eine Strecke weit auf die Dendritenstämme fortsetzen. Die im Nisslpräparat tief blauschwarz gefärbten Massen kann man auch im Fibrinbild und bei der Heidenhainfärbung wieder erkennen. Das Eisenhämatoxylin färbt die klumpigen und scholligen Massen schwarz.

Imprägnationen. Von Imprägnationen war bei der Schilderung der einzelnen pathologischen Zelltypen schon mehrfach die Rede, und wir sahen, daß das, was Nissl Imprägnation genannt hat, sich zu verschiedenartigen Zellerkrankungen hinzugesellen kann, also nur ein Nebensymptom und nicht ein Krankheitsprozeß der Nervenzelle an sich ist. Ich erinnere daran, daß wir bei der schweren Zellerkrankung und bei anderen ihr nahestehenden Verflüssigungsprozessen an den Zerfallsprodukten der Zelle eine Imprägnierbarkeit sehen; während ein großer Teil der Zelle oft schon aufgesogen ist, werden maschige und netzige Massen, besonders in den basalen Partien einer Rindenzelle tief dunkel färbbar. Mit dieser Imprägnation von zerfallenden Zelleibssubstanzen und auch unabhängig davon können periganglionäre Strukturen imprägnierbar werden, zumal bei der ischämischen Zellerkrankung. Das ist die Inkrustation der Golginetze. Basisch imprägnierbare Stoffe treten weiterhin bei den allerverschiedenartigsten Krankheitsprozessen auf, so zum Beispiel auch bei der soeben beschriebenen homogenisierenden Erkrankung der Purkinjeschen Elemente im Zelleib oder auch bloß in den Fortsätzen. Sie können ein

erstes sichtbares Zeichen der Abschmelzung von Dendriten darstellen; sie können
auch als vorwiegendes Zeichen einer Zellschädigung zum Beispiel an den Ganglienzellen der tiefen Rinde nach Isolierung der Kortex (Nissl) offenbar lange
Zeit bestehen bleiben (Degenerationskugeln").

Es gibt nun aber auch andere Vorgänge in der Ganglienzelle, bei denen die
Imprägnation ihrer Strukturen das eigentlich Bestimmende und Wesentliche des Zellprozesses ist. Und das ist vor allen Dingen bei der „Alzheimerschen Fibrillenerkrankung" der Fall. Wir sehen diesen eigentümlichen, von
Alzheimer zuerst beschriebenen Prozeß bei hochgradiger seniler Verblödung
und vornehmlich bei der von Kraepelin so benannten „Alzheimerschen
Krankheit". Alzheimer selbst und seine Schüler Perusini und Simchowicz
haben sie genau geschildert; O. Fischer hat sie bei seinen Studien über die
senilen Plaques mitbehandelt. Und seitdem haben sich viele Forscher, besonders
auch Bielschowsky, mit dieser sehr interessanten Zellveränderung beschäftigt.

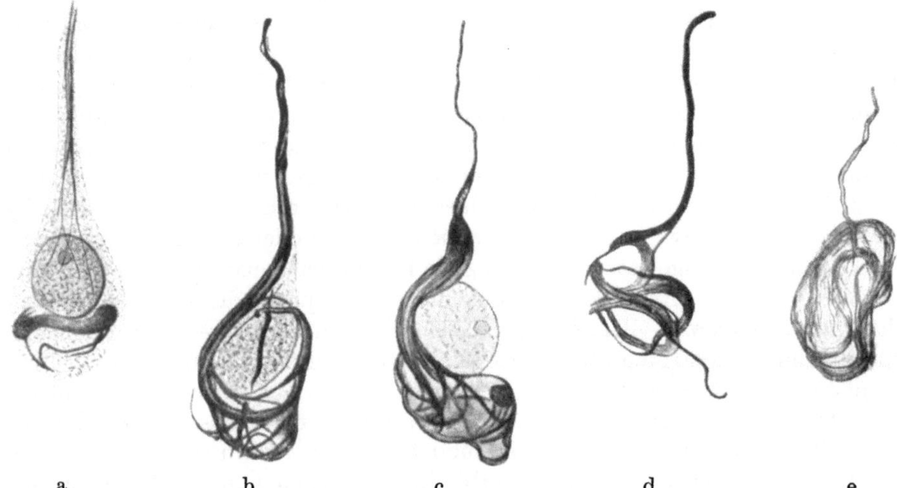

Abb. 39. „Alzheimersche Fibrillenerkrankung". Verschiedenartige Imprägnations-
formen. Einzelne Streifen, Bündel, zopfähnliche Durchflechtung, Korbbildung. — Alzheimersche Krankheit. Bielschowsky-Präparat.

Im Bielschowskypräparat oder auch bei der Levaditifärbung (wo die
veränderten Fibrillen in Anbetracht der abnorm starken Imprägnierbarkeit
gegenüber den kaum gefärbten normalen Fibrillen gut heraustreten) sieht man
anfangs, wie sich einzelne Fibrillen in Teilen der Zelle wie starre Drähte herausheben (Abb. 39, 42 b). Vielfach kommen Schlingen und zopfartige Durchflechtungen sehr dicker tiefschwarz imprägnierter Bündel vor. Auch knäuel-
und korbartige Gebilde sind nicht selten (Abb. 39, 42 a). Besonders schön sind
diese Veränderungen an den Stellen zu sehen, wo die senilen Prozesse und im
allgemeinen auch die Alzheimersche Krankheit ihre Prädilektionsstelle haben,
nämlich im Ammonshorn (Subikulum) und im Stirnhirn. In den Endstadien
bleibt von der Zelle nur noch ein zopf- oder korbartiges Geflecht oder ein
Fibrillenbündel zurück (Abb. 39 d—e). Seltener kommt es zur Bildung kompakter argentophiler Kugeln (Abb. 40), die als solche ebenfalls den Zelltod
überdauern können.

Die abnorme Färbbarkeit der Fibrillen gelangt selten auch im Nisslpräparat zum Ausdruck. Man sieht manchmal die faden- und knäuelartigen, etwas metachromatisch gefärbten Bildungen in ganz hell gewordenen Partien des Zellkörpers liegen (Abb. 41a). Die Form der Ganglienzelle (Abb. 41a u. b) hat auch im Nisslpräparat etwas Eigentümliches; die Nisslschollen gehen verloren, auch die Fortsätze größtenteils; der Kern wird an die Wand der Zelle gedrängt und buckelt deren Peripherie vielfach vor. Der Zelleib selbst erscheint ganz hell und homogen entsprechend der Partie, wo die veränderten knäuelartig durchflochtenen Fibrillen liegen (Abb. 41b). Die Zelle kann dabei ein unförmiges Aussehen bekommen und eine Vergrößerung erfahren (Abb. 41a).

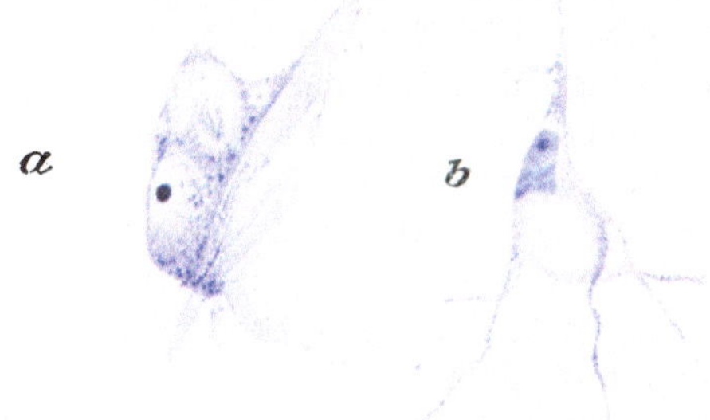

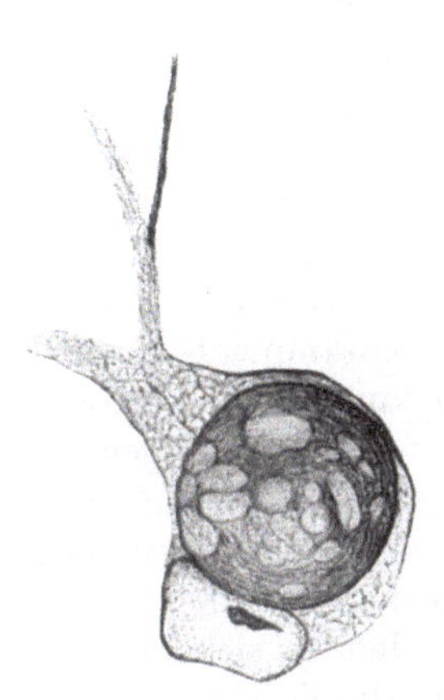

Abb. 40. Alzheimersche Ganglienzellerkrankung: Dicht durchflochtene kugelige imprägnierte Masse.

Abb. 41a, b. Alzheimersche Fibrillenerkrankung im Nissl-Präparat.
a. Pyramidenzelle durch die in der einen Hälfte der Zelle gelegenen zopfartig durchflochtenen verdickten Fibrillenmassen verunstaltet. Die verschlungenen Züge sind hier im Nisslpräparat durch leichte Anfärbung erkennbar.
b. Häufiges Bild bei Alzheimerscher Fibrillenerkrankung: der Hauptteil der Zelle erscheint leer entsprechend der Lage der Fibrillenkörbe und Knäuel. Durch diese ist die Auftreibung und Verunstaltung der Zelle und die Verlagerung des Kernes bedingt.

Von Alzheimer selbst und von den meisten wird diese Erkrankung als eine besondere Umwandlung der Fibrillen aufgefaßt. Wenn man in Rücksicht zieht, daß sich in besonders günstigen Objekten im Nisslpräparat in den ungefärbten Bahnen derartige Fäden und Schlingen darstellen lassen und wenn man die Anfangsstadien der Zellerkrankung im Fibrillenpräparat betrachtet, so liegt es nahe anzunehmen, daß es wirklich Fibrillen sind, die hier „erkranken“, so daß also der ursprünglich von Alzheimer gegebene Name der „Fibrillenerkrankung“ berechtigt ist. Die veränderte Färbbarkeit der Fibrillen und ihre Neigung zum Zusammenkleben wie ihre starke Verdickung beruht wohl darauf, daß sie sich mit irgend einem Stoff imprägniert haben. Bei den Krankheiten, bei welchen wir die Alzheimersche Fibrillenerkrankung finden, sehen wir ja mit ziemlicher Häufigkeit — nicht immer — auch die sog. senilen Plaques, also ebenfalls pathologische Stoffe argentophiler Art im nervösen Gewebe auftreten. Es wird dabei gliöses und nervöses „Grundgewebe“ imprägnierbar. Wir sehen weiter, daß auch in der Nähe der nach Alzheimer veränderten Ganglienzellen Gliafasern zusammenbacken und argentophil werden können

(Achucarro). Auch Simchowicz betont die Häufigkeit des Vorkommens veränderter Gliafasern, die sich bei der Erkrankung der Ganglienzelle auflagern und er meint sogar, daß es sich bei der Alzheimerschen Zellveränderung um außerhalb der Zelle gelegene starre, argentophile Gliafasern handelt. Bielschowsky weist mit Recht darauf hin, daß die hier in der Zelle abgelagerte Substanz auch an anderen Stellen angetroffen werden kann und daß sie sich mitunter auch an nichtnervösen Gewebselementen besonders an den feineren Gefäßen niederschlägt. Neuerdings hat Rio Hortega an amöboiden Gliazellen seniler Gehirne aufgerollte Gliafibrillen beschrieben, die den Figuren in der Ganglienzelle bei Alzheimerscher Krankheit ähnlich sind und den Untergang der Zelle überdauern können. Das alles beweist aber doch wohl nur, daß bei den betreffenden Krankheitsprozessen überhaupt die Neigung zur Ablagerung solcher mit Silber imprägnierbarer Stoffe besteht, und widerlegt nicht die ursprüngliche Annahme Alzheimers, daß es sich hier um veränderte Neurofibrillen handelt. Ich glaube, daß für die Mehrzahl der nach Alzheimer erkrankten Zellen angenommen werden kann, daß sich hier die eigentümliche Masse an den Fibrillenstrukturen niedergeschlagen hat; sie imprägniert nicht regelrecht einen Fibrillenzug oder bestimmte Bündel davon, sondern in unregelmäßiger Weise inkrustiert sie auch mehr fleckförmig diese oder jene Zone in der Zelle und führt dabei Verklumpungen und abnorme Zusammenlagerungen der fibrillären Züge und Geflechte herbei. Aber ich möchte ausdrücklich betonen, daß man auch nicht selten auf Zellen stößt, wo ganz eigenartige Schlingen und Haken isoliert auftreten (Abb. 42 b) oder wo so merkwürdige Bildungen entstehen, daß man sich schwer vorstellen kann, daß es normal angelegte Fibrillen seien, welche eine derartige Umwandlung erfahren haben (Bielschowsky).

Gerade im Gegensatz zu diesen letzteren Bildern handelt es sich bei einer anderen Ganglienzellerkrankung, die wieder vorwiegend durch die Fibrillenveränderung bestimmt wird, um Bilder, die sich leicht aus der normalen Anordnung der Fibrillen ableiten lassen. Es sind das die Veränderungen, die besonders Cajal und seine Schule (Achúcarro, Tello u. a.) bei der Lyssa, im Winterschlaf und unter anderen Bedingungen beschrieben haben. Hier handelt es sich um dicke Fibrillen, die offenbar aus Bündeln zusammengeklebter Fibrillen bestehen (Abb. 42 c). Die Zellbefunde, die man bei Tieren erhält, stimmen durchaus mit denen bei lyssakranken Menschen überein. Die Annahme, daß es sich hier um hypertrophisch gewordene Fibrillen handelt, ist wohl abgelehnt worden. Man nimmt im allgemeinen an, daß die Verdickung der Fibrillen durch Verschmelzung zustande kommt. Die bei der Tollwut auftretende Veränderung des Fibrillenbildes findet ihre Ergänzung in den Befunden im Nisslbilde (Achúcarro).

Ablagerungen in der Ganglienzelle. Am häufigsten ist die abnorme Ansammlung **lipoider** Stoffe. Ich glaube man kann hier zwei Formen unterscheiden: nämlich einmal die sog. **Pigmentatrophie** und zweitens die **Verfettung** der Ganglienzellen. Denn in ihren reinen Formen weichen sie voneinander ab.

Bei der **Pigmentatrophie** handelt es sich im wesentlichen um die krankhafte Anhäufung jenes Stoffes, den wir schon normalerweise in den Ganglienzellen antreffen. Bei allerhand Krankheitsprozessen sehen wir eine Vermehrung des Ganglienzellpigmentes im Zentralnervensystem auftreten. Um die Mengen der lipoiden Stoffe richtig zu beurteilen, darf man sich nicht an die Alkoholpräparate halten, denn in keineswegs allen Fällen zeigen die lipoiden Körnchen die gelbliche oder gelbgrünliche Eigenfärbung, welche ihnen den Namen „goldgelbes Pigment" eingetragen hat. Auch verursachen nur große Anhäufungen dieser Stoffe Schädigungen der Form der Zelle oder ihres Strukturbildes. Es

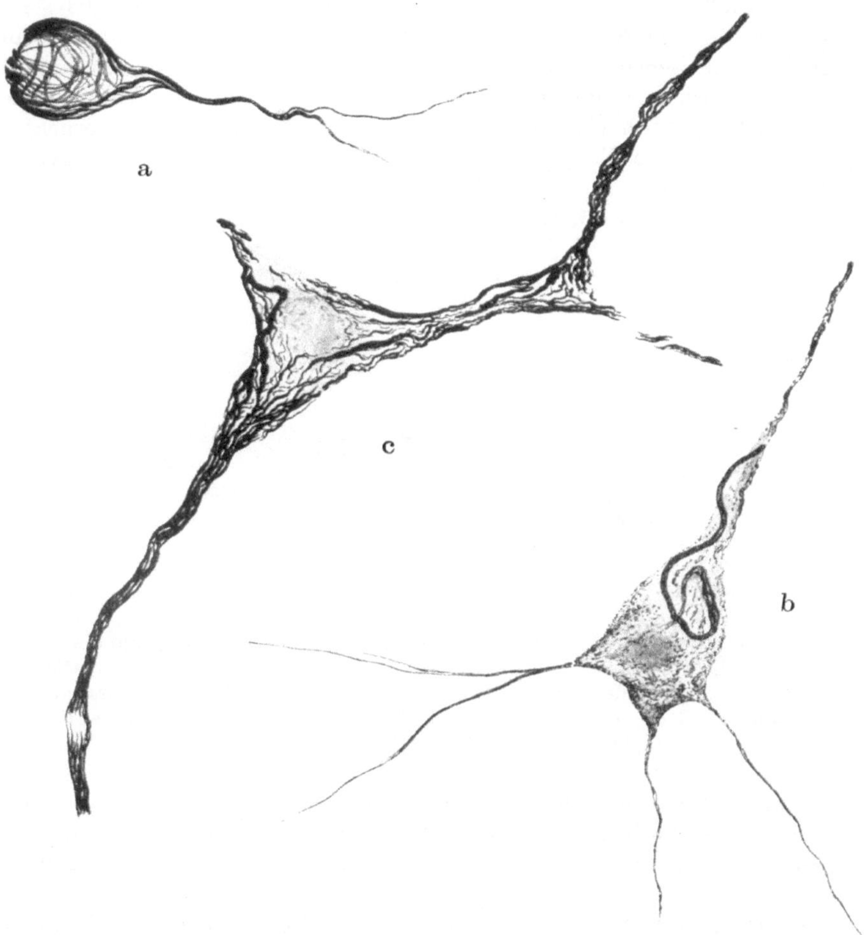

Abb. 42a— c. Alzheimersche Ganglienzellenerkrankung:
a. Die Ganglienzelle ganz von Bündeln und Geflechten angefüllt, welche offenbar imprägnierten Fibrillen entsprechen.
b. Stark imprägnierte Schlinge von eigenartiger Gestalt, Form und Lage, die keine Beziehungen zur normalen Fibrillenanordnung erkennen lassen.
c. Vorderhornzelle eines lyssakranken Affen. Sehr derbe, tiefschwarz imprägnierte Züge, die durch Verbackung der Fibrillen entstanden zu sein scheinen.

ist unbedingt nötig, sich der Scharlachfärbung zu bedienen, wenn man sich über ihre Menge ein zuverlässiges Urteil bilden will.

Eine besondere Schwierigkeit ist die Entscheidung, welche Pigmentmassen wohl als pathologisch anzusprechen sind. Die lipoiden Stoffe nehmen ja normaler-

weise im Alter zu (Obersteiner), und man müßte also versuchen, darüber
Klarheit zu gewinnen, welche Menge dem Alter entspricht. Dabei kommen aber
erhebliche individuelle Schwankungen vor, und man muß deshalb mit der
Annahme einer krankhaften Pigmentartung recht vorsichtig sein.

Ich erinnere hier an die bereits erwähnten Untersuchungen Obersteiners
über das Verhalten der verschiedenartigen Zellelemente des Nervensystems
bezüglich ihres Pigmentgehaltes in verschiedenen Lebensaltern und an seine
Unterscheidung zwischen lipophilen Ganglienzellen, zu denen zum Beispiel die
Elemente der Hirnrinde, die der Clarkeschen Säule und der Vorderhörner
gehören, und lipophoben Ganglienzellen, bei denen sich auch in vorgerücktem
Alter keine wesentliche Neigung zur Ablagerung von Pigmentstoffen geltend
macht, wie z. B. bei den Purkinjezellen. Ganz allgemein kann man vielleicht
sagen, daß bis etwa zum 45. Lebensjahr die lipoiden Körnchen ein mehr oder

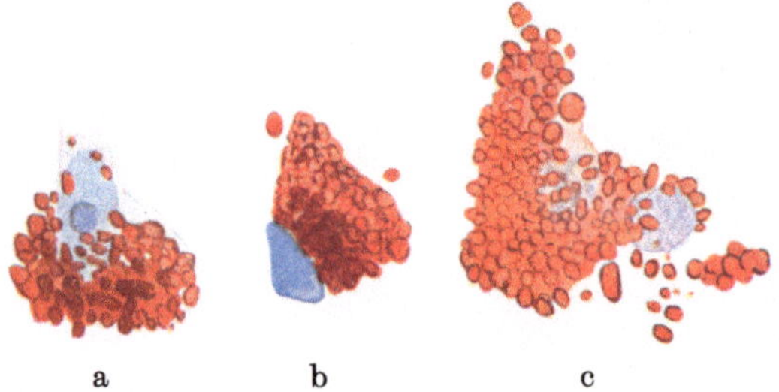

a   b   c

Abb. 43 a—c. Weit vorgeschrittene Stadien der sogenannten Pigmententartung bei Fettfärbung (Scharlachrot).
Während bei a noch der obere Teil der Pyramidenzelle verschont erscheint, und der Lipoid-
haufen im wesentlichen eine pathologische Vergrößerung des normalen Pigmentfleckens
darstellt, ist die Ganglienzelle in b auf dem Wege sich zu einem körnchenzellartigen Gebilde umzuwandeln. Bei c liegt der ganz von Fetttröpfchen erfüllten Ganglienzelle ein mit
Lipoidstoffen angefülltes Gliaelement an.

weniger umgrenztes Häufchen zu bilden pflegen und daß sie auf diese Stelle
der Ganglienzelle in der Regel beschränkt bleiben, so an der Basis der Pyramidenzellen (Abb. 9), an der Seite des Zellkernes oder in einer Ecke einer polygonalen
Ganglienzelle.

Gewöhnlich sehen wir unter pathologischen Bedingungen das Pigmenthäufchen an der Stelle, an der es normalerweise liegt, größer werden (Abb. 43a).
Wenn es stärker angewachsen ist, findet man in seinem Bereich Verdrängungen
an den Nisslschollen und den Fibrillen. Fast immer zieht sich durch den Pigmenthaufen ein feines, auch mit basischen Farbstoffen und im Silberpräparat
deutlich dunkel gefärbtes protoplasmatisches Maschenwerk, das schon erwähnte
sog. Spongioplasma. Innerhalb seiner Maschen liegen die einzelnen Fettkörnchen. Im übrigen Teil der Zelle kann die Zellstruktur völlig normal geblieben
sein. So stellt also wenigstens im Beginn der Erkrankung die Pigmentatrophie
im Gegensatz zu den bisher besprochenen Erkrankungen eine partielle
Zellerkrankung dar. — Reicht das Pigment bis zum Ausgang eines Dendriten,
so verdünnt er sich, schrumpft zu einem Stummel (Abb. 44a) und verschwindet
auch völlig. Manchmal erstrecken sich die Fettkörnchen in den Dendriten-

oder den Achsenzylinderursprung hinein. Dabei kann es zu Auftreibungen der
Fortsätze kommen, ähnlich denen bei der Verfettung (Abb. 47a, b) und denen bei
der amaurotischen Idiotie (Abb. 50, 51). Nehmen die lipoiden Stoffe mehr und mehr
zu, so deformieren sie die ganze Zelle (Abb. 43b, c, 44), sie bekommt die Form
einer Birne. Der Kern wird von seiner Stelle bis in einen Fortsatz verdrängt
oder auf eine Seite der Zelle geschoben, und das normale Plasma und die Nisslschollen nehmen einen immer kleineren Teil der Zelle ein. Der Kern zeigt schwere
Degenerationserscheinungen; er wird blaß oder pyknotisch und bekommt eine
unregelmäßige Gestalt (Abb. 44a). Die Ganglienzelle kann schließlich Formen
annehmen, die sie kaum mehr von „Körnchenzellen" unterscheiden läßt
(Abb. 43b u. c).

Von besonderem Interesse ist das Verhalten der Fibrillen bei der Pigmentatrophie der Ganglienzellen. Sie treten in normaler Anordnung bis an den Haufen

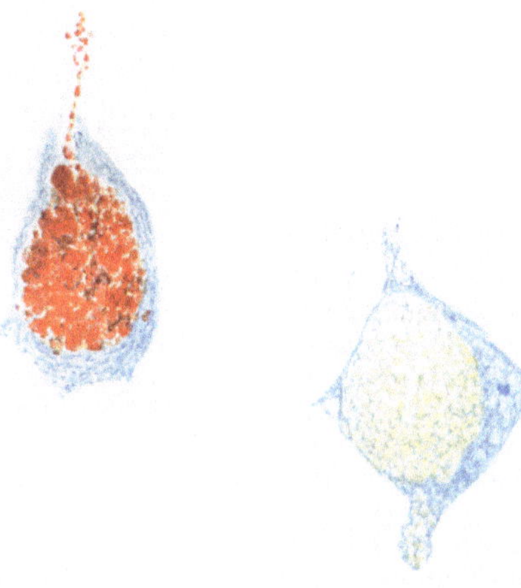

a   b

Abb. 44 a, b. Pigmentatrophie der Ganglienzellen bei seniler Demenz. Im Nisslbilde (a)
ist die Masse des gelblichen Pigments von einem feinen Wabenwerk, dem sogenannten
Spongioplasma durchzogen. Im Scharlachrotpräparat (b) entsprechen letzterem die zarten,
hellen Lücken und Streifchen, die zum Teil etwas angefärbt sind. Die im Nisslpräparat
an ihrer Eigenfarbe kenntlichen lipoiden Pigmentkörner sind im Fettpräparat leuchtend
rot gefärbt. Verdrängung und Umgestaltung des Kerns in a; Stummelbildung an einem
seitlichen und einem basalen Fortsatz. In Abb. b ist die noch erhaltene Nisslsubstanz
gegen die Peripherie zusammengepreßt. In beiden Zellen erstreckt sich das lipoide Pigment
vom Zelleib auf einen Fortsatz.

der lipoiden Körnchen heran, weichen ihnen dann zum Teil aus, so daß sie oft
um den Pigmenthaufen dichter gelagert erscheinen; d. h. sie werden verdrängt
und gegen den Zellrand gepreßt. Zum anderen Teil treten sie in die Balken
des Plasmaretikulums ein, welches die Fettkörnchenmasse durchzieht. Das
findet dort statt, wo die Einzeltropfen zu größeren Ballen zusammenfließen.
Für gewöhnlich sehen wir zwar, daß die einzelnen fettigen Körnchen, deren
Größe ziemlich wechseln kann, dauernd als scharf getrennte Granula bestehen
bleiben. Bei Ansammlung erheblicher Massen aber fließen sie zu größeren
Kugeln zusammen (Abb. 43).

Die Pigmentartung ist außerordentlich oft kombiniert mit der sog. einfachen Schrumpfung (chronischen Zellerkrankung) und mit der Sklerose. Bei Schrumpfung und Verkleinerung des Hauptteiles der Zelle treten die in Haufen abgelagerten Fettmassen besonders auffällig in die Erscheinung. Sie wölben sich oft sehr stark vor und bilden große Buckel oder Anhängsel an die im übrigen geschrumpfte Zelle.

Zur Pigmententartung der Nervenzelle gehören wiederum mehr oder weniger charakteristische gliöse Erscheinungen. Auch die Gliazellen in der engeren und weiteren Umgebung der Ganglienzellen führen reichliche Lipoidstoffe (Abb. 43 c). Außerdem pflegen diese gliösen Elemente im Kern und in ihren Fortsätzen regressive Veränderungen darzubieten. Die Gliazellen beladen sich offenbar mit den bei der Degeneration der Ganglienzellen auftretenden und frei werdenden Abbaustoffen und führen sie zu den Gefäßen weiter. Außerdem aber dürfte auch eine selbständige Ansammlung lipoider Pigmente in den Gliazellen statthaben. In den Gefäßwandzellen finden wir ebenfalls regelmäßig größere Massen gelblich, grünlich oder bräunlich gefärbter Lipoidstoffe.

Wie wir schon sahen, ist die sog. Pigmententartung eine regelmäßige Erscheinung des Alters. Die ausgesprochensten pathologischen Formen dieser Umwandlung finden wir bei der senilen Demenz und auch bei der Arteriosklerose. Wir sehen aber fettig pigmentöse Entartung auch bei allerhand Prozessen, die im mittleren und jugendlichen Lebensalter vorkommen, bei der Paralyse und bei der Dementia praecox. Freilich spielen bei dem letzteren Prozeß wohl die Vorgänge der sogleich zu besprechenden „Verfettung" die Hauptrolle.

Über die Bedeutung des Ganglienzellpigments, seine chemische Konstitution und seine Verwandtschaft mit anderen Organpigmenten (Herzmuskel, Samenblase, Prostata usw.) existiert eine größere Literatur; ich verweise nur auf die Untersuchungen von Obersteiner, Mühlmann, Lubarsch, Hueck, Wengelin. Mühlmann hat sich besonders eingehend mit dem Zellpigment am Nervensystem befaßt. Er bezeichnet es als Lipochrom und betont den degenerativen Charakter dieser Pigmentablagerungen. Lubarsch nennt diese Substanzen fetthaltige Abnutzungsprodukte. Von grundsätzlicher Bedeutung in dieser ganzen Frage sind die Pigmentstudien von Hueck. Während die Lipochrome dem Fett die Farbe verleihen und sich z. B. mit Schwefelsäure blau färben, entstehen nach Hueck die braunen Pigmente erst sekundär aus dem Fett. Er vermutet, daß die Pigmente aus Zersetzungsprodukten des Fettes bestehen. Es handelt sich hier wohl nur selten um neutrales Fett oder Cholesterinester, sondern meist um ein Phosphatid, Zerebrosid oder ein Gemisch dieser Stoffe mit Cholesterinen. Hueck nennt es im Gegensatz zum Lipochrom Lipofuszin (siehe S. 295).

Findet bei der sog. Pigmentatrophie die Ablagerung in umschriebener Form statt und läßt sie sich im allgemeinen aus einer pathologischen Vergrößerung des normalen Pigmentfleckes ableiten, so erfolgt bei dem Vorgang, den wir schlechthin **Verfettung der Ganglienzellen** nennen wollen, die Verteilung der lipoiden Tröpfchen unregelmäßig und diffus über den ganzen Zelleib. Sie betrifft auch die lipophoben Zellen wohl in gleichem Maße, und wir sehen an den Fettsubstanzen selten den goldgelben Farbton, den das pathologisch vermehrte Pigment — wenigstens zunächst und auch später meist teilweise — zu haben pflegt. Solche Verfettungen können sich ziemlich rasch entwickeln, z. B. bei akuten Allgemeininfektionen und Vergiftungen; wir sahen sie in hohem Grade bei einer akuten Morphiumvergiftung 12 Stunden nach der Einnahme des Giftes. Auch bei chronischen Infektionskrankheiten und Intoxikationen und bei marantischen Prozessen geistig Gesunder finden wir sie in der Rinde und andern zentralen Gebieten. Ranke betont in einer seiner letzten Arbeiten für eine derartige Verfettung der Ganglienzellen den Zusammenhang mit einer Tuberkulose; wir stimmen dem durchaus zu. Man wird entsprechende Bilder nicht ohne weiteres mit dem psychischen Prozeß oder mit der Krankheit am Nervensystem selbst in Beziehung bringen dürfen. Aber sicherlich spielen diese Zellveränderungen gerade auch bei Geisteskrankheiten eine bedeutsame Rolle. Ich erwähne nur die Dementia praecox und die von Kraepelin abgegrenzten perniziösen klimakterischen Psychosen.

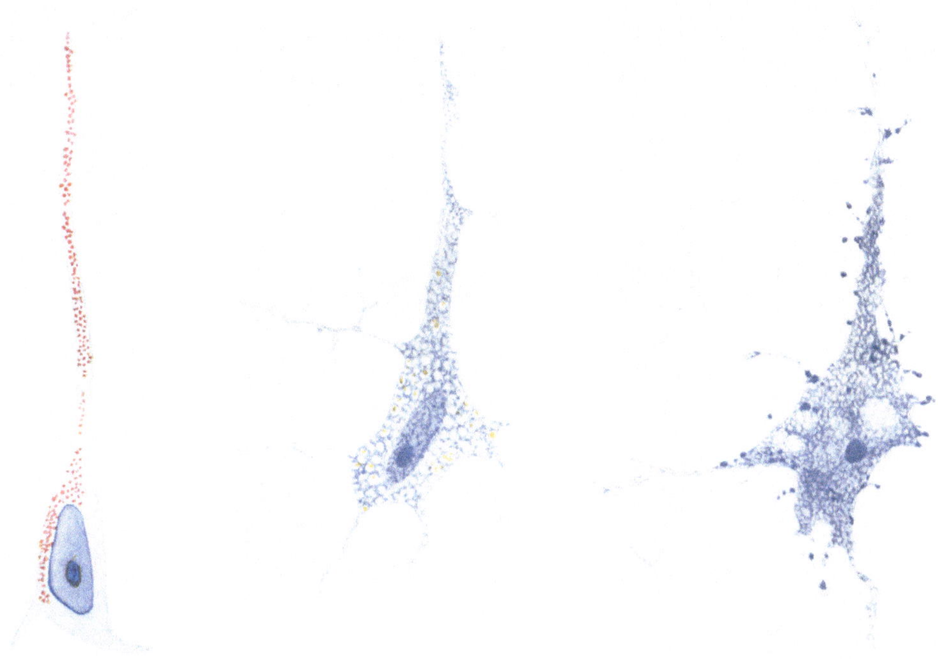

a   b

Abb. 45. Pyramidenzelle aus der 3. Schicht mit feinverteilten, besonders auch den Spitzenfortsatz einnehmenden Lipoidkörnchen. Scharlachrotfärbung.

Abb. 46a, b. Wabige Veränderung von Rindenzellen im Nisslbilde infolge Zellverfettung. Den Wabenräumen des Nisslbildes entsprechen im Scharlachrotpräparat Fettröpfchen. — In der Abb. 46b Kombination der (wabigen) Zellverfettung mit Inkrustationen an der Oberfläche der Zelle. — Perniziöse klimakterische Psychose.

Von den beigegebenen Bildern stammt Abb. 45 von einem geistesgesunden, an Krebs gestorbenen Menschen. Man sieht hier, besonders in dem Spitzenfortsatz, Fett. Auch bei psychisch Kranken begegnen wir solchen Bildern, bei denen körperliche Schädlichkeiten nicht mitzuspielen scheinen, und wo wir wohl die Nervenzellveränderung mit der Psychose in Zusammenhang bringen dürfen. Bedeutungsvoll sind vor allem Bilder, wie sie Nissl früher als „wabige Zellerkrankung" bezeichnet hat (Abb. 46a u. b). Nissl neigte in den letzten Jahren der Ansicht zu, daß die von ihm mit dem Namen wabige Zellerkrankung belegte Veränderung im wesentlichen in dem Prozeß der Zellverfettung aufgehe. (Daß

bei verschiedenartigen Erkrankungen der Nervenzelle wabige Bildungen
resultieren, sahen wir bereits; ich erwähne nur die Verflüssigungsprozesse.)
Abb. 46a zeigt eine solche Zelle mit wabiger Entartung, bei der sich in den
hier im Nissl präparat hell erscheinenden Räumen Fettkörner nachweisen lassen;
diese liegen, wie man das bei allerhand Zellen mit solchen Einschlüssen sehen
kann, in gut gefärbten Maschen des Zellplasmas. Die lipoiden Tröpfchen sind
ungefärbt; nur einzelne gelbe Pigmentkörner liegen dazwischen. Um also diese

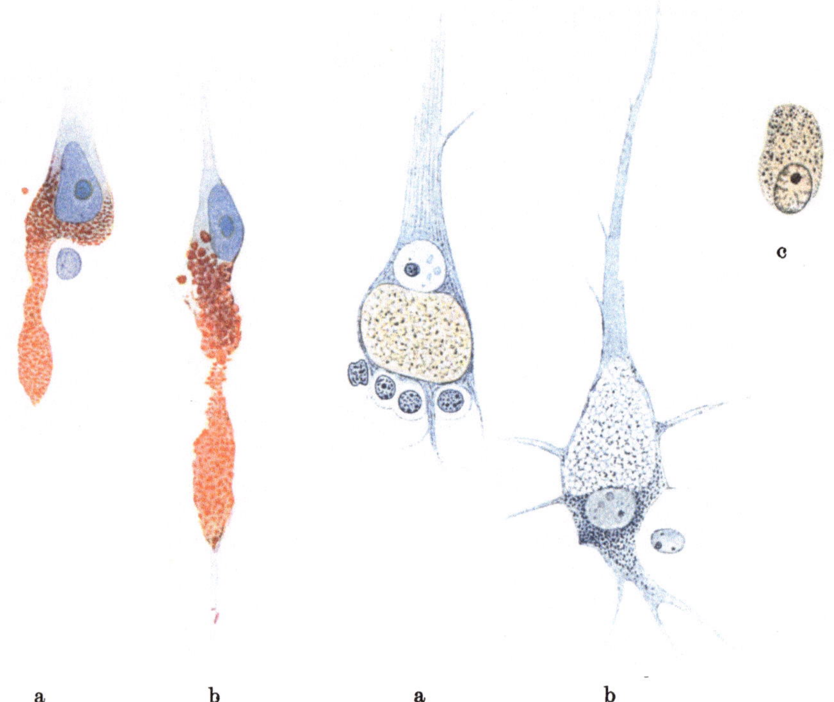

a   b

Abb. 47a, b. Zwei Gan-
glienzellen, in welchen die
lipoide Einlagerung besonders auch den Abgang eines
Fortsatzes betrifft. Bei a
ein zu einem sackartigen
Anhängsel umgestalteter
Dendrit. Bei b zeigt ein
Fortsatz außer seiner Auftreibung am Übergang zum
Zelleib noch eine zweite,
mehr distal gelegene.
Dementia praecox.

a   b

Abb. 48. Ganglienzellen der Hirnrinde bei der juvenilen Form
der familiären amaurotischen Idiotie. (Aus meiner Arbeit:
„Klinische und anatomische Untersuchungen über eine besondere Form von familiärer amaurotischer Idiotie"). Die
im Zelleib abgelagerte Masse hat in der links stehenden Ganglienzelle einen gelblichen Farbton, in der mittleren Zelle ist
sie ungefärbt. An diesem Element erscheint das zwischen den
Körnern befindliche Wabenwerk besonders gut strukturiert;
es zeigt in seinen Knotenpunkten die bei solchen Bildungen
typischen Verstärkungen. — In Ergänzung zu diesen Nisslbildern illustriert die rechtsstehende Zelle (aus der Lamina
granularis externa) das Verhalten der eingelagerten Substanz
bei der Heidenhain-Färbung: Schwarzfärbung eines großen
Teiles der eingelagerten Körner.

Art wabiger Umwandlung von anderen ähnlich aussehenden Zellveränderungen
abgrenzen zu können, wird man in Ergänzung des Nissl bildes das Scharlachpräparat befragen müssen. Bei rasch fortschreitenden fettigen Degenerationen
erscheinen die lipoiden Körnchen allerdings auch im Nissl bilde mitunter gelbgrün

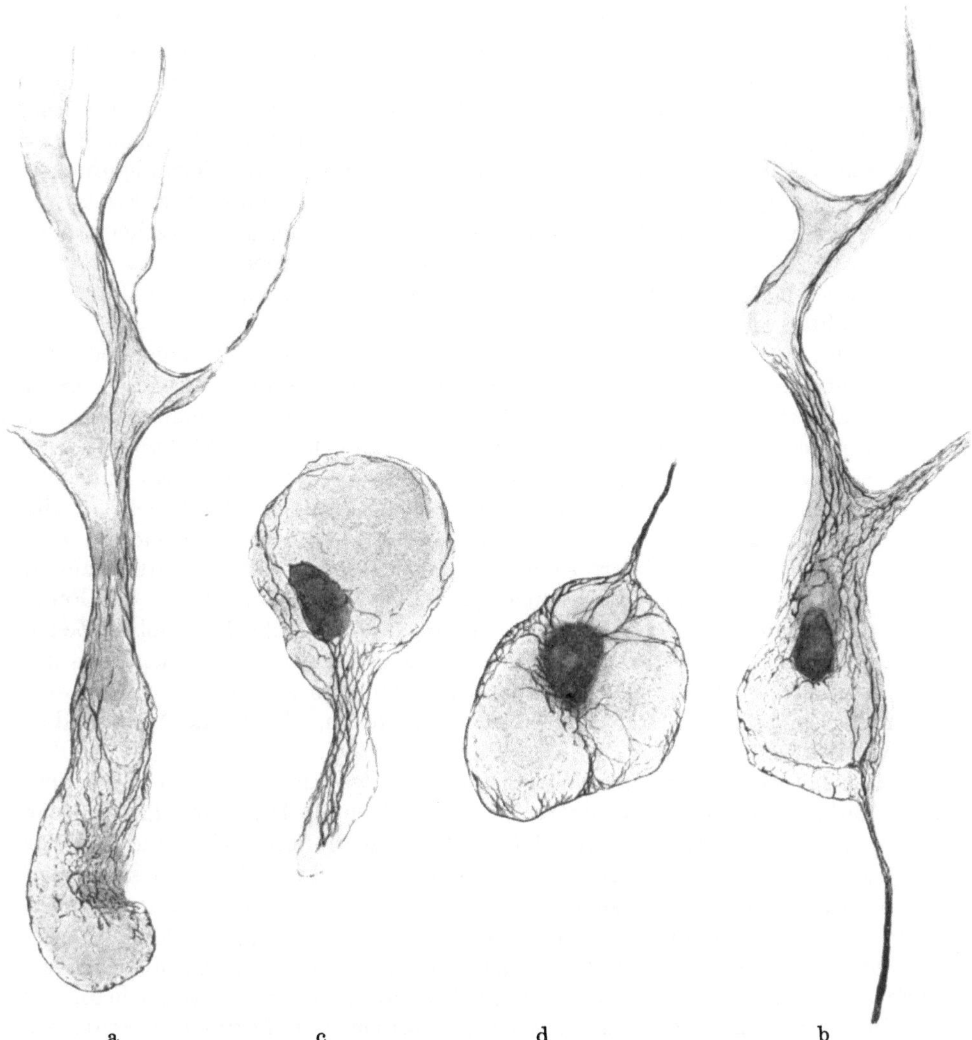

Abb. 49a—d. Familiäre amaurotische Idiotie. Fibrillenpräparate.

a und b. Zwei Purkinjesche Zellen. Die starke Auftreibung des Zelleibes setzt sich von diesem aus durch den Hauptdendriten bis in dessen Verzweigungen fort. Bei b ist die ballonartige Auftreibung der unteren Zellhälfte von der angeschwollenen Partie eines Dendriten gesondert. In beiden Elementen, bei deren Wiedergabe möglichst nur eine Ebene berücksichtigt worden ist, sieht man, wie die pathologischen Zelleibsubstanzen in den aufgetriebenen Partien die Fibrillen an den Rand bzw. an die Peripherie drängen, sowohl in den Fortsätzen wie im Zelleib. Die aus den Fortsätzen kommenden Fibrillen verlaufen teils in der Wand der aufgetriebenen Zelle, teils haben sie Verbindung mit einem um den Zellleibskern gelegenen „Geflecht“.

c und d. Zwei Zellen aus dem Nucleus dentatus, welche das eben beschriebene Verhalten der Fibrillen noch deutlicher illustrieren. Bei c ist der Fortsatz schon an der Basis stark aufgetrieben und geht in den Ballon der Zelle über. Von der Wand des aufgetriebenen Fortsatzes sieht man die Fibrillen teils in ein peripheres Geflecht der Zelle, teils in die Umgebung des Kernes ziehen. Bei d bemerkt man noch etwas deutlicher die Verbindungszüge zwischen den peripheren und den perinukleären Fibrillenzügen.

oder bläulich gefärbt. — Diese auf Verfettung beruhende wabige Umwandlung der Nervenzelle kann sich wieder mit anderen Veränderungen kombinieren. So besonders mit der Schrumpfung, z. B. in alten Fällen von Dementia praecox, oder auch mit Imprägnationen, die meist gleichzeitig endo- und epizellulär sind, wie in Abb. 46b. Diese Ganglienzelle stammt aus der Rinde einer perniziösen klimakterischen Psychose, ebenso wie die in Abb. 46a. Ähnliche Bilder sieht man bei der Dementia praecox. Manchmal sind hier die Fettanhäufungen mehr lokalisiert, sie erstrecken sich nicht selten auch in einen Fortsatz hinein und treiben ihn auf, so daß er wie ein Anhängsel (Abb. 47a) erscheint oder wie in Abb. 47b in einen eingeschnürten Sack umgewandelt ist. Es scheint, daß außer den Plasmafortsätzen auch der Achsenzylinder eine solche Umgestaltung erfahren kann.

Gerade diese letzten Bilder zeigen, daß die Abgrenzung gegenüber der Pigmentatrophie der Ganglienzelle nicht immer leicht durchführbar ist. Denn wir erwähnten schon, daß sich auch die pathologische Pigmentvermehrung auf Fortsätze erstrecken und sie aufblähen kann, ähnlich wie in den Abb. 47a u. b. Und bei hochgradiger allgemeiner lipoider Ablagerung und Verunstaltung der Ganglienzelle erscheint die Unterscheidung ebenfalls oft nicht möglich; ob die Zellen in Abb. 43b u. c der einen oder anderen Veränderung angehören, wird sich nach den Scharlachbildern schwerlich sagen lassen. Vielfach hilft — zumal wo es sich um jugendliche Individuen handelt — zur Beantwortung der Frage wohl die Farbreaktion und die Feststellung, daß auch die lipophoben Zellen solche Säcke haben, und andere Elemente ganz unabhängig von der Lage des Pigmentfleckes verfettet sind. Schließlich kommt es auf die strenge Unterscheidung bei jenen unklaren Bildern nicht so sehr an, wie auf die Auseinanderhaltung der reinen Formen.

Die Ablagerung abnormer Zelleibsubstanzen ist, wie ich meine, auch das wesentliche Merkmal der Ganglienzellveränderung, welche die **familiäre amaurotische Idiotie** auszeichnet. Wie von Karl Schaffer für die infantile und von mir für die juvenile Form dieser Krankheit gezeigt wurde, erkranken alle Zellen des Zentralnervensystems bei diesem Prozeß mit eigenartigen Auftreibungen sowohl des Ganglienzelleibes wie vielfach auch der Plasmafortsätze. Dabei besteht der Unterschied, daß bei der Tay Sachsschen Form die Auftreibungen der Fortsätze ganz außerordentlich häufig und meist ebenso wie die des Zelleibs enorm sind, während bei der sog. Spielmeyer-Vogtschen Abart der amaurotischen Idiotie die Aufblähung der Fortsätze seltener und meist weniger grotesk ist, die Neigung zum Zerfall der Zelle hier geringer erscheint. Die beigegebenen Abb. 48, 49, 50, 51, illustrieren das sehr merkwürdige Verhalten der Zellen im Nissl- und im Fibrillenbild. Es ist daran (Abb. 48, 50, 51) schon im großen und ganzen deutlich, daß die allgemeinen wie die mehr ballonartigen Auftreibungen der Zellen und ihrer Fortsätze durch die Einlagerung abnormer Stoffe bedingt werden. Von diesen Bildern wird im speziellen Teil des Buches bei der Besprechung der Idiotien des genaueren berichtet werden. Hier sei nur das Wesentliche angeführt. Im Beginn der juvenilen Erkrankungsform sehen wir bei den lipophilen Zellen den fraglichen Stoff meist an der Stelle zuerst auftreten (Abb. 48a), wo sich im späteren Alter das lipoide Pigment etabliert, aber er kann auch einmal von vornherein ganz anders gelagert sein (Abb. 48b). Zwischen den einzelnen Körnchen bemerkt man ein Maschenwerk, das sich, wie zwischen den gewöhnlichen Pigmentstoffen, im Nisslpräparat blau färbt (Abb. 48b) und durchschnittlich bei den Silberimprägnationen braunschwarz inkrustiert wird. Die Erkrankung beginnt auch hier lokalisiert; die übrigen Strukturen der Zellen weisen zunächst keine nennenswerten Veränderungen auf, sie erleiden nur Verdrängungen; besonders gilt das für die Ganglienelemente bei der juvenilen Form, wo dieser Prozeß langsamer und gelinder verläuft. Der Kern wird vielfach gegen den Spitzenfortsatz oder auch an irgend eine andere Stelle der Zellperipherie gedrängt (Abb. 48). Mit der weiteren Auftreibung des Zelleibes rundet sich die Zelle birnförmig ab. Bei der infantilen Form sieht man oft an dem

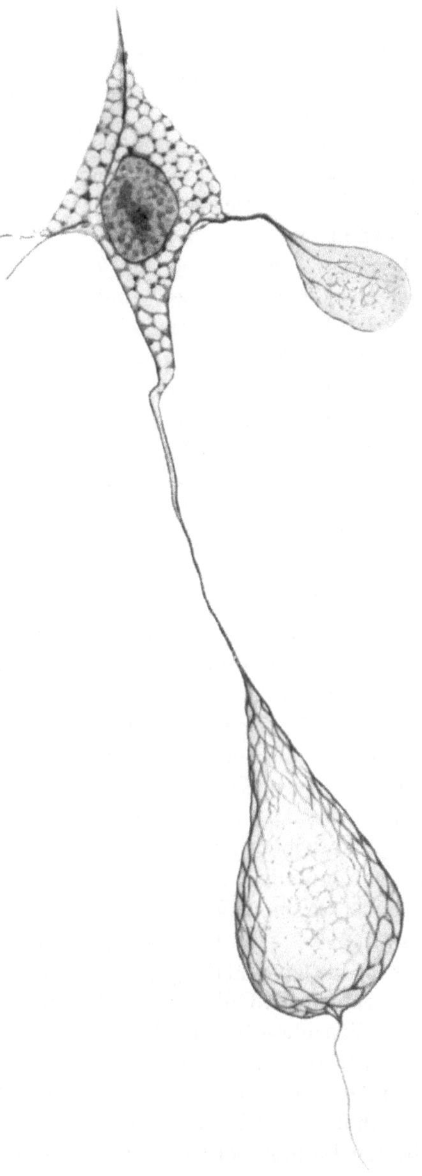

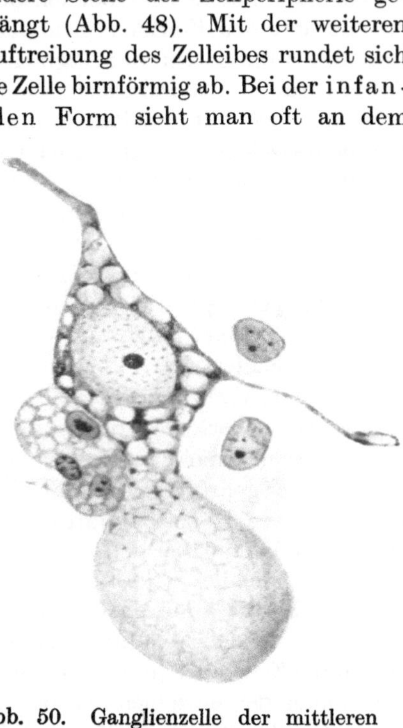

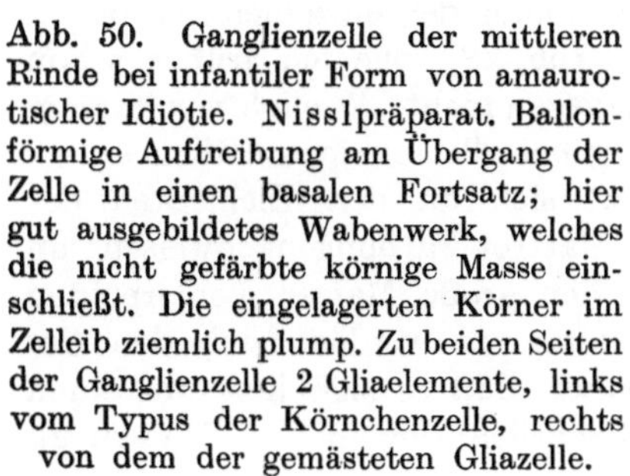

Abb. 50. Ganglienzelle der mittleren Rinde bei infantiler Form von amaurotischer Idiotie. Nisslpräparat. Ballonförmige Auftreibung am Übergang der Zelle in einen basalen Fortsatz; hier gut ausgebildetes Wabenwerk, welches die nicht gefärbte körnige Masse einschließt. Die eingelagerten Körner im Zelleib ziemlich plump. Zu beiden Seiten der Ganglienzelle 2 Gliaelemente, links vom Typus der Körnchenzelle, rechts von dem der gemästeten Gliazelle.

Abb. 51. Ganglienzelle aus der 2. Brodmannschen Schicht bei infantiler Form von amaurotischer Idiotie. Bielschowsky-Fibrillenimprägnation. Die ganze Zelle von körnigen Ablagerungen ausgefüllt und von einem Wabenwerk durchzogen. An zwei Dendriten Ballons. Der untere zeigt die Verdrängung der Fibrillen gegen die Wand, wo sie scheinbar zu einem Gitter (sich überkreuzenden Zügen) zusammengepreßt sind; im Innern des Ballons sieht man wieder das Wabenwerk, in welches die körnige Masse eingelagert ist.

gleichen Element, dessen Zelleib stark aufgetrieben ist, auch noch Ballons der
Dendriten. Diese Auftreibungen hängen der Zelle vielfach wie große Säcke
an. Geradezu unglaubliche Formveränderungen weisen die Purkinjeschen
Elemente (Abb. 49a, b) auf. — Die Nisslsubstanz schwindet allmählich und
bleibt nur noch im Bereich des Kernes in kleinen Resten erhalten (Abb. 50).
In dem plasmatischen Balkenwerk zwischen den abnormen Zelleibsubstanzen
bleiben oft einzelne Fibrillen längere Zeit (Abb. 51) bestehen, allmählich
aber gehen sie zugrunde, soweit die den Zelleib einst durchsetzenden
Fibrillenzüge nicht gegen die Zellperipherie (Abb. 49, 51) gedrängt werden.
An der Oberfläche der Zell- und Dendritensäcke lassen sich schöne „Fibrillengitter" (Abb. 49, 51) darstellen; oder richtiger gesagt: die in der Wand
der geblähten Zelle resp. der Fortsätze verlaufenden Fibrillen sind so auf-
einandergepreßt, daß ihre Überkreuzungen nicht von echten dreidimensionalen Gittern zu unterscheiden sind. Die beigegebenen Abbildungen zeigen eine
überraschend große Zahl erhaltener und verdrängter Fibrillen in schon schwer
verunstalteten Zellen; man sieht deren Zusammenhang mit den im Bereich des
Kernes fortbestehenden Zügen (Abb. 49c—d) und mit den Fibrillen in unver-
änderten Fortsätzen (Abb. 49, 51) — analog den Bildern bei der Pigmentatrophie und bei der primären (axonalen) Veränderung. Während sich die so
erkrankten Nervenzellen bei der juvenilen Form lange Zeit erhalten können
und die Neigung zum völligen Untergang überhaupt relativ gering ist, ist der
Zellprozeß bei der infantilen Form viel schwerer; wir sehen hier häufig Bilder
frischen Zellzerfalls; es bleibt an der Stelle der Zelle ein großer Haufen „prälipoider" Stoffe liegen (vgl. die Ausführungen auf S. 292 u. 294). Ich habe
bereits in meiner ersten zusammenfassenden Darstellung des anatomischen
Substrates dieser Krankheit auf die engen Beziehungen der in der Zelle abgelagerten Stoffe zu dem gewöhnlichen Ganglienzellpigment hingewiesen. Es
hat sich inzwischen herausgestellt, daß es sich hier tatsächlich um Stoffe handelt,
welche miteinander engste Verwandschaft haben, und Alzheimer bezeichnet
die in den Ganglienzellen der amaurotischen Idiotie abgelagerten Stoffe geradezu
als „prälipoide". Ich habe in der letzten Zeit die verschiedenartigen Reaktionen
bei der infantilen und der juvenilen Form nebeneinander geprüft, und es hat sich
dabei ergeben, daß die von Schaffer zuerst gefundene Hämatoxylinreaktion
der Ganglienzellstoffe im Markscheidenpräparat offenbar nur bei der infantilen
Gruppe vorkommt; bei meinen ersten 3 Fällen von juveniler Erkrankung und
bei 2 anderen hierher gehörigen Beobachtungen fehlte diese im Markscheidenbild so charakteristische Schwarzfärbung der Körner in den Zellauftreibungen
und in den Ballons der Fortsätze. Dagegen zeigen die Zellen der juvenilen Form
merkwürdigerweise eine Schwarz- bzw. Graufärbung der einzelnen Körnchen
bei Anwendung des Heidenhainverfahrens (Abb. 48), wie ich früher schon
angegeben habe; die Zellen bei der infantilen dagegen nicht. Wie ich vor kurzem
berichtet habe, war das Verhalten durchgängig bei allen meinen Fällen so. —
Bei Anwendung der Scharlachrotfärbung läßt sich an den Elementen der
infantilen Form nur eine Mattrosa- bzw. eine Mattrot-Färbung nachweisen; an
den umgebenden Gliaelementen aber finden sich große Massen von lipoiden
Stoffen, welche leuchtendrot gefärbt erscheinen; sie werden nach den Gefäßen hin weitertransportiert. Ich meine daher, daß es sich hier um einen
weiteren Abbau der lipoiden, in den Ganglienzellen deponierten Massen zu

einfachen Fettstoffen in den Gliaelementen handelt. Demgegenüber zeigen
nun wieder die Reaktionen bei allen meinen Fällen von juveniler amaurotischer
Idiotie ein anderes Bild: die Färbung mit Scharlach ist eine intensivere als

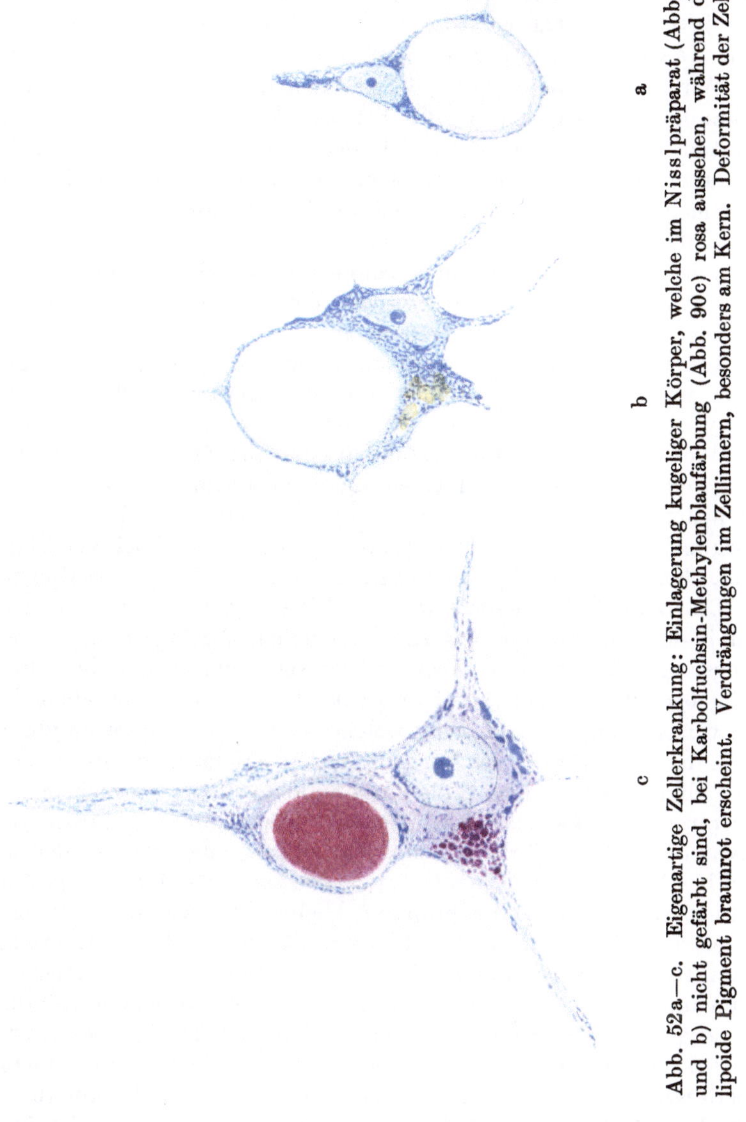

Abb. 52a—c. Eigenartige Zellerkrankung: Einlagerung kugeliger Körper, welche im Nisslpräparat (Abb. a und b) nicht gefärbt sind, bei Karbolfuchsin-Methylenblaufärbung (Abb. 90c) rosa aussehen, während das lipoide Pigment braunrot erscheint. Verdrängungen im Zellinnern, besonders am Kern. Deformität der Zelle.

bei der infantilen Form, aber sie bleibt hinter dem leuchtenden Rot der gewöhnlichen Lipoidsubstanz weit zurück. Die Gliazellen führen im allgemeinen
nur Stoffe, die die gleichen mikrochemischen Farbreaktionen aufweisen; sie
enthalten hier seltener leuchtendrot gefärbte Lipoide, und es besteht oft kein
Unterschied zwischen den in den Ganglienzellen und den in den Gliazellen
enthaltenen Massen. — Diese Beobachtungen beziehen sich auf reine Fälle der
infantilen und der juvenilen Form; von Mischfällen, wie sie Schob, Westphal,

Bielschowsky u. a. beschrieben haben, sehen wir hier zunächst ab. Es
gibt, zumal bei spätinfantilen und bei ungewöhnlich langsam verlaufenden
infantilen Fällen, allerhand Abweichungen von dem hier aufgeführten durchschnittlichen histiochemischen Verhalten der eingelagerten Massen, sowohl
in den Ganglienzellen selbst, wie in den abräumenden Elementen. Und bei
der juvenilen Form ist z. B. die von Alzheimer gefundene Reaktion auf
den May-Grünwaldschen Farbstoff offenbar ganz inkonstant.

Wir haben es hier also mit gewissen qualitativen Unterschieden der Zellerkrankungen bei den beiden Formen der familiären amaurotischen Idiotie
zu tun, welche neben den wichtigen graduellen Differenzen Bedeutung be-
anspruchen. Die histiochemischen Reaktionen dieser Stoffe haben aber ihr
allgemeines Interesse mit Rücksicht auf die dadurch beleuchtete Verwandtschaft
der Ablagerungsvorgänge mit denen bei der Pigmentatrophie. Endlich zeigt
sich, wie eben erwähnt, auch bei dieser Zellerkrankung wieder ein gewisses
gesetzmäßiges Verhalten zwischen den Ganglienzellveränderungen und den
begleitenden gliösen Erscheinungen. —

In diese Gruppe der Zellveränderungen gehört noch ein interessanter
aber seltener Typus, nämlich die Einlagerung **größerer** Gebilde, die den
Amyloidkörperchen, den Corpora amylacea, ähnlich bzw. analog sind.
Bielschowsky, ich, Lafora und Westphal haben solche Bilder beschrieben.
Bei welcher Art von Prozessen diese eigentümlichen Zellbilder vorkommen,
ist heute — vor allem in Anbetracht der Seltenheit dieser Veränderungen —
noch nicht klar; bemerkenswert ist immerhin, daß es sich bei dem Laforaschen
Fall, ebenso wie bei dem Westphals um eine „Myoklonus-Epilepsie" handelte.
— Die Befunde in diesen seltenen Fällen stimmen miteinander darin überein,
daß in der Ganglienzelle kugelige Körperchen abgelagert sind; einen wohl bedeutungsvollen Unterschied aber weisen die mikrochemischen Reaktionen auf.
So geben die abgelagerten Körner bei Lafora und vor allem bei Westphal
die verschiedenen Reaktionen, welche sonst den Corpora amylacea zukommen,
z. B. die Jodreaktion, die Färbung nach Best usw. In meinem Falle dagegen
(der klinisch unter dem Bilde eines zunehmenden Schwachsinns und einer die
Oberarme betreffenden Muskelatrophie verlief) fehlten die für Amyloidkörperchen
charakteristischen färberischen ˙Reaktionen, speziell bei der Methylviolett-
und bei der Bestschen Färbung; dagegen zeigten sich die Kugeln ausgesprochen
argentophil. Im Nisslpräparat blieben sie, wie die Abb. 52a—b zeigen,
ungefärbt. Bei der Minkowskischen Färbung (Abb. 52c) erscheint die Substanz rosa im Gegensatz zu den braunrot gefärbten fettartigen Massen. Man
kann im Silberpräparat (Abb. 53a) eine ausgesprochene Schichtung der pathologischen Zelleibsubstanz erkennen. Während in dem Fall von Westphal
— den ich auch aus dem mir von Herrn Geheimrat Prof. Westphal gütigst
überlassenen Material kenne — vielfach eine ganze Anzahl (bis zu 8) solcher
Kugeln verschiedener Größe in einer Zelle sein können, ist in meinem Fall
immer nur ein solcher Körper in der Ganglienzelle gelegen. Es scheint, daß
in dem Westphalschen Falle diese Körper auch außerhalb der Ganglienzelle
(nicht etwa nur nach deren Untergang) vorkommen; sie werden von Gliazellen
abgebaut und aufgenommen und bekommen dann eine merkwürdige Radiär-
streifung der äußeren Zone. Endlich ist es wesentlich, daß bei der Westphalschen Beobachtung die Ganglienzelle frühzeitig oft schwere allgemeine Verände-

rungen aufweist, die ganz besonders deutlich an den Fortsätzen zum Ausdruck
kommen (zumal an den Ganglienzellen des Hirnstammes). In meinem Fall hat
der Prozeß die ausgesprochene Neigung lokal zu bleiben, so daß die übrigen Zellstrukturen nicht Not zu leiden scheinen. Allmählich kommt es dann zu gröberen
Verdrängungserscheinungen, aber erst spät führt die Erkrankung zum Zelltod;
man kann noch lange Zeit Elemente finden, die fast ganz von dem kugeligen
Gebilde erfüllt sind und doch noch in der Peripherie und an den Fortsätzen
Fibrillen führen (Abb. 53b). Schließlich aber bleibt von der Zelle nur noch die
in sie eingelagert gewesene Substanz als kugeliges Gebilde (Abb. 53c) übrig.

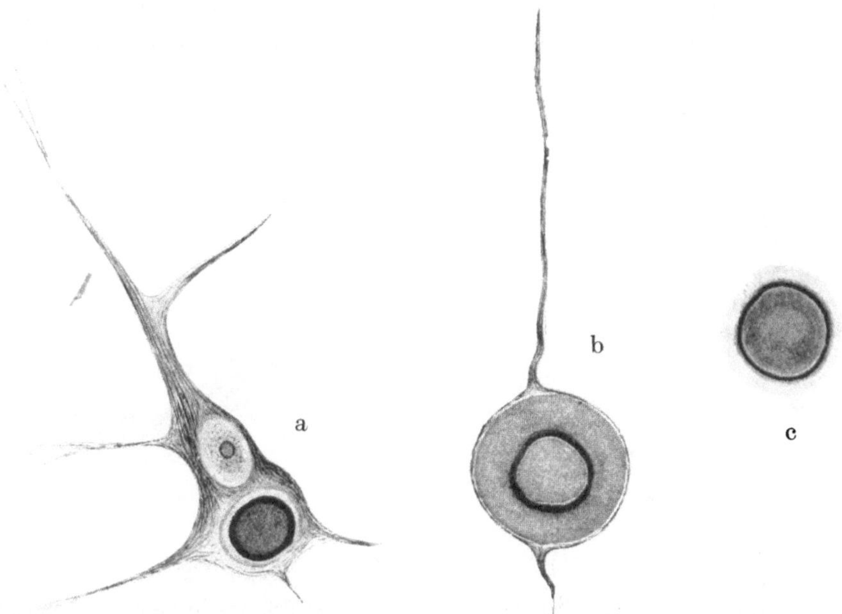

Abb. 53a—c. Dieselbe eigenartige Zellerkrankung wie in Abb. 52a—c bei der Bielschowskyschen Silberimprägnation. Die in der Zelle abgelagerte Masse ist argentophil.
a. Pyramidenzelle der motorischen Rinde. b. Vorderhornzelle, fast ganz von der pathologischen Substanz ausgefüllt; die in den beiden Fortsätzen enthaltenen Fibrillen gehen
in die gegen die Zellperipherie gepreßten Fibrillen des Zelleibs über. c. Endprodukt der
Zellerkrankung; Zurückbleiben einer argentophilen, geschichteten, außen gestrichelten Kugel.

Es wird sich erst bei weiterer Sammlung solcher seltener Fälle entscheiden
lassen, ob die hier aufgeführten Unterschiede nur eine nebensächliche oder eine
grundsätzliche Bedeutung haben, und besonders wird auch die Frage ihrer
Verwandtschaft mit den Corpora amylacea noch genauer geklärt werden müssen.

Ich bin damit am Ende der hier beabsichtigten Darstellung der wichtigsten
und häufigsten pathologischen Ganglienzelltypen. Wie man sieht, habe ich
es vermieden, die von anderen meist als selbständige Zellerkrankungen geschilderte Vakuolisation, Neuronophagie, Inkrustation, Verkalkung
usw. hier als besondere Krankheitstypen zu besprechen; sie können füglich
nicht als eigentliche Zellprozesse bewertet werden; sie sind vielmehr Folge-

und Begleiterscheinungen verschiedenartiger Zellerkrankungen
oder auch Untergangsformen.

Vakuoläre Bildungen treten bei den verschiedenen Krankheitsprozessen
der Ganglienzelle auf, so zum Beispiel bei dem ungleichmäßigen Schwunde
basophiler Substanzen bei akuter Schwellung und körniger Degeneration, ferner
besonders bei den Verflüssigungsprozessen (Abb. 22 e, f) und auch bei der
Auflösung und dem Abtransport pathologischer Zelleinlagerungen. In dem
Phänomen der Vakuolisation kann auch die schon erwähnte Eigentümlichkeit
gewisser Ganglienzellformen zum Ausdruck kommen, sich gerne in bestimmter
Weise umzuwandeln. So macht sich bei den Purkinjeschen Zellen des Kleinhirns vielfach die Neigung zu vakuolären Bildungen (Sträußler) bei ihren
verschiedenartigen Degenerationen bemerkbar. Ich halte es deshalb nicht für

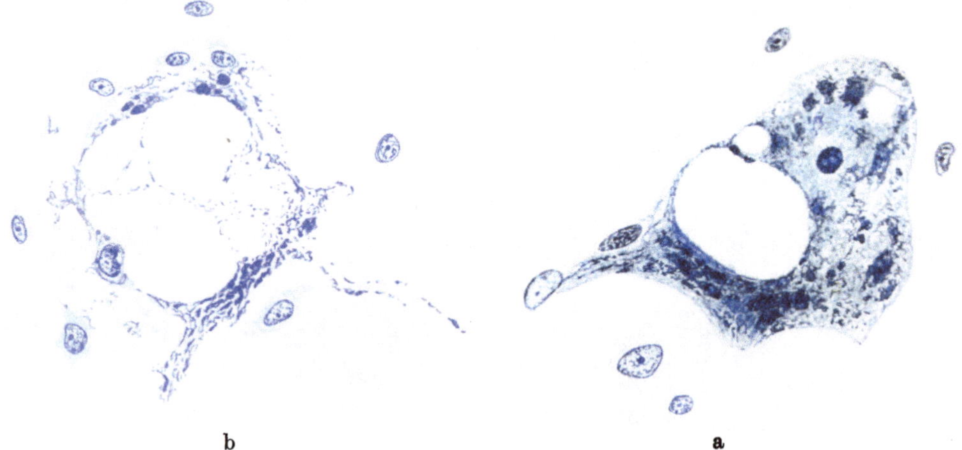

b   a

Abb. 54a. Vakuolen in einer Ganglienzelle, deren einer Teil geschrumpft erscheint und
zusammengedrängte Nisslkörperchen enthält, während der andere Teil gebläht ist und
in der Auflösung befindliche Tigroidsubstanz zeigt. Ganglienzelle aus dem Hypoglossuskern bei Bulbärparalyse.
Abb. 54b. Vakuoläre Umwandlung einer Vorderhornzelle bei einem nicht nervenkranken
Individuum. Lange Agone, ödematöses Organ.

richtig, bei den Purkinjeschen Elementen von einer „vakuolären Degeneration" schlechthin zu reden; denn man kann unschwer feststellen, daß es verschiedenartige Zellprozesse sind, bei deren Ablauf gerade in diesen Elementen
Vakuolen auftreten. Die Vakuolen sind hier meist vereinzelt im Zelleib und
erscheinen gut abgegrenzt, während die kleinen Hohlräume, z. B. bei Verflüssigungen recht verschieden groß und unscharf aussehen; man gebraucht
deshalb bei solchen Lückenbildungen (Abb. 22f) nur selten die Bezeichnung
„Vakuolen", sie ist mehr für zystchenartige Bildungen reserviert. — Gut ab-
gegrenzte Vakuolen kommen bei manchen Zellveränderungen vor, die schließlich zur Schrumpfung führen, in voraufgehenden Stadien aber neben der Verklumpung der Nisslschollen auch gleichzeitig Auflösung derselben bei partieller
Schwellung des Zellkörpers zeigen (Abb. 54a).

Bei der Feststellung einer pathologischen Vakuolisation ist Vorsicht geboten;

denn man sieht auch bei nervengesunden Individuen hier und da Ganglienzellen mit vakuolären Hohlräumen. Mängel der Technik usw. können an dem Zustandekommen derartiger Bildungen schuld sein. Oft aber sind sie bei lege artis behandeltem Material bedingt durch den Gewebszustand bei resp. nach dem Tode und durch den Einfluß des Fixierungsmittels (Abb. 54 b).

Auch die **Neuronophagie** und die **Pseudoneuronophagie** (Umklammerung der Ganglienzelle von gliösen Elementen) ist, wie wir sahen, kein bestimmter Krankheitstypus. Bei verschiedenartigen Zellerkrankungen können Gliazellen phagozytäre Fähigkeiten entwickeln, um die zerfallende Ganglienzelle wegschaffen zu helfen; wir haben keine Anzeichen dafür gefunden, daß die Gliaelemente etwa selbständig eine intakte Nervenzelle anfressen und vernichten könnten; nur als Begleit- oder Folgeerscheinungen bei Zerfallsvorgängen an der Nervenzelle können Gliaelemente als Freßzellen wirken. Die Gesetze aber, denen solche Beziehungen zwischen Ganglienzellerkrankung und gliösen Erscheinungen unterstehen, vermögen wir aus dem hier Dargestellten und überhaupt aus unseren Erfahrungen hierüber noch nicht abzuleiten; ich habe das vor kurzem ausführlicher dargelegt. Wir sehen wohl, daß bestimmte Ganglienzellerkrankungen, wie zum Beispiel die Verflüssigungen bei der schweren Zellveränderung, vielfach mit echter Neuronophagie durch Gliaelemente einhergehen. Aber warum die einen Elemente hier neuronophagische Bilder zeigen, andere dicht danebenstehende und gleichartig erkrankte nicht, ist uns bislang unverständlich. Wir dürfen weiter annehmen, daß auch die Art des Krankheitsprozesses mit einer gewissen Regelmäßigkeit neuronophagische Bilder zu erzeugen vermag, wie es zum Beispiel bei der Poliomyelitis der Fall ist. Und endlich dürfte es wohl auch so sein, daß manche Typen von Ganglienzellen bei ihrer Erkrankung besonders häufig von phagozytären Gliaelementen ersetzt oder von gliösen Zellen umklammert werden. Die Purkinjeschen Zellen des Kleinhirns würden hierher gehören; ebenso auch die Zellen des Nucleus dentatus. Aber gerade, was wir hier bei den verschiedenartigsten Prozessen feststellen konnten, daß nämlich neben einem Ganglienzellersatz durch „gliöses Strauchwerk" andere gleichartig erkrankte Zellen ohne alle Gliareaktion stehen, lehrt uns mit eindringlicher Deutlichkeit, wie geheimnisvoll noch vielfach die Beziehungen zwischen Ganglienzellveränderung und gliösen Erscheinungen sind (s. Kapitel „Degeneration").

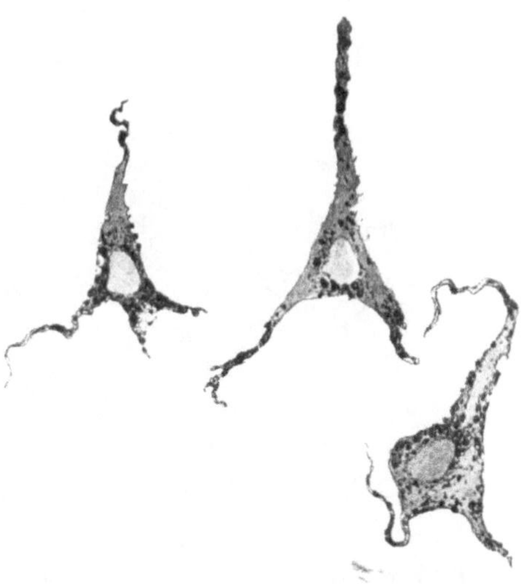

Abb. 55. Verkalkte Ganglienzelle der Hirnrinde bei jugendlicher Paralyse. Hämatoxylin-Eosinpräparat. Die hellen Kerne scheinen wie ausgemeißelt. Der Kalk ist in einzelnen Plättchen, besonders in den Fortsätzen, gliedförmig angeordnet.

Die **Kalkinkrustation** ist ein Endzustand verschiedener Zellprozesse. Während wir von anderen Endzuständen, wie zum Beispiel von den Zellschatten,

von den Ausgängen der Verflüssigung, von der Sklerose usw. vorhin das
Notwendige gesagt haben, verlangt die Verkalkung der Ganglienzellen hier noch
eine besondere Erörterung. Wir sahen bereits, daß sie sich gern zu dem Ge-
rinnungsprozeß der ischämischen Zellveränderung hinzugesellt. In
ischämischen Herden bzw. in arteriosklerotischen Erweichungsgebieten (Abb. 255),
Zirkulationsstörungen und Narben, ebenso wie bei alten enzephalitischen
Herden und Abszessen finden wir sie am häufigsten. Es kann sich aber die
Kalkinkrustation auch an andersartige Zellveränderungen anschließen, wie zum
Beispiel an eine sklerotische Umwandlung. Veränderungen bei alten (besonders
juvenilen) Paralysen (Abb. 55), bei degenerativen Atrophien der Kleinhirn-

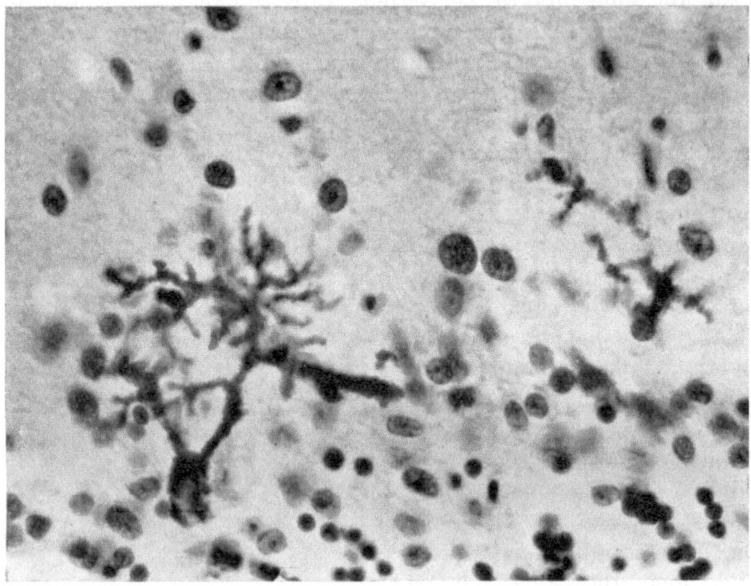

Abb. 56. Verkalkte Purkinjezellen mit ihren Aufzweigungen bei einem Falle von kontralateraler Kleinhirnatrophie. (Giesonpräparat).

rinde (Abb 56) machen dies wahrscheinlich. Am leichtesten stellen sich die
verkalkten Ganglienzellen natürlich infolge der Affinität des Kalkes zum Hämatoxylin bei den üblichen Doppelfärbungen dar. Man kann sie aber auch im
Nisslpräparat sichtbar machen, wenn man stark abblendet. Infolge ihres
Lichtbrechungsvermögens heben sie sich dann in ihren Einzelheiten als schön
glitzernde Gebilde heraus. Man vermag sie selbstverständlich auch im ungefärbten Präparat photographisch gut darzustellen. — Der Kalk lagert sich im
Beginn der Inkrustation in kleinsten Körnchen und Kügelchen ab; diese
schmelzen zu Platten zusammen, legen sich aneinander und übereinander.
Das kann anfangs nur in diesem oder jenem Dendriten oder auch im Axon sein.
So kommt es, daß im Schnitte manche Fortsätze wie abgebrochen erscheinen,
ebenso auch Teile des Zelleibes selbst, die zuerst von dem Inkrustationsprozeß
betroffen werden. Bei den Verkalkungen des Axons und auch mancher Fortsätze legen sich die kleinsten Platten wie Kettenglieder aneinander (Abb. 55).
Sehr schön hebt sich nicht nur im Beginne, sondern auch am Ende der Verkal-

kung oft der Kern heraus; er erscheint wie herausgemeißelt (Abb. 55). Es
bleibt also das Skelett der Zelle bei der Inkrustation vorhanden. Vor der Vollendung der Kalkimprägnierung sieht man mitunter Reste des Zelleibes als peripheren Saum die zentral gelegene Masse umschließen. Vielfach kann man bei
vollendeter Inkrustation die Ganglienzelle mit allen ihren Fortsätzen weithin
verfolgen, so daß man, wie Nissl sagte, gewissermaßen eine Golgidarstellung
einer Nervenzelle hat; ein Beispiel dafür gibt eine Purkinjesche Zelle; wo
ein Teil des Dendritenbaumes inkrustiert gefunden wurde (Abb. 56). Manchmal sind auch periganglionäre Strukturen und umgebende Gliazellen verkalkt.
Gliöse Zellen können eine Art Totenlade um die verkalkte Ganglienzelle
bilden.

Nissl hat noch auf das Vorkommen eines andersartigen Inkrustationsstoffes aufmerksam gemacht. Im Gegensatz zu der eben erwähnten Imprägnierung mit kohlensaurem
Kalk gibt es eine mit einem eisenhaltigen Kalk. Dieser Stoff gibt nicht die Hämatoxylinreaktion (er färbt sich nur blau anstatt schwarz). Er kommt im Nisslpräparat in
schmutzig blauschwarzen Krümeln zur Darstellung. Wir werden jedoch in der Bewertung
solcher Befunde eiseninkrustierter Ganglienzellen die Erfahrung über die sog. „Eisen-
fänger" zu berücksichtigen haben (s. S. 302).

Entsprechend dem Plane des Buches mußte ich mich selbstverständlich
darauf beschränken, die häufigsten und wichtigsten pathologischen Zelltypen
hier herauszugreifen. Es kann aber nicht nachdrücklich genug betont werden,
daß es — wie Nissl gesagt hat — eine geradezu sinnverwirrende Fülle von
Ganglienzellveränderungen gibt. Und es mag sein, daß manchen, die hier nicht
dargestellt sind, in Zukunft eine größere Wichtigkeit allgemeiner und spezieller
pathologischer Art zukommt, die wir heute noch nicht zu beurteilen vermögen.
So hat in jüngster Zeit ein pathologischer Zelltypus Interesse und Bedeutung
gewonnen, der ganz dem Bilde der primären (retrograden) Veränderung
entspricht. Schon Adolf Meyer hat auf solche Bilder an Riesenpyramiden
aufmerksam gemacht; er beschreibt sie bei einer „senilen Melancholie". Cotton
und Hammond fanden ebenfalls an den großen motorischen Elementen in der
tiefen Rinde eine typische axonale Reaktion in einem Falle von „Kreislauf-
psychose". Auch bei der Korsakowschen Psychose sind gleichartige Veränderungen der vorderen Zentralwindung gesehen worden; hier — und auch
in dem Cotton-Hammondschen Fall — wird die Ganglienzellveränderung
als Begleiterscheinung einer sog. zentralen Neuritis, welche mit der Marchimethode nachweisbar sei, aufgefaßt. Ich selbst fand die großen motorischen
Zellen bei einer Paralyse so erkrankt. Und besonders auffallend war der Befund
bei einem unserer Fälle von Dementia praecox, wo in der vorderen Zentralwindung, ebenso wie in den großen Zellen des Hirnstammes und des Rückenmarks Abrundung, zentrale Homogenisierung und Verdrängungserscheinungen
ganz in der Art der „primären Veränderung" zu sehen waren. Herr Dr. Creutzfeldt hat bei dem von ihm beschriebenen eigenartigen Prozeß an den motorischen Rindenzellen eine Umwandlung analog der axonalen Veränderung gesehen. In Anlehnung an die Feststellungen von Dr. Hugo Spatz bei traumatisch
bedingter primärer Veränderung hat Creutzfeldt in dem homogenisierten
Zentrum nach fuchsinophilen Granula gesucht und solche nachweisen können.
Creutzfeldts Feststellung hat durch die letzten Mitteilungen Jakobs über
ähnliche Befunde an Interesse gewonnen. So mag es sein, daß wir hier einen

bedeutungsvollen pathologischen Zelltyp vor uns haben. — Ähnlich könnte
die „Rarefizierung“ und der „Nervenzellschwund“ Nissls wichtiger sein, als
es heute scheint. Auch die Erkrankung der Körnerzellen im Kleinhirn ist noch
ungenügend erforscht, und nicht unwichtig erscheinen mir eigenartige Veränderungen, welche ich an den Zellen des Nucleus dendatus (Abb. 57) gesehen
habe. — Aber um nicht verwirrend zu wirken, glaubte ich mich auf die hier
gegebene Beschreibung beschränken zu sollen. Die genaue Kenntnis dieser
Ganglienzellveränderungen gibt wohl jedem die Möglichkeit, sich auch bezüglich ähnlicher oder wesentlich davon abweichender Bilder zurecht zu finden.

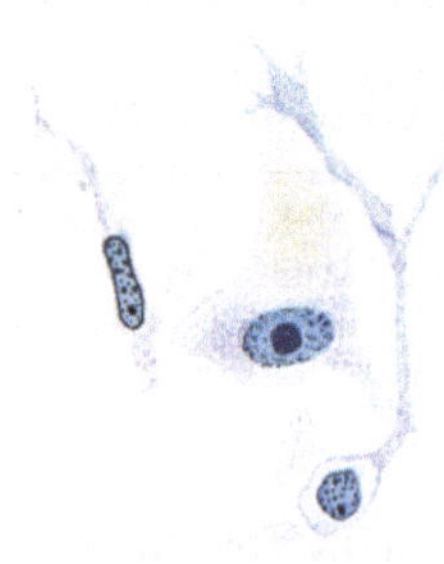

Abb. 57.   Aus dem
Nucleus dentatus eines
Falles von Typhus. a
stark veränderte, fast
rechteckig aufgeblähte
Ganglienzelle aus dem
Nucleus dentatus mit
verkleinertem stark
färbbaren Kern und
relativ großem Kern-
körperchen. Lang aus-
gezogene Gliazellen mit
schlauchartigem Proto-
plasma schmiegen sich
der Zelle an.

Sie sind verhältnismäßig leicht abzugrenzen und als
solche zu bestimmen. Nur muß man sich, wie wir das
im voraufgehenden mehrfach betont haben, gegenwärtig
halten, daß ganz reine pathologische Zelltypen, die
alle Merkmale des betreffenden Prozesses tragen, verhältnismäßig selten sind — vielfach fehlt der eine oder
andere Zug im Bilde — und daß es vielerlei Kombinationen der verschiedenartigen Zellprozesse gibt. So
verbindet sich gerne die chronische Zellerkrankung mit
einer Pigmentatrophie; oder es kann sich zu verschiedenartigen Prozessen eine akute Schwellung hinzugesellen.
Bei den Endzuständen der akuten Schwellung können
Verflüssigungen auftreten, und in Verflüssigung befindliche Elemente können eine partielle Imprägnierung
erfahren. Mit der fettigen (wabigen) Degeneration
können Inkrustationen der Golginetze einhergehen.

Es sei noch einmal betont, daß die Gruppierung
der verschiedenen Ganglienzellerkrankungen, die ich hier
versucht habe, nur zu didaktischen Zwecken und zur
Sichtung der vielgestaltigen Bilder vorgenommen worden ist. Einwänden, die man, wie ich weiß, leicht dagegen machen kann, brauche ich nicht zu begegnen.
Denn man kann natürlich diese ziemlich schematische
Einteilung auch durch eine andere ersetzen. Ich habe
danach gestrebt, die Zellveränderungen vorwiegend nach morphologischen Gesichtspunkten zu ordnen. Mancher Name und manche Rubrik mag dennoch
mehr präjudizieren, als ich sicher beweisen kann; so die Bezeichnung „Verflüssigung“, „Gerinnung“. Und es kann zweifelhaft sein, ob man die Alzheimersche Fibrillenerkrankung in unserem Schema besser bei den Imprägnationen oder bei den Ablagerungen einordnen soll. Es muß der Zukunft überlassen werden, bessere Richtlinien für die Klassifikation der Ganglienzellerkrankungen zu finden, sie also nach ihrer Dignität zu ordnen, wenn wir ihr Wesen
kennen. Davon sind wir heute noch weit entfernt. Gerade die hier gegebene
Darstellung zeigt, daß unsere Kenntnis von der Intensität, der Qualität, dem
Tempo und anderen wichtigen Eigentümlichkeiten der Zellprozesse heute noch
ganz unzureichend ist für eine befriedigende Rubrizierung.

Sehen wir unsere Schilderung mit Rücksicht auf allgemeine
Tatsachen und Gesichtspunkte durch.

Zunächst ergeben sich bezüglich der Lokalisation der Veränderungen in der Ganglienzelle bemerkenswerte Unterschiede bei einer Reihe von Prozessen. Gewiß wird bei der Mehrzahl der Schädlichkeiten die Ganglienzelle als ganzes mehr oder weniger gleichmäßig betroffen. Aber wir stellten fest, daß zum Beispiel bei der akuten Schwellung und auch bei manchen Verflüssigungsprozessen die Veränderung gerne in den peripheren Abschnitten beginnt. Manche Autoren, wie Marinesco, wollten deshalb diesen peripher beginnenden Veränderungen — als einer grundsätzlich anderen Gruppe — die Zellschädigung gegenüber stellen, welche perinukleär beginnt und nach der Peripherie hin fortschreitet, also besonders die „retrograde Degeneration"[1]), wie sie nach Läsion des Axons auftritt.

Einen durchgreifenden Unterschied kann man hier jedoch nicht feststellen; wie Bielschowsky schreibt, entspricht die Gegenüberstellung von primären und sekundären Veränderungen, welche eine besondere Lokalisation im Zellleib haben sollen, nicht den realen Verhältnissen, sondern nur dem Bedürfnis nach einem Schema. — Wichtiger erscheint aus unseren Betrachtungen, daß bei bestimmten Zellprozessen, vor allem bei den Ablagerungen im Zelleib, die Erkrankung zunächst „partiell" bzw. lokalisiert sein kann. Bei der sog. Pigmentatrophie, wie bei den Einlagerungen „prälipoider" Stoffe im Prozesse der amaurotischen Idiotie und auch bei Ablagerung gröberer korpuskulärer Elemente können die Fibrillen, die granulären Strukturen und der Kern zunächst unversehrt sein bis auf das umschriebene Gebiet der Erkrankung. In gewisser Weise scheint das sogar anfänglich bei den Inkrustationsvorgängen an den Fibrillen bei Alzheimerscher Ganglienzellerkrankung der Fall zu sein. — Sehr wichtig dünkt mich das Verhalten der Fortsätze bei einzelnen Zellprozessen. Wie schon Bielschwosky hervorgehoben hatte, sehen wir gerade am Fibrillenpräparat bald einen auffallend guten Zustand der Dendriten und eine gewisse Resistenz gegenüber der Schädlichkeit im Gegensatz zum Zelleib sonst; bald erleiden gerade die Fortsätze frühzeitig Umwandlungen bei noch nicht nachweisbar erkranktem Zelleib. Bei den Ablagerungen im Zelleib (amaurotische Idiotie, amyloidartige Einschlüsse) ist oft die Fibrillenstruktur in den Fortsätzen noch ausgezeichnet, obschon die Zelleibstrukturen schon weitgehend vernichtet sind. Umgekehrt sah ich besonders bei den Erkrankungen der Purkinjeschen Zellen ein frühzeitiges Ergriffensein der Dendriten. Nach Status epilepticus und bei Infektionen (Fleckfieber, Malaria, Typhus) können Teile des Dendriten oder auch ein Hauptstamm abschmelzen, ohne daß im Zelleib Veränderungennach weisbar sind (Abb. 17). Das „Gliastrauchwerk", welches das Gezweig eines Dendriten ersetzt, veranschaulicht uns den völligen Ausfall desselben, während der Zelleib anscheinend normales Verhalten der Granula, der Fibrillen und des Zellkernes darbietet (Abb. 17). Es ist durch diese Befunde am Kleinhirn sichergestellt worden, daß tatsächlich Fortsätze der Zelle primär erkranken und abschmelzen können. Viel häufiger wird der Verlust von Fortsätzen herbeigeführt durch Erkrankungen, die die Ganglienzelle selbst betreffen; ich erinnere an die Stummelbildung bei der Schrumpfung und der Sklerose und an das Zugrundegehen eines Fortsatzes im Bereiche größerer lipoider Pigmentmassen.

---

[1]) Von der retrograden (primären) Veränderung wird bei der Besprechung der sekundären Degeneration die Rede sein.

Bei den meisten pathologischen Zelltypen weisen zwar die verschiedensten Strukturelemente der Nervenzelle Veränderungen auf; aber bei manchen herrscht die Schädigung gewisser Zellbestandteile vor. Bei der akuten Schwellung zeigt das Fibrillenbild fast normale Verhältnisse, während die Nissl-schen Granula der Auflösung verfallen. Bei der Alzheimerschen Zellerkrankung ist das Fibrillenbild von überwiegender Bedeutung für die Kennzeichnung des Prozesses. Und im Beginn wabiger Verfettung der Zelle ist das Fettpräparat ausschlaggebend, welches die Ablagerung pathologischer Stoffe in feiner Verteilung auch dort nachweist, wo das Nissl- und Fibrillenpräparat noch keine sicheren Merkmale dafür gibt. Was wir in der allgemeinen Besprechung schon hervorhoben, darf auf Grund der hier gegebenen Darstellung noch einmal betont werden: daß elektive Erkrankungen des nicht differenzierten sog. Hyaloplasmas nicht sicher erweisbar sind. Insbesondere gilt das für die akute Schwellung und für die Zellerkrankung bei der amaurotischen Idiotie.

Es überrascht immer wieder, wie schwierig die Bestimmung des Alters und des Tempos einer Ganglienzellveränderung ist. Gewiß deuten im allgemeinen sklerotische Bilder sowohl auf eine langsame Entwicklung wie auf eine lange Dauer der Zellerkrankung hin. Aber wir sahen, daß die Schrumpfungen nicht einfach als chronische Zellerkrankung auftreten, sondern sich auch akut entwickeln können. Ähnlich steht es sogar mit den Verkalkungen; auch hier haben wir es im allgemeinen wieder mit einer langsamen Entstehung und mit höherem Alter des Prozesses zu tun, aber vereinzelt auch wieder mit einer raschen (innerhalb einer oder weniger Wochen vollzogenen) Imprägnation. Selbst die Verfettung, die ja gewöhnlich ausgesprochen chronische Prozesse charakterisiert, kann sich bei schnellem körperlichem Verfall und bei schwerer Allgemeinerkrankung (Vergiftungen, s. S. 86) akut entwickeln; dahin gehören die den ganzen Zelleib diffus durchsetzenden lipoiden Ablagerungen, nicht die sackartigen Auftreibungen. Die typischen Bilder der Schwellung dürfen wir sicher als akute Veränderungen bewerten. Nicht in gleicher Bestimmtheit und Regelmäßigkeit gilt das für die schweren Verflüssigungszustände. Die Inkrustationen der Golginetze entstehen im allgemeinen akut. Vor allem läßt sich dies bei den ischämischen Herden, die noch nicht zur Verflüssigung gekommen sind, erkennen. Sie können wohl innerhalb 24 Stunden voll ausgebildet sein; das lehrt auch das Experiment. Ich glaube, daß diese basisch imprägnierbaren periganglionären Ausfällungen und Verklumpungen recht verschieden lange bestehen bleiben.

Wenn wir die Intensität einer Zellerkrankung abschätzen wollen, so müssen wir uns vor allen Dingen gegenwärtig halten, daß die Nisslstruktur überaus empfindlich und labil ist. Die Nisslschen Granula sind ein sehr feines Reagens schon auf relativ harmlose Schädlichkeiten. Wir sahen, daß die völlige Auflösung der Tigroidsubstanz bei der akuten Schwellung ganz und gar nicht beweist, daß der Prozeß hier besonders schwer wäre; es zeigte sich viel mehr, daß die so veränderten Zellen der Restitution zugänglich sind und wieder funktionstüchtig werden können. Auch die Chromolyse bei der retrograden Zellerkrankung lehrt uns, daß die so auffällige Veränderung im Nisslbilde nicht als besonders ominös zu bewerten ist, obschon hier das ganze Element aufgetrieben ist und obschon auch der Kern erhebliche Verlagerungen erfährt. — Viel bedeutungsvoller ist hinsichtlich dieser Fragen das Verhalten der

Fibrillen; Fragmentierung und körniger Zerfall sind ein Zeichen für bedenkliche Zellschädigungen. Der wichtigste Gradmesser aber für die Intensität der Zellerkrankung ist die **Kernstruktur**; Nissl hat das schon im Beginn seiner Untersuchungen mit allem Nachdruck hervorgehoben. Man braucht wohl nicht so weit zu gehen, daß man schon in einer **maulbeerförmigen** Umwandlung des **Nukleolus** ein sicheres Zeichen für den Zellzerfall sieht; es gibt meines Erachtens Zellen, wie manche Rückenmarks- und Kleinhirnelemente, die leicht mit einer solchen Metamorphose des Kernkörperchens reagieren, ohne daß doch die Zelle dem Untergang anheim fallen müßte. Aber Hyperchromatose in der Kernperipherie oder über das ganze Kernareal und weiter eine frühzeitige Verkleinerung und Dunkelfärbung des Kernes sprechen für eine schwere Erkrankung und für drohenden Zerfall. — Außerdem drückt sich aber auch in gewissen Eigentümlichkeiten des Zelleibes häufig der Grad der Zellerkrankung aus. Das gilt besonders für das **Abreißen** der sog. Zellhosen, für die **Einbuchtungen** und für die **Abschmelzungen**. Das Auftreten **dunkler, basisch imprägnierbarer körniger Zerfallstoffe** im Zytoplasma, die wir „Degenerationskugeln" nennen, und die Bildung der Nisslschen Ringelchen zeigen eine besonders schwere Erkrankung der Ganglienzelle an.

Von wann ab langsam fortschreitende Umwandlungen eine Ganglienzelle **funktionsuntüchtig** machen, das läßt sich, wie wir bei der Besprechung der Schrumpfung und Sklerose sahen, im allgemeinen nicht sagen. Wir dürfen wohl annehmen, daß die schwer sklerotisch gewordenen Ganglienzellen keine Leistungen mehr ausüben und gleichsam tote Gebilde sind (s. S. 66). — Das Verhalten des Kernes und der fibrillären Strukturen bei den Ablagerungen und grotesken Aufblähungen der amaurotischen Idiotie spricht dafür, daß diese Elemente auch bei ausgedehnter Erkrankung noch ihre Funktion wenigstens zum Teil ausüben. Besonders beweisend in diesem Sinne ist der Befund an den langen Bahnen, die bei dem juvenilen Typus dieser Erkrankung keine nennenswerten Ausfälle zeigen. Es scheint, daß erst die „Sprengung" der Zelle durch die riesigen Ablagerungsmassen und der endliche Untergang des Kernes dem Aufhören jeder funktionellen Existenz dieser Elemente entspricht.

Prüfen wir zum Schluß die Frage, ob es **spezifische Ganglienzellveränderungen** gibt und ob manchen pathologischen Zelltypen **pathognostische** Bedeutung für einen bestimmten Krankheitsprozeß zukommt.

Als Nissl seine Untersuchungen über die Gifteinwirkung auf die Nervenzellen mitgeteilt hatte — Studien, die wir zu den klassischen Arbeiten in der Medizin rechnen dürfen —, folgte eine Flut von Mitteilungen, welche mehr oder weniger offen die Spezifität pathologischer Nervenzellbilder für gewisse Schädlichkeiten oder für bestimmte Krankheiten behaupteten. Es gehört zu den großen Verdiensten Nissls, die Unzulänglichkeit solcher Studien dargetan und die daraus gezogenen Schlüsse widerlegt zu haben. Es wurde stiller mit den Behauptungen spezifischer Zellbilder, und nur als die Fibrillenmethoden aufkamen, erfuhr jene Sucht, pathognostische Einzelzeichen aufzudecken, einen neuen, wenn auch nur geringfügigen Schub. Mit der Lehre von den spezifischen Nervenzellveränderungen war gründlich aufgeräumt worden. Es hatte allerdings anfangs so ausgesehen, als wenn tatsächlich für manche Schädlichkeiten charakteristische Zellbilder aufzudecken seien, an denen man die zugrundeliegende krankmachende Einwirkung erkennen könnte. Nissl hatte die Giftwirkung so dosiert, daß sie einer subakuten maximalen Vergiftung entsprach. Dabei ergab sich, daß tatsächlich manche Gifte spezielle Metamorphosen im Nisslbilde der Ganglienzelle erzeugen und daß der Angriffspunkt mancher Gifte in den Nervenzellgruppen des Zentralorgans verschieden ist oder doch sein kann. Verlangsamt man nun aber die Giftwirkung und erzeugt man eine mehr chronische Intoxikation, so verwischen sich die anfangs so differenten Folgeerscheinungen an den Nervenzellen ganz außerordentlich. Die bei der subakuten maximalen Vergiftung auftretenden Veränderungen streben bei der chronischen Gifteinwirkung mehr gleichartigen Umwandlungen zu. Von einer Eigenart der betreffenden Giftwirkung ist dann nichts mehr zu erkennen.

In der menschlichen Pathologie ließ sich zeigen, daß bei der besonders viel studierten Paralyse eine ungeheure Mannigfaltigkeit der Zellveränderung vorkommt. Bei den akuten Schüben dieses Prozesses fand man Zellveränderungen, die durchaus denen entsprechen, welche man bei verschiedenartigen, zum Beispiel unter dem Bilde des „Deliriums acutum" verlaufenden Prozessen findet. Die bisweilen als senile Veränderung angesehene Pigmentatrophie ließ sich bei grundsätzlich anderen Krankheiten nachweisen. Aus unserer eigenen Schilderung der Nervenzellveränderungen ergaben sich ebenfalls in dieser Richtung wichtige Tatsachen, so besonders aus den Feststellungen über die akut einsetzenden Zellveränderungen. Offenbar ganz verschiedenartige Schädlichkeiten können gleichartige, ausgebreitete Zellveränderungen bedingen; das bedeutungsvollste Beispiel dafür ist wohl die akute Schwellung, welche wir beim Typhus, bei Verbrennungen, beim Gasödem, bei den akuten Schüben der Paralyse usw. beobachteten. Aber die genannten Krankheiten und Schädlichkeiten ziehen keineswegs regelmäßig derartige ubiquitäre Zellveränderungen nach sich; und wo wir sie finden, braucht die Veränderung in allen Teilen des Zentralorgans wieder nicht gleichmäßig zu sein; im Gegensatz zu dem häufigsten Befunde, daß alle Zellen im Zentralnervensystem gleichartig reagieren, können einzelne diese Reaktion „nicht mitmachen". So kann zum Beispiel die „individuelle Tendenz" der Purkinjeschen Zellen, der homogenisierenden Zellerkrankung zu verfallen, überwiegen; während alle anderen zentralen Nervenzellen die typischen Symptome der akuten Schwellung aufweisen, erleiden die Purkinjeschen Elemente die bei ihnen so häufige, eigenartige Zellerkrankung. Betrachten wir weiter die scheinbar elektive Erkrankung bestimmter Nervenzellen bei bestimmten Schädlichkeiten, so legen ja gewiß die Befunde der Kleinhirnrinde beim Typhus, die ich vor kurzem beschrieben habe, zunächst die Vermutung nahe, daß wir es hier mit einer besonderen und eigentümlichen Reaktion auf die typhöse Allgemeinerkrankung zu tun haben. Während in den meisten Typhusfällen die Gesamtmasse der nervösen Zellen keine deutlichen oder charakteristischen Veränderungen aufwies, erkrankten die Purkinjeschen Elemente gewissermaßen elektiv mit einer Homogenisierung, und es bildeten sich im Bereiche der zugrundegehenden Zelle und ihrer Fortsätze Gliawucherungen in Strauchwerkform aus. Aber auch bei anderen Prozessen, wie bei der Malaria (Dürck), dem Gasödem, bei der Paralyse und beim Status epilepticus sind es gerade die Purkinjeschen Zellen, die auf die so verschiedenartigen Schädlichkeiten mit degenerativer Metamorphose antworten. Dabei ist wieder das Bild nicht einheitlich: unmittelbar neben homogen veränderten Purkinjeschen

Zellen sieht man andere mit Schrumpfung oder Inkrustation. Neben Ganglienzellen, welche bei ihrem Untergang durch ein Gliastrauchwerk ersetzt werden,
stehen andere, bei denen ein Gliaersatz ausbleibt. Es läßt sich also auch aus diesen
eigenartigen Bildern nichts ableiten, was pathognostische Bedeutung hätte,
und es drückt sich in dieser Lokalisation und Eigenart der Zellveränderungen
mehr die ganz besondere Labilität dieses bestimmten zentralen Zellapparates
aus. Es wird die Aufgabe späterer Untersuchungen sein, gerade die Reaktionen
bestimmter zentraler Ganglienzellgruppen zu studieren. Die erwähnten Bilder
beim Kleinhirn, die eigenartigen Zellveränderungen und Gliareaktionen, die
man am Ammonshorn sieht, nicht zum wenigsten ferner die Tatsache, daß
mitunter eine umschriebene Zellgruppe wie der Nucleus dentatus bei einer allgemeinen Infektion (Typhus) in schwerster und charakteristischer Weise erkranken
kann, während die übrigen zentralen Massen von dem schädigenden Einfluß
der Infektion verschont scheinen — alle diese Befunde fordern zu eingehenden
Studien in dieser Richtung heraus.

Dazu kommt weiter die mehrfach erwähnte Eigentümlichkeit, daß manche
Zellarten die „individuelle Neigung" haben, auf verschiedene Schädlich-
keiten vorwiegend in einer bestimmten Form zu reagieren. Gerade an den
Purkinjezellen finden wir, daß sie häufig unter verschiedenen Einflüssen
eine Homogenisierung erleiden. Auffallend ist bei ihnen ferner, daß sie oft
Vakuolisationen erfahren, und zwar bei recht verschiedenen Umwandlungen
der Zelle. Lange bekannt ist von den Zellen der zweiten Brodmannschen
Schicht und von den kleineren Elementen der dritten Rindenzone, daß sie zur
Schrumpfung und Sklerose neigen. Sie pflegen in dieser Weise verändert zu
sein, auch wenn das Gros der Rindenzellen ganz andersartige Umwandlungen,
wie etwa eine Verflüssigung, erlitten hat; so können sie anscheinend in Dauerformen persistieren, wenn die anderen Schichten großenteils aufgelöst sind.
Ich möchte hier auch an eine Besonderheit der großen motorischen Zellen in der
Rinde und den Kernen des Hirnstammes und Rückenmarks erinnern. Bei
Verletzung des Axons erleiden diese — wie wir bei der sekundären Degeneration
besprechen werden — eine Veränderung („primäre" oder „retrograde Degeneration"), die außerordentlich scharf charakterisiert ist. Andere Nervenzellen —
wohl die große Mehrzahl derselben — erleiden eine solche Umwandlung nicht; sie
bleibt z. B. bei den Purkinjezellen nach Läsion des Achsenzylinders ganz aus.
Es scheint also auch hier wieder die Eigenart der Zelle bestimmend mitzuwirken.
Dazu paßt nun meines Erachtens, daß sich gleichartige Ganglienzellbilder
(S. 99) bei ausgedehnten zentralen Prozessen ganz überwiegend an den großen
motorischen Elementen finden. Wir sahen das bei einer Dementia praecox
(S. 99); im ganzen Zentralorgan waren nur diese Zellen in der Form der primären
Veränderung erkrankt. Und Dr. Creutzfeldt hat bei dem zuerst von ihm geschilderten Prozeß diesen Unterschied zwischen den Betzschen Riesenzellen
und anderen Rindenelementen eingehend geschildert. Seine Befunde werden
durch die neuen Feststellungen Jakobs in verschiedener Hinsicht bestätigt.
Gerade bei dem Creutzfeldtschen Prozeß, wo ausgedehnte Veränderungen
in den verschiedensten Rindenschichten vorkommen, heben sich die großen
motorischen Ganglienzellen durch ihre spezielle Eigenart, nämlich durch das
der primären Veränderung gleichende Degenerationsbild aus der Masse der
erkrankten Ganglienzellen heraus. Die noch mitten im Fluß befindlichen Unter-

suchungen werden zeigen, ob meine hier mit aller Reserve vorgetragenen Vermutungen hinsichtlich besonderer Reaktionen der großen zentralen Nervenzellen zutreffen. — Daß es von all den eben erwähnten vorwiegenden Reaktionsweisen bestimmter Zellarten nicht seltene Ausnahmen gibt, braucht kaum noch erwähnt zu werden. Die Purkinjezelle, wie die kleinen Rindenelemente und die motorischen Zellen können natürlich allerhand Umwandlungen erleiden; ihre spezielle Degenerationsweise bringt sich eben nur relativ oft zur Geltung. Das geht ja aus der früheren Schilderung zur Genüge hervor.

Obschon wir also allen Grund haben, uns auch heute vor einer Überschätzung der Zellveränderungen als pathognostischem Einzelsymtom zu hüten, so sollte man doch auch nicht über das Ziel hinausschießen. Um die Mitte des vorigen Jahrzehnts wurde von Schaffer für die infantile, von mir für die juvenile Form der familiären amaurotischen Idiotie gezeigt, daß sie durch eine eigenartige Ganglienzellveränderung anatomisch bestimmt ist. Ich möchte gewiß nicht behaupten, daß man nun immer dem einzelnen Element ansehen kann, daß es dem Nervensystem einer amaurotischen Idiotie angehört; schon die Ähnlichkeit mit den sackartigen Auftreibungen bei der gewöhnlichen Pigmentatrophie und bei der Verfettung der Ganglienzellen (Abb. 262c) müßte davor warnen, und auf den Befund an der Einzelzelle wird sich wohl niemand für eine anatomische Diagnose berufen wollen. Das aber kann doch keinem Zweifel unterliegen, daß die sehr merkwürdige Auftreibung des Ganglienzellleibes oder der Fortsätze zusammen mit den mikrochemischen Reaktionen der darin abgelagerten Substanz bei der Ubiquität dieser Zellveränderung die histologische Diagnose sichert. Im Gesamtbild dieses Prozesses hat die Ganglienzellveränderung den Vorrang. Sie ist ausschlaggebend für die anatomische Diagnose; insofern dürfen wir hier von einer pathognostischen Bedeutung der Ganglienzellveränderung bei der familiären amaurotischen Idiotie sprechen.

Nicht ganz in dem gleichen Maße hat die Alzheimersche Fibrillenveränderung ihre Bedeutung für die histologische Diagnose des Prozesses. Während wir eine amaurotische Idiotie beim Fehlen der Zellauftreibung durch pathologische Ablagerungen ausschließen können, dürfen wir das hinsichtlich einer Alzheimerschen Krankheit oder senilen Demenz nicht tun, wenn die charakteristische Alzheimersche Fibrillenveränderung nicht nachgewiesen werden kann, denn es könnten einmal nur Plaques mit anderen Veränderungen das Bild bestimmen. Dagegen erlaubt der positive Befund dieser Zellveränderung den Schluß, daß hier eine senile Demenz bzw. ihre atypische Form, die Alzheimersche Krankheit vorliegt, oder allerdings auch eine selbständige oder komplizierende schwere senile Involution.

Die Bedeutung der Ganglienzellveränderungen im histologischen Gesamtbilde wird nur der richtig einzuschätzen vermögen, welcher die artifiziellen und kadaverösen Zellveränderungen kennt und welcher sich vor allem bewußt bleibt, daß gerade die Ganglienzellen mehr als andere nervöse Strukturen unter den verschiedensten Allgemeinschädlichkeiten, die im Gefolge körperlicher Krankheiten auftreten, leiden können. Es wird deshalb immer erwogen werden müssen, ob und inwieweit etwa die pathologischen Umwandlungen an den Nervenzellen durch körperliche Krankheiten (Allgemeininfektionen akuter und chronischer Art, Vergiftungen, Marasmus usw.) bedingt sind. Was wir an den Zellpräparaten sehen, darf nicht ohne weiteres auf die Nervenkrankheit oder gar auf den einer Psychose entsprechenden zentralen Prozeß bezogen werden. Wir haben ja im Vorausgehenden oft von den ausgedehnten verschiedenartigen und schweren Veränderungen gesprochen, welche die Nervenzellen besonders bei akuten Infektionskrankheiten erfahren können. Man sieht daran, wie notwendig für eine tiefere Kenntnis der nervösen Veränderungen die Beschäftigung mit den zentralen Veränderungen bei Allgemeininfektionen und Vergiftungen nicht nervenkranker, geistesgesunder Individuen ist. — Wir finden weiter in diesen Feststellungen den Beweis für die Notwendigkeit der Forderung, daß der Anatom mit dem Kliniker zusammenarbeiten muß (vgl. die Einführung). Ohne klinische Daten könnten wir hier leicht auf Irrwege geraten, solange wir noch im Anfang unserer Kenntnis all dieser so komplizierten Veränderungen sind.

Literatur.

Achúcarro, Zur Kenntnis der pathologischen Histologie des Zentralnervensystems bei Tollwut. Nissl-Alzheimers histolog. u. histopatholog. Arbeiten. 1909. 3. 143. — Adamkiewicz, Über die perizellulären Golginetze im Zentralnervensystem. Zeitschr. f. d. ges. Neurol. u. Psych. 1919. 51. 297. — Alzheimer, Ergebnisse auf dem Gebiete der pathologischen Anatomie bei Geistesstörungen. Zeitschr. f. d. ges. Neurol. u. Psych. Ref. 1912. 5. 753. — Derselbe, Histologische Studien zur Diff.-Diagnose der prog. Paralyse. Histolog. u. histopatholog. Arbeiten. Bd. I. — Alzheimer, A., Über eigenartige Krankheitsfälle des späteren Alters. Zeitschr. f. d. ges. Neurol. u. Psych. Orig. 4. — Derselbe, siehe auch bei von Hößlin. — Derselbe, Über eine eigenartige Erkrankung der Hirnrinde. Zentralbl. f. Neurol. u. Psych. 18. — Apathy, St. v., Das leitende Element und seine topographischen Beziehungen zu den Zellen. Mitteil. d. zoolog. Station zu Neapel 1897. — Auerbach, L., Das terminale Nervennetz in seinen Beziehungen zu den Ganglienzellen der Zentralorgane. Monatsschr. f. Psych. u. Neurol. 6. Nr. 3. 1899. — Derselbe, Extra- und intrazelluläre Netze nervöser Natur in den Zentralorganen von Wirbeltieren. Anatomischer Anzeiger 1904. — Babes, Studien über die Wutkrankheit. Virchows Arch. 1887. — Becker, Zur Physiologie der Nervenzelle. Neurol. Zentralbl. 1906. — Bethe, A., Über die Primitivfibrillen in den Ganglienzellen vom Menschen und anderen Wirbeltieren. Morphol. Arbeiten 8. 1898. — Derselbe, Das Molybdänverfahren zur Darstellung der Neurofibrillen und Golginetze im Zentralnervensystem. Zeitschr. f. wissenschaftl. Mikrosk. 1900. 17. — Derselbe, Über die Neurofibrillen und die Ganglienzellen von Wirbeltieren und ihre Beziehungen zu den Golginetzen. Arch. f. mikrosk. Anat. 1900. 55. — Derselbe, Allgemeine Anatomie und Physiologie des Nervensystems. Leipzig, Thieme. 1902. — Bielschowsky, Allgemeine Histologie und Histopathologie des Nervensystems. Lewandowskys Handbuch der Nervenheilkunde. 1910. 1. 1. — Derselbe, Beiträge zur Histopathologie der Ganglienzelle. Journ. f. Psychol. u. Neurol. 18. 513. — Derselbe, Einige Bemerkungen zur normalen und pathologischen Histologie des Schweif- und Linsenkerns. Journ. f. Psychol. u. Neurol. 1919. 25. 1. — Derselbe, Über spätinfantile familiäre amaurotische Idiotie mit Kleinhirnsymptomen. Deutsche Zeitschr. f. Nervenheilk. 50. — Derselbe u. Brodmann, Zur feineren Histologie und Histopathologie der Großhirnrinde. Journ. f. Psychol. u. Neurol. 1905. 5. 173. — Derselbe und Gallus, Über tub. Sklerose. Journ. f. Psychol. u. Neurol. 1913. 20. Ergänzungsheft I. — Bonfiglio, Di speziali reperti in un caso di probabile sifilidi cerebrale. Rivista sperim. d. Freniatria 34. — Brodmann, s. Bielschowsky. — Bütschli, Mikroskopische Schäume und das Protoplasma. Leipzig 1892 u. 1898. — Cajal, Ramon y, Un sell cillo metodo de colorazione selectiva del reticulo protoplasmatico y sus efectos cu los diversos organos nervosos. Trab. Cab. di invest. biol. Madrid 1903. — Cajal, Note sur la dégénérescence traumatique des fibres nerveuses du cervelet et du cerveau. Trav. du Labor. des Rech. biol. T. V-Fasc. 3 1907. Madrid. — Derselbe, Los fenomenos precoces de la degeneración neuronal end cerebelo. Trab. etc.. T. IX. fas. 1—2 y 3 Julio 1911. — Cerletti, Zur Pathologie des Ganglienzellkernes Folia neurobiologica V. 8. 1911. 861. — Cotton, H. and Hammond, Frederic,

Cardiogenetic psychoses. American Journal of Insanity. 1911. **67**. 467. — Creutzfeldt,
H. G., Über eine eigenartige herdförmige Erkrankung des Zentralnervensystems. Zeitschr.
f. d. ges. Neurol. u. Psychiatr. Sonderdruck aus Bd. 57. 1920. — Derselbe, Über eine eigenartige herdförmige Erkrankung des Zentralnervensystems. Histologische und histopathologische Arbeiten über die Großhirnrinde. Herausgeg. v. Prof. Dr. Nissl, Heidelberg.
Ergänzungsband. Verlag G. Fischer, Jena. 1920. — Donaggio, Contributo alla conos-
censa dell' intima struttura della cellula nervosa nei Vertebrati. Rivista sperim. di Freniatria 24. 1898. — Derselbe u. Fragnito, Lesioni del reticolo fibrillare endocellulare nelle
cellule midolari per lo strappo dello scitico etc. Congresso della Soc. ital. di Freniatr. Genova
1904. — Dürck, Patholog. Anatomie der Malaria. Münchener med. Wochenschr. 1921.
— Economo, C., Beiträge zur normalen Anatomie der Ganglienzellen. Arch. f. Psych.
u. Nervenkr. 1906. **41**. — Eisath, Weitere Beobachtungen über das menschliche Nervenstützgewebe. Arch. f. Psych. 1911. **48**. 896. — Ernst, P., Die Pathologie der Zelle. Krehl-
Marchands Handbuch der allgemeinen Pathologie. 1915. **3**. — Da Fano, Über die feineren
Strukturveränderungen der motorischen Kernzellen infolge verschiedenartiger Verletzungen
der zugehörigen Nerven. Zieglers Beitr. z. Pathol. u. pathol. Anat. 1908. **44**. — Fischer, A.,
Fixierung, Färbung und Bau des Protoplasmas. Jena 1899. — Fischer, O., Ein weiterer
Beitrag zur Klinik und Pathologie der presbyophrenen Demenz. Zeitschr. f. d. ges. Neurol.
u. Psych. Orig. 12. — Flatau, Über Veränderungen des Rückenmarkes nach Wegfall
größerer Gliedmaßen. Deutsche med. Wochenschr. 1898. — Frankhauser, E., Zur Kenntnis
der protoplasmatischen Glia. Journ. f. Psychol. u. Neurol. 1910/11. **17**. — van Gehuchten,
L'Anatomie du système nerveux. Loewen 1906. — Goldscheider u. Flatau, Beiträge
zur Pathologie der Nervenzellen. Fortschr. d. Med. 1897. Nr. 7. — Goldschmidt, Zitiert
nach P. Ernst (Pathologie der Zelle). — Golgi, Interno della struttura delle cellule nervose.
Bull. de la Societée med. chirurg. di Pavia 1898. — Heidenhain, M., Plasma und Zelle.
1. Lief. Jena 1907; 2. Lief. 1911. — Held, H., Beiträge zur Struktur der Nervenzellen und
ihrer Fortsätze. Arch. f. Anat. u. Physiol. Anat. Abt. 1895. 1. Abhandl. — Derselbe,
Zur Kenntnis einer neurofibrillären Kontinuität im Zentralnervensystem der Wirbeltiere.
Arch. f. Anat. u. Physiol. Anat. Abt. 1905. — von Hößlin u. Alzheimer, Ein Beitrag
zur Klinik und pathologischen Anatomie der Westphal-Strümpellschen Pseudosklerose.
Zeitschr f. d. ges. Neurol. u. Psych. 1912. **8**. 183. — Holmgren, Über die Trophospongien
der Nervenzellen. Anat. Anzeiger 1904. **24**. — Hueck, Angeblicher Eisengehalt im Kalk.
Zentralbl. f. Pathol. 1908. **19**. — Derselbe, Pigmentstudien. Zieglers Beitr. 1912. **54**. —
Jakob, A., Über eigenartige Erkrankungen des Zentralnervensystems mit bemerkenswertem
anatomischem Befund. Zeitschr. f. d. ges. Neurol. u. Psych. **64**. — Kolb, Zweikernige
Ganglienzellen. Zeitschr. f. d. ges. Neurol. u. Psych. **19**. 341. — Lahm, Beitrag zum histo-
logischen Verhalten der Nervenzellen nach Einführung von Abrin usw. Zeitschr. f. d. ges.
Neurol u. Psych. **15**. — Laignel-Lavastine et Pitulescu, Lésions des neurofibrilles du
cervelet chez les paralytiques generaux. Encephal VI. 1911. — Lafora, Über das Vorkommen
amyloider Körperchen im Innern der Ganglienzellen. Virchows Arch. **205**. — Derselbe,
Beitrag zur Histopathologie der myoklonischen Epilepsie. Zeitschr. f. d. ges. Neurol. u.
Psych. **6**. — Lenhossèk, Der feinere Bau des Nervensystems. Berlin 1895. — Levi,
Sulla cariocinesi delle cellule nervose. Rivista di pathologia mentale e nervosa 1898. —
Derselbe, Ricerche sulla capacità proliferativa delle cellule nervose. Ibidem 1896. —
Derselbe, Contributo alla fisiologia della cellula nervosa. Rivista di pathologia nervosa
e mentale I. 1896. — Lubarsch, Über fetthaltige Pigmente. Zentralbl. f. Pathol. 1902.
13. — Marburg, Zur Pathologie der Spinalganglienzellen. Arb. a. d. Neurol. Institut.
Wien 1902. — Marinesco, Sur la régénération des centres nerveux. Compt. rend. de la
societé de biologie 1894. — Derselbe, Recherches sur le noyau et le nucléole de la cellule
nerveuse a l'état normale et pathologique. Journ. f. Psychol. u. Neurol. V.-P. 151. 1905.
— Derselbe, La cellule nerveuse. Paris 1909. — Derselbe u. Minea, Nouvelles contribution à l'étude de la régénérescence des fibres du système nerveux central. Journ. f. Psych.
u. Neurol. 1910. **17**. — May u. Wulker, Multiplication and migration of nucleoli in nerve
cells of mammals. Journ. of exper. Physiol. I. 1908. — Meyer, Adolf, Demonstration of
various types of changes in the grant cells of the paracentral lobule. American. Journ.
of Insanity. 1897. **54**. 221. — Meyer, Semi, Über eine Verbindungsweise der Neurosomen
nebst Mitteilungen über die Technik und die Erfolge der Methode der subkutanen Methylen-
blauinjektion. Arch. f. mikr. Anat. 1896. **47**. — Mönckeberg, Atrophie und Aplasie.
Krehl-Marchands Handbuch der allgemeinen Pathologie. 1915. **3**. — Mühlmann, Über die

Veränderungen der Nervenzellen in verschiedenem Alter. Arch. f. mikr. Anat. u. Entwicklungsgesch. 1901 u. Anat. Anz. 1901. — Nageotte et Kindeberg, Tuméfation fusiforme du cylindre-axe des cellules de Purkinje. Soc. de Biol. 5. XII. 1908. — Nissl, Über die Veränderungen der Ganglienzellen am Fazialiskern der Kaninchen nach Ausreißung der Nerven. Allg. Zeitschr. f. Psychiatr. 1892. 48. — Derselbe, Mitteilungen zur Anatomie der Nervenzelle. Allg. Zeitschr. f. Psych. 1894. 50. — Derselbe, Über die sogenannten Granula der Nervenzellen. Neurol. Zentralbl. 13. Jahrg. 1894. — Derselbe, Über eine neue Untersuchungsmethode des Zentralorgans speziell zur Feststellung der Lokalisation der Nervenzellen. Zentralbl. f. Nervenheilk. u. Psychiatr. 1894. 17. — Derselbe, Die Beziehungen der Nervenzellensubstanzen zu den tätigen, ruhenden und ermüdeten Zellzuständen. Zeitschr. f. Psychiatr. 1896. 52. — Derselbe, Kritische Fragen der Nervenzellenanatomie. Neurol. Zentralbl. 1896. — Derselbe, Über die Veränderungen der Nervenzellen nach experimentell erzeugter Vergiftung. Jahresvers. d. Vereins d. deutschen Irrenärzte in Heidelberg 1896. — Derselbe, Nervenzellen und graue Substanz. Münch. med. Wochenschr. 1898. — Derselbe, Über einige Beziehungen zwischen Nervenzellerkrankungen und gliösen Erscheinungen bei verschiedenen Psychosen. Vortrag, gehalten auf der 24. Versammlung der südwestdeutsch. Neurol. u. Irrenärzte in Baden-Baden. Arch. f. Psychiatr. 1899. 32. — Derselbe, Die Neuronlehre und ihre Anhänger. Jena. 1903. — Derselbe, Die Hypothese der spezifischen Nervenzellfunktion. Zeitschr. f. Psychiatr. 54. — Derselbe, Zur Histopathologie der paralytischen Rindenerkrankung. Nissls histol. u. histopathol. Arb. 1. — Derselbe, Artikel „Nervensystem" in Enzyklopädie der mikroskopischen Technik. 1910. 2. 243. 2. Aufl. — Obersteiner, Über das hellgelbe Pigment in den Nervenzellen usw. Obersteiners Arbeiten 1903. 10. — Derselbe, Weitere Bemerkungen über die Fettpigmentkörnchen im Zentralnervensystem. Obersteiners Arbeiten 1904. 11. — Derselbe, Anleitung beim Studium des Baues der nervösen Zentralorgane. 1912. 5. Aufl. — Omokorow, Über den Einfluß hoher Temperaturen auf das Zentralnervensystem des Kaninchens. Nissl-Alzheimers histopatholog. Arbeiten. 1914. 6. 1. — Orzechowsky, Über progressive Bewegungen der Kerne der Purkinjeschen Zellen. Folia Neurobiologica II. 1908. — Derselbe, Über Kernteilungen in den Vorderhornzellen des Menschen. Arb. aus dem Neurol. Institut. Wien 1909. — Perusini, G., Über klinisch u. histologisch eigenartige psychische Erkrankungen des späteren Lebensalters. Nissl-Alzheimers histol. u. histopathol. Arb. über d. Großhirnrinde. 3. — Pilotti, Sopra speciali alterazioni nucleari delle cellule nervose nella mallatia di Borna. Rivista experimentale di freniatria. 1914. 40. — Popoff, Pathologisch-anatomische Veränderungen des Zentralnervensystems bei der asiatischen Cholera. Virchows Arch. 1894. 136. — Ranke, Über Gehirnveränderungen bei der angeborenen Syphilis. Zeitschr. f. d. Behandlg. des jug. Schwachsinns. 1908. 2. — Derselbe, Über experimentelle Störung der Differenzierungsvorgänge im Zentralnervensystem. Zentralbl. f. Path. 1910. 21. — Derselbe, Ein Fall von Paralyse mit klinischem Verlaufe der Dementia praecox. Nissls „Beiträge. 1915. 1. H. 3. 38. — Derselbe, Zwei Fälle mit akuter Erkrankung der Nervenzellen. Nissls „Beiträge". 1915. 1. H. 3. — Redlich, Zur Kenntnis der Rückenmarksveränderungen nach Amputationen. Zentralbl. f. Nervenheilk. u. Psychiatr. 1893. — Retzius, Punktsubstanz, nervöses Grau und Neuronenlehre. Biol. Unters. N. F. 1905. 12. (Vgl. die Mitteilungen dieses Forschers in den voraufgehenden Bänden der gleichen Zeitschrift.) — del Rio-Hortega, P., Sobre la verdadera significacion de las células neuroglicas ólamadas amiboides. Boletin de la sociedad española de Biologia. 8. Nov. 1918 bis Febr. 1919. — Rößle, Wachstum und Altern. Lubarsch-Ostertags Ergebn. 1917. 18. 811. — Rondoni, Beiträge zum Studium der Entwicklungskrankheiten des Gehirns. Arch. f. Psych. 45. — Sano, Cellules nerveuses à deux noyaux. Journ. de neurologie 1901. — Schaffer, Weitere Beiträge zur pathologischen Histologie der familiären amaurotischen Idiotie. Journ. für Psych. u. Neur. 1906. — Derselbe, Über die Anatomie und Klinik der Tay-Sachsschen amaurotisch-paralytischen Idiotie. Zeitschr. z. Erforsch. u. Behandl. d. jug. Schwachsinns. 1909. — Derselbe, Über die Anatomie und Klinik der Tay-Sachsschen amaurotisch-familiären Idiotie mit Rücksicht auf verwandte Formen. Zeitschr. f. d. Erforsch. u. Behandl. d. jug. Schwachsinns. 1909. 3. — Derselbe, Zur anatomischen Wesensbestimmung der Heredodegeneration. Zeitschr. f. d. ges. Neurol. u. Psych. 21. — Derselbe, Zum normalen und pathologischen Fibrillenbau der Kleinhirnrinde. Zeitschr. f. d. ges. Neurol. u. Psych. 21. — Schiefferdecker, Über Glia und Nervenzellen. Arch. f. Anat. u. Phys. 1915. — Schob, Zur pathologischen Anatomie der juvenilen Form der amaurotischen Idiotie. Zeitschr. f. d. ges. Neurol. u.

Psychiatr. 1912. 10. 303. — Schreiber, Zentralbl. f. Pathol. 1908. 19. — Schröder, E., Zitiert nach Alzheimer (Ref. Teil der Zeitschr. f. d. ges. Neurol. u. Psychiatr. 5). — Schultze, Oskar, Neues zur mikroskopischen Untersuchung des Zentralnervensystems. Sitzungsber. der physikal.-med. Gesellsch. zu Würzburg. Jahrgang 1918. — Scott, Structure, Microchemistry and Developpement of Cells. Transact of the Canadian Instit. Vol. 5. 1899. — Sibelius, Zur Kenntnis der Entwicklungsstörungen der Spinalganglienzellen bei Hereditär-Luetischen usw. Zeitschr. f. Nervenheilk. 1901. — Simchowicz, T., Histologische Studien über die senile Demenz. Nissl-Alzheimers histol. u. pathol. Arbeiten der Großhirnrinde. 4. — Spatz, H., Über degenerative und reparatorische Vorgänge nach experimentellen Verletzungen des Rückenmarks (vorläufige Mitteilung). Zeitschr. f. d. ges. Neurol. u. Psychiatr. 1920. 58. 327. — Spielmeyer, Klinische und anatomische Untersuchungen über eine besondere Form von familiärer amaurotischer Idiotie. Nissls histol. u. histopathol. Arb. 2. Jena 1908. — Derselbe, Zur Frage der sogenannten spezifischen Ganglienzellenerkrankungen. Vortragsbericht. Zeitschr. f. d. ges. Neurol. u. Psychiatr. 1912. 5. 967. — Derselbe, Über einige Beziehungen zwischen Ganglienzellveränderungen und gliösen Erscheinungen, besonders am Kleinhirn. Zeitschr. f. d. ges. Neurol. u. Psychiatr. 1920. 54. — Stöcker, Anatomischer Befund bei einem Fall von Wilsonscher Krankheit. Zeitschr. f. d. ges. Neurol. u. Psych. 1914. 25. 217. — Straub, W., Experimentelle chronische Bleivergiftung. Zeitschr. f. d. ges. Neurol. u. Psychiatr. Ref. Teil 1. 663. 1910. — Sträußler, Die histopathologischen Veränderungen des Kleinhirns bei der prog. Paralyse. Jahrb. f. Psych. u. Neurologie. 1906. 27. — Derselbe, Über eigenartige Veränderungen der Ganglienzellen und ihrer Fortsätze im Zentralnervensystem eines Falles von kongenitaler Kleinhirnatrophie. Neurol. Zentralbl. 1906. — Tedeschi, Anatomisch-experimentelle Beiträge zum Studium der Regeneration des Gewebes des Zentralnervensystems. Zieglers Beitr. 21. 1897. — Tello, Les neurofibrilles en los vertebrados inferiores. Trab. del lab. de inv. biol. 1904 H 3 — Trapet, Über Entwicklungsstörungen des Gehirns bei juveniler Paralyse und ihre Bedeutung für die Genese dieser Krankheit Arch. f. Psych. 47. 1911. — Unna und Gans, Zur Chemie der Zelle. IV. Die Nisslkörper. Berl. klin. Wochenschr. 1914. — Vogt, Cécile u. Oskar, Erster Versuch einer Einteilung der striären Motilitätsstörungen nebst Bemerkungen über seine allgemeine wissenschaftliche Bedeutung. Journ. f. Psych. u. Neurol. 24. H. 1. — Vogt, Heinrich, Zur Pathologie und pathologischen Anatomie der verschiedenen Idiotieformen. Monatsschr. f. Psych. u. Neurol. 1908. 24. 106. — Westphal, Beitrag zur Lehre von der amaurotischen Idiotie. Arch. f. Psychiatr. 58. 248. — Derselbe, Über eigenartige Einschlüsse in den Ganglienzellen (Corpora amylacea) bei einem Falle von Myoklonus und Epilepsie. Arch. f. Psychiatr. 1919. 60. — Wolf, M, Über die Kontinuität des perifibrillären Neuroplasmas. Anat. Anz. 1903. 23.

Nervenfasern.

Gegenüber der Vielgestaltigkeit des äußeren und inneren Baues, welche die „Gattung Nervenzelle" auszeichnet, sind die morphologischen Eigentümlichkeiten der Nervenfaser dürftig und monoton. Es ist deshalb nicht verwunderlich, daß im Gegensatz zu der Fülle histopathologischer Befunde an den Ganglienzellen von der Pathologie der Nervenfaser nur wenig zu berichten ist, wenigstens wenn man bei einer solchen Schilderung davon absteht, die gesamten Vorgänge der Degeneration mit zu besprechen, wie das freilich gewöhnlich geschieht. Bei letzteren handelt es sich aber um ein komplexes histologisches Gewebsbild, an welchem — um nur eines hervorzuheben — die Glia im zentralen Nervensystem und die Schwannschen Zellen im peripheren Nerven hervorragend beteiligt sind. Davon wird besser im Zusammenhang der degenerativen Erscheinungen überhaupt gehandelt werden (S. 243).

Das könnte inkonsequent erscheinen; denn wir haben vorher bei den Ganglienzellen regelmäßig das Verhalten der begleitenden gliösen Elemente erwähnt. Aus der Schilderung der einzelnen pathologischen Ganglienzelltypen läßt sich das nicht ausschalten, da die äußerst variablen Erscheinungen an den Trabantzellen zu den Charakteristika der betreffenden Ganglienzellveränderung gehören und ihren Typus mitbestimmen. Zudem war dort eine Beschränkung auf die unmittelbaren Begleiterscheinungen der Satelliten der veränderten Nervenzellen möglich, ohne daß wir in die allgemeinen Tatsachen der degenerativen und reaktiven Vorgänge führen mußten; während uns das bei den Nervenfasern — schon in Beziehung auf die Pathologie der sekundären Degeneration — nicht möglich erscheint.

Zur normalen Histologie der Nervenfaser.

Peripherer Nerv. Wenn man einen Schnitt durch einen peripheren Nerven macht und ihn nach der van Giesonschen Methode färbt, so sieht man im Querschnittsbilde die Punkte der rotgefärbten Achsenzylinder, umgeben von einem gelblichen Ring, der Markscheide, und diese wieder von der Schwannschen Scheide umhüllt. Die einzelnen Fasern sind zu mehr oder weniger umfangreichen Bündeln geordnet. Sie werden von dem Perineurium umschlossen; dieses Bindegewebsgerüst geht in die den ganzen Nerven einhüllende bindegewebige Scheide, das Epineurium über. Von der perineuralen Hülle um die einzelnen Nervenfaserbündel dringen häutchenartige Bindegewebsscheiden zwischen die einzelnen Fasern; diese werden also voneinander durch das sog. Endoneurium getrennt und von ihm umscheidet. Die Nervenfaser im peripherischen Nerv besteht demnach aus dem zentralen Strang, dem Achsenzylinder, und zwei Hüllsubstanzen, nämlich der Markscheide und der Schwannschen Scheide; diese Bestandteile sind Attribute der Nervenfaser selbst und sie sind ektodermaler Natur im Gegensatz zu der mesodermalen

Binde- und Zwischensubstanz, dem Endo- bzw. Perineurium. Von
den beiden Hüllen des Achsenzylinders ist die Schwannsche Scheide nur dem
peripheren Nerven eigentümlich; sie fehlt den Fasern im Zentralorgan.
Auch die Markscheide ist kein der Nervenfaser überhaupt zugehöriges Gebilde.
Sie beginnt erst ein Stück weit vom Ursprung des Achsenzylinders und hört
vor der peripheren oder zentralen Aufsplitterung desselben auf. Auch gibt es
nicht nur im zentralen Nervensystem, sondern auch im peripheren Nervensystem
zahlreiche marklose Nervenfasern. Ein sehr großer Teil der Fasern des sym-
pathischen Nervensystems ist ebenfalls frei von einer Markhülle.

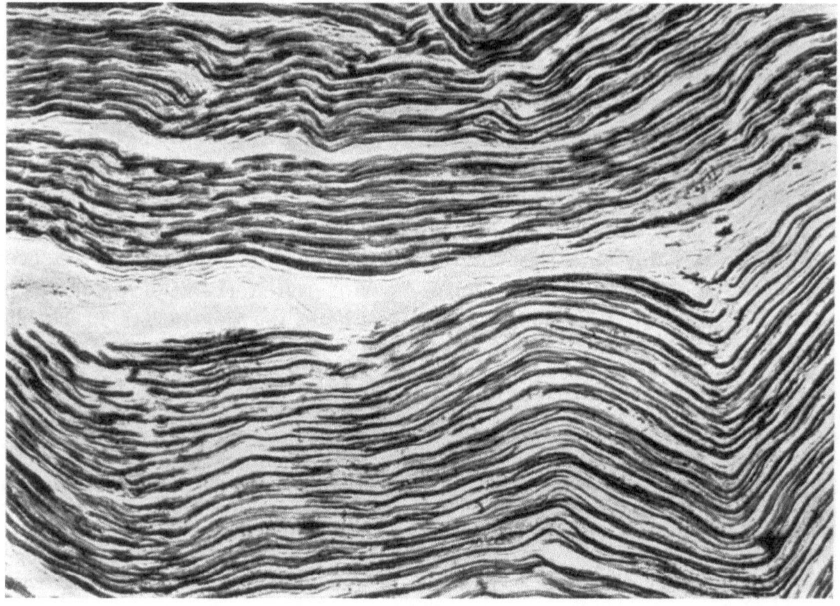

Abb. 58. Normale Achsenzylinder im peripheren Nerven (Bielschowskys Silberimprägnation). Die Achsenzylinder erscheinen als schwarze kompakte Stränge. Die
Markscheiden sind vielfach als graue schwammige Masse angefärbt.

Es ergibt sich daraus, daß das wichtigste funktionelle Element der Nervenfaser der Achsenzylinder mit dem zugehörigen Plasma ist. Seinen Ursprung
kann man bekanntlich bei vielen Fasern aus der Ganglienzelle selbst feststellen,
wie die Neuronenlehre es ja proklamiert: das aus der Ganglienzelle ausgetretene
Axon verjüngt sich spießartig und die Fibrillen konvergieren zu einem dünnen
Strang, dem sog. „Halse des Axons"; von da ab verdickt sich der Achsenzylinderstrang wieder etwas und umkleidet sich mit Mark. Speziell gilt das für
die motorischen Nervenfasern. Jedoch ist es bisher keineswegs erwiesen,
daß jeder Achsenzylinder von einer Nervenzelle unmittelbar seinen Ursprung
nehmen müßte und daß nicht auch bei den Wirbeltieren, ähnlich wie bei den
Wirbellosen, die Achsenstränge mancher Fasern aus einem extrazellulären
Fibrillengeflecht herrühren könnten.

Der Achsenzylinder erscheint bei den in der Histopathologie üblichen
Methoden als ein solider Strang. Er schrumpft bei der Fixierung offenbar sehr

leicht; Nageotte findet ihn im frischen Präparat wesentlich voluminöser als im fixierten. Während der Achsenzylinder bei den Silberimprägnationen als ein kompakter Strang erscheint (Abb. 58), kann man sich im Bethe-Präparat überzeugen, daß dieser zentrale Strang aus Einzelfibrillen besteht, welche nach Ansicht der meisten Autoren einen isolierten Verlauf nehmen (Apathy, Bethe, Mönckeberg u. a.); brücken- und netzartige Verbindungen der Fibrillen miteinander sind im Achsenzylinder wohl nicht sicher erwiesen. Die Fibrillen sind in eine plasmatische Perifibrillärsubstanz eingebettet, in das sog. Axoplasma. Dieses begleitet den Achsenzylinder auf seinem Wege, und es ist des öfteren diskutiert worden, ob nicht vielleicht gerade diesem Axoplasma die hauptsächliche Bedeutung bei der Reizleitung zukommt und die Fibrillen gewissermaßen nur zur Versteifung dienen und nicht die eigentlich leitenden Elemente (Wolff, R. Goldschmidt, Lenhossék) darstellen. Die plasmatische Perifibrillärsubstanz enthält die Neurosomen, die man, wie bei den Ganglienzellen (Abb. 10), besonders mit der Fuchsinlichtgrünfärbung zur Darstellung bringen kann. Sie liegen vielfach in der Längsrichtung des Achsenzylinders, seinem Verlauf parallel geordnet, und bilden längere oder kürzere Körnchenreihen.

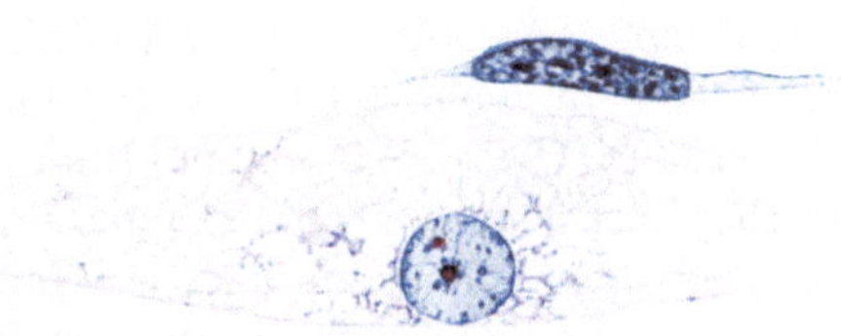

Abb. 59. Normale Schwannsche Zelle mit gutgefärbtem und relativ dichtem perinukleärem Plasmaleib und mit peripher zunehmender Erweiterung der plasmatischen Maschen, welche die Markscheide durchsetzen, bzw. in denen das Mark liegt. Außerhalb der Schwannschen Scheide eine Zelle des Endoneuriums. Thioninfärbung.

Das Axoplasma umgibt auch die marklosen Fasern, und es erhellt daraus, daß diesem Stoff eine wesentlich höhere Bedeutung zukommen muß, als den vorhin genannten Hüllen, die ja vielen Fasern gänzlich fehlen. Jedoch ist die plasmatische Perifibrillärsubstanz an den marklosen und auch an den marklos gewordenen Fasern (Bielschowsky) von anderer Art als das Axoplasma in den markhaltigen Nerven. Kaplan und Strähuber haben gezeigt, daß die plasmatische Substanz in dem markhaltigen Teil des Nerven sich färberisch wesentlich von der Perifibrillärsubstanz der Ganglienzellen und der marklosen Endaufsplitterungen unterscheidet; Bethe spricht von einer besonderen Differenzierung dieser Perifibrillärsubstanz im markhaltigen Nerven. Kaplan nennt sie deshalb das Myeloaxostroma. Es geht zusammen mit der Markscheide zugrunde und bildet mit ihr wohl eine einheitliche Masse. Bielschowsky läßt die Frage offen, ob das Myeloaxostroma etwa nur eine bestimmte chemische Modifikation eines allen Fasern gemeinsamen Axoplasmas ist.

Im peripherischen Nerven lassen sich an seinen Fasern allerhand Strukturen unterscheiden. Die markhaltige Nervenfaser erscheint nicht als eine gleichmäßige Röhre. Sie zerfällt bekanntlich in einzelne Segmente, welche von den Ranvierschen Schnürringen begrenzt werden. An diesen Schnürringen ist die Markscheide unterbrochen. In jedem dieser Marksegmente findet sich, der Schwannschen Scheide innen anliegend, der Kern der Schwannschen Zelle (Abb. 59), welche jedem einzelnen interannulären (zwischen zwei Ranvierschen Einschnürungen gelegenen) Marksegmente vorsteht, so daß die Marksegmente eine gewisse zelluläre Selbständigkeit in der einheitlichen synzytialen Masse, welche das Protoplasma der Schwannschen Scheide mit dem Axoplasma darstellt (Heringa), besitzen. Der Kern der Schwannschen Zelle liegt ungefähr in der Mitte eines Segmentes. Er ist an dünnen Fasern oft mehr in die Länge gezogen (Doinikow), durchschnittlich und besonders an den dicken Fasern erscheint er abgerundet oder oval mit derber Kernmembran und mit feinen Chromatinkörnern. Von der der homogenen Schwannschen Membran anliegenden Zellsubstanz gehen feine plasmatische Fäden und Verästelungen in die Markscheide hinein (Abb. 59). Das Zellplasma ist um den Kern herum dichter gebaut und wird von dort aus allmählich lockerer. Es hat eine ausgesprochen wabige Struktur; die Räume in diesem Wabenwerk sind von sehr verschiedener Größe. Das leichtgekörnte Zellplasma enthält eigenartige Granula, welche durch eine besondere Metachromasie ausgezeichnet sind, sie liegen in mehr oder weniger großem Haufen in der Nähe des Kernes. Wir nennen diese Körper nach Reich, welcher sich um die Erforschung des Baues der Nervenfaser verdient gemacht hat, π-Granula. Es sind das strich-, stäbchen- oder kommaförmige Gebilde, die sich besonders an Formol fixierten und darauf mit Alkohol weiterbehandelten Nerven mit Thionin oder polychromem Methylenblau färben lassen. Sie sehen karmoisinrot aus. Oft ordnen sie sich zwiebelschalenförmig an (Abb. 60).

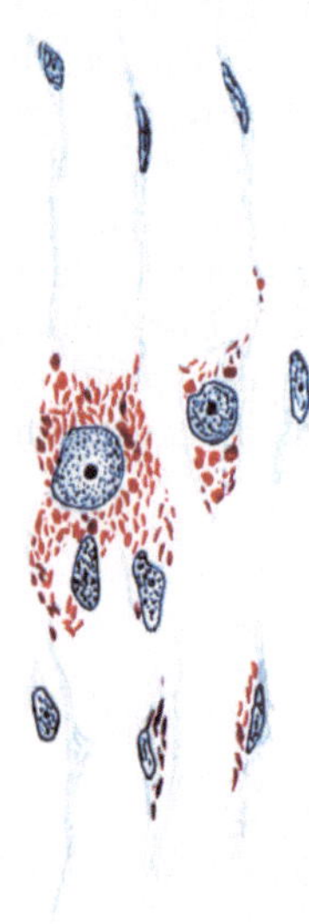

Abb. 60.
Zwei Schwannsche Zellen mit Reichschen π-Granula. (Einzelne metachromatisch rot gefärbte Granula auch in zwei Endoneuriumzellen.) Formolfixierung. Nachbehandlung in Alkohol, Thioninfärbung.

Von diesen π-Granula sagt Doinikow, daß sie nicht spezifisch für die Schwannschen Zellen seien, sie kämen gelegentlich auch in den mesodermalen Elementen der Nervenhüllen vor. Die beigegebene Abb. 60 läßt ebenfalls erkennen, daß einzelne solcher metachromatischer Körperchen Kernen des Endoneuriums anliegen und auch ich glaube, wie Doinikow, daß die Schwannsche Zelle diese Substanzen an die mesodermalen Zellen abgeben kann. Dafür sprechen besonders pathologische Befunde, und auch in dem Falle, von dem die Abbildung stammt (der Kranke war an Tuberkulose gestorben), sind die Granula stellenweise etwas reichlicher als in der Norm. Immerhin meine ich, daß das Vorkommen charakteristisch gestalteter karmoisinroter Körperchen doch im allgemeinen nur der Schwannschen Zelle eigentümlich ist und daß andere Zellen im Bereiche markhaltiger Nerven vornehmlich unter krankhaften Bedingungen solche Körperchen führen. Sollten sie dort wirklich unter normalen Bedingungen vorkommen, so ist das etwas Seltenes, während sie eben zu den charakteristischen Eigentümlichkeiten gerade der normalen Schwannschen Zellen des peripherischen Nerven gehören. (Wegen ähnlicher metachromatisch basophiler Substanzen in den Gliazellen, siehe S. 298.)

Die Schwannschen Zellen sind nicht, wie man früher annahm, mesodermalen Ursprunges. Ihre Abstammung aus dem Medullarrohr, bzw. aus den Ganglienleisten ist von Kohn, Kölliker, Oskar Schultze, Held u. a. erwiesen. Sie sind also zweifelsohne ektodermale Elemente und es herrscht eigentlich nur darüber noch Meinungsverschiedenheit, ob man sie als Neuroblasten, bzw. Nervenfaserzellen (v. Büngner, Neumann, Apathy, Bethe, Kohn, Dürck, Reich) auffassen darf, oder ob sie gliöser Natur sind (Schiefferdecker, Harrison, Held). Viele Neuropathologen, besonders auch Alzheimer und Bielschowsky nennen, sie mit Held „periphere Gliazellen"; die Schwannsche Scheide sei mit den Grenzmembranen zu vergleichen, welche im Zentralnervensystem die ektodermale Substanz gegen das Mesoderm abtrennen (Held). Wie die zentralen Gliazellen nach den Untersuchungen Wlassaks embryonale Stoffe enthalten, aus denen sich die Markscheiden entwickeln, so seien die Schwannschen Zellen als Bildner der einzelnen Marksegmente aufzufassen. Ich selbst hatte bisher die gleiche Meinung, bin aber auf Grund von Studien über die Regeneration des peripheren Nerven (siehe Schlußkapitel) zu der Anschauung gekommen, daß die Schwannschen Zellen keine bestimmte Differenzierung im Sinne von Gliazellen erfahren haben, sondern daß sie polyvalente Zellen sind, die auch neuroblastische Fähigkeiten besitzen. In seinem großen vergleichend anatomischen Werk hat Ariëns Kappers ebenfalls Zweifel an der Berechtigung der Bezeichnung „periphere Gliazellen" geäußert; die Funktion der Schwannschen Zellen gehe wahrscheinlich weiter „als die der Glia". Aber sei dem wie ihm wolle, an der ektodermalen Natur der Schwannschen Zellen ist heute wohl kein Zweifel mehr.

Die Schwannschen Zellen durchziehen, wie erwähnt, mit ihrem feinen, peripher locker werdenden plasmatischen Wabenwerk die Markscheide eines Marksegmentes (Abb. 59). So liegt das Myelin in diesen Maschen der weit ausgedehnten Schwannschen Zellen; bereits Ranvier hat sie deshalb mit Fettzellen verglichen. Vom perinukleären Plasmahof der Schwannschen Zelle gehen feine Plasmafäden aus, die miteinander netzartig verbunden sind; dazwischen kommen aber auch derbere Plasmastränge vor, so besonders die schräg zum Achsenzylinder ziehenden trichterförmigen Gebilde, welche den Schmidt-Lantermannschen Einkerbungen entsprechen. Im Markscheidenpräparat sieht man bekanntlich das einzelne Marksegment in mehrere trichterförmig ineinander gestülpte Stücke zerlegt (Abb. 61). Die Spalten zwischen ihnen, die im Markscheidenpräparat als Lücken erscheinen, sind von einer plasmatischen Substanz eingenommen, die sich tinktoriell wie das Myeloaxostroma verhält.

Wohl nicht mit diesem plasmatischen Netz zusammengehörig ist ein anderes gitterartiges Gerüst, das eine hornähnliche Masse darstellen soll, die als „Neurokeratin" bezeichnet wird (Ewald, Kühne). Von den meisten Sachverständigen wird angenommen, daß es sich hier überhaupt nicht um ein präformiertes Gitter handelt, sondern um ein Gerinnungsprodukt.

Die Bilder von dem plasmatischen Wabenwerk der Schwannschen Zelle, welches das Mark enthält, erfahren ihre Ergänzung durch die Befunde im Markscheidenbilde. Bei der gegen die Fixierungsmittel so empfindlichen Marksubstanz bekommt man freilich nicht immer gute Bilder von dem Markgerüst; vor allem nicht wenn man lange chromiert hat. Dagegen haben wir am Gefrierschnitt von frischem Material mit ziemlicher Regelmäßigkeit solche

Bilder darstellen können, wie sie die Abb. 61 wiedergibt. Man erkennt daran
die schon erwähnten Marktrichter, die ineinander gestülpt erscheinen, und bemerkt außerdem an fischflossenartigen Gebilden eine schwammige Struktur
(Markspongiosa). Man kann sich auch an frisch fixierten, ungefärbten Präparaten im großen und ganzen von diesen Strukturen überzeugen, außerdem
habe ich ihre Entwicklung bei der Regeneration des peripheren Nerven verfolgt
(siehe S. 472). Wir sehen in solchen Spongiosastrukturen ein Äquivalentbild
der normalen peripheren Nervenfaser. Im Querschnitt zeigen die Markfasern
den von Ernst beschriebenen Radspeichenbau. Aber nicht alle peripheren
Nervenfasern haben diese komplizierte Spongiosa des Markes; sie findet sich
wohl nur an den Fasern von durchschnittlichem Kaliber und besonders schön

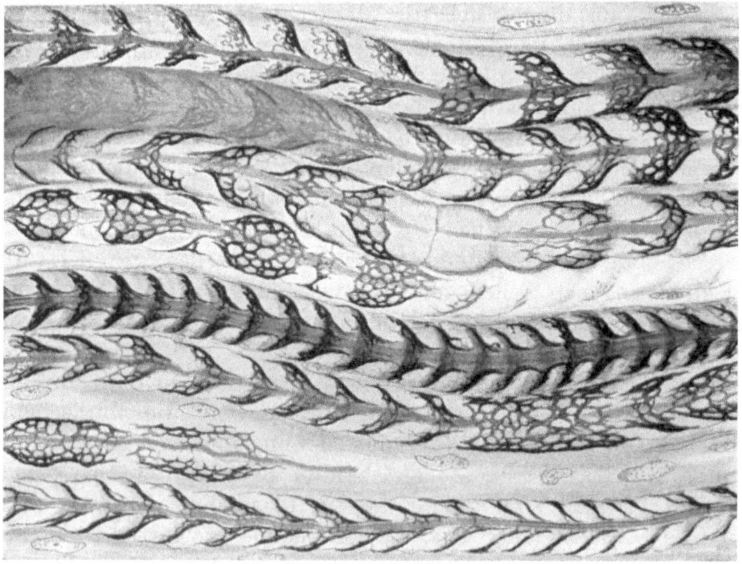

Abb. 61. Normale Strukturen der Markscheide bei peripherischen Nervenfasern gröberen
Kalibers. Trichter, Fischflossen und Spongiosa des Markgerüstes. — Markscheidenfärbung
am Gefrierschnitt.

an dickeren Nervenfasern. Es gibt im peripheren Nerven auch viele dünne
Markfasern, die nur eine feine grauschwarze Markhülle haben.

Wir können danach an der peripherischen Faser zwei Arten von Gerüstwerk
unterscheiden, welche beide unter pathologischen Verhältnissen Bedeutung
gewinnen: das plasmatische Wabenwerk der Schwannschen Zelle und
die Markspongiosa.

Die Wurzeln der Hirn- und Rückenmarksnerven haben im allgemeinen
den Bau der peripheren Nervenfaser. Gerade an ihnen ist vielfach die Spongiosastruktur besonders gut nachzuweisen. Aber auch hier mischen sich natürlich viele Fasern mit sehr zarter Markscheide ohne auffällige Sturktureigen-
tümlichkeiten bei. Außerdem führen die Wurzeln, ebenso wie die peripherischen
Nerven auch marklose Fasern. — Besondere Wichtigkeit kommt dem von
Redlich und Obersteiner genau beschriebenen Befunde zu, daß die Hinter-

wurzel bei ihrem Durchtritt durch die Pia eine starke Verschmälerung auf Kosten
der Markscheide erfährt. Das Photogramm (Abb. 62) zeigt, wie sich die Markscheiden hier zu einem sehr feinen Saum verdünnen und an manchen Fasern
auch ganz fehlen. Jenseits dieser „Redlich-Obersteinerschen Zone" verdickt sich dann der Markmantel wieder. Diese normale örtlich beschränkte
Entmarkung ist von Interesse auch mit Rücksicht auf die pathologische Demyelinisation (siehe S. 131 und 288).

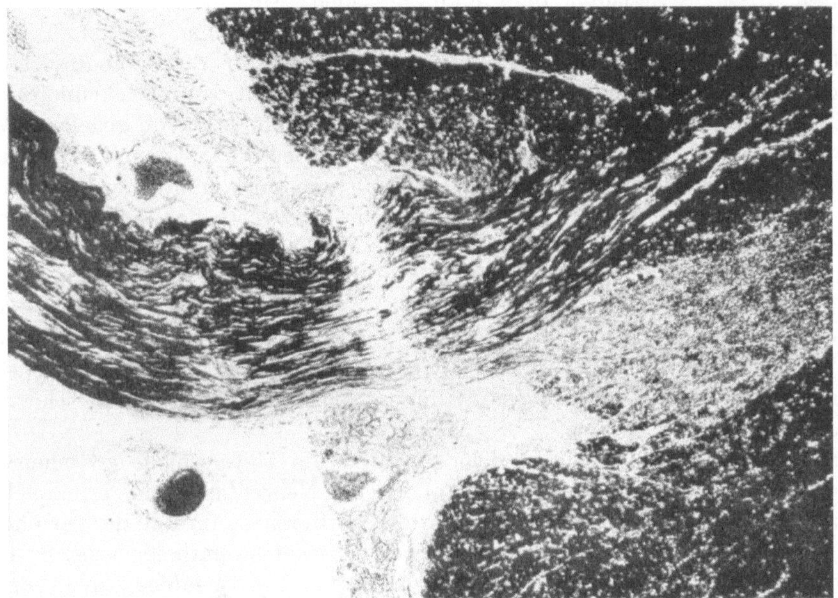

Abb. 62. Eintritt einer Hinterwurzel ins Rückenmark (Markscheidenfärbung). In der
Redlich-Obersteinerschen Durchtrittszone sehr erhebliche Verschmälerung bzw.
Fehlen der Markhülle.

Zentrale Nervenfaser. Bei der Verfolgung der Rückenmarkswurzeln zeigt
sich schon der Unterschied zwischen der peripheren und der zentralen
markhaltigen Nervenfaser. Im intramedullären Teil derselben sehen wir nichts
mehr von einer scharfen Segmentierung, die Einkerbungen und die Spongiosastruktur fehlen hier, ebenso wie sonst an den markhaltigen Fasersystemen des Zentralorganes.

Betrachten wir auch hier wieder ein Querschnittspräparat etwa durch die
weiße Substanz des Rückenmarkes, so sehen wir, ähnlich wie bei peripherischen
Nerven, eine Ordnung der Fasern zu Bündeln, welche durch gröbere Gliazüge
zusammengehalten, bzw. voneinander getrennt werden. Zwischen den einzelnen
Fasern ziehen feine gliöse Lamellen hindurch. Jede markhaltige Nervenfaser
wird von einem Gliahäutchen eingeschlossen und von den benachbarten getrennt.
Die plasmatische (und die retikuläre) Glia wird stellenweise durch Gliafasern
versteift. So kann man die gliösen Septen und Zwischenlamellen dem Peri-
und Endoneurium vergleichen; außerdem aber erinnern die gliösen Strukturen
auch an manche Eigentümlichkeiten, welche im peripherischen Nerven der

Schwannschen Scheide zukommen. Sieht man einen Längsschnitt durch die weiße Rückenmarkssubstanz etwa bei der Alzheimer-Mannschen Färbung an, so zeigt sich die Faser nicht überall von gleicher Dicke. Sie erfährt vielmehr stellenweise beträchtliche Einschnürungen. Ranvier, Paladino, Cajal, Held u. a. haben solche Strukturen beschrieben. Held hat sie „gliöse Schnürringe" genannt; es sind das plasmatische Ringe, welche bis zum Achsenzylinder reichen können, so daß an dieser Stelle die Markscheide eine sehr starke Reduktion erfährt oder nahezu fehlt; sie erscheint hier zusammengepreßt. Es dürften diese Strukturen den Ranvierschen Einschnürungen peripheren Fasern entsprechen (Cajal, Held). Die gliösen Schnürringe sind ein Teil des Heldschen „Gliaretikulums", das hier wohl in gewisser Weise modifiziert ist. Jakob hat in seiner Studie über die sekundäre Degeneration im Rückenmark eine sehr schöne und instruktive Abbildung (Tafel 1, Abb. 1) davon gegeben. Man sieht daran, daß — wie Paladino zuerst nachgewiesen hat — auch sonst innerhalb der Markscheide streifenförmige Strukturen vorkommen, welche gliöser Natur sind und welche von dem Gliaretikulum aus durch die Markscheide hindurch bis mehr oder weniger nahe zum Achsenzylinder verfolgt werden können. Die zentrale Markscheide wird also — ähnlich wie am peripherischen Nerven von den Fortsätzen der Schwannschen Zellen — von den Ausbreitungen feiner gliöser Bildungen durchsetzt. Alzheimer und Jakob betonen die Wichtigkeit dieser gliösen Bildungen innerhalb der zentralen Markscheide, zumal sie unter pathologischen Bedingungen verstärkt in die Erscheinung treten.

So sind nach der Ansicht vieler Autoren die Unterschiede zwischen der Markscheide der zentralen und der peripherischen Nervenfaser keine prinzipiellen. Immerhin werden wir doch nach wie vor diese Differenzen im Bau der peripheren und zentralen markhaltigen Nervenfaser bei unseren histopathologischen Studien zu berücksichtigen haben. Eine Markspongiosa und regelmäßige Einkerbungen haben wir bei der zentralen Nervenfaser nicht, auch keinen Radspeichenbau. Außerdem weisen die zur zentralen Markfaser in Beziehung tretenden Gliazellen keine π-Granula auf. Doinikow sagt allerdings, daß diese hier vorkommen, und er bezieht sich auf Feststellungen von Alzheimer, wonach metachromatisch-basophile Stoffe von ihm einigemal in der typischen Strichel- und Kommaform in Gliazellen gesehen worden seien. Aber ein regelmäßiges Attribut derselben, wie bei den Schwannschen Zellen, sind sie nicht. Ich selbst habe sie nie in der charakteristischen Form und Anordnung dort gefunden. Und Alzheimer betont ausdrücklich, daß sie im allgemeinen morphologisch abweichend seien, vorwiegend als Ballen und wolkige Massen erscheinen, und vor allem, daß sie in den Gliazellen nur unter pathologischen Umständen auftreten. Dazu stimmen meine eigenen Erfahrungen durchaus. Die wolkigen oder ballenartigen, karmoisinrot gefärbten Massen, die man als pathologische Stoffwechselprodukte in zentralen Gliazellen sieht (Abb. 198), haben gewiß irgendetwas mit der veränderten Marksubstanz zu tun — genau übrigens wie im erkrankten peripherischen Nerven, wo sie in massenhafter Weise als Klumpen oder wolkige Massen auch in den Schwannschen Scheiden vorkommen können. Sie sehen dann ganz anders aus als die von Reich in ihrer Gestalt genau beschriebenen normalen π-Granula. (Auch das Myelin selbst erscheint oft, wenn es bei der Alkoholfixierung ins Gewebe tritt und nicht extrahiert wird bei Anwendung der

Thionin- oder Toluidinblaufärbung in karmoisinrotem Tone, es sind die oft so störenden freiliegenden Kugeln, Ballen und Sterne.)

Im zentralen Nervensystem sind die Nervenfasern ebenfalls von sehr verschiedener Dicke. Lange bekannt ist ja z. B. der Unterschied zwischen den dünnen Fasern im Gollschen und den dicken im Burdachschen Strang. Wie die Markhülle, so ist auch der zugehörige Achsenzylinder von verschiedenem Kaliber. Er erscheint übrigens im Zentralorgan ebenso wie im peripherischen Nerven als solider Strang. An der Markscheide machen sich hier, mehr noch als beim peripherischen Nerven, starke Einflüsse der Fixierungsmittel bemerkbar (Blähungen und Auftreibungen des Markes). Die besonders dünnen Markscheiden sind gegen die Differenzierung natürlich sehr empfindlich, und zumal bei den Präparaten von der Hirnrinde kommt für die Feststellung quantitativer Ausfälle alles darauf an, gut gelungene Präparate zu haben, an denen die feinen Markfasern nicht wegdifferenziert sind. In den Nervenfastersträngen, besonders aber in der Hirnrinde liegen neben den markhaltigen auch marklose Nervenfasern. Vergleicht man die Achsenzylinder und Markscheidenbilder der Hirnrinde miteinander, so erkennt man leicht ihren außerordentlichen Reichtum an marklosen Nervenfasern.

Endlich sei noch an das regelmäßige Vorkommen kleiner Markkugeln in der weißen Substanz des Zentralorganes hingewiesen, die sich hier ebenso wie im peripherischen Nerven mit der Marchischen Methode braun bis schwarzbraun färben und konzentrisch geschichtet sind. Sie färben sich auch nicht selten gut mit Säurefuchsin und erscheinen bei der Alzheimer-Mannschen Methode im Tone der Markscheide. Mit Scharlach oder Sudan sind sie nicht färbbar. Es handelt sich hier um die sog. Elzholzschen Körperchen, die im normalen Stoffwechsel der Markscheide entstehen.

Von einer Darstellung der zentralen Faserendigungen und ihrer Beziehungen zu Ganglienzellen, wie von der Schilderung der peripheren motorischen und sensiblen Endapparate muß hier Umgang genommen werden, zumal diese Dinge in der Histopathologie noch keine Bedeutung haben. Immerhin ist durch Boekes Regenerationsstudien (siehe S. 472) auch hier ein Fortschritt angebahnt; er konnte die Regeneration der Fasern bis in die Muskelendplatten und deren Neubildung selbst verfolgen. — Bezüglich der zentralen und peripheren Endapparate und der daran angeknüpften Fragen (Neuronenlehre usw.) sei auf die einschlägigen histologischen Detailarbeiten und auf die großen anatomischen Werke Obersteiners, Ariëns Kappers' u. a. verwiesen.

Pathologische Strukturveränderungen der Nervenfasern.

Wollen wir, wie bei den Ganglienzellen, Veränderungen der Gestalt und des feineren Baues der Nervenfasern beurteilen, so machen sich da die Mängel des technischen Verfahrens, resp. die Empfindlichkeit besonders der **Markscheide** stark geltend. Wir sprachen bereits davon, daß das Mark leicht quillt und gerinnt und auch ungleich schrumpft. So kommen an Markscheidenpräparaten vom normalen Gewebe allerhand Auftreibungen und spindelige Blähungen zu Gesicht, die eben nicht als krankhaft bewertet werden dürfen. Jeder kennt solche Bilder, besonders von den ursprünglich in Chrom behandelten Präparaten her; und auch bei Anwendung der Markscheidenfärbung am Gefrierschnitt, wie wir sie brauchen, muß man sich gewiß vor den erwähnten Kunstprodukten hüten. Aber es kann meines Erachtens keinem Zweifel unterliegen, daß diese Methode sehr viel seltener solche Artefakte gibt; Voraussetzung ist natürlich, daß das Material im frischen Zustande gut fixiert worden ist und daß keine kadaverösen Veränderungen mitspielen. Als pathologisch aber sollte man Umgestaltungen der Markscheidenstrukturen nur dann ansprechen, wenn im gleichen Präparat, resp. am gleichen Material die normalen Fasern das durchschnittliche Aussehen zeigen. Bei solchen Kautelen in der Bewertung der Methode kann man die Abweichung vom gewöhnlichen Bilde als pathologisch ansehen.

Verhältnismäßig einfach sind Verdickungen und Verdünnungen der Markscheide zu beurteilen. Abnorm dicke markhaltige Nervenfasern sehen wir bei Entwicklungsstörungen, besonders in der Hirnrinde. Hier liegen oft

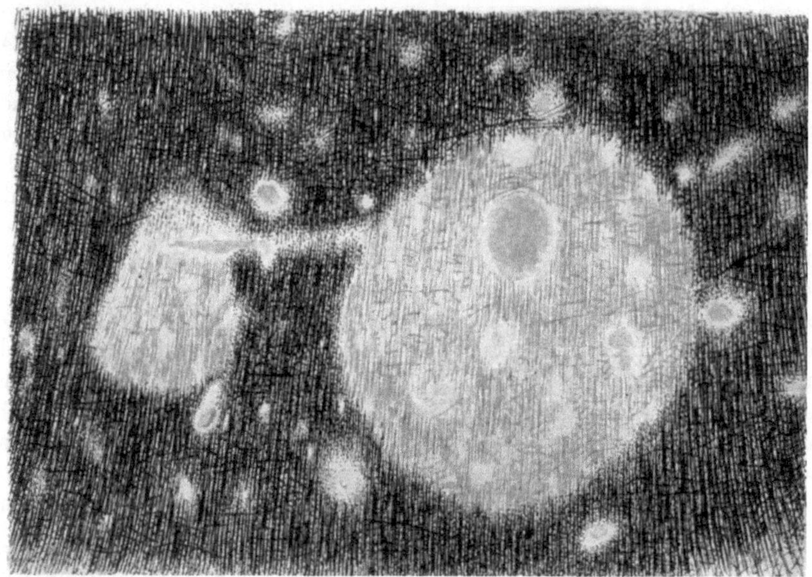

Abb. 63. Zwei Markschattenherde aus dem Großhirnmark bei multipler Sklerose. Markscheidenmethode. Die Lichtungen sind außer durch völlige Entmarkung der Nervenfasern vor allem auch durch starke Verschmälerung der noch erhaltenen Markscheiden bedingt, welche nur rauchgrau angefärbt erscheinen.

in der Supraradiärzone und der Tangentialschicht nicht nur abnorm breite und reiche Faserzüge, sondern die Markscheide imponiert durch ihre mitunter gewaltige Dicke. Ähnlich sieht man bei manchen Bildungsanomalien sehr breite Markfasern bis in die obersten Rindenzonen einstrahlen. Zu einer Verdickung der Markscheide kann es auch unter ganz anderen Bedingungen kommen; ich habe öfters bei schweren Rindenkrankheiten, zumal bei Arteriosklerose, „inkrustiert" erscheinende Markfasern in einer stark gelichteten Rinde gesehen. Ähnliches habe ich bei peripherischen Nervenkrankheiten hier und da einmal gefunden. Hier erschien die Markspongiosa abnorm massig und plump. — Pathologisch dünne Markscheiden gibt es in der Hirnrinde senil Dementer. Es sind die Markgeflechte der eigentlichen Rinde und mitunter auch die aus dem Mark aufsteigenden fächerförmig sich ausbreitenden Markfasern außerordentlich zart. Man sieht an ihnen nur eine feine, wenig intensiv gefärbte grauschwarze Scheide. — Das Dünnwerden der Markschicht kann man an manchen Präparaten geradezu Schritt für Schritt verfolgen. So zeigt die Abb. 191 einen durch Knochenkallus gedrückten Nerven mit nur noch wenigen normalkalibrigen Markscheiden; die Mehrzahl ist überaus dünn geworden. Die „Fischflossen" und vor allem die feineren spongiösen Strukturen sind ganz dürftig geworden; die meisten Fasern führen lediglich einen grauen zarten Streifen an der Stelle der ursprünglichen Markscheide. Vielfach ist es zur

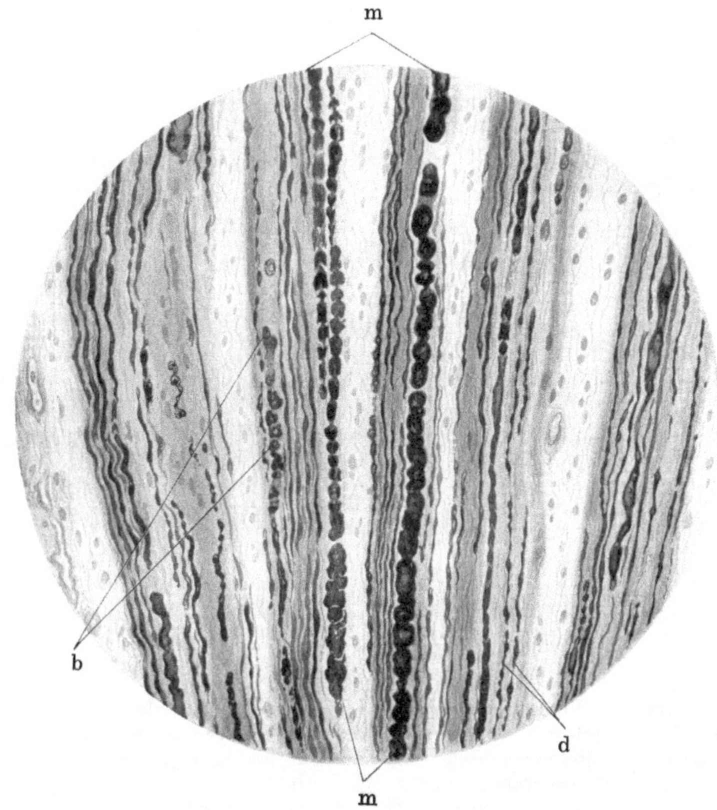

Abb. 64. Übersichtsbild über Veränderungen des Markrohres (Schußverletzung, zentrales Ende oberhalb der Läsionsstelle).
m das Markgerüst der Faser teils noch in seinen morphologischen Eigentümlichkeiten erkennbar, teils zu dicken Ballen aufgetrieben und verklumpt. b Zerfall des Markrohres in Einzelballen. d sehr dünne Markfasern mit rosenkranzartigen Anschwellungen. — Markscheidenfärbung am Gefrierschnitt.

völligen Entmarkung bei Erhaltenbleiben des Achsenzylinders gekommen. Charakteristische Bilder von Verdünnung der Markscheide sieht man weiter in manchen Herden der multiplen Sklerose. Neben völliger Entmarkung der einen und gutem Erhaltensein der anderen Fasern zeigen wieder andere nur noch einen äußerst feinen Marksaum, das pflegt besonders deutlich an sog. „Markschattenherden" zu sein, wo man freilich auch derbe, oft aber äußerst dünne Markrohre sieht; in der Abb. 63 ist ·die Markhülle der Fasern eines solchen Markschattenherdes auf einen zarten, rauchgrauen Streifen reduziert.

Auch bei den durch Geschwülste ziehenden Markfasern findet man oft beträchtliche Verdünnungen der Markscheide.

Von der Mannigfaltigkeit leichterer und gröberer Strukturveränderungen der Markscheide geben die Abb. 64 und 65 [1]) einen Überblick. Im großen und ganzen ist das Markgerüst noch an den mit m bezeichneten Fasern des Übersichtsbildes Abb. 64 kenntlich, aber es sind hier die Marktrichter aufgetrieben und verklumpt. Bei b der Abb. 64 zerfallen die Markrohre in einzelne Ballen. Außerdem sieht man auffallend dünne Markfasern mit rosen-

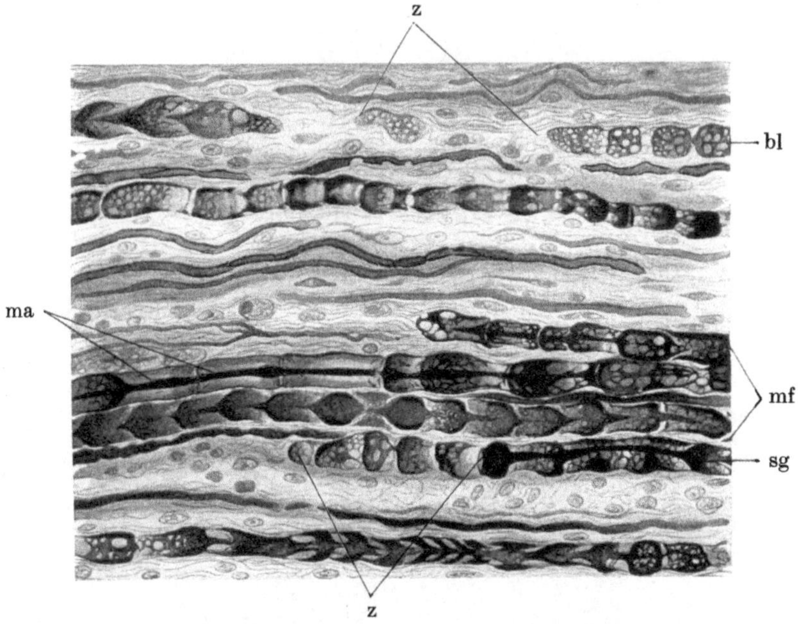

Abb. 65. Verschiedene Veränderungen des Markrohres. (Der gleiche Nerv wie in Abb. 64.) mf drei Markfasern mit sehr verschieden starker Veränderung. ma die Markmasse um den Achsenzylinder ohne Verbindung mit der sehr zarten myelinführenden Außenzone. sg Umwandlung des feinen Markgerüstes. bl Aufblähung der Markmaschen und Sonderung in Einzelballen. z Zerfall der Fasern. — Markscheidenfärbung am Gefrierschnitt.

kranzartigen Anschwellungen (d). Daß man an gelungenen Markscheidenpräparaten wenigstens vom peripherischen Nerven auch die feineren Zerfallsvorgänge der Spongiosa studieren kann, veranschaulicht, glaube ich, Abb. 65. Dieses Präparat illustriert die ersten Anfänge der Umwandlung des Markgerüstes bis zum völligen Zerfall. Charakteristisch erscheint hier bei manchen Fasern die Neigung zur Verklumpung; in der mit ma bezeichneten Faser ist das Markgerüst zugrunde gegangen und auch die Trichter fehlen; die Markscheide bildet nur noch um den Achsenzylinder und in der peripherischen Zone eine

---

[1]) Ich hatte bei Erklärung dieser Abbildungen in einer früheren Arbeit die Veränderungen als retrograd bezeichnet; sie gehören aber größtenteils jenen Vorgängen an, die sich nach Berblinger und Bielschowsky bei Nervenschußverletzungen häufig finden, was ich nachträglich bestätigen konnte (siehe S. 263). Hier hat das keine Bedeutung, weil es uns auf die bloße Darstellung der Strukturabweichungen ankommt; ich könnte dazu ebensogut irgend eine Neuritis oder einen ganz anderen Prozeß als Beispiel wählen.

zarte Schicht. — Was wir von Veränderungen im Markscheidenbilde an erkrankten **zentralen** Nervenfasern feststellen, beschränkt sich im allgemeinen auf die Auftreibungen, Verklumpungen und Ballenbildungen. Häufig sehen wir hier Strukturveränderungen, die auf einer Vermehrung der **Elzholz**schen Körperchen beruhen. Manche Degenerationen der Nervenfasern leiten sich mit einer Vermehrung dieser Körper ein (S. 262), sie sind dann oft in längeren Reihen angeordnet. Als pathologische Bildungen zentraler markhaltiger Fasern dürfen wir auch wohl Auftreibungen und kugelige Anschwellungen bewerten, wie sie Abb. 66 im Bereiche einer arteriosklerotischen Verödung zeigt. Immerhin sind gerade solche Bildungen, wo sie nicht — wie hier — in einer deutlich als

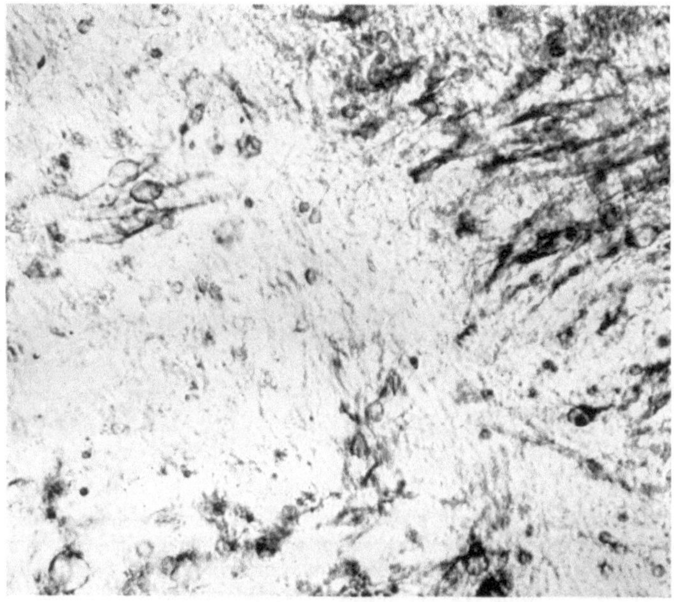

Abb. 66. Ballonförmige Markscheidenauftreibungen im Bereiche eines ischämischen arteriosklerotischen Herdes (Markscheidenfärbung am Gefrierschnitt).

Läsionsstelle kenntlichen Partie gelegen sind, ganz gewiss schwer auf ihre Bedeutung einzuschätzen (siehe S. 119); es bestehen darin nach meinen Erfahrungen wesentliche Unterschiede zwischen der zentralen und der peripherischen Nervenfaser.

Die schwerste Gestaltsveränderung des Markrohres ist seine Umbildung in Körnerreihen, so wie das in der Abb. 64 an der Faser b bereits angedeutet war. Ich verweise auf die Abb. 172 auf Seite 251; es ist ein Übersichtsbild von dem häufigsten Degenerationsmodus, bei welchem man diese Dinge seit langem kennt, von der sekundären Degeneration. Das Bild stammt von einem markhaltigen Nerven, wo die Durchtrennung nicht mechanisch, sondern durch Kälteeinwirkung (Durchfrierung) vorgenommen worden ist; es zeigt den Übergang der gesunden markhaltigen Nervenfaser in Körnerreihen, welche in den alten Scheiden liegen. Wir haben es hier mit dem Zerfall der Markscheide zu **Markballen** zu tun, welche bei stärkerer Vergrößerung des gleichen Prä-

parates in Abb. 67 wiedergegeben sind. Ihre Lage in den alten Schwannschen
Scheiden wird hier noch deutlicher. Man bemerkt an einigen von ihnen bereits
erhebliche Aufhellungen und Zerfall zu kleineren, nur noch schlecht mit Hämatoxylin gefärbten Kugeln. Wir werden uns mit diesen Dingen bei der Erörterung
der degenerativen Vorgänge zu befassen haben (S. 247ff.). Das Bild deutet aber
schon an, daß die zerfallenden Myelinsubstanzen in andere Produkte übergeführt werden, die nicht mehr die Reaktion der Markscheidensubstanz geben;
für ihre weitere Verfolgung müssen wir dann die Methoden der Fettfärbung
anwenden (S. 247).

Zu diesem Zeitpunkt, wo der Zerfall in einzelne Markkugeln vollständig
geworden ist und nun die Umwandlung in einfachere Fettsubstanzen be-

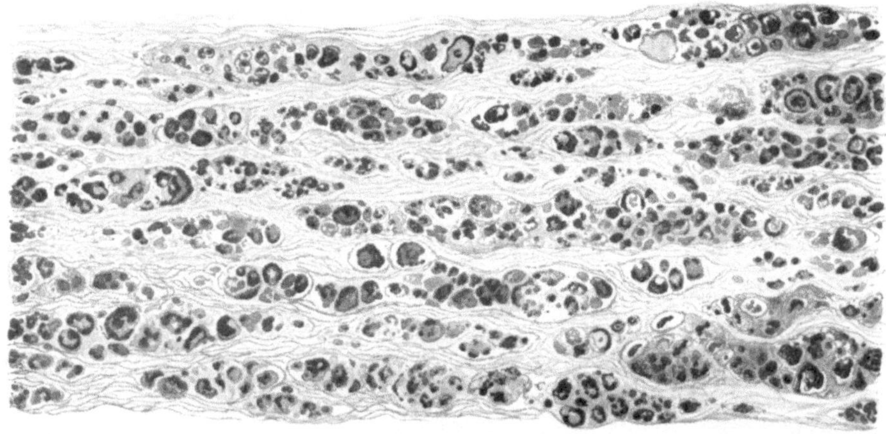

Abb. 67. Zerfall des Markrohres in Markballen, welche im Bereiche der ursprünglichen
Schwannschen Scheide liegen. Die Markballen sind zum Teil noch gut, zum Teil aber
auch matt oder bloß in einzelnen Partikeln mit Hämatoxylin färbbar. (Ausschnitt aus
Abb. 172 bei starker Vergrößerung.)

gonnen hat (siehe S. 252), können wir uns das in Ballen segmentierte Mark der
Nervenfaser noch einmal mit einer besondere Methode zur Darstellung bringen,
nämlich mit der Chromosmiumfärbung nach Marchi. Manche sprechen von
einer „Marchi-Faser", tatsächlich haben wir es hier nicht mehr mit einer
Gestaltsveränderung der Markscheide selbst zu tun, sie ist längst in ihre einzelnen
Teile aufgelöst und in Abbausubstanzen übergeführt worden. Das Marchibild
von welchem ich hier eine Illustration (Abb. 68) gebe, zeigt jedoch noch die
ursprüngliche Bahn der zerfallenden Nervenfaserbündel an. Diese Methode
dient so dazu, den Verlauf degenerierender Systeme zu verfolgen, da sie ein
Reagens auf deren frühe Zerfallsprodukte gibt. Es ist wichtig zu wissen, daß wir
es nicht mehr mit der eigentlichen, etwa durch die Degeneration veränderten
Nervenfaser zu tun haben, sondern daß es die ganz aus dem Zusammenhang
der Faser gerissenen Zerfallsprodukte sind, die sich hier färben; und diese Produkte bleiben, wie wir sehen werden, nicht lange an Ort und Stelle liegen. Sie
werden weitertransportiert und so ist, wenigstens bei sehr feinen Faserzügen,
Vorsicht bezüglich der Beurteilung des Degenerationsareals nötig; es kann

durch die Verschleppung der Zerfallsmasse vergrößert und auch in seiner Gestalt verändert werden (vgl. das Kapitel „Degenerative Vorgänge").

Was die von Schreiber mitgeteilte Marchi-Reaktion zu bedeuten hat, ob sie einer pathologischen Veränderung entspricht, ist wohl noch ungeklärt. Er fand diffus grauschwarze Verfärbung ohne Formveränderung und ohne Zerfall der Markscheide. Ich habe solche mehr gleichmäßig dunkle Färbung der Markscheide in verschiedenen Teilen des Nervensystems gesehen, zumal bei Mängeln in der Technik, aber dann auch wieder an Präparaten, die exakt nach den Vorschriften hergestellt waren. Ich habe bisher keinen Anhalt dafür gefunden, daß es sich hier um etwas Histopathologisches handelt und glaube vielmehr an Kunstprodukte, deren Entstehung bisher nicht klar ist.

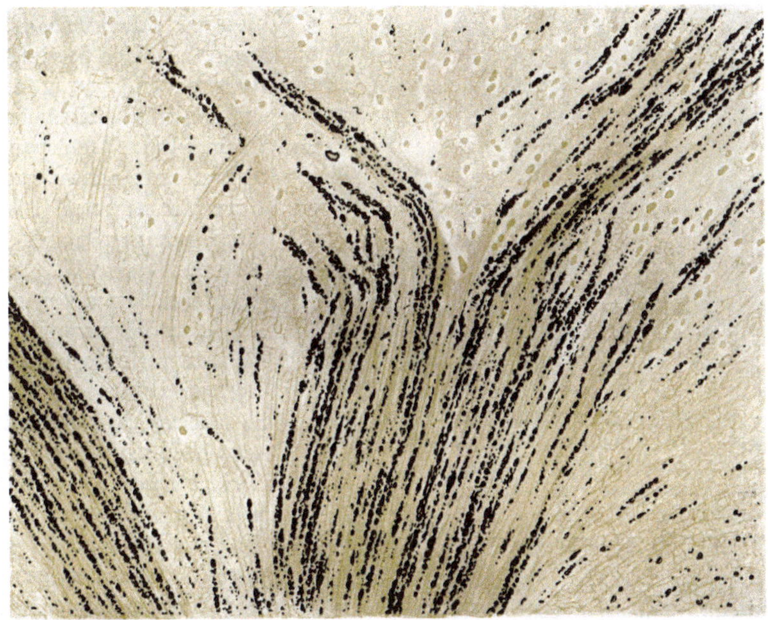

Abb. 68. Frische Degeneration zentraler Nervenfasern („Marchistadium"). Chromosmiummethode. Der Schnitt — aus der Höhe der Pyramidenbahnkreuzung — zeigt, wie außer den Hauptbündeln auch vereinzelte feine Züge mit dieser Marchischen Methode verfolgt werden können. Die Fasern sind längsgetroffen; sie erscheinen als kettenförmig angeordnete schwarze Kugeln und Schollen.

Veränderungen an den **Achsenzylindern** zeigen sich in Form von Auftreibungen und Verdickungen, Quellungen, Auffaserung, Vakuolisierung, abnormer Imprägnation und Färbung; ihr Zerfall geschieht am häufigsten in Fragmentierung und körniger Auflösung.

Gleichmäßig über längere Strecken verdickte Achsenzylinder erfahren vielfach eine sehr starke Imprägnation bei Anwendung der Bielschowskymethode (Abb. 79), im Alzheimer Manupräparat treten sie oft durch ihre rote Färbung (während die normalen Achsenzylinder blau sind) hervor. Rot färben sich nach Spatz auch die verdünnten Achsenzylinderfragmente des sekundär degenerierenden Nervenstückes, die „primär" veränderten Fasern des zentralen Teiles dagegen blau. Die abnorm voluminösen Fasern können geschlängelt sein, ähnlich wie wir das schon von den plump gewordenen Dendriten der Ganglienzelle her kennen. Verdickte und stark imprägnierte Nervenfasern findet man mit großer Häufigkeit im Bereiche der sog. senilen Plaques (Abb. 69). Wie sich hier überhaupt vielfach silberimprägnierbare Massen ablagern und wie verschiedenartige Gewebsteile abnorm stark argentophil werden, so gilt das auch für die Achsenzylinder. In der Abb. 69 liegen einfach starre und im ganzen verdickte, stark gefärbte Achsenzylinder neben anderen mit spindeligen Auftreibungen; daneben finden sich keulenförmige Gebilde, welche von manchen als Regenerationserscheinungen gedeutet werden (vgl. das Schlußkapitel). — Im Gegensatz zu den durchschnittlich drehrund bleibenden verdickten Achsenzylindern sind andere bandartig verbreitert; ihnen begegnet man sehr oft. Die Faser sieht aus wie ein nicht gut gestrafftes und deshalb leicht gefälteltes Seidenband. Den bandartig verbreiterten Achsenzylindern sind mitunter dunkle körnige und borkige Stoffe angelagert oder die Achsenzylindersubstanz erweist sich fleckig stärker imprägnierbar, wie das auch an manchen in Volumen und Gestalt nicht veränderten, erkrankten Achsenzylinder vorkommt. Eine schwere Umwandlung bedeutet es, wenn die verbreiterte Faser wie angenagt aussieht, keine scharfen Konturen mehr hat, sondern ausgezackt und eingekerbt ist. In der Abb. 70 ist der abnorm voluminöse Achsenzylinder schon sehr blaß und verschwommen, in seiner Peripherie erscheinen einzelne Brocken intensiv durch Silber

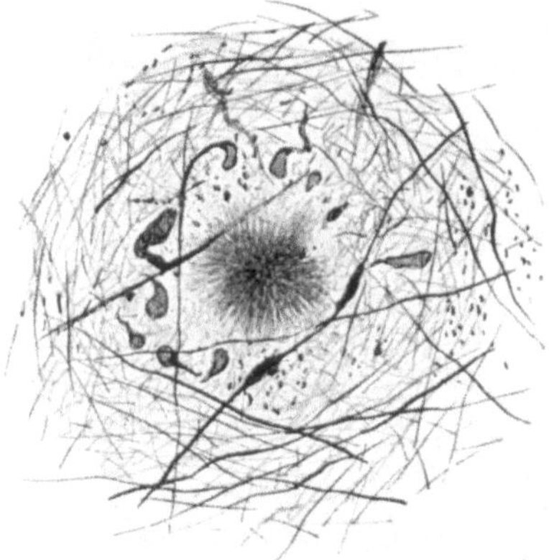

Abb. 69.   Achsenzylinderveränderungen im Bereiche einer senilen Redlich-Fischerschen Plaque: starre, verdickte Fasern mit spindeligen Auftreibungen und keulenförmigen Bildungen. Bielschowskys Silberimprägnation.

Abb. 70. Multiple Sklerose. Herd im Großhirnmark. Färbung nach Bielschowsky. Bandartige Verbreiterung eines noch in seiner Markscheide liegenden Achsenzylinders; brockige, mit Silber imprägnierte Massen (verklumpte Fibrillenreste) in der Grundsubstanz des Achsenzylinders. Zeichnung von Herrn Dr. Schob.

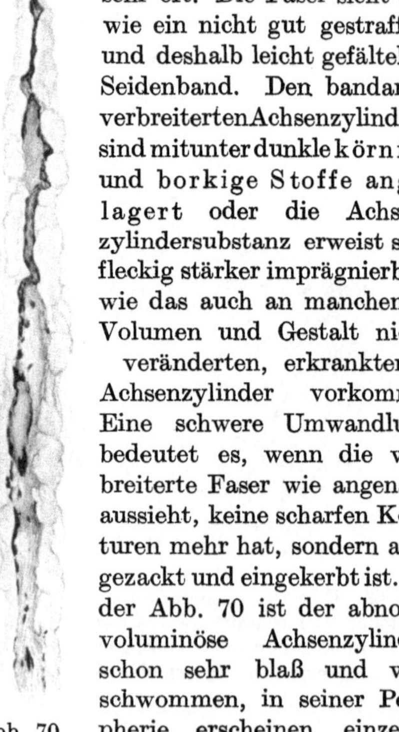

Abb. 70.

geschwärzt. — Quellungen sind am häufigsten in umschriebenen Krankheitsherden, so bei Rückenmarkskompressionen, bei Herden der funikulären Spinalerkrankung, im Bereiche entzündlicher Ödeme, z. B. bei tuberkulöser Meningitis (Hoche) und bei Myelitis (Mager). Hier scheinen die Gliamaschen durch die kolossalen Achsenzylinderquellungen erweitert oder gesprengt („Lückenfeld"). Die Quellung kann eine Faser auf längere Strecke mehr gleichmäßig betreffen; sehr häufig sind es aber umschriebene Auftreibungen, die vereinzelt oder zu mehreren hintereinander geordnet sind (Abb. 178). Oft bildet eine kugelige Anschwellung das Ende der Faser wie in Abb. 71 aus einem Herde von funikulärer Spinalerkrankung. Diese Bildungen entsprechen offenbar den Cajalschen Retraktionskugeln, die am Ende einer durchschnittenen

Faser auftreten (eine Kontinuitätsunterbrechung wird eben auch durch manche andere, nicht im engeren Sinne traumatische Schädlichkeit bewirkt, so in dem hier gegebenen Beispiel durch den Degenerationsherd). Die frühzeitigen Veränderungen des proximalen Nervenfaserabschnittes (und des obersten Endes des distalen) sind, wie vor allem Cajal gelehrt hat, charakterisiert durch solche Quellungen und Auftreibungen (vgl. das Kapitel über degenerative Vorgänge). Das Phänomen der Hintereinanderschaltung spindeliger Auftreibungen solcher primär veränderter Fasern ist in der eben erwähnten Abb. 178 (aus der Arbeit von Herrn Dr. Hugo Spatz) wiedergegeben. Wie diese kugeligen Auftreibungen bei der traumatischen Veränderung der Nervenfaser durch Abschmelzung der Verbindungsstücke frei werden und eine Zeitlang im Gewebe liegen können (Cajal, Marburg, Spatz, siehe S. 261) so auch bei allerhand andern Prozessen, z. B. bei multipler Sklerose. Doinikow hat das beschrieben und mit zahlreichen guten Bildern belegt und Herr Kollege Schob hat das an einem Fall unserer Beobachtung bestätigen und ergänzen können (siehe Abb. 72 b).

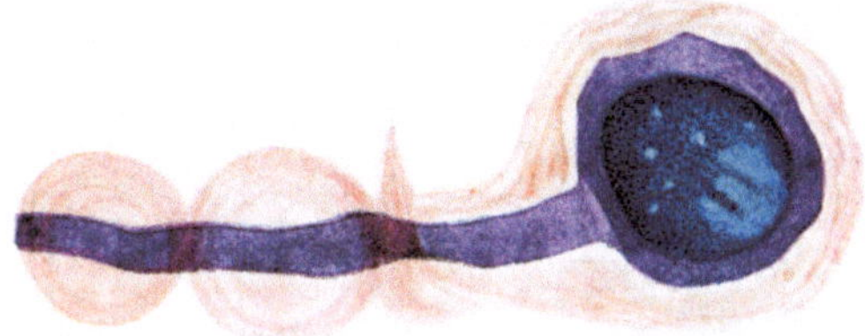

Abb. 71. Endauftreibung (Retraktionskugel) eines unterbrochenen Achsenzylinders aus einem Herde bei funikulärer (anämischer) Spinalerkrankung. Alzheimer - Mann - Färbung. Die keulenartige Anschwellung zeigt einen hellblau gefärbten, feingekörnten Innenteil.

In die Nervenfaser eingeschobene kugelige Anschwellungen sieht man bei verschiedenen Degenerationsprozessen. Wir hatten bei der Schilderung der äußeren Gestaltsveränderungen der Ganglienzelle bereits Beispiele davon gegeben, ich meine die sphärischen und spindeligen Auftreibungen an den Axonen der Purkinjezelle. (Ich hatte sie dort besprochen, weil sie bei ihrer engen Nachbarschaft zum Zelleib in der Literatur oft bei den Anomalien der Ganglienzelle eine Rolle gespielt haben, ähnlich wie etwa die Auftreibungen der Dendriten; aber natürlich gehören sie in die Reihe der Achsenzylinderveränderungen.) Mit ihnen hat sich neuerdings Bielschowsky bei Fällen von amaurotischer Idiotie beschäftigt, in welchen der Krankheitsprozeß im Kleinhirn akzentuiert war. Er sieht in ihnen ein atypisches Wachstumsphänomen, das seine Entstehung einem Regenerationsprozeß verdanke. Auch Antoni spricht von Wachstumskugeln, die er in sehr frühen Fällen von Tabes (Prätabes) im Optikus, im Wurzelnerven und anderen Degenerationsgebieten gefunden hat. Ich halte es für zweckmäßig, diese pathologischen Gebilde zunächst lediglich zu beschreiben ohne ihre Bedeutung für Regeneration oder Degeneration bereits festzulegen. Ich komme darauf im Regenerationskapitel zurück. Nur sei hier schon bemerkt, daß kugelige Endanschwellungen (z. B. im Optikus und Wurzelnerven bei Tabes oder im Hirn bei multipler Sklerose) nicht einfach als Wachstumskeulen angesprochen werden dürfen. „Kugelfasern", wie man sie besonders auch im

Wurzelnerven (Antoni) bei Tabes sieht, treffen wir bei allerhand degenerativen Prozessen. In Abb. 72a präsentiert sich eine solche kugelige Auftreibung als große Vakuole durch deren Inhalt die Fibrillen an den Rand gepreßt erscheinen. Auch sonst sind vakuoläre Bildungen häufig, zumal sehr kleine in rosenkranzähnlicher Anordnung; die Faser sieht dann auf längere Strecken wie durchlöchert aus.

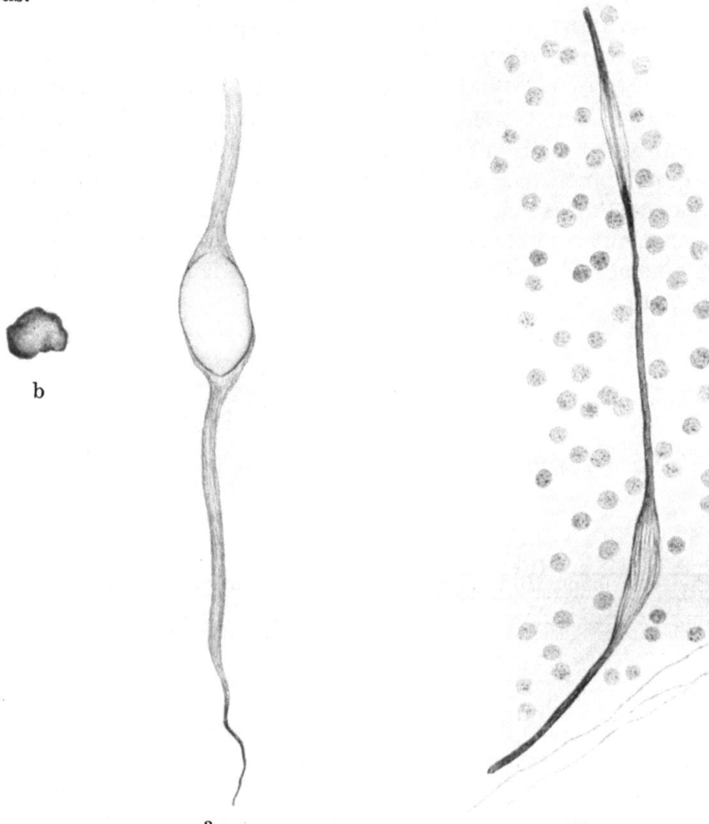

b

a

Abb. 72. a Achsenzylinder aus der grauen Substanz des Vorderhorns im Rückenmark. Färbung nach Bielschowsky. Bandartige Verbreiterung mit Auseinanderweichen der Fibrillen (streifige Zeichnung); große Vakuole. b Freiliegende, gekerbte Kugel; offenbar abgeschmolzene Achsenzylinderauftreibung. Zeichnung von Herrn Dr. Schob.

Abb. 73. Achsenzylinder einer Purkinjezelle mit lokaler Aufbündelung der Fibrillen (Effilochement Cajals); an der einen Stelle noch ein zentrales, durchlaufendes Fibrillenbündel. Originalzeichnung von Herrn Dr. Schob.

Das Phänomen des „Effilochement" (Cajal), das nach traumatischer Schädigung im proximalen Ende mit besonderer Regelmäßigkeit auftritt, findet sich bei vielen zentralen Veränderungen. Ich verweise auf die Abb. 72 und 73, die ich der Arbeit des Herrn Kollegen Schob entnehme: der sonst als kompakter Strang imponierende Achsenzylinder erscheint dabei in Einzelfibrillen zerlegt. Diese Auffaserung kann für sich allein oder auch mit Quellung und Auftreibung vergesellschaftet auftreten. Sehr schön sieht man sie in spindeligen Auftreibungen (Abb. 73).

Zerfall des Achsenzylinders in seiner häufigsten Form ist in Abb. 168 illustriert. Die Achsenzylinder sind in einzelne Bruchstücke zerfallen, sie sind überaus häufig zusammengerollt und sehen wie Teile einer Spirale aus. In dieser Weise vollzieht sich der Untergang des Achsenzylinders regelmäßig bei der sekundären Degeneration, von welcher auch die Abb. 168 stammt. Die Fragmente und spiraligen Gebilde sind oft abnorm stark imprägnierbar, andere werden blaß. Die Einzelstücke verfallen der körnigen Auflösung.

Wir werden bei der Besprechung der Abbauvorgänge im Verlauf der sekundären Degeneration sehen, daß diese spiraligen Fragmente oft in Markkugeln liegen, daß sie häufig in Zellen der Schwannschen Scheiden zu treffen sind und auch in mesodermale Zellen aufgenommen werden; sie werden hier ver-

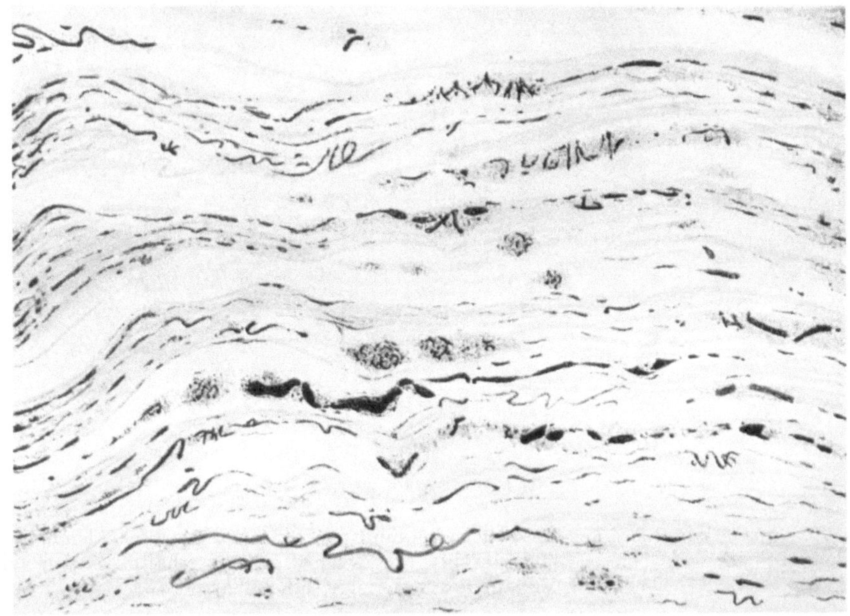

Abb. 74. Nekrotischer Teil eines Nerven, welcher 9 Monate hindurch als Transplantat in einen Nervendefekt (beim Menschen) eingeschaltet war, ohne daß Organisierung stattgefunden hätte. — Achsenzylinderimprägnation nach Bielschowsky. Fragmentierung der Achsenzylinder mit Korkzieher-, Knäuel- und Spiralenbildung, Schlangenlinien, abnormer Imprägnierung, körnigem Zerfall usw. — wie bei sekundärer Degeneration.

arbeitet. Aber diese kurzen spiraligen Fragmente, ebenso wie die langen, schlangenartig zusammengerollten Fäden kommen auch bei nekrotischem Zerfall vor, ohne daß Zellreaktionen mitwirkten. Das beweisen Befunde, die ich an der nekrotischen Nervenfaser erheben konnte und die wohl für die Beurteilung der biologischen Vorgänge an der Nervenfaser Bedeutung haben (Abb. 74).

Die Abb. 74 stammt von einem transplantierten Nervenstück, welches Herr Prof. Eden 9 Monate nach der Operation (Einflickung eines Bethenerven) wieder entfernen mußte. Bei der Untersuchung der nekrotisch gewordenen Nervenkabel fand ich an den Achsenzylindern nahezu genau das gleiche Bild, wie bei einer frischen sekundären Degeneration.

Man erkennt daran die Fragmentierung der Achsenzylinder, blassere, verdünnte Fäden
und verdickte, intensiv gefärbte Bruchstücke, vor allem aber auch schlangenartige Zu-
sammenrollungen der Spiralteile. Nirgends lassen sich hier bei Anwendung von Zellfärbungen
Reste von Schwannschen oder von Bindegewebszellen nachweisen; eine Organisation dieses
nekrotischen Transplantates war nur in der äußersten Peripherie des Stranges erfolgt. Im
Markscheidenpräparat konnte man zunächst im Übersichtsbilde den Eindruck gewinnen, als
sei der Nerv überhaupt nicht verändert. Mit feineren Systemen zeigte sich, daß die einzelnen
Markscheiden noch voneinander gesondert waren, daß sie sogar noch Reste von Lanter-
mannschen Einkerbungen aufwiesen. Aber von einer regelmäßigen Segmentierung und
Einkerbung war nichts Rechtes mehr zu sehen und vor allem war die feinere Spongiosa geschwunden. Manche Markrohre hatten im ganzen ein schwammiges Aussehen, andere

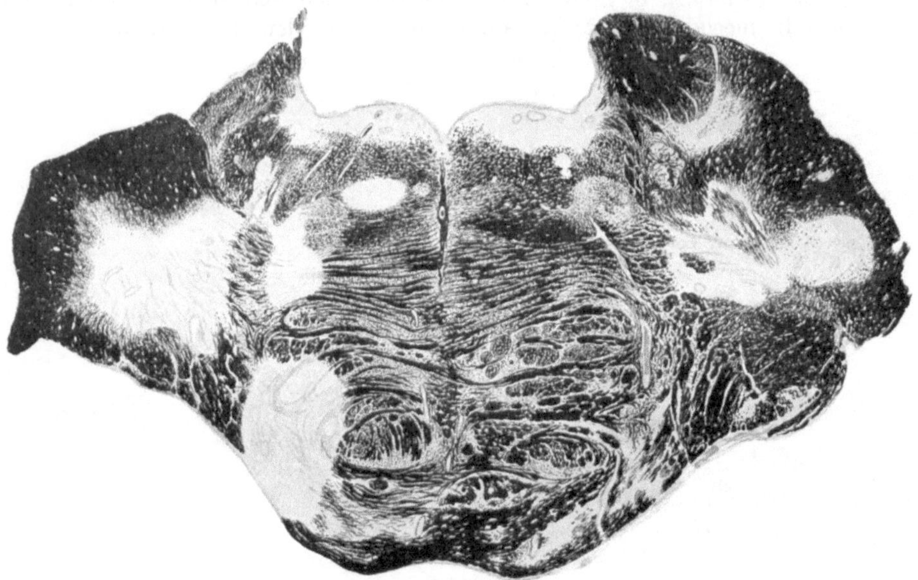

Abb. 75. Entmarkungsherd aus der Brücke bei multipler Sklerose. Markscheidenmethode.
In den entmarkten Gebieten sind die ursprünglichen Strukturverhältnisse, besonders
auch der Verlauf der Faserzüge, erkennbar.

erschienen mehr krümelig und körnig, stellenweise auch stärker zusammengeklumpt,
ohne daß es zur Bildung von Markballen gekommen wäre. Wir werden auf diesen Befund
bei der Besprechung der Ergebnisse unserer Untersuchung an anderen Nerventransplan-
tationen in dem Kapitel über die „Regeneration" zurückkommen. Hier sei nur festgestellt,
daß an diesem neun Monate im Körper belassenen nekrotischen, vom Wirtsgewebe nicht
substituierten Nervenstück die allgemeine Architektonik der Markfaserung erhalten geblieben war, und daß — wie gesagt — die Achsenzylinder ohne Zutun von Zellen in solche
Fragmente zerfallen waren, wie wir sie bei der sekundären Degeneration anzutreffen pflegen.

Wir sind damit am Ende der Besprechung der allgemeinen Gestalts- und
Strukturveränderungen der Nervenfaser. Im Gegensatz zu der histopathologischen Analyse der Ganglienzellen ist es uns bei der Nervenfaser nicht möglich,
heute schon einzelne wohlabgegrenzte Erkrankungsformen aufzustellen.
Nun geschieht es seit Langem, daß man zwei Hauptgruppen der Nervenfaserveränderung voneinander sondert: den totalen Zerfall der Nervenfaser,
bei welchem Achsenzylinder und Markscheide etwa gleichzeitig zugrunde gehen —
dazu gehört vor allem die sekundäre Degeneration —, und die bloße Ent-

markung der Nervenfaser, bei welcher der Achsenzylinderstrang erhalten bleiben kann.

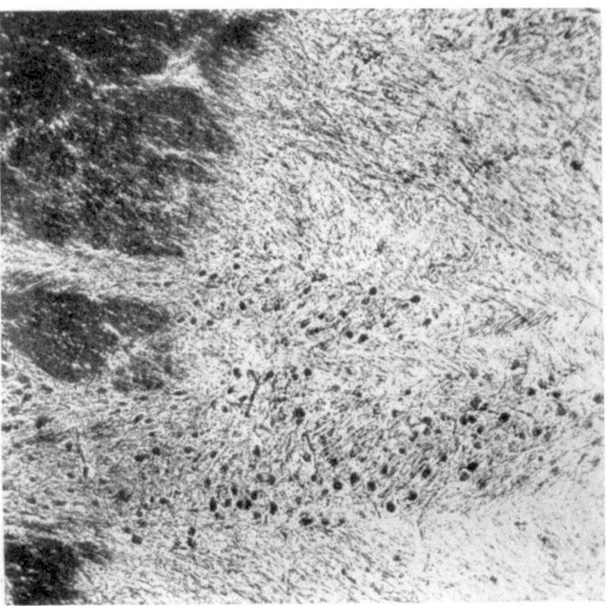

Abb. 76. Herd bei multipler Sklerose (basale Ganglien). Achsenzylinderpräparat (Biel-schowsky-Färbung). Die braunschwarz mitimprägnierten Markscheiden hören ziemlich scharf an der Grenze auf, die marklos gewordenen Nervenfasern lassen sich weiter ver-folgen. Das Achsenzylinderbild erscheint auch im Herde nicht wesentlich gelichtet, die Ganglienzellen zeigen normale Gruppierung.

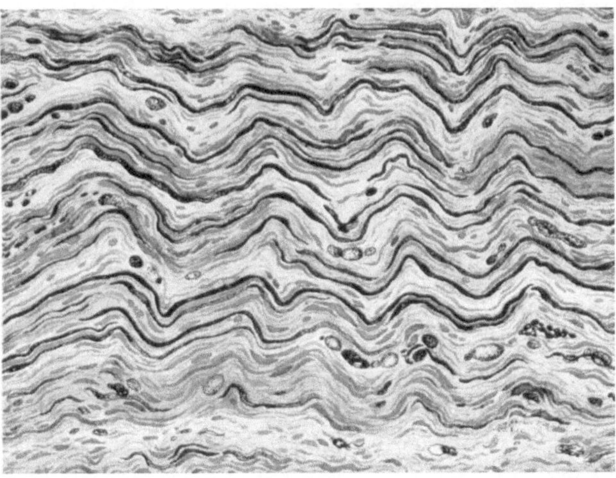

Abb. 77. Gequetschter Nerv (Schußverletzung „ohne makroskopischen Befund"). Neben zahlreichen erhaltenen Markfasern viele nur des Markes beraubte graugefärbte Achsen-zylinder; im übrigen starker Nervenfaserausfall. — Markscheidenfärbung am Gefrierschnitt.

Als Paradigma der segmentalen Demyelinisation gilt die Nervenfaserveränderung bei der multiplen Sklerose. Schon an einem Markscheidenpräparat
wie in Abb. 75 kann man mit Leichtigkeit erkennen, daß die Fasern in den
Herden nur ihres Markmantels verlustig gegangen sind. Man sieht besonders
schön in dem Herde der Brücke, wie die Faserbündel als marklose Züge in der
vorgeschriebenen Bahn weiterbestehen. Exakter läßt sich das natürlich noch
mit den Methoden der Achsenzylinderdarstellung nachweisen. Das Photogramm
Abb. 76 aus der Grenze eines Herdes zeigt wie die auch in ihren Markscheiden
geschwärzten Faserzüge sich in den Herden als feine marklose Nervenfäden
fortsetzen. — Spätere Untersuchungen haben nun ergeben, daß diese herdförmige
Entmarkung nicht der multiplen Sklerose allein eigentümlich ist; bei der Paralyse gibt es marklose Flecke in der Hirnrinde, welche ganz den Herden bei jener
Krankheit ähnlich sind. Borda, Fischer und ich haben Bilder davon gebracht,
und ich konnte zeigen, daß derartige entmarkte Herde auch im Mark des Großhirns und selbst im Rückenmark vorkommen können.

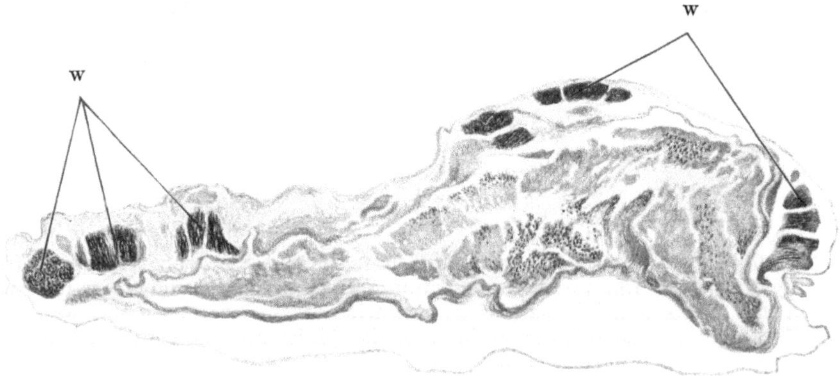

Abb. 78. Rückenmarkskompression durch langsam wachsende Wirbelgeschwulst. In den
Wurzeln w ziemlich gut erhaltene Markfasern. Die Reste der Rückenmarksstränge zeigen
in den noch Markfasern führenden Feldern auch graue, entmarkte (hier schräg angeschnittene)
Fasern. Markscheidenfärbung.

Außerdem hatten wir gesehen (S. 121), daß durch mechanische Einflüsse
die Nervenfaser eine schließliche Entkleidung von ihrem Marke nach langsam
zunehmender Verdünnung desselben erfahren kann. Die Abb. 77 zeigt weiter,
daß auch bei akuter Gewalteinwirkung — nämlich durch Quetschung bei einer
Schußverletzung — die Fasern im peripherischen Nerven ihr Mark verlieren
können, ohne daß der Achsenzylinder zugrunde gehen müßte. Bei den Schußverletzungen ohne anatomischen Befund konnte ich mikroskopisch solche
Bilder nachweisen, wie eines in Abb. 77 dargestellt ist. Es ließ sich so eine Erklärung für jene Verletzungen ohne äußerlich sichtbare Kontinuitätsunterbrechung geben und auch der meist günstige Ausgang solcher Läsionen begründen.
Wie wir es vorhin bei chronischer Druckwirkung am peripherischen Nerven
sahen, so kann auch eine zunehmende Kompression zentraler Fasersysteme
zunächst eine Entmarkung hervorrufen. Ich gebe hierfür ein Bild von einem
Rückenmark, das ich einmal für Herrn Prof. Nonne untersucht habe (Abb. 78).
Infolge einer Wirbelgeschwulst war das Rückenmark außerordentlich stark

zusammengedrückt worden. Man erkennt an den hier vielfach schräg getroffenen Fasern, wie neben einigen markhaltigen, noch viele marklose Fasern bestehen.

Ich erwähne weiter die häufigen und lange bekannten Befunde einer **fleck-förmigen Entmarkung** bei den verschiedenen **Neuritiden**. Ein solcher „diskontinuierlicher Markschwund" ist von **Gombault** und besonders von **Stransky** beschrieben (S. 289). Die Beschäftigung mit den degenerativen Prozessen am peripheren Nerven zeigt aber, daß ebenso wie bei den schon erwähnten andersartigen Krankheiten oder Schädlichkeiten der **Prozeß** an der Nervenfaser

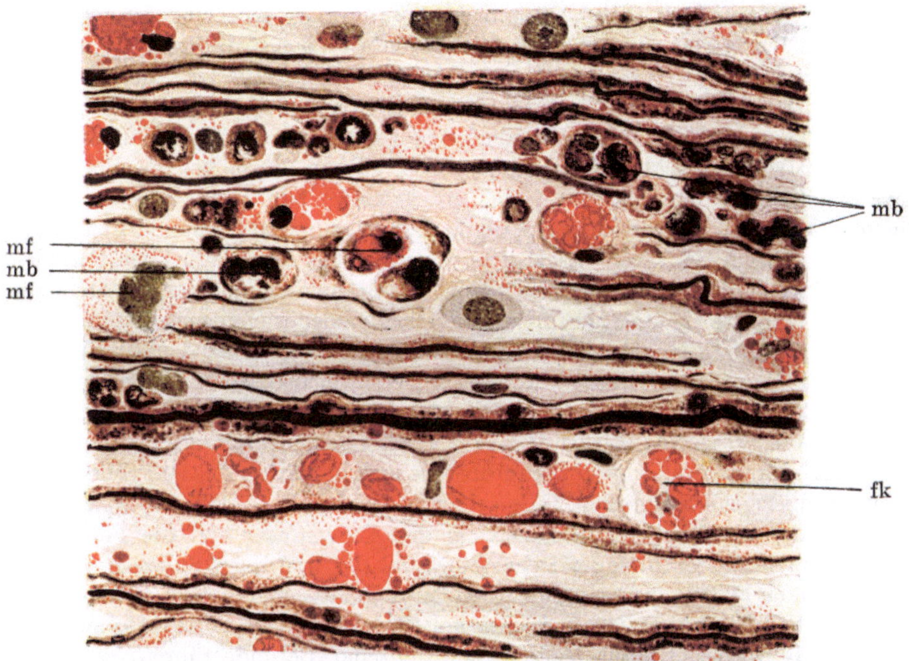

Abb. 79. Frischer Rückenmarksherd bei multipler Sklerose. Längsschnitt. Kombination der **Bielschowsky**schen Achsenzylinderimprägnation und Scharlachrotfärbung. Einzelne marklos gewordene Fasern, im Markrohr anderer feine Fetttröpfchen. Unterhalb der Mitte ein von Mark umgebener stark verdickter und abnorm imprägnierter Achsenzylinder. Im allgemeinen erheblicher Faserausfall. Vielfach Markballen (mb) und Fettkörnchen-kugeln (fk) an Stelle der untergegangenen Fasern.
mb Markballen, zum Teil mit eingeschlossenen Achsenzylinderfragmenten. mf neben Myelin-substanzen scharlachfärbbare Fettstoffe in den Ballen (resp. den Abbauzellen).

nicht bei der **Entmarkung halt zu machen braucht.** Obschon wir immer wieder überrascht sind, daß wir in den Herden der multiplen Sklerose trotz völliger Entmarkung vielfach kaum einen Achsenzylinderausfall im Silber-präparat nachweisen können, so finden wir doch andererseits eben wieder bei genauerer Analyse mehr oder weniger deutliche Ausfälle und nicht etwa nur eine Persistenz aller marklosen Achsenzylinder. Diese können vielmehr auch zugrunde gehen und mit ihnen schwinden natürlich die unterbrochenen Fasern. Genau so ist es bei den mechanischen (Druck-)Schädlichkeiten und bei den toxischen Neuritiden. An dem in Abb. 79b illustriertem Ausschnitte aus einem frischen

Herde der multiplen Sklerose, bei welchem nebeneinander die Achsenzylinder und die lipoiden Zerfallsprodukte gefärbt werden konnten, erkennt man marklos gewordene Fasern, daneben andere, deren Markmantel gequollen, von feinsten Fetttröpfchen durchsetzt und stellenweise aufgelöster scheint; und endlich sehen wir daran auch den völligen Zerfall von Nervenfasern, an deren Stelle Markkugeln mit eingeschlossenen Achsenzylinderresten und großen Fettballen gelegen sind.

So ergibt sich aus alledem, daß der diskontinuierliche Markzerfall, bzw. die im Bereiche eines Herdes stattfindende segmentale Entmarkung sowohl frühzeitig wie auch nach längerer Dauer und Weiterwirkung der Schädlichkeit zum Zerfall der ganzen Faser führen kann. Man kann eine Art Gesetz aus allen diesen Beobachtungen ableiten: daß die Nervenfaser sich in ihrem Markanteil besonders empfindlich erweist, und daß der Achsenzylinder gegenüber den verschiedenartigsten Schädlichkeiten eine mehr oder weniger ·große Resistenz besitzt. Das wird außer durch die eben schon gegebenen Beispiele auch durch allerhand sonstige Beobachtungen bewiesen. Denn auch bei herdförmigen Prozessen ganz anderer Art zeigt sich ein gewisser Kontrast zwischen Markscheiden- und Achsenzylinderbild, so z. B. bei arteriosklerotischen Ernährungsstörungen, bei den Rückenmarksherden der perniziösen Anämie, bei den Dürckschen Malariaherden usw. Besondere Wichtigkeit hat endlich die Feststellung, daß außer herdförmigen Entmarkungen mit mehr oder weniger ausgesprochener Persistenz der marklos gewordenen Achsenzylinder auch ganz diffuse Markentkleidungen vorkommen können. Bei der progressiven Paralyse, der senilen Demenz und mancherlei anderen Verblödungsprozessen sieht man in der Hirnrinde oft erhebliche Lichtungen am Markscheidenpräparat, während bei der Silberimprägnierung sich die gröberen und feineren Achsenzylinderzüge zu einem überraschend großen Teile erhalten erweisen. — Das alles lehrt, daß der Satz, wonach die bloße Entmarkung der Nervenfaser und die Persistenz der Achsenzylinder ein diagnostisches Merkmal der multiplen Sklerose sei und sie vor anderen Prozessen auszeichne, in dieser dogmatischen Starrheit nicht mehr aufrecht erhalten werden kann; ein Festhalten daran würde notwendig zu einer irrtümlichen Auffassung pathologisch anatomischer Befunde führen.

Die Veränderung der Nervenfasern, die zu einer Demyelinisation führen und dabei Halt machen kann, ist meines Erachtens nicht als ein bestimmter einheitlicher Erkrankungstypus zu bewerten. Es sind wahrscheinlich ganz verschiedene regressive Umwandlungen an der Nervenfaser, welche das äußerliche Bild der Entmarkung bedingen können; wir haben es da wohl mit einem Zustandsbild, dem Effekt verschiedenartiger Vorgänge zu tun. Es ist deshalb meines Erachtens nicht erlaubt, sie wohl umschriebenen Ganglienzellveränderungen gleich zu setzen. Gewiß ist das ätiologische Moment hier wie dort nicht einheitlich; aber die Ganglienzellumwandlung, etwa von dem Typ der schweren Verflüssigungsvorgänge oder der akuten Schwellung, ist eben einheitlicher Art. Das können wir jedoch für die vorhin geschilderten Achsenzylinder- und Markscheidenveränderungen nicht behaupten. Es sind, möchte ich sagen, immer wieder dieselben Bilder, denen wir hier begegnen: an den Achsenzylindern bandartige Verbreiterungen, zirkumskripte oder ausgedehnte Auftreibungen, Quellungen, Vakuolisierungen, abnorme Imprägnation und an den Markscheiden Auflösungen der Spongiosa und Zusammenballungen des Markes. Wir können von ihnen noch nicht sagen, inwieweit sie zusammengehören und inwieweit sie verschiedener Art sind. Ich nenne nur die Quellungen, die wir ja aus Cajals und Spatz' Untersuchungen über die primäre (retrograde) Veränderung (siehe S. 259) in ihren Einzelheiten besonders gut kennen. Aber welche Beziehungen haben diese zu anderen nicht traumatisch bedingten Quellungen? Wir kennen weiter bei der multiplen Sklerose (siehe Abb. 79) und bei der Neuritis mit diskontinuierlichen Markschwund (Stransky) den Abbau der Markscheide. Aber hat dieser tiefere Bedeutung für die Umschreibung bestimmter Degenerationsformen der Nervenfaser? Es scheint mir nach unseren bisherigen Kenntnissen, als seien die verschiedenen pathologischen Merkmale an Achsenzylinder und Markscheide nur allgemeine Degenerationszeichen — ähnlich wie etwa bei der Ganglienzelle die so ungeheuer häufig wiederkehrende Umwandlung der Tigroidsubstanz und der Fibrillen, welche wir bei den allgemeinen Strukturveränderungen der Ganglienzellen aufführten. — Wir können auch das Quantitative von dem Qualitativen noch nicht scheiden. Gewiß läßt sich wie bei der multiplen Sklerose, der Neuritis, den chronischen Druckschädigungen usw. leicht zeigen, daß der Grad der Noxe schuld sein kann, wenn über die bloße Entmarkung hinaus der Prozeß an der Nervenfaser bis zu deren Zerstörung führt. Aber wenn sich irgendwo Veränderungen der Nervenfaser mit Quellung, Auffaserung, bandartiger Verbreiterung des Axons und mit Verklumpung der Markspongiosa und Zusammenballung einleiten, läßt sich — soviel ich diese Dinge kenne — nicht entscheiden, um welche Art und Schwere der Fasererkrankung es sich da handelt.

Dagegen ist das Gesamtbild der Wallerschen sekundären Degeneration in seinen Einzelzügen scharf gekennzeichnet. Die Vorgänge am Achsenzylinder und an der Markscheide, die Erscheinungen beim Abbau und bei der Abräumung haben etwas Gesetzmäßiges (siehe S. 243 ff.). Hier haben wir es tatsächlich mit einem scharf umrissenen Degenerationstyp, der sich besonders durch das Verhalten des Achsenzylinders von anderen Veränderungen der Nervenfaser unterscheidet (S. 271), zu tun. Und so ist es auch heute nur die Wallersche Degeneration, die als eine einheitliche Erkrankungsform den andern allgemeinen nicht klar rubrizierbaren Umwandlungen an der Nervenfaser gegenübersteht.

<h3 style="text-align:center">Literatur.</h3>

Alzheimer, Beiträge zur Kenntnis der pathologischen Neuroglia und ihrer Beziehungen zu den Abbauvorgängen im Nervengewebe. Hist. u. histopath. Arb. über d. Großhirnrinde. 1910. 3. H. 3. — Apathy, Das leitende Element des Nervensystems. Mitt. d. Zool. Station in Neapel. 1897. 12. — Derselbe, Der Vergleich der Neurofibrillen mit Protoplasmaströmen oder -fäden. Folia neurobiologica. 1908. 1. — Antoni, Über Prätabes. Regenerative Gebilde der sensiblen und sensorischen Neurone. Zeitschr. f. d. ges. Neurol. u. Psych. 1915. 27. 201. — Ariëns Kappers s. bei Kappers. — Berblinger, Über die Regeneration der Achsenzylinder in resezierten Schußnarben peripherer Nerven. Zieglers Beitr. 1917. 64. — Berblinger, Über Schußverletzung der peripheren Nerven. Zentralbl. f. Chir. 1916. Nr. 16. Münch. med. Wochenschr. 1916. 503. — Bethe, Allgemeine Anatomie und Physiologie des Nervensystems. Leipzig 1903. — Bielschowsky, Zur Histopathologie und Pathogenese der amaurotischen Idiotie mit besonderer Berücksichtigung der zerebellaren Veränderungen. Journ. f. Psych. u. Neurol. 1921. 26. — Derselbe, Allgemeine Histologie und Histopathologie des Nervensystems. Levandowskys Handb. d. Neurol. 1910. I. 1. Siehe auch Literatur zum Kapitel „Regeneration". — Boeke, Studien zur Nervenregeneration I. Die Regeneration der motorischen Nervenelemente und der Nerven der Muskelspindel. Verh. d. Kon. Akad. v. Wet. Amsterdam 1916. — Borda, Paralysie générale progressive. Riv. de la soc. méd. Argent. 1906. 13. — v. Büngner, Degenerations- und Regenerationsvorgänge am Nerven nach Verletzungen. Zieglers Beitr. 1891. 10. — Ramón y Cajal,

Studien über Nervenregeneration. Übersetzt von J. Bresler, Leipzig 1908. Siehe auch Literatur zu „Ganglienzellen“, „Degenerative Vorgänge“, „Regeneration“. — Doinikow, Über De- und Regenerationserscheinungen an Achsenzylindern bei multipler Sklerose. Zeitschr. f. d. ges. Neurol. u. Psych. 1915. 27. — Derselbe, Beiträge zur Histologie und Histopathologie der peripheren Nerven. Nissl-Alzheimers Arbeiten. 4. — Dürck, Die pathologische Anatomie der Malaria. Münch. med. Wochenschr. 1921. 33—37. — Derselbe, Untersuchungen über die pathologische Anatomie der Beri-Beri. Zieglers Beitr. VIII. Supl. 1908. — Ernst, Der Radspeichenbau der Markscheide der Nerven. Festschr. f. Rindfleisch. Leipzig 1907. — Ewald-Kühne, Die Verdauung als histologische Methode. Verh. d. naturhist. Vereins in Heidelberg 1877. 1. — Fischer, Über fleckweisen Markschwund in der Hirnrinde bei progressiver Paralyse. Arbeiten aus der deutschen psychiatrischen Klinik in Prag. S. Karger 1908. — Gombault, Contribution à l'étude anatomique de la névrite parenchymateuse subaigüe et chronique — névrite segmentaire périaxiale. Arch. de Neurol. 1880—1881. T. 1. — Held, Die Entwicklung des Nervengewebes bei Wirbeltieren. Leipzig 1909. — Hoche, Zur Lehre von der Tuberkulose des Zentralnervensystems. Arch. f. Psych. 1887. 19. — Jakob, Über die feinere Histologie der sekundären Faserdegeneration in der weißen Substanz des Rückenmarks. Nissl-Alzheimers Arbeiten 1912. 5. — Kaplan, Nervenfärbungen, ein Beitrag zur Kenntnis des Nervensystems. Arch. f. Psych. 1902. 35. — Kappers, C. M. Ariëns, Die vergleichende Anatomie des Nervensystems der Wirbeltiere und des Menschen. Haarlem 1920. — Kölliker, Die Entwicklung der Elemente des Nervensystems. Zeitschr. f. wiss. Zool. 1905. 82. — Kohn, Über die Scheidenzellen peripherer Ganglienzellen. Anat. Anz. 1907. 30. — Lantermann, Bemerkungen über den feineren Bau der markhaltigen Nervenfaser. Zentralbl. f. d. med. Wissensch. 1874. — Lenhossék, v., Über die physiologische Bedeutung der Neurofibrillen. Anat. Anz. 1910. 36. — Mager, Über Myelitis acuta. Obersteiners Arbeiten 1907. 7. — Marburg, O., Zur Pathologie der Kriegsbeschädigung des Rückenmarkes. Obersteiners Arbeiten 1919. 22. — Derselbe, Zur Pathologie des Achsenzylinders in Tumoren und Narben. Jahrb. f. Psych. u. Neurol. 1905. 26. — Mönckeberg und Bethe, Die Degeneration der markhaltigen Nerven. Arch. f. mikr. Anat. 1899. 54. — Nageotte, Mitochondries et neurocératine de la gaine de myeline, etc. Compt. rend. d. soc. biol. 1907. 67. — Derselbe, Incisures de Schmidt-Lantermann et protoplasme des cellules de Schwann. Soc. de Biol. 1910. 68. — Derselbe, Bemerkungen über den tatsächlichen Bau und die künstlich hervorgerufenen Deformationen der markhaltigen Nervenfaser. Arch. f. mikr. Anat. 1911. 77. — Obersteiner und Redlich, Über Wesen und Pathogenese der tabischen Hinterstrangsegmentationen. Obersteiners Arbeiten 1894. 2. — Paladino, Della continuazione del nevroglio nel scheletio mielinico delle fibre nervose. Acad. scien. nat. di Napoli 1892. — Ranvier, Leçons sur l'histologie du système nerveux. Paris 1878. — Redlich, Die hinteren Wurzeln des Rückenmarkes. Obersteiners Arbeiten 1892. 1. — Reich, Über Unterschiede im Bau der zentralen und peripheren Nervenfaser auf Grund mikrohistiochemischer Untersuchungen. Zeitschr. f. Psych. 66. — Derselbe, Über den zelligen Aufbau der Nervenfaser auf Grund mikrohistiochemischer Untersuchungen. Journ. f. Psych. u. Neurol. 8. — Derselbe, Über eine neue Granulation der Nervenzellen. Arch. f. Anat. u. Phys. 1903. — Schiefferdecker, Über das Verhalten der Fibrillen des Achsenzylinders an den Ranvierschen Einschnürungen. Arch. f. mikr. Anat. 1906. 67. — Derselbe, Neurone und Neuronenbahnen. Leipzig 1906. — Schob, Fall Z. (Multiple Sklerose mit paralyseähnlichem Verlauf.) Nissls Beitr. 1921. H. 4. — Schreiber, Über Degeneration der Netzhaut und des Sehnerven. Graefes Arch. 1906. 64. — Schultze, Oskar, Beiträge zur Histogenese des Nervensystems. Arch. f. mikr. Anat. 1905. 66. 41. — Spatz, Hugo, Über die Vorgänge nach experimenteller Rückenmarksdurchtrennung mit besonderer Berücksichtigung der Unterschiede der Reaktionsweise des reifen und des unreifen Gewebes nebst Beziehungen zur menschlichen Pathologie (Porencephalie und Syringomyelie). Nissl-Alzheimers Histol. u. histopath. Arbeiten über die Großhirnrinde. Ergänzungsband 1920. — Spielmeyer, Zur Klinik und Anatomie der Nervenschußverletzungen. Zeitschr. f. d. ges. Neurol. u. Psych. 1915. 29. 416. — Derselbe, Über einige anatomische Ähnlichkeiten zwischen progressiver Paralyse und multipler Sklerose. Zeitschr. f. d. ges. Neurol. u. Psych. 1910. — Strähuber, Über Degenerations- und Proliferationsvorgänge bei multipler Sklerose. Zieglers Beitr. 1903. 33. — Stransky, Über diskontinuierliche Zerfallprozesse an den peripheren Nervenfasern. Journ. f. Psych. u. Neurol. 1902. — Wlassak, Die Herkunft des Myelins. Arch. f. Entw.-Mech. 1898. 6. — Wolff, Die Kontinuität des perifibrillären Neuroplasma. Anat. Anz. 1903. 33.

Neuroglia.

„In seinen Beiträgen zur Kenntnis der normalen menschlichen Neuroglia (1895) hat Weigert gewissermaßen in dogmatischer Weise festgelegt, was man unter Neuroglia zu verstehen hat" (Nissl). Gewiß hatte lange vorher Deiters die nach ihm benannten Elemente als gliöse „Spinnenzellen" im zentralen Gewebe isoliert zur Darstellung gebracht, und die Imprägnationen mit Chromsilber hatten die reichen Verzweigungen ihrer Zelleiber veranschaulicht. Dennoch konnte die zuerst von Ranvier vertretene Auffassung sich nicht durchsetzen, daß an der Neuroglia, ähnlich wie beim Bindegewebe, Zellen und davon gesonderte Differenzierungsprodukte, nämlich Fasern, zu unterscheiden seien. Das Richtige an der Lehre Ranviers hat zuerst Weigert mit Hilfe seiner Methode sichergestellt. Seine Entdeckungen bilden die Grundlage für die Klärung der rein histologischen Eigentümlichkeiten der Neuroglia, vor allem aber auch den Ausgang für ihre Analyse unter pathologischen Bedingungen. In seinem berühmten Werk hat Weigert nicht nur die physikalische und chemische Besonderheit der Substanz der Gliafasern dargetan, sondern auch die ungemein großen Unterschiede im örtlichen Verhalten der Gliafaserung aufgedeckt.

Aber die Weigertsche Färbung bringt nur Aufschluß über die fasernführende Neuroglia. Eine beträchtliche Anzahl von Gliazellen jedoch bildet unter normalen und auch unter pathologischen Bedingungen keine Gliafasern, und es gibt große Teile im Zentralorgan, welche lediglich solche rein plasmatischen Gliaelemente beherbergen. Es ist wieder Nissls Verdienst, daß er an Präparaten seiner Methode gelehrt hat, diese Gliazellen zu erkennen, sie von Ganglienzellen, mesodermalen Elementen und von Lymphozyten zu unterscheiden und sie auch in ihren pathologischen Umwandlungen zu analysieren. „Für die pathologische Histologie des Zentralnervensystems ist dieser Nachweis eine Sache von grundlegender Bedeutung. Auf ihm beruhen fast alle Fortschritte, welche die pathologische Histologie der Hirnrinde in den letzten Jahren erreichen konnte" (Alzheimer). Für uns ist es längst selbstverständlich geworden, daß unter normalen Bedingungen das nervöse Gewebe keine irgendwie gearteten weißen Blut- oder Lymphelemente enthält; und doch hat es der ganzen Energie Nissls bedurft, gegen jene Irrlehre anzukämpfen, wonach z. B. die Ganglienzellen von Lymphozyten umgeben oder die hier und da reihenweise gestellten Gliakerne an den Markgefäßen „kleinzellige Infiltrate" sein sollten.

Bei der seit Nissl einsetzenden Beschäftigung mit der sog. protoplasmatischen Glia zeigte sich, daß diese Zellen in progressiver Veränderung ungemein feine und reiche Verzweigungen und vielfach deutliche protoplasmatische Verbindungen miteinander haten. Solche histopathologischen Feststellungen stimmten zu den Ergebnissen der normalhistologischen Untersuchungen Helds: daß nämlich die Glia als ausgedehntes protoplasmatisches Synzytium und Retikulum die funktiontragende Nervensubstanz durchsetzt und umhüllt und daß die Glia überhaupt einen weit größeren Teil des zentralen Gewebes ausmacht, als man sich gemeinhin vorstellt.

Zur normalen Histologie der Neuroglia.

Lassen wir auch bei Besprechung der normalen Neuroglia die noch zur Diskussion stehenden Details außer Betracht und berücksichtigen wir nur das im wesentlichen Gesicherte und für die Histopathologie Wichtige aus unserer Kenntnis von der normalen Neuroglia. Es läßt sich darüber etwa folgendes sagen: Die Neuroglia besteht ähnlich wie die mesodermale Bindesubstanz aus „Zellen" und aus Fasern — der paraplastischen Substanz — und aus einer feinsten, wohl das ganze zentrale Gewebe durchsetzenden, netzigen Masse, dem Heldschen Retikulum. Nach Held selbst und nach Nissl, Alzheimer u. a. stellen die Gliazellen nur Knotenpunkte in diesem dreidimensionalen System dar, sie hängen synzytial miteinander zusammen; nach anderen (z. B. Cajal) haben die Gliazellen ihre zelluläre Selbständigkeit, wenn sie auch in ungeheuer feiner Aufteilung das nervöse Parenchym durchsetzen. Die gliöse Substanz, welche im Gegensatz zu dem Stützgewebe anderer Organe ein ektodermales Produkt ist, bildet gegen das artfremde mesodermale Gewebe, nämlich gegen die Pia und gegen die Gefäße, eine Grenzschicht (Glia marginalis), welche auch unter vielen pathologischen Bedingungen als biologische Grenzscheide wirksam bleibt.

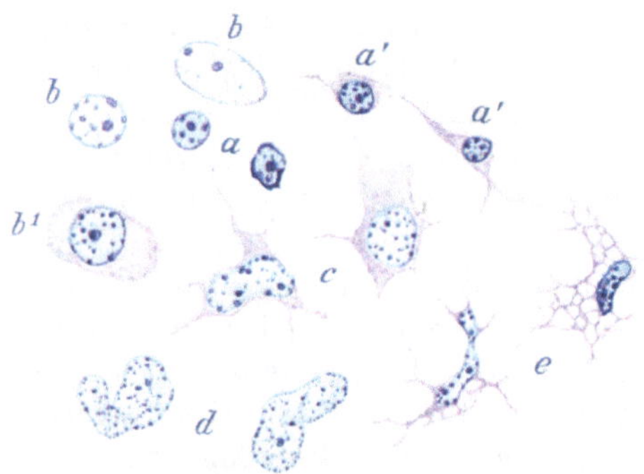

Abb. 80. Normale Gliazellen im Nisslpräparat. a und a¹ gehören zur Gruppe der kleinen chromatinreichen Elemente, deren Kern etwa der Größe eines Lymphozyten entspricht; an den Zellen a¹ sind Teile des Plasmaleibes mitgefärbt. b und b¹ entsprechen der zweiten Hauptgruppe mit größeren, runden oder ovalen, hellen, chromatinarmen Kernen. Bei b¹ ist der Zelleib teilweise sichtbar. — Die mit c bezeichneten Zellen stellen wohl Abarten der Gruppe b dar. Der Plasmaleib ist hier gut sichtbar. d gelappte und eingebuchtete, große, blasse Kerne aus der Gegend der unteren Olive. e normale, regressiv umgewandelte Gliazellen aus der obersten Großhirnrindenschicht.

Die **Gliazellen** kann man in faserbildende und rein plasmatische Formen scheiden. Es ist aber nicht so wie man vielfach schreibt, daß die „Langstrahler" Zellen der weißen Substanz seien und Fasern bilden, während die „Kurzstrahler" Zellen der grauen Substanz und faserlose Elemente sind; denn man sieht z. B. in grauen Massen feine faserbildende Gliazellen und oft liegen daneben — z. B. im Thalamus — einfache plasmatische Elemente. Es ist nicht wohl möglich, diese Einteilung in faserführende und faserfreie Zellen bei der histopathologischen Analyse — wenigstens heute schon — durchzuführen.

Wir untersuchen ja die sog. zellige Neuroglia in erster Linie im Nisslpräparat und daran können wir allermeist nicht entscheiden, ob das betreffende Element faserbildend ist oder nicht. Es ist nach wie vor geraten, sich hier an die Einteilung zu halten, welche Nissl gegeben hat. Wir sehen im Nissl-Präparat 2 Hauptformen von Gliazellen: nämlich solche mit kleinen, vorwiegend runden, dunklen, d. h. chromatinreichen Kernen von der Größe etwa der Lymphozyten, mit denen sie ja so vielfach verwechselt wurden und auch heute noch werden (Abb. 80a), und außerdem solche mit größeren, eiförmigen oder ovalen Kernen, welche nur wenig Chromatin führen und deshalb hell erscheinen (Abb. 80b). Von diesen beiden Haupttypen gibt die Abb. 80 Illustrationen. An manchen dieser zu den beiden Haupttypen gehörenden Kernen (a¹ und b¹ der Abb. 80) sieht man bei der Nisslfärbung etwas vom Plasma, an anderen gar nichts (a und b). Von der häufigsten Form der großen hellen Elemente (b und b¹) etwas abweichend, aber doch zu ihnen gehörig sind die Zellen c: ihr ziemlich reichliches Plasma ist nach verschiedenen Richtungen ausgezogen, der Kern dieser Zellen erscheint ihrer Form angepaßt. Die großen hellen Kerne können auch stäbchenförmig ausgezogen, winklig geknickt oder gelappt sein. Die mit e bezeichneten Elemente gehören der obersten Schicht der normalen Großhirnrinde an. Auch die basichromatinreichen Kerne haben nicht immer die rundliche, lymphozytenartige Form; sie erscheinen oft in länglicher Gestalt, sind gebogen, mandelförmig, biskuitähnlich eingeschnürt. — Die basisch färbbare Substanz ist in diesen kleinen Kernen meist sehr dicht angeordnet und besteht aus kleinen Körnchen, denen sich einzelne größere beimischen. In den basichromatinarmen und deshalb hellen Kernen ist dieses in feiner Verteilung über das Kerngerüst verteilt; oft findet man 1 oder 2 kernkörperchenartige Gebilde. Die Kerne der einen wie der anderen Gruppe zeigen` eine scharf hervortretende Kernmembran, die im Gegensatz zu den Ganglienzellen keine Fältelungen hat. Nur unter pathologischen Bedingungen sehen wir solche, nämlich an hydropischen Kernen und vielfach bei den großen Elementen der Pseudosklerose.

Die Einteilung nach dem Verhalten der Kerne zeigt schon, daß diese im Nissl-Prapärat das hervorstechendste Merkmal sind; von dem Zellplasma ist im allgemeinen nur wenig sichtbar, oft überhaupt nichts (Abb. 80a, b, d). In der unmittelbaren Umgebung der Kerne tritt das Plasma noch am ehesten hervor. Die Grenzen der Zelleibsubstanz sind außerordentlich unscharf; der dem Kerne anliegende Saum von Protoplasma verliert sich bald in der Umgebung, und es gehört zu den charakteristischen Zeichen der Gliazellen im Nisslbild, daß sie sich auf solche Weise ohne erkennbare Grenze in der Umgebung verlieren.

Um die am normalen Präparat nur sehr zarten plasmatischen Bestandteile der Gliazellen recht sehen zu lernen, empfiehlt es sich nach Nissls Lehre, sie zunächst an pathologisch veränderten Zellen zu studieren. Am besten bei Allgemeinschädlichkeiten, die leichte progressive Veränderungen der Gliazelle bedingen. Es wird dann ihr Zellkörper durch stärkere Färbbarkeit der Netzbalken besser sichtbar. Die Abb. 81, 99, 100a und b geben Beispiele dafür. Der Kern wird von einer feinen, gleichmäßig blaßblauen Masse halbmondförmig oder oft auch vollständig umfaßt; oder er ist von einem zarten plasmatischen Maschenwerk umgeben. Mitunter treten in solchen, durch eine Allgemeinschädigung deutlicher gemachten Gliazellen, auch einzelne färbbare

Strichelchen hervor, die Nisslschen „Stippchen" (siehe besonders Abb. 100, 107, 119, 130 b), welche unter pathologischen Bedingungen häufig von Bedeutung sind. Die meisten Zellkörper besitzen einen maschigen Zelleib, dessen am stärksten färbbare Bälkchen dem Kerne zunächst liegen. Sie nehmen nach der Peripherie rasch ab und gehen ohne erkennbare Grenze in die Umgebung über. Die Zelle schickt nach allen Seiten Ausläufer, die spurlos in der engeren oder weiteren Umgebung der Zelle im nervösen Gewebe verschwinden. Auch an den Ausläufern kann man unter Umständen Stippchen und Netzbälkchen sehen, die sich manchmal zu einem feinen Maschenwerk ordnen. Neben diesen, nicht durch eine sphärische Kontur abgegrenzten Zellen gibt es relativ wenige besser kon-

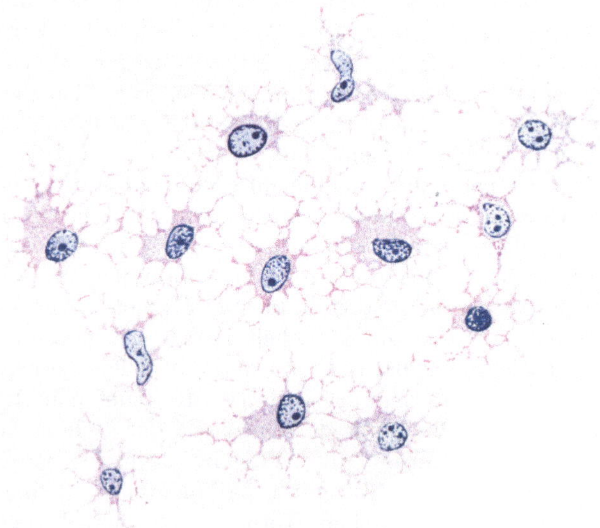

Abb. 81. Progressiv veränderte Gliazellen aus dem Markweiß. (Akute Sepsis.) Vergrößerung des Zelleibes. Hervortreten stärker färbbarer Substanzportionen in seiner Peripherie und den Fortsätzen, pathologische Verstärkung netzartiger Zusammenhänge und ihres Gebälkes. Beginnende Aktivierung der Kerne. — Nisslfärbung.

turierte Elemente (siehe auch Abb. 80 a¹, b¹). So z. B. in der weißen Substanz des Rückenmarks. Eine gute Umgrenzung pflegen die Zellen aus den Oberflächenzonen, zumal in der ersten Schichte der Großhirnrinde (Abb. 80 e) zu zeigen; hier sind auch die Fortsätze verhältnismäßig scharf; es handelt sich bei letzteren Elementen um normalerweise regressiv umgewandelte Gebilde.

Eisath hat mit einer eigenen Methode genaueren Aufschluß über die Zellleiber der Glia der grauen Substanz gebracht. Er unterscheidet zwei Formen von Gliazellen, welche beide keine Weigertfasern produzieren. Es sind das einmal Elemente mit vielen weitverzweigten Fortsätzen und zweitens Zellen mit rundlichem oder ovalem Zelleib, der vielfach vom Kerne abgerissen und von seiner Membran durch eine Lücke getrennt ist. An diesen Zellen ist das Protoplasma deutlich körnig. Während die Zellen der ersteren Form in der Hirnrinde keine Fasern bilden, führen analoge Elemente im Marke fasrige Versteifungen ihres Plasmas.

Auch in Gliazellen lassen sich Plasmosomen (Gliosomen) zur Darstellung bringen. Held, Eisath, Fieandt, Schaffer u. a. haben sich mit diesen Organellen der Gliazelle näher befaßt; ich glaube, daß sie unter anderem bei der Neubildung von Gliafibrillen Bedeutung gewinnen (siehe S. 168). Fieandt hat solche Zystomikrosomen auch im Glianetz als feine Körnchen beschrieben.

Zu diesen gliösen Elementen kommen als besondere Form noch die Ependymzellen des Zentralkanals und der Ventrikel; sie ordnen sich zu einem kubischen oder zylindrischen Epithel. An diesen Zellen sind embryonal Flimmerhaare nachzuweisen, mitunter auch — wenigstens an manchen Stellen (Zentralkanal, Aquäduktus) — beim Erwachsenen (Obersteiner).

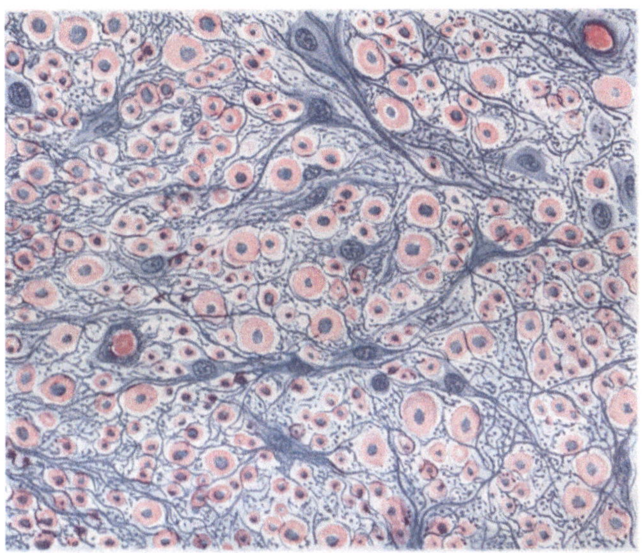

Abb. 82. Aus der weißen Substanz des normalen menschlichen Rückenmarks. Querschnitt. Alzheimer-Mann-Färbung. An den Nervenfasern ist die Markscheide rot, der Achsenzylinder mattblau gefärbt. Die blauen Gliafasern sind — meist deutlich — im Plasma der Zellen und ihrer Fortsätze eingeschlossen (an den quergetroffenen Gliafasern ist das nicht zu erkennen).

Dort, wo das Nissl-Bild besser als unter gewöhnlichen Verhältnissen das Plasma und die Aufzweigungen der Gliaelemente zur Darstellung bringt, — also bei den schon erwähnten Allgemeinschädigungen — kann man bereits am Äquivalentpräparate Verbindungsbrücken zwischen den Gliazellen und ihren Ausläufern feststellen. So sind in der Abb. 81 aus einem Präparate von einer akut verlaufenden Sepsis, im Markweiß Teile der Verbände — pathologisch verbreitert — sichtbar geworden. Sehr deutlich sind die engen Verknüpfungen hypertrophischer Gliazellen um Nervenzellen der grauen Rinde in Abb. 99. Ähnlich hat G. Oppenheim mit seiner Methode symplasmatische Zusammenhänge dargestellt. Verhältnismäßig leicht kann man sich von derartigen Zusammenhängen an der obersten Rinde überzeugen; auch unter normalen Bedingungen zeigt hier das Nisslbild Brücken gröberer und feinerer Art zwischen einzelnen Gliaelementen; und bei Anwendung des Alzheimer-

Mannschen Verfahrens tritt ein noch viel feineres Netzwerk im normalen
Präparat in Erscheinung (Abb. 86, vgl. auch S. 146). Endlich kann man sich
an Präparaten vom Rückenmarksweiß, die nach der gleichen Methode hergestellt
sind, von den plasmatischen Zusammenhängen der Gliazellen überzeugen
(Abb. 82). Aber es muß ausdrücklich betont werden, daß man solche Bilder im
wesentlichen nur an der verhältnismäßig einfach gebauten weißen Substanz
und an den Randzonen (besonders der Großhirnrinde) erhält, während uns im
übrigen die gebräuchlichen Methoden keinen Einblick in die Zusammenhänge
der komplizierter gebauten grauen Substanz verschaffen. So sind wir heute
noch nicht in der Lage, die vorhin bereits angedeutete Frage zu entschieden,

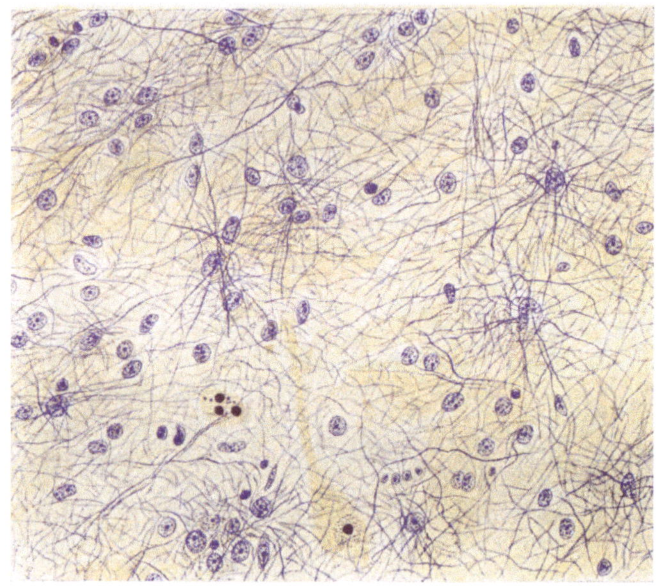

Abb. 83. Gliafasern im Weigert-Präparat von einem normalen Vorderhorn des menschlichen Rückenmarks. Anordnung der Fasern um einzelne Gliakerne oder um eine Gruppe
von Kernen („Anlagerungszentren“ Weigerts).

ob die Gliazellen alle in einem Synzytium verankert sind und nur Knotenpunkte desselben darstellen, oder ob manche als auch selbständige Elemente
bestehen, deren Verzweigungen nicht mit anderen kommunizieren. Es hängt
diese Frage eng mit der der retikulären Neuroglia zusammen, von der nachher noch die Rede sein wird.

Die **Gliafasern,** von deren Anordnung und Art Abb. 83 ein Bild aus dem
Vorderhorn des normalen Rückenmarks gibt, sind nach Weigert nicht nur
chemisch und physikalisch von dem Gliaplasma unterschieden, sondern auch
räumlich davon getrennt. So scheinen sie in Präparaten seiner Methode vom
Zelleib emanzipiert. Dabei zeigen sie vielfach räumliche Beziehungen zu den
Gliakernen; auch in der Abb. 83 sieht man die Kerne gewissermaßen als Strahlen-
zentren für die Fasern, welche an ihnen glatt vorbeiziehen oder im Bogen am
Kerne umbiegen, wobei die Konkavität — vom Kerne aus gesehen — nach
außen gerichtet ist. (Dieses Phänomen ist oft stärker ausgeprägt, als in unserer

Abbildung.) Durch diese Gruppierung um den Gliakern, der gleichsam ein „Anlagerungszentrum" bildet, kommt auch im Gliafaserpräparat Weigerts — ähnlich wie im Golgipräparat — die Astrozytenfigur zum Ausdruck. Es sieht also bei dieser lediglich die Fasern, nicht auch das Plasma darstellenden Färbung so aus, als lägen die Gliafasern interzellulär. Tatsächlich aber läßt sich gerade an diesen Astrozyten der Nachweis ihrer intrazellulären Lage führen. Held vor allem hat das getan; wie die Fasern entwicklungsgeschichtlich im Zelleib und in seinen Fortsätzen entstehen, so präsentieren sie sich auch im ausgebildeten Zentralorgan als Randversteifungen der gliösen Zellen und ihrer Plasmafortsätze. Das steht nach Helds Präparaten außer allem Zweifel; und auch bei anderen, das Zellplasma mitfärbenden Methoden wird das klar, besonders wenn man leichter analysierbare Gegenden als die graue

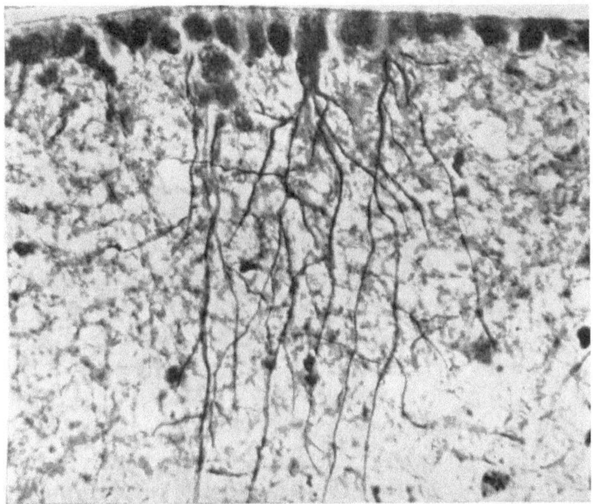

Abb. 84. Ependym mit unmittelbar darunter gelegenen, aus dem Verbande getretenen faserbildenden Zellen.

Substanz berücksichtigt, so die weiße Substanz im Großhirn, Kleinhirn und Rückenmark und außerdem die Randzonen. So sieht man an dem Alzheimer-Mann-Präparat der Abb. 82 die Fasern in die Gliazellen und deren plasmatische Verbindungen eingebettet; und in der Abb. 84, welche von einem Heidenhain-Präparat aus der Medulla eines Kindes stammt, führen einige aus dem Ependym-verbande getretene Zellen in ihren Fortsätzen deutliche Fasern.

Die intrazelluläre Lage der Fasern und die Versteifung von plasmatischen Fortsätzen tritt gut an den in der Nähe der Gefäße gelegenen Astrozyten hervor. Die Spinnenzellen schicken ihren stärksten Fortsatz nach dem Gefäß. Dort erscheint er in einer konischen Anschwellung, dem Gliafuß, verlötet. Dieser kommt so zustande, daß der feine Plasmastreif flossenartig breit wird und — wenn es sich um eine faserbildende Gliazelle handelt — das Faserbündel, bzw. die derbe, einheitlich erscheinende Faser sich darin in einzelne Fäserchen aufsplittert; diese biegen dicht vor dem Gefäße ein wenig um und inserieren dort an der Limitans (vgl. dazu Abb. 115). Manchmal ziehen sie freilich auch u-bogenartig weiter und beteiligen sich an dem Aufbau des perivaskulären

Gliafasermantels. Ganz ähnlich steht es mit den Gliazellen, die ihre Fortsätze
und Fasern nach der Pia resp. der darunter gelegenen Grenzlamelle schicken. —
Alle diese Dinge lassen sich wieder am leichtesten an pathologischen Präparaten
(Abb. 115, 117) erkennen, wie ich das in einer früheren Arbeit einmal dargelegt und illustriert habe; man schärft daran sein Auge für die Analyse der
normalen Verhältnisse und sieht, daß diese in den
hier geschilderten Beziehungen ganz gleichartig sind.

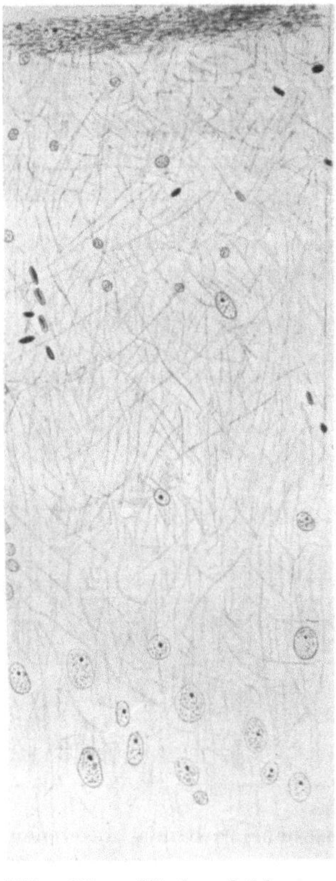

So versteifen also die Gliafasern die Zelleibs-
ränder und die Fortsätze in den faserbildenden
Elementen. Die Fasern ziehen mitunter von einem
Element in das andere hinüber auf dem Wege
der plasmatischen Brücken, welche die gliösen
Zellen verbinden. Demnach ist die Gliafaser nicht
ein auch räumlich vom Plasma gesondertes Differenzierungsprodukt, wie es etwa die kollagene
Bindegewebsfaser ist; diese letztere ist jedenfalls
eine Faserzwischensubstanz, unabhängig von den
Zellen (Weigert); die Neuroglia könnte man mehr
dem Retikulum der Lymphdrüsen vergleichen,
welches die Fibrillen noch innerhalb der protoplasmatischen Zelleiber erkennen läßt (Heidenhain). — Aber freilich gilt das im wesentlichen
nur für den radiär gefaserten Typus der Gliaelemente,
die Spinnenzellen, und es ist noch nicht entschieden, ob es nicht daneben auch ganz frei
gewordene Fasern gibt, so z. B. in den Randzonen
und auch in jenen Gebieten, wo scheinbar ungeordnet feinste Gliafasern zerstreut sind. Auch
an den Held schen Präparaten entbehren die Gliafasern tatsächlich auf Strecken des Plasmaüber-
zuges. Aber nach Held ist das nicht im ganzen
Verlaufe einer solchen Faser der Fall; wo man sie
weit genug verfolgen könne, bekämen sie wieder
eine plasmatische Hülle, ebenso wie man die in
einen Fortsatz eingebettete Faser aus ihrer plasmatischen Manschette heraustreten sieht. Aber
die Frage nach dem Vorkommen völlig separierter
Fasern ist, wie ich in Übereinstimmung mit
Fieandt meine, nicht sicher zu verneinen.

Abb. 85. Gliafaserbild von der obersten Rinde aus Wei-
gerts Glia-Arbeit (Photo-gramm nach Weigerts Abb. 1): Die Abb. zeigt wie die Glia-fasern nur bis an die 2. Schicht der kleinen Pyramidenzelle (Lamina granularis) reichen.

Es war vorhin schon von den außerordentlichen örtlichen Unterschieden
in der Masse, Verteilung und Anordnung der fasrigen Neuroglia die Rede.
Weigerts Werk hat uns darüber orientiert; wer sich mit der pathologischen
Neuroglia beschäftigen will, muß dieses auch bezüglich der Topographie im Ori-
ginal studieren. Ich erwähne hier nur summarisch einiges wenige. An den
Oberflächen des Zentralorgans findet sich im allgemeinen eine Verdichtung der
Neuroglia in Form eines gliösen Lagers oder wallartigen Geflechtes, so besonders
intensiv am Rückenmark und am Rande der Großhirnrinde. Die Gefäße, welche
innere Oberflächenzonen darstellen, führen vielfach einen Fasermantel aus Neuro-

glia, wie das in Abb. 218a wiedergegeben ist. Jedoch machen die Gefäße des Hauptteiles der Rinde eine Ausnahme davon, da hier fasrige Glia fehlt. Für die Histopathologie der Hirnrinde ist das eine **Tatsache von grundsätzlicher Bedeutung, daß nämlich die breiten mittleren Zonen des Rindenbandes so gut wie ganz frei von Gliafasern sind.** An dem Photogramm Abb. 85, das nach einer **Weigert**schen Originalzeichnung aufgenommen ist, sieht man eine vorwiegend tangential geordnete, geflechtartige Gliafaserung im Randsaume und darunter mehr vertikal gestellte, zarte Fasern, welche bis in die zweite Schicht hinabreichen; **von hier ab bis zur Grenze der tiefen Rinde gegen das Mark beherbergt die Hirnrinde normaliter keine Gliafasern.** Darin stimmen **Schwanz-** und **Linsenkern** mit der Großhirnrinde überein; in ihren Neurogliaverhältnissen „entsprechen sie dem Typus der Großhirnrinde" (**Weigert**) und unterscheiden sich vom Sehhügel, der im großen und ganzen gut mit Gliafasern ausgestattet ist. Von dem sog. Corpus striatum ist aber nach unseren jüngst angestellten Untersuchungen das **Putamen** in seiner grauen Masse wohl ganz **faserfrei,** das Pallidum, das freilich auch von sehr reichlichen weißen Nervenfaserzügen durchsetzt ist, enthält immerhin eine ziemliche Menge von faserführenden Gliazellen, und das Kaudatum hat eine deutliche subependymäre Glialage, deren Faserzüge eine Strecke weit in den Kern vordringen. Dieses Verhalten, besonders das Fehlen von Fasern im Putamen ist für die Deutung gewisser pathologischer Befunde (S. 338) wichtig. — Charakteristisch ist weiter die unter dem Epithel des Zentralkanals und der Ventrikel gelegene breite Zone von dicht durchflochtenen Gliafasern. Ich erinnere vor allem an die auch im schlecht gelungenen Gliapräparat durch die Masse der Fasern ohne weiteres auffallende Substantia gelatinosa centralis. Im Gegensatz dazu ist die ebenfalls makroskopisch „gelatinös" erscheinende Substantia Rolandi des Hinterhornes nicht von einem Gliafilz durchsetzt; sie ist vielmehr überaus arm an Neurogliafasern. In der weißen Substanz der Rückenmarksstränge (Abb. 82) zeigt sich die Neurogliafaserung in Form eines weitmaschigen Geflechtes ausgebreitet, und man sieht hier, wie die einzelnen Gliafasermaschen die Markfasern umspinnen; die Nervenfasern liegen in einem Netz von gröberen und feineren Maschen. —

Außer den noch relativ groben plasmatischen Brücken, welche den synzytialen Zusammenhang der Gliazellen beweisen, gibt es nach **Helds** Darstellung zweifellos auch eine fein **retikuläre** Masse, die mitunter körnig oder gerinnselig erscheint und überall mit den eigentlichen Plasmazügen zusammenhängt, d. h. die Plasmafortsätze gehen bei ihrer Aufteilung in feinstes Gebälk in dieses Retikulum über. Wir erwähnten bereits solche netzigen Bildungen bei der Besprechung der **Beth**eschen Golgi- und Füllnetze, die beide nach **Held,** **Fieandt** und **Alzheimer** gliöser Art sind, und wir schilderten im voraufgehenden Kapitel die retikulären Maschen und Ringe zwischen den zentralen Nervenfasern, welche diese einschnüren (Schnürringe) und in das Mark eindringen, so daß dessen Brocken in einem feinen Maschenwerk liegen. Es läßt sich mit Hilfe der **Alzheimer-Mann**schen Färbung wenigstens ein Teil der Maschen dieses Retikulums darstellen, welches entsprechend dem Verlaufe der Markscheiden eine deutliche Längsanordnung hat und in dessen Lücken vielfach Gliakerne eingestreut sind. Solche Substanzen netziger Art dürfen wir mit Held als Teil seines Retikulums ansprechen. Daß es existiert, kann schon danach keinem

Zweifel unterliegen; der alte Name Virchows für die Neuroglia „Nervenkitt" kommt damit wieder zu Ehren: in feinster netziger Verteilung umhüllt und verbindet die Neuroglia die nervösen Strukturen.

Held sagt von seinem Retikulum, daß es sich um ein modifiziertes Plasma, resp. um ein anderes Plasmaprodukt — die Fasern wären das eine — handelt. Die in der Histopathologie üblichen Methoden setzen uns, meine ich, noch nicht in die Lage, die Frage zu entscheiden, ob die feinsten netzigen Strukturen nicht mehr als protoplasmatisch anzusehen sind, sondern ein Plasmaprodukt nach

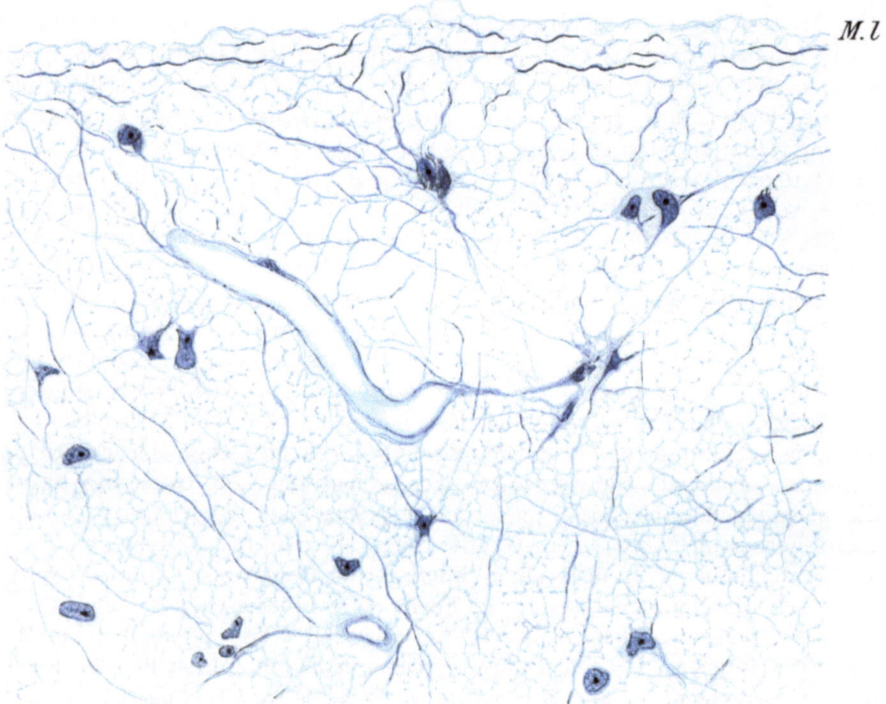

Abb. 86. Oberste Großhirnrindenschicht im Alzheimer-Mann-Präparat von einem etwa 50jährigen Menschen. Darstellung des Heldschen Gliaretikulums und seiner Versteifung durch Gliafasern. Insertion des Gliaretikulums und der Fasern an der Membrana limitans der Gefäße und der obersten Randzone meist deutlich. M.l Membrana limitans superficialis mit darunter gelegenen Kammern.

der Lehre Helds darstellen. Von dem Retikulum sehen wir wieder unter pathologischen Bedingungen etwas mehr als am normalen Präparat, so bei der Alzheimer-Mannschen Färbung; G. Oppenheim hat mit seinem Verfahren bei degenerativen Vorgängen am Rückenmarksweiß die Verdichtung der diffusen Neuroglia feststellen können. Ein besonders gutes Objekt dafür ist endlich die oberste Rindenschicht; hier lassen sich mit den verschiedenartigsten Verfahren netzige Strukturen darstellen. An der Abb. 86 sieht man, daß neben der schon erwähnten Verschmelzung der eigentlichen Fortsätze noch ein bald feineres, bald gröberes Maschenwerk existiert, in welches, wie gesagt, die Endaufteilungen der Fortsätze kontinuierlich übergehen. Diese zusammenhängende gliöse Masse wird vielfach von Fasern versteift. Es erscheint das Synzytium resp. Reti-

kulum an den Grenzmembranen unter der Pia und um die Gefäße verankert.
So haben wir in solchen Bildern von der obersten Rinde eine gute Illustration
für die Hauptteile der Lehre Helds, wie sie auch durch Fieandts schöne Untersuchungen bestätigt wurden. Aber freilich versagen unsere in der Histopathologie
gebräuchlichen Methoden schon bei dem Versuche, die unter der obersten Rindenschicht gelegene Zone zu analysieren. Gewiß lassen sich bei Anwendung der
eigens dafür angegebenen Betheschen Methode vielfach an größeren und mittleren Ganglienzellen und an deren Fortsätzen feine, ziemlich regelmäßige Netze
darstellen, und man sieht oft ihren Übergang in die gröberen und unregel-
mäßigeren Maschen zwischen den Ganglienzellen. Aber in den üblichen histopathologischen Präparaten mischen sich dort von der zweiten Rindenschicht
ab den gliösen Netzen so viele reine nervöse Netzstrukturen und andere Ge-

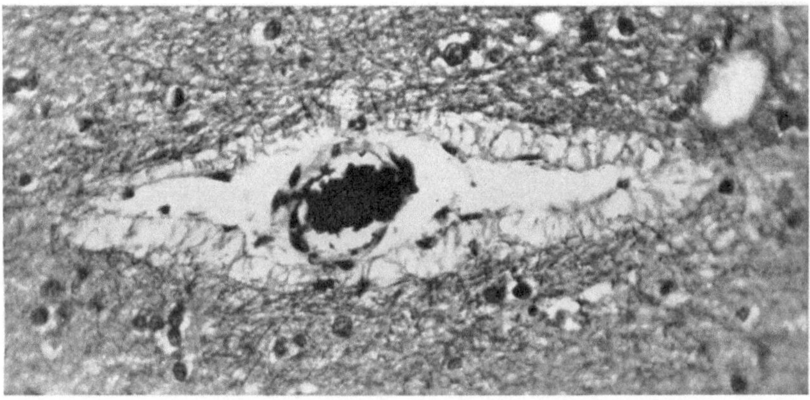

Abb. 87. Membrana limitans perivascularis mit darunter gelegenen Gliakammern. Der
Limitans liegen schmale längliche Kerne auf, welche der Außenschicht des erweiterten
Adventitialraumes bzw. der Intima piae entsprechen.

websbestandteile bei, daß von einer Auflösung der gliösen Bestandteile im Haupt-
teil der Rinde nicht die Rede sein kann. Und wie hier ist auch in anderen grauen
Bezirken die Lehre Helds von der Geschlossenheit des dreidimensionalen
Gliaretikulums, in welchem Zellen und Fasern aufgehen und nur Bestandteile dieser diffusen Glia bilden, nicht in jeder Hinsicht sicherzustellen.
Dennoch kann an der Richtigkeit des Kernes der Lehre Helds, glaube ich, kein
Zweifel sein. Selbst wenn sich verschiedene der vorhin aufgeführten strittigen
Punkte — wie die Frage des Vorkommens freier, vom Plasma abgelöster Fasern
und selbständiger Gliazellen neben dem gittrigen Synzytium — anders klären
sollten, als Held das annahm, so spielt diese Möglichkeit doch für unsere histopathologische Betrachtung, wenigstens jetzt, keine wesentliche Rolle.

Zu den am wenigsten bestrittenen Teilen der Heldschen Lehre gehört
endlich der von der **marginalen Glia.** Die mit Helds oder Fieandts Methode
klar darstellbaren **Grenzmembranen** (Membrana limitans superficialis und
perivascularis) lassen sich, wenn auch nicht immer und nicht überall deutlich,
mit verschiedenen Methoden nachweisen; oft schon bei einfachen Doppelfärbungen, im Weigertschen Gliapräparat, mit der Alzheimer-Mannschen
Methode und bei der Bielschowskyschen Imprägnation. Man sieht an der

10*

Abb. 87, wie die Membrana limitans perivascularis das zentrale Gewebe an den inneren Oberflächen gegen das Mesoderm abschließt; dem Häutchen der marginalen Glia liegen flache Zellkerne an, die zur Adventitia (resp. zur sog. Intima piae) gehören. An diesen Grenzmembranen inseriert das plasmatische Netzwerk der Neuroglia und bildet hier oft feine, trichterförmig ausgezogene Häutchen; die fußartigen Anschwellungen des Gliazellfortsatzes gehen in diese Grenzmembran über, und wir sagten bereits, daß die Gliafüße vielfach von mehr oder weniger feinen gegen das Gefäß sich aufteilenden Gliafäserchen versteift werden. Endlich schließen sich auch die Bälkchen der retikulären Glia zur Bildung dieser Lamelle zusammen. Unter oder vor der Limitans liegen die Gliakammern, die unter pathologischen Bedingungen (bei der Abräumung und dem Abtransport von Zerfallsstoffen, siehe Kapitel „Degenerative Vor-

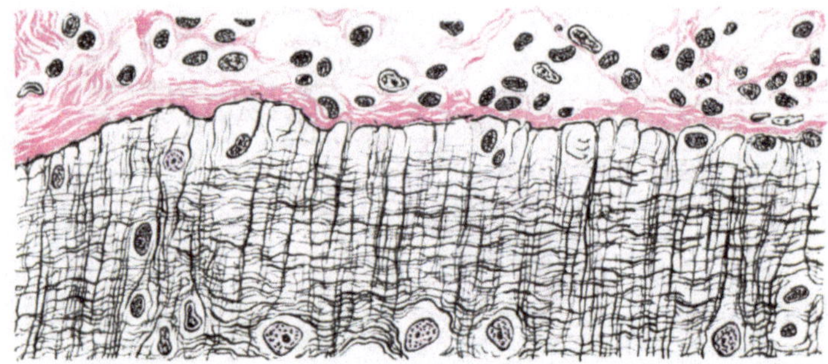

Abb. 88. Membrana limitans superficialis gegen den pialen Überzug eines (atrophischen) Sehnerven. Die Gliafasern und die Grenzlamelle, an welcher sie inserieren, sind schwarz gefärbt, das Bindegewebe rot.

gänge") eine wichtige Rolle spielen und nach Held auch normaliter für den Stoffwechsel und die Bewegung der Lymphe Bedeutung haben. Die Balken des plasmatischen Netzwerkes und die fußförmigen Enden der Gliazellfortsätze begrenzen die Kammern. Dort sehen wir mitunter eine Gliazelle eingelassen, die eine solche Kammer ausfüllt oder in einem Gliafüßchen liegt; der plasmatischen Substanz sind feinste Granula (Gliosomen) eingelagert. An der Grenze der Pia ist dieser Befund meist noch deutlicher. Im übrigen ist das Verhalten der Limitans superficialis ganz analog dem der Grenzhaut gegen die Gefäße; ich verweise hier auf das vom pathologischen Material gewonnene Bild (Abb. 88). Wie ich das früher einmal nach einem Weigert-Präparat dargestellt habe, ist die Grenzlamelle der Glia an der Pia fest angeheftet, so daß bei Schrumpfungen durch die Fixierung die Fäserchen und Gliafüße herausgezerrt und mit der Limitans an der Pia festgeheftet erscheinen (vgl. Abb. 4, Taf. X, der zitierten Arbeit); überhaupt ist die Limitans mit der Intima piae sowohl subpial, wie perivaskulär fest verlötet.

Die eben gegebene Darstellung von der normalen Neuroglia gilt nur für das Zentralorgan. In der letzten Zeit, und besonders seit Helds Untersuchungen, werden die Schwannschen Zellen des peripheren Nerven, ebenso wie zum Teil die Kapselzellen der Spinalganglien usw. als „periphere Gliazellen" bezeichnet (siehe S. 115). Unter den Histopathologen des Nervensystems vertreten besonders **Alzheimer** und **Doinikow** diese Ansicht. Auch nehmen sie mit anderen an, daß die **Schwann**sche **Scheide** der Membrana limitans analog sei. Wir werden diese Frage im Kapitel „Regeneration" noch zu erörtern haben. Hier sei nur bemerkt, daß es nach den Untersuchungen von **Kohn**, **Kölliker**, **Oskar Schultze** und **Held** keinem Zweifel unterliegen kann, daß die **Schwann**schen Zellen von der Ganglienleiste abstammen, also sicher **ektodermaler** Natur sind. Nur fragt es sich, ob ihre Differenzierung eine so weitgehende und so bestimmte ist, daß sie tatsächlich den Gliazellen des Zentralorgans gleichgesetzt werden können (vgl. S. 115 und 477). — An dieser Stelle

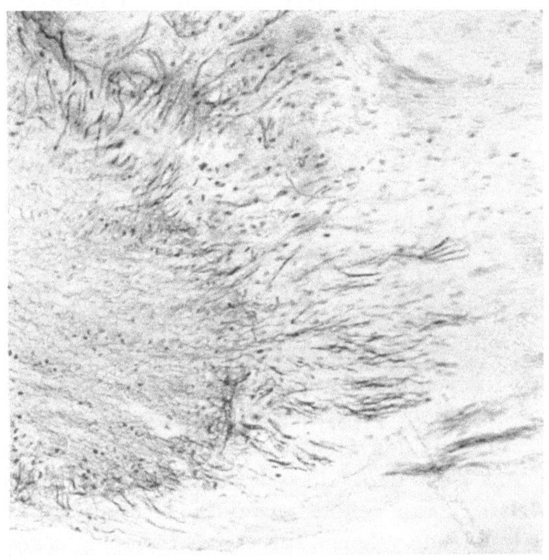

Abb. 89. Längsschnitt durch eine ins Rückenmark eintretende Hinterwurzel (**Weigert**sche Gliafaserfärbung). Die feinmaschige Gliafaserung hört in einem nach außen (rechts) konvexen Bogen auf. Einzelne gröbere Gliafasern scheinen in die im übrigen gliafaserfreie Wurzel „mitgerissen".

sei noch auf die Abgrenzung der Gliafaserung im Bereiche der **Wurzeln** hingewiesen, wie sie sich im Gliafaserpräparat darstellt. An der Ein- resp. Austrittsstelle der Wurzel hört die Gliafaserung in bogenförmig geschwungener Linie (Abb. 89) auf; hier und da sieht man jenseits dieser durch eine Membrana limitans ausgezeichneten Linie einzelne Gliafaserzüge (sog. „mitgerissene Glia", Abb. 89). **Obersteiner** hat am Akustikusaustritt den beträchtlichen Wechsel der Grenze, von welcher ab der Nerv peripheren Bau hat, beschrieben. Auch die weit vorgeschobenen Gliazüge schließen vielfach deutlich mit einer Limitans ab, so daß die Übergangsstelle zwischen zentralen und peripheren Nervenbündeln im Bereiche der Wurzel markiert erscheint.

Histopathologische Umwandlungen der Neuroglia.

Während wir in der Histopathologie der Ganglienzellen und Nervenfasern fast ausschließlich degenerative Umwandlungen zu schildern hatten und sich die progressiven Vorgänge nahezu in der Regeneration an peripheren Nerven erschöpfen (S. 455), haben bei der ektodermalen nichtnervösen Binde- und Füllsubstanz des Nervensystems, bei der Neuroglia gerade die progressiven Erscheinungen eine hervorragende Bedeutung. Wir betrachten in diesem Kapitel nur die Formveränderungen der Glia. Denn ihre besondere Beteiligung an den verschiedenen krankhaften Syndromen, wie an den degenerativen Prozessen, den Erweichungen usw. wird im Zusammenhang jener histopathologischen Vorgänge erörtert werden müssen und läßt sich nicht wohl ohne Umständlichkeit und Willkür aus dem Zusammenhang lösen.

Wir unterscheiden **regressive** und **progressive** Veränderungen. Progressive und regressive Vorgänge können auch am gleichen Element miteinander verbunden sein. Nissl beschrieb deshalb neben rein regressiven und rein progressiven Formen auch die „regressiven Metamorphosen ursprünglich progressiv veränderter" Elemente. Und es ist wohl sicher, daß auch teilweise rückgebildete Gliazellen wieder eine progressive Umwandlung erfahren können, wie z. B. schon die normaliter regressiven Zellen der Randzonen.

Von **regressiven** Umwandlungen sehen wir auch unter normalen Bedingungen einiges. Es gehört zu den physiologischen Erscheinungen, daß besonders in den Oberflächenzonen Rückbildungserscheinungen an den Gliazellen sich geltend machen. Diese muß man schon aus dem Grunde kennen, weil man sie sonst leicht für etwas Pathologisches ansehen könnte; und dann auch deshalb, weil wir häufig finden, daß Wucherungen der Gliazellen in jenen Zonen auffallend früh ähnlichen Rückbildungserscheinungen unterliegen. Das macht sich an dem „Gliastrauchwerk" der Kleinhirnrinde (Abb. 128) in sehr auffälliger Weise geltend, und man kann es in der obersten Großhirnrindenschicht leicht beobachten. Die Zellkörper in der ersten Brodmannschen Schicht (Abb. 80e) zeigen schon bei Leuten im mittleren Lebensalter

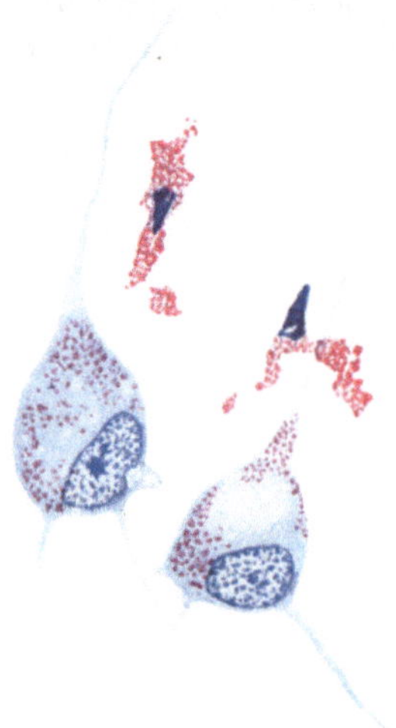

Abb. 90. Regressive Trabantzellen dicht mit fettigen Substanzen erfüllt; ihre Kerne stark geschrumpft und verzerrt von gleichmäßig schwarzblau gefärbter Masse. Die geblähten abgerundeten Ganglienzellen führen lipoide Stoffe im Bereiche der Auftreibung. Kernverlagerung. (Eigenartiger Rindenprozeß).

erhebliche regressive Erscheinungen(Obersteiner). Sie erleiden mit zunehmendem Alter des Individuums eine weit stärkere Rückbildung, als sie in Abb. 80e dargestellt ist. Die Zellen sind geschrumpft, färben sich stark, sehen eckig, gekrümmt oder scharf kantig, umgebogen aus; von den ebenfalls geschrumpften dunklen Kernen ist der Plasmarest schwer abzugrenzen, auch ihre Fortsätze sind weithin färbbar und erscheinen bei älteren Individuen spangenartig. Die Kerne sind zusammengeballt (wie in Abb. 90, 91a, 105), eingeschnürt, manchmal wie fragmentiert. Der äußerst schmale Zelleib führt im Nisslbilde gelbliche oder grünliche lipoide Stoffe. Manchmal sieht man auch nur einen kleinen dunklen Kernrest, dem ein Pigmenthäufchen anliegt, ohne daß man etwas vom Zellplasma erkennen kann. Solche lipoiden Stoffe an den Gliazellen der obersten Rinde nehmen im Greisenalter erheblich an Masse zu. — Ähnliche, wenn auch nicht so erhebliche regressive Umwandlungen, zeigen andere Gliaelemente mit zunehmendem Alter des Individuums. So begegnet man ebenfalls unter physiologischen Bedingungen im Marke des Zentralorgans Seniler reichlichen Fettstoffen, und die Kerne dieser Gliaelemente weisen die Zeichen der Schrumpfung auf. Man nennt diese Kerne wohl „pyknotisch" (Abb. 90, 105), und gegen diese Bezeichnung wäre an sich nichts einzuwenden, nur wird man diese Bilder geschrumpfter, sich tief dunkel färbender Kerne nicht den pyknotischen Zellformen analog setzen dürfen, die bei der Karyorrhexis zustande kommen und pathogenetisch wohl etwas anderes sind.

Am pathologischen Präparat sehen wir zwei Hauptformen regressiver Metamorphose von Gliaelementen: Die eine ist im Prinzip den eben geschilderten, auch normalerweise vorkommenden Umwandlungen gleichzusetzen, d. h. es handelt sich bei dieser Gruppe um eine allmähliche vornehmlich zur Schrumpfung von Zelleib und Kern führende Veränderung; bei der anderen sind es mehr akut verlaufende Prozesse, deren wichtigstes äußeres Merkmal eine Kernveränderung im Sinne der Karyorrhexis(Chromatokinese), seltener der Karyolysis ist.

Für die erste Form gilt im wesentlichen das, was ich soeben über die normalerweise vorkommenden regressiven Vorgänge gesagt habe. Solche sklerotische Gliaelemente sieht man unter pathologischen Verhältnissen bei den allerverschiedenartigsten Krankheitsprozessen, sie kommen in allen Teilen des Zentralorgans vor.

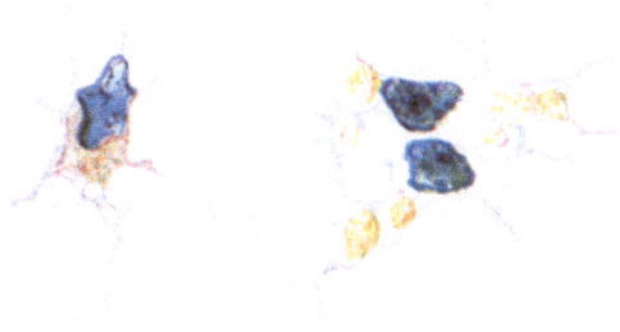

a   b

Abb. 91. Regressiv umgewandelte Gliazellen der obersten Rinde mit lipoiden Pigmentstoffen (Lipofuscin); a einfach regressive, b regressiv umgewandelte, ursprünglich hyperplastische Zelle.

Damit ist vielfach eine zahlenmäßige Abnahme der hellen, chromatinarmen Gliakerne verbunden, und es überwiegen die dunklen kleinen Formen. Auch an den pathologisch geschrumpften Formen sehen wir Häufchen lipoider Stoffe, oder anders gesagt, wo wir in Gliazellen Anhäufungen lipoider Stoffe begegnen, nehmen diese Elemente bei chronischen Prozessen charakteristische Formveränderungen (Abb. 90, 196b) an, nämlich eine Zusammenballung der Reste der Zellmasse und Verdrängung des Kernes, der wohl lange Zeit tief dunkel erscheinen kann, aber schließlich nicht mehr oder nur noch in Resten färbbar ist. Besonders finden wir derartige Elemente als gliöse Begleiterscheinungen bei der Schrumpfung („chronischer" Erkrankung) der Ganglienzellen und bei Pigmentatrophie.

Den mehr akut entstehenden, bzw. ablaufenden Degenerationsformen sind wir bereits bei gewissen Typen pathologischer Ganglienzellen begegnet. Wir sahen, daß sich mit manchen relativ raschen Nervenzellumwandlungen mehr oder weniger regelmäßig charakteristische gliöse Erscheinungen verbinden, von denen hier nicht noch einmal gesprochen werden soll (siehe S. 52). Wir finden die Kernveränderungen an den Gliazellen oft auf Vorstadien oder Einleitungsphasen der sog. Karyorrhexis beschränkt und erkennen gerade daran, daß dieser Name ebenso wie natürlich viele andere Termini cum grano salis aufzufassen ist: nicht jedes Auftreten hyperchromatischer Substanzen im Kerne und ihre Anordnung im Bereiche der Kapsel oder im Kerngerüst muß notwendig zur Rhexis führen. Gerade bei manchen ausgebreiteten Erkrankungen der Ganglienzellen („akute Schwellung" siehe S. 60) sind spätere, der Zerberstung nahe Stadien an Gliakernen ziemlich selten. Dabei mag auch hier als besonders auffällig die Tatsache vermerkt werden, daß neben solchen Hyperchromatosen an der Kernwand, welche wir nach Schmaus und Albrecht als regressive Erscheinungen deuten dürfen, vielfach an anderen Gliaelementen karyokinetische Figuren vorkommen. Wir haben das bereits an Trabantzellen akut geschwollener Ganglienzellen abgebildet (Abb. 26).

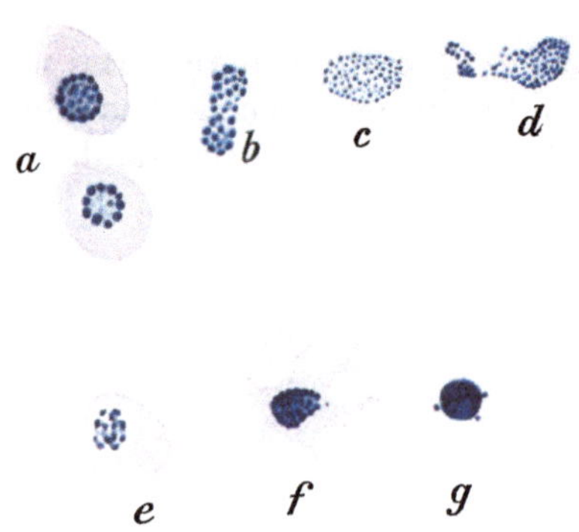

Abb. 92. Verschiedene Stadien und Formen der Karyorrhexis an Gliazellen. a 2 Gliazellen mit Kernwandhyperchromatose. b grobkörnige Totalhyperchromatose. Kernmembran aufgelöst. c feinkörnige Totalhyperchromatose. d zerborstener, hyperchromatischer Kern mit Ausstreuung der Körnchen. e Zerfall eines Kernes mit Randhyperchromatose. f Übergang eines hyperchromatischen Kernes in Pyknose. g pyknotischer Gliakern mit einzelnen ausgestoßenen Körnern.

Viel häufiger ist es, daß man neben der Kernwandhyperchromatose an anderen Elementen spätere zum Zerfall führende Karyorrhexisstadien sieht, so wie sie Schmaus und Albrecht und nach ihnen viele andere abgebildet haben. Hier ist dann die Kernwandhyperchromatose tatsächlich der Beginn des Kernzerfalls, z. B. bei den mit Verflüssigung der Nervenzellen einhergehenden Prozessen, aber auch bei manchen anderen akuten groben Schädigungen, wie sie Infektionen mit sich bringen, oder wie sie den akuten Schüben mancher zentraler Erkrankungen entsprechen. Ich gebe von solchen Gliazellbildern (Abb. 92a—g) einiges wieder und verweise im übrigen auf die Abbildungen von schwerer Ganglienzellveränderung, wo vielfach die gliösen Begleiterscheinungen mit illustriert waren (Abb. 32 und 33). Auch an der Glia sieht man, wie an anderen Körperzellen außer der Kernwandhyperchromatose eine Total- und eine Gerüst-Hyperchromatose. Das Auftreten stark färbbarer Substanzen bedeutet nicht etwa eine Vermehrung des eigentlichen Kernchromatins — man darf den Terminus „Hyperchromatose" nicht allzu wörtlich nehmen! — sondern es handelt sich um eine mit der Degeneration entstehende, bzw. sie kennzeichnende Neubildung solcher Partikel, die nach manchen Autoren chemisch mehr der Nukleolarsubstanz ähneln. Sie auf eine Zunahme der chromatischen Kernsubstanz zu beziehen wäre ebenso falsch, wie wenn man die im Nisslbilde gleichfalls dunkelblau tingierbaren Körnchen („Degenerationskugeln") im Zellplasma oder an der Oberfläche von Ganglienzellen (Abb. 22c, 32f) auf eine Verschiebung oder Umwandlung des Tigroids zurückführen wollte, wie das mitunter geschieht. Die hyperchromatischen Kernsubstanzen sind manchmal feinkörnig, manchmal grobklumpig. Es kann bei dieser Kernumwandlung zur Pyknose, d. h. zur Verkleinerung und Schrumpfung seiner Masse kommen; der pyknotische Kern erleidet oft Fragmentierungen. Nicht nur im Kerninnern sieht man diese Körner, sondern mitunter sind sie der Kernkapsel außen aufgelagert und scheinen mit Stielen an der Kernkapsel zu hängen; diese Kernwandsprossungen bedingen die sog. Nadelkissenfigur. Schließlich kommt es

an der Kernkapsel zur Auflösung, entweder in beschränktem Gebiete — aus der
Lücke ergießen sich dann die färbbaren Massen in den Zelleib — oder in ganzer
Ausdehnung und anscheinend mit einem Male; dann wird der Inhalt des Kernes
über die Zelle ausgestreut. Ist der Zelleib selbst bereits zugrunde gegangen, so
liegen diese Partikelchen in Haufen frei im Gewebe. Auch vereinzelt sieht man
noch solche Körnchen als Reste zerstörter Kerne im Gewebe [1]. — An anderen
Zellen mit Karyorrhexis sieht der Plasmasaum locker und körnig aus, oder aber
er erscheint gequollen, abgerundet und wenig färbbar. Auch für die letzteren
Elemente ist es oft nicht zu entscheiden, inwieweit wir es hier mit unmittelbaren
regressiven Veränderungen, oder mit nachträglich umgewandelten, ursprünglich
gewucherten Elementen zu tun haben. Einfacher liegen die Dinge im Bereiche
grober Nekrosen. So kann man an einem ischämischen Herde bald nach der
Absperrung von der Blutzufuhr direkte regressive Umwandlungen an den
Gliazellen wahrnehmen, vor allem das Auftreten stark färbbarer Brocken,

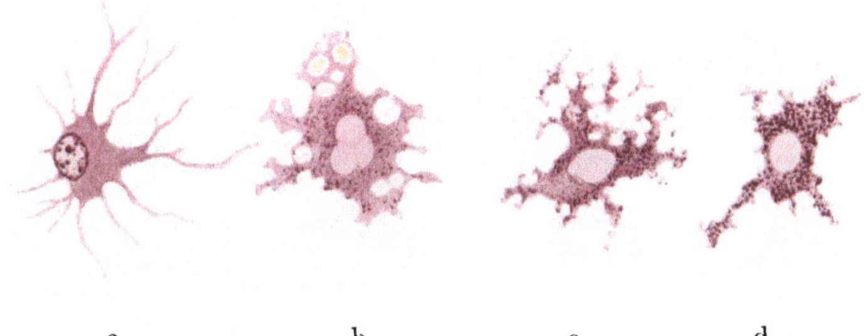

a   b   c   d

Abb. 93 a—d. Gliazellen nach Alzheimers Färbung mit Malloryschem Hämatoxylin.
a Normale fortsatzreiche große Gliazelle an der Grenze zwischen Rinde und Mark. b—d
Amöboide Umwandlung von Gliazellen aus der gleichen Gegend. b Amöboide Zelle mit
plumpen Fortsätzen, welche Nervenfasern „umfließen"; oben zwei gelb gefärbte Lipoidzystchen. c—d Amöboide Gliazellen mit reichlichen Hämatoxylin-Granula. (Die Kerne
sind — wie häufig bei dieser Methode — nicht zur Darstellung gebracht.)

Verklumpungen, Pyknose, Fragmentierung und Berstung mit Ausstreuung
intensiv färbbarer Kugeln; mit besonderer Regelmäßigkeit trifft man bei Nekrose
gerade das Phänomen der Kernwandsprossung. Manche Zellen zeigen fädiges
oder tropfiges Zerfließen des Kernes, das wir auch als kadaveröse Veränderung
finden, wie überhaupt karyorrhektische Erscheinungen postmortal entstehen
können. An nekrotischen Herden kann man ferner die einfache Auflösung des
Kernes, sein Unsichtbar- und Unfärbbarwerden beobachten; wir finden neben
der Karyorrhexis eine Karyolysis. Manche von den hyperchromatischen
Kernen brauchen wohl nicht rhektisch zugrunde zu gehen, sondern können nach
der „Chromatokinese" lytisch verschwinden.

Sowohl die Zellen mit ausgedehnten Fortsätzen (Abb. 93a, 94), wie die mit
spärlichem granuliertem Plasma, die faserführenden (Abb. 94), wie die rein
plasmatischen Elemente, können eine Umwandlung erleiden, welche Alzheimer „amöboide" genannt hat. Ihr massenhaftes Auftreten z. B. bei den

---

[1] Eine zusammenfassende Übersicht und kritische Behandlung der Tatsachen und
Probleme der Karyorrhexis (Chromatokinese) hat Dr. Spatz in seiner jüngst erschienenen Arbeit (Nissl-Alzheimers „Arbeiten". Ergänzungsband S. 188ff.) gegeben.

erwähnten Verflüssigungsprozessen nervöser Zellen und auch im Mark bei
Vergiftungen und akuten Schüben chronischer Psychosen (Epilepsie, Dementia
praecox) beweist, daß nicht nur die normaliter vorhandenen, sondern auch
gewucherte Gliazellen zu amöboiden werden können. Die amöboide Gliazelle hat zwar stets degenerativen Typus; aber sie ist oft aus einer ursprünglich
progressiven Form durch nachträgliche regressive Umwandlung entstanden
(siehe S. 53). Dabei nimmt der Kern nicht an Größe zu; seine Chromatinkörner erscheinen anfangs unverändert (Abb. 210). Später ordnen sich am Rande
des Kernes plumpe intensiv färbbare Brocken an und buckeln vielfach die
Kernmembran vor (Abb. 92a). Meist wird der ganze Kern dabei etwas kleiner
und dunkler, wie wir das im Beginne der Karyorrhexis zu sehen pflegen. Diese
Kernveränderung tritt besonders gut in den nach Alzheimer-Mann gefärbten
Präparaten hervor. Das Protoplasma dieser Elemente hat die Neigung weit

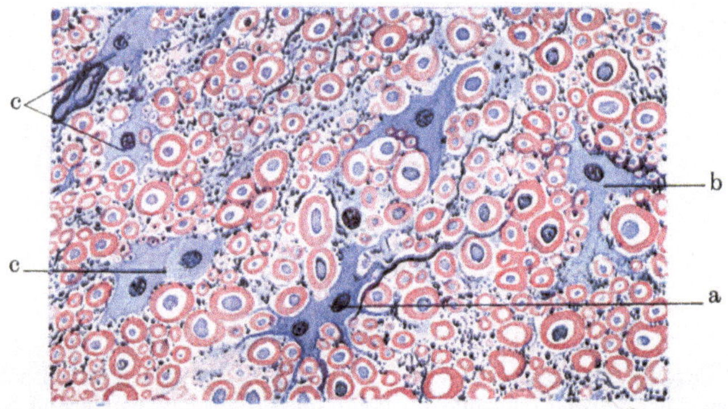

Abb. 94. Amöboide Umwandlung faserbildender Gliaelemente aus dem Rückenmarksweiß. Querschnitt. Methylblau-Eosinfärbung nach Alzheimer-Mann. Nur ein paar
Gliafasern noch darstellbar. Die Zellen meist blaß, Kerne dunkel, etwas kleiner als normal.
Zwischen den Nervenfasern zerfallende gliöse Strukturen, offenbar ähnlich den Füllkörperchen. a Zelle mit Faserresten in einigen plumpen Fortsätzen. b Zelle mit einem
Methylblau-Granula führenden sehr langen breiten Fortsatz. c Blasse, sich aus dem Verband lösende große amöboide Formen.

auseinander zu fließen (Abb. 93b—d, 95, 210); ihre Zellkörper sind mehr oder
weniger gut begrenzt, die plumpen gelappten Fortsätze erinnern an die Pseudopodien (Abb. 93b und c, 95, 210, 211) der Amöben. Die Größe des Zelleibs
ist sehr verschieden. In ihm sieht man mitunter kleine lipoide Zystchen (Abb.
93b, 95b) und fuchsinophile Körnchen (Abb. 95a und b). Mit der Rückbildung der Zelle treten Granula auf, die sich mit Hämatoxylin (Abb. 93c—d)
und Metylblau (Abb. 211) färben oder die „fibrinoid" (Alzheimer) sind. Mit
der amöboiden Degeneration verschwinden in den Faserbildnern die Gliafibrillen, sie sind jedenfalls bald nicht mehr darstellbar (siehe „Füllkörperchen",
S. 176 und Abb. 210 und 211). Der Kern dieser kurzlebigen Elemente wird
meist pyknotisch oder es zerfällt sein hyperchromatischer Inhalt in Form der
Berstung oder Fragmentierung.

Die Beurteilung der amöboiden Gliazelle macht schon in rein morphologischer
Hinsicht Schwierigkeiten. Es können bestimmte Formen amöboider Glia auch

als kadaveröse Erscheinung beim Gesunden beobachtet werden (siehe unten). Nach Rosental ist eine prinzipielle Scheidung der intravitalen und postmortalen Vorgänge bei der Bildung amöboider Glia nicht angängig, da es sich bei beiden um Erscheinungen einer Nekrobiose an der Neuroglia handelt. Wohlwill

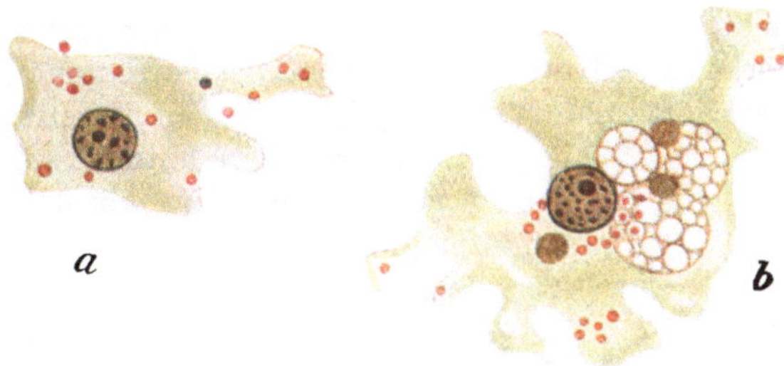

Abb. 95 a und b. Amöboide Gliazellen. Originalzeichnungen aus Alzheimers Neuroglia-Arbeit. Fuchsinlichtgrün-Präparat. Zur Darstellung der fuchsinophilen Granula und osmiierter Zystchen.

betont, daß neben den Methylblaugranula führenden postmortalen Amöboidzellen auch „Füllkörperchen" (siehe S. 157) gefunden werden. Ein häufiges Vorkommnis ist aber der postmortale Zerfall der Glia in Zellen von amöboidem Typus sicherlich nicht (Wohlwill).

Zum Vergleich mit den vorher gegebenen Bildern amöboider Gliazellen stellt Abb. 96a—c kadaveröse Veränderungen an Gliazellen bei einem gesunden Selbstmörder dar, der erst drei Tage nach dem Tode seziert wurde und dessen Gehirn schon in Fäulnis begriffen war. Während die eine Zelle in ihrem Leibe zahlreiche und dichtliegende Methylblaugranula aufweist, sind die beiden andern, gequollenen Zellen blaß. Von besonderem Interesse ist dabei noch die Veränderung des Kerns und seine Umwand-

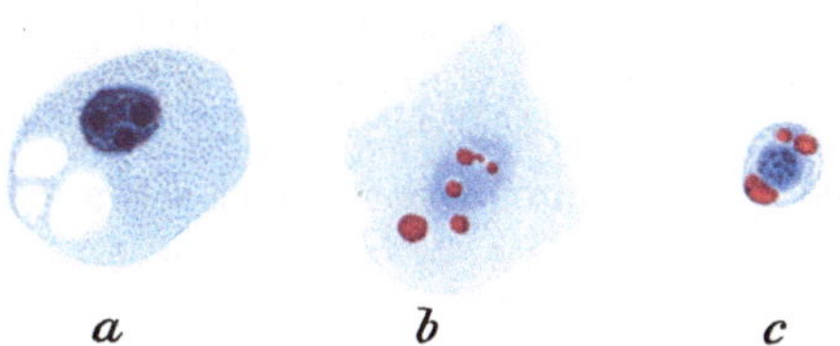

Abb. 96a—c. Kadaveröse Veränderungen an der Glia aus einem in Fäulnis begriffenen Gehirn. Färbung nach Alzheimer-Mann mit Methylblau-Eosin. Die Zellen ähneln den amöboiden Formen. — a zeigt feinste Methylblau-Granula in dem beträchtlich vergrößerten und gequollenen Zelleib. Dabei Vakuolenbildung. Im Kerne lassen sich drei dunkler gefärbte, noch mit Methylblau tingierbare Körner erkennen. — b Viel hellere, gequollene Zelle. Der Kern zerfallen und größtenteils in einzelne verschiedengroße Eosinkugeln umgewandelt. c Blasse, geschwollene Zelle, mit breit ausfließendem „Fortsatz"; der Kern hat sich in ein methylblau färbbares Zentrum und in einen helleren Ring gesondert, in welch letzterem Eosinkugeln liegen.

lungen in Eosinkugeln. Die Eigentümlichkeit dieser Kernveränderung hat ihre Bedeutung wegen mancher Ähnlichkeit mit den regressiven Gliazellformen, welche von Spatz beim neugeborenen Kaninchen als physiologische Erscheinung festgestellt worden sind (Abb. 98, S. 156), und weiter mit denen, welche Jakob als „Myeloklasten" im Beginne der sekundären Degeneration beschrieben hat (vgl. S. 156 und 246 und Abb. 97). Von ihnen wird sogleich die Rede sein. Es ergibt sich aus all diesen Untersuchungen, wie vorsichtig man in der

Beurteilung der amöboiden Gliazellen sein muß; die kadaverösen Amöboidformen können eine Fehlerquelle für die Beurteilung der Präparate sein. Über die Bedeutung des Amöboidismus siehe S. 315ff.

Zu den regressiven Gliaelementen gehören noch zwei recht charakteristische Formen. Nämlich erstens die von Jakob gefundenen „Myeloklasten" (Abb. 97): kleine Elemente, die rasch zugrunde gehen, wobei der Kern charakteristische Umwandlungen erleidet; wir werden von ihnen bei der sekundären Degeneration, in deren Beginn sie auftreten, noch zu sprechen haben. Zweitens die normalen karyorrhektischen Formen, welche Hugo Spatz bei seinen Studien zur normalen Histologie des unreifen (neugeborenen) Rückenmarks entdeckt und ausführlich beschrieben hat. Beim normalen neugeborenen Kaninchen kommen diese Gliaelemente regelmäßig und meist reichlich zur Beobachtung. Wenn sich die gliösen Zellen von der Umgebung loszulösen beginnen, bleibt noch ein Saum von Plasma beim Kern. Das ganze Gebilde ist von einem Spaltraum umgeben. Es setzt sich aus zwei verschiedenen Bestandteilen zusammen, nämlich — bei Anwendung des Mannschen Gemisches — aus mit Eosin färbbaren Kugeln und einer mit Methylblau sich tingierenden Masse, welch letztere

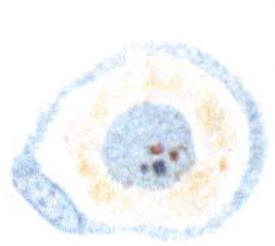

Abb. 97. Myeloklast im Beginne der sekundären Degeneration. (Alzheimersche Methylblau-Orange-Färbung.) Charakteristische Kernumwandlung, teils mit methylblau-, teils mit eosintingierten Kugeln. Das Ganze von einer Gliazelle umschlossen.

nach Spatz aus einer Vereinigung des Plasmarestes mit den nicht in den Eosinkugeln aufgegangenen Kernbestandteilen nach Verlust der Kernzelleibsgrenze entsteht. Die Eosinkugeln[1]) färben sich auch mit Thionin und Hämatoxylin intensiv,

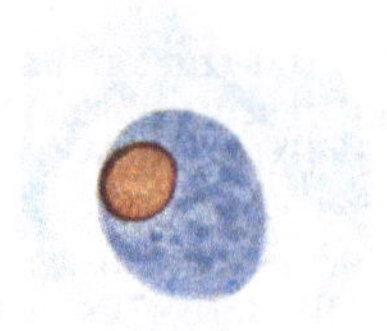
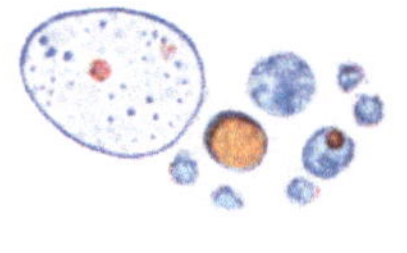
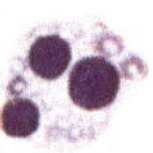

acb

Abb. 98. Spatz' physiologische Karyorrhexisformen der Glia. Nach seinen Originalzeichnungen (Nissl-Alzheimers „Arbeiten" 6, Tafel 30 u. 31). a Allseits abgelöste Form; in der Methylblaukugel angedeutete Methylblaukügelchen und eine große Eosinkugel. Neugeborenes Kaninchen. Mallorysches Gemisch. — b Dasselbe. Methylblaukügelchen mit zentraler Aufhellung. 5 Tage altes Kaninchen. Thioninfärbung. — c Gruppe von Methylblau- und Eosinkugeln. Neugeborenes Kaninchen. Mallorysches Gemisch.

sie sind nichts anderes als die sog. „hyperchromatischen" Brocken, welche eben für alle „chromatokinetischen" Prozesse charakteristisch sind und sicher karyogen sind. Die beigegebenen Abbildungen aus der Originalarbeit des Herrn Kollegen Hugo Spatz illustrieren einiges von diesen Bildern. In Abb. 98a setzt sich der

---

[1]) Die Färbbarkeit mit Eosin scheint keiner chemischen Affinität zu entsprechen, sondern beruht höchstwahrscheinlich auf rein physikalischen Verhältnissen (Spatz, l. c. S. 112).

Methylblaukörper aus Methylblaukügelchen zusammen und schließt eine Eosinkugel (die sich bei dem hier angewandten Malloryschen Gemisch im Orangeton färbt) ein. Ein ganz ähnliches Bild weist Abb. 98b auf, welches nach einem Thioninpräparat gezeichnet ist; die drei Eosinkugeln sind sehr stark violett gefärbt, daneben sieht man die von Spatz so genannten Methylblaukügelchen in matterer Färbung mit zentraler Aufhellung. Die Abb. 98c zeigt eine Gruppe von Methylblau- und Eosinkugeln, welche nach der Sprengung des ursprünglichen Gebildes verstreut erscheinen. Wichtig ist der Vergleich, den Spatz zwischen seinen karyorrhektischen Elementen und den physiologischen Körnchenzellen (siehe S. 246) macht; sie seien beide ein morphologischer Ausdruck der Beteiligung der Glia an dem Prozeß der Myelogenie, die Produkte dieses Kernzerfalls dürften irgendwie beim Aufbau des Myelins Verwertung finden.

Während wir die Untergangsformen zelliger Gliaelemente verhältnismäßig gut kennen, ist das bei den fasrigen und anderen gliösen Strukturen noch nicht der Fall. Man hat sich wohl auch noch nicht viel damit beschäftigt. Daß die fasrige Glia mit den anderen Parenchymbestandteilen in nekrotischen Gebieten zerfällt und der Erweichung anheimfällt, ist dabei weniger von Interesse. Wichtiger ist die schon erwähnte Tatsache, daß die amöboide Umwandlung auch an den faserbildenden Elementen statthat; die Fasern verlieren dabei früh ihre Färbbarkeit (Abb. 94). Damit in Zusammenhang steht ein anderer durch Alzheimer bekannt gewordener regressiver Vorgang an den fasrigen — und wohl auch an den retikulären — Strukturen der Glia, nämlich das Auftreten von Füllkörperchen (Abb. 210, 211). Sie sind morphologisch ausgezeichnet durch ihre eckige, pflastersteinartige oder mehr rundliche Gestalt, durch ihr Zusammenlagern in Haufen oder mosaikartigen Feldern. Man lernt sie am leichtesten an Präparaten vom Rückenmarksweiß kennen. Sie färben sich mit Lichtgrün, Methylblau und Malloryschem Hämatoxylin. Sie scheinen an das Vorhandensein von amöboiden Gliazellen gebunden, treten also bei solchen Prozessen auf, wo es zur Bildung dieser Art von Gliaelementen kommt. Bei Krankheitsprozessen, die zum Stillstand gekommen sind, findet man nichts mehr von ihnen; nachdem sie ihre Färbbarkeit eingebüßt haben, lösen sie sich auf. Sie kennzeichnen im allgemeinen schwere akute Prozesse.

Von **progressiven** Veränderungen an der Glia unterscheiden wir Vergrößerungen der Zellen — Hypertrophie — und Wucherungen — Hyperplasie. Wir erwähnten bereits als wesentlichstes Zeichen der Volumszunahme gliöser Elemente — der **Hypertrophie** — das stärkere Färbbarwerden des Plasmaleibes und seiner Fortsätze, wovon wir im Nissl-Bilde normalerweise nur überaus wenig sehen; wir fanden in jenen Bildern eine durch die histopathologische Analyse gewonnene Bestätigung der Lehre Helds von den synzytialen Zusammenhängen der Gliaelemente. Ich verweise noch einmal auf die Abb. 81, wo die Verbindungen zwischen den Zellen deutlich sind und diese mit stärker basophil gefärbten Partikelchen besetzt erscheinen. An diesem Bilde sind die Verbindungszüge und die Zunahme des Zelleibes schon ziemlich kräftig ausgesprochen. Vielfach ist die Verzweigung des Zelleibes viel zarter und die Färbung blasser; andererseits aber sehen wir auch eine noch lebhaftere Färbbarkeit und eine größere Volumszunahme der Gliaelemente, wie in Abb. 99, wo die mit großen chromatinreichen Kernen ausgestatteten Zellen ineinander „fließen“. —

Ganz allgemein gesprochen ist es das Charakteristikum solcher **progressiv**
veränderter Elemente [1]), daß der **Zelleib** in weit **größerem Umfange sicht-**
bar wird, und daß die Balken des Maschenwerkes, wenn sie auch zart sind,

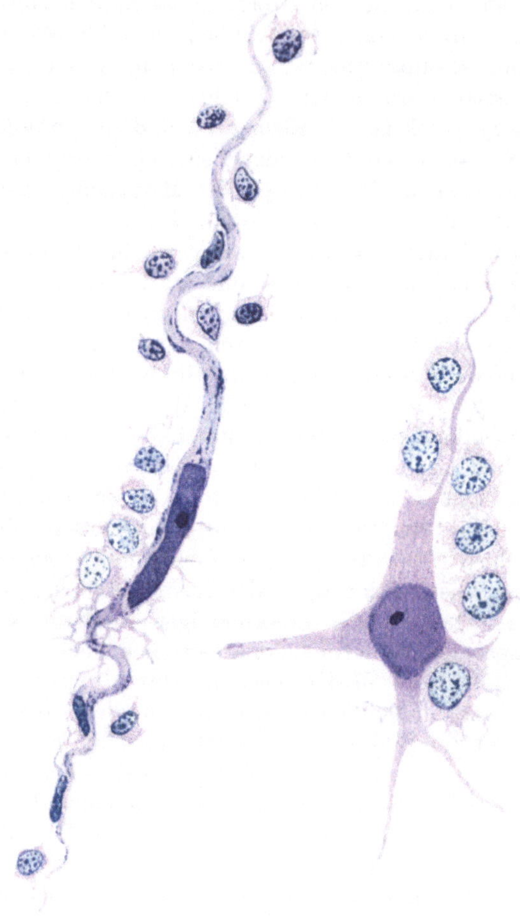

Abb. 99. a—b Gliöse Trabantzellen in progressiver Umwandlung, a um eine sklerotische,
b um eine nachträglich geschwollene ursprünglich geschrumpfte Ganglienzelle. Die Gliazellen bei a in verschiedenen Phasen der progressiven Metamorphose; die dunklen Kerne
meist nur unvollständig von Plasma umfaßt, die großen hellen mit einzelnen kernkörperchenartigen Gebilden ausgestatteten (aktivierten) Kerne mit reichlichem Plasma, dessen
zarte Ausläufer sich weit verzweigen und in die Umgebung verlieren; die Zelleibsubstanz
in der Peripherie von maschigem Bau mit stärker gefärbten Körnchen. Bei b hypertrophische
Zelleiber von dichtmaschigem Bau mit reichlichen unscharfen Fortsätzen. — Nisslpräparat.

---

[1]) Bei den hier im Bilde wiedergegebenen progressiven Elementen wird natürlich oft
nicht zu beweisen sein, daß sie durch bloße Hypertrophie entstanden und daß nicht auch
gewucherte Gliazellen dabei sind. Darauf kommt es deshalb nicht an, weil die hypertrophischen und die hyperplastischen Formen einander gleichen und eine Trennung vielfach nicht
durchführbar ist.

durch stärkere Färbbarkeit leicht erkennbar werden (Abb. 100). Gegen
die Peripherie zu verlieren sich die Bälkchen; die „Stippchen" und Körnchen
verschwinden. Wie weit man auch im Nisslpräparat unter Umständen das
ausstrahlende Gebälk der Fortsätze verfolgen kann, zeigt die hypertrophische
Zelle Abb. 100 c aus dem Kleinhirnmark; die peripheren Maschen und Ringe umfassen Markfasern, ähnlich wie die normalen Schnürringe Helds. Außer solchen
Zellen, deren vergrößerter Zelleib sich in einem spinngewebig angeordneten
Netzwerk verliert, sehen wir andere, die in unmittelbarster Umgebung des Kernes
nur einen ganz schmalen Plasmasaum, oft nur an einer Seite, erkennen lassen,
von dem aus dann wieder feine Fortsätzchen abgehen (Abb. 100 b) und auch dort

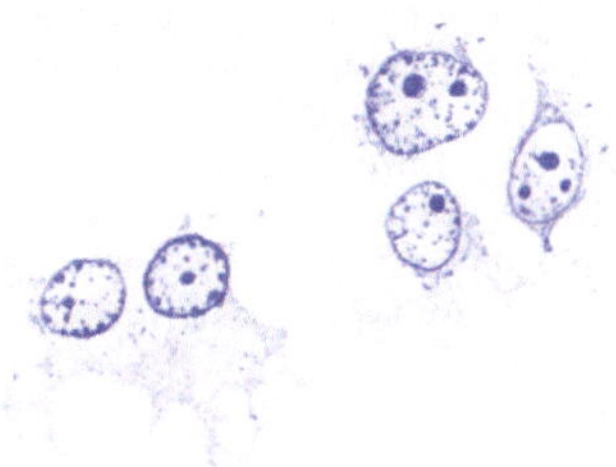

a   b

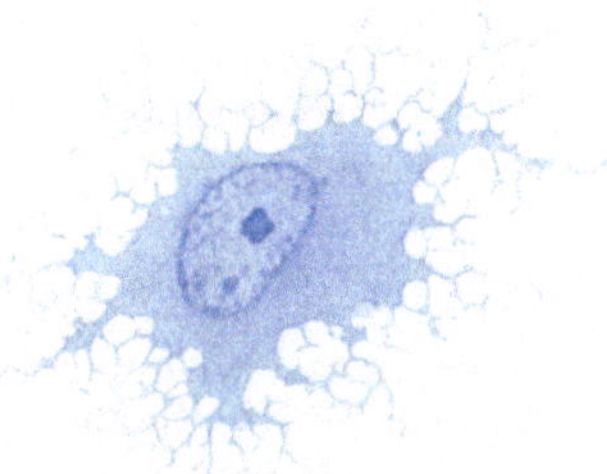

Abb. 100 a u. b. Progressive Gliazellen.
a voluminöse Gliazelle mit zwei großen
hellen Kernkörperchenf ührenden Kernen, mit zarten Verzweigungen und mit
Nisslschen „Stippchen" im Zelleibsrand und teilweise auch in den Fortsätzen. — b hypertrophische Gliazellen
mit plasmatischen Netzbalken, die miteinander in Verbindung stehen; vereinzelte Stippchen. — Nisslfärbung.

Abb. 100 c. Sehr große Gliazelle mit
hellem Kern, der ein „Kernkörperchen"
hat. Überaus zahlreiche netzige Fortsätze, welche wie pathologisch verstärkte „Schnürringe" Markfasern umfassen. — Nisslfärbung.

wo der Kern eines solchen Plasmasaumes zu entbehren scheint, sind doch vielfach feinste Plasmaausläufer vorhanden. Solche Formen sind in der Abb. 99 a
wiedergegeben, sie illustriert die Mannigfaltigkeit im Aussehen verschieden
stark progressiver Umwandlung an Trabantzellen, vor allem die oben erwähnten
zarten Ausstrahlungen, direkt vom Kern oder von einem stärker entwickelten
Zelleib aus; die Kerne zeigen erst zum Teil eine ausgesprochene Aktivierung
(siehe unten). Oft liegen die Kerne exzentrisch in solchen Elementen, die nach
allen Seiten hin sich aufzweigende Fortsätze ausschicken, mitunter ist der Zellleib selbst nur ganz matt angefärbt und erst nach den Fortsätzen zu treten die
kommaförmigen Substanzen, Brocken und Körnchen, die Nisslschen Stippchen, in die Erscheinung (Abb. 100a); sie kontrastieren durch ihre stärkere
Tinktion mit dem nur zart angefärbten Zellkörper. Recht häufig sieht man
Gebilde, deren Kern wie in einem Hohlraume liegt (Nissl); der helle Hof um
den Kern wird von einer zarten plasmatischen Kontur umgrenzt, und von dieser
mitunter nur einseitig etwas vermehrten protoplasmatischen Substanz sehen
wir ganz kurze Fortsätze ausgehen. An wieder anderen Elementen sind auch
solche kurzen Fortsätze nicht recht deutlich und die vergrößerte Zelle mit ihrem

blaßblauen Leib erscheint abgerundet oder mehr kantig (Abb. 101); auch hier
kann der Kern wieder ganz exzentrisch sein (Abb. 101a).

Zu den besonders wichtigen Zeichen der progressiven Umwandlung nicht-
nervöser Zellen gehört die sog. Aktivierung der Kerne (Abb. 99, 102, 103 u. a.),
vor allem ihre Vergrößerung und das Auftreten intensiv gefärbter, relativ großer

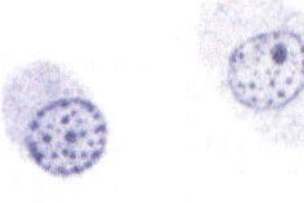

a   b

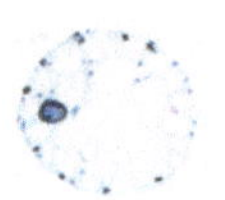 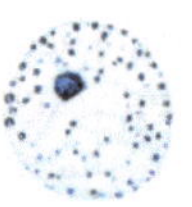

Abb. 101. Zwei in frischer progressiver
Umwandlung begriffene Gliazellen aus
dem Nucleus dentatus: Zunahme des
Plasma, scharfe Grenzen des Zelleibes,
Vergrößerung des Kernes; in der Zelle b
ein großer kernkörperchenartiger Chromatinbrocken. Die Ansammlung stärker
färbbarer Körner an der Kernwand der
Zelle a ist vielleicht schon auf eine beginnende degenerative Umwandlung zu
beziehen. — Nisslpräparat.

Abb. 102.   Zwei von den häufigsten
Formen   progressiv   umgewandelter
großer und ziemlich blasser Gliakerne
(Nisslfärbung).   Der eine mit gut aus-
gebildetem Liningerüst und darin verstreuten   Chromatinpartikelchen,   der
andere, chromatinärmere mit undeut-
licherer Gerüststruktur.

kernkörperchenartiger Gebilde in dem blaß gefärbten Kerninnern (Nissl). Der
durch seine scharfe und gut gefärbte Membran ausgezeichnete Kern zeigt ein
weitmaschiges Gerüst (Abb. 102).   Die kernkörperchenartigen Gebilde liegen
oft der Kernwand an oder sind doch stark peripher gestellt (Abb. 101b, 102),
einzelne aber können mehr zentral liegen. Sie sind sehr verschieden groß. Wo
sie spärlich sind, erreichen sie vielfach
eine besondere Größe. Die Form der Kerne
selbst ist meist rundlich oder oval (siehe
auch Abb. 99).

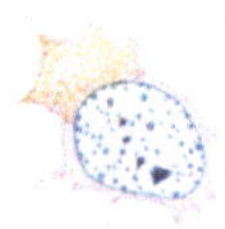 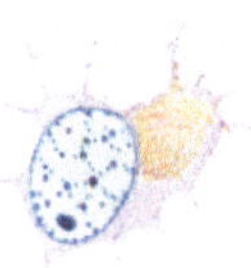

Form und Bau solcher einfachen progressiven Elemente wird nun auch sehr
oft durch die Einlagerung von Abbaustoffen bestimmt. Wir werden bei der
Erörterung der verschiedenen degenerativen und reparatorischen Vorgänge sehen,
daß die fixen Gliazellen Zerfallsprodukte
in sich aufnehmen und verarbeiten können

Abb. 103.   Progressiv umgewandelte
(offenbar   faserführende)   Gliazellen,
welche alkoholunlösliche pigmentierte
Lipoide (Lipofuszin) aufgenommen
haben. — Nisslpräparat.

und wir möchten schon hier betonen, daß das nicht, wie oft angenommen
wird, ausschließlich die rein plasmatischen Formen tun, sondern nicht selten
auch die faserführenden (Abb. 103). Wo es sich um Pigmentstoffe (hämatogene Substanzen, Melanin usw.) handelt, erkennt man diese und die dadurch bedingte Gestaltsveränderung schon im Nissl-Präparat. Aber bei den
häufigsten Abbauprodukten, den Lipoiden, doch seltener und unvollständiger,
weil sie eben oft kein eigenes Pigment besitzen, d. h. kein alkoholunlösliches
Lipofuszin sind. In Abb. 103 ist am Nisslschen Alkoholmethylenblaupräparat
der in großer Menge vorhandene lipoide Stoff durch seine Eigenfarbe freilich
ganz gut kenntlich. Viel sicherer aber können wir uns über die Gestaltsverände-

rungen der Glia, die durch die Aufnahme lipoider Produkte bedingt sind, natürlich am Fettpräparat überzeugen; und da bekommen wir ungeheuer verschiedenartige Bilder zu sehen. Das aufgenommene Fett bringt den Zelleib, der sonst
meist nicht recht sichtbar ist, zur Anschauung, und wir können mitunter die
feinen Fortsätze weithin an den eingelagerten Fetttröpfchen erkennen. Natürlich

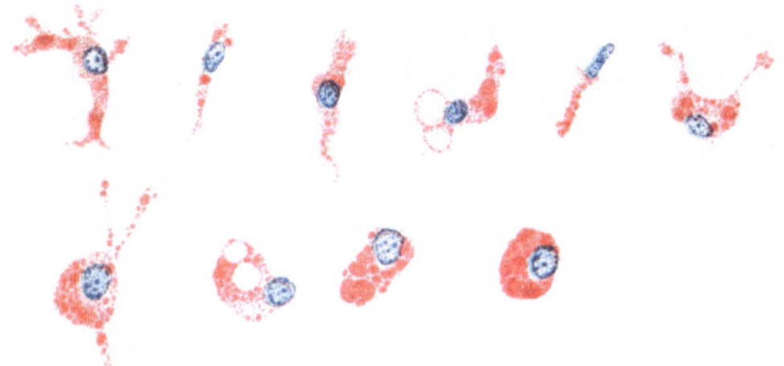

Abb. 104. Gliazellen aus der mittleren Rinde bei einem subakuten Zerfallsprozeß. Aufnahme lipoider Zerfallsprodukte durch die fixen Gliaelemente. Durch die Fetteinlagerung
werden Zelleib und Fortsätze zur Darstellung gebracht. Dabei zeigen die Gliazellen eine
mit dem Grade der Fetteinlagerung zunehmende Abrundung (Schwund und Einbeziehung
der Fortsätze) bis zur schließlichen „Körnchenzell"bildung. Verschiedene Größe der
Fetttropfen. Auftreten vakuolärer, lipoidfreier Zysten. Hämatoxylin-Scharlachrotfärbung.

bedingt diese Lipoidaufnahme ihrerseits verschiedenartige Gestaltsveränderungen.
Die Abb. 104 gibt davon Beispiele, die sich noch beträchtlich vermehren ließen.
Es braucht der Illustration eine weitere Erklärung nicht hinzugefügt zu werden.
Nur sei schon hier darauf hingewiesen, daß diese fixen
Gliazellen mit der Aufnahme größerer Fettmengen
sich mehr und mehr abrunden und schließlich —
wie die beiden letzten Exemplare der Reihe zeigen —
zu einer Kugel, einer sog. Körnchenzelle, werden
können. Außer solchen Körnchenzellen, die sich
schließlich als vereinzelte Exemplare aus dem Synzytium gelöst haben, gibt es andere — und das ist
die Mehrzahl —, welche bei massenhafter Proliferation
gliöser Abräumzellen entstehen (siehe S. 310).

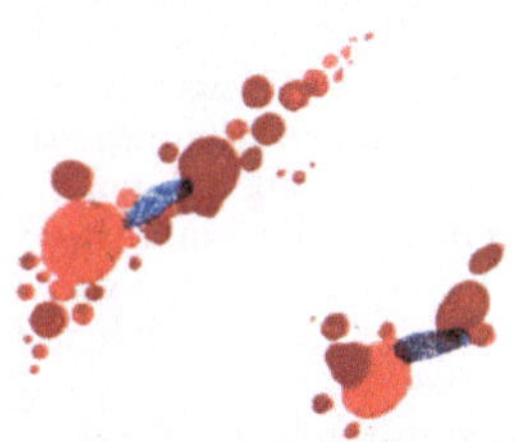

Abb. 105. Regressive Um-
wandlung ursprünglich progressiver, mit Fettstoffen
beladener Gliazellen der
Hirnrinde. Kerne plump
stäbchenförmig, gleich-
mäßig dunkel. Herx-
heimers Hämatoxylin-
Scharlachrotfärbung.

An den mit Fetttropfen beladenen Zellen kann
man besonders leicht die „regressive Metamorphose
ursprünglich progressiv veränderter Elemente" (Nissl)
verfolgen. Die Zellen sehen schließlich denen ähnlich,
die wir als einfach regressive vorhin beschrieben
hatten. Die Masse der in ihnen abgelagerten Stoffe
aber läßt im Zusammenhalt mit dem Nachweis
früherer progressiven Phasen an andern Elementen
Schlüsse auf das voraufgegangene progressive Stadium zu. So stehen neben
weit rückgebildeten, aber dicht mit Fettmassen vollgepfropften Zellen (Abb. 105,
196b) andere Elemente, die ebenfalls von Abbaustoffen erfüllt sind, aber noch
einen großen Zelleib oder zwei und mehr Kerne haben (Abb. 91b).

Von einer Beschreibung anderer regressiver Umwandlungen hypertrophischer,
bzw. hyperplastischer Elemente kann hier Umgang genommen werden. Im

wesentlichen gilt für sie, was auf S. 151 von der Sklerosierung gesagt war. Bei einigen speziellen Formen progressiver Elemente werden wir die ihnen in der Rückbildung etwa zukommenden Eigentümlichkeiten jeweils erwähnen.

Die Voraussetzung der **Hyperplasie** der Glia ist die Teilungsfähigkeit ihrer Zellen. Während man bei vielerlei diffusen Prozessen mit erheblicher Vermehrung der Gliazellen lange nach Teilungsfiguren suchen muß, sind sie bei anderen Krankheiten und an manchen Stellen des Zentralorgans überaus reichlich. So finden wir bei vielen Verblödungsprozessen in der Hirnrinde nur äußerst selten einmal eine Mitose, und sogar bei der Paralyse muß man oft lange suchen, ehe man eine Kernteilungsfigur zu Gesicht bekommt, während es ziemlich leicht gelingt, wenn diese Krankheit in einem akuten Schube (paralytischen Anfall)

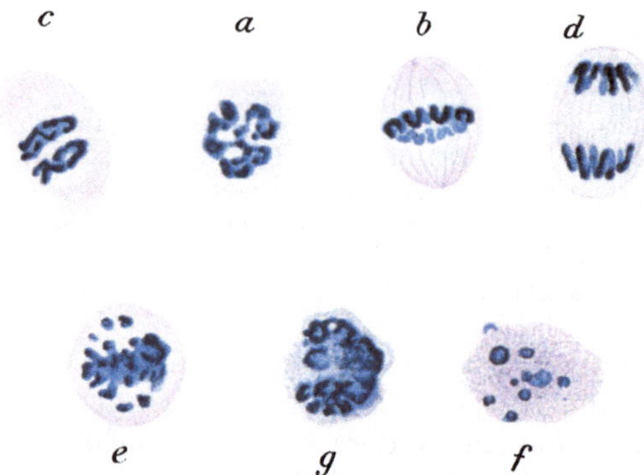

Abb. 106 a—g. Mitosen von Gliazellen. a—d typische Bilder, e—g atypische bzw. degenerative Teilungsfiguren (Nisslfärbung).
a Knäuelbildung. b Stadium der Äquatorialplatte mit achromatischer Spindel und Zentrosomen (häufigstes Bild der Gliazellmitose). c Trennung der Chromosomenplatten und Übergang in den Doppelstern. d Doppelstern mit achromatischen Verbindungsfäden (seltenes Bild einer Karyokinese bei Gliazellen). e Verklumpung und Versprengung von Chromosomen. f Völlige Versprengung von Chromosomenpartikeln (oder karyorrhektischer Zerfall?) g Verklumpung der Chromatinschleifen.

geendet hatte. Und doch sind da die Kernteilungen noch lange nicht so häufig wie etwa bei der ausgebreiteten „akuten Schwellung" an den Ganglienzellen; wir erwähnten (S. 60) das regelmäßige Vorkommen von Mitosen als ein charakteristisches gliöses Begleitsymptom dieser Nervenzellerkrankung. Bei akuten Allgemeinschädlichkeiten, bei Infektionen und manchen Intoxikationen, sind die Mitosen auch in der Großhirnrinde am häufigsten. In geradezu überraschender Fülle habe ich sie unter solchen Bedingungen in der obersten Kleinhirnrinde gesehen, und zwar zumal dort, wo es zur Ausbildung des „Gliastrauchwerkes" an Stelle von Purkinjezellen und ihren Fortsätzen kommt, also beim Typhus, Fleckfieber (Abb. 107), Malaria (Dürck), Gasödem usw. Auch beim Status epilepticus und bei paralytischen Anfällen findet man sie in der Molekularzone des Kleinhirns durchschnittlich häufiger als in der Großhirnrinde. Ähnlich wie dieses Kleinhirngebiet reagiert mitunter der Apparat des Nucleus dentatus und auch das Ammonshorn auf Infektionen.

Hier bringe ich eine Reihe von Bildern, welche verschiedene Phasen der Karyokinese illustrieren (Abb. 106). Weitaus am häufigsten trifft man die

Phase der Äquatorialplatte; an vielen der bereits zuvor gezeigten Illustrationen (zu dem Kapitel „Ganglienzellen") ist gerade dieses Stadium wiedergegeben. Meist tritt an den Gliaelementen außer den Chromosomen die strahlige Kernspindel mit den Zentrosomen schön hervor (Abb. 106b). Auch bei den Diasterfiguren (d) sieht man außer den Kernschleifen die achromatischen Verbindungszüge. Viel seltener sind andere Kernteilungsphasen, wie z. B. die einleitende

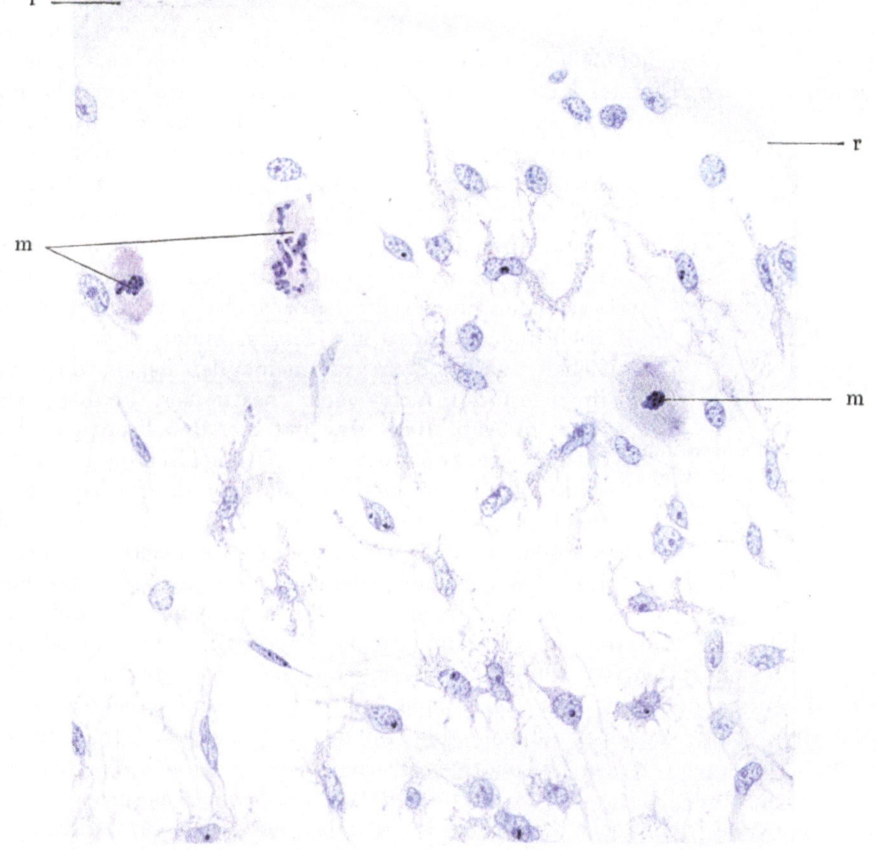

Abb. 107. Ausschnitt aus dem Gliastrauchwerk der Abb. 238 bei stärkerer Vergrößerung. Molekularschicht des Kleinhirns. Fleckfieber. r Randzone gegen die Pia, m Mitosen (die mittlere stellt vielleicht eine pluripolare Kernteilung oder eine Absprengung von Chromosomen vor). Die Fortsätze der breiten, weich in die Umgebung übergehende Plasmabrücken der Gliazellen stehen großenteils miteinander in Verbindung und sind durch Stippchen hervorgehoben.

Knäuelbildung; und man braucht sich wohl nicht zu verhehlen, daß es nicht immer leicht ist, derartige Gebilde von hyperchromatischen regressiven Kernen zu unterscheiden. — Nicht nur bei Geschwülsten, wo wir nach den allgemeinen Erfahrungen mit atypischen Kernteilungsfiguren zu rechnen gewohnt sind, sondern auch bei schweren akuten degenerativen Prozessen, sieht man pathologische Karyokinesen (Abb. 106e—g, 107, 235a), nämlich einmal Verklumpungen der

Chromosomen und feinkörnigen Zerfall der Chromatinschleifen; andererseits atypische Formen, Asymmetrien und pluripolare Figuren. Oft ist es schwer zu entscheiden, ob eine pluripolare Mitose vorliegt oder Versprengungen von Chromatinbestandteilen (Abb. 107 die mittlere Kernteilungsfigur).

Nach der Teilung sieht man die Gliazellen vielfach dicht beieinander liegen, und zwar so, daß sie sich mit den einander zugekehrten Seiten abplatten. So erklärt es sich, daß wir außerordentlich oft kleine Gliazellenhäufchen von 2 und 3 Zellen finden. In den Abb. 111b, 212 sind solche Elemente abgebildet. Oft sieht man im Nisslpräparate einen deutlichen Spalt zwischen solchen sich gegenseitig abplattenden Zellen. Inwieweit zwischen ihnen doch plasmatische Brücken bestehen, ist meist sehr schwer zu sagen; mitunter treten solche gut hervor, und es nimmt uns nicht wunder, daß auch diese pathologisch vermehrten Elemente plasmatische Zwischenstücke besitzen entsprechend der Tendenz der Neuroglia synzytiale Verbände zu bilden. Wir sehen aber auch außer diesen wenigstens im großen und ganzen als Einzelexemplare abgrenzbaren Zellen, von denen jede ihre Fortsätze nach den verschiedensten Richtungen sendet und Fasern bildet, andere gliöse Zellen, die so dicht nebeneinander liegen, daß wir ihre Grenzen nicht mehr bestimmen können, wie z. B. in Abb. 108. Man hat hier den Eindruck, daß es zur Verschmelzung pathologisch gewucherter Gliazellen gekommen ist und gerade die Verteilung der Kerne stützt die Vermutung, daß sich dieser Zellkomplex, den wir nach Nissl als **Gliarasen** bezeichnen, hier aus einzelnen Elementen zusammengesetzt hat.

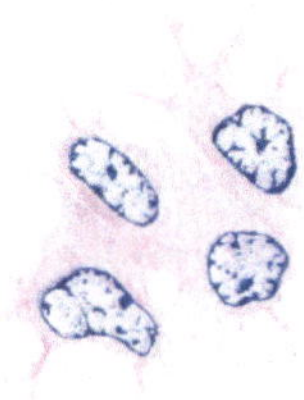

Abb. 108. Gliarasen mit vier darin ziemlich gleichmäßig verteilten großen aktivierten Kernen und zarten Ausläufern. Nisslfärbung.

Gliarasen können aber nach Nissl auch dadurch entstehen, daß eine Zelle enorm groß und mehrkernig wird. Im Einzelfalle, wie etwa in den Rasen der Abb. 109, ist es schwerlich zu sagen, auf welche Weise sie entstanden sind. Die Kerne sind bald dicht nebeneinander gelagert (Abb. 109), bald sind sie unregelmäßig in der oft riesigen Plasmamasse verteilt. Die einem Rasen angehörigen Kerne haben vielfach die gleichen Struktureigentümlichkeiten (Abb. 100a, 108); meist sind es große helle, eiförmige Kerne, der eine oder andere kann dabei regressive Umwandlungen aufweisen. Aber wir sehen auch ganz verschiedene Kerne in einem Gliarasen; so kleine basichromatinreiche runde neben den häufigen großen eiförmigen Kernen, welche die Merkmale der Aktivierung tragen (Abb. 109). Die Eigenschaften der progressiven Gliazelle pflegen an diesen Rasen besonders stark ausgebildet zu sein. Auch hier ist die Zelleibsubstanz um den Kernhaufen am dichtesten, gegen die Peripherie werden die Bälkchen zart und die Fortsätze verlieren sich; der Zelleib hat keine scharfen Grenzen. In den äußeren Zonen der Rasenzellen treten die Nisslschen Stippchen in besonders reichlicher Menge und starkem Farbton hervor (Abb. 109). In der Hirnrinde sind die ausgedehnten Rasen („myxomyzetenartige Rasen" Nissls) in ihrer Mehrzahl wohl rein protoplasmatisch. Es gibt dort aber auch — ganz abgesehen von den vielen relativ kleinen zwei- und dreikernigen Elementen — große faserproduzierende Rasen; so dürfen wir für das in Abb. 109 wiedergegebene Gebilde aus entsprechenden Befunden im Gliafaserpräparat behaupten, daß es Gliafibrillen führt.

Wie bei vielen der hier gesondert aufgeführten pathologischen Gliazellformen, so kann man auch bei den „Rasen" im Zweifel sein, wie weit man diese Bezeichnung ausdehnen soll. Oft wird das nicht viel zu bedeuten haben; es scheint mir z. B. belanglos, ob man die Zelle (Abb. 100a) einfach eine gewucherte zweikernige Gliazelle oder eine Rasenzelle nennt. Ich meine aber, man sollte, um den treffenden Terminus Nissls nicht zu verwischen, im allgemeinen nur solche Gebilde darunter verstehen, welche einen ungewöhnlich großen oder sogar enormen Plasmakörper mit mehreren resp. vielen Kernen haben und nach außen nicht scharf abgegrenzt sind. (Sie gleichen so Bakterienrasen; ich erinnere an Nissls Wort „myxomyzetenartige Rasen" für die riesigen Plasmamassen mit Kernhaufen.) Nennen wir die gesamte Neuroglia ein „Synzytium", ähnlich wie das Lymphdrüsenretikulum, so würden wir bei den Rasen ein Symplasma, einen einheitlichen Plasmahaufen mit mehreren Kernen vor uns haben (analog Gebilden, die auch als Plasmodien bezeichnet werden). Hält man sich bei den Rasen an diese Umgrenzung, so scheiden ohne weiteres viele andere Bildungen aus, vor

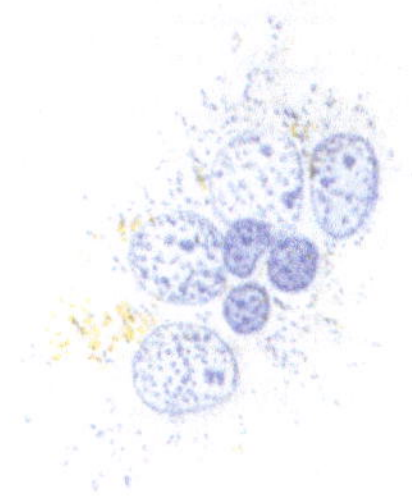

Abb. 109. Gliarasen.

allem die Gliasterne- und Rosetten (S. 343), die eben nicht einen einheitlichen Plasmahaufen, sondern eine Gruppe synzytial zusammenhängender Elemente darstellen.

Ich weiß, daß der Ausdruck „Synzytium" und „Symplasma" von anderen Autoren auch anders angewandt und überhaupt recht verschieden gebraucht wird (siehe dazu Borst, Kapitel „Pathologisches Wachstum" in Aschoffs Lehrbuch der Pathologie, S. 616. Nach meinem Sprachgefühl würde der Terminus Synzytium für die Neuroglia, wie ihn ja Held nimmt, zutreffend sein: es sind Zellen, die sich noch im wesentlichen als Einzelindividuen präsentieren und die nur durch plasmatische Verbindungsstücke zu einem Verbande zusammengeschmolzen sind. Das Symplasma (Plasmodium) ist eine einheitliche mehrkernige Masse von Protoplasma, in welcher sich einzelne Zellen nicht abgrenzen lassen.

Die Frage, ob es auch eine Vermehrung von Gliazellen mit direkter Kernteilung gibt, ist noch nicht sicher entschieden. Nissl hielt das Vorkommen solcher Amitosen für sicher. An den voluminösen Gliazellen sieht man tatsächlich nicht nur Lappungen des Kernes, sondern auch deutliche Abschnürungen. Es kommt dabei aber nicht zu einer Trennung des Plasmas, sondern es entstehen mehrkernige, größere Gliazellen, wie die Rasenzellen und ähnliche Formen. So ist es wohl sicher, daß bei der Entstehung der so häufigen mehrkernigen Gliazellen eine direkte Kernteilung bei ausbleibender Plasmateilung vorgelegen hat; aber auch karyokinetische Vorgänge brauchen wohl nicht von einer Zellteilung gefolgt zu sein und es kann auch auf diese Weise zur Bildung mehrkerniger Gliazellen kommen. — Wenn wir die Frage des Vorkommens direkter Kernteilung ohne Plasmadurchschnürung bejahen dürfen, so ist es doch besonders seit den Untersuchungen von Boveri fraglich geworden, ob auch eine vollständige Zellteilung dabei wirklich vorkommt. Befunde, wie ich sie in Abb. 110 wiedergegeben habe, sind nicht so selten. Wenn ich auch anfangs dazu neigte, darin einen Beweis für das Vorhandensein amitotischer Zellvermehrungen zu sehen, muß ich doch heute betonen, daß derartige Bilder nicht

ganz beweiskräftig sind. Es könnte bei den beiden Gebilden sein, daß zuvor
eine Mitose stattgehabt hat und der Kern bereits wieder zur Ruhe gekommen
ist, während die Durchschnürung noch nicht vollständig ist. Außerdem aber
mahnt gerade bei den Gliazellen noch zweierlei zur Vorsicht: nämlich einmal, daß wir an ihren Kernen selbst
unter pathologischen Verhältnissen eine unglaubliche
Fülle der verschiedensten Formen sehen, besonders
auch stark ausgezogene und eingeschnürte Gebilde; und
zweitens, daß wir ja im Nisslverfahren keine aus-
reichende Plasmafärbung bekommen, so daß die Beziehungen zwischen solchen Kernen und dem meist so
spärlichen Plasma nicht recht erkennbar sind — und
an dem hier gegebenen Bilde ist gar nichts von Plasma
zu sehen. So will ich mit dieser Illustration hier vornehmlich die Schwierigkeiten veranschaulichen, welche sich der Beurteilung
amitotischer Zellteilung bei der Glia entgegenstellen.

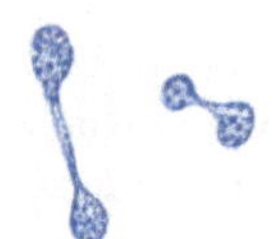

Abb. 110. Zwei hantel-
förmige Gliakerne, von
denen der kleinere dem
Phänomen der direkten
Kernteilung entspre-
chen könnte (s. Text).

Die Wucherung der Glia führt zur Ausbildung besonderer Formen, die
sich vor den vorhin geschilderten, gewöhnlicheren Typen einfach progressiver
Gliaelemente (mit ihrer Zunahme des Zelleibes,
Hervortreten färbbarer Substanzportionen von
der Art der Stippchen, Verbreiterung der un-
scharf auslaufenden Fortsätze und ihrer Ver-
bindungen miteinander, Aktivierung des Kernes)
noch durch andere Eigentümlichkeiten aus-
zeichnen. Vielfach drückt sich darin ihre spezielle
Funktion aus. Wir werden in den späteren
Kapiteln als die beiden Hauptaufgaben der
Neuroglia ihre Funktion als Stützsubstanz
(Raumausfüllung und Organisation) und ihre
Abbau- und Abräumtätigkeit kennen lernen.
Schon hier, wo wir uns im wesentlichen auf die
Schilderung der Formeigentümlichkeiten der
Glia beschränken, dürfen wir uns bei der Ein-
teilung der verschiedenen Bilder von ihren so
sinnfälligen, durch die Funktion bestimmten
Merkmalen leiten lassen, ohne daß wir dabei
freilich — was uns ja nach unseren einleitenden
Bemerkungen nicht überraschen kann — zu einer
restlosen Aufteilung kommen.

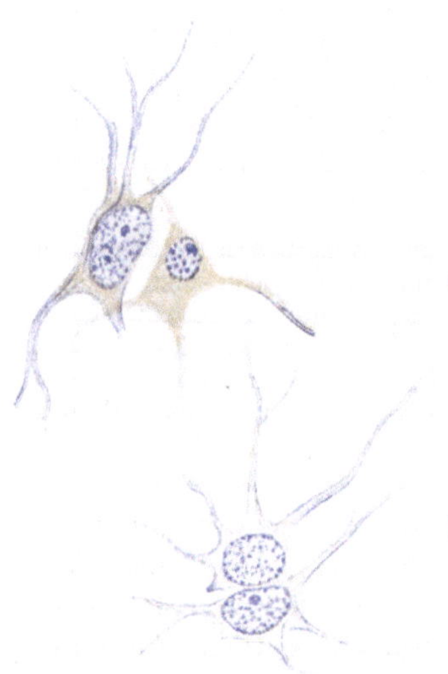

Abb. 111. Wuchernde Gliazellen
in frischer Faserbildung. Fädige
Ausscheidung vornehmlich in den
Fortsätzen, zum Teil auch im
Zelleibsrand. — Beginn der Fi-
brillisation in einem Fortsatz
der kleineren Zelle a. — Weigerts
Gliafaserfärbung.

Die pathologische **Stützglia** erkennen wir an
der Zunahme des paraplastischen Produktes der
Gliazellen, der **Fasern**. Wie ich das früher einmal
ausgeführt habe, ist gerade das, was wir unter
pathologischen Bedingungen hier feststellen
können, geeignet, die Lehre Helds von der embryonalen Entstehung der Gliafasern zu stützen: die Bildung neuer Stützglia geht unter pathologischen
Verhältnissen im wesentlichen in gleicher Weise vor sich, wie bei ihrer ersten
Entwicklung. Innerhalb des Protoplasmas der Gliazellfortsätze ent-

steht die fasrige Glia als ein besonderes fädiges Produkt des betreffenden Fortsatzes. An den proliferierenden Gliaelementen ist die Faserentstehung deshalb leicht zu ermitteln, weil diese pathologischen Zellen und ihre Fortsätze sehr umfangreich und breit sind; so kann man die Genese der Fasern im Protoplasma mit allerhand Methoden[1]), nicht zum wenigsten auch mit der Weigertschen Gliafärbung, verfolgen. Die Abb. 111 und 212 sollen das illustrieren. In der Abb. 111a sieht man eine junge Gliazelle mit dem allerersten Beginn einer fädigen Ausscheidung von Fasern in nur einem ihrer Fortsätze, während die daneben gelegene Zelle sehr zarte Streifen bereits in allen ihren Fortsätzen führt. Soviel mir bekannt, ist es immer so, daß sich die erste Anlage von Gliafasern in den Fortsätzen vollzieht, daß sich also hier die plasmatische Substanz in jener besonderen Weise differenziert. Mitunter sind es gegenüberliegende

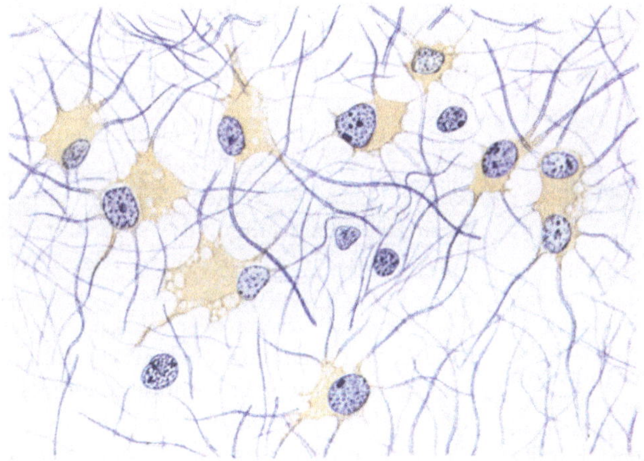

Abb. 112. Gewucherte Faserbildner in der 1. Brodmannschen Schicht. Bündel von Gliafibrillen in den Fortsätzen. Die Fasern lassen den Hauptteil des Zelleibes frei und sind nur in dessen Randkonturen weiter zu verfolgen. — In einzelnen Gliazellen Vakuolen (Lipoidzystchen). — Weigerts Gliafaserfärbung.

Fortsätze einer Zelle, welche diese Streifung aufweisen, während im Zelleib und in anderen Fortsätzen noch nichts davon zu sehen ist. Sobald die Ausscheidung fasriger Substanzen deutlicher ist, bemerkt man in den Zellausläufern meist nicht nur eine einzelne Faser, sondern die Fortsätze erscheinen fein gestreift durch Bündel von Fäserchen. In den eben genannten Abbildungen ist das meist angedeutet (vgl. auch Abb. 112). Es ist dabei bemerkenswert, wie bei diesen frischen Faserbildnern die Fäserchen nach dem Zelleib zu schwächer gefärbt sind und aufhören. Das ist sogar bei den etwas älteren Zellen der Abb. 112 der Fall. Neugebildete Fasern durchsetzen aber auch die Zelle von Fortsatz zu Fortsatz, sie biegen dabei in der Regel dem Kerne weit aus; es ist der zentrale Hauptteil des Plasmaleibes frei von Gliafibrillen und diese ziehen an der Peripherie des Zelleibes weiter (Abb. 111, 212). Besonders häufig ziehen die

---

[1]) Mit der neuerdings von Herrn Kollegen Holzer ausgearbeiteten Methode (Zeitschr. f. d. ges. Neurol. u. Psych. **69** und Arbeiten aus der deutschen Forschungsanstalt für Psychiatrie in München. 4. Band) gelingt das besonders gut.

Gliafibrillen bogenförmig durch zwei benachbarte Zellausläufer, wie das an diesen und den anderen Gliafaserbildnern kenntlich ist. So illustrieren solche nach außen konkaven Bögen der neugebildeten intraplasmatischen Gliafibrillen, wie es kommt, daß auch bei diesen pathologischen Gliazellen — wenn das Plasma nicht deutlich angefärbt ist — der Kern nur als „Anlagerungszentrum" imponieren kann, wie das Weigert für die normale Neuroglia beschrieben hatte.

Auch bezüglich der feineren Details der pathologischen Gliafaserentstehung habe ich die Übereinstimmung mit Helds embryologischen Untersuchungen erweisen können. Ich bringe hier noch einmal ein Bild (Abb. 113) aus einer früheren Arbeit, wo man an einer Zelle nebeneinander fertige Fasern an der äußersten Peripherie des Plasmafortsatzes (die sich z. T. schon abzurollen scheinen) und mehr nach der Mitte des Fortsatzes zu feinste Körnchenreihen sieht. Es sind das die ersten Anfänge der Gliafaserbildung. Nachdem wir besonders auch durch die Untersuchungen von Eisath über die Gliosomen orientiert worden sind, und nachdem wir die Bedeutung dieser Organellen des Zellplasmas unter pathologischen Bedingungen kennen gelernt haben, kann es keinem Zweifel unterliegen, daß diese Körnchenreihen, die sich hier bezeichnender Weise mit Methylviolett bei dem Weigertschen Verfahren tingieren, wirkliche „Granula" (Plasmosomen) sind. Wir sehen solche an proliferierenden Elementen bei Anwendung der Fuchsin-Lichtgrünfärbung in besonders schöner Ausbildung. Wir haben hier also einen Beweis für die von vielen Autoren ausgesprochene Ansicht, daß die Plasmosomen als Organellen der Zelle gerade auch an der Produktion der paraplastischen Substanz beteiligt sind. Auch K. Schaffer hat diese Körnchen bei der Gliafaserneubildung gesehen und faßt sie als Gliosomen auf.

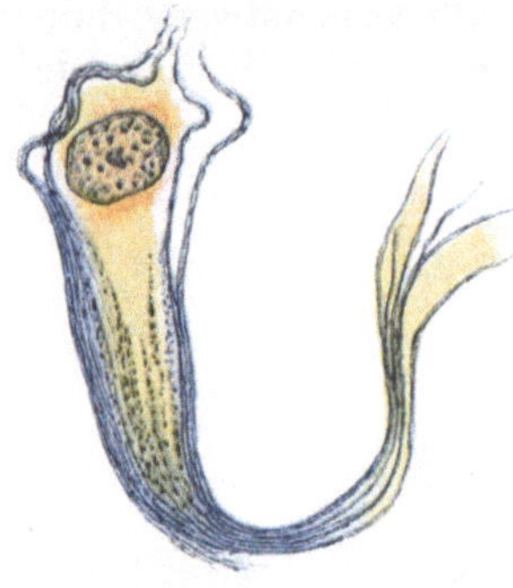

Abb. 113. Große Gliazelle aus der Umgebung einer arteriosklerotischen Erweichung: endozelluläre Entwicklung der Gliafasern. In den mittleren Partien des Fortsatzes Körnchenreihen von Gliosomen, entsprechend der Fibrillisationszone, resp. den noch unfertigen Fibrillen, während nach außen die Gliafasern bereits scharf und klar hervortreten und sich am Rande anscheinend abzurollen beginnen. Weigertsches Gliafaserpräparat. (Aus meiner Arbeit. Arch. f. Psych. **42**.)

Im allgemeinen beobachtet man die Fibrillisation nur an Einzelelementen der Neuroglia. Das ist deshalb nicht so verwunderlich, weil sich ja die gliösen Elemente unter pathologischen Bedingungen vielfach aus dem Synzytium lösen und vorübergehend eine Sonderexistenz führen. Ich stimme deshalb Schaffer durchaus zu, daß man im allgemeinen die Gliafaserneubildung nur in der einzelnen Zelle sieht. Dennoch konnte ich vielfach — bei dem einen Prozesse freilich leichter als bei dem anderen — die plurizelluläre Entstehung der Gliafasern nachweisen. Besonders ist das in der Nähe von Gefäßen möglich, wo die häufig in Gliafüßchen, bzw. in Gliakammern eingelassenen Gliazellen in direkter plasmatischer Verbindung mit weiter entfernt gelegenen Gliazellen stehen, diese Plasmabrücken werden von Fasern versteift. Auch sonst läßt sich zeigen, daß vielfach Gliafasern mehreren Zellen angehören, sie also durch die eine nach der anderen Zelle ziehen ohne Anfang und Ende. Während wir es z. B. bei dem Prozeß, von dem Abb. 112 stammt, fast überall mit selbständig erscheinenden Einzelelementen zu tun haben und an den Fortsätzen weithin keine Verbindungen zu anderen Zellausläufern beobachtet werden können, die Fasern also nur unizellulärer Entstehung scheinen, gibt es andere Bilder — so wie ich sie früher abgebildet habe — bei denen die Entstehung im plasmatischen Verbande deutlich ist. Dabei kann es sich um Elemente handeln, von denen jedes als ein großer Astrozyt imponiert, der zu anderen Beziehungen hat. Nicht allzu selten sind auch Bilder von der Art wie sie Abb. 114 im Überblick wiedergibt. Hier haben wir es mit der Ausbildung inniger und breiter Verbände zu tun, die — wie wir aus der Analyse früherer Phasen der gleichen Veränderung

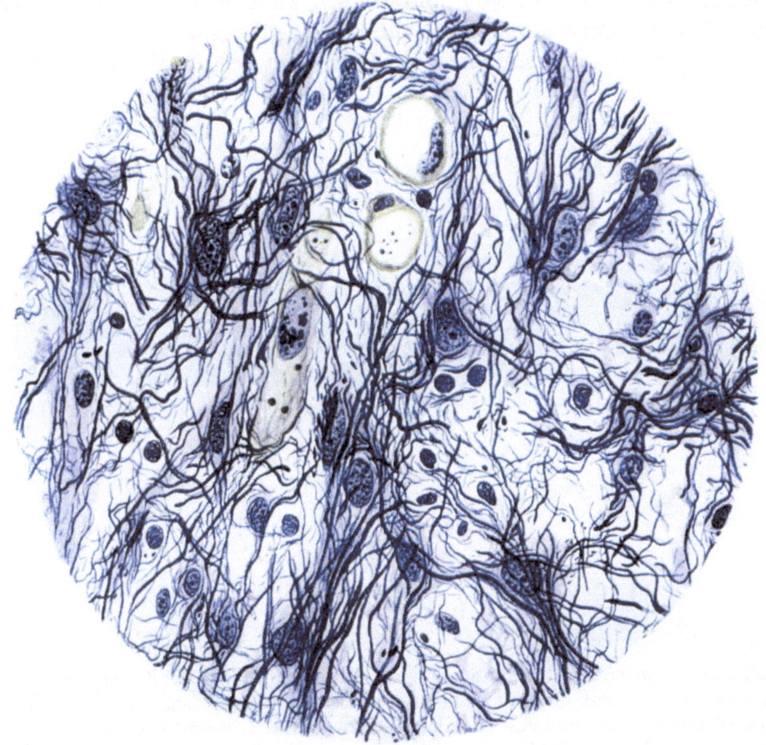

Abb. 114. Fibrillisation sehr breiter, plasmatischer Verbände. Gliafaserpräparat.

schließen dürfen — erst später fibrillisiert sind. — Ich meine demnach heute, daß wir es als erwiesen ansehen dürfen, daß sich die Gliafaserneubildung unter pathologischen Bedingungen sowohl in der einzelnen selbständigen Zelle und ihren Fortsätzen, wie im synzytialen Konnex mehrerer Zellen und in breiteren Symplasmen vollziehen kann.

Mit den bisher besprochenen Abbildungen haben wir schon die häufigeren Formen pathologischer Faserbildner zur Darstellung gebracht. Außer solchen Zellen sieht man noch außerordentlich große, welche Weigert „Monstregliazellen" genannt hat (Abb. 115). Man beachte an solchen „durchsichtigen" Elementen die ausgesprochene Randstellung der Fasern im Zelleib, die von einem zum anderen Fortsatz ziehen und dabei meist bogenförmig durch benachbarte gleiten; sie präsentieren sich hier deutlich als „Randversteifungen".

Die Monstregliazellen finden sich besonders im Bereiche arteriosklerotischer und anderer Erweichungen, häufig auch bei Paralyse; auch bei manchen anderen Prozessen trifft man hie und da auf große Gliazellen mit massigem Protoplasma, breiten, weithin reichenden Fortsätzen, die Bündel von Fasern eingeschlossen halten (Abb. 112). Etwas gedrungener gebaut ist die Zelle in Abb. 116a. Auch gerade an den riesigen Gliafaserbildnern wird in der Regel der stärkste und breiteste Fortsatz nach dem Gefäß zu geschickt, er inseriert dort in einem plumpen Gliafuß (Abb. 115). Entspringen bei diesem außerordentlich häufigen Typus (Abb. 116a) die Fortsätze in breiter Basis aus dem Zelleib und ist es hier immer nur eine nicht eben große Zahl von breiten nach wenigen Richtungen strebenden Fortsätze mit intraplasmatischen Faserbündeln, so gibt es daneben — nicht gleich häufig — Elemente von der Art der Abb. 116b, von der unzählbare, viel feinere,

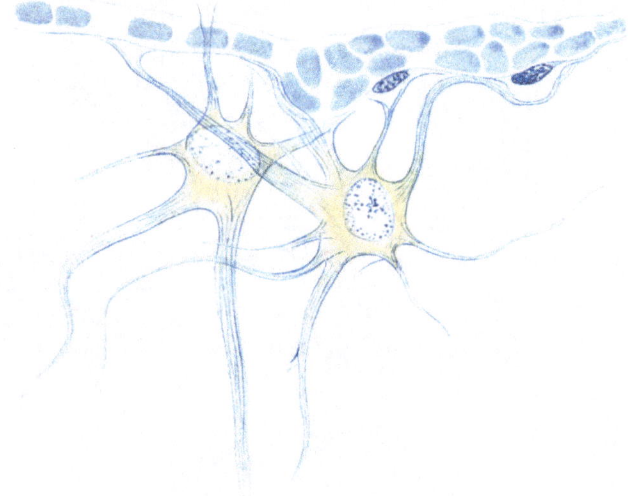

Abb. 115. Zwei Monstregliazellen neben einem präkapillären Gefäß. Der außerordentlich voluminöse Zelleib hat einen großen hellen, etwa ovalen Kern. In den langen und breiten Fortsätzen Bündel von Fasern; diese ziehen vielfach bogenförmig von einem Fortsatz in einen benachbarten. Im Zelleib selbst lassen sie den Hauptteil des Plasmas, speziell die Kerngegend, frei und versteifen die Ränder der Zelle. Einige Fortsätze enden mit „Gliafüßen" am Gefäße, andere gleiten weiter oder biegen dort um. — Weigerts Gliafaserfärbung.

nicht gebündelte Ausläufer nach allen Richtungen ziehen; solche Zellen findet man besonders in der tiefen Rinde. Seltener ist bei den faserbildenden Gliazellen die Neigung, nur einen Fortsatz oder zwei zu bilden. Solche „kometenförmige" Gliazellen sind in Abb. 117 abgebildet; bei dem Falle war übrigens neben unizellulärer Gliafaserbildung (Abb. 117) eine ganz ausgesprochene plurizelluläre zu erweisen. — Zur Gliafaserbildung sind auch jene Zellen fähig, die wir mit Nissl „gemästete" nennen (siehe S. 177). Früher wurde diesen Zellen vielfach die Fähigkeit zur Faserbildung abgesprochen; das trifft aber sicher nicht das Richtige, denn wenn auch zweifellos eine nicht unbeträchtliche Zahl von ihnen zugrunde geht, ohne Fasern gebildet zu haben (Abb. 123), so

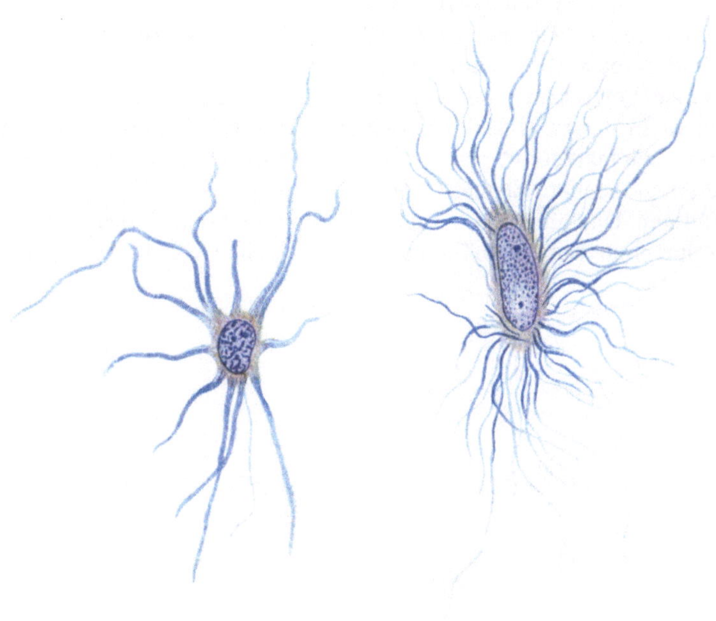

a   b

Abb. 116a, b. Zwei Monstregliazellen. a. Gliazelle der Hirnrinde mit derben, Faserbündel führenden Plasmafortsätzen. b Zelle aus der tiefsten Rinde allseitig mit feineren ungemein zahlreichen, von Fasern versteiften Ausläufern. Weigerts Gliafärbung.

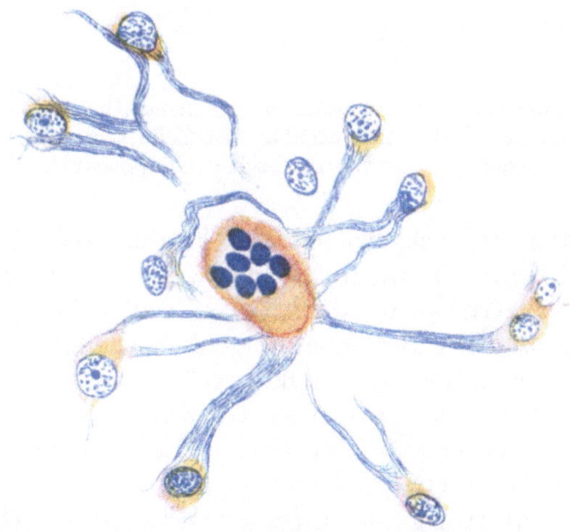

Abb. 117. Gliazellen um ein Gefäß (eigenartige Rindenerkrankung). Die Fortsätze der Zellen sind fast ausschließlich nach einer Richtung — nach dem Gefäß — orientiert. Die breiten Plasmafortsätze mit ihren Faserbündeln inserieren dort fußartig. Weigerts Gliafaserfärbung.

habe ich oft, wenigstens an ihren Fortsätzen, doch deutlich zarte Fäserchen gesehen, die auch an der Zelloberfläche weiterhin zu verfolgen waren. In Abb. 118 sieht man eine solche gemästete Gliazelle mit ungewöhnlich zahlreichen Fortsätzen und feinster fibrillärer Streifung in ihnen. Wir können auch hier nichts von einer Fortsetzung der Fasern in den Zelleib wahrnehmen (siehe S. 167), auch nicht in dessen Oberflächenschicht. An den mit stärkeren Fortsätzen ausgestatteten „Gemästeten" sieht man mit größerer Regelmäßigkeit Faserbündel. Zwischen solchen Elementen und denen, wie sie Abb. 112 wiedergibt, bestehen offenbar Übergänge. — Auch eine andere Gliazellform, von der wir später noch sprechen werden, nämlich die Nisslschen Stäbchenzelle, kann,

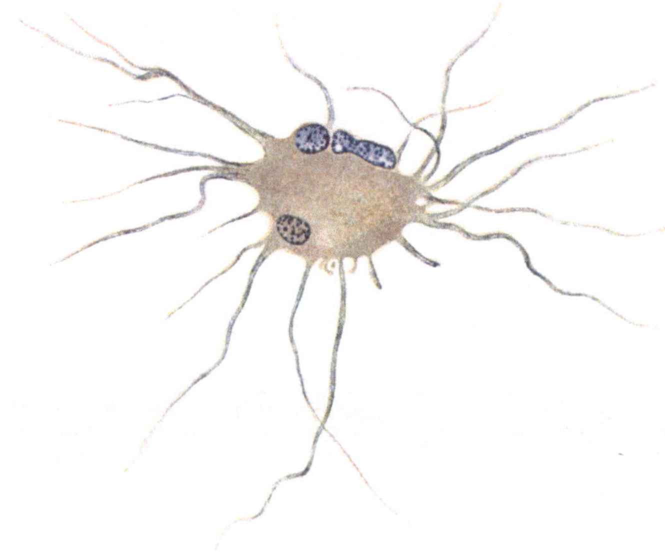

Abb. 118. Gemästete Gliazelle. Großer homogener Plasmaleib. Zwei relativ kleine exzentrische Kerne (der längliche Kern liegt offenbar der Zelle außen an); Gliafasern in den Fortsätzen. — Weigertsches Gliapräparat.

wie besonders Sträußler nachgewiesen hat, Fasern produzieren. Endlich sei noch auf faserbildende Konglomerate von Gliazellen hingewiesen. Schon in der Abb. 111 tritt ja deutlich hervor, daß Zellen, die hier nach der Teilung in engen räumlichen Beziehungen geblieben sind, Fasern liefern. Es gibt außerdem große mehrkernige Gebilde, von denen Fortsätze mit Fasern ausgehen. Solche Verschmelzungen von Gliazellen, bzw. solche Bildungen vielkerniger, riesiger Gliaelemente, Nisslsche Rasen können — das zeigten wir S. 164 — ebenfalls Fasern produzieren.

Wie wir bei Entwicklungsstörungen merkwürdigen Ganglienzellen begegnen, so kommen dort auch ungewöhnliche Gliafaserbildner vor. In den fischzugartig geordneten Zellen der Abb. 131a findet eine lebhafte Faserwucherung statt. Die riesige an atypische Ganglienzellen erinnernde Gliazelle der Abb. 130b ist wahrscheinlich fasernführend.

In der Einleitung zur normalen Neuroglia erwähnten wir bereits, daß es im
Nisslbilde vielfach unmöglich ist, der Zelle anzusehen, ob sie Fasern produziert
hat. Durch Vergleich von Weigert- und Nissl-Präparaten aus derselben
Region kann man aber doch für manche Elemente Klarheit über diese Frage
gewinnen. So ist es sicher, daß mindestens der Hauptteil der Gliazellen, die in
Abb. 119 abgebildet sind, Fasern produzieren, nämlich jene Elemente, welche am
Rande des Zelleibes und besonders außen an den Fortsätzen scharfe Strichelchen
führen, große, derbe und intensiv gefärbte Nisslsche Stippchen. Die Zellen der
Abb. 119 entsprechen denen des Weigertpräparates in Abb. 111 und 212.
Sie finden ihre Ergänzung noch in der Abb. 109, wo das bereits vorhin Gesagte
seine Illustration erhält: hier haben wir es mit einem gliafaserbildenden Rasen

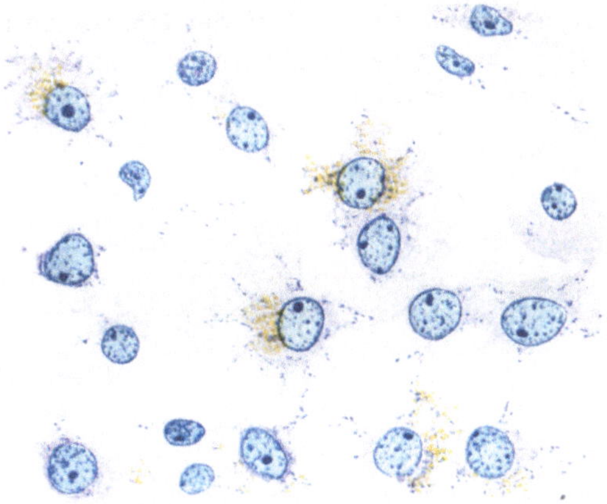

Abb. 119. Faserbildende Gliazellen der Hirnrinde bei Nisslfärbung. Die wuchernden
Zellen haben große helle, mit kernkörperchenartigen Gebilden ausgestattete Kerne und
einen umfangreichen Plasmaleib, dessen Fortsätze mit denen anderer Zellen verbunden
sind (synzytialer Zusammenhang der proliferierten Zellen). Die Fortsätze und die Zellperipherie führen scharf konturierte, stark gefärbte Strichelchen und Stippchen, zumal
in der Konkavität zwischen benachbarten Fortsätzen. — Die in einzelnen Elementen enthaltenen gefärbten Lipoide (Lipofuszin) zeigen, daß die wuchernden Gliazellen neben der
Faserbildung auch abbauende bzw. abräumende Funktionen leisten.

zu tun, welcher ebenfalls in der Peripherie und den Ausläufern die scharfen und
intensiv gefärbten Strichelchen erkennen läßt. — Wesentlich davon verschieden
stellen sich bei einem andersartigen und allerdings auch langsamer verlaufenden
Prozeß die faserbildenden Gliazellen dar; für die in Abb. 120 wiedergegebenen
Zellen läßt sich auf Grund der Vergleichung ebenfalls behaupten, daß es sich
bei diesen Zellen des Nisslpräparates um Faserbildner handelt. Man sieht
neben ovalen Elementen wetzsteinförmige, kantige, eckig umgebogene und
stäbchenförmig ausgezogene Kerne, das Plasma hat hier schon eine Reduktion
erfahren. Es ist dieses Bild ein Beweis für die Polymorphie allein schon
der faserbildenden Gruppe der Gliazellen.

In diesem Bilde haben wir wieder ein Beispiel für das, was ich früher schon
andeutete und wovon des weiteren die Rede sein wird: daß es außer unmittelbaren degenerativen Umwandlungen auch eine nachträgliche regressive
Metamorphose ursprünglich progressiver Zellen gibt. Man darf sagen,

daß gerade die faserbildenden Elemente mit Regelmäßigkeit regressive Umwandlungen erfahren, wenn diese sich auch oft nur in einer Abnahme des Volumens der Zelle und ihrer Fortsätze oder in einer Verkleinerung des Kernes ausdrücken. Man kann die plasmareichen, mit großen Kernen versehenen Monstregliazellen als „Jugendformen" (Brodmann) von Faserbildnern bezeichnen, ebenso auch die viel häufigeren Formen, wie wir sie in Abb. 112, 116a usw. darstellten. Aber man muß sich klar sein, daß manche solcher Elemente im wesentlichen das gleiche Aussehen dauernd, sicher jedenfalls Jahre hindurch, behalten, daß sie zwar die erwähnte Reduktion ihres Zelleibes und Kernes erfahren, aber doch immer noch entweder als Monstregliazellen, oder überhaupt als pathologisch vergrößerte Elemente mit Faserbündel führenden Fortsätzen imponieren. Solche pathologisch vergrößerten Faserbildner mit intraplasmatischen Fibrillen finden sich auch nach Jahr und Tag z. B. in der Umgebung arteriosklerotischer Narben, und ich habe früher schon darauf hingewiesen, daß bei manchen Prozessen, besonders in der Hirnrinde, derartige hypertrophische Faserbildner

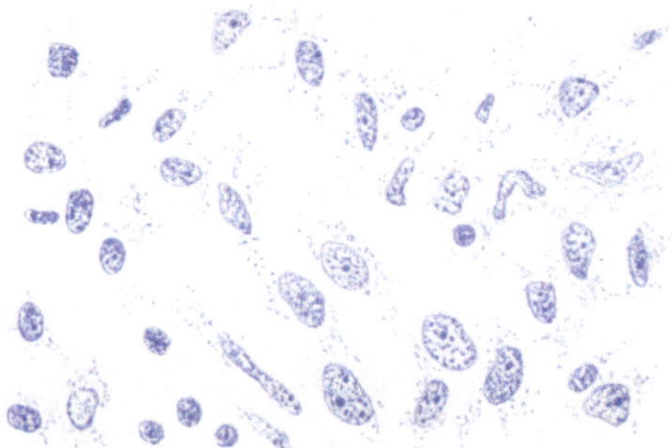

Abb. 120. Faserbildende Gliazellen sehr verschiedener Form (in der Höhe der Purkinje-Zellen) bei Nisslfärbung: runde, längsovale, stäbchenförmige, winklig geknickte Kerne mit geringem Plasma und kräftigen peripheren Stippchen. (Isolierung der Kleinhirnrinde durch ein altes Tuberkulom.)

offensichtlich den Charakter von Dauerformen haben, so z. B. die vorhin beschriebenen Elemente mit ihren kometenförmigen Einzelfortsätzen (Abb. 117). Aber man kann sich leicht überzeugen, daß dort, wo die Gliafaserbildung von besonders plasmareichen Zellen geleistet wird, diese durchschnittlich weitgehende regressive Umwandlungen erfahren. Es drückt sich darin eine gesetzmäßige Eigentümlichkeit aus, welche das ektodermale mit dem mesodermalen Stützgewebe teilt, daß ein Aufbrauch des Protoplasmas zugunsten der paraplastischen Produkte statthat. Die Zelleiber werden außerordentlich schmal und die Kerne „pyknotisch"; neben Fasern, die die engste Beziehung zu diesen atrophischen Zellen haben, existieren ungleich viel mehr, die „abgerollt" erscheinen und die als freie Fibrillen imponieren (siehe unten). So sehen wir z. B. bei akuten Schüben der multiplen Sklerose an den frischen Herden oft ganz große, monströse faserbildende Astrozyten (Abb. 121); in alten, ursprünglich akut entstandenen Herden aber fehlen solche riesigen Formen oft ganz oder sind nur spärlich. Bezeichnend dafür ist der Befund im Nisslbilde, wo sich derartige alte Herde auf den ersten Blick nicht eben auffällig von der Umgebung abheben; von den zahlreichen, großen faserproduzierenden Zellen ist in den alten Herden oft nur noch der Kern zu sehen, der vielfach stark geschrumpft erscheint. Lehrreich ist in dieser Beziehung weiter der Vergleich von Herden verschiedenen Alters aus einem Falle, dessen Verlauf sich in Schüben vollzog. Neben Herden von der Art der Abb. 121 finden wir dann dichte Verfilzungen, ähnlich etwa der Abb. 215 (die allerdings von einem anderen Prozeß stammt). So ist es bei sehr vielen Prozessen, nicht zum wenigsten bei arteriosklerotischen

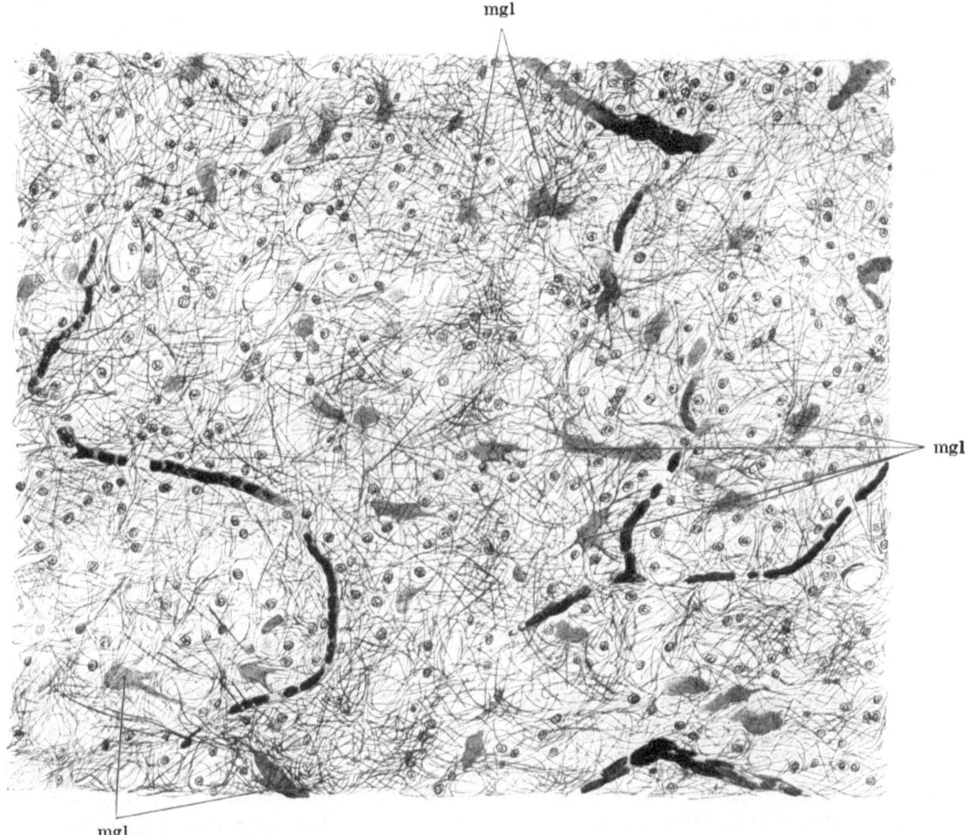

Abb. 121. Verhältnismäßig frischer Herd bei multipler Sklerose mit vielen monströsen plasmareichen Gliafaserbildnern (mgl). — Eisenhämatoxylinfärbung.

oder sonst durch Zirkulationsstörungen bedingten Herden; es kommen hier zwar, wie gesagt, sicher auch ganz alte, plasmareiche Dauerformen vor, sie sind aber wohl ungleich viel seltener, als solche Astrozyten, die schließlich eine außerordentliche Schrumpfung des Zelleibes und Pyknose des Kernes erleiden. Über derartig weitgehende Rückbildungen noch hinaus unterliegt sicherlich ein Teil der Zellen nach Abschluß ihrer faserbildenden Tätigkeit dem vollständigen Untergange. Anders läßt es sich nicht erklären, daß gerade bei herdförmigen Prozessen, wo die Beurteilung verhältnismäßig einfach ist, die Zahl der atrophisch gewordenen Zellen bzw. Kerne, oft bei weitem nicht der Menge entspricht, die wir im Beginne des Prozesses vorzufinden pflegen (siehe S. 323). — Zu den stark atrophisch werdenden Zellen gehören endlich noch die Formen, von denen wir bei der Schilderung der pathologischen Faserbildung bisher nicht gesprochen haben, nämlich kleine Zellen, die eine erheblichere Volumenzunahme ihres Plasmas und ihrer Fortsätze überhaupt nicht erfahren und doch Fasern bilden, wie wir das besonders bei manchen chronisch verlaufenden Prozessen, z. B. bei der senilen Rindenerkrankung, der Epilepsie usw., sehen.

Bei der Analyse der pathologischen Gliafaserbildung stellt sich die schon am normalen Gewebe nicht sicher zu beantwortende Frage wieder zur Erörterung, ob es neugebildete Gliafasern gibt, die sich völlig von der Zelle emanzipieren. Gerade dort, wo man an plasmareichen Zellen die Gliafibrillenbildung gut verfolgen kann, gewinnt man, meine ich, oft den Eindruck, daß Fasern, die ursprünglich als Randversteifungen erschienen, sich von der Zelle abrollen und neue an ihre Stelle treten, und daß viele außerhalb der faserbildenden Zelle gelegene Fibrillen von ihr abstammen. Besonders bei den dichtfasrigen Gliawucherungen, z. B. in alten Narben und Skleroseherden und in den oft enorm verstärkten gliösen Oberflächenzonen (siehe Abb. 282) kann man sich schwer vorstellen, daß die Fasern alle noch räumliche Beziehungen zu Zellen haben, oder teilweise noch Plasmamanschetten besitzen, zumal ja die Zellen dort sehr spärlich und überaus atrophisch zu sein pflegen. Aber es muß zugegeben werden, daß der Umstand, daß man sich das nicht „vorstellen kann", gewiß keine Beweiskraft besitzt. Eine Entscheidung in dieser Frage können keine Meinungen, sondern nur künftige Untersuchungen mit verfeinerten Methoden bringen. Daß die Fasern von den Zellen herstammen, also Produkte der Zelltätigkeit sind und nicht aus sich selbst wachsen, hat sowohl für den Geltung, der die paraplastische Substanz, wie es Weigert zu tun geneigt war, für eine leblose Substanz hält, wie für den, dem sie noch etwas Lebendes bedeutet.

Von der Gruppe der Faserbildner ist die zweite Hauptgruppe dadurch unterschieden, daß die proliferierenden Gliaelemente — wie man sagt — **rein protoplasmatischen** Charakter tragen.

Für die Mehrzahl der **wuchernden** bzw. durch Wucherung entstandenen Gliazellen gilt die Beschreibung, welche wir zuvor von den progressiven Gliaelementen gegeben hatten. Sie zeichnen sich vor allem aus durch die sog. Aktivierung des Kerns, Vergrößerung und stärkere Färbbarkeit des Plasmaleibes, deutlicheres Sichtbarwerden der Fortsätze und ihrer Verbindungen und durch das Auftreten stärker färbbarer Substanzportionen im Plasma, den Nisslschen Stippchen. Dazu kommt oft noch als äußerliches Merkmal die Anordnung zu Gruppen, z. B. zu langen Reihen längs der Gefäße, wobei sie sich dicht neben einander lagern und gegenseitig abzuplatten scheinen, oder zu Häufchen von 3—4 Zellen. Ich hatte das bereits vorhin bei der Frage der Gliazellvermehrung erwähnt und als Illustration dazu die Abb. 111, 212 gegeben. In diesem Zusammenhang wurde auch der Bildung von Nisslschen Gliarasen (Abb. 108, 109) gedacht. Man kann es oft schwer unterscheiden, ob die dicht beieinander liegenden Elemente ein größerer Zelleib mit mehreren Kernen sind oder ob sie nur enge räumliche Beziehungen zueinander haben. Die eigentlichen Rasenzellen sind protoplasmatische Bildungen, in denen bald nur einzelne, bald auch ein Haufen von Kernen nachzuweisen sind. Wir erwähnten bereits bei der Schilderung der Teilungsvorgänge, daß solche Bildungen durch enorme Vergrößerung

einer Gliazelle bei Vermehrung ihrer Kerne, vielleicht auch durch Zusammenschluß mehrerer Zellindividuen entstehen können (siehe S. 164).

Neben den häufigen, „gewöhnlichen" Formen wuchernder Gliazellen kann
man eine ganze Reihe mehr oder weniger gut bestimmbarer **Typen** w u c h e r n d e r
Gliazellen abgrenzen, die wir im folgenden aufführen.

Von den plasmareichen großen Gliazellen führen Übergänge zu jener Form,
die Nissl „**gemästete**" genannt hat. Es sind das kugelige oder eiförmige Zellkörper, die sich durch ihre verhältnismäßig gute Abgrenzung auszeichnen
und die vor allem einen massigen Zelleib besitzen, der homogen (oder sehr feinkörnig) und milchglasartig, speckig aussieht. Die Kontur der Zelle wird unterbrochen durch feine, fransenartige Aufzweigungen (Abb. 122); manche Elemente
haben kräftigere Zelleibfortsätze (Abb. 118) und sogar mächtige Ausläufer.
In Nisslbildern (Abb. 122) sieht man einen exzentrisch gelegenen, auffallend
großen ovalen (manchmal mehr runden) Kern mit einem wenig gefärbten Kern-

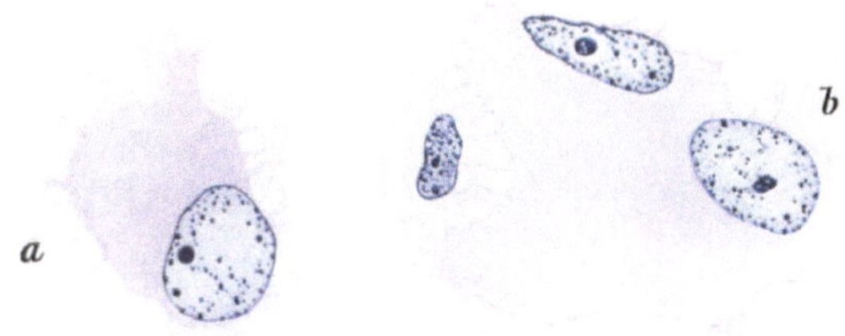

Abb. 122a und b. Gemästete Gliazellen mit großen, blassen exzentrischen Kernen und
ziemlich homogener, milchglasartiger Plasmamasse, welche am Rande feine, fransenartige Aufzweigungen zeigt. a Aus dem Rande einer thrombotischen Erweichung.
b Aus der Rinde einer amaurotischen Idiotie. — (Nisslpräparat.)

inneren und einem kernkörperchenartigen Gebilde. Nicht selten beherbergt
eine Zelle zwei oder drei Kerne (Abb. 122b), von denen nur einer besonders
groß zu sein pflegt. Der Kern, resp. die Kerne können Lappungen und Einschnürungen zeigen. Man findet gemästete Gliazellen besonders häufig im
Bereiche von arteriosklerotischen Narben und überhaupt in Gebieten, wo
nervöses Gewebe in lokaler Umgrenzung und in reichlicher Menge zugrunde-
gegangen ist. Bei diffusen Prozessen sind sie ungleich seltener, immerhin illustriert Abb. 122b eine gemästete Gliazelle aus der Hirnrinde einer infantilen
familiären amaurotischen Idiotie. — Wenn auch allerhand Übergänge zu anderen
hyperplastischen Gliazellen bestehen (s. S. 172), so kann man doch mit Nissl
diese eigenartigen, durch ihr starkes Lichtbrechungsvermögen mattglasig
erscheinenden Zellkörper mit ihrer relativ guten Kontur und den exzentrisch
gelegenen großen Kernen als eine besondere Form aufführen.

Das Plasma dieser Zelle, das wir soeben homogen nannten, zeigt nicht selten
auch feinste Lücken und manchmal gröbere Vakuolen. Das Auftreten der
letzteren hängt wohl mit regressiven Umwandlungen zusammen. Mitunter sieht
man darin lipoide Stoffe (S. 378), häufig aber gibt der Inhalt dieser Hohlräumchen
keine farbchemischen Reaktionen. Viele von diesen gemästeten Elementen

zerfallen. Mitunter treten dabei sehr merkwürdige Bilder auf, die man als
Verflüssigungsvorgänge unter Beteiligung kleiner gliöser Elemente deuten muß.
An der Abb. 123 lassen sich noch Reste der opaken Plasmamasse erkennen,
die Konturen sind längst geschwunden, in die zerfallende Gliazelle sind kleinere
Kerne eingelagert, ähnlich wie es Ranke und Schilder beschrieben haben.
Als Gegenstück zur Neuronophagie könnte man hier von einer „Gliophagie"
sprechen. Jedenfalls ist es ein äußerst interessanter Vorgang, daß bei dem
Untergang dieser großen Gliaelemente andere, kleine Gliazellen in offenbar
auflösender Eigenschaft beteiligt sein können. — Andere gemästete Gliazellen
werden zu Faserbildern. Gerade bei diesem Typus kann man verfolgen, wie
die Zellen eine Zeitlang als große Plasmakörper bestehen und erst später Gliafasern bilden. Auch bei ihnen treten die ersten Fasern in den Fortsätzen auf,
während im Zelleib — selbst in seinen äußeren Partien — Gliafibrillen noch
nicht nachweisbar sind. Wie sich aus dem Studium arteriosklerotischer Narben
ergibt, erfahren solche faserbildende gemästete Gliazellen später auch eine
Reduktion ihres Plasmas und Verkleinerung ihres Kerns wie etwa die sog.
Monstregliazellen.

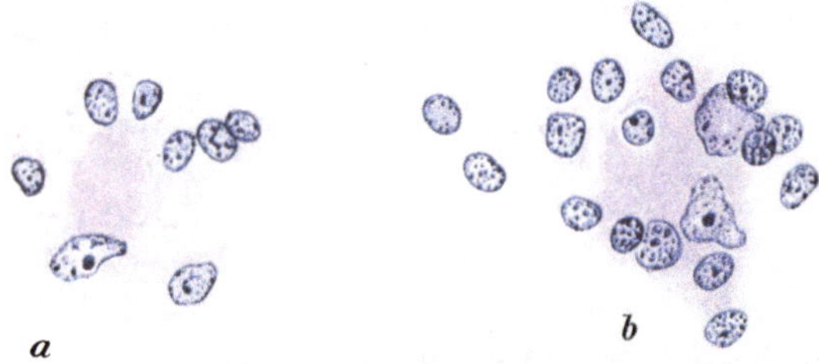

Abb. 123. Im Untergang begriffene, gemästete Gliazellen, an deren Verflüssigung offenbar andere Gliazellen beteiligt sind („Gliophagie"). Man sieht noch Reste der homogenen
Plasmamasse. — Nisslpräparat von einer thrombotischen Erweichung.

Die zur **Körnchenkugel** umgewandelte Zelle ist wohl das gliöse Element,
dessen Gestalt am klarsten seine Funktion oder doch seine Hauptaufgabe wider-
spiegelt. Je nach dem angewandten Untersuchungsverfahren erscheint die
Zelle verschieden, und ihre beiden Namen stammen von den zwei besonders
charakteristischen Bildern her: als „**Körnchenzelle**" (oder Körnchenkugel) erscheint sie, wenn die in ihr enthaltenen Stoffe dargestellt sind (Abb. 124d), als
„**Gitterzelle**" (Nissl), wo diese ungefärbt resp. extrahiert sind und nur das
Wabenwerk kenntlich ist (Abb. 124a—c). Das eine Mal ist also der Inhalt des
Maschenwerkes der Gitterzelle gefärbt, das andere Mal das wabige Gerüst;
so verhält sich die Körnchenzelle im Fettpräparat zu der im Nisslschen Alkoholmethylenblaupräparat wie das Positiv zum Negativ.

Wir hatten gliogene Körnchenzellen bereits als eine Form der progressiven
Umwandlung gliöser Elemente kennen gelernt und gesehen, wie die Aufnahme
von Zerfallsprodukten die Form der Zelle bestimmen kann. Im Fettpräparat
sehen wir die Zelle mit der allmählich gesteigerten Aufnahme lipoider Stoffe
sich abrunden, nachdem sie sich aus dem Verbande losgelöst hat; sie nimmt
schließlich kugelige Form an (Abb. 104). Ganz ähnlich ist das Verhalten bei
den gewucherten und neu entstehenden Elementen. Wo viel nervöses Gewebe,

besonders Mark zugrunde geht (Erweichungen, Strangdegenerationen) erfahren die massenhaft auftretenden Gliazellen eine Umwandlung zu Körnchenkugeln. Sehr häufig lassen sich an den Gitterzellen Mitosen nachweisen. Entsprechend der Art des Zerfallmaterials und der Phase seines Abbaues ist der Inhalt recht verschieden: außer Zellen mit der hier schon wiederholt erwähnten Durchsetzung mit scharlachfärbbarer Fettsubstanz sieht man andere, welche Myelinstoffe beherbergen, so daß sie bei den Markscheidenfärbungen im Hämatoxylinton hervortreten. Bei Blutungen usw. sind die mobilisierten Gliazellen mit zerfallenden Blutkörperchen und Blutpigment angefüllt; bei Herden im Bereiche melaninhaltiger Ganglienzellen sind entsprechende Pigmentstoffe in den Körnchenzellen nachweisbar, ebenso wo man etwa experimentell Farbstoffe eingeführt hatte. — Es gibt freilich auch Gliaelemente, die ganz den Typus der Gitterzelle

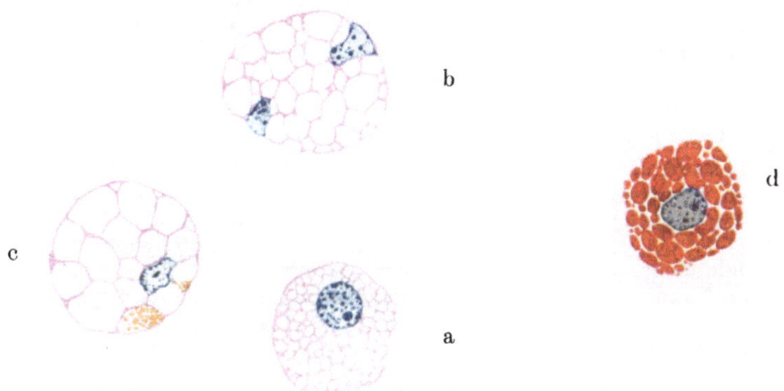

Abb. 124. Gitterzellen im Nisslpräparat. a und b Zwei gliogene Körnchenzellen bei sekundärer Degeneration. a Feines, ziemlich gleichmäßiges Gitter. b Zweikernige Zelle mit ungleichmäßig großen Wabenräumen, Kerngestalt anscheinend durch die angrenzenden Maschenräume beeinflußt. c Mesodermale Gitterzelle aus einer alten Blutung; die Waben hier durchschnittlich größer (ähnlich wie in der Zelle b). Kern von den Vakuolen stellenweise eingedellt. Eine große und eine kleine Wabe enthält Blutpigment. — Dazu d gliogene Körnchenzelle (Körnchenkugel) mit verschieden großen Fetttropfen. Herxheimersche Scharlachfärbung.

im Nisslschen Alkoholpräparat entsprechen, bei denen sich aber histiochemisch nachweisbare Stoffe nicht finden (Lotmar).

Im Nisslpräparat erscheint der Zelleib von einem mehr oder weniger gleichmäßig angeordneten Wabenwerk durchsetzt. An sehr vielen Exemplaren läßt sich eine polyedrische Struktur des Wabenwerks erkennen, die einzelnen Räume sind oft recht gleichartig strukturiert und auch von gleicher Größe. Aber oft sieht man wieder mehr rundliche „Vakuolen" oder ein paar große Kammern neben durchschnittlich kleineren. Nach der Peripherie zu sind die Wabenwände stärker. Sie bilden als Membran der Zelle eine dichtere Wandschicht. An den Knotenpunkten des Gitters erscheint dieses verdickt und enthält oft stärker färbbare Körnchen. — Die Kerne sind im Verhältnis zur Größe der Zelle klein. Sie liegen sehr verschieden, oft exzentrisch, sie haben eine deutliche Kernmembran, sind chromatinreich, einzelne Körnchen fallen durch ihre Größe auf. Gegen die Maschenräume des Zelleibs zu weisen die Kerne vielfach Eindellungen auf.

Während die Körnchenzellen dort, wo sie Platz haben, kugelige Gebilde sind, erscheinen sie an anderen Stellen dicht zusammengedrängt und platten sich gegenseitig ab. Die Gitterzellen können, wie wir sehen werden, langlebige Gebilde sein. Aber vielfach finden wir, besonders auf der Höhe des Prozesses, der ihre Tätigkeit herausfordert, Zerfallserscheinungen an ihnen. Die polyedrischen Waben werden immer mehr abgerundet, es überwiegen runde Hohlräume, die oft auffallend groß werden; offenbar fließt der Inhalt zusammen und es werden die Wände des Gitters gesprengt bzw. aufgelöst. Man sieht die ganze Zelle — mit der Abgabe ihres Inhalts — in sich selbst zusammenfallen. Die Kerne können eine Karyolyse erleiden; wo sich die Gebilde länger erhalten, kommt es mehr zu Schrumpfungen.

Das Zustandekommen der Gitterzellen wird aus den Lehren Bütschlis, aus seiner Waben- oder Schaumtheorie gut verständlich. Wir hatten schon bei der wabigen Umwandlung der Ganglienzellen durch Einlagerung mancher Abbaustoffe (Pigmentatrophie, Zellerkrankung der familiären amaurotischen Idiotie) auf diese Bütschlische Lehre hingewiesen. Wie Ernst in seiner „Pathologie der Zelle" zusammenfassend darlegt, beruht die Schaumstruktur auf der Einbettung feinster Vakuolen in eine homogene Grundmasse, die zwischen den Vakuolen zu ganz dünnen Lamellen zusammengedrängt ist. „In dieser feinblasigen Grundmasse sind dann noch geformte Elemente, Granula, Körnchen so eingeschlossen, daß sie in Ecken, Kanten der Schaumkammer lagern." „Wie in der künstlichen Schaumwabe immer 3 Lamellen in einer Kante zusammenstoßen, so treffen sich im mikroskopischen Bild an der Grenze jeder einzelnen Wabe 3 Linien in einem Knotenpunkt." „Waben und ihre Scheidewände stellen sich um kugelige und große vakuoläre Schaumkammern radiär auf. So auch um Vakuolen und granuläre Einlagerungen des Plasmas." „Der Schaumbau gewährt die größte Oberflächenentwicklung zwischen einschließender Wandsubstanz und eingeschlossener Inhaltsmasse."

So einfach die morphologischen Eigenheiten der Körnchenzellen erscheinen, so ist doch ihre Zugehörigkeit zu dieser oder jener Zellart, d. h. ihre Genese aus den verschiedenen Gewebselementen oft schwer oder gar nicht zu bestimmen. Die Schwierigkeit ihrer histogenetischen Beurteilung erhellt aus der Geschichte unserer Kenntnis über die Herkunft der Körnchenzellen; sie spiegelt sich im Widerstreit der Meinungen, wonach sie bald ein hämatogenes, bald ein gliogenes, bald ein mesodermales Element sein sollte. Aus Nissls und Alzheimers Schule stammt eine Arbeit, die die Körnchenzellfrage der Lösung näher brachte, nämlich die Arbeit von Merzbacher, welcher übrigens die Körnchenzelle nach ihrer hauptsächlichsten Funktion auch „Abräumzelle" benannte (s. S. 311). Was von verschiedenen Pathologen mehr oder weniger bestimmt ausgesprochen worden war, wird in dieser Studie exakt erwiesen: daß es nämlich sowohl gliogene, wie auch mesodermale Körnchenzellen gibt. Die Anschauung, daß ein Teil der Körnchenzellen auch hämatogener Art sei, ist wohl aufgegeben. — Es werden öfters Unterscheidungsmerkmale zwischen gliogenen und mesodermalen Körnchenzellen aufgeführt. Ich glaube, daß sichere morphologische Zeichen für ihre Trennung nicht bestehen bzw. noch nicht klar ermittelt sind. Es ist natürlich einfach, die mesodermale Natur der Körnchenzelle im pialen Gewebe zu behaupten und ebenso ihre Gliaherkunft anzunehmen, wo es sich um Gitterzellen etwa bei einer Strangdegeneration handelt. Aber im Bereiche eines Erweichungsherdes z. B. wird es lediglich bei Berücksichtigung ihres morphologischen Verhaltens schwer sein — über ein subjektives Gefühl hinaus — Sicherheit darüber zu bekommen, welche von den ausgebildeten Körnchenzellen vom Mesoderm und welche von der Glia herstammen. Die morphologischen

Charakteristika sind bei beiden meines Erachtens ziemlich gleich und man erkennt gerade darin, was in der Histologie und besonders in der Histopathologie immer wieder deutlich wird, daß die gleichen Funktionen und die gleichen Aufgaben die Morphologie von Zellen verschiedenster Herkunft auf das Nachdrücklichste beeinflussen. — So müssen wir uns für die Entscheidung der Frage nach der Herkunft der Gitterzellen jeweils nach den Lagebeziehungen zu gliösen Gewebselementen einerseits, zu mesodermalen andererseits richten.

Wir können sogar Schwierigkeiten in der Unterscheidung gliogener Körnchenzellen von verfetteten Ganglienzellen haben. Bei der Pigmentdegeneration der Ganglienzelle kann sich deren Körper, wie wir früher ausführten, geradezu in eine Körnchenkugel umwandeln. Und besonders kompliziert gestalten sich wohl die Verhältnisse in der Groß- und Kleinhirnrinde (in deren obersten Schicht) bei der infantilen Form der familiären amaurotischen Idiotie, wenigstens wenn man nur Nisslpräparate zur Hand nimmt. So können kleine Ganglienzellen in der Molekularzone des Kleinhirns aufgetrieben, kugelig abgerundet und von einem feinen Gitterbau durchzogen sein, ganz ähnlich wie gliogene Körnchenzellen.

Endlich ist in der anatomischen Differentialdiagnose der Körnchenzelle noch an die degenerierten Plasmazellen von Maulbeerform zu erinnern. Bei manchen Krankheiten am Zentralnervensystem haben die Plasmazellen eine besondere Neigung, solche Umwandlungen zu erleiden, ähnlich wie im Granulationsgewebe anderer Organe die Plasmazellen sich zu sog. Russelschen Körperchen umbilden. So sehen wir — sehr viel häufiger als etwa bei der Paralyse — bei tuberkulöser Meningitis und zumal bei der Schlafkrankheit degenerierende Plasmazellen von grobkammerigem Bau in den Pialmaschen und um die zentralen Gefäße (Abb. 275k). Vor einer Verwechslung mit den gewöhnlichen Gitterzellen schützt hier vielfach die charakteristische Struktur des Plasmazellkerns; aber wo auch dieser zusammen mit dem Zelleib degenerative Umwandlungen erfahren hat, fällt dieses differentialdiagnostische Moment weg. Dafür zeigt der Plasmakörper im allgemeinen einen mehr grobkammerigen Bau; die Wabenwände sind vielfach sehr derb, die Räume oft von sehr verschiedener Größe und von wechselnder Form, das ganze Element erscheint nicht wie durchschnittlich die Körnchenzelle scharf ringförmig abgegrenzt, sondern mehr gebuckelt, wie eine Maulbeere. Außerdem gibt der Inhalt der Hohlräume, wie ich das bei der Schlafkrankheit abgebildet habe, eine starke Methylviolettreaktion; wie die Russelschen Körperchen, zu denen sie ja gehören (siehe S. 413), färben sie sich mit Säurefuchsin.

Gitterzellen von wabigem Bau sieht man auch in anderen Organen, wennschon selten. Ernst gibt in seiner „Pathologie der Zelle" ein Bild von Zellen wabigen Baues in Lungenalveolen; „ähnlich gebaut ist das Plasma der Gitterzelle im Gehirn".

Körnchenzellen kommen endlich unter normalen Bedingungen vor, ich meine die physiologischen Körnchenzellen des embryonalen Gehirns und Rückenmarks. Virchow, Jastrowitz, Boll, Eichhorst, Flechsig und später Wlassak haben sich mit ihrer Bedeutung beschäftigt[1]). Eine eingehende

---

[1]) Siehe dazu die neueste Arbeit von Wohlwill, Zur Frage der sog. Encephalitis congenita. Zeitschr. f. d. ges. Neurol. u. Psych. **68**, 1921.

Darstellung verdanken wir Merzbacher; in seiner Studie über die Abräumzellen hat er diese physiologischen Körnchenzellen als Varianten jener aufgefaßt. Sie rekrutieren sich aus Gliazellen, zum Teil auch aus Bindegewebselementen (sie finden sich auch in den Häuten und den Plexus). Das in ihnen
enthaltene Fett ist nicht als Abbaustoff zu bewerten, es entsteht nicht aus dem

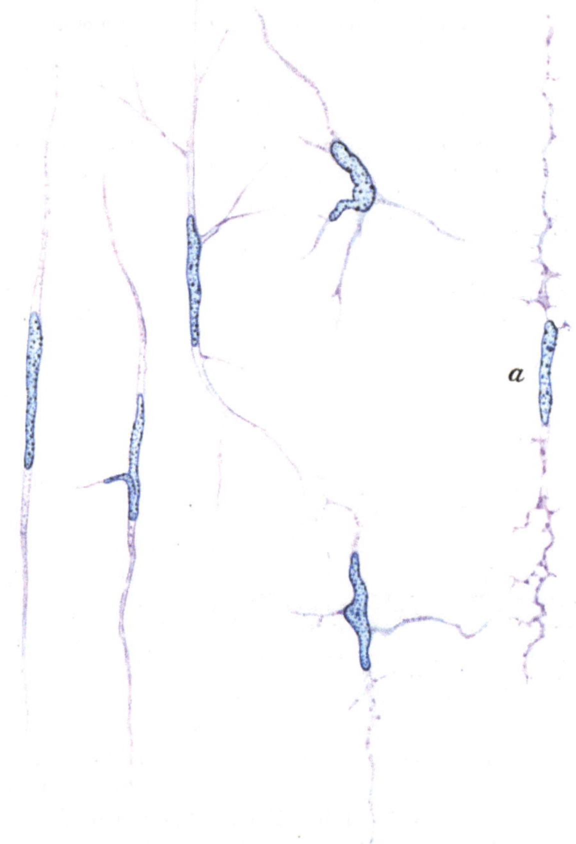

Abb. 125. Nisslsche Stäbchenzellen aus der paralytischen Hirnrinde (mit Ausnahme
der Zelle a). Schlanke schmale Kerne mit polständigen Plasmafortsätzen, andere mit Verzweigungen der plasmatischen Fäden und Seitenzweigen, die dicht vom Kerne abgehen.
Eines der Elemente zeigt einen gebogenen bzw. eingeknickten Kern (sog. „Wurstzelle").
Das mit a bezeichnete Element stammt von einem eigenartigen senilen Prozeß. Die polständigen Protoplasmafäden zeigen zarte Aufzweigungen bzw. einen dornartigen Besatz.

Zerfall lipoider Substanzen; vielmehr dienen die einfachen, leicht transportablen
Fettkörper offenbar dem Anbau, indem aus den primitiveren Fettsubstanzen
komplizierte Lipoide — Lipoide im engeren Sinne (S. 292), wie das Myelin —
gebildet werden. Sie gehen dann wieder zugrunde. Die zeitlichen Bedingungen
ihres Auftretens hängen wohl mit der Markscheidenentwicklung zusammen;
im einzelnen bewiesen ist das jedoch, wie Merzbacher sagt, bisher nicht. —
Uns interessieren diese im Prozeß der Reifung des Zentralorgans verbrauchten

Körnchenzellen oder „embryonalen Aufbauzellen" (Merzbacher) auch im Hinblick auf jene andere Form von Gliaelementen, welche ebenfalls für den Prozeß der Markentwicklung des Zentralnervensystems notwendig sind und „sich opfern", nämlich im Hinblick auf Spatz' physiologische Karyorrhexisform (S. 157 und 246).

Während wir bei den Körnchenkugeln schon aus ihrem morphologischen Verhalten Schlüsse auf ihre biologische Bedeutung tun dürfen, ist es uns bisher noch ganz unklar, welche funktionellen Aufgaben die Nisslschen **Stäbchenzellen** haben. Nissl hat diese Elemente zuerst bei der Paralyse beschrieben; sie gehören in das anatomische Gesamtbild dieses Prozesses. Bei der paralytischen Rindenerkrankung sind sie leicht an ihrem charakteristischen Bau zu erkennen: an ihren langen und dünnen Kernen, von deren Polen weithin ausgezogene Plasmafäden ausgehen (Abb. 125). Die Kerne führen oft in einer Reihe angeordnete Chromatinkörnchen; manche sind auffallend chromatinarm, andere wieder dunkel. Im Gegensatz zu den häufigen geraden und schlanken Kernen, wie sie zumal in den mittleren Zonen der Hirnrinde vorkommen, zeigen andere Knickungen, scharfe winkelige Biegungen und „Kernauswüchse" (Abb. 125). Manche Kerne sind auch mehrfach eingeschnürt oder völlig in 2—3 Teile gespalten. Sehr lange Stäbchenzellen können 2 und sogar 3 längliche Kerne von Durchschnittsgröße führen. Die plasmatischen Polfäden enden vielfach ohne jegliche Teilung, andere geben Seitenäste ab oder lösen sich in Büscheln auf. Im Gegensatz zu den regelmäßig von den Enden des Kerns entspringenden Plasmafäden gehen auch Seitenfortsätze unter rechtem Winkel unmittelbar im Bereich des Kerns selbst ab (Abb. 125).

Im Hauptteil der Rinde sind sie in der Regel senkrecht zur Oberfläche gestellt. Achúcarro hat auf ihre auffällige Parallelstellung zu den langen pyramidischen Elementen des Ammonshorns aufmerksam gemacht. Gegen das Mark zu liegen sie in der Regel mehr durcheinander und in der obersten Rindenzone zeigt ihre Gestalt nur selten die Stäbchenform; hier sind sie meist winkelig geknickt oder gebogen, sog. „Wurstzellen" (Abb. 125). Wo es sich um mehr herdförmige Prozesse handelt, wie etwa im Bereiche der Fleckfieberherde oder bei der luetischen Endarteriitis, hat ihre Anordnung in der Rinde nicht den eben geschilderten häufigen Typus. Im Mark kommen charakteristische Stäbchenformen, die man denen in der paralytischen Rinde vergleichen könnte, wohl nicht vor.

Der Formenreichtum der Stäbchenzellen ist ganz außerordentlich groß. Von den häufigsten Typen, wie wir sie bei der Paralyse sehen und wie sie in Abb. 125 dargestellt sind, unterscheiden sich andere Stäbchenzellen z. B. durch ihren breiteren Kern und durch das reichere Plasma, welches nicht nur den Polen des Kerns aufsitzt, sondern auch den Kern selbst mit einem deutlichen

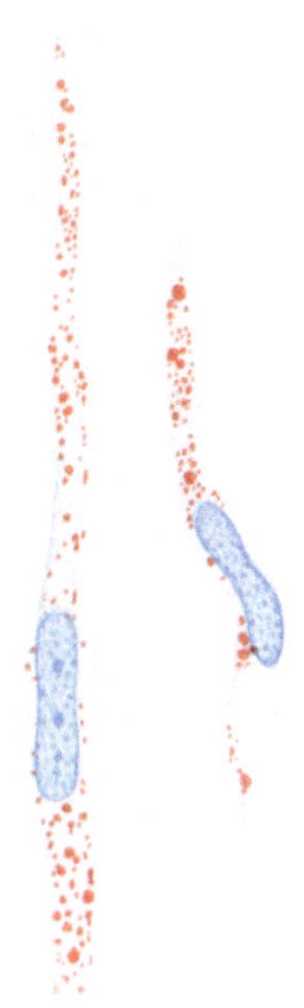

Abb. 126. Stäbchenzellen mit breiteren Kernen und breiteren Plasmastreifen, in welchen reichliche lipoide Stoffe enthalten sind. (Scharlachrotpräparat vom Ammonshorn eines eigenartigen, klinisch der Wilsonschen Krankheit ähnlichen Prozesses.)

Plasmasaum umgibt. Abb. 126 bringt solche Stäbchenzellen zur Anschauung;
sie enthalten hier reichlich lipoide Stoffe. — In der Abb. 125a sieht man eine
Stäbchenzelle, deren polständige Plasmafäden durch ihre reichlichen, feinen
Aufzweigungen und durch den dornigen Besatz auffallen; sie stammt von einem
präsenilen Prozeß (Alzheimerscher Krankheit). Es ließen sich noch ungeheuer viele andere Formeigentümlichkeiten solcher Stäbchen- und Wurstzellen hier abbilden. Sie können schon bei einem und demselben Prozeß, wie
bei der Paralyse, verschieden aussehen, unterscheiden sich aber nach der Art
der Krankheit und nach der Lokalisation in noch mannigfaltigerer Beziehung.
Man braucht nur die Bilder bei verschiedenen Paralysen miteinander zu ver-

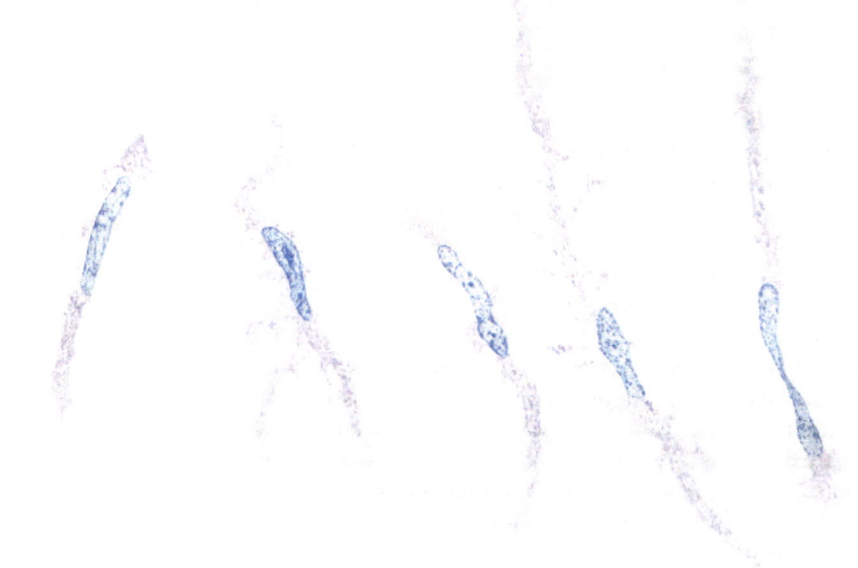

Abb. 127. Stäbchenzellen aus der Hirnrinde bei Fleckfieber. Nisslpräparat. Außer-
ordentliche Reichhaltigkeit der feinen Fortsätze, welche wieder überall einen sehr zarten
Spitzenbesatz zeigen; dieser verliert sich unscharf gegen die Umgebung. Auffallende
Breite des Zelleibes. Das Plasma durch Stippchen hervorgehoben.

gleichen und weiter das Aussehen der Stäbchenzellen bei der Schlafkrankheit,
der Lyssa (Achúcarro), der Hirnlues, dem Fleckfieber (Abb. 127) usw. zu
berücksichtigen.

Die Herkunft der Stäbchenzellen ist lange strittig gewesen; die Gründe,
die für ihre mesodermale Natur geltend gemacht werden konnten, haben Nissl
und Alzheimer in ihren Paralysearbeiten aus dem Jahre 1904 dargelegt.
Beide Forscher haben sich später für die gliogene Herkunft bezüglich des
größten Teiles der Stäbchenzellen bei der Paralyse ausgesprochen. Sträußler
hatte eine Gliafaserbildung an solchen Zellen gelegentlich nachweisen können.
Aus Achúcarros Studien über die Stäbchenzellen bei der Tollwut ergibt sich
klar, daß sie hier gliogen sind. Ähnliches läßt sich auch — außer bei der Paralyse
— bei anderen Prozessen erkennen. Beim Fleckfieber (Abb. 127) habe ich

Stäbchenzellen abgebildet, an denen sich der sichere Beweis erbringen ließ, daß sie sich von der Glia herschreiben; in diesem Sinne sprachen die ungewöhnlich scharf gefärbten Nisslschen Stippchen und vor allem das Verhalten der peripheren Plasmazonen; der in die Länge gezogene Zelleib ist an vielen Exemplaren nicht so zart wie durchschnittlich bei der Paralyse, und vor allem ist er

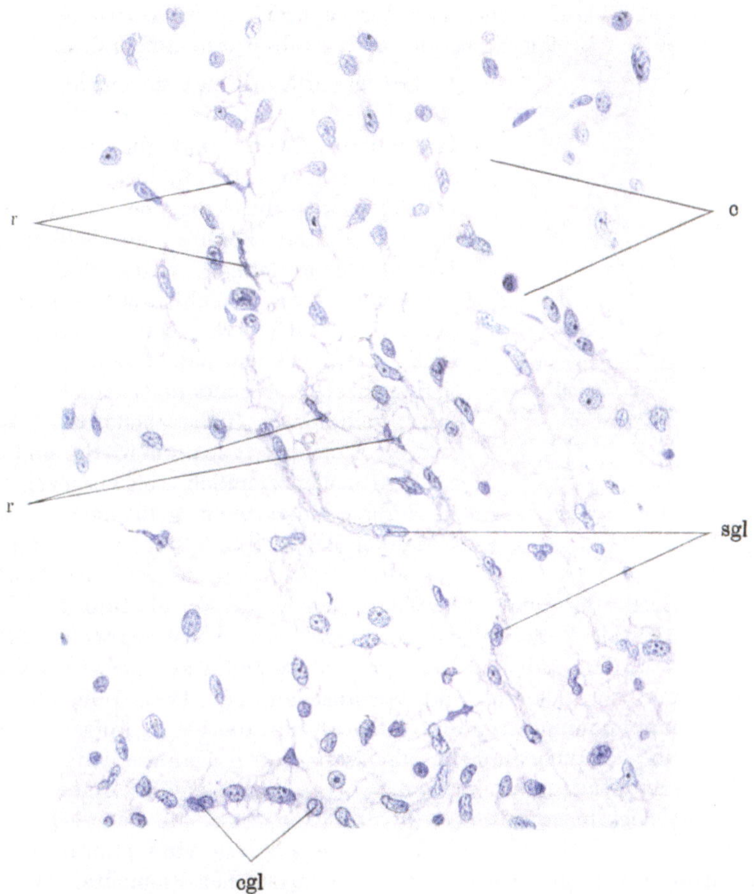

Abb. 128. Ausschnitt aus einem Gliastrauchwerk der Kleinhirnrinde bei Fleckfieber. Neben den weichen und breiten plasmatischen Verbänden und feineren Zügen der plasmatischen Glia sieht man regressive Umwandlungen einzelner Teile dieses gliösen Synzytiums, so bei r längliche, geschrumpft erscheinende Kerne mit Verschmälerung des Zelleibs und ziemlich scharfen, spangenartigen Fortsätzen. sgl = breiter, schlauchartiger Verband von Gliazellen. cgl = einer Kapillare aufliegender Zug gliöser Zellen. c = Präkapillare. — Nisslpräparat.

nicht scharfrandig, sondern er besitzt einen feinen Überzug, gleichsam einen Spitzenbesatz, der sich unscharf in die Umgebung verliert.

Wenn es auch richtig ist, daß ein sehr großer Teil der Nisslschen „Stäbchenzellen" Gliaelemente sind, so muß doch andererseits betont werden, daß man vielfach unmöglich der Stäbchenzelle ihre Herkunft von der Glia oder vom Mesoderm ansehen kann. Sicher ist jedenfalls, daß es auch mesodermale

Stäbchenzellen gibt (Abb. 158); so lassen sich mit der Tanninsilbermethode feine bindegewebige Fibrillen darstellen, die Stäbchenzellkernen anliegen; und Cerletti hat zuerst nachgewiesen, daß manche Stäbchenzellen in feinen bindegewebigen Brücken zwischen Kapillaren ausgespannt sind und verödeten Gefäßen entsprechen dürften (siehe S. 223). Wir müssen auch für die Stäbchenzellen betonen, daß histogenetisch verschiedenartige Elemente unter gleichen Bedingungen und Aufgaben ein ähnliches oder gleichartiges Aussehen gewinnen können; daß auch hier die Funktion der formbestimmende Faktor ist.

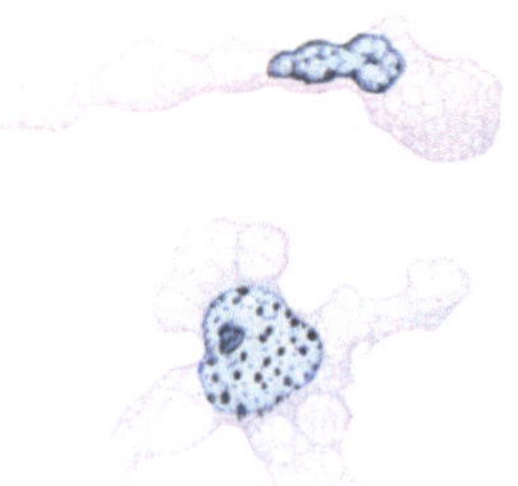

Abb. 129. Gliöse Kammer- oder Schlauchzellen. Die Zelleibssubstanz zeigt trabekulären Bau. Sie verdichtet sich vielfach erst gegen die Peripherie, so daß das Innere grobkammerig oder schlauchartig hohl erscheint. — Nisslpräparat.

Stäbchenförmig ausgezogen können andere Gliaelemente sein, die einen schlauchartigen Plasmaleib haben, und die mit sehr verschiedenartig gestalteten, locker gebauten und von Trabekeln durchzogenen zu einer Gruppe gehören. Man könnte sie **Schlauch- und Kammerzellen** nennen. An den Bildern, die ich von der obersten Kleinhirnschicht beim Fleckfieber (Abb. 107, 128), beim Typhus abdominalis usw. gegeben habe, sieht man solche Schlauchzellen besonders reichlich. Vielfach setzt sich das „Gliastrauchwerk" aus derartigen Elementen zusammen. Sie sind wie die Stäbchenzellen ziemlich weit ausgezogen, aber sie haben einen mehr gedrungenen, weniger schlanken Kern. Ihr Plasmaleib ist breiter und vor allem erscheinen sie im optischen Querschnitt innen gleichsam „hohl". Man hat den Eindruck, als führen sie nur in der äußeren Schicht des Zellkörpers und seiner Fortsätze basisch färbbares Plasma. Im Innern sieht die Zelle hell und leer aus. Solche Zellen können sich so ordnen, daß sie auf den ersten Blick ein Gefäß vortäuschen (Abb. 128). Wir haben es mit einem Symplasma mit eingestreuten Kernen zu tun, das beim „Aufschneiden" der Zellreihe wie ein Schlauch aussieht oder von groben Kammern mit einzelnen, lockeren Zwischenwänden durchzogen ist. Die Kammerzellen haben im Mark des Groß- und Kleinhirns seltener die Stäbchen- bzw. die Schlauchform. Sie besitzen hier vielfach flügelförmige Fortsätze, oder sie sind plump, kreuzartig gestaltet. Abb. 129 zeigt zwei häufige Formen solcher Elemente. Wir finden diese Zellen im Marke besonders dort, wo es auch zur Bildung des Gliastrauchwerkes in der Molekularzone des Kleinhirns kommt; aber auch bei mancherlei anderen akuten und schweren Zerfallserscheinungen, bei denen wir im übrigen amöboide Elemente oder Gitterzellen vermissen.

Zum Schluß haben wir noch einige seltenere, ungewöhnliche Gliazellformen zu erwähnen, die bei Tumoren, Entwicklungsstörungen und bei der Pseudosklerose (bzw. der Wilsonschen Krankheit) vorkommen.

Wie bei anderen Blastomen zeichnen sich die Elemente im Gliom durch eigenartige Kernformen aus; sie besitzen entweder auffallend viel oder äußerst wenig Chromatin, haben riesige Dimensionen, teilen sich direkt ohne gleichzeitige Zelleibsteilung; ihre Karyokinesen sind häufig atypisch, die Kernplasmarelation gestört. Ranke hat auf ihre Fähigkeit, ein Spongioplasma zu differenzieren, hingewiesen und dieses Verhalten dem fötaler Gliazellen analog gesetzt.

Unter den Entwicklungsstörungen sind wohl am auffallendsten die Gliaelemente bei der tuberösen Sklerose. Wir hatten schon bei Erörterung
der faserbildenden Gliazellen ungewöhnliche Formen bei diesem Prozesse erwähnt. Wir sehen solche merkwürdigen Zellen in überaus wechselnder Gestalt,
besonders im Bereiche der sklerosierten Partien und dem darunter gelegenen
Mark und in den Ventrikeltumoren. Während man früher über die sog. „großen
Zellen" bei der tuberösen Sklerose keine rechte Klarheit hatte, ist es heute

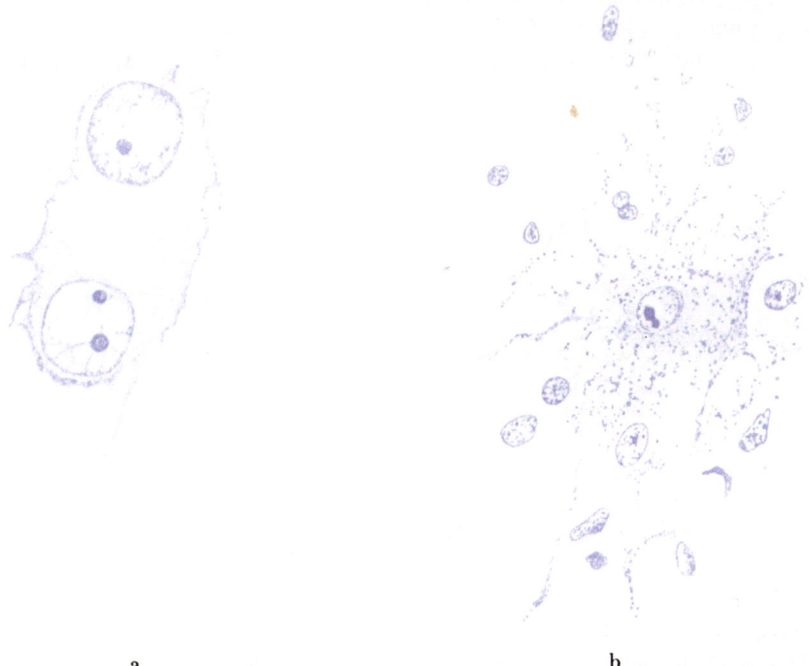

a   b

Abb. 130a u. b. Zwei ungewöhnlich gestaltete Gliazellen bei tuberöser Sklerose.
a Riesige Plasmamasse mit zwei sehr großen, auffallend hellen Kernen, welche ein bzw.
zwei kernkörperchenartige Gebilde haben; an dem unteren Kern Andeutung von Kern-
kapselfalten. — b Ungeheuer große, wahrscheinlich faserbildende Zelle mit stark gefärbten
und ungewöhnlich kompakten Stippchen, welche die Kontur der Zelle und den Verlauf
ihrer Fortsätze markieren. Zusammenhänge der Zellausläufer mit denen anderer gliöser
Elemente. — Nisslfärbung.

im allgemeinen möglich, sie in atypische Ganglienzellen und atypische Gliazellformen zu sondern. Auch sie fallen vielfach durch die schwere Störung
der Kernplasmarelation auf, haben oft mehrere Kerne, die ungemein groß und
auffallend chromatinarm sein können, wie z. B. in Abb. 130a. Solche ein- und
mehrkernigen Zellkörper haben kurze, plumpe Fortsätze. Andere haben ebenfalls
riesig ausgedehnte Körper mit reichlichen und weithin verzweigten Fortsätzen,
welche grobe basophile Brocken enthalten, so daß sie wie Ganglienzellen erscheinen können (Abb. 130b), zumal es ja bei dieser Krankheit atypische Nervenzellen mit enorm reicher Verzweigung gibt (Abb. 15). Die Gliazellen liegen
gerne auch in Gruppen und Nestern zusammen. Abb. 131a zeigt wieder eine
andere Form von Gliazellen aus einem sklerotischen Herd der Hirnrinde. —

Die Ventrikeltumoren setzen sich aus spindelig ausgezogenen Elementen zusammen, deren breite Abzweigungen miteinander verbunden sind. Sie lagern sich fischzugartig zusammen (Abb. 131 b). Das Gliafaserpräparat zeigt, daß diese Elemente Gliafibrillen bilden, welche mit dem Plasmakörper in Verbindung bleiben.

Die eigentümlichen Gliazellen bei der Pseudosklerose bzw. Wilsonschen Krankheit haben mit dem jetzt besonders lebhaft gewordenen Studium dieser Krankheit ein großes Interesse gewonnen; wir nennen sie nach ihrem Entdecker „Alzheimersche Gliazellen". Es sind Gliaelemente, die oft riesengroß sind und die wieder zerfallen, ohne eine Neigung zur Faserbildung zu zeigen. Alzheimer betont in seiner grundlegenden Arbeit, die er mit von Hößlin

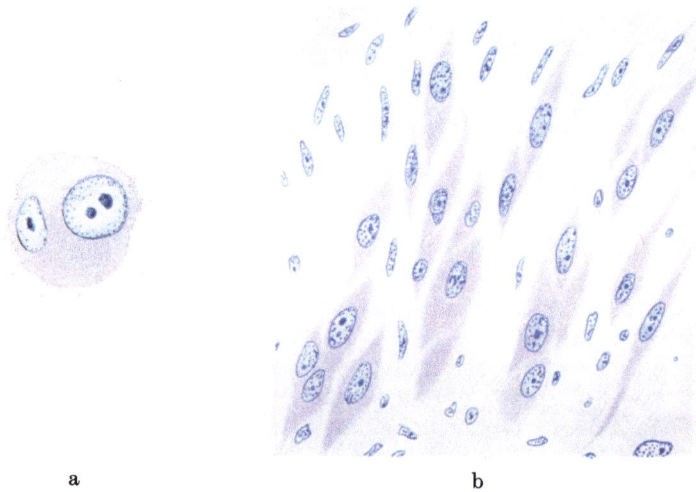

a   b

Abb. 131a u. b. a Ungewöhnliche Gliazellform aus der Hirnrinde einer tuberösen Sklerose. Nisslpräparat. b Spindelig ausgezogene, plasmareiche Gliazellen aus einem „Ventrikeltumor" bei tuberöser Sklerose. Die Gliazellen sind mit breiten Abzweigungen verschmolzen. (Nach dem Weigertpräparat handelt es sich um faserbildende Gliazellen.) — Nisslpräparat.

über die Pseudosklerose geschrieben hat, ihre Eigenart, große Kerne zu bilden, welche lappige Auswüchse entwickeln, mehrere Kerne abschnüren, reichliche Kernmembranfalten erkennen lassen, dabei oft chromatinarm sind. Manche von den riesigen Gliaelementen sind schwer von degenerierenden Ganglienzellen zu unterscheiden. Ich habe solche Elemente bei sog. Pseudosklerose, aber auch bei den als Wilsonsche Krankheit bezeichneten Fällen in den verschiedensten Teilen des Zentralorgans gefunden, so daß sie mir nicht für die Pseudosklerose allein charakteristisch erscheinen. Neben anderen Merkmalen berechtigte mich ihr Vorkommen bei den beiden eben genannten „Krankheiten" zu dem Schlusse, daß diese histopathologisch zusammengehören. An den Zeichnungen von derartigen Elementen (Abb. 132a—f) fallen die riesigen Dimensionen der Kerne auf; die meisten sind außerordentlich blaß, sie besitzen oft nur ein großes stark gefärbtes Kernkörperchen. Es gibt aber auch große, ziemlich chromatinreiche Kerne (Abb. 132e, f); die Größe eines solchen Kernes (e) läßt sich an dem daneben liegenden dunklen Gliakern ermessen. Wieder andere weisen starke Einkerbungen und Lappungen auf, so daß sie zunächst wie vielkernige Gliazellen erscheinen können; auch wirkliche vielkernige Elemente kommen zweifellos vor (vgl. Abb. 1a der erwähnten Arbeit), aber viel häufiger sind die gelapptkernigen Elemente. Während manche von den riesigen Kernen im Nisslpräparat keine Umsäumung von Plasma erkennen lassen, führen andere Elemente einen ziemlich grcßen und weitverzweigten Zelleib. Von besonderem Interesse sind an vielen dieser Zellen intensiv blaugefärbte Körner und außerdem auch grünlichgelbe Pigmentkügelchen, die sich in die Fortsätze hinein erstrecken können. Wir haben es dabei weder mit einem lipoiden noch mit einem

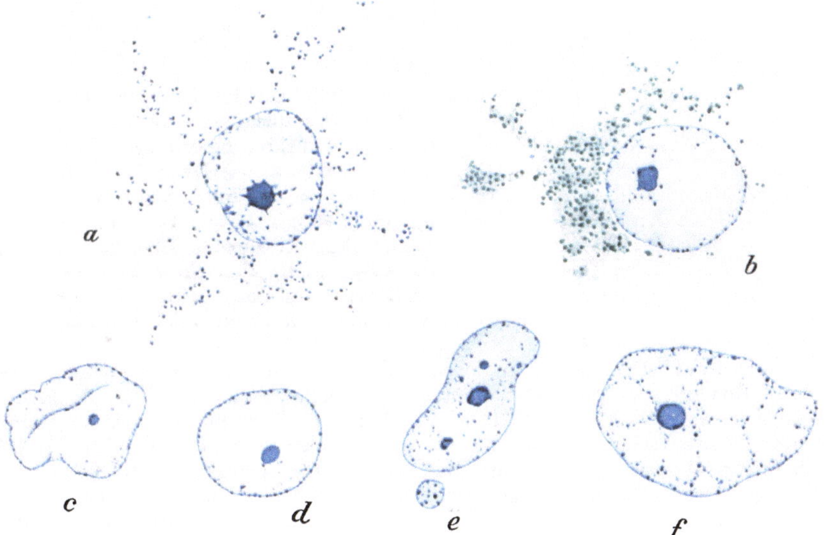

Abb. 132a—f. Eigenartige Gliazellen bei Westphal-Strümpellscher Pseudosklerose (Nisslpräparat); sie zeichnen sich besonders durch ihre Kerne aus.
a Großer blasser Kern einer weitverzweigten Zelle, welche dem Kernchromatin gleichgefärbte Körner in ihren Fortsätzen enthält (Chromidien?). b Ähnliche Zelle. Neben vereinzelten blau gefärbten Körnern (Chromidien?) grünliche Pigmentkörner im Zellplasma; sehr blasser Kern. c—d Große, chromatinarme Kerne mit je einem kernkörperartigen Gebilde ohne einen im Nisslpräparat erkennbaren Plasmaleib; c zeigt eine derbe Kernmembranfalte. e Großer, mäßig chromatinreicher Kern; der daneben gelegene gewöhnliche Gliakern bringt die enorme Größe dieses Pseudosklerose-Kernes zur Anschauung.
f Riesiger Gliakern mit großem „Kernkörperchen" und grobem Liningerüst.

hämatogenen Pigment zu tun; ich habe in Erwägung gezogen, ob es sich hier vielleicht um die Ausstoßung von Kernsubstanzen handelt, die in Zusammenhang mit der gestörten Kernplasmarelation steht; ich denke daran, daß wir hier möglicherweise einen Chromidialapparat vor uns haben. Dafür spricht wohl auch, daß sich diese dunkelblauen Körnchen genau wie das Kernchromatin färben, sie unterscheiden sich im Farbton und in der Form von den Nisslschen Stippchen; und endlich sind sie durchschnittlich dort reichlicher im Plasmaleib, wo der blasige Kern auffallend chromatinarm ist. Vielleicht wird man dem Gedanken Raum geben dürfen, daß das grüngelbliche Pigment etwas mit diesem allerdings noch fraglichen Chromidialapparat zu tun hat. Denn eine Umwandlung ausgestoßener Kernsubstanz kennen wir aus der ausgezeichneten Studie von Szilys über die Entwicklungsgeschichte des melanotischen Pigments der Aderhaut und der melanotischen Geschwülste. Möglich, daß auch hier die Chromidien eine Umwandlung in Pigment erfahren.

Wir haben damit die wichtigsten pathologischen Gestaltstypen der faserbildenden und der „protoplasmatischen" Gliazellen kennen gelernt. Wie sich diese einzelnen Formen im Komplex der pathologisch-anatomischen Vorgänge verhalten und in das histologische Gesamtbild einordnen, werden wir im Zusammenhange bei den Degenerationen und Abbauvorgängen in den betreffenden Einzelkapiteln erörtern.

Literatur.

Achúcarro, Zur Kenntnis der pathologischen Histologie des Zentralnervensystems bei Tollwut. Nissl-Alzheimers Arbeiten. 1909. 3. — Albrechts. Schmaus. — Alzheimer, Beiträge zur Kenntnis der pathologischen Neuroglia und ihrer Beziehungen zu den Abbauvorgängen im Nervengewebe. Nissls Arbeiten. 1910. 3. — Derselbe, Histologische Studien zur Differentialdiagnose der progressiven Paralyse. Histol. u. histopath. Arbeiten. I. — Derselbe, Über den Abbau des Nervengewebes. Arch. f. Psych. 1906. 63. — Derselbe und v. Hößlin, s. bei Hößlin. — Bielschowsky, Allgemeine Histologie und Histopathologie des Nervensystems. Lewandowskys Handb. d. Neurol. I. — Derselbe, Tuberöse Sklerose und Gliomatose. Journ. f. Psych. u. Neurol. 1915. 21. — Derselbe, Syringomyelie mit Teratom- und Blastombildung. Journ. f. Psych. u. Neurol. 1920. 25. 173. — Derselbe, Epilepsie und Gliomatose. Journ. f. Psychol. u. Neurol. 21. Ergänzungsheft 2. 1915. — Boll, Zur Histologie und Histiogenese der nervösen Zentralorgane. Arch. f. Psych. 1874. 4. — Boveri, Zur Frage der Entstehung maligner Tumoren. Verh. d. phys. med. Ges. Würzburg, N. F. Nr. 35. Jena 1914. — Brodmann, Über den Nachweis der Astrozyten mittels der Weigertschen Gliafärbung. Jenaische Zeitschr. f. Naturwiss. S. 33, 188. — Bütschli, Mikroskopische Schäume und das Protoplasma. Leipzig 1892 u. 1898. — Cajal, Contribucion al conocieniento de la neuroglia del cerebro humano. Trabajos 1914. — Cerletti, Zur Stäbchenzellenfrage. Folia neurobiologica. 1910. 3. — Doinikow, s. Literatur zu Nervenfasern. — Dürck, Die pathologische Anatomie der Malaria. Münch. med. Wochenschrift. 1921. — Eichhorst, Über die Entwicklung des menschlichen Rückenmarks und seiner Formelemente. Virchows Arch. 1875. 64. — Eisath, Über normale und pathologische Histologie der menschlichen Neuroglia. Monatsschr. f. Neurol. u. Psych. 20. — Derselbe, Weitere Beobachtungen über das menschliche Nervenstützgewebe. Arch. f. Psych. 1911. 48. — Ernst, Pathologie der Zelle. Krehl-Marchards Handb. d. allg. Path. — Fieandt, Beiträge zur Kenntnis der Pathogenese und Histologie der experimentellen Meningeal- und Gehirntuberkulose. Arb. a. d. path. Inst. d. Univ. Helsingfors. 1910—1911. 3. — Derselbe, Beiträge zur Frage nach der feineren Struktur des Gliagewebes. Zieglers Beitr. 1911. 51. 246. — Derselbe, Eine neue Methode zur Darstellung des Gliagewebes nebst Beiträgen zur Kenntnis des Baues und der Anordnung der Neuroglia. Arch. f. mikr. Anat. 1910. 76. 125. — Heidenhain, Plasma und Zelle. 2. Band. Gustav Fischer-Jena 1911. — Held, Über den Bau der Neuroglia und über die Lymphgefäße in Haut und Schleimhaut. Abhandl. d. math.-naturw. Kl. d. sächs. Ges. d. Wissensch. Leipzig 1903. — Derselbe, Über die Neuroglia marginalis der menschlichen Großhirnrinde. Monatsschr. f. Neurol. u. Psych. 1909. 26. — Hößlin, v., und Alzheimer, Ein Beitrag zur Klinik und path. Anatomie der Westphal-Strümpellschen Pseudosklerose. Zeitschr. f. d. ges. Neurol. u. Psych. 1912. 8. — Holzer, Über eine neue Methode der Gliafaserfärbung. Zeitschr. f. d. ges. Neurol. u. Psych. 1921. — Jakob, Über die feinere Histologie der sekundären Faserdegeneration in der weißen Substanz des Rückenmarks. Nissls Arbeiten. 1913. 5. — Jastrowitz, Enzephalitis und Myelitis des ersten Kindesalters. Arch. f. Psych. 1872. 2 u. 3. — Kohn, s. Literatur zu „Nervenfasern". — Krückmann, Über die Entwicklung und Ausbildung der Stützsubstanz im Sehnerven und in der Netzhaut. Klin. Monatsbl. f. Augenheilk. 1906. 169ff. — Lotmar, F.. Beiträge zur Histologie der akuten Myelitis und Enzephalitis auf Grund von Versuchen mit Dysenterietoxin. Nissl-Alzheimers Arbeiten 1914. 6. — Merzbacher, Untersuchungen über die Morphologie und Biologie der Abräumzellen im Zentralnervensystem. Nissls Arbeiten 1910. 3. — Derselbe und Ujeda, Gliastudien. Das reaktive Gliom und die reaktive Gliose. Zeitschr. f. d. ges. Neurol. u. Psych. 1910. 1. — Nissl, Über einige Beziehungen zwischen Nervenzellerkrankungen und gliösen Erscheinungen bei verschiedenen Psychosen. Arch. f. Psych. 1899 32. — Derselbe, Über einige Beziehungen zwischen der Glia und dem Gefäßapparat. Arch. f. Psych. 36. — Derselbe, Zur Histopathologie der paralytischen Rindenerkrankung. Histol. u. histopath. Arbeiten über die Großhirnrinde. 1904. 1. — Obersteiner, Anleitung zum Studium des Baues des Zentralnervensystems. 1912. 5. Aufl. — Derselbe, Zur Histologie der Gliazellen in der Molekularschichte der Großhirnrinde. Obersteiner Arbeiten 1900. 7. — Derselbe, Einige Bemerkungen über die Genese der corpora amylacea im Nervensystem. Obersteiner Arbeiten 1916. 21. — Oppenheim, G., s. Spielmeyer, Technik der mikr. Unters. d. Nervensystems. — Pollack, Studien zur Pathologie der Neuroglia. Obersteiners Arbeiten 1919. 22. — Raecke, Über Gliaveränderungen im Kleinhirn bei progressiver Paralyse. Arch. f. Psych. 34. — Ranke, Histologisches zur Gliomfrage. Zeitschr. f. d. ges. Neurol. u. Psych. 1911. 5, 693. — Ranvier, Leçons sur l'histologie du système nerveux. Paris 1878. — Rio-Hortega, Sobre la verdadera significación de las célula neuroglica amiboides. Boletin de la Sociedad espanola de Biologia 1919. — Rosenthal, Stephan, Experimentelle Studien über amöboide Umwandlung der Neuroglia. Nissls-Alzheimers Arbeiten 6. — Derselbe, Histologische Befunde beim sog. Pseudotumor cerebri. Zeitschr. f. d. ges. Neurol. u. Psych. 1911. 7. 163. — Rosenthal, W., Über eine eigentümlich mit Syringomyelie komplizierte Geschwulst des Rückenmarks. Zieglers Beitr. 25. — Schaffer, K., Zur Kenntnis der normalen und pathologischen Neuroglia. Zeitschr. f. d. ges. Neurol. u. Psych. 1910. 30. — Derselbe, Beiträge zur Histopathologie der protoplasmatischen Neuroglia. Zeitschr. f. d. ges. Neurol. u. Psych. 1918. 38. — Schiefferdecker, Über Glia und Nervenzellen. Arch. f. Anat. u. Phys. Anat. Abt. 1915. — Schilder, Zur Kenntnis der sog. diffusen Sklerose. Zeitschr. f. d. ges. Neurol. u. Psych. 10. — Schmaus, Die pathologische Anatomie des Rückenmarks. Derselbe u. Albrecht, Karyorrhexis. Virchows Arch. 1895. 138. — Dieselben, Nekrose und Nekrobiose. Ergebn. d. allg. Path. 1895. 3. — Dieselben, Pathologie der Zelle. Ebenda. 1896. - Schultze, Oskar, s. Literatur zu „Nervenfasern". — Spatz, H., Beiträge zur normalen Histologie des Rückenmarks des neugeborenen Kaninchens mit Berücksichtigung der Veränderungen während der extrauterinen Entwicklung. Inaugural-Dissertation. Histol. u. histopath. Arbeiten. 1917. 6. H. 3. 478. — Derselbe, Über die Vorgänge nach experimenteller Rückenmarksdurchtrennung mit besonderer Berücksichtigung des Unterschieds der Reaktionsweise des reifen und des unreifen Gewebes. Nissl-Alzheimers Arbeiten. Erg.-Bd. 1921. — Spielmeyer, W., Von der protoplasmatischen und fasrigen Stützsubstanz des Zentralnervensystems. Arch. f. Psych. 42. — Derselbe, Über einige Beziehungen zwischen Ganglienzellveränderungen und gliösen Erscheinungen, besonders am Kleinhirn. Zeitschr. f. d. ges. Neurol. u. Psych. 1920. 54. — Derselbe, Die histopathologische Zusammengehörigkeit der Wilsonschen Krankheit und der Pseudosklerose. Zeitschr. f. d. ges. Neurol. u. Psych. 1920. 57. 312. — Sträußler, Die histopathologischen Veränderungen des Kleinhirns bei der progressiven Paralyse. Jahrb. f. Psych. und Neurol. 1906. 27. — Szily, v., Über die Entstehung des melanotischen Pigments im Auge der Wirbeltierembryonen und in Chorioidealsarkomen. Arch. f. mikr. Anat. 77. H. 2. — Weigert, Bemerkungen über das Neurogliagerüst des menschlichen Zentralnervensystems. Anat. Anz. 1890. 543. — Derselbe, Beiträge zur Kenntnis der normalen menschlichen Neuroglia. Frankfurt a. M. 1895. — Wlassak, s. Literatur zu „Nervenfasern". — Wohlwill, Über amöboide Glia. Virchows Arch. 1914. 216. — Ziegler, Die amitotische Kernteilung im Tierreich. Biol. Zentralbl. 1891.

Mesodermales Gewebe.

Zur normalen Histologie.

Bei der voraufgehenden Besprechung der nervösen und nichtnervösen ektodermalen Gewebsteile hatten wir uns ausdrücklich darauf beschränkt, die
morphologischen Eigentümlichkeiten der Einzelbestandteile herauszuheben;
denn ihre normalhistologischen Beziehungen zueinander sind ja bereits in
wohlbekannten Werken niedergelegt worden, die Verknüpfung aber der krankhaften Einzelzüge zu pathologischen Vorgängen und schließlich zu Krankheitsprozessen wird in späteren Kapiteln im Zusammenhange darzustellen sein.
Bei den jetzt zu behandelnden mesodermalen Gewebsveränderungen werden
wir zwar auch die pathologischen Komplexe, wie etwa die Entzündung oder
die speziellen Krankheiten der Häute von der Besprechung ausnehmen, aber
wir werden uns nicht mit der Morphologie der Einzelbestandteile befassen.
Denn das mesodermale Gewebe im Zentralorgan — seine Hüllen und die Gefäße — bedürfen hier keiner gesonderten Analyse nach Zellen und faserigen
Strukturen, wie die spezifische Substanz des zentralen Gewebes mit ihren
Aufbauelementen, den Ganglienzellen, Nervenfasern und der Neuroglia. Jene
nehmen keine Ausnahmestellung gegenüber entsprechenden mesenchymalen
Gewebsprodukten ein; sie sind aus der allgemeinen Histologie und Histopatho-
logie bekannt.

So dürfen wir uns hier in der normalanatomischen Einleitung darauf beschränken, einen Überblick [1]) über den Aufbau der weichen Häute des zentralen Nervensystems, der Blutgefäße und der Lymphbahnen zu geben
und dabei die uns für die Neuropathologie besonders wichtig erscheinenden
Punkte herauszuheben.

Die Meningen sind gegen den Subduralraum durch ein mehrschichtiges
plattes Endothel abgeschlossen. Dieses erfährt an den Stellen der Pacchioni-
schen Granulationen eine Verdickung zu einer größeren Anzahl von Schichten;
der Endothelüberzug wird zusammen mit dem meningealen Bindegewebe
bruchsackartig vorgewölbt. Nach dem Zentralorgan zu zeigen die weichen
Häute einen membranösen Abschluß. Diese feine bindegewebige Grenzmembran
wird als Intima piae bezeichnet; ihr liegen nach Key und Retzius außen
flache Endothelzellen an. Diese mesenchymale „Membrana limitans accessoria"
bildet den Abschluß des Bindegewebsapparates gegen die gliöse Membrana
limitans, welche das zentrale Gewebe abgrenzt. Sie sind beide fest miteinander
verlötet; ein epizerebraler Raum im Sinne von His u. a. existiert danach nicht. —

---

[1]) Auch hier sei auf die Darstellung in Obersteiners Werk verwiesen.

Unter dem Oberflächenendothel der gefäßlosen Arachnoidea findet sich eine zusammenhängende Schicht fibrillären Bindegewebes, in welches die Balken der subarachnoidealen Räume einstrahlen. Der Zwischenraum zwischen der Außenfläche der Meningen und der Oberfläche des Zentralorgans ist sehr verschieden groß; so liegen z. B. auf der Höhe der Windungen die Begrenzungsflächen einander sehr nahe, in den Furchen sind sie weit voneinander getrennt; hier erreichen die subarachnoidealen Räume eine besondere Ausdehnung. An den balkig angeordneten Bindegewebsbündeln der Meningen sieht man gegen die Hohlräume zu plattenförmige Endothelzellen (Key und Retzius); und unter diesen zeigen die kollateralen Bindegewebsbündel der Arachnoidea eine Umspinnung mit feinen elastischen Fasern. Hueck betont neuerdings, daß diese umspinnenden Fasern elastische Häutchen sind; es handelt sich um eine Elastinimprägnation der die kollagenen Fasern oder Fasernetze umgebenden, zunächst indifferent gebliebenen Grundsubstanz. Durch Verzweigung und Wiedervereinigung solcher Bindegewebsbalken entstehen verwickelte Balkennetze, oder richtiger gesagt, es zeigt sich gerade an diesen meningealen Waben-

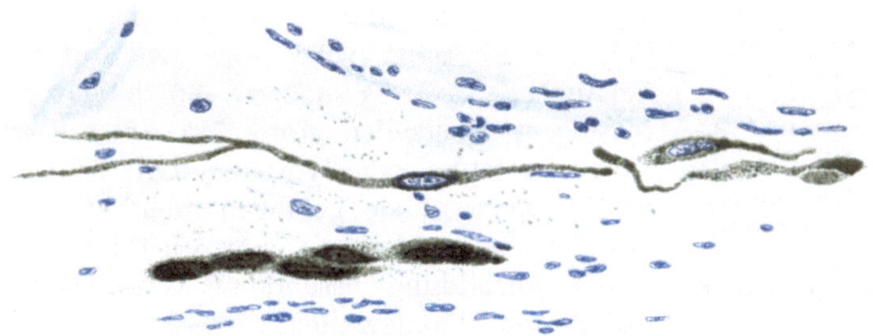

Abb. 133. Chromatophoren in der Pia der Hirnbasis eines gesunden 50 jährigen Menschen. Toluidinblaupräparat.

räumen und Wabenwänden der charakteristische Aufbau des Mesenchyms von der Art eines Schwammes, wie es Hueck neuerdings geschildert hat.

In der Pia des Großhirns und besonders des Rückenmarks und der Hirnstammbasis finden sich häufig größere verzweigte Zellen mit langen Fortsätzen. ihr Plasma ist dicht angefüllt mit feinen braunen, im Toluidinblaupräparat grünlich erscheinenden Pigmentkörnchen. Unter pathologischen Verhältnissen und auch im Alter erfahren diese Chromatophoren oft eine beträchtliche Vermehrung. Ihr meist großer und blasser Kern wird vielfach vom Pigment verdeckt. Abb. 133 gibt eine Darstellung dieser Elemente. — Lymphozytäre Elemente sieht man normalerweise nur vereinzelt im Maschengewebe der Meningen; zum Teil sind es die gewöhnlichen dunklen Lymphozyten mit kleinen Kernen, seltener „große Mononukleäre". Man findet in den Maschenräumen hier und da auch Elemente mit größeren gelappten Kernen und sphärischem Plasma, oder auch wieder vereinzelte kleine Kerne mit reichlicherem, im Nissl - Präparat metachromatisch gefärbtem, rundlichem Zelleib. Die Kerne solcher Elemente sind oft regressiv umgewandelt. Gewöhnlich lassen sich in ihrem Zelleib lipoide Körnchen darstellen. Letztere finden sich auch in den fixen bindegewebigen Zellen, zumal bei älteren Individuen.

Nicht eben selten sind Mastzellen (Abb. 134) in den Meningen, zumal an den Durchtrittsstellen der Hirnnerven und der Rückenmarkswurzeln. Sie finden sich ja überhaupt im „lockeren Bindegewebe" und so auch in dem meningealen Balkenwerk. Im Vergleich freilich zu ihrer großen Zahl z. B. im Unterhautbindegewebe und auch im Bindegewebslager der peripheren Nerven sind sie in den Meningen und vor allem in den Adventitialräumen der Zentralgefäße normalerweise nur spärlich. Unter pathologischen Bedingungen können sie recht zahlreich sein, so bei entzündlichen Vorgängen (Paralyse), aber auch bei Zirkulationsstörungen und bei einfachen atrophisierenden Prozessen. — Die im Gewebe vorkommenden Mastzellen sind denen des Blutes gleich. Sie haben einen sehr chromatinreichen Kern, in welchem die Chromiolen in den Knotenpunkten des Gerüstes (Abb. 134) vielfach auch in Radspeichenform angeordnet

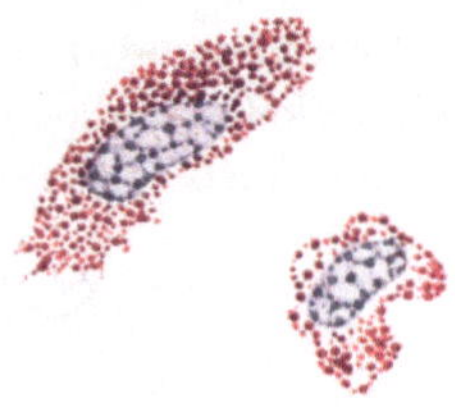

Abb. 134. Mastzellen in der normalen Pia des Großhirns. Die Granulationen des Zelleibes sind bei der hier angewandten Toluidinblaufärbung metachromatisch rot.

sind. Das wesentlichste Zeichen dieser Elemente ist die basophile Körnelung; die Zellen sind von großen Massen Granula durchsetzt, welche bei Färbung nach Nissl (zumal bei Anwendung von Toluidin- und Thioninfärbung) metachromatisch rotviolett erscheinen. Diese Körnelungen sind oft dichtgedrängt und überlagern oder verdecken den Kern. Bezüglich der Herkunft wird von den Autoren vielfach behauptet, daß es neben den hämatogenen auch histiogene Mastzellen gibt. Marchand betont, daß sie zu den leuko- oder lymphozytoiden Zellen gerechnet werden müssen, sie gelangen nicht aus dem Blut in das Gewebe, sondern sie „entstehen an Ort und Stelle durch Ausbildung besonderer Granula aus den indifferenten Wanderzellen".

Die Gefäße, welche in die Meningen eingebettet sind, stülpen gewissermaßen den bindegewebigen Piabelag an der Oberfläche des Zentralorgans, also die Intima piae, ein; es weicht das Nervengewebe dort, wo die Gefäße ein- und austreten, auseinander und die so entstehenden trichterförmigen Räume sind von der Intima piae ausgekleidet; das sind die von Key und Retzius beschriebenen Pialtrichter. So erhalten die Gefäße bei ihrem Eintritt in die nervöse Substanz einen pialen Überzug, welcher das äußere Blatt der Adventitia der Gefäße bildet.

Die Plexus chorioidei haben an ihrer dem Ventrikel zugekehrten Oberfläche ein Epithel von vorwiegend kubisch gestalteten Zellen, also ähnlich dem Ventrikelependym. Die Zellen, welche in einem körnigen Protoplasma einen relativ großen runden Kern führen, haben in ihrem Leibe meist ein leicht braun gefärbtes Partikelchen von verschiedener Gestalt. Im Innern der Plexuszotten findet sich ein lockeres Bindegewebsgeflecht. Nicht selten sieht man auch unter normalen Bedingungen daran eine umschriebene hyaline Entartung; solche Stellen fallen im van Giesonpräparat durch ihre leuchtend rote Färbung auf. Obersteiner schreibt von der Pia, daß sie hier als zarte Bindegewebsmembran erscheine, welche keine Gefäße enthält, „hingegen dringen eigentümliche Gefäße (kapillare Gefäße von sehr weitem Kaliber) in die Duplikaturen dieser Membran vor, so daß sie von ihr allseitig umschlossen werden. Die vielfachen Windungen, welche diese kapillaren Gefäße während ihres langen Verlaufes durchmachen, veranlassen das charakteristische zottenartige Aussehen des Plexus." Nicht zum wenigsten mit Rücksicht auf diesen Bau hat man den Plexus mit einer umgestülpten Drüse verglichen, in welcher das Neuroepithel „gleichsam zur Drüsenzelle geworden sei" (Obersteiner). — Außer den Fettkörnchenzellen findet man im Plexus sehr häufig Verkalkungen an den Gefäßen und freiliegende

Kalkkonkremente; sie haben keine pathologische Bedeutung. Ebensowenig die Zysten, welche man bei erwachsenen Personen fast niemals vermißt.

Bezüglich des histologischen Baues der Gefäße ist daran zu erinnern, daß die größeren Arterien der Hirnbasis und der Häute die bekannte Gliederung in die drei Schichten zeigen. Die Intima setzt sich aus einer einschichtigen Lage dicht aneinander geordneter Endothelzellen zusammen. Gegen sie schließt die Media mit der Elastica interna ab, welche im Querschnitt die bekannte Wellenlinie aufweist (da die elastische Membran die Neigung hat, sich am herausgeschnittenen Gefäß der Länge nach zu falten). Eine ,,elastisch-muskulöse Lage'' (Thoma) zwischen Endothel und Membrana elastica interna, wie sie viele Körperarterien führen, fehlt den Hirngefäßen des Menschen, nach Triepel ist davon nur an den Abgangsstellen von Ästen etwas zu sehen. Die Media besteht aus einer mehr oder weniger breiten Lage ringförmiger Muskelzellen. Zwischen ihnen sind feinwellige elastische Fasern und Lamellen eingeordnet, die sich an der Grenze gegen die Adventitia zu einer etwas dichteren Lage schließen. Kollagene Bindegewebsfibrillen sind hier normalerweise nicht vorhanden. Die Adventitia wird von ziemlich festen Bindegewebszügen mit unregelmäßig gelagerten Kernen und von vereinzelten, grobwelligen, elastischen Fasern gebildet.

An den Venen sind die Endothelkerne unregelmäßiger gestellt (Obersteiner); sie sind rundlich oder oval. Der Hauptbestandteil der Venenwand ist nach Triepel Bindegewebe, die zentralen Venen sind viel weniger als die Körpervenen sonst mit Muskelzellen und elastischen Fasern ausgestattet. Muskelfasern finden sich nach Stransky und Loewy nur an den größeren Venen. Elastische Faserzüge sind in den inneren und äußeren Wandschichten in bündelförmiger oder geflechtartiger Anordnung enthalten; die mittleren Zonen führen auch in den größeren Venen des Zentralorgans nur spärliche elastische Fasern. Die innere Elastikalage der Venenwand unterscheidet sich von der Elastica interna der Arterien dadurch, daß sie nicht lamellär, sondern bündelförmig, fibrillär ist (Evensen, Stransky und Loewy).

Mit der Verkleinerung der Arterien vereinfacht sich ihr Bau. Es verschmälert sich vor allem die Muskellage der Media und der Adventitia; die Endothelzellen liegen mehr vereinzelt, die elastische Lamelle wird dünner. Während die Arterien im Hirnstamme und z. B. gerade in den basalen Ganglien den vorhin geschilderten allgemein bekannten Charakter haben, gehören die meisten Arterien des Rückenmarks und der Hirnrinde zu dem Typus, bei welchem die einzelnen ,,Häute'' des Gefäßes schon eine erhebliche Reduktion in allen ihren Teilen erfahren haben. Man sieht an ihnen in ziemlich regelmäßigen Abständen die langgestreckten Kerne der Intima, welche in der Richtung der Gefäßachse angeordnet sind. Nissl hat auf eigenartige kleine Vakuolen in diesen Endothelkernen (,,Lochkerne'') hingewiesen. Diese Vakuolen rücken an den Kernrand und öffnen sich schließlich, so daß hier eine Auskerbung entsteht. Über die Art des Vakuoleninhalts läßt sich im allgemeinen nichts ermitteln, selten sieht man einzelne Fetttröpfchen darin. Von der Fläche betrachtet erscheinen die Intimazellen als platte und dabei ovale oder rechteckige, an den Ecken abgerundete Gebilde; von der Kante sehen sie oft scharf abgeplattet aus. Das zu den Kernen gehörige Plasma färbt sich im Nissl-Präparat normalerweise nur ganz blaß und dann nur in der Umgebung des Kernes. Senkrecht zu diesen

langgestreckten Kernen sind die Muskelelemente angeordnet, welche die Ringmuskulatur in der Media bilden. Sie erscheinen langgestreckt, haben abgerundete Enden und verlaufen im Querschnitt des Gefäßes leicht geschwungen;
wo sie — wie besonders an Längsschnitten — quer getroffen sind, stellen sie
sich als kleine runde Gebilde dar. Regelmäßig pflegt die Anordnung der Muskelzellen an den kleinen zentralen Arterien nicht zu sein. Oft fehlen sie auf kürzerer
oder längerer Strecke. Man darf also daraus nicht ohne weiteres auf einen
Untergang derselben schließen. Die Muskelzellen sind von zarten elastischen
Häutchen umgeben. — Die dünne Adventitia enthält längliche Kerne, die auch
normalerweise im Alter Lipoidkörnchen führen können.

Mit der weiteren Aufteilung der Gefäße schwindet die Muskularis. Es muß
aber nachdrücklichst hervorgehoben werden, daß auch an den Kapillaren
eine Intima, Elastica interna und Adventitia vorhanden ist. Es ist also nicht
richtig, daß die Kapillaren nur aus einem Endothelhäutchen bestehen. Man
sieht vielmehr schon am Nisslpräparat zwei verschiedenartige Kerne: näm

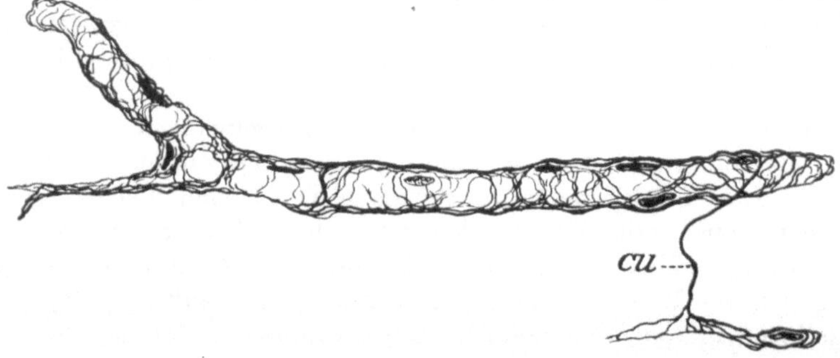

Abb. 135. Normales präkapillares Gefäß des subkortikalen Markes nach einem Tanninsilberpräparat. Man sieht die „Silberfibrillen“ in Längs- und Zirkulärtouren angeordnet.
Sie sind auch in den beiden Kapillargefäßen deutlich. Eine der Kapillaren ist durch einen
Cordon unitif (cu) mit der Präkapillare verbunden.

lich einmal die vorhin beschriebenen, im großen ganzen wohl charakterisierten
Kerne der Intima und nach außen davon — allerdings viel spärlicher — rundliche oder längliche Kerne, von deren Polen leicht gefärbte Plasmastreifen
ausgehen; sie gehören der Adventitia an. Wichtiger noch ist wohl der Ausfall
zweier anderer Elektivfärbungen. Nämlich einmal der Befund am Weigertschen Elastikapräparat: überall sieht man ein feines elastisches Häutchen
unter dem Endothel, welches der Elastica interna der Präkapillaren und größeren
Gefäßen entspricht. Nach außen davon sieht man zweitens bei Anwendung
der Bielschowskyschen Methode oder einer ihrer Modifikationen, speziell
der Tannin-Silberfärbung, feinverschlungene Bindegewebfasern (Abb. 135).
Die Maschen dieser retikulären Adventitialstrukturen stellen also einen
Lymphraum dar. Und das ist die eigentliche, sicher erweisbare Lymphbahn im Zentralorgan. Sie wird auch als Virchow - Robinscher Raum
bezeichnet; jedoch ist dieser nicht, wie früher meist angenommen wurde, zwischen
Adventitia und Media gelegen, sondern es handelt sich um einen wirklichen
Adventitialraum, den Held deshalb als „intraadventitiellen“ Lymphraum
bezeichnet. Er wird nach außen von der Intima piae begrenzt. An unseren

Präparaten ist er unter normalen Bedingungen meistens nicht recht erkennbar; durch die Schrumpfung des Gewebes erscheint er kollabiert. Aber wir erwähnten soeben, daß bei der Tannin-Silberfärbung sich ein retikuläres Bindegewebe in der Adventitia darstellen läßt (Abb. 135); es bildet die Zwischenwände dieses Lymphraumes. Besonders deutlich tritt der Adventitialraum dann in die Erscheinung, wenn z. B. bei entzündlichen Vorgängen Blutelemente darin eingelagert sind. Am einfachsten beweist der Befund des Austapeziertseins der Adventitialräume mit Plasmazellen selbst an den kleinsten Gefäßen der paralytischen Rinde, daß dieser Adventitialraum auch jede Kapillare auszeichnet. Es läßt sich leicht erweisen, daß diese präformierten Lymphbahnen in allen Arterien, Venen und Kapillaren des Zentralorgansgewebes vorhanden und die Fortsetzung des Lymphgefäßsystems sind, das von den bereits geschilderten meningealen Lymphräumen durch das Nervengewebe und wieder in diese subarachnoidealen Lymphräume zurückführt.

Andere präformierte Lymphspalten oder -Bahnen sind jedoch unseres Erachtens nicht vorhanden, jedenfalls nicht erwiesen. Das gilt u. a. von den vielgenannten perivaskulären Lymphräumen; wie es keinen epizerebralen Raum gibt (s. S. 192), so ist auch die in das Zentralorgan fortgesetzte Intima piae, resp. ihre bindegewebige Limitans accessoria fest mit der Membrana gliae perivascularis verwachsen (s. Abb. 87). Die nach außen von der gliösen Grenzmembran gelegenen, sehr häufig in die Erscheinung tretenden Spalten und Räume sind als Schrumpfräume aufzufassen. Sie treten allerdings an unseren Präparaten oft viel deutlicher hervor als die leicht kollabierenden intraadventitiellen Räume. Denn bei den gewöhnlichen Fixierungsmitteln bleibt häufig die gliöse Limitans mit der ihr angehefteten Intima piae verlötet und reißt bei der Schrumpfung vom Nervengewebe ab, so daß ein perivaskulärer Lymphraum vorgetäuscht wird, der von feinen Fäden — einzelnen Gliafasern und ihren Füßchen — durchzogen ist. Das sieht man nicht nur an den Gefäßen, sondern auch an der äußeren Oberfläche; ich habe in einer früheren Gliaarbeit ein Bild davon gegeben, wo beim Kleinhirn die leicht gewucherten Bergmannschen Fasern, mit ihren Endfüßchen an der Limitans superficialis verankert, im künstlichen Spaltraum bestehen blieben, da die Limitans gliae an den Meningen haften blieb, während das nervöse Gewebe zurückwich. Ähnlich liegen die Dinge auch in der Abb. 87, S. 147 im Bereiche eines Gefäßes. Was hier außerhalb der gliösen Grenzmembran zu sehen ist, sind die künstlich erweiterten submarginalen Gliakammern, von denen wir vorhin sprachen. Wir dürfen annehmen, daß an der gliösen perivaskulären Grenzmembran besondere Einrichtungen getroffen sind für den Fall einer größeren Lymphstauung; das sind die Gliakammern, welche normalerweise sehr wenig voluminös sind, unter pathologischen Umständen aber eine beträchtliche Erweiterung erfahren können. Doch bestehen außerhalb der Membrana limitans gliae keine eigentlichen Lymphbahnen mehr. Wie Hueck es für den Kreislauf der Gewebsflüssigkeit am Mesenchym dargelegt hat, existieren vorgebildete Saftbahnen im Gewebe nicht, „jedenfalls nicht in dem Sinne, als ströme die Gewebsflüssigkeit in einem scharf vorgezeichneten Bett. Der Saftstrom wird vielmehr das Gewebe, d. h. seine Fibrillen, die Grundsubstanz und die eigentlichen Zellen in ganz gleichmäßiger Weise durchdringen. Er ist ubiquitär.“ Die Rolle, die dem Mesenchym in den Körperorganen zukommt, darf man im Zentralorgan wohl der Neuroglia zuerkennen. Das würde im wesentlichen im Einklang stehen mit den Ergebnissen der Untersuchungen Helds über die Neuroglia und deren Aufgaben bei der Ernährung des nervösen Gewebes.

Zur Histogenese.

Für ein tieferes Verständnis der pathologischen Vorgänge am Mesenchym reichen die rein histologischen Tatsachen, von denen wir hier einen kurzen Überblick gegeben haben, nicht aus; die histogenetische Betrachtungsweise ist dafür unerläßlich. Das kommt in der pathologischen Literatur z. B. über die sog. Arteriosklerose immer mehr zum Ausdruck, zuletzt in der Studie von Hueck. Es gehen derartige auf die Histogenese gegründete, pathologisch anatomische Arbeiten auf die Forschungen von v. Szily, Studnicka, Held, Schiefferdecker u. a. zurück. O. Ranke hat die neueren Kenntnisse und Anschauungen über das Mesenchymalnetz und seine Differenzierungsprodukte zur Grundlage histopathologischer Untersuchungen über die zentralen Gefäße genommen und sie weiter ausgebaut. Die Ergebnisse der Untersuchungen dieses deutschen Forschers, der im Felde gefallen und dessen Werk unvollendet geblieben ist, kommen in den Studien von Hueck zu Ehren [1]).

Nach den Publikationen von Ranke und von Hueck, an welche ich mich im folgenden halte, ist die Frage nach der Struktur und den Reaktionen der Blutgefäßwand „ein Spezialfall des Mesenchymproblems". Nicht freie Zellen setzen das Mesenchym embryonal zusammen, sondern es ist ein ursprünglich kernloses, später kernhaltiges Plasmanetz. Besser ist es wohl noch einem Schwamm zu vergleichen (Hueck), der also eine Gerüstsubstanz und Poren führt; in den verdickten Stellen des Schwammgerüstes liegen die Kerne; das Gerüst selber wird aus den synzytial verbundenen Zellfortsätzen zusammengesetzt. An diesem Mesenchymalschwamm gehen in der embryonalen Entwicklung zwei Prozesse nebeneinander her: „Lösung freier Zellen aus dem Netze (Bildung der Elemente des freien Blutes, der „histiogenen Wanderzellen" u. a. m.) und Bildung eines fibrillären Differenzierungsproduktes in den Bälkchen des plasmatischen Netzes". In zweierlei Weise können sich mesenchymale Fibrillen bilden; von vornherein als isolierte Fasern aus den Fäden des Schwammes und weiter aus der Zerlegung ursprünglich membranöser Gebilde. Während sich an den fädigen Zwischenbälkchen die Grenzschicht verdichtet und ein enger Zylinder gebildet wird, sind die Vorgänge an den flächenhaften Grenzschichten des Schwammes komplizierter: sie können zu Membranen werden, es können sich in den Membranen durch bestimmte mechanische Inanspruchnahme Fasern bilden und es können die Membranen unter dem Einfluß von Zug oder Druck in entsprechender Richtung in Fasernetze, Fasergitter, Faserbündel oder isolierte Fasern zerlegt werden (Hueck). Daraus ergibt sich für das Verständnis der in der Gefäßpathologie so wichtigen Membranen und Lamellen, daß diese von allem Anfang an als solche entstehen, und nicht durch Verschmelzung von Fibrillen gebildet werden. Bei der morphologischen Differenzierung (und der späteren Imprägnation) bleiben Teile des Bindegewebsplasmas gewissermaßen unverbraucht in Form der Fenestrae oder der unter dem Endothel und unter der künftigen Elastica liegenden Schichten. Dieser Teil der ursprünglich protoplasmatischen Grenzschicht bleibt als „Grundsubstanz" übrig und behält den schwammartigen Charakter bei.

Von diesen morphologischen Vorgängen trennt Hueck mit Ranke die chemische Differenzierung als einen grundsätzlich anderen Prozeß in der Entwicklung. Das Produkt der ersteren wäre also vor allem fibrillärer Art. Ranke nennt diese Fibrillen des Mesenchyms wegen ihrer leichten Darstellbarkeit durch Silberimprägnation „Silberfibrillen"; Hueck spricht von „indifferenten" Fibrillen. An diesen primitiven Mesenchymfibrillen vollzieht sich nun die chemische Differenzierung. Die einfachen Mesenchymfibrillen zeigen allmählich ein charakteristisches tinktorielles Verhalten: sie färben sich mit dem Weigertschen Resorzinfuchsin, werden also zu elastischen Fibrillen, oder sie lassen sich mit Säurefuchsin darstellen, wandeln sich also in die sog. kollagenen

---

[1]) Nissl hatte die Absicht, zum Andenken an seinen Schüler Ranke eine Würdigung von dessen Mesenchymstudien zu schreiben. Da auch er uns durch den Tod entrissen ist, so ist es mir Pflicht, hier mit Nachdruck auf die Bedeutung dieser Forschungen Rankes hinzuweisen.

Fasern um. Die Faser oder Membran hat sich mit Kollagen oder Elastin „imprägniert" und wird in charakteristischer Weise färbbar. Die Imprägnation kann eine vollständige sein, wie bei den gewöhnlichen kollagenen Fasern und elastischen Membranen und Fibrillen. Es können sich auch Bindegewebsbündel nur teilweise mit Kollagen imprägnieren und der Rest elastinhaltig werden, wie wir das vorhin für die Arachnoidealbalken erwähnten. Bekannt ist, daß nicht alle Fibrillen und Fasergitter sich in dieser Weise imprägnierer. Sie können — wie das Gebälk der Adventitialräume — indifferent bleiben, bzw. längere Zeit in dem primitiven Zustand der einfachen Mesenchym- oder Silberfaser verharren.

An den Gefäßen kann man die Vorgänge der morphotischen und chemischen Differenzierung gut verfolgen. Histogenetisch besteht die Gefäßwand, die man didaktisch zweckmäßig in die drei Schichten Intima, Media und Adventitia sondert, aus dem Endothel, dessen entodermale oder mesodermale Herkunft noch nicht völlig geklärt ist, und der Akzessoria, dem mesenchymalen Bestandteil des Rohres (Bonnet, Schiefferdecker u. a.). An das Endothel treten nach Ranke die Silberfibrillen in Bündeln heran. Dazwischen finden sich in regelmäßigen Abständen fibrillenfreie Teile des mesenchymalen Plasmas; diese Reste des Mesenchymschwammes bleiben als „Fenestrae" der Membrana elastica dauernd bestehen; sie können als Zufuhrstraßen für neues Plasma- und Kernmaterial in die Intima unter pathologischen Bedingungen funktionieren. Während es noch nicht klar ist, wie sich die Muskelelemente aus dem Mesenchymalnetz der Blutgefäßwand entwickeln, läßt sich die weitere Umwandlung der indifferenten Mesenchymfibrillen und Häutchen gut verfolgen. An den innersten, dem Endothel benachbarten Fibrillen oder Lamellen vollzieht sich die Imprägnation mit Elastin, während in den äußeren Teilen, außerhalb der medialen Muskelelemente, das Mesenchymalnetz kollagene Stoffe aufnimmt, genau so wie das diffuse Netz der meningealen Häute. Durch solche Imprägnationen werden die Fibrillen und die zwischen ihnen befindlichen Teile des Mesenchymalschwammes „maskiert". Es entwickeln sich an den größeren Arterien aus Partiallamellen die breiten Membranen der Elastica interna. Die gefensterten Membranen sind also nicht aus einer Verschmelzung elastischer Fibrillen entstanden (s. auch oben). Unter pathologischen Bedingungen können bei einer Desimprägnation die einzelnen Lamellen wieder deutlich werden.

In der Adventitia kann sich der primitive Zustand dauernd erhalten. Das ist an den kleineren Gefäßen des Zentralorgans und auch der Pia deutlich. Wir haben es also hier mit einem Netzwerk zu tun, in dessen Balken die Kerne des Mesenchyms verharren; die Fibrillen und Fasernetze sind meist primitiver Natur, während bei den größeren Gefäßen eine Neigung zur kollagenen Imprägnation besteht. Aber an den kleineren Gefäßen bewahren die Adventitialstrukturen den Typus des retikulären Gewebes, wie wir ihn besonders gut im Tanninsilber-Präparat (Abb. 135) erkennen können. So gleichen die adventitialen Maschenräume dem retikulären Bau der blutbildenden Organe und haben dementsprechend die sonstigen Eigentümlichkeiten des retikulären Gewebes: sie führen schon normalerweise vereinzelte Lymphkörperchen in ihren Maschen (Hueck), besonders deutlich aber unter pathologischen Bedingungen.

Histopathologische Veränderungen am Mesoderm.

Auf Grund solcher histogenetischer Anschauungen über das Mesenchymalnetz kann man versuchen, die pathologischen Veränderungen zu ordnen; und wenn man auch auf diese Weise für die Umgrenzung eines speziellen Erkrankungsprozesses — etwa an den Gefäßen — noch nicht zu einem befriedigenden Resultat gelangt, so bekommt man doch einen besseren Einblick in manche allgemeine Vorgänge. Diese können wir im großen und ganzen in solche am kernhaltigen Mesenchymalnetz und in solche des übrigen Mesenchymschwammes und seiner Produkte sondern.

Die ersteren sind verhältnismäßig einfach. Sie spielen in der Histopathologie der Meningen und des retikulären Gewebes der Adventitia die Hauptrolle. Wie bei dem ektodermalen gliösen Netz finden wir hier zellige, bzw.

synzytiale Wucherungen mit Produktion von Fasern und außerdem Ablösung freier Zellen aus dem Verbande, deren „Abräumungsarbeit" wie an den Gliaelementen in ihrem morphologischen Verhalten zum Ausdrucke kommt.

Sehen wir zunächst die Meningen daraufhin an. Unter dem Einfluß von Entzündungen, Blutungen, subpialen Erweichungen etc. kommt es zu Wucherungen, die das normale Bild nach zwei Richtungen umgestalten. Es treten große Zellen auf, die mächtige Protoplasmaleiber besitzen und welche mit den benachbarten, gleichartig progressiv umgewandelten Elementen in plasmatischer Verbindung stehen. So erscheinen die Kerne, die oft dicht einander

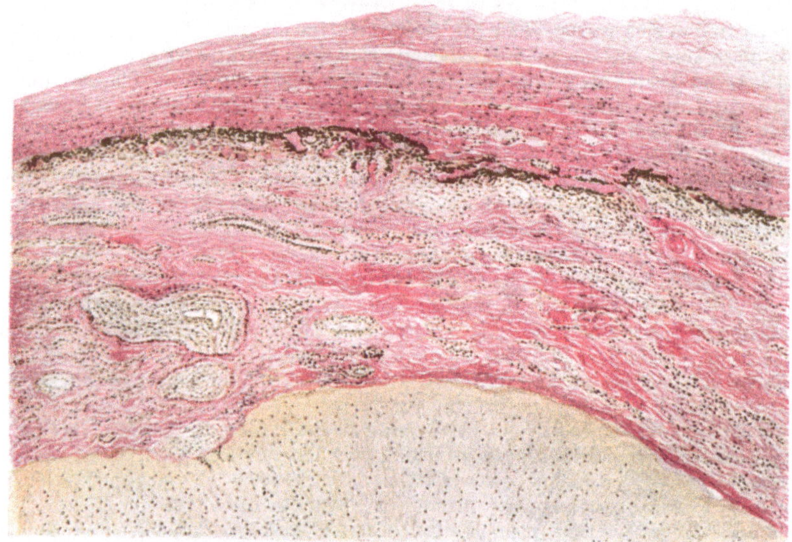

Abb. 136. Entzündlich schwielige Verdickung der weichen Rückenmarkshäute bei alter Lues cerebrospinalis. Reste des lymphozytären Infiltrates zwischen den derben Bindegewebszügen und in den verdickten Gefäßwänden. — van Giesonfärbung.

folgen, in die synzytialen Massen eingestreut. Es sind das die sogenannten Fibroblastennetze. In ihnen vollzieht sich eine fibrilläre Differenzierung zunächst zu primitiven Mesenchymalfasern. Sie pflegen sich bald in kollagene Fibrillen umzuwandeln; doch bleibt es unter manchen Bedingungen (Lues, Tuberkulose) auffallend lange bei der Bildung der indifferenten Mesenchymfibrillen, nur verhältnismäßig wenige wandeln sich in kollagene Fasern um (Ranke). Bei derartigen fibroblastischen Wucherungen spielen sich meist auch an den Oberflächenzonen Proliferationen ab; hier entwickelt sich eine mehrschichtige Endothellage.

Auf solche Weise entsteht eine bindegewebige Verdickung der Meningen (Abb. 136). Ist sie entzündlich, so pflegen darin noch einzelne lymphozytäre Zellen oder Gruppen zurückzubleiben, welche die entzündliche Genese beweisen (Abb. 136). Und wo die grobfaserigen Schwarten im Anschluß an Zirkulationsstörungen entstanden sind, sieht man noch lange Gitterzellen

und Makrophagen. Von derartigen Verdickungen unterscheiden wir weiter
die „einfache Fibrose" der Pia, wie wir sie besonders als Begleit- bzw. Folgeerscheinung von Schrumpfungsvorgängen und Atrophien des Gehirns sehen.
Wenn auch in einer „einfach" verdickten Pia vereinzelte Lymphozyten und
Plasmazellen vorkommen — wie auch in den normalen Meningen —, so fehlen
doch Anhäufungen lymphozytärer Elemente. Das verdickte Gewebe wird von
derben Bindegewebsbündeln gebildet. Die gewucherten Fibroblasten zeigen
in ihren Kernen weitgehende Umwandlungen, zum Teil starke Pyknose, zum
andern Teil eine sehr geringe Färbbarkeit. Vielfach liegen die Kerne in kleinen

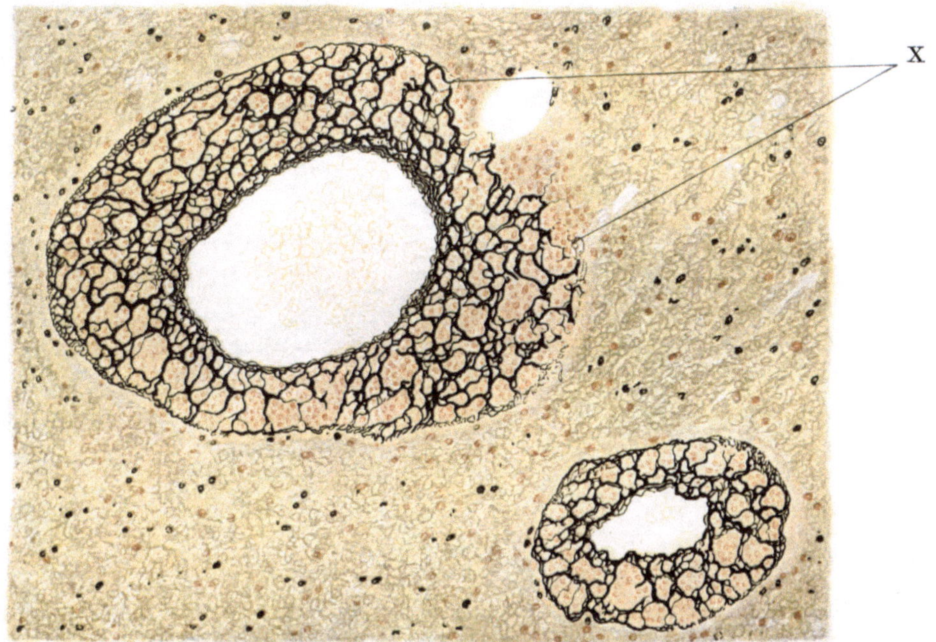

Abb. 137. Lebhafte Wucherungen am adventitiellen Mesenchymnetze kleiner, enorm stark
infiltrierter Gefäße des Rückenmarks. Experimentelle Schlafkrankheit (Hund). Tanninsilberpräparat. In den von Silberfibrillen gebildeten Maschen liegen die lymphozytären
Infiltratzellen. Bei X ist die Grenzzone zum ektodermalen Gewebe durchbrochen, die
Infiltratzellen liegen hier frei im Gewebe.

Häufchen. Die Herkunft vereinzelter kleiner Körnchenzellen dazwischen ist
schwer zu bestimmen; vielleicht sind sie aus den Adventitialräumen zentraler
Gefäße, um die sich der Abbau vollzog, dorthin verschleppt. Makroskopisch
sieht eine solche Verdickung der Pia natürlich der chronisch entzündlichen
durchaus ähnlich; aber nur für die wirklich entzündlich entstandene milchige
Trübung und Verdickung der Meningen ist der Ausdruck „Leptomeningitis
chronica" zu gebrauchen, während wir die anderen Formen lediglich Fibrose
der Meningen nennen sollten.

Grundsätzlich gleiche Veränderungen finden wir an den zentralen Gefäßen. Der entzündlichen Verdickung der Meningen entspricht die Bildung

adventitieller Netze, welche die infiltrierenden Zellen eingeschlossen halten.
Sie bestehen zunächst aus primitiven Bindegewebsfibrillen, welche mit Tanninsilber schön hervortreten; bei Prozessen, wie bei der Schlafkrankheit, wo massige
Infiltrate offenbar lange bestehen, erscheinen sie besonders reich (Abb. 137).
Mit dem Zurücktreten des Infiltrates wird das Maschenwerk enger, das Gebälk
stärker. Die Silberfibrillen bilden sich in kollagene Fasern und derbe Züge
um, zwischen denen noch — besonders regelmäßig bei paralytischer Atrophie —
vereinzelte, mehr oder weniger regressiv umgewandelte lymphozytäre Elemente
liegen. — Ähnlich wuchert das adventitielle Gewebe dort, wo Körnchenzellen

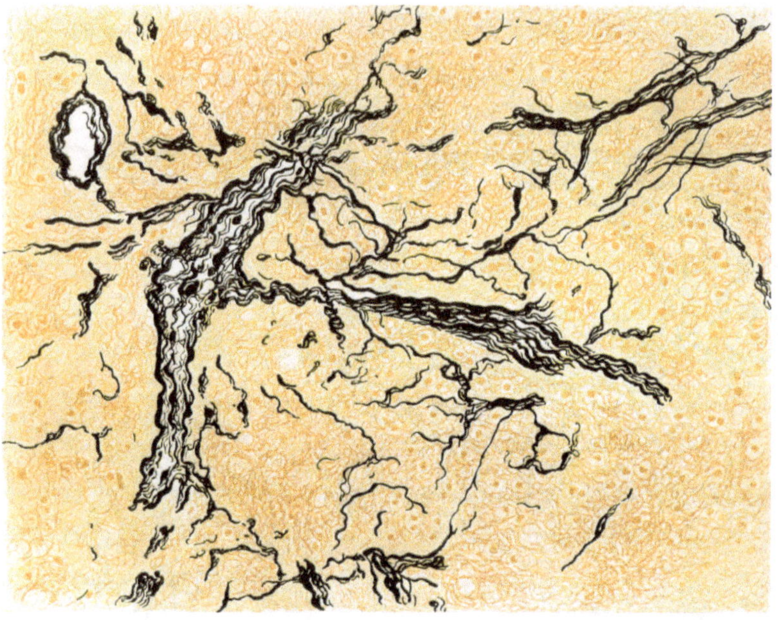

Abb. 138. Mesenchymale Fasernetze im zentralen Gewebe, zwischen bindegewebig verdickten Gefäßen ausgespannt. Tanninsilberpräparat von einem Großhirnherd bei multipler Sklerose.

seinen Lymphraum ausfüllen. Auch hier bilden sich komplizierte Netzstrukturen aus Silberfibrillen (Abb. 208, S. 313). Wo die Abräumzellen verschwinden,
bleiben die Maschen zurück; die erweiterten Lymphräume sind ja, zumal an
den Venen der Markleiste, ein Charakteristikum atrophischer Gebiete. Das
Gebälk wird auch hier derber und großenteils kollagen. Wie bei der „Fibrose"
der Meningen über atrophischen Hirnteilen ist an der Gefäßwand schließlich
eine Massenzunahme derben Bindegewebes festzustellen (s. auch S. 352). Dabei
handelt es sich nicht etwa nur um Folgen zirkulatorischer Störung, sondern
auch bei rein degenerativen Vorgängen vollzieht sich die Umbildung an der
Adventitia ähnlich; mit dem Abtransport der Zerfallsmassen in die intraadventitiellen Lymphräume, ihrer Aufnahme in die Adventitialelemente und deren
Loslösung zu Gitterzellen kommt es zu Netzbildungen (Abb. 208).
    Während sich bei allen diesen Vorgängen die Netzbildungen auf das vom
zentralen Gewebe abgeschlossene Adventitialgebiet beschränken, geraten mit

der Zerstörung der Grenzmembran zwischen Ektoderm und Mesoderm die proliferierenden Fibroblastenzüge darüber hinaus. Die Organisation der Erweichung beruht ja vorwiegend darauf; und ist die Einschmelzung entzündlichen Charakters, wie bei der kindlichen Enzephalitis, bei der Hefeenzephalitis (Klarfeld) usw., so hat ebenfalls das Mesenchym lebhaften Anteil an dem Ausgleich der gestörten Gewebsspannung und der Ausfüllung des Defektes. Aber auch, wo die Grenzmembranen nicht so sinnfällig zerstört und ausgeschaltet sind, können wir bei diesen und jenen Prozessen beobachten, wie sich mesenchymale Netze ins zentrale Gewebe vorschieben. Snessarew und Achucarro haben dies bei der Paralyse, besonders bei der juvenilen, gezeigt — ein zunächst auffallender Befund, da man früher annahm, daß bei dieser Krankheit die Grenz-

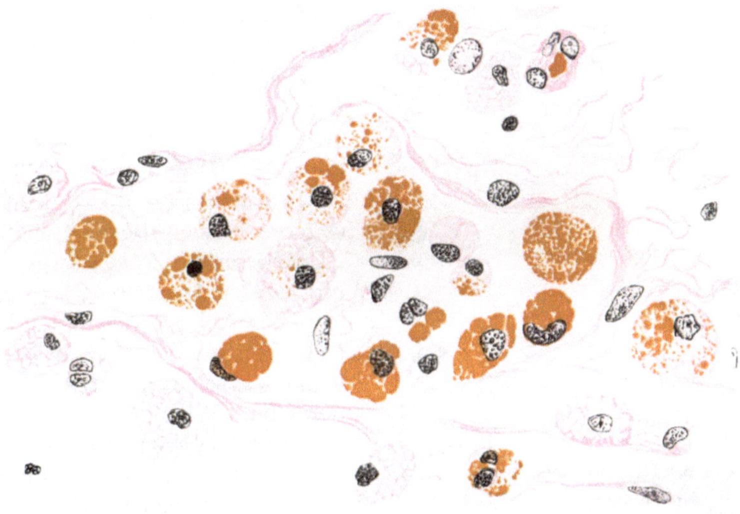

Abb. 139. Mesodermale Gitterzellen in der Pia über einer Blutung (Schußverletzung des Großhirns). Die zum Teil mehrkernigen Zellen enthalten in ihren Maschen (hier gelöste) Fetttröpfchen, Blutpigmentbrocken, bzw. beides nebeneinander. — van Giesonfärbung am alkoholfixierten Material.

membranen nicht geschädigt seien. Bei einem anderen Entzündungsprozeß, nämlich bei der multiplen Sklerose, konnte ich ganz ähnliche Befunde erheben. Abb. 138 aus einem Herd von multipler Sklerose könnte ebensogut von einer juvenilen Paralyse stammen. Man sieht solche mesenchymale Fasernetze zwischen Gefäßen, deren Adventitia reichlich Bündel und Lagen von Silberfibrillen führen, zumal in den Randbezirken der Herde. Mit großer Regelmäßigkeit fand ich endlich zwischen Gefäßen ausgespannte Züge und Netze von Silberfibrillen bei Wilsonscher Krankheit im Bereiche des Status spongiosus (s. S. 355).

Von der fibroblastischen Netzbildung mit ihrer weiteren Differenzierung trennen wir als einen andersartigen Vorgang: die Loslösung von freien Zellen aus dem Mesenchymalschwamm. Dabei handelt es sich in erster Linie um die Bildung von Phagozyten. Die „Freßzellen" hatte Metschnikoff in zwei Gruppen geteilt: in „Mikrophagen" — das sind die gelapptkernigen

Leukozyten — und in „Makrophagen", welche aus allerhand Elementen entstehen können, so z. B. aus den Retikuloendothelien, den Deckzellen der serösen
Höhlen, dem Blutgefäßendothel, Alveolarendothelien, Neurogliazellen und
(nach Metschnikoffs Ansicht) auch aus Lymphozyten und mononukleären
Leukozyten. Makrophagen können Zerfallsmaterial von Zellen und Kernen,
Pigmentstoffe, ganze Zellen usw. in sich aufnehmen; in anderen Elementen
der gleichen morphologischen Art sehen wir aber solche Einschlüsse nicht.
So erscheint der Name für diese Elemente, in denen die verschiedenartigsten
Zellformen aufgehen, nicht recht zweckmäßig (Marchand). Aber wie es mit
manchen sich rasch einbürgernden Termini geht, so hat sich auch dieser in der
Nomenklatur befestigt, und wir werden ihn bei unserer Darstellung der aus
dem Mesenchymalschwamm abgelösten Phagozyten berücksichtigen müssen.

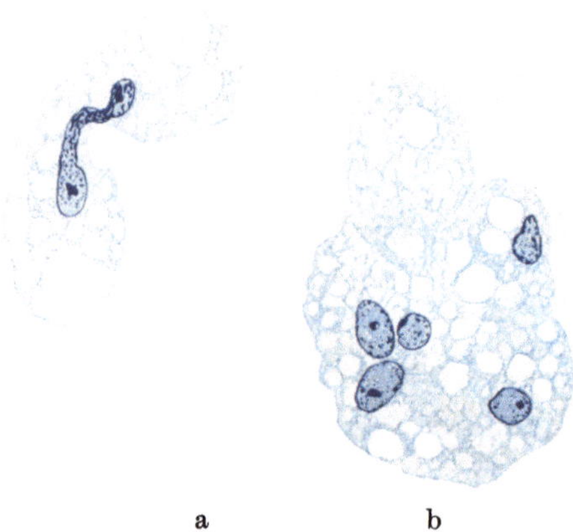

a   b

Abb. 140 a u. b. Riesige Mesodermale Gitterzellen. b Mehrkerniges Symplasma mit
grobem Maschenwerk. — Nisslpräparat.

In der Histopathologie des Nervensystems ist es zur Gewohnheit geworden, unter den mesenchymalen
Phagozyten zwei Hauptformen
zu unterscheiden: nämlich die mesodermalen Gitter- oder Körnchenzellen und die Makrophagen im
engeren Sinne, die sich vielfach als
„Zellfresser" („Zytophagen" Marchands) präsentieren.

Auch in der Loslösung und Bildung
freier Phagozyten zeigen sich Analogien zwischen dem Mesenchym und
der Glia. Wir erwähnten bereits bei
den gliösen Körnchen- und Gitterzellen ihre morphologische Ähnlichkeit bzw. Gleichartigkeit mit entsprechenden Gebilden mesodermaler
Herkunft. Wir können hier geradezu auf die dort (S. 178) gegebene Schilderung verweisen. Auch bei den
mesodermalen Gitterzellen gibt das Fettpräparat das Positiv zum Nisslbild; in den Wabenräumen der Gitterzelle liegen lipoide oder ähnliche Stoffe.
Wenn man die hier gegebene Abb. 139 mit den gliogenen Gitterzellen (Abb. 124
bis b, S. 179) vergleicht, so wird man da keine sicheren Unterschiede feststellen
können. Es kommt wohl öfter vor, daß — wie auch an unserer Abb. 124c —
die Wabenräume bei den mesenchymalen Gitterzellen etwas weiter und die
Balken etwas gröber sind. Aber freilich ist das kein sicherer und kein durchgängiger Unterschied (vgl. Abb. 139). Denn zum Teil hängt das auch mit der
Masse der Zerfallsprodukte und dem Tempo des Untergangs zusammen, und
da können sich die Unterschiede eben gänzlich verwischen. Ähnlich steht es
mit den großen vielkernigen Zellen, die ich hier Abb. 140b wiedergebe, und mit
solchen Gebilden, wo die Körnchenzelle nicht zur Kugel abgerundet ist, sondern
mehr Schlauch- oder Keulenform hat (Abb. 140a). Ich meine zwar, daß man
solche Gebilde häufiger unter den mesodermalen Körnchenzellen sieht, aber
von einem grundsätzlichen Unterschied kann absolut keine Rede sein, da man
ähnliches auch an gliösen Zellen sehen kann; und dann handelt es sich ja

bei diesen Formen immer nur um einzelne Elemente, und für andere gelten diese Eigentümlichkeiten nicht. So sind wir für die Beantwortung der Frage, ob die Gitterzellen gliös oder mesodermal sind, nur zu oft auf die Prüfung ihrer Lagebeziehungen angewiesen. Von der Vielgestaltigkeit einwandfrei mesodermaler Körnchenzellen kann man sich besonders dort eine Vorstellung machen, wo eine ausgedehnte Erweichung des zentralen Gewebes stattgefunden hat, hier enthält die Pia enorme Massen von Körnchenzellen dicht mit Fett beladen; die Freßzellen nehmen hier das in die meningealen Lymphräume abtransportierte

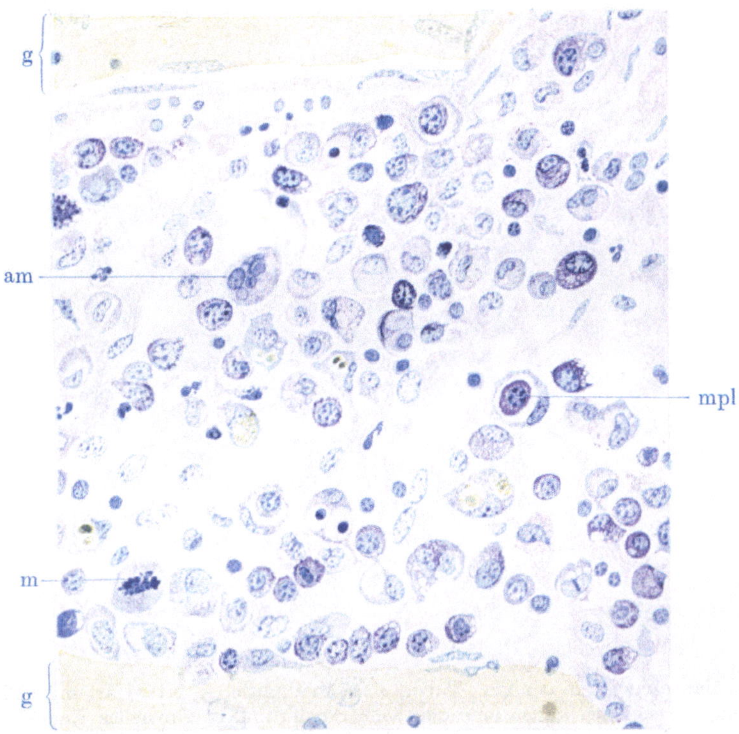

Abb. 141. Makrophagen und Plasmazellen in den Meningen bei Fleckfieber. — Nissl-präparat. g Meningealgefäß. m Mitotische, am amitotische Kernteilung in den Makro-phagen. Die Makrophagen enthalten Reste von roten Blutkörperchen, Pigment, Zell-reste von der Gestalt der Vogelaugen, andere enthalten Vakuolen. mpl Makrophage mit eingeschlossener Plasmazelle. — Daneben Plasmazellen in verschiedenen Stadien der Ent-wicklung (vgl. Abb. 143).

Fett, das zum Teil noch frei in kleinen Tröpfchen verstreut ist, in sich auf. An solchen Stellen sieht man auch reichliche Mitosen, welche man überhaupt an Gitterzellen bei frischeren Prozessen leicht auffindet.

Außer fettartigen Stoffen können die Zellen natürlich auch anderes Zer-fallsmaterial und fremdartige Stoffe aus dem Gewebe aufnehmen. So sehen wir in den Abb. 139 und 245 neben einigen Fettkörnchenzellen mit spärlichem Blutpigment andere, welche dicht damit ausgefüllt sind. Dabei gibt Abb. 245

auch eine gute Vorstellung von den Formveränderungen, welche diese Elemente
ähnlich wie gliogene Körnchenzellen, Plasmazellen etc. unter dem Einfluß
des Raumes annehmen; während sie in weiteren Meningealräumen durchschnittlich kugelig sind, erscheinen sie in den engeren Lücken des pialen Bindegewebs-
gebälks mehr oval zusammengepreßt.

Diese Pigmentkörnchenzellen, welche wir in Abb. 139 neben gewöhnlichen Fettkörnchenzellen sehen, führen hinüber zu der Gruppe, die man wohl
im engeren Sinne als Makrophagen bezeichnet. Wir sagten, daß das Elemente seien, welche grob korpuskuläre Massen enthalten und vor allem auch
Zellen und Zellreste aufnehmen, d. h. „Zytophagen" sind. Wir unterscheiden

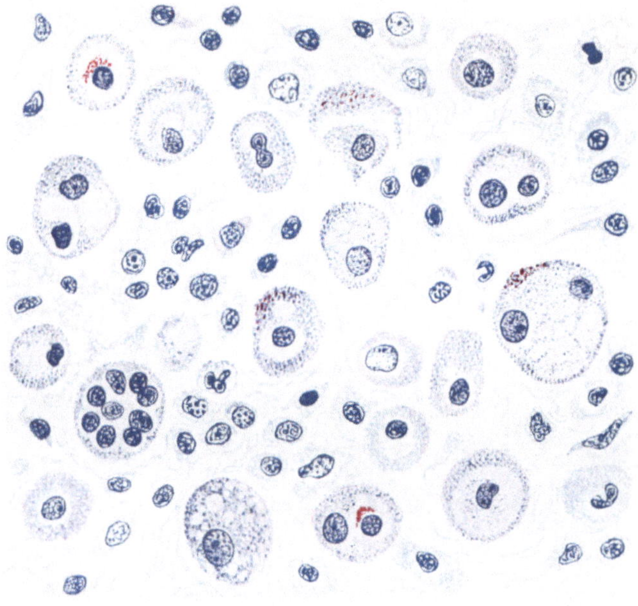

Abb. 142. Makrophagen in der Pia. Tuberkulöse Meningitis. — Nisslfärbung. Die Makrophagen sehen blasig aus, haben eine deutliche Sonderung, in ein helles Endo- und tiefer
gefärbtes Ektoplasma, letzteres erscheint gestrichelt, manchmal mehr spongiös. Zellige
oder grob korpulokuläre Bestandteile sind in diesen Elementen hier im allgemeinen nicht
enthalten, nur eine Zelle links unten führt im hellen Innenraum eine größere Anzahl
Lymphozyten.

sie von den Gitterzellen, weil sie durchschnittlich morphologisch anders erscheinen als jene, und zwar in offensichtlichem Zusammenhang mit ihren anderen
Leistungen. Das letztere drückt sich sinnfällig eben in dem Einschluß von
Zellen und Zellresten in den Leib des Makrophagen aus, so in Abb. 141, die
von einem Präparat aus den Meningen bei Fleckfieber stammt: neben vereinzelten Plasmazellen und gewöhnlichen Lymphozyten sieht man eine Menge
der verschiedenartigsten Makrophagen, und man gewinnt daran den Eindruck,
daß ihre auffälligsten morphologischen Eigentümlichkeiten hier durch die eingeschlossenen Massen bestimmt werden. Wir sehen darin rote Blutkörperchen
oder Reste von ihnen, ferner in Zerfall begriffene Zellen, deren Herkunft nicht

mehr zu bestimmen ist, wie bei den „Vogelaugen“. Eine der Zellen hat eine noch gut erkennbare Plasmazelle aufgenommen. Es ist nichts seltenes, daß — zumal bei frischen Apoplexien — große Massen von roten Blutkörperchen (20—30 Stück) in einer Zelle liegen. Auch zahlreiche weiße Blutzellen sieht man mitunter, so in Abb. 142 im linken unteren Viertel des Bildes. Andere Makrophagen haben jedoch keine körperlichen bzw. zelligen Einschlüsse. Es scheidet sich hier ein helleres, gleichsam vakuoläres Innenplasma von einem tiefer gefärbten Ektoplasma. Im ganzen haben diese Makrophagen gewöhnlich eine bläschenförmige Gestalt; das verdichtete Ektoplasma ist äußerst feingitterig, gestrichelt (Abb. 142), oder mehr schwammig; der Kern ist im Verhältnis zur Größe des Zelleibs klein und an den Rand gedrängt. Diese Zelleigenschaften sind am deutlichsten gerade an den Elementen, die keine gröberen Zellbestandteile und Zellen gefressen haben, sondern wo das Innere hell erscheint; man darf vermuten, daß in solchen Elementen früher aufgenommene Bestandteile verflüssigt worden sind. Dieser letztere Typus ist bei manchen Prozessen ganz besonders häufig. Denn während an dem eben geschilderten Bilde (Abb. 141) vom Fleckfieber die zytophagische Natur der Zelle besonders klar hervortritt, ist das bei tuberkulösen und luetischen Prozessen der Meningen, Hefeenzephalitis (Klarfeld) viel seltener. Dort sehen die sog. Makrophagen in der Regel so aus, wie es Abb. 142 illustriert, sie zeigen also die erwähnte schärfere Sonderung eines hellen Endoplasmas von einem basophilen feingitterigen oder gestrichelten Ektoplasma. Der Kern dieser Elemente führt meist eines oder mehrere „Kernkörperchen“, jedenfalls keine radspeichenähnliche Anordnung des Chromatins (siehe auch S. 414).

Der Prozeß der Loslösung dieser Phagozyten aus dem mesenchymalen Netz läßt sich bei vielen Prozessen, so besonders auch beim Fleckfieber, gut verfolgen, und ihre Art als Histiozyten (Aschoff) wohl erweisen. Die mesenchymalen Zellen werden plasmareicher, ihr Zelleib tingiert sich stärker, sie nehmen eine plump-spindelige Gestalt an und runden sich mit der Zunahme ihres Leibes oval oder schließlich kugelig ab. Schon vor ihrer völligen Loslösung können sie phagozytierte Zellreste führen. Eine stärkere Metachromasie und Verdichtung der Außenschicht vollzieht sich wohl erst an der abgelösten Zelle. An den freien Elementen sehen wir eine Vermehrung durch Mitose (Abb. 141), aber vielfach spielen sich direkte Kernteilungen ohne gleichzeitige Zellteilung ab. Dabei kommt es zu Abschnürungen größerer und kleinerer Kernlappen und zu vielkernigen Gebilden (Abb. 141).

Es wundert uns nach dem Gesagten nicht, Übergänge und Zwischenformen zwischen Gitterzellen und Makrophagen zu finden. Wir haben es eben ganz allgemein mit Phagozyten, und zwar mit histiozytären Freßzellen zu tun; und wenn auch bei der Mehrzahl der Individuen charakteristische Merkmale bestehen, welche ihre Unterbringung in zwei Gruppen gerechtfertigt erscheinen lassen, so können doch selbstverständlich keine scharfen Grenzen zwischen Gitterzellen und diesen als Makrophagen im engeren Sinne bezeichneten Freßzellen bestehen. Wir finden Körnchenzellen, welche neben lipoiden Stoffen auch grobe Pigmentbrocken und Blutkörperchen oder andere Zellen eingeschlossen enthalten; und wir sehen andere Elemente (siehe einzelne Zellen der Abb. 142), bei welchen ein feines Gitterwerk besteht, ohne Zelleinschlüsse und auch ohne Lipoidstoffe in den Wabenräumen bei Metachromasie und

Verdichtung der plasmatischen Außenschicht. Kann somit ein grundsätzlicher Unterschied zwischen den Gitterzellen und den hier als Makrophagen bezeichneten histiozytären Freßzellen nicht aufgestellt werden, und ist ein Suchen danach geradezu grundsätzlich überflüssig, so erscheint es von wesentlicherer Bedeutung, die Verschiedenartigkeit der Herkunft der Makrophagen zu erforschen. Es ist nach Anschauung vieler Autoren sicher, daß neben den von den Retikuloendothelien usw. herstammenden Phagozyten auch andere Elemente gleiche morphologische und funktionelle Eigenschaften haben können, wie insbesondere große mononukleäre Leukozyten. Zur Klärung dieser Frage hat Aschoff das Experiment der Karminspeicherung vorgenommen. Allerdings wird in der Erörterung dieser Frage geltend gemacht, daß sowohl die Makrophagen wie die Lymphozyten aus den Retikulumzellen des lymphatischen Gewebes auch beim Erwachsenen hervorgehen (Hueck).

Die morphologische Unterscheidung der Makrophagen von degenerierenden Plasmazellen kann schwierig sein. Denn diejenigen Elemente, welche keine Zellen eingeschlossen führen, haben mitunter Kerne von besonderer Größe und ihr Inneres sieht aus wie der „helle Hof" einer Plasmazelle, während das Ektoplasma stark basophil ist. Für die Autoren, welche neben lymphozytären auch rein histiogene Plasmazellen annehmen, dürfte das eine Stütze ihrer Ansicht bedeuten. In erster Linie beweist das aber wieder wohl nur, daß Zellen verschiedener Herkunft unter den gleichen Bedingungen — den gleichen Reizen und den gleichen Funktionen — morphologisch einander ähnlich werden können.

Nach der Ansicht der meisten Autoren können endlich durch Ablösung aus dem retikulären Mesenchymverband freie weiße Blutzellen an Ort und Stelle des pathologischen Prozesses entstehen. Früher wurden sie überwiegend als rein extravasierte Elemente aufgefaßt, und es kann wohl auch heute kein Zweifel sein, daß nicht nur die gelapptkernigen Leukozyten, sondern auch die anderen weißen Blutzellen die Fähigkeit zur Auswanderung aus dem Blute und zum Übertritt durch das Blutgefäß in das Gewebe besitzen. Aber mit Marchand und anderen nimmt man heute ziemlich allgemein an, daß im entzündlichen Infiltrat sowohl aus dem Blute ausgewanderte Zellen enthalten sind, wie auch autochthon entstandene; das gilt insbesondere auch für die lymphozytären Zellen des Granulationsgewebes und der diffusen Infiltrate. Man unterschätzt wohl oft die Menge der einkernigen Wanderzellen im normalen Gewebe (Marchand); es können diese überall im Bindegewebe verstreuten, namentlich perivaskulär angeordneten Zellen unter einem Reize wuchern und zu großen und kleinen Lymphozyten werden. Gleichviel ob man mit Maximow von „indifferenten Zellen" des Bindegewebes und „ruhenden Wanderzellen" spricht, oder sie mit Marchand als „Adventitialzellen" bezeichnet — es kann wohl kein Zweifel darüber sein, daß diese für einen Teil der Infiltratzellen den Ursprung abgeben. — Aus der Histogenese des Mesenchyms wird das wieder gut verständlich: es kommt, wie wir sahen, nicht überall im Mesenchymschwamm zur Fibrillisation oder gar zur chemischen Differenzierung im Sinne einer Imprägnation, sondern in der Form des retikulären Bindegewebes bleibt das Mesenchym gleichsam in unreifem Zustande, auf fötaler Stufe. In diesem nicht völlig ausgereiften Keimgewebe spielt sich — wie Hueck ausführt — auch im erwachsenen Organismus „der Vorgang der völligen Zellloslösung aus dem Bindegewebsnetz zur Bildung von Blutzellen dauernd ab". Es wird so verständlich, wie bei den entzündlichen Vorgängen aus dem zelligen mesenchymalen Retikulum — besonders der Adventitia der kleinen Gefäße und der Meningealräume — an Ort und Stelle lymphozytäre bzw. „leukozytoide" (Marchand) Zellen entstehen.

Ob und inwieweit solche mobil gewordenen bzw. in loco entstandenen weißen Blutzellen nun wieder zu Makrophagen oder überhaupt zu Freß- und Abräumzellen werden können, wird verschieden beantwortet. Mehr Einigkeit herrscht darüber, daß die in loco entstandenen, wie die extravasierten Lymphozyten zu Plasmazellen werden können; diese werden also von den meisten als Fortentwicklungsformen jener Elemente aufgefaßt. Manche Autoren (Unna u. a.) nehmen jedoch ihre unmittelbare Entstehung aus Bindegewebszellen — nicht erst nach dem Umwege über Lymphozyten — an. Wie sich aus Lymphozyten Plasmazellen entwickeln können, ist in dem lockeren meningealen Gewebe und in dessen Lymphräumen oft gut zu verfolgen. Abb. 143 zeigt nach einem Präparat vom Fleckfieber Übergangsformen zwischen einem gewöhnlichen Lymphozyten und einer voll ausgebildeten Plasmazelle. (Vgl. im übrigen die Darstellung im Kapitel „Entzündung.)

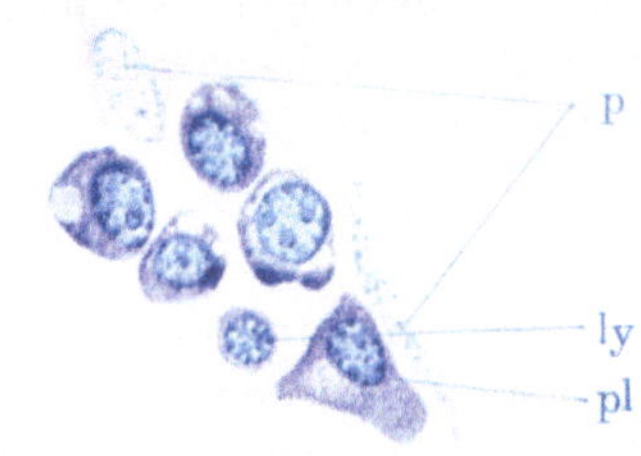

Abb. 143. Plasmazellen in einer Piamasche. Fleckfieber. — Nisslpräparat. Entwicklung der Plasmazellen an Lymphozyten: ly Lymphozyt, pl eine typische Plasmazelle; daneben Vorstufen von Plasmazellen (allmähliche Ausbildung des hellen Hofes usw.). p Piazellen.

Wir haben damit die Reaktionen des kernhaltigen Mesenchymnetzes besprochen, also im wesentlichen jener Teile des zum Zentralorgan gehörigen Mesoderms, welche ein dem ursprünglichen wenig differenzierten Zustande ähnliches Verhalten bewahrt haben und die Eigentümlichkeiten des retikulären Bindegewebes besitzen, wie eben das meningeale und adventitielle Lymphsystem.

Von ganz anderer Art sind die Vorgänge im hochdifferenzierten Bindegewebe, welches wir an den Gefäßen als kollagene und als elastische Substanz finden. Wir legten dar, wie diese durch Imprägnation der primitiven Mesenchymfibrillen entsteht, und wir erfahren nun am pathologischen Präparat, daß die chemisch weiter entwickelten Fasern ihr Elastin und Kollagen wieder verlieren, eine „Desimprägnation" erfahren können. Die Faser, die in der normalen Differenzierung säurefuchsinfärbbar geworden war, kann dieser Eigenschaft wieder verlustig gehen und vor allem kann die resorzinfuchsinfärbbare Faser oder Membran ihres Charakters als Elastika beraubt werden, indem das Elastin, mit dem sie sich imprägniert hatte, schwindet. Bei geringem Grad der Desimprägnation kann nur die sog. Interfibrillärsubstanz schwinden, dann werden die einzelnen elastischen Fibrillen deutlich. Oder aber, es verlieren auch diese letzteren ihr Elastin, dann werden die ursprünglichen Mesenchymfibrillen wieder frei und erscheinen so gleichsam demaskiert; die Fibrillenzüge treten neben der überhaupt indifferent gebliebenen Grundsubstanz wieder deutlich hervor. Wir begegnen aber auch an Stellen, wo normalerweise elastinimprägnierte Häutchen und Fasern lagen, kollagenem Bindegewebe, und erkennen daran, daß die ursprünglich zur elastischen Faser gewordene Mesenchymfibrille nicht nur ihr Elastin wieder verlieren kann, sondern sich nach der Desimprägnation von neuem imprägnieren kann, und zwar auch mit anderen chemischen Stoffen, nämlich mit Kollagen, so daß sie dann säurefuchsinfärbbar geworden ist. — Außer Abnahme und Schwinden und außer einer solchen Wandlungsfähigkeit der Imprägnierung finden wir auch eine Zunahme minderwertiger resorzinfärbbarer Substanzen.

Diese vor allem von O. Ranke aufgedeckten Vorgänge spielen bei vielen Gefäßerkrankungen, so namentlich bei den zur Arteriosklerose gerechneten Prozessen, eine hervorragende Rolle. Die jüngsten Untersuchungen von Hueck bestätigen das.

Gefäßerkrankungen.

Von den speziellen Erkrankungen der Gefäßwand greife ich hier die heraus, welche in der Pathologie des Nervensystems eine besonders wichtige Rolle spielen. Dabei handelt es sich ganz überwiegend um Veränderungen der Arterien, denn an den Venen können wir, selbst nach den Studien von Stransky und Loewy, augenfällige Erkrankungstypen wie bei den Arterien zumeist noch nicht abgrenzen. Man könnte die Prozesse an den Gefäßen in vornehmlich regressive und vornehmlich proliferative einteilen, nur wird man dabei nicht übersehen dürfen, daß auch bei den regressiven Erkrankungen Wucherungsvorgänge mitspielen — ich erinnere nur an die Atherosklerose — und weiter, daß auch produktive Bildungen vielfach einer regressiven Metamorphose verfallen.

Zu den ihren Endausgängen nach **regressiven** Erkrankungen gehören jene Prozesse, die man gewöhnlich als **Arteriosklerose** bezeichnet; sie stellen die Hauptgruppe der Gefäßveränderungen dar. Es ist fast überflüssig, hier die großen Schwierigkeiten ihrer Begriffsbestimmung und Abgrenzung zu erwähnen und an den Widerstreit der Meinungen führender Pathologen in der Auffassung dieser Prozesse zu erinnern. Wer am Nervensystem Fragen der Histologie der Gefäßerkrankungen nachgehen will, muß selbstverständlich die grundlegenden Werke zur Hand nehmen, die wir ganz überwiegend deutschen Pathologen verdanken; ich nenne nur Aschoff, Jores, Marchand, Mönckeberg, Ribbert, Thoma, und ich verweise auf die Bücher von Faber, Jores, auf das Sammelreferat von Thorel in „Lubarsch-Ostertag" und auf die betreffenden Kapitel in den bekannten deutschen Lehrbüchern der pathologischen Anatomie. Die Arbeiten von Ranke und von Hueck hatten wir schon vorher genannt. Es kann füglich nicht erwartet werden, daß in unserer Einführung in die Histopathologie des Nervensystems diese schwierigen Probleme des genaueren behandelt werden. Das würde die eingehende Kenntnis und persönliche Erfahrung über die Pathologie des Gefäßapparates überhaupt voraussetzen, denn nur unter Berücksichtigung der Bilder an allen Organen und Geweben des Körpers wird dieses Problem erfolgreich geklärt werden — wie denn auch andererseits manche Eigentümlichkeiten und Besonderheiten der Gefäßveränderungen am Zentralnervensystem (die zum Teil noch wenig erforscht sind) Licht auf jene Befunde werfen dürften.

Ich schließe mich in meinen Darlegungen den Autoren an, die mit dem Namen „Arteriosklerose" als einem in der Medizin fest eingebürgerten Terminus rechnen, die dabei aber auseinanderzuhalten suchen, was in dieser Bezeichnung aufgeht. Danach ist Arteriosklerose ein Sammelbegriff, wie ihn die anatomische und klinische Pathologie ja mehrfach führt. Der gemeinschaftliche Name soll nicht besagen, „daß all diese Formen als mehr oder weniger ineinander überfließend anzusehen sind", sie sind vielmehr im einzelnen voneinander abzugrenzen (Hueck). Letzten Endes macht es ja keinen Unterschied in der Beurteilung des Wesens der Vorgänge, wenn die einen den Namen Arteriosklerose bloß für die reinen Intimaveränderungen reserviert wissen wollen, während andere diesen Terminus als Sammelnamen gebrauchen, für die Trennung in einzelne Sonderprozesse aber ebenso nachdrücklich eintreten. Die Gründe, die zugunsten dieser zweiten Art der darstellenden Behandlung des Formenkreises der Arteriosklerose sprechen, liegen eben darin, daß auch von ganz andersartigen als intimalen Prozessen, so von der reinen Mediaerkrankung, der Name Arteriosklerose vom Arzte gebaucht wird. Ein noch so energischer Entscheid in der Nomenklaturfrage wird daran, wenigstens in absehbarer Zeit, nichts ändern.

Wir führen hier als die am Zentralorgan wichtigsten arteriosklerotischen Gefäßprozesse drei Formen auf, die sog. Atherosklerose, die Arteriolosklerose und die Mediaverkalkung, und schließen an diese letztere die Besprechung einer am Nervensystem besonders häufigen (von der reinen Mediaerkrankung unterschiedenen) Verkalkung an, die wohl außerhalb des Gebietes der „Arteriosklerose" steht.

Marchands Name „Atherosklerose" kennzeichnet den ersten Prozeß nach seinen beiden grundsätzlichen Merkmalen: dem Atherom und der Sklerose. Das sind die Zeichen, die in sinnfälliger Weise schon bei der Sektion makroskopisch an den großen Gefäßen des Körpers hervortreten, besonders im Atherom der Aorta. Wir haben es hier — und das ist das Wesentlichste — mit einer ausgesprochenen Erkrankung der Intima zu tun, und zwar mit einer Verbindung von hyperplastischen Vorgängen und Verfettung. Das unterscheidet den Prozeß von der reinen Mediaerkrankung und der Arteriolosklerose. Denn was wir etwa neben der Atherombildung und der bindegewebigen Hyperplasie noch finden, läßt sich als Folgeerscheinung des Intimaprozesses deuten; so Verkalkung im Bereiche der Geschwürbildung, kompensatorische Verdickung der äußeren Gefäßschichten unter dem Einfluß mechanischer Momente, entzündliche Reizung der Adventitia. Und wenn auch der Intimaprozeß, speziell die Verfettung, auf das angrenzende Mediagebiet (Abb. 145) übergreifen kann, so gibt das keinen Anlaß, von der Auffassung des Prozesses als einer Intimaerkrankung abzugehen. Will man diesem Charakteristikum auch im Namen noch ausdrücklich Rechnung tragen, so kann man mit Lubarsch von einer „Endarteriopathia chronica nodosa et deformans" sprechen; dafür tritt neuerdings auch Benda ein.

Wir finden diese Veränderung überwiegend an den großen zuführenden Arterien der Hirnbasis und ihren nächsten Verästelungen. Im Zentralorgan selbst stellen die Gefäße der basalen Ganglien und im Kleinhirnmark eine Prädilektionsstelle dafür dar. Im Hemisphärenhirn ist die Atherosklerose ziemlich selten: sie betrifft hier selbst die größeren Gefäße —

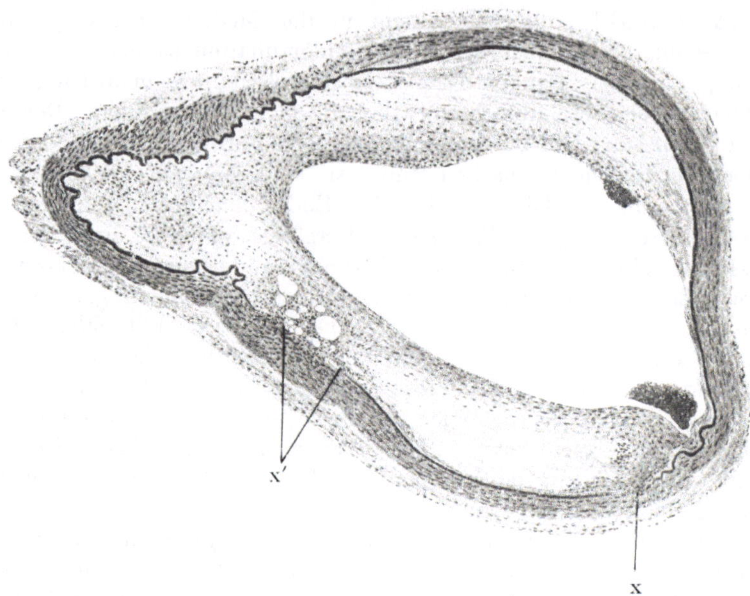

Abb. 144. Atherosklerose der Arteria basilaris. Die hyperplastische Intimawucherung
in den beiden Hauptherden „atheromatös“ zerfallen. Bei x und x′ Zerstörung der Elastica
interna, bei x′ in die verdickte Intima vorgedrungene Muskelelemente aus der Media. —
van Giesonfärbung.

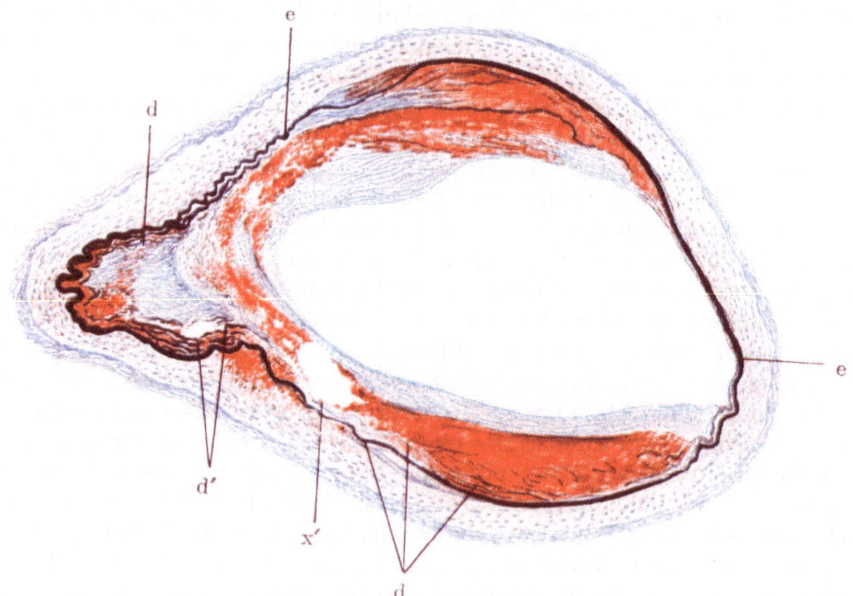

Abb. 145. Ein der Abb. 144 entsprechendes Elastika-Scharlachrot-Präparat. Die beiden
Hauptherde von Fettmassen erfüllt. e Elastica interna, bei d aufgespalten (Delamination),
zwischen x′ und d′ Übergreifen der Verfettung von der Intima auf die Media.

soweit überhaupt die Großhirnrinde und das subkortikale Mark Arterien von kräftigerem Kaliber besitzt — nicht häufig, an den pialen Arterien etwas öfter. Im Rückenmark ist die Atherosklerose eine Rarität. So dürfen wir sagen, daß die Atherosklerose im Zentralorgan selbst — mit Ausnahme der Gefäße des Hirnstammes — nicht eben häufig ist, vor allem im Vergleich zu den anderen zur „Arteriosklerose“ gerechneten Prozessen; immerhin kommt sie auch in reiner Form an Rindengefäßen zur Beobachtung.

Das geeignetste Objekt für das Studium der Atherosklerose am Zentralorgan sind demnach die basalen Gefäße und ihre Hauptäste. Ich bringe dafür einige Bilder, die den Prozeß in voller Ausbildung zeigen. Abb. 144 illustriert die Verunstaltung des Gefäßrohres durch die Erkrankung der Intima. Wie meistens, ist eine Partie der Gefäßwand (im Bilde rechts) frei davon. Die Veränderung der Intima nimmt den größten Teil der Zirkumferenz ein und scheint sich aus zwei Atheromherden zusammenzusetzen, welche auf der einen Seite durch die gesunde Wandstrecke, auf der anderen (linken) Seite durch eine hinsichtlich ihres Kernreichtums auffallende, stark verdickte Partie getrennt sind. Das zugehörige Fettpräparat (Abb. 145) zeigt dementsprechend zwei große, von Fettmassen erfüllte Herde, die gegen das Lumen zu durch eine mehr oder

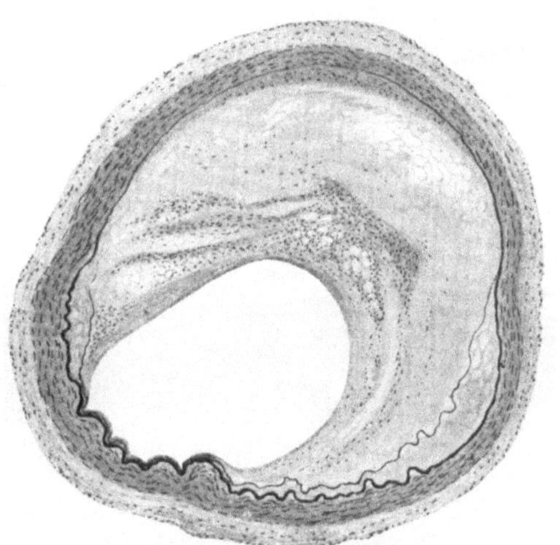

Abb. 146. Atheromherd der Art. basilaris. Erhebliche Verengerung des Lumens („Endarteriitis obliterans“ (s. Text). Die Elastica interna stellenweise aufgesplittert.

weniger breite Bindegewebswucherung abgedeckt erscheinen — wie das ja auch an der ersten Abbildung bei der bloßen Kernfärbung hervortritt. In dem linken Winkel des Gefäßes tritt die Verfettung hinter dem hyperplastischen Produkt zurück. Der Endothelüberzug (welcher an diesem Übersichtsbilde nicht sichtbar wird), ist überall intakt. Entsprechend der bekannten fleckförmigen, speckig gelb erscheinenden Verdickung im makroskopischen Präparat zeigt ein weiteres Bild (Abb. 146) die mehr einheitliche Entwicklung eines mächtigen Herdes, dessen äußerer Hauptabschnitt ganz von der Atherommasse eingenommen ist, während er gegen das Lumen zu wieder mehr Zellelemente und eine feinfaserige Streifung erkennen läßt. Auch dieses Bild einer weit vorgeschrittenen Atherosklerose illustriert den Typus der reinen Intimaerkrankung; die äußeren Gefäßwandschichten sind ohne nennenswerte Veränderung.

Wir haben es bei der Atherosklerose also mit der engen Verknüpfung von Bindegewebshyperplasie und fettiger Degeneration zu tun: an die fettige Degeneration schließt sich eine Bindegewebswucherung, und andererseits fällt das in der Intima auftretende hyperplastische Bindegewebsprodukt leicht einer fettigen Metamorphose anheim. Aber einer der beiden Faktoren allein macht noch keine Atherosklerose. Hueck hat neuerdings dargelegt,

daß es rein hyperplastische Vorgänge als Anpassungserscheinung an mechanische
Anforderungen gibt und daß deren Produkt nicht der Verfettung zu erliegen
braucht; und auch die Verfettung ziehe nicht notwendig eine hyperplastische
Wucherung nach sich, sie können wieder zurückgehen. Bei dem atherosklerotischen Prozeß betrifft die Verfettung sowohl die Zellen wie die eigentliche
mesenchymale Grundsubstanz, die Matrix der Fasern. Mit der weiteren
Entwicklung der Verfettung treten Fettkörnchenzellen auf; schließlich aber
bilden sich kernlose, formlose Massen von Fettstoffen, welche Cholesterinnadeln
führen — so wie das auch unsere Bilder darstellen, besonders die Abb. 147.

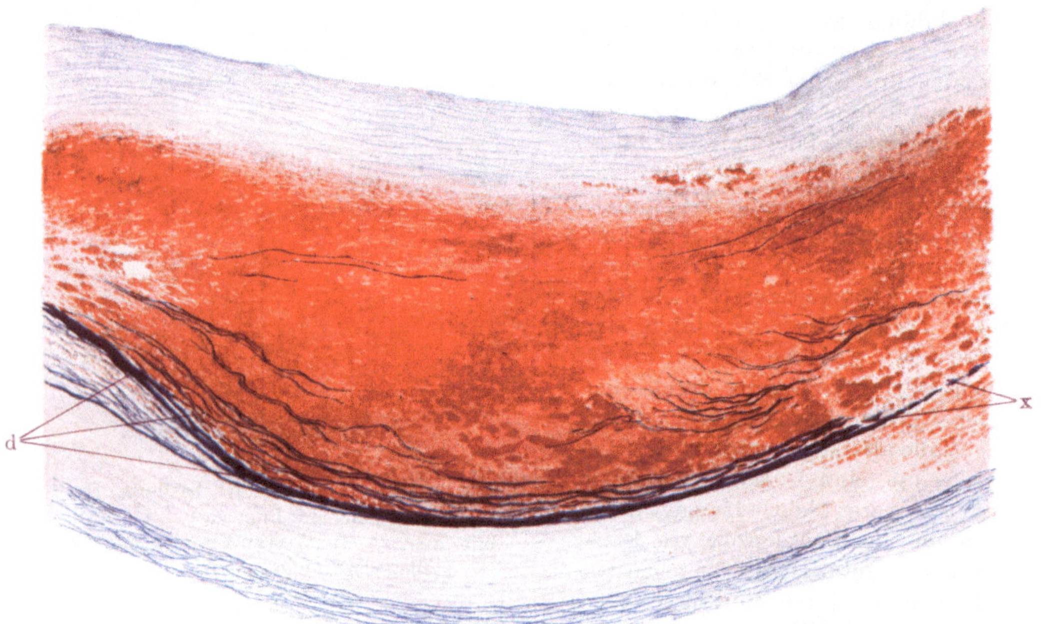

Abb. 147. Formloser Atherombrei; in der „Fett"masse keine zelligen Elemente nachweisbar. Bei x Durchbrechung der Elastika und Übergreifen der Verfettung auf die Media.
Aufsplitterung des elastischen Bandes überall, besonders deutlich bei d.

Woher das Bindegewebe in der Intima stammt, ist besonders bei den Arterien des
Zentralnervensystems nicht bestimmt zu sagen. Nach Thoma ist ein geringer Grad
von subendothelialem Bindegewebe physiologisch, aber gerade für die Arterien des Gehirns
wird betont (Triepel), daß sie einer solchen Bindegewebsschicht zwischen Endothel und
Elastica interna entbehren, bzw. daß nur in den Teilungswinkeln der intrazerebralen Arterien
und in den Piaarterien etwas davon zu sehen sei. Auch an anderen Körperorganen „streift
die Entstehung der zarten, zellreichen Bindegewebsschicht — wie Benda sagt — schon
das Pathologische". Der Einbau von kollagenem, minderwertigem Material, der im Gegensatz zur aufsteigenden Epoche des Gefäßwachstums (Aschoff), das alternde Gefäß charakterisiert, und das Auftreten der „elastisch-hyperplastischen Intimaverdickung" (Jores)
ist vielleicht darauf zurückzuführen, daß Bindegewebselemente von den äußeren Wandschichten her in den Brücken des mesenchymalen Schwammes durch die Fenestrae der
Elastica interna eintreten. Ranke hat das des genaueren dargelegt und sieht in diesen
Vorgängen eine wichtige Teilerscheinung der intimalen fibroblastischen Prozesse bei verschiedenartigen Gefäßkrankheiten. Auch Benda macht ähnliche Bemerkungen über die
Herkunft von Bindegewebselementen in der Intima aus den äußeren Wandschichten.

Wie sich nach Ranke aus dem Adventitialnetz Bindegewebszellen durch das Gebälk der Media und die Fenster der elastischen Membran bis unter das Endothel vorschieben, so sollen auch glatte Muskelfasern aus der Media in jene umbiegen und ebenfalls durch die Fenestrae gleiten. Daß derartiges vorkommt, kann keinem Zweifel unterliegen. Ganz besonders kann man sich dort davon überzeugen, wo die Elastika durchbrochen und streckenweise aufgelöst ist (Abb. 144), aber außerdem auch da, wo die Fenestrae nur erweitert sind; und es gehört zur Atherosklerose eine zunehmende Verbreiterung der Lückenräume in der elastischen Membran. Ob diese Muskularisation der Intima wirklich von solcher Bedeutung für das Wesen der Atherosklerose ist, wie Ranke annimmt, muß ich dahingestellt sein lassen. Das Wesentlichste ist jedenfalls die Ausbildung der elastisch-hyperplastischen Polster unter dem Endothel, wie es Jores beschrieben hat.

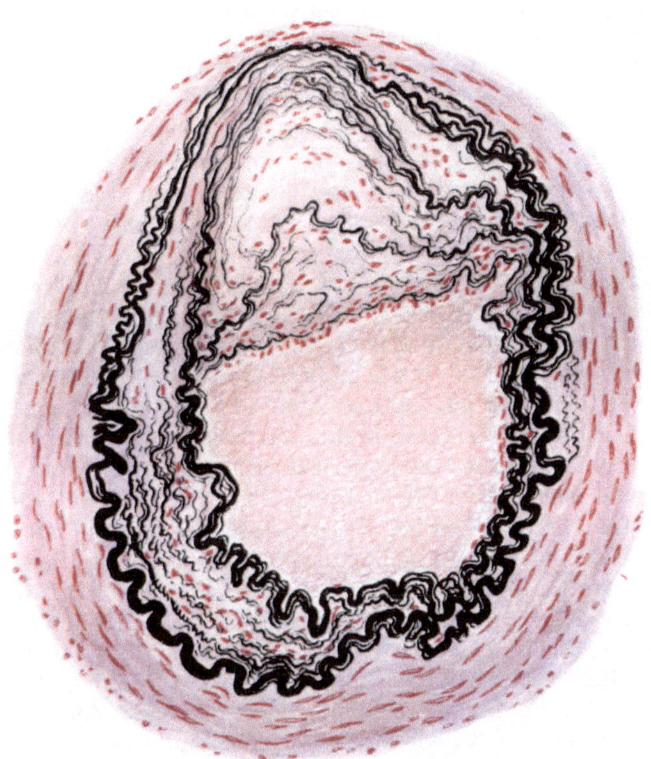

Abb. 148. Atherosklerose der Arteria fossae Sylvii. Elastikapräparat. Sehr starke Aufsplitterung der Elastica interna. Neben dieser bloßen Aufblätterung der Membran auch eine Neubildung elastischer Fasern in der hyperplastischen Intima.

An den Abbildungen, speziell an dem Präparat, bei welchem mit der Fetteine Resorzinfuchsinfärbung (Abb. 145, 147) kombiniert ist, bemerkt man Veränderungen an der Elastica interna. Diese gehören zum anatomischen Syndrom der Atherosklerose. Gerade hier zeigt sich der vorhin besprochene Vorgang der „Desimprägnation" besonders deutlich. Sie führt zur Aufsplitterung der elastischen Membran, indem die einzelnen Lamellen wieder sichtbar werden. Man hat diese oft fälschlich für neugebildete Membranen und Netze angesehen, aber man kann sich besonders an Abb. 148 davon überzeugen, daß sich die Elastika tatsächlich aufblättert, die einzelnen Lamellen

immer weiter auseinandertreten, sich dann aber wieder zu einer einheitlichen
oder nur durch schmale Spalten auseinander gedrängten Elastika vereinigen.
Außer einer „Delamination" kann die Desimprägnation auch zu einem Elastin-
verlust der einzelnen Faserbündel führen, es treten dann wieder die nackten
Mesenchymfibrillen in die Erscheinung. Zwischen die noch resorzinfuchsin-
färbbaren Lamellen der Elastika schieben sich (vgl. die Abbildungen) Fettmassen, wucherndes Bindegewebe und auch Muskelfasern; die Grundsubstanz
erscheint gequollen, sodaß die Züge der aufgesplitterten Elastika mehr und
mehr voneinander abgedrängt werden (Abb. 148). Bei weit vorgeschrittenen
Atheromherden kommt es zu queren Einrissen der Elastika (Abb. 144) bzw.
zur Auflösung. Die Abb. 147 bringt bei starker Vergrößerung auf der einen
Seite die Aufblätterung der Elastika (d) zur Anschauung, auf der anderen
Seite ihre Auflösung (x). An Stellen solcher Art kann sich, wie erwähnt, die
Verfettung in das angrenzende Mediagebiet fortsetzen. Wie Aschoff betont
hat, geschieht die Vernichtung der elastischen Membran nicht durch eine Verfettung dieser selbst, sondern es spielt sich auch hier die fettige Degeneration
in den Zellen und der schwammigen Grundsubstanz ab, wie das auch Thor-
horst, Askanazy, Ranke, Hueck u. a. in ziemlicher Übereinstimmung
darlegen.

Außer zu regressiven Erscheinungen an der Elastica interna kommt es
auch zu zweifelloser Neubildung elastischer Lamellen in der hyperplastischen Intimaverdickung, zumal dort, wo die Bindegewebswucherung vorherrscht. Daher auch Jores' Bezeichnung „elastisch-hyperplastische Intimaverdickung". In der eben angeführten Abb. 148 finden wir neben der Aufblätterung der elastischen Membran in ihre Partiallamellen auch neugebildete
elastische Fasern im Gebiet des hyperplastischen Hauptherdes. Sie werden
offensichtlich von dem jungen Mesenchymgewebe gebildet; es findet nicht ein
eigentliches Auswachsen elastischer Fasern statt, sondern sie entwickeln sich
genau wie unter physiologischen Bedingungen, d. h. aus der indifferenten Mesenchymfibrille durch Imprägnation. Daß sie aber im Anschluß an die alten
Fasern auftreten, hängt mit der „mechanischen Beanspruchung" zusammen
(Hueck). — Den Neurohistologen interessieren diese Dinge auch mit Rücksicht auf den Regenerationsvorgang am peripheren Nerven, bei dem sich
die Neubildung der Fasern ja ebenfalls nur im engen Anschluß an die
alten Fasern vollzieht, genau wie hier unter dem Einfluß des funktionellen
Momentes.

Die Endausgänge der Atherosklerose sind bekannt. Sie können dem
Bilde gleichen, das man früher schlechthin als „Endarteritis obliterans" bezeichnete (Abb. 146). Heute vermeidet man ja diesen Namen zumeist, und es
herrscht die Auffassung vor, daß eine Endarteritis obliterans das Produkt
und Endresultat verschiedener Prozesse ist, denen sie jeweils eingeordnet gehört.
An der Stelle der Atherombildung kann es auch zum Durchbruch der fettigen
Zerfallsmassen in das Lumen und damit zur Geschwürsbildung kommen. Solche
Stellen sind dann dem Blutdruck gegenüber wenig widerstandsfähig, zumal
wenn die Bindegewebswucherung ungenügend ist oder auch das neue hyperplastische Produkt rasch wieder zerfällt; das kann zu Rupturen („Apoplexien")
führen. Auch kommt es gerade bei solchen Hirnarterien zu dissezierenden,
intramuralen Aneurysmen (Benda). Wo die Bindegewebswucherung kräftig

genug ist, bilden sich Sklerosen und Schwielen im Bereiche des ursprünglichen Atheroms aus; sie verkalken und verknöchern nicht selten.

Histologisch ganz anders stellt sich diejenige Erkrankung dar, die man gemeinhin hyaline Entartung nennt. Dieser Prozeß betrifft ganz überwiegend die kleinen Gefäße, zumal die Präkapillaren; und so decken sich im wesentlichen die Bezeichnungen „Arteriolosklerose" und „hyaline Entartung".] Sie spielt an den zentralen Arterien, besonders an denen des Großhirns (Rinde!), aber auch in anderen grauen Massen, eine hervorragende Rolle.

Was das Hyalin ist, wurde bislang nicht im einzelnen ermittelt. Man gebraucht das Wort eigentlich nur als Namen und meint damit jene Umwandlung, bei der die Gefäßwand im Nisslpräparat ungefärbt und stark lichtbrechend erscheint, während sie nach der van Giesonfärbung leuchtend rot aussieht, sich also wie die kollagene Substanz verhält, mit der die Gefäßwand „zu stark imprägniert" ist. — An den zentralen Arteriolen, die keine Muskularis besitzen, ist es ziemlich klar, daß die hyaline Degeneration in der inneren Gefäßschicht beginnt. Wir begegnen dem Hyalin hier zuerst unter dem Endothel. Nach Hueck geht dem eine Auflockerung der inneren Wandschichten voraus; in den erweiterten Saftspalten des Mesenchymschwammes

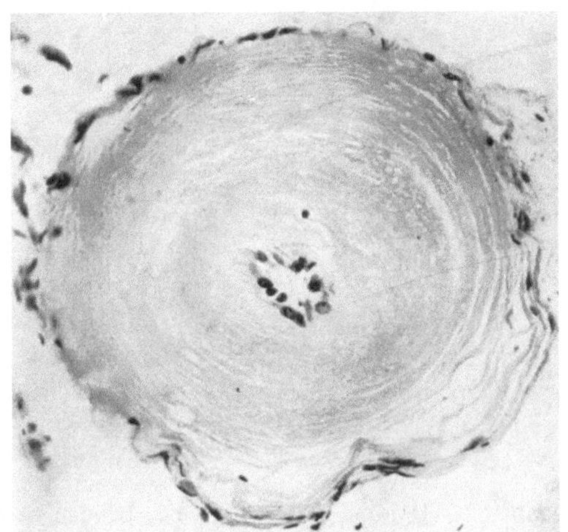

Abb. 149. Wandverdickung und hyaline Entartung eines kleinen pialen Gefäßes. Zwiebelartige Schichtung der „kollagen imprägnierten" Lamellen. Nur das Endothel und die Adventitia führt Zellkerne. — Giesonpräparat.

wird zunächst eine flüssig weiche Materie abgelagert, die zu einer eigentümlichen homogenen Masse, dem Hyalin gerinnt. Diese Hyalinisierung greift allmählich auf die äußeren Gefäßschichten über, so daß das Gefäß ganz verquollen und dickwandig aussieht. Wo die Arterien — wie in der Pia — eine Muskularis besitzen, wird auch diese in die hyaline Masse einbezogen. Abb. 149 zeigt ein solches hyalin entartetes, stark verdicktes Piagefäß. Hier sieht man auch bei der weit fortgeschrittenen Erkrankung die homogene, nahezu kernlose Masse in einzelne Lamellen und ringförmige Schalen gespalten. — Die hyalin gequollene Masse selbst kann der Verfettung verfallen. Wir sehen Fettstäubchen, die zu größeren, freiliegenden Tropfen und Kugeln zusammenfließen, die aber auch vielfach in Körnchenzellen eingeschlossen sind (Abb. 150).

In dieser Arteriolosklerose geht nach manchen auch die Kapillarfibrosis auf. Es scheint mir aber doch ein Unterschied zwischen der Fibrose der Kapillaren und der hyalinen Entartung der Arteriolen darin zu bestehen, daß es bei jenem Vorgang nicht eigentlich zur Quellung und zur Ablagerung von Hyalin kommt, sondern daß wir da eine Wucherung von nackten Mesenchymfibrillen finden. Sie sind nicht säurefuchsinfärbbar, es fehlt ihnen also die kollagene Imprägnation; dagegen sind sie sehr schön mit der Bielschowskyfärbung oder einer ihrer Modifikationen (Tanninsilber-Verfahren) darstellbar. Man findet diese Kapillarfibrosis in auffallender Stärke in der Molekularzone

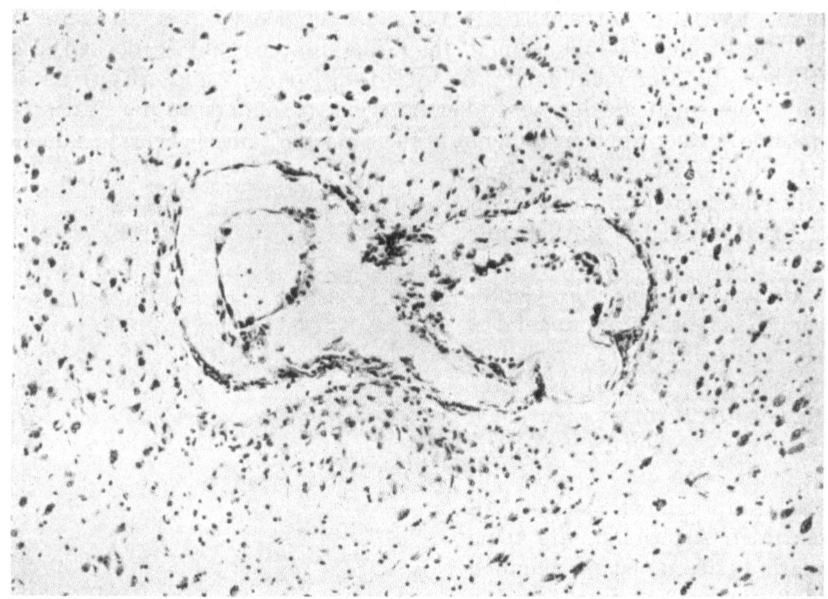

Abb. 150. Hyaline Entartung eines Rindengefäßes, das hier umbiegend zweimal getroffen ist. Die Media ist verdickt und von den in diesem Nisslpräparat ganz ungefärbt erscheinenden hyalinen Lamellen ausgefüllt. Mit der hyalinen Mediaerkrankung ist hier eine Verfettung von Intimazellen verbunden.

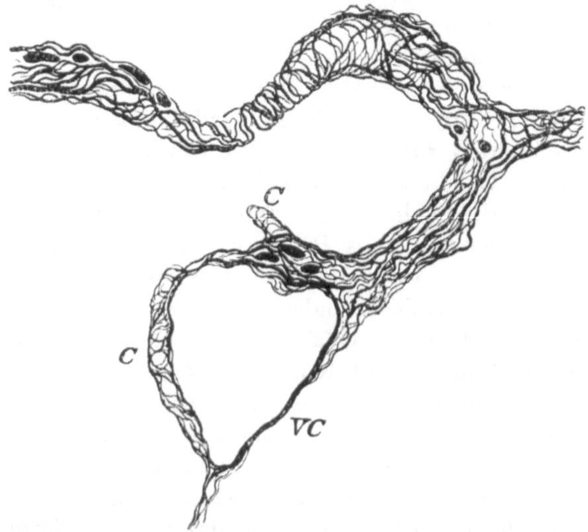

Abb. 151. Kapillarfibrosis an Rindengefäßen. Außerordentliche Zunahme der Silberfibrillen in ihren längs gerichteten Zügen und in den Spiraltouren an einer Präkapillare; die Kapillaren c erheblich verdickt. v c in ein strangartiges Bindegewebsbündel umgewandelte verödete Kapillare.

der Großhirnrinde und im Mark, in der übrigen Rinde und in anderen Abschnitten
des Zentralnervensystems pflegt sie im Vergleich dazu eine geringe Ausbildung
zu erfahren, abgesehen von dem Rückenmark, wo wir ihr wieder häufiger begegnen. Die Abb. 151 zeigt ein präkapillares Gefäß und seine kapillare Auf-
zweigung aus dem Mark mit einer solchen Fibrose. Überall sieht man spiralige
Touren dieser Silberfibrillen, zum Teil von derberen, längs gerichteten Zügen
durchsetzt. Oft entstehen mächtige verdickte adventitielle Faserbündel, welche
in Schraubenlinien das Gefäß umfassen und auch die Kapillarwand verstärken.
Eine Einlagerung hyaliner Substanz ist an diesen Kapillaren und Arteriolen
nicht nachzuweisen.

Im Vergleich zur Atherosklerose und zur Arteriolosklerose ist die reine
Mediaerkrankung (Mönckeberg) an den Gefäßen des Zentralnervensystems

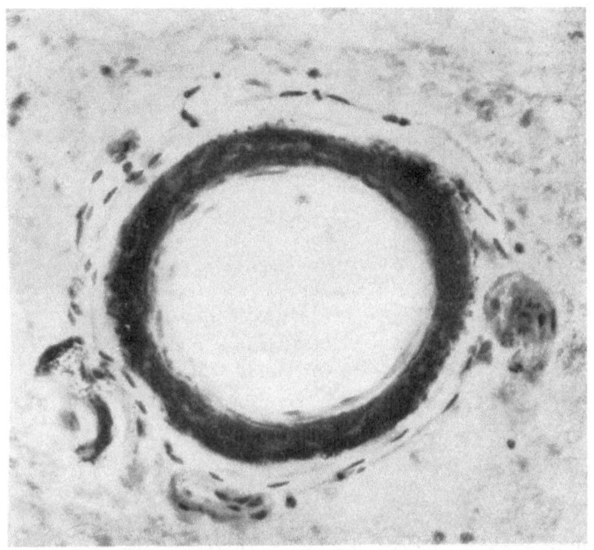

Abb. 152. Reine Mediaverkalkung. Zone der Intima und der Adventitia gut kenntlich
und nicht verändert, abgesehen von geringfügiger Verstreuung einzelner Kalkpartikelchen
in die inneren Adventitiallagen. Arterie im Streifenhügel. — Hämatoxylinfärbung.

selten. Sie hat ja ihre Prädilektionsstelle an den Extremitätenarterien; das
so veränderte Arterienrohr gleicht einer „Gänsegurgel". Es handelt sich da
um eine Kalkablagerung in die Media. Für diese sog. reine Mediaverkalkung wird ihre Abtrennung gegenüber anderen vielfach nur sekundären
Verkalkungen (z. B. im Bereiche atheromatöser Geschwüre und Schwielen)
ebenso gefordert, wie ihre Scheidung von der Atherosklerose (Mönckeberg).
Bei der Mediaerkrankung ist die Intima intakt. Die Media erliegt nach Mönckeberg einer Degeneration mit Verfettung und Kalkeinlagerung. Hueck sieht
den Beginn des Prozesses in einer unmittelbaren Kalkablagerung nicht in die
Muskelfasern, sondern in die die Muskularis umspinnenden Bindegewebsnetze
und in die Elastica interna; hier seien die ersten Kalkbröckchen zu finden.
Auch bei diesem Prozeß sei es wieder nicht die kollagene oder elastische Substanz selbst, die erkrankt, sondern ihre Matrix, die Grundsubstanz führe

die ersten Kalkkörnchen. Mit fortschreitender Verkalkung gehen Muskulatur, kollagenes Bindegewebe, Elastika zugrunde; sie sind mehr oder weniger
vollständig verkalkt.

Wie gesagt, ist diese der „Arteriosklerose" zugerechnete Krankheit an Ge-
hirngefäßen nicht häufig. Ich fand sie noch am ehesten an den großen Gefäßen der basalen Ganglien. Das Photogramm 152 zeigt diesen Typus der
reinen Mediaverkalkung.

Viel häufiger ist ein anderer, davon abweichender Verkalkungsprozeß,
der unter den Körperorganen gerade das Gehirn — und dieses oft isoliert —
in seinen Gefäßen befallen kann. Hier wird der Kalk offenbar in der Adven-

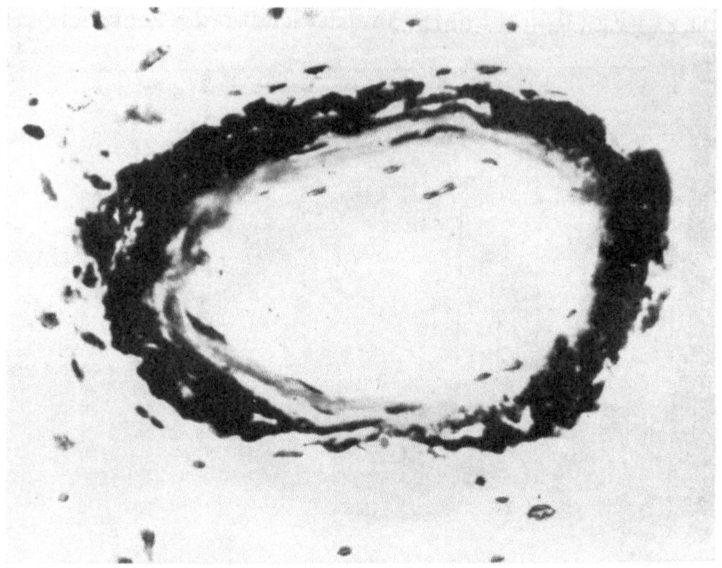

Abb. 153. Verkalkung einer Arterie des Markschaftes einer Windung. Hämatoxylin-
van Giesonpräparat. Der Kalk liegt in der Adventitia und teils auch wieder in der Media.

titia abgelagert, erst später und bei ausgedehnter Erkrankung greift die Verkalkung auf die Media über (Abb. 153). Ich habe wiederholt gesehen, daß die
ersten äußerst fein verteilten Kalkpartikelchen in den adventitiellen Lymphräumen der Gefäße liegen. Dazu stimmt, daß bei den hier häufig mitergriffenen
Kapillaren (Abb. 239) der Kalk zunächst jenseits der elastischen Lamellen
zu sehen war, also offensichtlich auch hier in dem Adventitialspalt liegt. Die
Kalkablagerung kann in offenbar langsamem Tempo bei chronischen Prozessen
(Weimann) und in alten atrophischen Organteilen (Abb. 239) erfolgen. Sie
tritt aber zweifellos auch ganz akut auf, nämlich schon eine Reihe von Tagen
nach dem Einwirken der Noxe: Herzog fand akute Kalkablagerungen im
Linsenkern 4—11 Tage nach Kohlenoxydvergiftung; bei der epidemischen
Enzephalitis fanden wir sie in den basalen Ganglien schon nach 8—12 Tagen.
Die Autoren sprechen davon, daß der Kalkablagerung die Ausfällung eines
Schutzkolloids vorausgehe. In dieses erfolgt die Kalkabscheidung. Solche Ver-
kalkung intrazerebraler Gefäße hat Obersteiner in seinem Lehrbuch be-

schrieben. Bekannt ist die Mitteilung von Hansemanns, welcher im Hemisphärenmarke eines gesunden 28jährigen Mannes ausgedehnte Verkalkungen fand. In der Nähe von Geschwülsten haben besonders Dürck und Oberndorfer solche Gefäßverkalkungen beschrieben. Neuerdings haben sie Fraenkel, Hueck, Schmincke, Weimann besprochen [1]). Sehr überzeugend hat Schmincke an seinen Bildern dargetan, daß erst eine Ablagerung eiweißartiger Stoffe statthat und daß die in diesen Kolloiden enthaltenen Kalksalze zur Ausfällung gelangen. Herr Dr. Weimann hat in unserem Laboratorium an einem Falle mit besonders großartiger Verkalkung diese Vorgänge im einzelnen verfolgen können [2]).

Befunde wie die Schminckes, wonach die selbständige adventitiell beginnende Verkalkung intrazerebraler Gefäße am kindlichen Gehirn bei mehr oder weniger lokalisierten Prozessen auftritt, und weiter die Feststellung, daß dieser Prozeß an den Hirngefäßen auch im späteren Lebensalter unabhängig von „arteriosklerotischen" Veränderungen im Organismus sonst vorkommt, dürfte seiner Einordnung in den Formenkreis der Arteriosklerose entgegenstehen. Selbst wenn man diesen — wie wir es hier tun — weit faßt, so sollte doch auch solch allgemeiner Sammelbegriff nicht überdehnt werden.

Wir haben die Arteriosklerose als eine „progressive Ernährungsstörung" zu definieren — wie das Marchand für die Atherosklerose gegenüber anderen Sklerosen usw. nachdrücklichst betont hat, und wir haben in ihr einen zur Deformation des Gefäßrohres (Virchow) führenden fortschreitenden Prozeß zu sehen. Man kann sie als eine „Abnützungskrankheit" (Romberg) bezeichnen, für deren Pathogenese man freilich nicht einseitig das mechanisch-funktionelle Moment der Überanstrengung betonen darf, sondern ebenso Stoffwechsel- oder Giftwirkungen, d. h. chemische Faktoren zu würdigen hat. Aus der „Konstellation der Bedingungen" (im Sinne Tendeloos) erklärt sich am ehesten die besondere Form der Arteriosklerose, die der einzelne bekommt, wie das offenbar auch sonst beim Altern aller Bindesubstanzen — wovon die Arteriosklerose nur eine spezielle Erscheinung wäre — der Fall ist. Denn das ist eines der wesentlichen Ergebnisse neuerer Forschungen, vor allen Dingen der Studie von Hueck, daß „die notwendige Voraussetzung für alle diese Formen der Arteriosklerose in einer Veränderung zu erblicken ist, die aller bindegewebigen Stützsubstanz des Körpers gemeinsam ist und der auch alles Bindegewebe im Laufe des Lebens anheimfällt"; und ferner, „daß zu der allgemeinen Abnützung des Bindegewebes eben doch noch mancherlei hinzukommen muß, damit die spezielle Krankheitsform in Erscheinung tritt". Hierbei ist neben den mechanischen und chemischen Faktoren die Lokalisation des Prozesses von außerordentlicher Bedeutung. Freilich sehen wir an ein und demselben Gefäß auch verschiedene Prozesse aus dem Formenkreis der Arteriosklerose; es kann das gleiche Gefäß das eine Mal eine reine Mediaveränderung, das andere Mal eine echte Atherosklerose erleiden. So kann der Bau der Gefäßwand zwar allein für die Art der arteriosklerotischen Erkrankung nicht ausschlaggebend sein. Aber die mitbestimmende Wirksamkeit des verschiedenen Baues der Arterien, wie sie vor allem von Aschoff betont worden ist, ist zweifellos von außerordentlicher Bedeutung. Sehen wir ganz ab von der auffallenden Tatsache, daß die Gänsegurgelarterie ganz überwiegend an den Extremitäten vorkommt, und daß die Arteriolen vornehmlich in der Art der hyalinen Degeneration erkranken; noch wichtiger fast erscheint die schon von Nissl vor langen Jahren betonte Tatsache, daß in einem Gehirn mit atheromatöser Intimaerkrankung der großen basalen und kapsulären Gefäße die kleinen Rindengefäße in außerordentlicher Häufigkeit das Bild der hyalinen Entartung bieten, daß an

---

[1]) Soeben hat Dürck wichtige Mitteilungen zu diesem Problem gemacht (Zeitschr. f. d. gesamte Neurol. u. Psych. 1921, Bd. 72); der Aufsatz behandelt in übersichtlicher Weise das ganze Thema.

[2]) Über kalkähnliche Stoffe an Gefäßen, die leicht mit Kalk identifiziert werden, s. S. 302.

den Arteriolen des Gehirns eine eigentliche Atheromatose nicht vorkommt. Gerade solche Befunde legen es nahe, an der gemeinsamen Bezeichnung „Arteriosklerose“ für all die verschiedenen Formen festzuhalten, auch wenn sie im einzelnen unterschieden werden müssen.

Die Arteriosklerose ist also nicht eine einfache Alterserscheinung. Gerade auch die Befunde im Zentralorgan beweisen das. Es gibt senile Gehirne, deren Gefäße keine oder keine nennenswerten arteriosklerotischen Veränderungen aufweisen, dagegen Alterserscheinungen im eigentlichen Sinne des Wortes, welche wir auch hier als **senile Gefäßveränderung** abgetrennt von den arteriosklerotischen Formen aufführen. Man spricht in der allgemeinen Gefäßpathologie von einer senilen Ektasie und führt diese auf eine Verschlechterung des funktionell wertvollen Materials des Gefäßrohres zurück. Kann man nach den Untersuchungen von Aschoff ein Gefäßwachstum bis ans Ende des zweiten Jahrzehnts verfolgen und dabei eine Fortentwicklung elastischer und muskulöser Wandbestandteile nachweisen, so läßt sich im 6. oder 7. Jahrzehnt — manchmal auch früher — eine absteigende Epoche feststellen; und diese ist nach Aschoff u. a. durch den Einbau minderwertigen Materials bedingt. Das kollagene Bindegewebe nimmt zu, die elastischen und muskulösen Gewebsteile erscheinen reduziert oder — wie bei der Elastika — von minderwertiger Art. Wir finden im histologischen Bilde eine schlechtere Resorzinfuchsinfärbbarkeit besonders an den Arteriolen, eine Erweiterung der Fenestrae der Elastica interna, bei den größeren Gefäßen Ersatz der Muskulatur durch stark säurefuchsinfärbbare Bindesubstanz und Quellung der Mesenchymbestandteile. Das Lumen erscheint oft gerade an den kleineren Gefäßen abnorm weit. Die Endothelzellen erfahren regressive Veränderungen, Schrumpfung der abnorm dunklen oder auffallend blassen Kerne, das Plasma der Endothelien und Adventitiazellen der kleinen Gefäße enthält gelbliche und bräunliche, scharlachrotfärbbare Körnchen. An den etwas größeren Arterien findet man im Bereiche der stark atrophischen Muskularis reichlich Fett. Die Fasern der Adventitia sind vermehrt, ihre Kerne oft geschrumpft. In den Adventitiaelementen sehen wir lipoide Einlagerungen, die allerdings meist nicht Ausdruck der Wandveränderungen sind, sondern den Abbau und die Abräumung nervösen Zerfallmaterials dorthin bezeugen (vgl. das Kapitel über Degeneration und Abbauvorgänge). Auch die Venen zeigen im Rückbildungs- und Greisenalter vielfach einen Elastikaschwund und eine Kernverarmung bzw. Hyalinisierung ihres Wandbindegewebes (Stransky und Loewy). — Es nimmt nicht wunder, daß neben den rein senilen Gefäßveränderungen sich hie und da mikroskopisch auch Veränderungen finden, die irgend einer der Formen der Arteriosklerose entsprechen. Ein solches Nebeneinander von rein senilen Umbildungen der Gefäßwand und vereinzelten oder auch ausgedehnteren arteriosklerotischen Prozessen erscheint nach dem Gesagten durchaus plausibel.

Die reinste Form regressiver Gefäßveränderung ist wohl die **Verödung** bei hochgradiger Atrophie des zentralen Gewebes. Zeigt sich in stark atrophischen Teilen des Nervensystems an den Gefäßen größeren und mittleren Kalibers der Einbau minderwertigen Materials, besonders die Bindegewebsvermehrung in den beiden äußeren Lagen ihrer Wand (Abb. 239), so erscheinen die Kapillarschlingen zu einem mehr oder weniger großen Teile verödet. Wir sehen kein Lumen mehr, das Rohr ist gleichsam kollabiert, die Wände liegen dicht aufeinander, der Gefäßschlauch ist schließlich in einen soliden

Strang umgewandelt, der zwischen benachbarten noch wegsamen Kapillaren ausgespannt ist (Abb. 151 vc). Er ähnelt so den normalen Cordons unitifs, welche bekanntlich besonders in der weißen Substanz des Hemisphärenhirns und im Grau des Rückenmarks vorkommen und als dicht zusammengeflochtene Bindegewebsbündel von einem zum andern Gefäß verlaufen. Im Gegensatz zu diesen Bindegewebssträngen, welche man im Tanninsilberpräparat vom normalen Gewebe her kennt, führen die verödeten Kapillaren neben Bindegewebszügen der alten Adventitia noch Reste des Endothelrohres. Im Längsschnitt zeigen sie die beiden dicht aufeinander liegenden elastischen Häutchen und hie und da degenerierte Endothelkerne; vielfach findet man stäbchenartige Adventitiazellen.

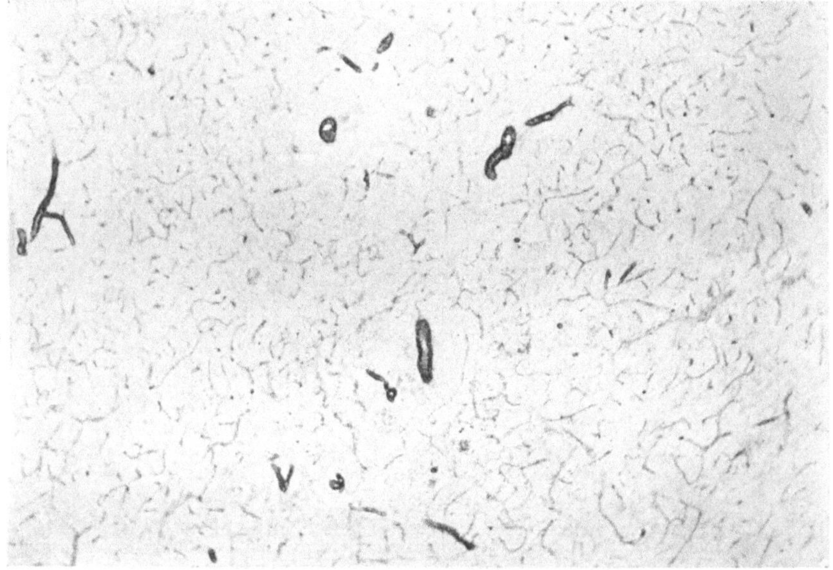

Abb. 154. Scheinbare Gefäßvermehrung im atrophischen Linsenkerne: relativer Gefäßreichtum. Elastikapräparat.

Wo die Gefäße infolge Atrophie des nervösen Organteils zusammenrücken scheinen sie uns vermehrt zu sein (Abb. 154). Aber die auffällige Dichtigkeit und Enge des Gefäßnetzes ist eben nur die Folge davon, daß die ursprünglich dazwischen gelegene Gewebsmasse weitgehend geschwunden ist. So rücken die im normalen Nervensystem durch gesundes Gewebe mehr oder weniger weit getrennten Gefäßäste nahe aufeinander (Abb. 154). Wir haben es hier mit einer relativen retikulären Gefäßvermehrung zu tun. Sie darf nicht mit einer tatsächlichen Gefäßwucherung verwechselt werden (s. S. 354 und Abb 241). Im Bereiche solcher Verödungen kommt noch eine andere Form scheinbarer Gefäßvermehrung vor, nämlich die Bildung von Gefäßaggregaten (Cerletti). Wenn das Nervengewebe stark schrumpft, so können sich die Gefäße in ihrer Längsachse nur in beschränktem Maße zusammenziehen; das Gefäß muß in einem viel engeren Raume als im früheren gesunden Zustande des Organteiles Platz finden. Infolgedessen wird ein Schnitt ein und dasselbe Gefäß

bei seiner dicht aufeinander folgenden Schlängelung oft mehrfach anschneiden
müssen, so daß Gefäßlumina von mehr oder weniger gleichem Kaliber dicht
nebeneinander stehen. So in Abb. 155; hier macht es übrigens die Dicke des
Präparates leicht, das — in dünnen Schnitten schwerer deutbare — Zustandekommen der vielen Gefäßlumina aus der dichten Schlängelung des Gefäßrohres
abzuleiten, da man sich dessen Verlauf gut konstruieren kann. Es kann sich
das Gefäß wohl auch um seine Längsachse drehen, dabei werden seine Seiten-
und Endäste in die Richtung mit einbezogen; die kollateralen Äste sind um den
Hauptstamm gleichsam aufgewickelt. Im Schnitt werden wir dann Konvolute und Pakete von Gefäßen treffen. — Solche Gefäßaggregate gibt es nicht
nur in hochgradig atrophischen Teilen des Zentralnervensystems, also als Folge

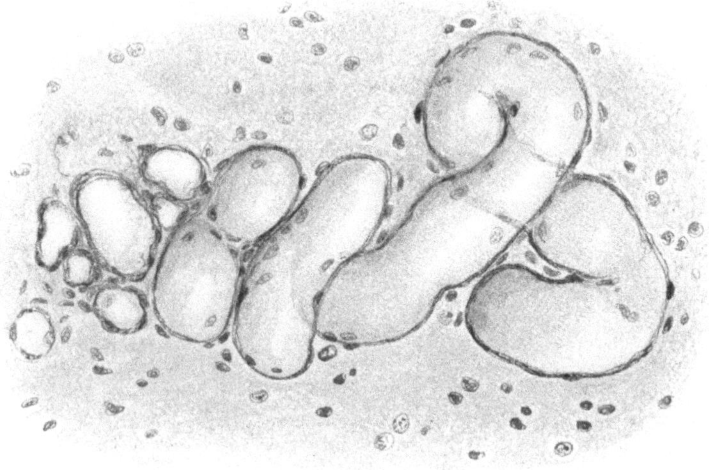

Abb. 155. Gefäßkonvolut in einem stark atrophierten Bezirk. Das gleiche Gefäß, dessen
Verlauf bei der Dicke des Schnittes über größere Strecken zu verfolgen ist, vielfach teils
quer, teils schräg, teils längs angeschnitten.

der Gewebsschrumpfung, sondern auch bei primärer Erkrankung der Gefäße selbst, in erster Linie bei der Arteriosklerose. Infolge des Verlustes der
Elastizität und der Verlängerung der Gefäße haben diese einen stark geschlängelten Verlauf und auch dann wird leicht ein Messerzug dasselbe Gefäß mehrfach anschneiden.

Vorwiegend **proliferativer** Art sind Veränderungen an der Gefäßinnenhaut, die wir bei mancherlei akuten und chronischen Infektionen und Intoxikationen sehen. Besonders markante Beispiele dafür sind die zuerst von Nissl
und Alzheimer als nicht entzündliche Form der **Lues der kleinen
Hirngefäße** beschriebenen Veränderungen, ferner die sog. **Endarteriitis** infolge experimenteller Vergiftung mit Blei (Bonfiglio), Dysenterietoxin
(Lotmar), Mangan (F. L. Lewy) u. ä.

Bei vielen schweren Allgemeininfektionen sieht man an den zentralen Gefäßen progressive Vorgänge am Endothel. Die Kerne werden groß, hell, sie
führen kräftige und reichliche Chromatinkörner, das Plasma tritt deutlich
hervor, es erscheint sukkulent, vielfach läßt sich ein breiter und langgezogener,

im Nisslpräparat gut gefärbter Zellkörper darstellen. Solche Umwandlungen sieht man in Abb. 156a an einer Präkapillare der Hirnrinde eines an Typhusdelir gestorbenen Menschen. Bei ausgeprägten Veränderungen dieser Art finden sich als klarer Ausdruck der Intimaproliferation Mitosen. In dem hier

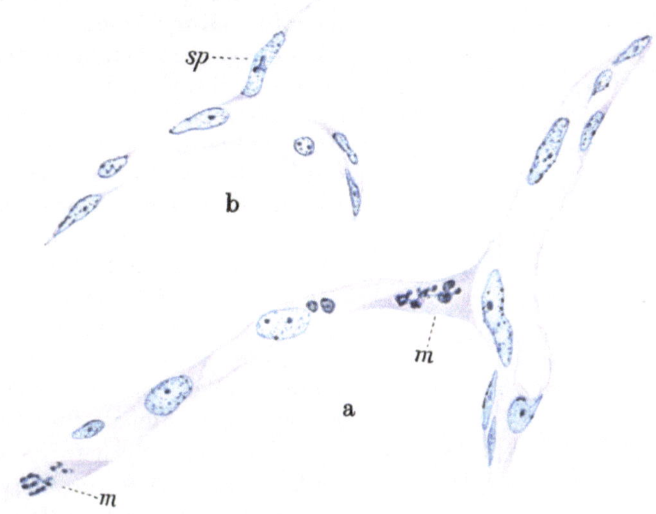

Abb. 156. a Präkapillare der Hirnrinde eines Falles von Typhusdelirium. Intimazellen mit aktivierten Kernen und leicht angefärbtem Plasmakörper. m Mitosen in Intimazellen. b Gefäßsproß; eine dem Rohr knospenartig aufsitzende Intimazelle (sp). Paralyse.

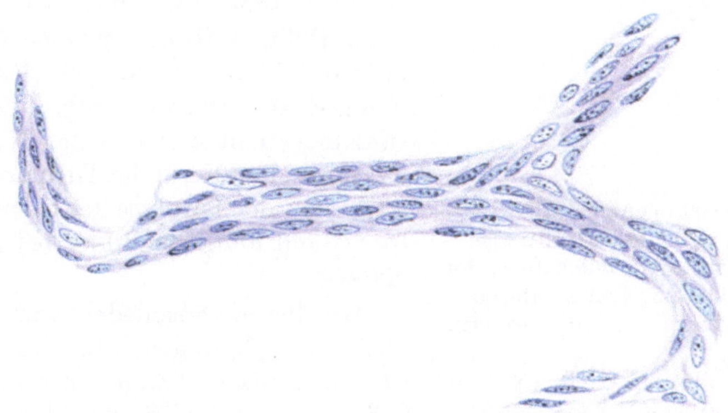

Abb. 157. Experimentelle Blei-Endarteriitis eines Rindengefäßes mit seinen Verzweigungen. Nisslpräparat.

illustrierten Präparat sind sie besonders zahlreich, ähnlich etwa wie bei der Nissl-Alzheimerschen luetischen Endarteriitis der kleinen Hirngefäße und überhaupt bei den Prozessen, wo die produktive Bildung an der Intima einen hohen Grad erreicht. Von solchen mächtigen Wucherungen an der Gefäßinnenhaut gibt Abb. 157 ein Beispiel. Man sieht kaum noch etwas vom

Lumen, doch ist das hier abgebildete Gefäß noch wegsam; es kann aber natürlich bei diesen Intimaprozessen zu völligem Gefäßverschluß kommen. Während bei der Nissl-Alzheimerschen Lues der kleinen Hirngefäße die Gefäßwandzellen in ihrem Verbande bleiben, lösen sich bei anderen Prozessen, wie bei der hier (Abb. 157) illustrierten Gefäßveränderung infolge experimenteller Bleivergiftung, wuchernde Zellen unter lebhafter Karyokinese los (Abb. 158). Sie werden zum Teil zu Gitterzellen, zum andern Teil sind es Fibroblastenzüge oder auch vereinzelte Zellelemente in Stäbchenform (Abb. 158 st); wir haben es hier mit mesodermalen Stäbchenzellen — im Gegensatz zu den gliogenen (s. S. 183) — zu tun; das wird nicht nur durch die morphologische Ähnlichkeit mit den betreffenden Gefäßwandelementen dargetan (was ja, wie wiederholt aufgeführt, keine zureichende Beweiskraft haben würde), sondern auch durch die Fähigkeit dieser Zellen, mesenchymale Fibrillen zu bilden.

An den mächtigen Intimawucherungen findet man später regressive Umwandlungen der gewucherten Zellen. So sieht man bei älteren Fällen luetischer Endarteriitis Schrumpfung und Abblassung der Kerne, Anhäufung von Fettstoffen im Plasma. Ist der Prozeß schon längere Zeit zur Ruhe gekommen, so bleibt doch als auffälliges Residuum eine Menge Gefäßwandzellen von unregelmäßiger Größe in regressiver Umwandlung. Solche Bilder sind uns nicht nur von der Nissl-Alzheimerschen Form der Hirnlues, sondern auch von der Paralyse her bekannt. Cerletti fand ähnliche Bilder bei perniziöser Malaria.

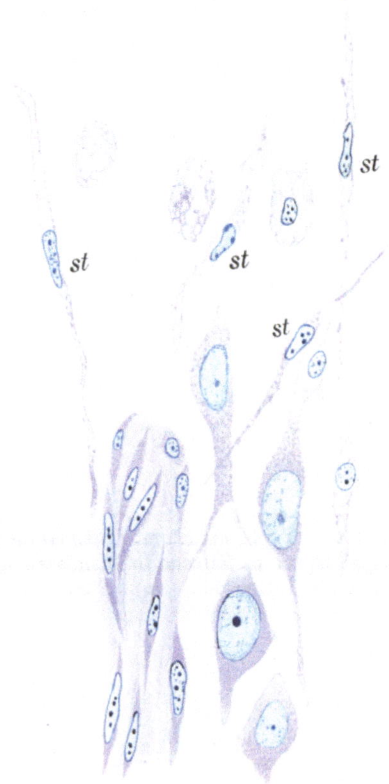

Abb. 158. Experimentelle Blei-Endarteriitis. Von dem „endarteriitischen" Gefäß haben sich Gitterzellen (oben im Bilde) und Stäbchenzellen st abgelöst. Neben dem Gefäße einige Ganglienzellen.

Bei diesen verschiedenen proliferativen Gefäßveränderungen läßt sich meist eindeutig auch eine Gefäßvermehrung nachweisen. Zum Unterschiede von der „relativen" und scheinbaren Gefäßvermehrung (s. S. 223) ist die Gefäßvermehrung hier eine tatsächliche und absolute. In einem Präparat wie in Abb. 159 kann man sie leicht behaupten; der enorme Reichtum an Gefäßen bei unverändertem Volumen des Organteiles läßt einen derartigen Schluß durchaus zu. Es gibt aber selbstverständlich immer noch genug Fälle, wo der bindende Beweis einer Gefäßvermehrung schwer zu führen ist und wo wir uns, zumal seit Cerlettis Untersuchungen, gegenwärtig halten müssen, daß eine Gefäßvermehrung auf recht verschiedene Weise vorgetäuscht werden kann. Hier hilft am sichersten der Nachweis von Gefäßwandsprossen, so in

Abb. 156b und 160. Von Gefäßschlingen mit den Zeichen progressiv umgewandelter Endothelien sieht man in spitzen Winkel Zellen abgehen, die vom Charakter der Intimazellen sind; oft legt sich dem Endothelsproß eine Adventitiazelle an, wie in Abb. 160; hier finden sich die beiden abgezweigten Intimazellen in Mitose. Als frische Gefäßknospen darf man wohl auch Bildungen ansprechen, wie sie Alzheimer schon bei der Paralyse beschrieben hatte (Abb. 156b). Von solchen jungen Zellen, welche dornartig dem Gefäß aufsitzen, geht vielfach ein zarter Faden nach einer benachbarten Kapillare hin. Die Beschaffenheit des Kerns und des Plasmas dieser jungen, dem Gefäß aufsitzenden Zelle dürfte eine Verwechslung mit einem alten geschrumpften

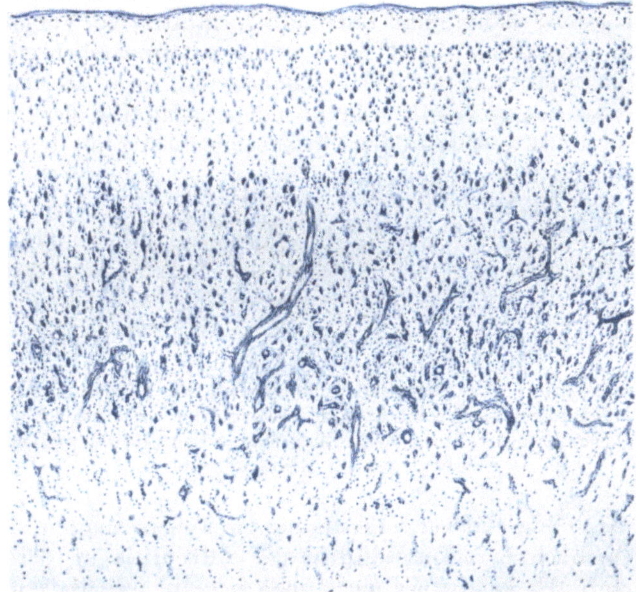

Abb. 159. Experimentelle Blei-Endarteriitis (Hund, Nisslpräparat) in umschriebenem Hirnrindengebiet. Verdickung der Gefäße durch die (kernreiche) Intimawucherung und Gefäßneubildung.

Kapillarstrang ausschließen. — Gefäßbündel können bei den hier erwähnten Prozessen dadurch zustande kommen, daß die Blutgefäße sehr zahlreiche Kollateralen bilden, welche diesen selbst oder ihren ursprünglichen Verästelungen parallel laufen. Cerletti hat das beschrieben und besonders bei perniziöser Malaria demonstrieren können. Es scheint nach seinen Untersuchungen, daß die Anschauung, wonach Gefäßbündel sich aus der Bildung von Endothelbrücken innerhalb des Gefäßlumens erklären, nicht zutreffend ist.

Dürfen bei solchen Proliferationen an der Intima die Gefäßneubildungen als Teilerscheinung des produktiven Gefäßprozesses aufgefaßt werden, so gibt es doch bei eigenartigen zentralen Erkrankungen auch andere Gefäßsprossungen und -Vermehrungen, die mit einem solchen nichts zu tun haben (s. S. 355).

Von den entzündlichen bzw. spezifischen Gefäßerkrankungen wird in den entsprechenden Kapiteln Tuberkulose, Syphilis usw. die Rede sein. Nur über einen Gefäßprozeß daraus glaube ich hier schon sprechen zu sollen, da er in der Abgrenzung von der Atherosklerose Bedeutung hat und da er sich oft nicht (mehr) als Teilerscheinung eines umschriebenen spezifischen Prozesses erweist: die **Heubnersche Endarteriitis.**

Charakteristisch für diesen Prozeß ist vor allem die proliferative Wucherung an der Intima und — im Gegensatz zur Atherosklerose — das ziemlich regelmäßige Ausbleiben von Zerfallsvorgängen an der intimalen Bindegewebswucherung. An den so erkrankten Gefäßen ist die oft enorm verdickte Intima außerordentlich kernreich; lipoide Tröpfchen, Körnchenzellen, Kalk u. ä. sehen wir in diesen verdickten Intimalagen gewöhnlich nicht. Die Intimawucherung wurde früher als das Primäre der Gefäßwandveränderung angesehen, heute geht die Anschauung dahin, daß entzündlich infiltrative Vorgänge an der Adventitia den Prozeß einleiten: Einlagerungen vornehmlich von Lymphozyten, auch von wechselnd reichlichen Leukozyten, in späteren Stadien von Plasmazellen. Bei den so häufig erkrankenden pialen Gefäßen, z. B. an der Brücke, steht dieses Adventitialinfiltrat in Zusammenhang mit dem meningealen

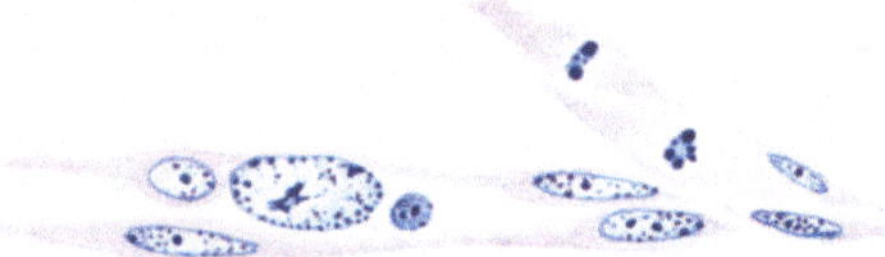

Abb. 160. Nissl-Alzheimers luetische Endarteriitis der kleinen Hirngefäße. Außer einem enorm großen Intimakern bemerkt man zwei von der Gefäßwand abgehende, offenbar endotheliale Elemente in Mitose, denen sich eine Adventitialzelle außen anlegt (neue Gefäßanlage). — Nisslpräparat.

zelligen Exsudat; die Gefäßwanderkrankung ist Teilerscheinung der Meningoenzephalitis. Vielfach hört das Infiltrat der Adventitia an der Grenze zur Media scharf auf. Es kann aber auch diese letztere durchsetzen und in die Intima vordringen. Die infiltrierenden Zellen erfüllen schließlich in dichter Anhäufung alle Schichten der Gefäßwand. Die Lamellen der Elastica interna sind stellenweise quer durchbrochen und mit großer Regelmäßigkeit in Einzelzüge aufgespalten; zwischen ihren Lamellen sind infiltrierende und wuchernde Zellen gelegen. Da wir in frischen Fällen Gefäße sehen, die noch keine Wucherung der Intima aufweisen, wohl aber ein auf die Adventitia beschränktes entzündliches Infiltrat, so ist offenbar dieses als das Primäre am Prozesse anzusehen und die reine bindegewebige Wucherung der Intima als eine regenerativkompensatorische Proliferation (Benda) zu bewerten.

Über die Herkunft der fibroblastischen Netze bei diesen und ähnlichen Prozessen hat Ranke wichtige Feststellungen gemacht. Schon von anderen, z. B. von Benda, war gesagt worden, daß die Fibroblasten der Intima von den äußeren Wandschichten herkommen. Ranke konnte nun verfolgen, wie Bindegewebskerne auf dem präformierten Wege des Bindegewebsnetzes aus der Adventitia durch die Media und durch die Fenestrae der Membrana elastica interna in die Intima eingleiten, „daß also auch der Prozeß der produktiven Endarteriitis bei vollkommener Kontinuität des Bindegewebsnetzes sich vollzieht". Das kernlose Mesenchymalnetz wird so sekundär kernhaltig, indem es auf dem Wege der zusammenhängenden plasmatischen Netzbälkchen aus der Adventitia Bindegewebskerne und plasmatisches Material empfängt (Ranke). Möglich ist dabei aber auch, daß kern-

haltiges Material, welches in den intimalen Polstern an den Abgangsstellen von Gefäß-
ästen liegt, an der Bindegewebsneubildung in der Intima teilnimmt.

Mit der Zeit schwinden die Infiltrationszellen an der Adventitia (und wo
sie dort vorhanden waren, auch in den anderen Gefäßwandschichten). An
den fibroblastischen Netzen der Intima vollziehen sich Imprägnationserschei-
nungen: aus den ursprünglich nackten Fibrillen werden säurefuchsinfärbbare,
kollagene Fasern, außerdem kommt es zu einer lebhaften Neubildung elastischer
Faserzüge, indem viele Silberfibrillen resorzinfuchsin-färbbar werden; dabei
bildet sich meist eine neue Elastica interna im inneren Teil der gewucherten
Intima aus. So zeigt gerade dieser Prozeß deutlich, wie die zahlreichen elastischen Züge außer durch Spaltung des alten elastischen Bandes in feinere
Lamellen (Delamination) auch durch wirkliche Neubildung elastischen
Gewebes aus der Bindegewebswucherung entstehen.

Nach der hier gegebenen Darstellung scheint es vielleicht, als wäre die
Heubnersche Endarteriitis leicht von der Atherosklerose zu unterscheiden.
Aber nicht regelmäßig sind die Bilder so rein, wie es hier geschildert wurde.
So sehen wir bei alten Intimawucherungen häufig nichts von einer etwa voraus-
gegangenen Infiltration an der Adventitia, und auch in den Meningen können
dann Infiltrationen fehlen, die Veränderungen sich also nicht, wie wir vorhin
sagten, als Teilerscheinung einer luetischen Meningomyelitis erweisen. Es braucht
weiter die Intimawucherung keineswegs immer sehr hochgradig zu sein. Mitunter sehen wir, daß sich an dem Produkt der Wucherung doch, entgegen
dem gewöhnlichen Verhalten, Zerfallsvorgänge vollziehen, die jenen bei der
Atherosklerose ähnlich sind. Wieder eine andere Schwierigkeit der Deutung
bietet der Befund, daß neben leichten infiltrativen Erscheinungen in den
Meningen, wie wir sie bei Syphilis ohne klinische zentrale Symptome hie und
da sehen, Intimawucherungen mit mehr oder weniger ausgesprochener Neigung
zum Zerfall bestehen. Schließlich ist es bekannt, daß Syphilitiker Gefäßveränderungen haben können, die sich in nichts von denen bei der Atherosklerose
unterscheiden und daß die vorhin geschilderten endarteriitischen Neubildungen
außer bei Lues auch bei Geschwülsten, Tuberkulose u. ä. in einer Weise vorkommen, daß wir hier deutliche unterscheidende Merkmale nicht aufzustellen
vermögen.

Literatur.

Achúcarro, Darstellung von neugebildeten Fasern des Gefäßbindegewebes in der
Hirnrinde eines Falles von progressiver Paralyse, durch eine Tanninsilbermethode. Zeitschr.
f. d. ges. Neurol. u. Psych. 7, 1911. — Alzheimer, Progressive Paralyse und endarteriitische
Hirnlues. Zentralbl. f. Nervenheilk. 16, 443. 1905. — Derselbe, Die syphilitischen Geistes-
störungen. Allg. Zeitschr. f. Psychiatrie 64, 656. 1909. — Aschoff, Über Entwicklungs-,
Wachstums- und Altersvorgänge an den Gefäßen von elastischem und muskulösem Typus.
Fischer, Jena 1909. — Derselbe, Über Atherosklerose und andere Sklerosen des Gefäß-
systems. Beihefte z. Med. Klinik 1908. 1. — Derselbe, Ein Beitrag zur Lehre von den
Makrophagen. Verhandl. Path. Gesellsch. Marburg. 1913. 107. — Askanazy, Die Gefäß-
veränderungen bei der akuten tuberkulösen Meningitis und ihre Beziehungen zu den Gehirn-
läsionen. Deutsches Arch. f. klin. Med. 99, 1910. — Derselbe, Über Arteriosklerose bei
Jugendlichen. Diskussionsbemerkung Kriegspatholog. Tagung. 1916. 56. — Benda, C.,
Erkrankung der Blutgefäße. In L. Aschoffs Lehrb. d. pathol. Anat. 1921. — Beneke,
Studien über Gefäßerkrankungen durch Gifte. Virchows Arch. 1908. — Binswanger
und Berger, Beiträge zur Kenntnis der Lymphzirkulation in der Großhirnrinde. Virchows
Arch. 152. — Bonfiglio, Di speziali reperti in un caso di probabile sifilidi cerebrale. Riv.

sperim. d. Freniatria 34. — Borst, M., Chronische Entzündung und pathologische Organisation. Ergebn. d. Path. 4, 461. 1897. — Derselbe, Das Verhalten der „Endothelien" bei der akuten und chronischen Entzündung. Würzb. G. Verh. 31, 1897. Nr. 1. — Ramon y Cajal, Histologie du système nerveux de l'homme et des vertèbres. Paris 1909. — Cerletti, Die Gefäßvermehrung im Zentralnervensystem. Nissls Arbeiten 4, 1910. — Dürck, Über die Verkalkung von Hirngefäßen bei der akuten Enzephalitis lethargica. Zeitschr. f. d. ges. Neurol. u. Psych. 1921. — Derselbe, Atti del I. Congresso internaz. dei patol. Torino 1911. — Eberth, C., Von den Blutgefäßen. S. Strickers Handbuch der Lehre von den Geweben des Menschen und der Tiere. 1, 1871. — v. Ebner, V., Über den Bau der Aortenwand, besonders der Muskelhaut derselben. A. Rolletts Untersuch. aus dem Institut f. Physiol. u. Histol. in Graz. H. 1. 1870. — Evensen, Beiträge zur normalen Anatomie der Hirngefäße. Nissls Arbeiten. 2, 1908. — Faber, A., Die Arteriosklerose, ihre pathologische Anatomie, ihre Pathogenese und Ätiologie. Jena 1912. — Fraenkel, Über Arteriosklerose bei Jugendlichen. Kriegspatholog. Tagung 1916. — Gimbert, Mémoire sur la structure et sur la texture des artères. Journ. de l'anat. et de la physiol. normale et pathol. de l'homme et des animaux. 2, 1865. — v. Hansemann, D., Ein kasuistischer Beitrag zur Verkalkung der Hirngefäße. Verhandl. d. deutsch. pathol. Gesellsch. 2. Tag. 1899. — Held, H., Die Entwicklung des Nervengewebes bei den Wirbeltieren. Leipzig 1909. — Derselbe, Über die Neuroglia marginalis der menschlichen Großhirnrinde. Monatsschr. f. Psychiatrie. 26, 1909. — Herzog, Georg, Experimentelle Untersuchungen über die Einheilung von Fremdkörpern. Habilitationsschr. Leipzig 1915 und Zieglers Beitr. 61, 325. 1916. — Derselbe, Zur Pathologie der Leuchtgasvergiftung. (Vortrag.) Münch. med. Wochenschr. 1920. Nr. 19. 558. — Heubner, Die luetische Erkrankung der Hirnarterien. Leipzig 1874. — His, Über ein perivaskuläres Kanalsystem. Zeitschr. f. wiss. Zoologie. 15. — Hueck, Angeblicher Eisengehalt in Kalk. Zentralbl. f. Pathol. 19, 1908. — Derselbe, Über das Mesenchym. Zieglers Beitr. 66, 330. 1920. — Derselbe, Anatomisches zur Frage nach Wesen und Ursache der Arteriosklerose. Münch. med. Wochenschr. 1920. 535. — Jores, L., Wesen und Entwicklung der Arteriosklerose auf Grund anatomischer und experimenteller Untersuchungen. Wiesbaden 1903. — Derselbe, Über die feineren Vorgänge bei der Bildung und Wiederbildung des elastischen Bindegewebes. Zieglers Beitr. 41, 167. 1907. — Derselbe, Über die pathologische Anatomie der chronischen Bleivergiftung des Kaninchens. Zieglers Beitr. 31, 1902. — Key und Retzius, Studien in der Anatomie des Nervensystems. I. Stockholm 1875. 2, 1876. — Klarfeld, Zur Histopathologie der experimentellen Blastomykose des Gehirns. Zeitschr. f. d. ges. Neurol. u. Psych. 1920. — Lewy, F. H., und Tiefenbach, Experimentelle Manganperoxyd-Enzephalitis und ihre sekundäre Autoinfektion. Zeitschr. f. d. ges. Neurol. u. Psych. 69, 1921. — Lubarsch, Über Arteriosklerose bei Jugendlichen. Kriegspatholog. Tagung 1916. 55. — Marchand, F., Über die Herkunft der Lymphozyten und ihre Schicksale bei der Entzündung. Verhandl. Pathol. Gesellsch. Marburg 1913. 5. — Mattauschek, Ein Beitrag zur Kenntnis der Arachnoidea spinalis. Arb. neurol. Inst. Wien. 17, 1909. — Maximow, Untersuchungen über Blut und Bindegewebe. Arch. f. mikr. Anat. 73, 444. 1900. — Merzbacher, Gibt es präformierte perizelluläre Lymphräume? Neurol. Zentralbl. 1909. — Mönckeberg, Über Arterienverkalkung. Münch. med. Wochenschr. 1920. 365. — Nissl, Zur Histopathologie der paralytischen Rindenerkrankung. Histolog. u. histopatholog. Arbeiten. 1, 1904. — Nonne und Luce, Pathologische Anatomie der Gefäße. Handb. d. pathol. Anat. d. Nervensystems. — Oberndorfer, Verkalkungs- und Verknöcherungsherde im Gehirn. Verhandl. d. Deutsch. pathol. Gesellsch. 15, 316. 1912. — Obersteiner, Über einige Lymphräume im Gehirn. Sitzungsbericht d. Akad. d. Wissensch. zu Wien. 61, 1870. — Derselbe, Beiträge zur pathologischen Anatomie der Gehirngefäße. Wiener med. Jahrb. 1877. — Derselbe, Die Innervation der Gehirngefäße. Arbeiten a. d. Inst. f. Anat. u. Physiol. d. Zentralnervensyst. 5, 1898. — Ranke, O.. Neue Kenntnisse und Anschauungen von dem mesenchymalen Synzytium und seinen Differenzierungsprodukten unter normalen und pathologischen Bedingungen. Sitzungsber. d. Heidelberger Akad. d. Wissensch., Abteil. B. 1913. — Derselbe, Zur Theorie mesenchymaler Differenzierungs- und Imprägnationsvorgänge unter normalen und pathologischen Bedingungen. (Mit besonderer Berücksichtigung der Blutgefäßwand.) Sitzungsber. d. Heidelberger Akad. d. Wissensch., Abteil. B. 1914. — Derselbe, Zur Histologie und Histopathologie der Blutgefäßwand. Zeitschr. f. d. ges. Neurol. u. Psychiatrie. 27, 221. 1914. — Ribbert, Lehrbuch der pathologischen Anatomie. 1920. — Rößle und Goshida,

Das Gitterfasergerüst der Lymphdrüsen unter normalen und pathologischen Verhältnissen. Zieglers Beitr. z. pathol. Anat. 45, 1909. — Romberg, Arteriosklerose. Verhandl. d. Kongr. f. inn. Med. 1910. — Saltykow, Die expreimentell erzeugten Arterienveränderungen in ihrer Beziehung zu Atherosklerose usw. Zentralbl. f. allg. Pathol. 19, 1908. — Schiefferdecker, Über den Bau der Wandung der Blutgefäße. Niederrhein. Gesellsch. f. Naturkunde zu Bonn 1896. — Schmidt, B. M., Kalkmetastase und Kalkgicht. Deutsche med. Wochenschr. 1913. Jahrg. 39. Nr. 2. — Schmincke, A., Encephalitis interstitialis Virchows mit Gliose und Verkalkung. Zugleich ein Beitrag zur Verkalkung intrazerebraler Gefäße. Zeitschr. f. d. ges. Neurol. u. Psychiatrie. 60, 290. 1920. — Snessarew, Über die Modifizierung der Bielschowskyschen Silbermethode zwecks Darstellung von Bindegewebsfibrillennetzen. Anat. Anz. 36, 1910. — Derselbe, Demonstration der bindegewebsfibrillären Gebilde. Anat. Anz. 40, 522. 1912. — Spielmeyer, Die zentralen Veränderungen beim Fleckfieber und ihre Bedeutung für die Histopathologie der Hirnrinde. Zeitschr. f. d. ges. Neurol. u. Psychiatrie. 47, 1919. — Stransky und Löwy, Beiträge zur pathologischen Histologie der Hirn- und Meningealvenenwände. Obersteiners Arbeiten. 20, 331. 1913. — v. Szily, A., Histiogenetische Untersuchungen. Anat. Hefte 33, 227. 1907. — Derselbe, Über das Entstehen eines fibrillären Stützgewebes. Anat. Hefte 35, 651. 1908. — Tendeloo, Allgemeine Pathologie. Berlin, Springer. 1920. — Thoma, Lehrbuch der allgemeinen pathologischen Anatomie. 1894. — Thorel, Pathologie der Kreislauforgane des Menschen. Lubarsch-Ostertags Ergebn. 9, 1903. 11, 1907. 14, 1910. 17, 1915. 18, 1915. — Torhorst, Die histologischen Veränderungen bei der Sklerose der Pulmonalarterien. Diss. Marburg 1904. — Triepel, Zur Struktur der Gehirnvenen. Anat. Hefte. 1898. — Unna, Über Plasmazellen. Monatsbl. f. prakt. Dermatol. 12, 1891. — Derselbe, Plasmazellen. 1903. — Weimann, Verkalkungen im Gehirn. Monatsschr. f. Psych. u. Neurol. 1921. — Wiedemann, Beitrag zur Verkalkung intrazerebraler Gefäße. Münch. Inaug.-Diss. 1920 (ungedruckt). (Siehe Hueck, Münch. med. Wochenschr. 1920.)

Pathologisch-anatomische Symptomenkomplexe.

Degenerative Vorgänge.

Die Ermittlung von Degenerationen am zentralen Gewebe umfaßt einmal die Analyse der Art und Reihenfolge der Vorgänge und zweitens die Feststellung von Art und Umfang des Effektes der Degeneration, des Endzustandes. Zum einen wie zum anderen gehört neben der Erforschung des Verhaltens des funktiontragenden nervösen Gewebes die Ergründung der Eigentümlichkeiten der Neuroglia. Denn die Degeneration [1]) stellt einen Komplex von Erscheinungen dar. Dieser wird durch die gliösen Umwandlungen mitbestimmt, und wir setzten schon in der Einleitung auseinander, daß wir gerade daran wichtige Anhaltspunkte für die histopathologische Beurteilung haben, um so mehr, als die Veränderungen an den nervösen Gewebsbestandteilen oft nicht recht erkennbar sind. Das gilt für die schließlichen Defektzustände, wie noch mehr für den degenerativen Vorgang selbst. Dazu kommt endlich der Nachweis von Abbauprodukten, welche vielfach die Einzelphasen des degenerativen Prozesses kennzeichnen.

In solcher Weise gliedert sich die histopathologische Analyse bei den verschiedenen Arten der Degeneration, also bei den selbständigen „primären", wie bei den sekundären Degenerationen , bei den die Entzündung mitbestimmenden Alterationen (und auch bei den nicht mehr in den Bereich der „Degeneration" gehörenden nekrotischen Vorgängen z. B. infolge Gefäßverschlusses).

---

[1]) In der Anwendung des Wortes „Degeneration" auf die hier in Rede stehenden Vorgänge folge ich einem alten Brauche. Sonst scheidet man ja in der allgemeinen Pathologie die Degenerationen nach ihrer Eigenart. Man spricht nicht schlechthin von einer Degeneration, sondern das Wort erhält seinen wesentlichen Sinn erst durch den Zusatz bestimmter Attribute (schleimige, fettige o. ä. Entartung). So können wir den in der Neuropathologie üblichen Terminus „sekundäre" und „primäre Degeneration" jenen Entartungstypen nicht wohl analog setzen. Während wir weiter die „alteratio" von der „reactio" (Aschoff) zu trennen suchen und sie gesondert betrachten, fassen wir sie z. B. unter dem Namen der „grauen Degeneration" nach einer in der Neuropathologie geltenden Tradition zusammen. So sehr ich selbst von der Notwendigkeit einer Reinhaltung allgemein histopathologischer Begriffe überzeugt bin, so wenig aussichtsvoll erscheint es mir doch andererseits, auf die Verdrängung der alten Termini „sekundäre Degeneration, graue Degeneration" usw. hinzuarbeiten. Und diese Namen richten wohl auch keinen Schaden an. Was wir in der Histopathologie des Nervensystems gemeinhin Degenerationen nennen, ist, wie oben gesagt, ein komplexer Vorgang. Dabei handelt es sich gewiß wie in anderen Organen um Stoffwechselstörungen, und sie werden ja auch in den Lehrbüchern der Pathologie in dem betreffenden Kapitel behandelt; sie spielen sich — von Zirkulationsstörungen und Entzündungsvorgängen unabhängig — selbständig am nervösen Parenchym ab.

Übersichtsbilder.

An einigen einfachen Bildern soll das zunächst demonstriert werden. In den beiden ersten Abbildungen (161a u. 161b) ist ein Markscheidenbild einem Chromosmium(Marchi-)präparat gegenübergestellt. Sie stammen von dem Rückenmark eines Hundes, dem Stovain lumbal injiziert worden war. Durch dieses Gift werden, wie ich früher gezeigt habe, die von ihm umspülten Nervenfasern, also besonders die vorderen und hinteren Wurzeln und die Fasern der Rückenmarksperipherie zur Degeneration gebracht. Die frischen Zerfallsprodukte der Markscheiden geben hier — 12 Tage nach der Läsion — die Chromosmiumreaktion, so daß die peripheren Zonen von schwarzen Tropfen

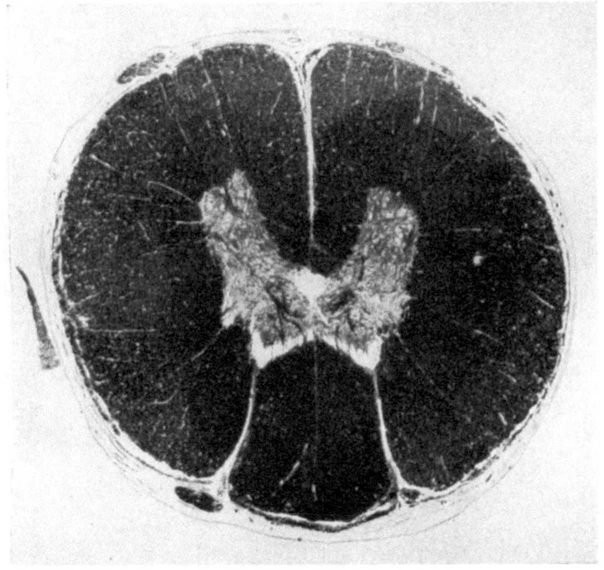

Abb. 161a. Markscheidenpräparat vom Rückenmark nach experimenteller Lumbalanästhesie mit Stovain, 12 Tage nach der Injektion. Die frische Randdegeneration hebt sich in diesem Markscheidenbilde färberisch noch nicht deutlich ab, sie wirkt lediglich durch die Auflockerung und Abspaltung der Randzone.

und Kugeln eingenommen sind, ebenso wie im Hinterstrang die Ausbreitung der hinteren Wurzeln, welche selbst (hier nicht sichtbar) durch das Stovain zerstört sind; die linksseitige Vorderwurzel führt ebenfalls „Marchischollen". Das Markscheidenpräparat zeigt jedoch in diesem Stadium (Ende der 2. Woche) noch nichts Wesentliches, wenigstens in diesem Übersichtsbilde. Es fällt nur die Lockerung des Gefüges an der Stelle des stärksten Zerfalls d. h. in der Peripherie der Hinter- und der Seitenstränge auf; dort sind die Markscheiden in Klumpen und Brocken umgewandelt. Es bleibt also im Markscheidenpräparat von diesen frühen degenerativen Vorgängen vieles verdeckt. — Später sind es auch wieder histiochemische Reaktionen auf Abbauprodukte, die den degenerativen Zerfall rasch kenntlich machen, daneben tritt aber auch der Defekt im Markscheidenbild bereits klar in die Erscheinung. Zur Illustration dessen bringe ich einen Halsmarkschnitt von aufsteigender Degeneration nach Schußverletzung des Lubalmarkes (Abb. 162a—c). Der Kranke war 6 Wochen nach der Läsion gestorben. Hier sieht man im Markscheidenpräparat (Abb. 162a) eine starke Lichtung im Bereiche des Gollschen Stranges, entsprechend den zugrunde gegangenen, aus den tiefen Rückenmarkssegmenten aufsteigenden Zügen. Dazu kommt eine Aufhellung in den zentripetalen Bahnen in der Peripherie der Seitenstränge. In diesen markfrei gewordenen Zonen zeigt das Marchipräparat (Abb. 162b) nur noch ganz wenige kugelige, schwarze Gebilde; man

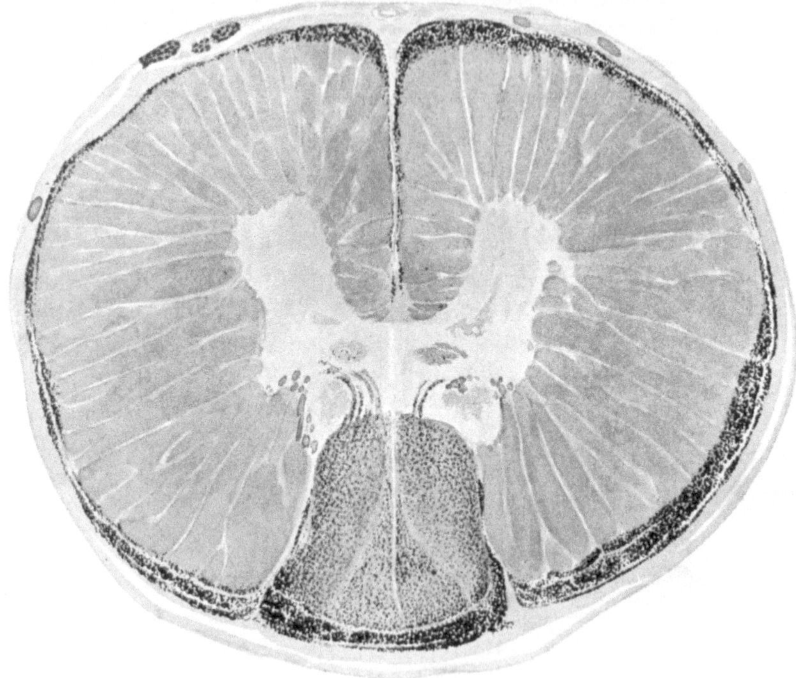

Abb. 161b. Dem Markscheidenbilde in Abb. 161a entsprechendes Marchipräparat vom gleichen Falle (bei etwas stärkerer Vergrößerung): Frische Randdegeneration und aufsteigende sekundäre Degeneration („Marchistadium").

bemerkt das in diesem Übersichtsbilde lediglich an der geringen grauen Punktierung des im übrigen lichten Feldes der Gollschen Stränge. Sehr schön aber treten die Zerfallsprodukte in dem Scharlachrotpräparat (Abb. 162c) hervor; die Areale, die sich im Markscheidenpräparat gelichtet zeigen, sind mehr oder weniger dicht von rotgefärbten Körnern, d. h. von Körnchenkugeln besetzt. Es sind also hier so gut wie keine solchen Substanzen mehr vorhanden, die nach Chromierung die Osmiumsäure reduzieren, sondern wir finden dafür jetzt scharlachfärbbare Zerfallsprodukte. — Schließlich in Abb. 163a—b zwei Bilder von einer alten Hemiplegie; sie illustrieren das End- oder Narbenstadium. Die degenerierte Pyramidenseiten- und -vorderstrangbahn sind markleer (Abb. 163a); in ihrem Gebiete sind auch bei Scharlachfärbung keine Abbauprodukte mehr nachzuweisen. Der Prozeß der Degeneration und des Abbaus wie der Abtransport sind längst beendet. Die Neuroglia (Abb. 163 b) hat den Defekt funktiontragender Nervensubstanz ausgefüllt. Die gliöse Organisation hat zu einer „Gliose", „Sklerose" geführt.

An diesen einfachen Bildern grober Faserdegeneration läßt sich demnach demonstrieren, daß wir im allgemeinen die Degeneration an zwei Hauptzeichen erkennen. Einmal an etwas Negativem: dem Ausfall, dem Defekt;

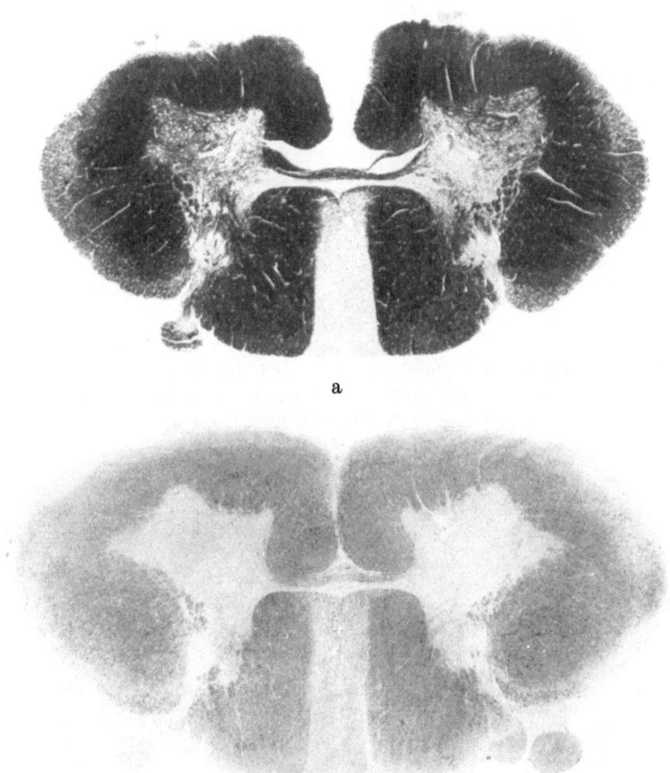

Abb. 162a bis c. Aufsteigende sekundäre Degeneration im Halsmark nach Schußläsion im unteren Brustmark sechs Wochen nach der Verletzung.
a Markscheidenfärbung am Gefrierschnitt. Das Gebiet der degenerierten Gollschen Stränge ungefärbt, starke Lichtung in der Peripherie der Seitenstränge (Gowerssches Bündel und Kleinhirnseitenstrangbahn).
b Marchisches Chrom-Osmium-Präparat vom gleichen Falle, ebenfalls aus dem Halsmark. Ausfall bzw. Lichtung in den eben erwähnten Zonen angedeutet. Nur noch höchst spärliche osmiierte Produkte: Stadium der „Marchidegeneration" so gut wie beendet. (Vergleichsbild c dieser Abbildung s. folgende Seite.)

zweitens an etwas Positivem: den Zerfallsprodukten und dem Ersatzmaterial. Wir bemerken schon bei dieser bloßen Übersicht, daß die Abbaustoffe im Entwicklungsgang des degenerativen Prozesses zu verschiedenen Zeiten färberisch, d. h. histiochemisch verschieden reagieren. Wir können — das sei schon an dieser Stelle betont — bei dem hier vornehmlich illustrierten Vorgang der Faserdegeneration 2 Hauptphasen des Abbaues unterscheiden:

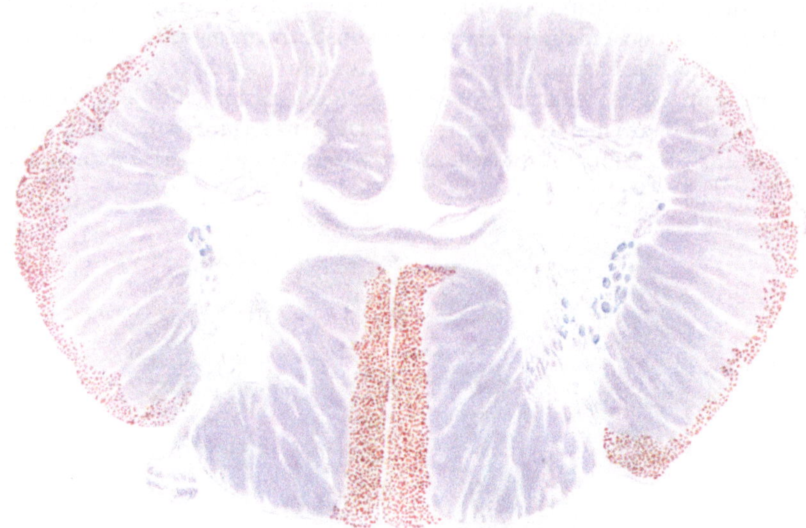

Abb. 162c. Halsmarkschnitt des gleichen Falles bei der Herxheimerschen Scharlachrotfärbung: die Degeneration auf der Höhe der Phase der scharlachfärbbaren Körnchenzelleinschlüsse („Scharlachrotstadium“).

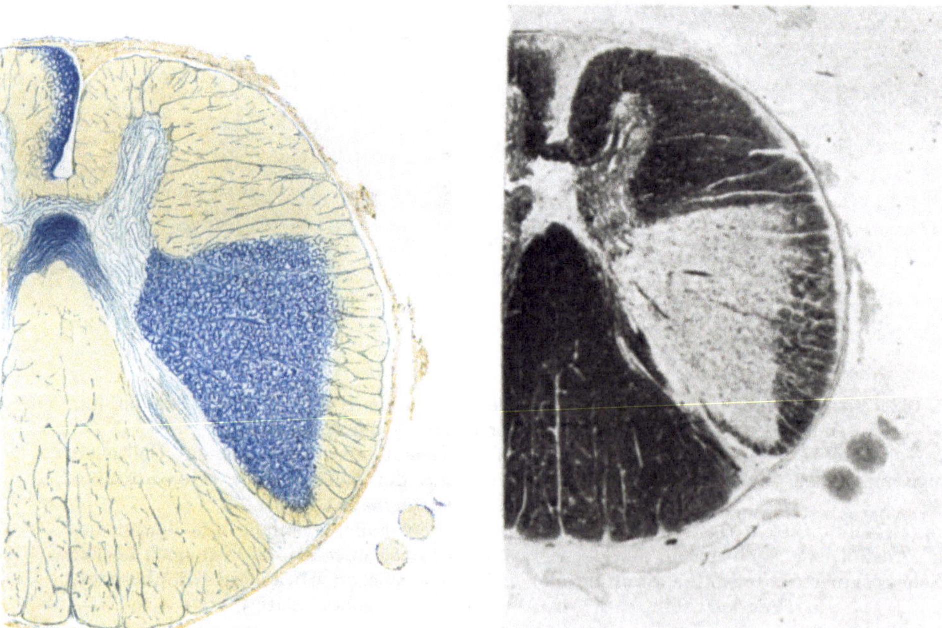

a   b

Abb. 163 a und b. Pyramidenbahnausfall bei alter Hemiplegie.
a Markscheidenpräparat. Die Zone der Pyramidenseiten- und Vorderstrangbahn ist fast ganz marklos und deshalb licht.
b In dem dazu gehörigen Weigertschen Gliafaserpräparat erscheint der Defekt des Markscheidenbildes von einer dichtfaserigen (quer zur Faserrichtung getroffenen) Gliawucherung ausgefüllt („Narbenstadium“).

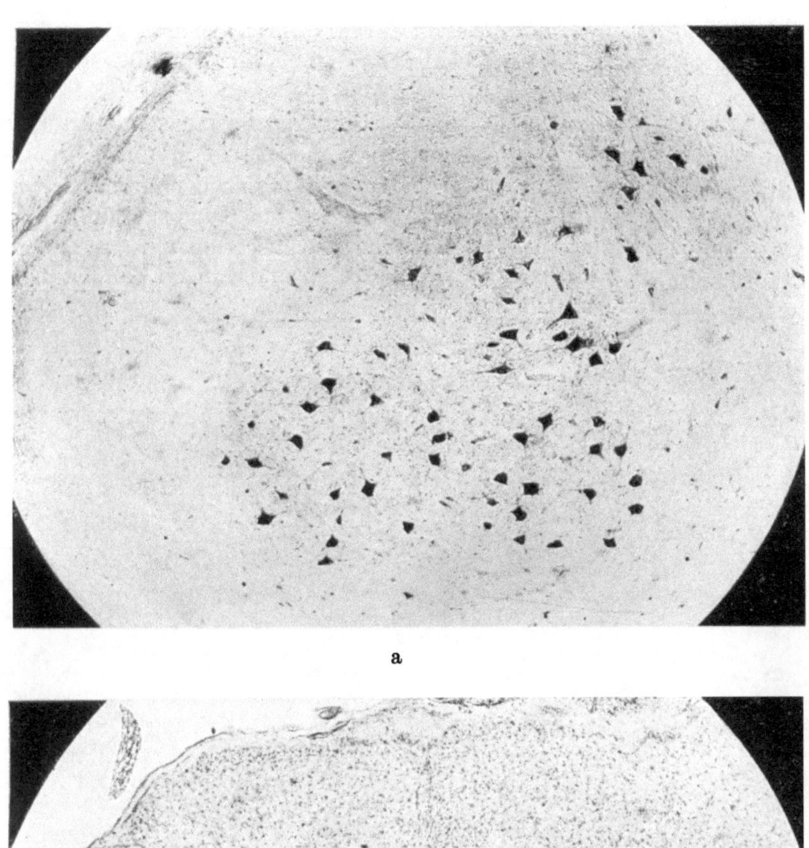

a

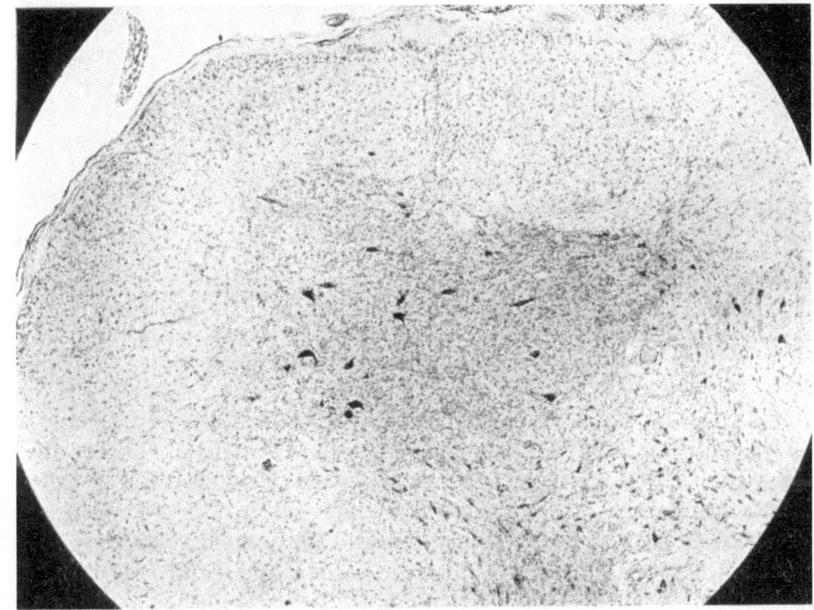

b

Abb. 164 a und b.

a Ganglienzellbild von einem normalen Vorderhorn.

b Ganglienzellbild von einem Vorderhorn bei spinaler Muskelatrophie. Sehr starker Ausfall an Ganglienzellen, Verkleinerung der übriggebliebenen. Beträchtliche Vermehrung der Gliakerne (auch im Bereiche der ausstrahlenden Vorderwurzeln). Schrumpfung des ganzen atrophischen Gebietes. Nisslpräparat.

die eine tritt im Chromosmiumpräparat („Marchistadium“), die andere bei
der Scharlachrotfärbung („Scharlachstadium“) am sinnfälligsten in die
Erscheinung.

Diese Bilder, welche überwiegend von sekundären Fasersystemerkrankungen
stammen, entsprechen im allgemeinen auch denen bei unmittelbarer Schädigung der Nervenfasern. Wir sahen das bereits an dem bei der ersten Gruppe
von Bildern befindlichen Marchipräparat eines Stovain-Hundes (Abb. 161 b) angedeutet, nämlich bei der nicht sekundären Degeneration der Randfaserung.
Ich darf hinzufügen, daß dazu auch im großen und ganzen die Befunde der
sog. Systemerkrankungen stimmen (siehe S. 277 ff.).

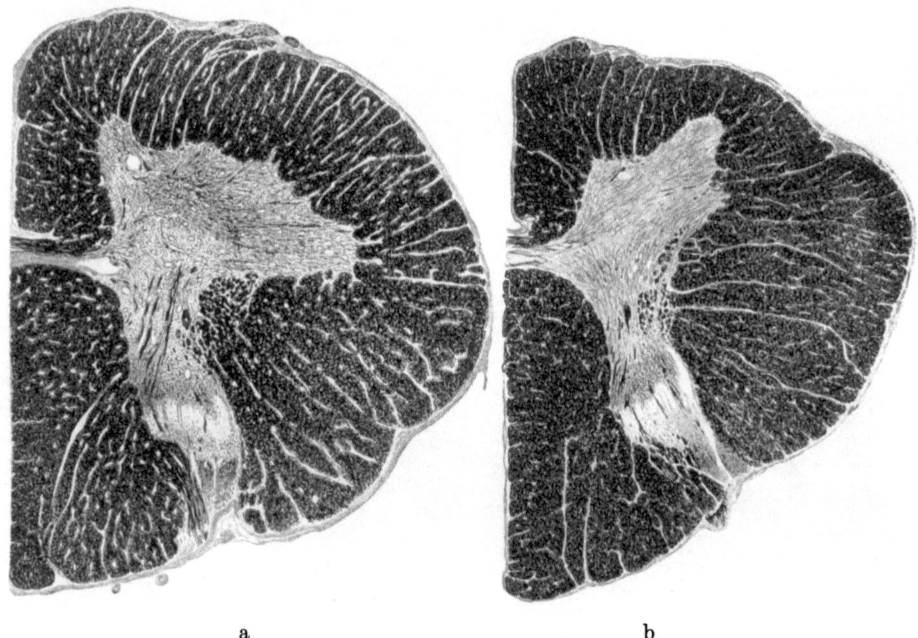

a   b

Abb. 165 a und b. Markscheidenpräparat aus dem Halsteile des Rückenmarkes: a normal, b spinale Muskelatrophie (der gleiche Fall wie in Abb. 164 b). Beträchtlicher Mark-
faserausfall in dem stark atrophischen Vorderhorn.

Wir ergänzen das bisher Dargestellte durch einige Bilder von Degenerationen
an zwei verschiedenartigen grauen Massen. Die Abb. 164, 165, 166 stammen
von einer alten, weit fortgeschrittenen spinalen Muskelatrophie, also einer
chronischen primären „systematischen“ Degeneration der Vorderhornzellen
(siehe S. 282). Der Vergleich eines gesunden Vorderhorns aus dem Lenden-
marke (Abb. 164 a) mit einem atrophischen Vorderhorn (Abb. 164 b) bei Nissl-
scher Zellfärbung zeigt die erhebliche Volumsdifferenz zwischen beiden. Schon
rein äußerlich fällt es auf, daß das gesunde Vorderhorn bei der gleichen Vergrößerung kaum Platz in diesem Photogramm hat, während vom kranken Organ
viel mehr vom Rückenmarksquerschnitt auf der Platte erscheint; auch die
Peripherie des Vorderstranges und des angrenzenden Seitenstranges wird größtenteils sichtbar. Ähnlich wie das Vorderhorn ist der Teil des Vorderstranges
atrophisch, durch welchen die — geschwundenen — motorischen Wurzeln

zogen. Der enorme Ausfall an motorischen Ganglienzellen und die beträchtliche
Verkleinerung der wenigen, noch übrig gebliebenen Elemente tritt klar hervor.
Außerdem findet sich eine große Zahl kleiner Kerne im erkrankten Vorderhorn,
das sich dadurch im ganzen als dunklere Masse heraushebt. Es sind das gewucherte
Gliazellen, welche die Deckung des Defektes besorgt haben. — Zu diesen Ver-
gleichsbildern nach Nissls Zellfärbung passen die entsprechenden Markscheidenpräparate. Ich stelle 2 Schnitte aus dem tiefen Halsmark (sie stammen aus nicht
ganz gleichen Segmenten) einander gegenüber (Abb. 165): auch hier wieder im
Vergleich zum Gesunden eine starke Volumsreduktion der erkrankten Partien
und eine Verödung der Markfasergeflechte im Vorderhorn. Ziehen wir endlich
ein Gliafaserpräparat zur Vervollständigung der Analyse dieses Defektzustandes

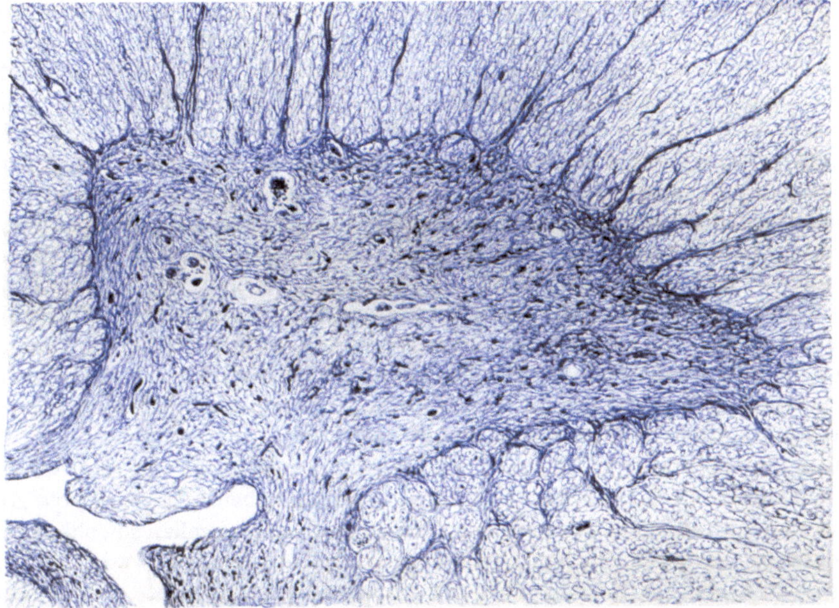

Abb. 166. Vorderhorn einer spinalen Muskelatrophie im Gliafaserpräparat (der gleiche
Fall wie in Abb. 164b). Dichtfaserige gliöse Ersatzwucherung.

zu Rate, so zeigt es uns die fasrige gliöse Organisation (Abb. 166). Schon das
Nisslsche Äquivalentpräparat klärte darüber auf, daß an die Stelle der funktiontragenden Nervensubstanz nicht nervöse, ektodermale Zellen getreten waren,
und wir sehen nun, daß diese reiche Mengen Fasern gebildet haben; es ist zu einer
„Gliose" der atrophischen grauen Masse gekommen. Auch hier reicht die gliöse
Ersatzwucherung über das Vorderhorngebiet hinaus, besonders in den Vorderstrang, wo die Wurzeln ausgefallen sind.

Die Befunde an diesem phylogenetisch alten, relativ einfach gebauten Griseum stimmen, wie man sieht, grundsätzlich mit denen an den weißen Faser-
strängen überein. Wir erkennen an solchen grauen Kernen mitunter klarer
als dort auch die „Atrophie" des erkrankten Teiles: die Volumsreduktion
und Schrumpfung. Zu den vorhin abgeleiteten Schlüssen über die allgemeinen Eigentümlichkeiten degenerativer Ausfälle haben wir hinzuzufügen,

daß schwere degenerative Atrophien — an den Grisea wohl stärker als an den weißen Strängen — auch in einer Volumsverminderung des geschädigten Gebietes zum Ausdruck kommen. Es bleibt also der schließliche Gliaersatz an Volumen hinter dem nervösen Ausfall zurück.

Eine ganz andere Degenerationsart in einem ganz anders gebauten Griseum bringt das Doppelbild 167a—b zur Anschauung. Es ist ein Schnitt durch die Rinde mit einer merkwürdigen primären Ganglienzellerkrankung, die ich jüngst in meinem Aufsatz über Pseudosklerose und Wilsonsche Krankheit geschildert habe. In der erkrankten Partie (des Subiculum) ist es zu einem starken Ganglienzellausfall gekommen, so daß sie in hohem Maße gelichtet erscheint. Die Gliaelemente, die sich als kleine, dunkle Kerne darstellen, sind in der tiefen Rinde, besonders um die Ganglienzellen herum, gewuchert; aber in der mittleren Rinde hat in den verödeten Gebieten eine dem Ganglienzellausfall quantitativ entsprechende Gliazellvermehrung nicht stattgefunden; sie ist (bei starker Vergrößerung) gewiß deutlich, aber dem Grade nach bleibt sie hinter dem Umfang der Lichtungen erheblich zurück. Und noch auffallender ist das Verhalten im Gliafaserpräparat (das hier wohl nicht wiedergegeben zu werden brauchte); von gliöser Faservermehrung ist außer in der tiefen Rinde sonst fast nichts zu sehen.

Aus diesem letzten der Übersichtsbilder, welche die allgemeinen Erkennungszeichen grober Degenerationen illustrieren sollten und mit welchen ich eine Einführung in die nachfolgende Einzeldarstellung bringen wollte, ergibt sich somit: daß bei manchen degenerativen Prozessen und besonders in manchen Örtlichkeiten die Ersatzwucherungen trotz grober Ausfälle nicht so augenfällig sind, und daß man — wenigstens bei der Übersicht — zunächst auf die quantitative Abschätzung des Defektes durch Vergleich zwischen krankem und gesundem Organ angewiesen ist.

Diese ist keineswegs häufig auch nur annähernd so leicht wie hier, wo sich die Lichtungen im Nisslschen Zellbilde grob herausheben. Degenerative Ausfälle werden nur allzuoft in der enormen Masse der Ganglienzellen sowohl wie der Nervenfasern verdeckt bleiben. Was wir bisher betrachteten, waren ja meist nur grobe, frische, herdförmige Degenerationen oder ausgedehnte alte Defekte. Da ist der Vergleich mit dem Gesunden einfach, resp. er ist kaum nötig — so leicht ist schon das histopathologische Präparat zu beurteilen. Wie schwierig aber in der Mehrzahl der Fälle, die wir histopathologisch zu klären haben, die Dinge liegen, mögen einige Beispiele lehren. Es gibt bekanntlich leichte poliomyelitische Ausfälle, bei denen der Nachweis eines — scheinbar so einfach zu beurteilenden — Ausfalls nur möglich ist durch die genaueste Vergleichung mit der gesunden Seite. Noch schwerer ist es bei ganz beginnenden Fällen von Bulbärparalyse und spinaler Muskelatrophie, zumal wir hier nicht die unmittelbar gegenüberliegende gesunde Seite haben, sondern erst die entsprechenden Segmente eines intakten Rückenmarks zu Rate ziehen müssen. Ähnlich steht es mit der Bestimmung von Ausfällen an den Purkinjezellen des Kleinhirns. Ständen diese Zellen, wie man aus Unkenntnis leicht annehmen könnte, in gleichmäßiger Anordnung, so wäre die Sache ja einfach. Aber die Zone, welche sie in der Kleinhirnrinde einnehmen, ist bald dicht, bald weniger dicht von ihnen besetzt, streckenweise sind diese Ganglienzellen normaliter ganz spärlich und in benachbarten Zonen stehen sie wieder zahlreich und in mehr gleichmäßigen

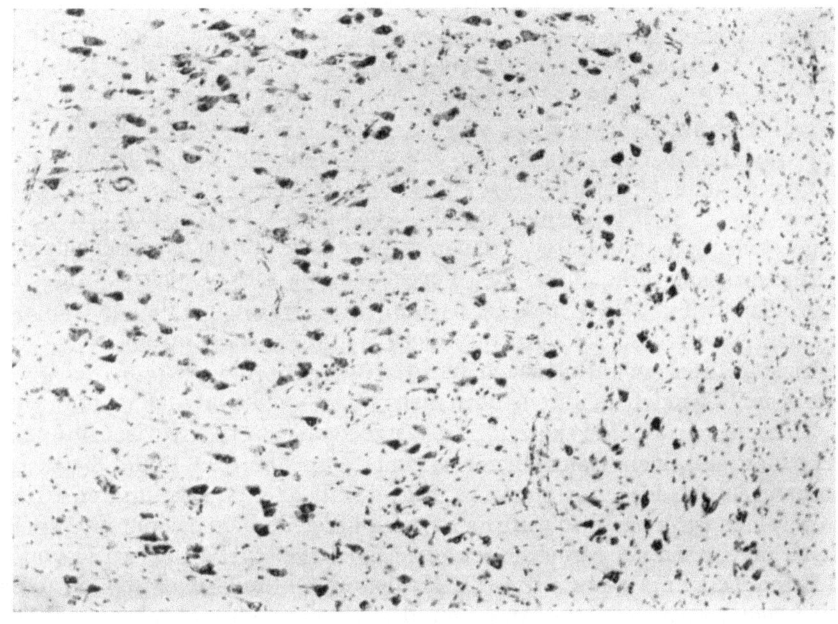

a

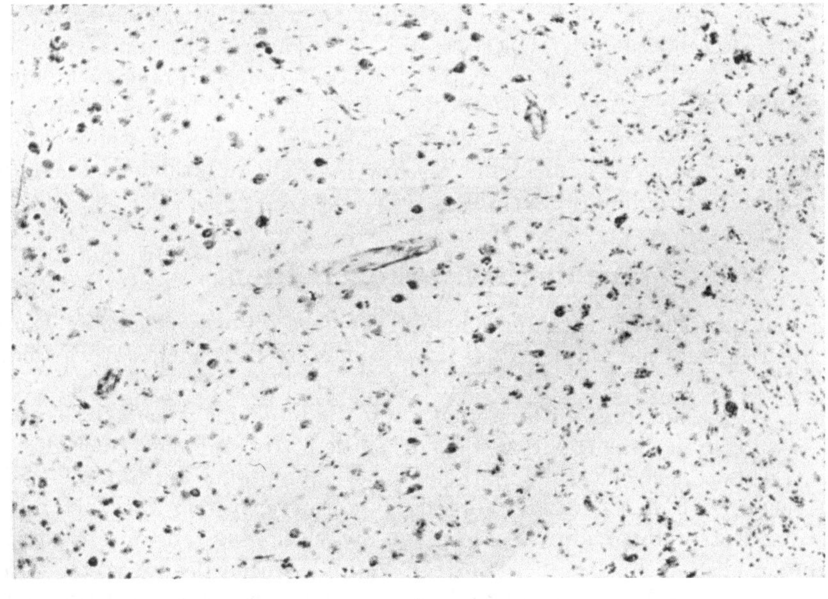

b

Abb. 167 a und b. a Normales Rindenbild vom Subiculum; b schwere Veränderung des gleichen Rindenabschnittes: ausgedehnte Lichtungen der Ganglienzellschichten, in der tiefen Rinde neuronophagische Gliazellhaufen.

Abständen. Weitaus am schwierigsten aber liegen die Verhältnisse in der kompliziertest gebauten grauen Masse des Zentralnervensystems, in der Großhirnrinde. Es muß mit allem Nachdruck betont werden, daß der Nachweis feiner Ausfälle von Ganglienzellen wie von Nervenfasern in der Großhirnrinde ungemein schwierig ist und daß er sich auf die Kenntnis der topographischen Verhältnisse, also besonders auf die Ergebnisse der zyto- und myelo-architektonischen Forschung stützen muß. Ein weiteres selbstverständliches Erfordernis ist die technische Vollkommenheit des in Frage stehenden Präparates. Jeder weiß, daß z. B. im Markscheidenbilde der Differenzierungsgrad und die Vorbehandlung des Objektes ausschlaggebende Bedeutung haben und zu irrtümlicher Deutung Anlaß geben kann. Aber auch, wenn diese selbstverständliche Voraussetzung erfüllt ist, können feine Ausfälle ihrer Quantität nach nur von dem erkannt werden, welcher die betreffenden Gegenden in ihrem normalen Verhalten kennt. Man hört so oft von „Lichtungen des Nervenzellbildes" und von „weiten Zwischenräumen" zwischen den einzelnen Ganglienzellen; und wenn man die Bilder betrachtet, so entsprechen sie doch nur gewissen Eigentümlichkeiten bestimmter Rindengebiete, welche wir aus Brodmanns Studien kennen. Die genaue Vertrautheit mit den Ergebnissen der zytoarchitektonischen Arbeiten Brodmanns und mit den Lehren Oskar Vogts über die Myeloarchitektonik muß die Grundlage für derartige quantitative Analysen des Rindenbildes abgeben. Es wird auch für den Erfahrenen sich dann noch meist als notwendig herausstellen, daß er nicht bloß das Präparat vom kranken Organ mit dem normalen Rindenbilde vergleicht, sondern daß er die Photogramme der Schnitte einander gegenüberstellt. — Man sieht an alledem, mit welchen Schwierigkeiten eine solche rein quantitative Abschätzung der Übersichtsbilder zu kämpfen hat und wie häufig es uns versagt sein dürfte, zu einer exakten Lösung dieser Frage zu kommen, ob alterative Vorgänge und Ausfälle vorhanden sind. Die feinere Analyse des Verhaltens der nervösen Substanz, der Begleiterscheinungen an der Neuroglia — welche, wie oben gesagt, nicht nur als Ersatzgewebe funktioniert — und der Abbauprodukte wird hier weiterführen.

Histologische Einzelheiten.

Bei dem im folgenden unternommenen Versuche die wesentlichsten Einzelheiten der Degeneration am nervösen Gewebe darzustellen, haben wir die jedem bekannte Tatsache der großen Verschiedenheit solcher Vorgänge zu berücksichtigen. Der Gang dieser Darstellung wird dadurch in verschiedene natürliche Richtungen gewiesen: wir werden neben den allgemeinen auch die bestimmten Typen eigenen histopathologischen Symptome aufführen. — Wir sagten schon, daß degenerative Vorgänge am Nervensystem Begleiterscheinungen von Entzündungen und Folgen von Zirkulationsstörungen sein können; sie kommen aber auch als selbständige Veränderungen des nervösen Parenchyms vor. Jedenfalls gibt es eine erhebliche Reihe von nervösen Untergangserscheinungen, bei denen wir heute von dem Einflusse solcher Momente, welche als primäre oder als unumgänglich notwendige koordinierte Erscheinungen wirksam wären, nichts wahrnehmen. Von derartigen rein degenerativen Vorgängen soll hier vornehmlich die Rede sein; wir werden aber gelegentlich auch andere, wie z. B. die zur Entzündung gehörende Alterationen, mit in den Kreis der Betrachtung ziehen.

Wie jedes Körperorgan, so kann das zentrale und periphere Nervensystem durch allgemein störende Einflüsse bei Infektionen und Intoxikationen in Mitleidenschaft gezogen werden; bei seiner sehr hohen Differenzierung erweist es sich besonders empfindlich. Es kann so eine Allgemeinschädigung erfahren; dabei reagiert es aber in seinen Teilen meist verschieden stark auf das Agens; manchmal ist das eine. oder das andere Gebiet des Nervensystems geradezu elektiv betroffen. Außer solchen exogenen können endogene Momente Degenerationen am Nervensystem zur Entwicklung bringen. Von den jugendlichen Verblödungsprozessen und manchen Erkrankungen des Rückbildungsalters heißt es, daß sie endogene Ursachen haben. Und die heute im Vordergrunde des Interesses stehenden endokrinen Störungen haben gewiß ihren Anteil an der Entstehung zentraler Erkrankungen von rein degenerativem Typus. An sie reihen sich — bisher ohne Grenze mit ihnen verknüpft — die Krankheiten, die systematischen Charakter haben und bei denen Mängel der Anlage und familiäre Entartung mitspielen. Was wir schon bei der ersten, durch Wirksamkeit exogener Momente bestimmten Gruppe sahen, tritt auch bei den anderen uns immer wieder entgegen; neben ausgebreiteten, das Gesamtorgan mehr oder weniger in Mitleidenschaft ziehenden Prozessen gibt es mehr umschriebene und elektive Degenerationen in bestimmten Gebieten.

Das Nervensystem kann aber außerdem dadurch Schaden leiden, daß Läsionen in umschriebenen Gebieten desselben andere nervöse Gewebsteile mit sich in den Untergang ziehen. Bei keinem Organ sonst besteht eine auch nur annähernd so große Abhängigkeit der Teile von einander. Und so finden wir am Nervensystem Degenerationen, welche sich rein aus der mehr oder weniger großen Abhängigkeit der in Frage kommenden Gebiete erklären. Ich meine vor allem die sog. sekundären Degenerationen, welche ihren Ausdruck in dem alten Wallerschen Gesetz finden, und die rückläufigen Atrophien, auf welchen letzten Endes Guddens und Nissls Methode der Kernforschung beruht.

Solche degenerativen Folgewirkungen kennen wir am besten. Wir können hier auch am einfachsten mit dem Experimente nachhelfen und die Vorgänge an Nervenfasern, Ganglienzellen und Gliaelementen, bzw. Schwannschen Zellen sind verhältnismäßig gut analysierbar. Denn bei den selbständigen, primär degenerativen Vorgängen stoßen wir in unserem Bemühen, wie eingangs dargelegt, nur allzu früh auf heute noch unüberwindliche Schwierigkeiten.

Wir beginnen deshalb mit der sekundären Degeneration, wie sie nach Läsion einer Nervenbahn erfolgt.

Sekundäre Degeneration.

Nachdem wir für die einführenden Übersichtsbilder Präparate aus dem Zentralnervensystem gewählt hatten, besprechen wir zweckmäßig auch zuerst die Einzelheiten bei sekundärer Degeneration **zentraler** Bahnen.

Bei der sekundären Degeneration sind im Beginn die Veränderungen am Achsenzylinder sinnfälliger als die einleitenden Zerfallserscheinungen an der Markscheide. Das hatte vor allem Bethe mit Hilfe seiner Achsenzylinder-

und Fibrillenmethode dargetan. Wir erkennen auch am Methylblau-Eosin-präparat teils mehr regelmäßige, teils mehr umschriebene Schwellungen und vielfach eine andersartige Färbung der Achsenzylinder; die erkrankten erscheinen oft in rötlichem Ton, während die normalen im gleichen Präparat blau gefärbt sind. Im Bielschowsky-Präparat sind die Achsenzylinder bald auffallend blaß, bald aber auch streckenweise sehr stark imprägniert und verbreitert. Dann tritt eine Fragmentierung in verschieden lange Teilstrecken ein, und diese zeigen das Phänomen der Aufrollung. Wie wir es am peripherischen Nerven (Abb. 168) abgebildet haben, sehen diese eingerollten Achsenzylinderstücke

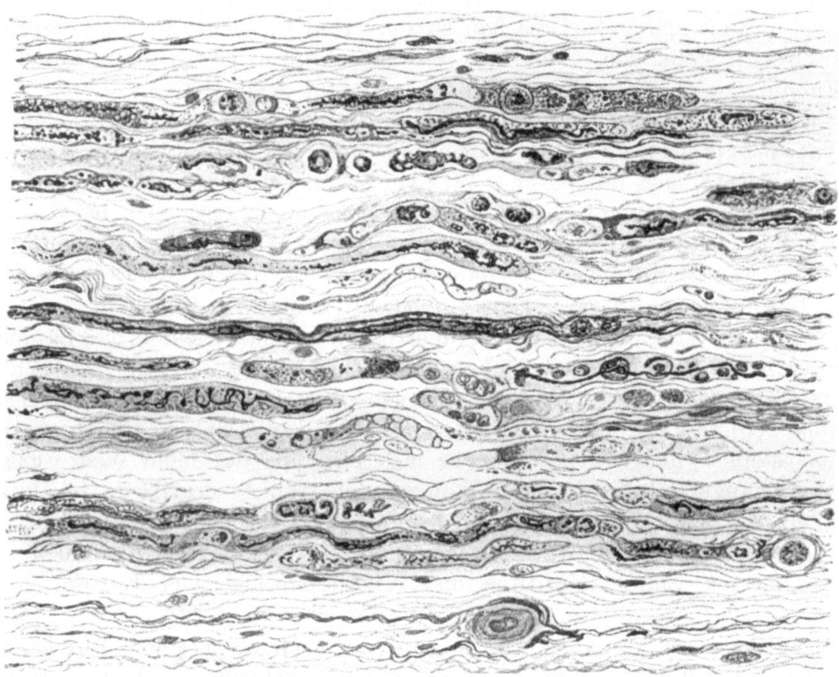

Abb. 168. Frische sekundäre Degeneration (10 Tage alt) nach Durchfrierung eines Nerven (vom Menschen). Bielschowskypräparat zur Darstellung des Achsenzylinderzerfalls in seinen verschiedenen Stadien: Auftreibung und Auffaserung eines weithin verfolgbaren Achsenzylinderstranges (etwa in der Mitte des Bildes); Fragmentierung und Zerbröckelung zu einzelnen Stücken und Schlingen oder wellenartig gebogenen Linien. Man sieht die Beziehungen dieser Zerfallstücke der Achsenzylinder zu den Resten des Markgerüstes und zu den mit der Degeneration aufgetretenen Markballen. In manchen dieser Mark-ballen sind Achsenzylinderpartikel in Brockenform enthalten.

auch in zentralen Fasersystemen hakenförmig, spiralig oder schlangen- und kork-zieherartig aus. Es gibt kleinere und auffallend lange Fragmente, stäbchen-artige Bruchstücke bis knäuelartige Gewinde. Die Achsenzylinderfragmente zerfallen zu körnigen und bröckeligen Massen. Die Zerfallsprodukte des Achsenzylinders liegen teils frei im Hohlraum der Markrohre, teils aber sind sie als Brocken oder als kleinere spiralige Fragmente in Markballen eingeschlossen, die sich aus dem Markrohre entwickeln. Der Zerfall des Markrohres und die

Zusammenballung zu kugeligen Gebilden, welche wir mit Eosin oder Orange im Alzheimer-Mann-Präparat, mit Hämatoxylin nach der Markscheidenfärbung darstellen können, ist — nach schon früh einsetzenden Anfängen — mit 8 Tagen weit entwickelt; das Höhestadium dürfte diese Markballenbildung wohl etwa 12 Tage nach der Läsion erreichen. Das ist, wie wir schon sahen, das Optimum der Marchireaktion. Dieses dauert schätzungsweise bis zum Ende der 3. Woche. — Die Übersichtsbilder vom Rückenmark (Abb. 161 a, b) hatten uns bereits gelehrt, daß um jene Zeit (2. Woche) das Markscheidenpräparat noch keine deutliche Lichtung aufweist, sondern nur eine Lockerung des Gefüges, entsprechend der Auftreibung und dem Zerfall der Markrohre in Einzelstücke und Ballen. Es ist also die Hämatoxylinlackreaktion an diesen ersten Zerfallsprodukten der Markscheide noch deutlich ausgesprochen, zumal wenn man die „Markscheidenfärbung am Gefrierschnitt" anwendet, bei der die primären Zerfallsprodukte der Markscheide der Beizfärbung länger zugänglich sind als bei der Weigertschen Originalmethode. Auch Wohlwill hat das in Übereinstimmung mit unseren eigenen Erfahrungen festgestellt und zur Erklärung dafür erwogen, daß unsere „Markscheidenmethode am Gefrierschnitt" wohl (noch) andere Teile der Markscheide zur Darstellung bringt, als das eigentliche Weigertsche Verfahren.

Daß jedoch die ersten Produkte der Markscheide auch in chemischer Hinsicht eine Änderung erfahren haben, drückt sich darin aus, daß eben die Markballen — im Gegensatz zur gesunden Markscheide — jetzt auch nach voraufgehender Chromierung mit Osmium geschwärzt werden, daß sie also das Osmium zu Überosmiumsäure reduzieren. Diese chemische Umwandlung der Markballen erfolgt nicht sogleich bei ihrer Bildung, sondern erst einige Tage später; denn im ersten Anfang geben die Markballen noch keine ausgesprochene Chromosmiumschwärzung. Im allgemeinen aber bedeutet das „Marchistadium" die Phase der vollen Ausbildung der Markballen. Dafür hatten wir schon als äußerlichen Beweis, daß die mit Hämatoxylinlack noch darstellbaren Markballen auch die Marchische Chromosmiumfärbung geben (Abb. 161a, b).

Diese ersten Zerfallsvorgänge spielen sich an Ort und Stelle der untergehenden Faser selbst ab. So entsprechen die Marchischollen in ihrer kettenförmigen Anordnung dem Verlaufe der ursprünglichen Faser; wir hatten ein Bild davon im Kapitel über die pathologische Morphologie der Nervenfasern (Abb. 68, S. 125) gebracht. Dort sahen wir sie im Längsschnitt und konnten deshalb die einzelnen Züge gut verfolgen. In der Abb. 161b sind die in Degeneration befindlichen Markfasern im Querschnitt getroffen; die Marchischollen zeigen die noch frische aufsteigende Degeneration in den Hintersträngen und der Kleinhirnseitenstrangbahn an. Wie die Markballen im peripheren Nerven noch zwischen plasmatischen Zügen der Schwannschen Zelle liegen, so hier innerhalb gliöser Maschen, welche ja — wie wir früher sahen — normalerweise das Markrohr durchsetzen und in feinen Fäden oder Häutchen durchziehen, so daß das Mark selbst wie in Waben liegt. Diese schon normal angelegten Gliazüge, welche Teile des allgemeinen gliösen Retikulums sind, verstärken sich im Beginn der Degeneration (A. Jakob); und auch da ist wieder ein Analogon zum peripheren Nerven, daß das erste erkennbare Zeichen des Zerfalls eine Schwellung der Glianetzbälkchen — wie der Plasmazüge der Schwannschen Zelle — ist.

Schon nach 2 Tagen vollzieht sich eine höchst charakteristische Umwandlung an der Glia, welche Jakob in seiner wertvollen aus Alzheimers Laboratorium stammenden Studie über die sekundäre Degeneration beschrieben hat, nämlich die Bildung von sog. Myeloklasten. Wir haben diese gliöse Zellart bereits im Kapitel über die pathologische Morphologie der Neuroglia erwähnt. Es sind Zellen, die man am sichersten und besten im Alzheimer - Mann-Präparat erkennen und studieren kann. Diese kleinen Elemente liegen innerhalb des Markrohres. Ihr Plasma ist meist von dem des erkrankten Achsenzylinders nicht recht zu trennen. Das Charakteristische an den Myeloklasten ist ihr eigenartiger Kernzerfall; bei ihrem raschen und frühen Untergang treten in dem blaugefärbten Kern Eosinkugeln (Abb. 97) auf; der Kern zerfällt karyorrhektisch, indem eosin- bzw. orangegefärbte Kügelchen neben Methylblaubrocken ausgestreut werden. Jakob hat im Zelleib dieser Gebilde auch lipoide Körnchen angetroffen.

Die Bedeutung dieser morphologisch gut gekennzeichneten Gebilde ist durch die Untersuchungen von Spatz verständlicher geworden. Spatz hatte beim Neugeborenen gliöse Karyorrhexisformen gefunden (siehe S. 156), die den Myeloklasten in vielen Stücken ähnlich sind, speziell hinsichtlich des Auftretens von Eosinkugeln beim Kernzerfall. Von diesen physiologischen Karyorrhexisformen der Glia ist es wahrscheinlich, daß sie mit dem Aufbau, speziell der Markscheide, zu tun haben, ähnlich wie die physiologischen anbauenden Körnchenzellen im unreifen Nervensystem. Wie nun die Körnchenzellen unter pathologischen Bedingungen eine abbauende und abräumende Verrichtung haben, so dürften die pathologischen Erscheinungsformen karyorrhektischer Gliaelemente, die Myeloklasten, beim Abbau der Markscheide wirksam sein. Spatz erklärt den ganzen Vorgang von allgemeineren Gesichtspunkten aus. Es handelt sich hier um das Phänomen des „Opfertodes" von Zellen, dem als Begleiterscheinung eines Stoffwechsels allgemeinere Bedeutung zukomme. Das Einzelelement zeigt zwar eine regressive Umwandlung und geht zugrunde, im Hinblick auf den Gesamtprozeß aber ist es eine in funktioneller Beziehung progressive Erscheinung.

Während die Myeloklasten in der folgenden Phase der Wallerschen Degeneration zurücktreten, kommt die Aufgabe der Glia stärker zum Ausdruck, die Zerfallsprodukte zu verarbeiten und wegzuräumen. Wir haben es hier mit einem ausschließlich von nicht nervösen, ektodermalen Zellen besorgten Abbau zu tun, und zwar mit der Form, welche durch das Auftreten von Körnchenzellen gekennzeichnet ist. Mit anderen Worten: es bestimmen die Zerfallsvorgänge bei der sekundären Degeneration — nach Art und Tempo — die Mobilisierung von gliösen Zellen. Wir haben die Formeigentümlichkeiten der Gitter- oder Körnchenzelle im Neurogliakapitel kennen gelernt. Ihre Entstehung aus den Gliazellen des Gewebes läßt sich bei dem in Rede stehenden Prozesse gut verfolgen. Daß dabei die kleineren dunkleren Gliazellen den Hauptanteil stellen, wie von mancher Seite behauptet wird, habe ich nicht sicher gesehen. Vielfach sind anfangs Einzelelemente noch nicht abgrenzbar; mit der wabigen Umwandlung des Gliaprotoplasmas vollzieht sich noch nicht sogleich eine Trennung der Elemente, sie bleiben eine Weile im Verbande; und richt selten dürften solche symplasmatischen Bildungen mit mehreren eingestreuten Kernen längere Zeit bestehen bleiben — ähnlich, wie wir riesige, vielkernige Gitterzellen bei anderen Prozessen auch im Mesoderm sehen. Andere mehrkernige Körnchenzellen entstehen durch Kernvermehrung bei Ausbleiben der Zelleibsteilung.

Die Gliaphagozyten nehmen die Zerfallprodukte der Markscheide und des Achsenzylinders in sich auf; die Eigenart dieser Einschlüsse bestimmt ihr Aussehen oder doch ihr äußerliches Merkmal. Wir sehen kugelige Gebilde und Brocken, die von Markballen herrühren, sie färben sich im Alzheimer-Mann-Präparat, im Markscheidenbild und nach Marchi. Die Achsenzylinder-

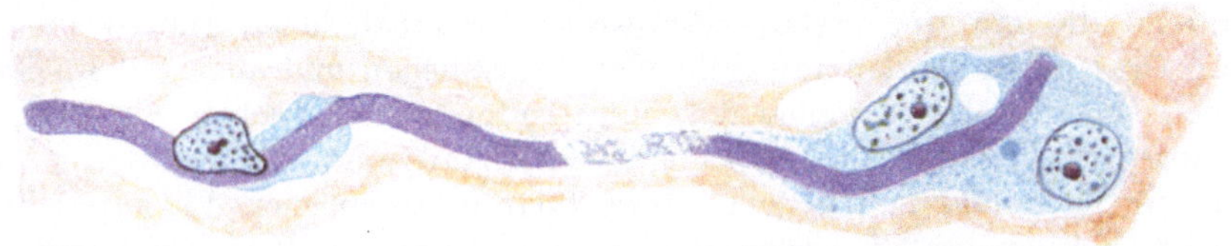

Abb. 169. Frischer Achsenzylinderzerfall bei sekundärer Degeneration (Alzheimers Methylblau-Orangefärbung). Der in der Mitte bereits körnig aufgelöste Achsenzylinder liegt noch in der Markscheide, in welcher sich größere Lückenräume und auch ein Markballen gebildet haben. Gliöse Abbauzellen haben den Achsenzylinder teilweise schon umflossen.

fragmente können auch in der phagozytären Zelle noch zusammengerollt oder spiralig erscheinen (Abb. 170); im Bielschowskypräparat sind sie braun oder braunschwarz imprägniert, dabei weisen sie körnige oder feinwabige Zerklüftungen auf. Mitunter sieht man diese phagozytären Gliazellen im ersten Anfang ihrer Verrichtung, wie das in Abb. 169 dargestellt ist. Hier umlagern sie innerhalb der Markscheide den Achsenzylinder. — An den groben Brocken

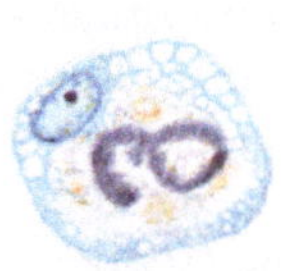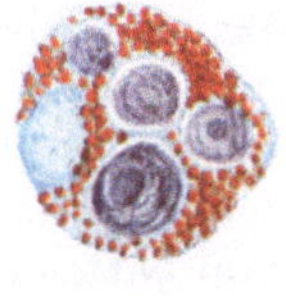

a   b

Abb. 170. a Gitterzelle mit kleineren gelben Markballen und einem spiraligen Achsenzylinderfragment. Frische sekundäre Degeneration. Alzheimer-Mann-Präparat. b Gliöse Gitterzelle bei sekundärer Degeneration mit verschieden großen geschichteten Markballen und feineren gleichmäßigen Fetttröpfchen (Hämatoxylin-Scharlachrotfärbung).

und Kugeln, welche von den Markballen herstammen, vollzieht sich nun eine Verkleinerung und Aufteilung zu feineren Körnchen, die sich im Protoplasmagitter ansammeln. Während die zuerst aufgenommenen groben Zerfallsprodukte der Markscheide recht verschiedene Größe haben, sind die feineren Tröpfchen wenigstens im allgemeinen ziemlich gleicher Größe. Gaben die Markballenpartikel die Hämatoxylinlack- und die Marchi-(Chromosmium-)Reaktion, („Marchistadium"), so zeigen diese Zellen von feinem Gitterbau und kleineren mehr gleichmäßigeren Tröpfchen derartige Farbeigenschaften nicht, vielmehr lassen sich diese nur mit Sudan oder Scharlach darstellen. Bei dem Übergang in das eigentliche „Scharlachrotstadium"(wie wir die schon vorhin bei den Übersichtsbildern (Abb. 162) erwähnte spätere Phase des Abbaus nannten) begegnet man Zellen, die noch mit Markballen bzw. Marchiprodukten voll-

gepfropft sind und anderen, die lediglich scharlachrotfärbbare Lipoidtröpfchen
führen; außerdem aber können wir in ein und demselben Element sowohl grobe
Markkugeln wie auch schon feine Fetttropfen finden (Abb. 170b).

Mit der Zeit — etwa von der 4. Woche ab — werden die Zellen mit feinen
lipoiden Stoffen und zarter Gitterstruktur immer reichlicher, sie überwiegen
schließlich ganz. Jene Zellen, welche die ersten Zerfallsprodukte von Achsenzylindern und Markscheiden aufgenommen hatten, verschwinden; oder vorsichtiger gesagt, es sind primäre Zerfallsstoffe in den Gliaphagozyten in späteren
Stadien weniger und weniger nachweisbar (Scharlachrotstadium).

Während die mit den ersten Zerfallsprodukten beladenen gliösen Phagozyten an Ort und Stelle der untergehenden Faser liegen und auch mit lipoiden
Tröpfchen angefüllte Gitterzellen dort angetroffen werden, sehen wir diese in
den späteren Stadien von der ursprünglichen Zerfallszone weiter entfernt. Es
beginnt nun nach und neben dem intrazellulären Abbau der Abtransport;
die gliösen Körnchenzellen erweisen sich als Abräumzellen. So nennt sie
deshalb Merzbacher, dem wir eine vortreffliche Arbeit über die Körnchenzellen und ihre Aufgaben verdanken. Wie es Merzbacher in seiner Studie
dargetan hat, gewinnen die Gitterzellen immer deutlichere räumliche Beziehungen zu benachbarten Gefäßen; um diese sammeln sie sich[1]). Endlich
finden wir das Gebiet der entarteten Faserzüge frei von Abräumzellen. Später
wird auch die Gruppierung um die Gefäße weniger dicht; dafür finden wir die
gleichen Abbaustoffe in Adventitialelementen.

Wir sehen also, daß die Aufgabe der Glia im Komplex der sekundären
Degeneration zunächst die des Abbaus und der Abräumung ist. Dabei
treten zwei verschiedenartige pathologische Gliazellformen auf: nämlich
erstens die Myeloklasten — deren Bedeutung aus ihrer Morphologie zunächst
nicht leicht erkennbar ist (siehe S. 246) — und zweitens die in die Gruppe der
gliösen Phagozyten gehörigen Gitterzellen; ihre Funktion wird schon aus
ihrem Bau und ihrem Zelleibsinhalt klar. Manche Autoren teilen die Gitterzellen in verschiedene Gruppen. So spricht Jakob von „Myelophagen“
und von 3 Formen von Gitterzellen; und manche trennen von den Myelophagen
noch die „Axophagen“, weil sich in ihnen Achsenzylinderfragmente finden.
Man müßte danach wohl eine recht große Reihe von Gliaphagozyten aufstellen,
denen man dann, je nach dem was sie fressen, verschiedene Namen geben könnte.
Aber ich sehe dazu keinen Anlaß. Man bemerkt ja in den mit Myelophagen
bezeichneten Gitterzellen neben Markballenteilen auch Achsenzylinderfragmente
(Abb. 170a), und noch mehr: man findet neben Brocken, welche die Marchi-
reaktion geben, scharlachfärbbare lipoide Stoffe in einer und derselben Zelle
(Abb. 79, 170b). Noch weniger vermag ich morphologisch die verschiedenen
Typen von Fettkörnchenzellen voneinander zu unterscheiden, auch wenn ich
mich an die dafür angegebenen Kriterien zu halten suche. (Vgl. dazu auch die
Ausführungen von Spatz.)

Das morphologisch und funktionell Wesentliche des ganzen Vorganges sehe ich darin, daß — nach den Myeloklasten — gliöse Phagozyten
auftreten, die zunächst die primären Zerfallstoffe, d. h. Teile von Achsenzylindern, Markballen bzw. Marchischollen in sich aufnehmen und
sie weiter abbauen und daß in späteren Stadien des Abbaues dessen Spät-

---

[1]) Vgl. dazu die Darlegungen über die „Abräumung“ auf S. 306ff. und die Abb. (202—8).

oder Endprodukte in Form von Fetttröpfchen in einem zart gebauten Gitter gliöser Zellen liegen. Daß bei dieser „Verdauung" der ursprünglichen komplizierten Zerfallsstoffe und bei der weiteren Verarbeitung zu transportablen Lipoidstoffen viele Zellen verbraucht werden, ist sicher; wir sehen häufig Untergangserscheinungen an diesen Zellen und ebenso — unter oft äußerst zahlreichen Kern- resp. Zellteilungen — die Neuentwicklung anderer und daran wieder eine Gitterbildung. Es ist also gewiß so, daß die Zelle bei ihrer abbauenden Tätigkeit zerfällt und andere ihre Tätigkeit fortsetzen. Dieser Verbrauch von Zellmaterial ist mehr oder weniger schnell, je nach dem Stadium und der Extensität des Prozesses. Ich vermag aber nicht, wie manche Autoren, dem Gliaphagozyten anzusehen, daß er nur lediglich ein Myelophag bleiben müßte; Zellen, die primäre Zerfallstoffe des Nervenmarkes aufgenommen haben, sind wohl in der Lage, sie selbst zu einfacheren lipoiden Stoffen und eventuell zu Neutralfetten zu verarbeiten; sie brauchen nicht notwendig vorher daran zugrunde zu gehen. — Der Transportweg führt zu den mesodermalen Lymphräumen in der Adventitia und in der Pia. Das mesodermale Gewebe selbst beteiligt sich nicht an dem rein gliösen Abbau; es nimmt nur das abgebaute transportabel gewordene Zerfallsmaterial auf, und dabei erleiden seine Zellen in den Lymphräumen vielfach Umwandlungen zu Gitterzellen (siehe S. 308). Diese können lange ein Zeichen für früher hier stattgehabte Zerfallsvorgänge abgeben, genau wie die entsprechenden Zellen im Bindegewebslager des peripherischen Nerven.

Neben der abbauenden und abräumenden Tätigkeit hat die Glia ihre Funktion als Bindesubstanz zu leisten. In dem vorgeschrittenen Stadium der Gitterzellenbildung, d. h. wenn diese Elemente schon lipoide Abbaustoffe führen, sehen wir Gliazellen mit großen Kernen und breiten plasmatischen Fortsätzen an den Stellen, wo die Markscheiden zugrunde gegangen sind. Sie bilden große Mengen von Gliafasern, welche der Organisation dienen sollen. In Abb. 163 b entspricht der sekundär degenerierten Bahn ein mit dichtfasriger Glia ausgefülltes Areal, welches in Anbetracht seiner exakten Umgrenzung an Stelle der untergegangenen Faserzüge deren Verlauf — die Bahn eines Systems — zu verfolgen erlaubt. Diese gliöse Organisation gleicht also den durch den Ausfall nervösen Gewebes entstandenen Defekt aus; im wesentlichen deckt sich die Gliose mit der von der Bahn ursprünglich eingenommenen Zone (Abb. 163a—b). Gewiß ist, wie bei allen „Narben", ihr Volumen reduziert (siehe S. 239), vor allem wegen der Schrumpfung an den zelligen Bestandteilen des gliösen Ersatzgewebes (siehe S. 323). Aber im großen und ganzen ist doch die frühere Gestalt und Größe des ausgefallenen Systems erkennbar. Ganz anders an den beim **Neugeborenen** oder in frühester Kindheit entstandenen sekundären Degenerationen. Die Abb. 171a—b illustrieren diese Eigentümlichkeit an einer Pyramidenbahn, welche infolge einer Großhirnenzephalitis (mit groben Einschmelzungsherden) in den ersten Lebensmonaten absteigend degenerierte. Bei dem etwa 8 Jahre alt gewordenen Individuum sind alle Systeme des Hirnstamms entwickelt, das Feld der degenerierten Pyramidenbahn aber ist verschwindend klein. Man vergleiche das soeben erwähnte Rückenmarksbild einer alten Hemiplegie des Erwachsenen (Abb. 163a, b) mit dem Schnitt (Abb. 171a) von der Medulla oblongata, wo die vorgelagerte Pyramidenbahn auf der kranken Seite nur einen winzigen Bruchteil des Raumes der gesunden einnimmt.

In den Segmenten weiter aufwärts in der Brücke und im Mittelhirn (Abb. 171 b) fallen neben der ungeheueren Volumendifferenz der Pyramidenbahnareale Ver-

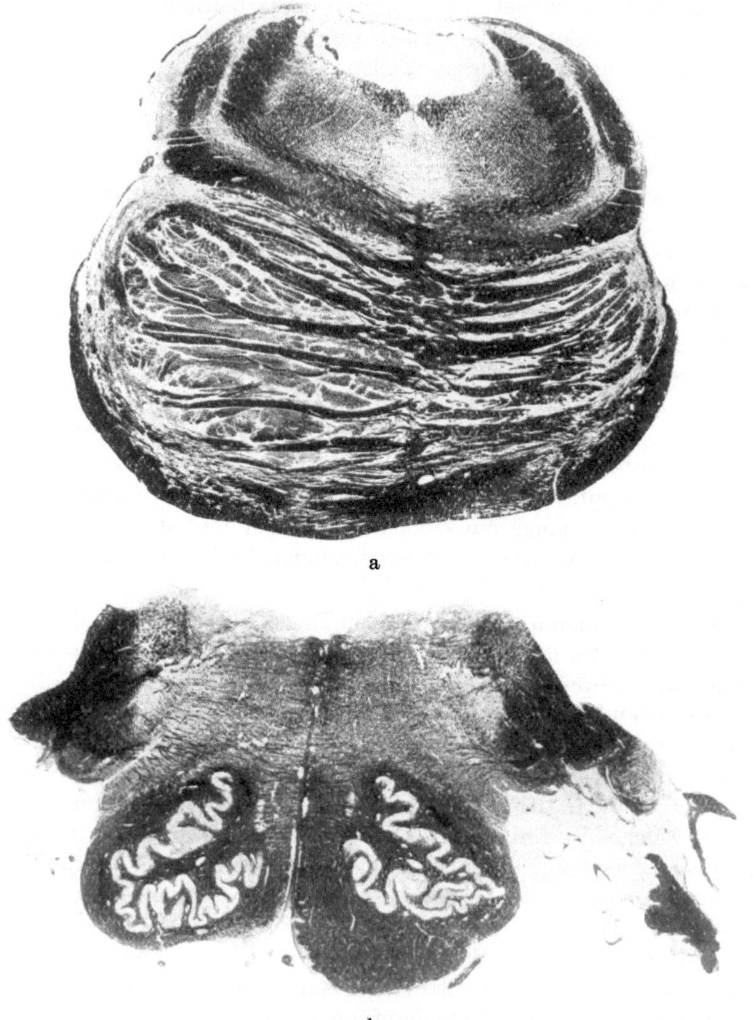

a

b

Abb. 171 a und b. Markscheidenpräparate vom Mittelhirn und von der Medulla oblongata eines Falles von zerebraler Kinderlähmung. Infolge der früh, vor Vollendung der Markreifung stattgehabten Läsion und Degeneration der Pyramidenbahn erscheint der Hirnstamm asymmetrisch, besonders deutlich wird das an dem Mittelhirnpräparat bei Betrachtung der Raphe. Die Felder der Pyramidenbahn zwischen der querverlaufenden Brückenfaserung (a) und dem Pyramidenfeld unterhalb der Olive (b) fehlen bis auf geringe Reste. [In a ist die kranke Seite rechts, in b links.]

schiebungen auf; mit dem Wachstum der gesunden Teile kommt es zu Asymmetrien, besonders kenntlich auch an dem Verhalten der medialen Rhaphe.

Die großen Unterschiede im Endeffekt sekundärer Degenerationen beim Neugeborenen und beim Erwachsenen und die Verschiebungen und Assymmetrien hängen mit dem Wachstum der erhaltenen und dem Zurückbleiben der erkrankten

Teile zusammen. Von bestimmendem Einfluß auf das histologische Bild dieser letzteren ist — wie Spatz [1]) gezeigt hat — die besondere Reaktionsweise des unreifen Zentralorgans entsprechend der noch nicht abgeschlossenen Myelinisation.

Die Bilder der sekundären Degeneration am peripheren und am zentralen Nervensystem gleichen einander im großen und ganzen. Ich brauche deshalb

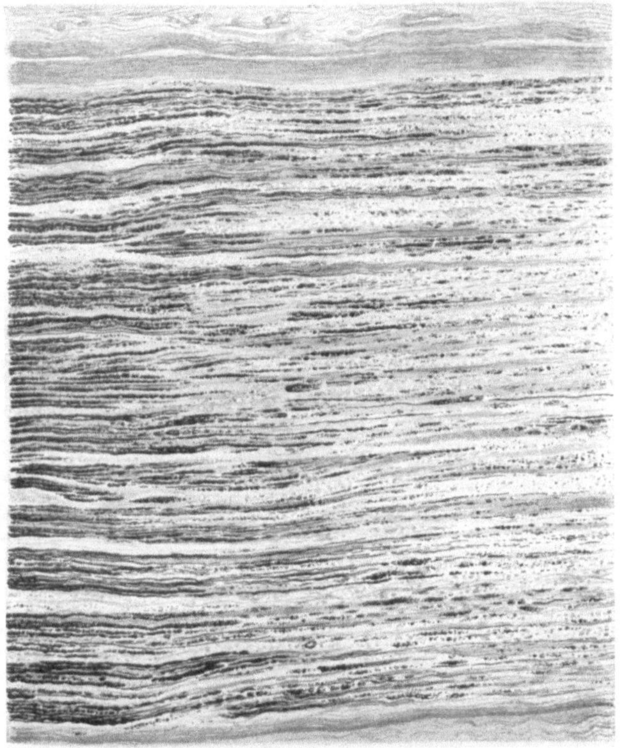

Abb. 172. Durchfrierung eines peripherischen Nerven 18 Tage nach der Läsion. Übergang zwischen dem gesunden und dem sekundär degenerierten Teil. Abgesehen von einigen wenigen erhalten gebliebenen Markfasern sind alle zerfallen, großenteils sind die Zerfallsprodukte der Markscheide als Reihen von Markballen noch darstellbar, andere nur noch als blaßgraue Kugeln, oder es erscheinen die Kabel leer. — Markscheidenfärbung am Gefrierschnitt.

bei der Schilderung der Vorgänge am **peripheren Nerven** die Einzelheiten nicht zu wiederholen. Es erscheint mir aber didaktisch zweckmäßig, an Hand von Übersichtsbildern zunächst noch einmal das Wesentliche zusammenfassend zu demonstrieren. Während die zuvor gegebenen Abbildungen vornehmlich Ein-

---

[1]) Ich halte mich hier an die jüngst veröffentlichten Studien von Herrn Dr. Hugo Spatz, deren Ergebnisse ich mir auf Grund der Kenntnis seiner Präparate zu eigen machen konnte. Seine Untersuchungen wurden unter Nissl in Heidelberg begonnen und in der Deutschen Forschungsanstalt für Psychiatrie in München fortgesetzt.

zelheiten brachten, sollen die Abb. 172—177 die wichtigsten Studien des Zerfalls der Markscheide illustrieren; für die Umwandlungen des Achsenzylinders kann ich auf die Abb. 168, 169, 170 verweisen, welche nach dem vorhin Gesagten einer weiteren Erklärung nicht bedürfen.

Ich wiederhole: bei der sekundären Degeneration wird das kompliziert gebaute Myelin — ein Lipoid im engeren Sinne des Wortes (siehe S. 291—92) — allmählich zu einem Neutralfett abgebaut. Es erfährt dabei charakteristische morphologische Umwandlungen. Abb. 172 zeigt den Übergang zwischen dem gesunden und dem sekundär degenerierten Teil eines peripheren Nerven 18 Tage nach der Läsion. Es hat hier nicht, wie gewöhnlich, eine Durch-

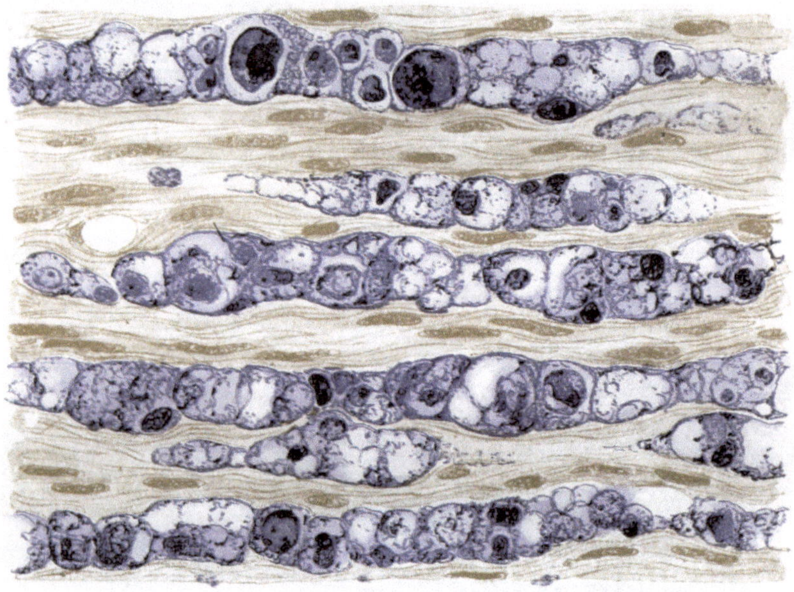

Abb. 173. Markballen im sekundär degenerierten Nervenabschnitt (Schußverletzung). Neben den Kugeln und Ballen noch Reste des geblähten, zersprengten und verklumpten Markgerüstes. Markscheidenfärbung am Gefrierschnitt von einem Radialis. (Sehr verzögerter Abbau an den hier illustrierten zentralen Nervenbündeln; s. Text S. 257).

schneidung oder sonst eine völlige Kontinuitätstrennung stattgefunden, sondern es handelt sich um die Folgen einer Durchfrierung; die Wahrung des äußeren Zusammenhanges bei diesem Verfahren macht das Bild besonders instruktiv. Bis auf einige wenige sind die Nervenfasern insgesamt durch die thermische Schädigung degeneriert. In dem vorliegenden Markscheidenpräparat sieht man intensiv schwarz gefärbte Körner, Brocken und Ballen in Längsanordnung; daneben sind andere nur ganz matt, mehr grau angefärbt; zum Teil endlich sind die Zerfallsprodukte des Markes mit Hämatoxylinlack schon nicht mehr darstellbar, so daß manche Züge im Nervenkabel leer erscheinen — Die Markballen stellen sich bei voller Entwicklung in einer Anordnung und Struktur dar, wie sie Abb. 173 bei starker Vergrößerung wiedergibt. Von den Beziehungen der Achsenzylinderfragmente zur zerfallenden Markscheide, speziell ihrem Einschlusse in Markballen war bereits Seite 244 die Rede (siehe auch Abb. 168).

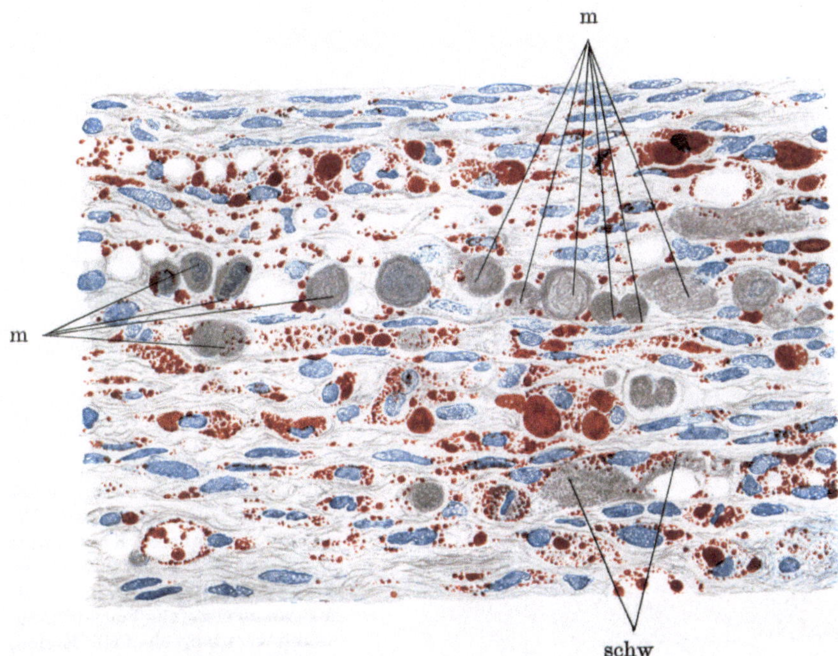

Abb. 174. Sekundäre Degeneration am peripheren Nerven vier Wochen nach der Läsion.
Übergang zum Scharlachrotstadium. Herxheimers Hämatoxylin-Scharlachrotfärbung.
Markballen m grau gefärbt, in einzelnen von ihnen Fetttröpfchen; schw die in einer
Schwannschen Zelle enthaltenen zusammengeballten Markmassen in fettiger Umwand-
lung. Im Bereiche vieler Nervenfasern schon weit vorgeschrittener Abbau zu Fett.

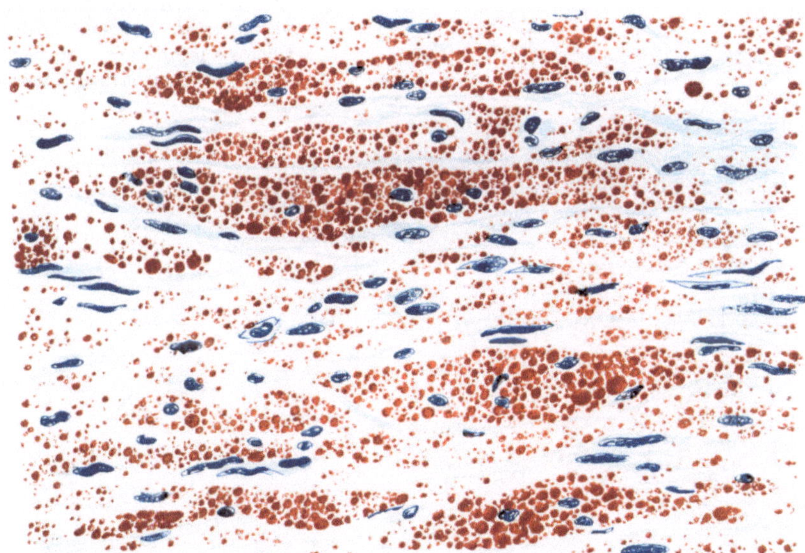

Abb. 175. Degeneration im peripheren Nervenabschnitt nach einer Schußverletzung.
Die fettigen Zerfallsprodukte geben großenteils noch den Verlauf der ursprünglichen Faser
wieder, sie sind nicht in Einzelelemente eingeschlossen. Herxheimersche Fettfärbung.

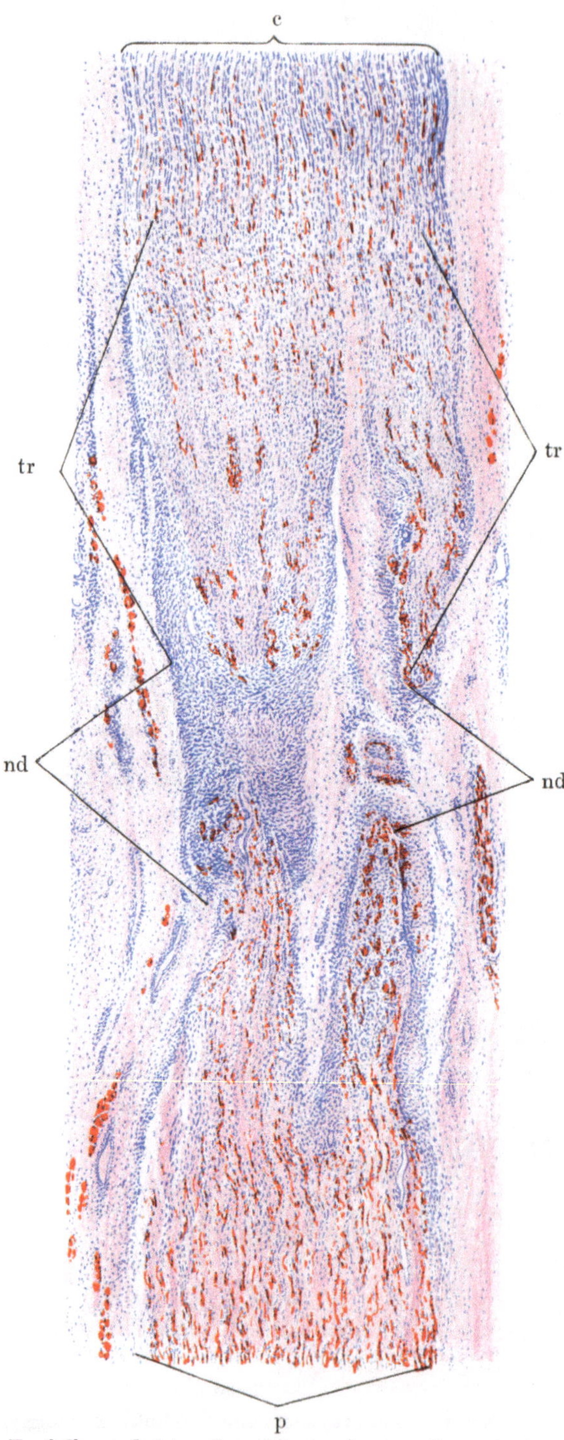

Abb. 176. Schußverletzung eines peripherischen Nerven mit Erhaltung der äußeren Kontinuität des Stranges. nd Durchreißungsstelle eines breiten Nervenbündels mit den zweizipfelig zugespitzten, einander entsprechenden Enden, welche durch eine schmale, zum Teil sehr zellreiche Narbe zusammengehalten werden. c zentrales Ende mit vereinzelten Fett führenden Zellen (retrograde Degeneration). tr Übergang zwischen der Zone traumatischer Degeneration und dem aufsteigend veränderten Nerven. p degeneriertes peripheres Nervenende. Hämatoxylinscharlachrotfärbung.

Zerfallsprodukte des Markrohres, die sich noch im Markscheidenpräparate als Markballen u. a. darstellen und färben lassen (also etwa wie in Abb. 173), können bereits soweit abgebaut sein, daß sie im Chromosmiumpräparat als Marchischollen erscheinen würden, analog den Bildern am Zentralorgan (Abb. 161 b und 68).

Nach den Untersuchungen von H. Spatz geht der Zerfall der nervösen Gewebsbestandteile beim Neugeborenen außerordentlich rasch vor sich; der Prozeß ist gewissermaßen vereinfacht, da es nur Achsenzylinder sind, die hier zugrunde gehen, „während die Markscheiden mit ihren so komplizierte Abbauvorgänge bedingenden Stoffe noch fast fehlen." Dementsprechend sind die Veränderungen an der Glia, welcher ja die Aufnahme und Umwandlung der Zerfallsstoffe bei der sekundären Degeneration zukommt, nur gering. Nach Spatz kommt es zur Bildung richtiger Gitterzellen fast gar nicht. Daß die gliösen Elemente in dem degenerierten Gebiet außerordentlich dicht stehen, beruht nicht auf einem Zusammenrücken der Gliazellen, sondern darauf, daß das Auseinanderrücken infolge mangelnder Weiterentwicklung ausbleibt. So kommt es nicht, wie beim Erwachsenen, zur Bildung einer gliösen Narbe; es verharrt vielmehr das Gliagewebe hier im wesentlichen auf seinem Zustand zur Zeit der Geburt (oder etwas später); während in den intakten Gebieten das gliöse Gerüst im Zusammenhang mit der Myelinisation seine physiologischen Umwandlungen erfährt (Spatz).

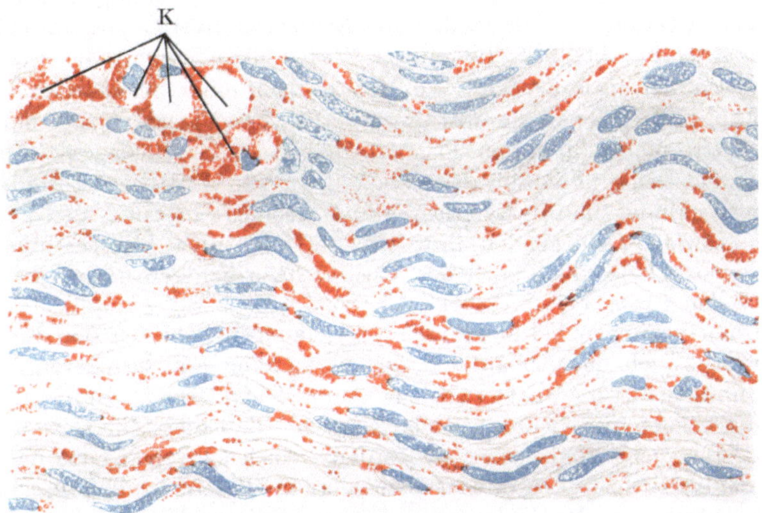

Abb. 177. Spätes Stadium der sekundären Degeneration, 5 Monate nach einer Schußverletzung. Fettstoffe im Plasma der zu Bandfasern umgewandelten Schwannschen Zellen und in Elementen des Endoneuriums. K vereinzelte Körnchenzellen.

Beim Übergang vom Marchi- in das Scharlachrotstadium können wir an Ort und Stelle der untergehenden Fasern Zerfallsprodukte des Markes finden, von denen sich die einen noch als Markballen resp. Marchischollen (primäre Zerfallsprodukte), die andern schon als scharlachfärbbare Fettstoffe (sekundäre Zerfallsprodukte) erweisen. Sehr schön tritt das an dem Scharlachhämatoxylinpräparat hervor, das aus der 4. Woche nach der Läsion stammt (Abb. 174). Die Zerfallsprodukte der Markscheide sind im Bereiche der einen Gruppe von Fasern schon zu Fett abgebaut, in der anderen überwiegen noch ganz entschieden die mit Hämatoxylin leicht grau angefärbten Markballen. An letzteren sehen wir aber auch schon, besonders bei dem mit schw bezeichneten Körper die Umwandlung zu scharlachfärbbaren Lipoidstoffen. Abb. 175 endlich entspricht etwa der Höhe des Scharlachrotstadiums, 6 Wochen nach der Läsion. Das

Bild zeigt nebenbei, daß die Fettstoffe keineswegs immer schon in scharf abgegrenzten Einzelzellen eingeschlossen zu sein brauchen; wir haben es in dieser
Phase (besonders gerade beim peripheren Nerven) mit der Ansammlung von
Fettstoffen in der Bahn der alten Nervenfaser zu tun, wo Schwannsche Zellen
gewuchert sind. Es kann also die Umwandlung der Zerfallsprodukte der Mark-
scheide bis zu einfachen Fettstoffen an Ort und Stelle vor sich gehen. An anderer
Stelle des gleichen Nerven nimmt man aber auch bereits die Übernahme dieser
späten (sekundären) Produkte des Abbaues gleichzeitig mit mehr primären
Zerfallsprodukten in Zellen des Endoneuriums und ihren Abtransport wahr.
Diese Abb. 175 stellt einen stark vergrößerten Ausschnitt aus dem peripheren
Teil des Nerven dar, von welchem Abb. 176 eine Übersicht gibt; es ist eine
Schußverletzung des Nervus ischiadicus (resp. eines Hauptbündels daraus)
mit sehr breiter, proximal weit über die eigentliche Durchtrennungsstelle hinaus
reichender Zertrümmerungszone, an welche das veränderte zentrale Stück
(siehe S. 263) anschließt, während der distale Abschnitt von streifig angeordneten
Fettmassen ausgefüllt ist. So stellt diese Nervenschußverletzung ein späteres
Stadium zu der in Abb. 172 illustrierten Nervendurchfrierung dar.

Aus wesentlich späterer Zeit — 5 Monate nach einer Schußverletzung —
stammt Abb. 177. Das ektodermale Gewebe, die „Bandfasern" führen nur noch
einzelne Fetttröpfchen in ihrem Plasma, und auch der Bindegewebsapparat
des Nerven hat sich größtenteils davon befreit. Reste sekundärer Zerfallsstoffe
— wie hier — findet man in Bandfasern und besonders in Endo- und Perineu-
riumzellen, sowie in freiliegenden, ihrer Herkunft nach nicht klar bestimmbaren
Elementen noch lange Zeit nach der Läsion; dazu gehören auch vereinzelte
Körnchenzellen (Abb. 177 k).

Aus Untersuchungen bei Nervenschußverletzungen habe ich den Eindruck
gewonnen, daß sich der Abbau und die Abräumung am peripheren Nerven
zeitlich noch weniger glatt vollzieht als im Zentralorgan. Stroebe hatte
gerade entgegengesetzte Beobachtungen gemacht; daß diese für sein Material
zutreffen, kann nicht wohl bezweifelt werden. Auch ich selbst habe natürlich
gesehen, daß sich Abbauprodukte im Zentralorgan oft sehr lange Zeit erhalten.
Wir wissen weiter aus den Untersuchungen von Schroeder und Knick, daß
überhaupt der Ablauf der Wallerschen Degeneration sich in sehr verschiedenem Tempo vollziehen kann. Die Vorgänge erstrecken sich über viel
weniger lange Zeiträume, wenn keine komplizierenden lokalen Schädlichkeiten
und allgemeinen ungünstigen Faktoren einwirken; Schwere der lokalen Läsion
Kachexie, fiebrige resp. infektiöse Allgemeinerkrankungen veranlassen einen
stürmischen Verlauf sekundärer Rückenmarksdegenerationen. Es spielt aber
meines Erachtens gerade beim peripheren Nervensystem auch das Kaliber
des Nervenstranges eine Rolle. Von den Bildern an durchschnittlich viel dünneren
Tiernerven, an welchen man zu experimentieren pflegt, sind die Befunde
bei den dicken Nerven des Menschen — und meine Untersuchungen beziehen
sich vornehmlich auf den Ulnaris, Radialis, Ischiadikus — deutlich verschieden;
so liegen die Bedingungen für die Abräumung hier wesentlich anders, als bei
kleinen Tiernerven. Die Einzelphasen, die wir nach dem Verhalten der Abbaustoffe (primäre, sekundäre Zerfallstoffe) absondern, sind bei voluminösen
Nerven des Menschen nicht so scharf wie bei diesen letzteren; die Abräumung
kann in der einen Gruppe von Bündeln etwa des Radialis schon weit vorge-

schritten sein. während andere Faserzüge noch dicht von Abbauprodukten angefüllt sind. Bezüglich der Eigentümlichkeiten des Abtransportes am Nerven habe ich in einer früheren Arbeit gezeigt, daß die peripheren Teile der Nervenkabel und die in Gefäßnähe gelegenen Züge eher frei werden als die zentralen, und habe eben den Bau des Nerven dafür verantwortlich gemacht. Ob ähnliche oder andere Momente bei den Unregelmäßigkeiten auch des Abbaues wirksam sind, lasse ich dahingestellt, und beschränke mich hier die Tatsache festzustellen. Befunde, wie wir sie distal der Durchfrierungsstelle des Nerven (Abb. 172) erheben konnten, sind natürlich weder bei peripheren noch bei zentralen Läsionen etwas Ungewöhnliches. Im Anfang der 3. Woche sind eben nicht alle Markzerfallsprodukte mit einem Schlage auf demselben Punkt der Umwandlung angelangt, ebenso steht es bei Abb. 174, wo sich allmählich der Übergang vom Marchi- in das Scharlachstadium vollzieht. Aber daß wir noch 8 Wochen nach der Läsion wohlgeordnete Reihen von Markballen — also primäre Zerfallsstoffe — finden, wie in Abb. 173, während andere Züge des gleichen degenerierenden Nerven bereits lediglich zu Neutralfett abgebaute Produkte führen und sich von ihnen zum Teil schon befreit haben, erscheint mir bemerkenswert.

Sind nun auch im großen und ganzen die Zerfallsvorgänge und die morphologischen Eigentümlichkeiten der Wallerschen Degeneration beim peripheren Nerven denen im Zentralorgan analog, so ist doch die Beteiligung der Zellarten bei dieser Umwandlung verschieden. Im Zentralnervensystem besorgen, wie wir darlegten, ausschließlich Gliazellen den Abbau und die Abräumung; sie übermitteln die verarbeiteten Stoffe schließlich dem Mesoderm. Beim peripheren Nerven finden wir zwar auch die Zerfallsprodukte zunächst in ektodermalen Elementen, den Schwannschen Zellen, und sie werden auch hier in das mesodermale Gewebe und nach den Gefäßen zu geführt. Aber an diesen Vorgängen sind mesodermale Elemente lebhaft beteiligt. In seinem bekannten Werk über die Beri-Beri hat Dürck bereits die Ansicht geäußert, daß die Schwannschen Zellen nicht „Lastträgerdienste" zu leisten haben. Und auch nach den aus Alzheimers Laboratorium stammenden Studien Doinikows über die Wallersche Degeneration, auf die hier auch bezüglich der histologischen Einzelheiten in dieser ganzen Frage mit besonderem Nachdruck verwiesen sei, kann es keinem Zweifel unterliegen, daß vorwiegend mesodermale Elemente die Abräumung verrichten, wenngleich dieser Autor, wie die meisten anderen, auch eine Umwandlung von Schwannschen Zellen zu Fettkörnchenzellen beschreibt. Wie weit aber die Tätigkeit der Schwannschen Zellen in der Reihe der Erscheinungen reicht, das ist nach meinem Dafürhalten noch nicht völlig klargelegt; die Anschauungen der verschiedenen Forscher sind darüber noch geteilt, wie groß die Rolle dieser ektodermalen Elemente bei sekundärer Degeneration des peripheren Nerven ist.

Sicher erwiesen ist meines Erachtens, daß sich primäre Zerfallstoffe der Achsenzylinder und der Markscheide zunächst im Plasma der Schwannschen Zellen finden. Wir sahen ja, daß der normale Nerv in Unterabteilungen gegliedert ist, deren jede einer Schwannschen Zelle angehört. In solchem interannulärem Segment befindet sich das Mark im plasmatischen Maschenwerk der Schwannschen Zelle. So liegen in ihr von vornherein auch die Zerfallsprodukte. Und wir sahen weiter an den Abb. 174 und 175, daß auch der

Abbau des Myelins an Ort und Stelle, d. h. in den Schwannschen Zellen, vor sich geht; wir finden darin neben Achsenzylinderfragmenten nicht nur Markballen und Marchischollen, sondern auch eigentliche Fettstoffe. Das Myelin kann hier bis zu Fettprodukten von der Art der Neutralfette abgebaut werden. Es ist aber sehr bald nicht mehr die eine ursprünglich zwischen zwei Ranvierschen Schnürringen herrschende Schwannsche Zelle, welche primäre und sekundäre Zerfallsprodukte umschließt, sondern eine Vielheit von solchen resp. ein Symplasma mit eingelagerten Kernen. Denn es gehört zu den ersten Folgen der Durchtrennung eines Nerven, daß die Schwannschen Zellen wuchern. Schon in den beiden ersten Tagen tritt das plasmatische Gerüst viel stärker hervor, bald sieht man reichlich Mitosen (vgl. Abb. 305) und diese Wucherung führt zu Zellkettenbildung. Das wird allgemein als ein Zeichen dafür angesehen, daß gleichzeitig mit der Degeneration regenerative Vorgänge einsetzen. Und auch andere Beobachtungen, besonders die bei Neuritis, lehren, daß die verschiedensten Phasen der Degeneration gleichzeitig mit Regenerationserscheinungen vergesellschaftet sind. — Es heißt nun gewöhnlich, daß ein Teil der Schwannschen Zellen beim Abbau und bei der Abräumung „verbraucht" werden, während die anderen sich zu Reihen ordnen und die sog. „Bandfasern" (siehe S. 461) bilden, welche die Regeneration des Nerven vorbereiten, jedenfalls mit ihr zu tun haben. Die mit Abbaustoffen beladenen Schwannschen Elemente sollen auch dem Abtransport dienen, und ich selbst habe Fettkörnchenzellen, wie die mit k bezeichneten Elemente der Abb. 177 früher als Schwannsche Zellen aufgefaßt. Ich meine aber heute, daß es sich da um mesodermale Elemente handelt und daß die Abräumung, wenn nicht ausschließlich, so doch ganz überwiegend von den Zellen des Endoneuriums bzw. des Bindegewebslagers überhaupt geleistet wird.

Doinikow hat den Abtransport der lipoiden Zerfallsstoffe auf das Eingehendste studiert. Lange bevor es zur Ausbildung von eigentlichen Körnchenzellen kommt, sieht man feine Fetttröpfchen in den fixen Bindegewebszellen des Endo- und später des Perineuriums. Wir haben es hier mit Ablagerung von Fett in die fixen Zellen des Bindegewebes zu tun, sie werden nicht mobilisiert; es handelt sich also nicht um eine „selbständige Aktion" der Zellen im Sinne der Phagozytose (Arnold), sondern um Fettspeicherung im Zelleib bei erhöhter Zufuhr. An den mesodermalen Elementen nimmt man auch zunehmende Wucherungserscheinungen wahr und die Zellen speichern immer größere Mengen von Fetttröpfchen auf. Solche mit Fett vollgepfropfte Elemente des Endoneuriums liegen der äußeren Fläche der Schwannschen Scheide oft dicht an. Aus den Elementen des Endoneuriums übernehmen die Zellen des Perineuriums mehr und mehr Fett. Auf der Höhe des Abbaues und der Abräumung aber sieht man zwischen den zu Bandfasern umgewandelten Schwannschen Zellen losgelöste Gitter- resp. Körnchenzellen als freie phagozytierende und abräumende Zellen. Von ihnen schreibt Doinikow, daß sie ektodermaler und mesodermaler Herkunft seien, aber nach ihren morphologischen Merkmalen nicht voneinander unterschieden werden können.

Ich will nicht behaupten, daß die sehr allgemein verbreitete Lehre unrichtig ist, wonach ein Teil der wuchernden Schwannschen Zellen — nämlich der, welcher nicht zur Bildung der Bandfasern, d. h. zum späteren Neuaufbau verwendet wird — zu Phagozyten wird und bei der Abräumung zugrunde geht.

Es scheint mir nur diese Lehre nicht so sicher begründet, daß erneute Nachuntersuchungen darüber überflüssig wären, ob sie in allen Stücken zutrifft: wie weit die Tätigkeit der Schwannschen Zellen reicht, wann und wo sie von mesodermalen Zellen abgelöst werden. Ich selbst bin, wie angedeutet, nicht in der Lage, eine klare Antwort darauf zu geben. Die Hauptschwierigkeit liegt meines Erachtens darin, daß wir vielfach nicht entscheiden können, ob die im Bereiche einer untergehenden bzw. untergegangenen Faser gelegenen Gitterzellen vorgeschobene mesodermale Phagozyten sind, oder ob sie sich aus Schwannschen Zellen entwickelt haben und ob ektodermale Körnchenzellen bei Abgabe ihrer Produkte tatsächlich zugrunde gehen. Von Bedeutung in diesem Zusammenhang erscheint es mir, daß die im Bereiche der untergehenden Faser liegenden feinen Tröpfchen keineswegs immer in Einzelindividuen, in freien selbständigen Gitterzellen liegen, die sich aus dem Verbande der Schwannschen Zellkette gelöst haben. Ich verweise auf die Abb. 175, in welcher wir die Fetttropfen in synzytialen kernreichen Zellketten eingelagert finden. Ich habe besonders bei den leicht analysierbaren durchfrorenen Nerven gesehen, daß die mit Zerfallstropfen beladenen Schwannschen Elemente bei reichlichen Kernteilungen in synzytialem Zusammenhang bleiben und daß in diesen Zellreihen der Abbau des Myelins und — unter den hier vorliegenden günstigen Umständen — gleichzeitig die Neubildung von Nervenfasern (siehe S. 471) vor sich gehen kann. Ich meine deshalb, daß eine Umwandlung der Schwannschen Elemente zu freien Gitterzellen nicht zu erfolgen braucht; während sie sich am Aufbau der neuen Nervenfasern beteiligen, können sie sich auch ohne Lösung und ohne Zerfall von ihrem Inhalt befreien, ihn an die mesodermalen Elemente weitergebend. In welchem Umfange und in welcher Regelmäßigkeit das geschieht und wie es mit einer im engeren Sinne phagozytären Tätigkeit, mit einer „selbständigen Aktion" der Schwannschen Zellen steht, muß durch spätere Untersuchungen entschieden werden.

Von der Organisation in sekundär degenerierten Nerven wird später in anderem Zusammenhange die Rede sein (S. 356).

Retrograde Faserveränderungen.

Gehen wir im Zentralnervensystem oder am peripheren Nerven von der Läsionsstelle aufwärts, so fällt ohne weiteres der außerordentliche Unterschied zwischen dem distalen und proximalen Abschnitt auf. Der letztere erscheint auf den ersten Blick unverändert. Und das entspricht ja dem zweiten Teile des Wallerschen Gesetzes, wonach der zentrale Achsenzylinderstumpf und die Ursprungszelle intakt bleiben; nur bis zur nächsten Ranvierschen Einschnürung sollte die Faser aufwärts entarten. Bei genauerer Analyse freilich zeigt sich, daß auch der zentrale Abschnitt nicht verschont bleibt. Das ist an Markscheiden und Chromosmium- resp. Scharlachrotpräparaten zu erweisen, ebenso auch bei Darstellung der Achsenzylinder, deren feinere Veränderungen besonders von Cajal und zuletzt von Spatz ermittelt worden sind.

Am Achsenzylinder sehen wir hier im Prinzip die gleiche Veränderung, welche die Autoren (Schiefferdecker,Ströbe u. a.)nach Durchtrennung im Bereiche der traumatischen Schädigung selbst sowohl am Ende des zentralen wie am Kopfe des peripheren Stumpfes gefunden haben: nämlich Quellungen und kugelige oder spindelige Auftreibungen. Cajal besonders hat die

Übereinstimmung dieser Achsenzylinderveränderungen im Läsionsbereiche mit jenen proximal davon, also mit der sog. retrograden Faserveränderung bewiesen; und nach Spatz sind diese Veränderungen im zentralen Teil denen an Ort und Stelle der Läsion morphologisch gleich und beruhen auf den gleichen Vorgängen. Diese Phänomene am proximalen Faserabschnitt treten sehr früh auf, nämlich in den allerersten Tagen nach der Läsion, zu dem gleichen Termin etwa wie die an der Ursprungszelle ablaufende primäre Reizung (s. u.). Man nennt diese Erkrankung deshalb wohl „akute" retrograde Veränderung (Bielschowsky), Spatz spricht von „primärer Fasererkrankung", indem er sich dabei an die Bezeichnung Nissls „primäre Reizung" für die erste Phase der retrograden Ganglienzellenerkrankung hält; jedenfalls sind diese früh einsetzenden und rasch ablaufenden Vorgänge von den ebenfalls retrograden späteren, chronischen Veränderungen zu trennen.

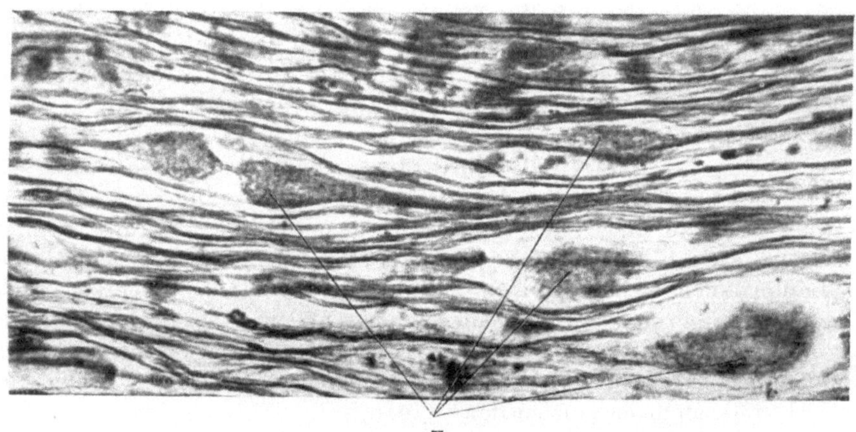

Abb. 178. Achsenzylinderauftreibung nahe der Durchschneidungsstelle, 4 Tage nach der Operation. Eine der Fasern mit spindeligen Anschwellungen (x) zeigt zwei solche Auftreibungen, die durch ein kurzes Stück von normalem Kaliber miteinander verbunden sind. Originalphotogramm von Herrn Dr. Hugo Spatz.

Abb. 309 auf Seite 467 zeigt mächtige Anschwellungen an Achsenzylindern oberhalb der Schußläsion eines peripheren Nerven und Abb. 178 gibt ein Bild von solchen spindeligen Aufquellungen an zentralen Achsenzylindern nach Rükkenmarksdurchtrennung. Charakteristisch ist, daß immer nur einzelne Fasern befallen sind, während die meisten, besonders die feineren, intakt erscheinen. Wir sehen darin bereits einen wesentlichen Unterschied gegenüber der die Gesamtheit der Nervenfasern betreffenden Wallerschen Degeneration im peripheren Stumpf. Die Intensität der Veränderungen ist — wie das Bild von der Schußverletzung am peripheren Nerven illustriert (Abb. 309) — abhängig von dem Grade der Läsion; sie bestimmt wohl vor allem die Ausdehnung der Anschwellungen und die Masse der geschädigten Fasern; man sieht die Achsenzylinderveränderungen besonders weit in das Gesunde hinaufreichen, wo die Schädigung schwer war. An der Abb. 178 erkennt man zwischen den Auftreibungen noch die Verbindungsstücke, nämlich den eigentlichen Achsenzylinderstrang. Die Zwischenstücke können sich auflösen, so daß freie Kugeln im Gewebe liegen. Während die Anschwellungen an der Faser selbst, nämlich die mehr gleichmäßigen oder spindeligen Auftreibungen, durchschnittlich innerhalb einiger Wochen verschwinden — bei Nervenschußverletzungen fand ich sie über die 6. Woche nach der Läsion nie —, können die abgelösten kugeligen Gebilde lange im Gewebe liegen, zumal im Zentralorgan. Ströbe hatte das schon früher beschrieben; Marburg hat es neuerdings wieder nach Rückenmarksschüssen gefunden. Cajal und Spatz betonen das Interessante dieses Phänomens, daß plasmatische kernlose Substanz lange Zeit unter guten Ernährungsbedingungen ein „Eigenleben" führen kann. Nach der Abstoßung solcher sphärischen Fragmente bleibt an den Fasern ein letztes kugeliges Gebilde: die Retraktionskugel Cajals (Abb. 179). Über den Abgang der letzten Kollaterale reichen nach Cajal die Quellungen und kugeligen Anschwellungen nicht hinauf. Die Quellung des Axons braucht jedoch nicht zur Ablösung kugeliger Gebilde, zur Fragmentierung und zum Zerfall zu führen; sie kann sich wieder zurückbilden, wie das auch für die Quellung bei anämischer Spinalerkrankung und bei multipler Sklerose gilt. Sie ist also an sich reversibel (vgl. auch „primäre Reizung" der Ganglienzelle).

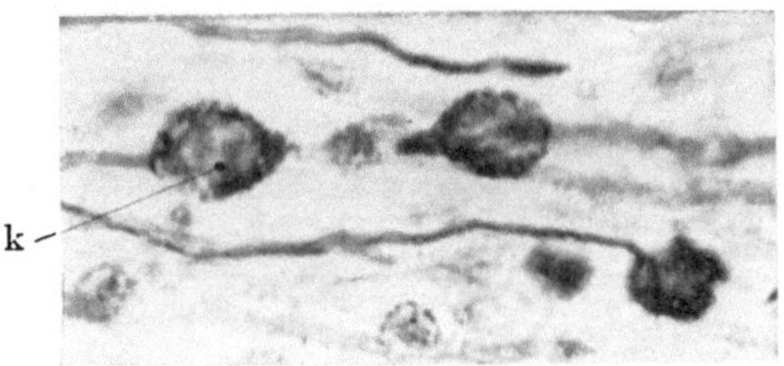

Abb. 179. Keulenförmige Achsenzylinderendigungen, zwei Tage nach der Läsion. k eine der drei kugeligen Endanschwellungen des Bildes. Bielschowskypräparat. Originalphotogramm von Herrn Dr. Hugo Spatz.

Im Bereiche der Achsenzylinderquellung läßt sich eine Auflockerung und Auffaserung des sonst kompakten Achsenzylinderstranges erkennen. Ein Teil der Fibrillen geht vorwiegend unter körnigem Zerfall zugrunde. Im übrigen erscheinen sie gegen den Rand gepreßt und überkreuzen dort oft einander; diese Bilder gleichen denen an der primär gereizten, geschwollenen Zelle (Spatz). Den mittleren Hauptteil des sphärischen Gebildes nimmt eine homogene Masse, welche Vakuolen führen kann, ein. Sie bewirkt die Verdrängung der Fibrillen an die Peripherie. Offensichtlich entsteht sie durch Wasseraufnahme aus dem Gewebe in das Axoplasma. Spatz hat darin fuchsinophile Granula nachgewiesen, die wir als Neurosomen ansprechen dürfen und die für die Beurteilung der Vorgänge von Wichtigkeit sind. — Von dem Wesen der „primären" Faserveränderung wird gelegentlich der Besprechung der primären Zellveränderung noch zu reden sein (S. 269).

Von diesen frühen Vorgängen — d. h. also von der „akuten" oder „primären Faserveränderung" — unterscheidet sich die chronische, langsam verlaufende und später einsetzende Atrophie der ihres Endapparates beraubten Nervenfaser. Sie hat engste Beziehungen zu der Atrophie der zugehörigen grauen Kerne. Diese Veränderungen treten am deutlichsten an Markscheiden-

präparaten hervor; sie sind besonders durch die Untersuchungen von Elzholz,
Pilcz, van Gehuchten, Raimann, Biondi ermittelt worden.

Nach Verwischung der Spongiosastruktur sieht man zwischen Markscheide
und Schwannscher Scheide kleine Markballen bei Anwendung der Markscheidenfärbung. Sie entsprechen den Elzholzschen Körperchen, sie erfahren in
den ersten 2 Monaten eine Vermehrung. Es ist das Verdienst von Elzholz,
diese Umwandlungen am proximalen Nerventeil mit der Marchimethode ermittelt zu haben; die nach ihm benannten Körperchen geben hier, wenigstens
zum größten Teil, die Marchireaktion — also ähnlich wie am sekundär degene-

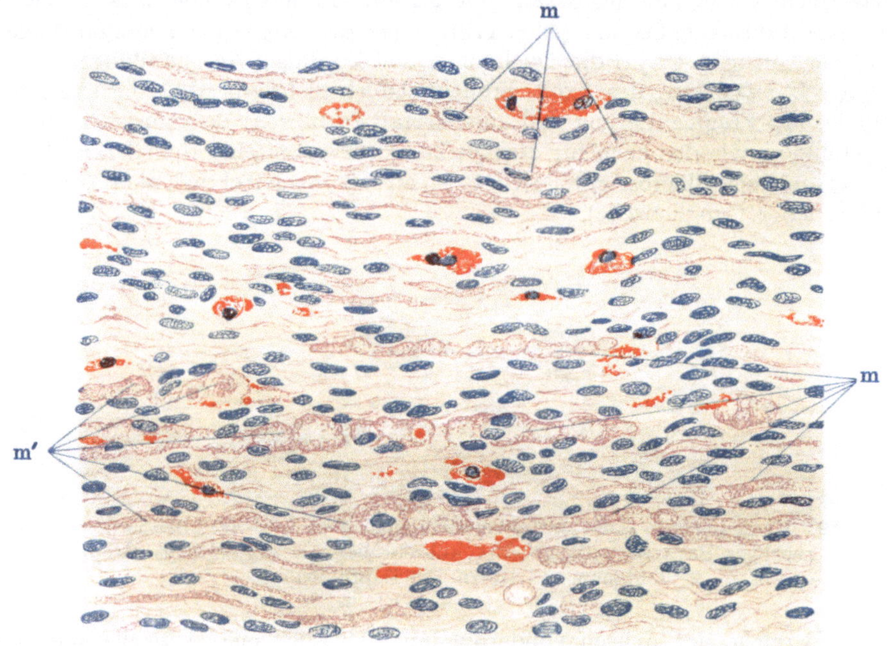

Abb. 180. Chronische retrograde Faserveränderung im proximalen Nervenabschnitt, ca.
8 Wochen nach einer Schußverletzung. Hämatoxylinscharlachrotpräparat. Die Markrohre einzelner Fasern m aufgetrieben, zum Teil unter Markballenbildung, wie besonders
in m¹. Einzelne Endoneuriumzellen dicht mit Fett angefüllt.

rierenden peripheren Stück, nur daß sich die Marchischollen bei der retrograden
Veränderung auf einzelne Fasern und auch nur auf mehr oder weniger
lange Strecken beschränken. — Elzholz' Befund einer beträchtlichen
Vermehrung dieser Körperchen ist von Pilcz, Raimann, Biondi u. a. bestätigt worden. Neben Ballen und gut abgesetzten Gebilden sieht man auch
mehr zusammenhängende, segmentierte Aufquellungen der Markscheiden
(Abb. 180), die bei den verschiedensten Färbungen — selbst im Hämatoxylin-
Scharlachpräparat — deutlich werden. In späteren Stadien nach der Läsion
treten Substanzen auf, die mit Scharlach färbbar sind (Abb. 180); sie sind in
den ersten 14 Tagen noch nicht vorhanden (Biondi). Diese Stoffe sind in den
hypertrophischen Zellen des Endoneuriums und in frei im Gewebe liegenden
Elementen enthalten. Die Menge dieser scharlachfärbbaren Stoffe nimmt

allmählich zu. Biondi fand sie am 60. Tage nach der Resektion besonders reichlich. Diese Erscheinungen sind der Ausdruck des Abbaues an den Markscheiden. Die Menge der Elzholzschen Körperchen und der später auftretenden Fettstoffe stehen in graduellen Beziehungen zu einer allmählich deutlich werdenden Atrophie der Markscheide. Das komplizierte Myelin wird also auch hier zuerst zu ungesättigten Fettsäuren in den Markballen (Biondi), später zu neutralem Fett abgebaut. — Wir haben es dabei mit chronischen, langsam verlaufenden Folgen der Axondurchtrennung zu tun, sie werden als einfach atrophische Prozesse von Elzholz, Pilcz, Raimann, Biondi u. a. aufgefaßt. Sie sind von der vorhin erwähnten primären Fasererkrankung, die ihren Ausdruck vor allem in einer Umbildung des Achsenzylinders hat, zu trennen, ebenso auch von den Erscheinungen, welche die Autoren auf das Zugrundegehen der Ursprungszellen zurückführen und die man nach van Gehuchten „indirekte Wallersche Degeneration“ nennt. Das Vorkommen einzelner solcher degenerierender Fasern widerspricht nicht dem Wallerschen Gesetz, insofern die Degeneration sekundär und von der zellulären Läsion abhängig ist (Biondi), und es steht der Auffassung nicht entgegen, daß die glatte, nicht komplizierte Durchtrennung eines Nerven am proximalen Teile nur eine einfache Atrophie — wohl infolge Inaktivität — nach sich zieht.

Zu unterscheiden von all den erwähnten Veränderungen im proximalen Teil sind noch solche Bilder, die man bei schweren Schußverletzungen, sogar noch in alten Narben findet. Berblinger und Bielschowsky haben darauf hingewiesen, daß diese Zeichen frischen Zerfalls sich weder aus traumatischer Degeneration noch aus retrograden Wirkungen erklären lassen. Es müssen hier wohl „accidentelle Noxen“ mitspielen, die selbst neugebildete Nerven wieder zum Zerfall bringen können (Berblinger). Bielschowsky betonte die Ähnlichkeit der Bilder mit denen bei neuritischen Prozessen.

Primäre (retrograde) Zellveränderung. — Retrograde und andere Kernatrophien.

Neben der sekundären Degeneration der abgetrennten Nervenfaser ist die sinnfälligste Veränderung, welche die Durchtrennung eines Achsenzylinders nach sich zieht, die sog. retrograde Umwandlung an der zugehörigen Nervenzelle, die „primäre Reizung“ Nissls. Schon in der ersten Beschreibung, die Nissl vom Kern des Fazialis nach dessen Ausreißung gegeben hatte, sind die dabei auftretenden Veränderungen der Ganglienzellen in ihren wichtigsten Eigenschaften festgelegt worden. Diese sind: Abrundung und Aufblähung der Zelle, zentrale Auflösung der Granula und Verdrängung des Kerns und der Plasmaprodukte. Gleichartige Veränderungen hatte noch vor Nissl Friedmann bei myelitischen Rückenmarksprozessen gesehen. Die von Nissl erhobenen Befunde und die Deutung der Zellveränderungen als Folge der Axondurchtrennung wurden bestätigt und in ihren Einzelheiten erweitert; besondere Verdienste um die Erforschung dieser Dinge haben sich van Gehuchten und Marinesco erworben; Bielschowsky und Cajal haben später das Verhalten der Fibrillen mit ihren Methoden studiert. Diese vielfältigen Untersuchungen durch verschiedene Autoren hatten unsere Kenntnisse über die Vorgänge wenigstens an den somatochromen motorischen Nervenzellen zu einem gewissen Abschluß gebracht, bis wir neuerdings durch Studien von Cajal wie von Hugo Spatz einen tieferen Einblick auch in das Wesen der Vorgänge erhalten haben.

Wir wissen von Nissl, daß schon 24 Stunden nach der Achsenzylinderläsion die chromatische Substanz der Ganglienzelle sich in eine staubförmige Masse

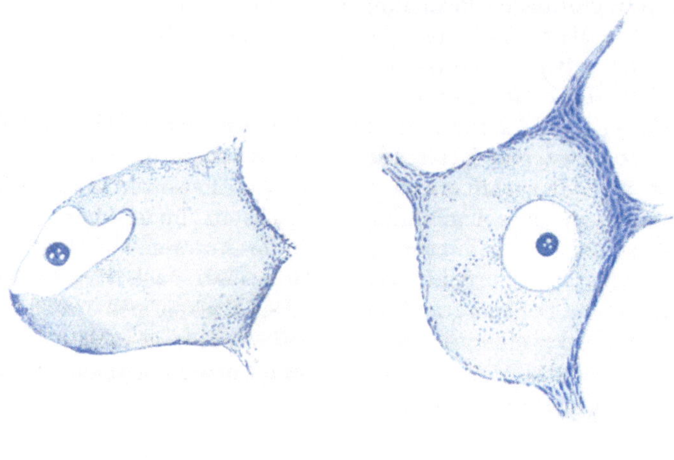

a   b

Abb. 181 a und b. Primäre Reizung von Vorderhornzellen 5 Tage nach der Läsion des Achsenzylinders. In beiden Abbildungen Abrundung und Aufblähung der Zelle, zentrale Auflösung der Nisslsubstanz, Verdrängung des Kernes und des Restes der Tigroidschollen an die Peripherie; mattscheibenartiges, homogenes Zentrum, besonders in 181 a, hier auch Verunstaltung des verlagerten Kernes. Nisslpräparat.

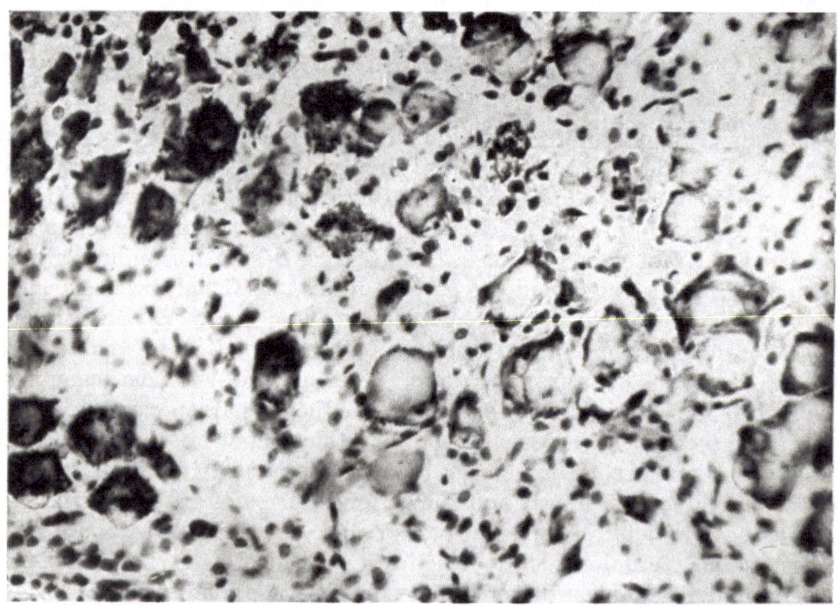

Abb. 182. Aus einem Längsschnitt durch die Vorderhornsäule, $4^1/_2$ mm oberhalb der unteren Durchschneidungsstelle. Links oben normale, rechts stark veränderte motorische Nervenzellen. (Blähung, Abrundung, zentrale Tigrolyse, Verdrängung des Kernes.) Nisslpräparat. Originalphotogramm von Herrn Dr. Hugo Spatz.

auflöst und daß auch die Schollen der Plasmafortsätze bald darauf der gleichen Umwandlung erliegen. Die Zelle selbst verändert ihre Form, indem sie sich abrundet und indem manche ihrer Fortsätze sich mehr oder weniger stark zurückbilden. Durch die **Abrundung** und **Schwellung der Zelle** vergrößert sich ihr Volumen, auch der Kern (Abb. 181) wird größer. — Die **Auflösung der Nisslkörperchen** beginnt, wie Abb. 181 zeigt, ausgesprochen **zentral**, also im wesentlichen um den anfangs noch inmitten der Zelle gelegenen Kern. Dabei hat diese Auflösung der basophilen Substanz enge räumliche Beziehungen zu dem Ursprungshügel des Axons. Anfangs erscheint die Zelle im Gebiet der sog. zentralen Chromatolyse von einer feinen, schmutzigblauen Staubmasse eingenommen, bald darauf ist sie mehr gleichmäßig blaßblau tingiert, und wiederum

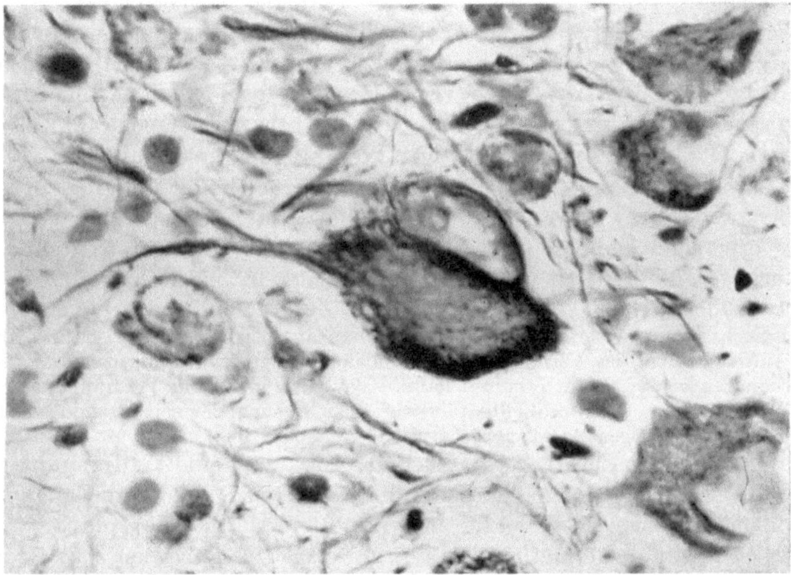

Abb. 183. Nervenzellauftreibung (primäre Reizung) im Vorderhorn nahe der Durchschneidungsstelle, 4 Tage nach der Rückenmarksdurchtrennung. Bielschowskypräparat. Originalphotogramm von Herrn Dr. Hugo Spatz.

nur kurze Zeit später erscheint sie mehr oder weniger farblos und homogen. An solchen Elementen wird die Schwellung der Zelle stärker, sie erscheint kugelig abgerundet, oft dabei entsprechend dem Abgang der Fortsätze verzogen. Abb. 182 ist ein Übersichtsbild von derartig veränderten motorischen Nervenzellen, deren Axone bei einer Rückenmarksdurchschneidung durchtrennt wurden. Man sieht an diesen wohl auch als „Fischaugenzellen" bezeichneten Elementen die **Verdrängung des Kernes** an die Peripherie, während der innere Hauptteil der Zelle von einer anscheinend gequollenen homogenen Masse eingenommen ist. Die Abb. 181a stellt ein späteres Stadium dar, als Abb. 181b: die Auflösung der basophilen Substanzbrocken ist weiter fortgeschritten und vor allem ist der Kern bis an den Zellrand vorgerückt und hat bei seiner Verlagerung dorthin eine Umwandlung seiner Form erlitten. Vielfach rückt auch das Kernkörperchen an die Kernmembran heran. Die Zelle kann durch den verlagerten Kern am

Rande vorgewölbt erscheinen. Marinesco hat auch eine Ausstoßung des Kerns behauptet, andere haben dieses Phänomen nicht gesehen. — Die homogene mattscheibenartige zentrale Masse tritt an dieser zweiten Zelle noch deutlicher hervor. Beide Zellen aber zeigen, daß nicht nur der Kern, sondern auch andere Plasmaprodukte, soweit sie erhalten sind, eine Verdrängung an die Zellperipherie erfahren; so in den Abbildungen die Nisslschen Körperchen: sie sind dicht gedrängt und aufeinander gepreßt, besonders in der Abb. 181 b. Genau die gleichen Wahrnehmungen macht man bei Imprägnation der Fibrillen. Auch sie werden teils aufgelöst — sie erscheinen zunächst aufgelockert, schlecht färbbar und schließlich körnig zerfallen —, teils werden sie an den Rand gepreßt. Oft bemerkt man erst an den Fortsätzen, daß überhaupt noch Fibrillen da sind; von dort kann man sie in der Randschicht der Zelle weiterverfolgen. Manche bleiben auch im Innern der Zelle erhalten. An der Zellperipherie bilden die Fibrillen scheinbar ein Gitter, d. h. sie überkreuzen einander in polygonalen Maschen; man erkennt das — wenigstens im großen — in Abb. 183, wo neben der Verdrängung des Kernes die Verlagerung der Fibrillen an der Zelloberfläche und die zentrale, homogen erscheinende Masse sichtbar ist. Solche Bilder ähneln denen, die wir auch bei andersartigen Verdrängungserscheinungen an Ganglienzellen sehen, wie z. B. bei den pigmentatrophischen Zellen und bei der Ganglienzellveränderung der amaurotischen Idiotie, der Einlagerung von amyloiden Körperchen und ähnlichen Gebilden; hier wie bei der retrograden Veränderung werden die Fibrillen gegen den Rand gepreßt; sie können mit den etwa noch vorhandenen Fibrillen im Zellinnern in Zusammenhang stehen.

Es braucht kaum bemerkt zu werden, daß man an solchen pathologischen Zelltypen keinen Aufschluß über das Verhalten der normalen Fibrillenstrukturen, insbesondere über das Vorkommen echter Gitter erhalten kann. Bei Quellungs- und Verdrängungserscheinungen werden, wie gesagt, die Zellbestandteile dicht aufeinander gepreßt und würden so zu allerhand Täuschungen Anlaß geben.

An den lipophilen Zellen erfährt auch das Pigment eine Verdrängung gegen den Rand der Zelle. Schließlich füllt die homogene Masse den Ganglienzellleib mehr oder weniger vollständig aus. Während sie im Nisslpräparat ungefärbt ist, erscheint sie im Methylblau-Eosinpräparat blau, bei der van Giesonmethode rotbraun. Lipoide Stoffe sind nicht nachweisbar. Besonders wichtig aber sind die zahlreichen fuchsinophilen Granula, die man im Alzheimerschen Fuchsinlichtgrünpräparat erkennt (H. Spatz).

Diese sog. retrograde Veränderung hat ihre Höhe etwa zwischen 8. und 15. Tage nach der Durchtrennung; beim Neugeborenen vollzieht sich die Umwandlung rascher. Man nennt diese Phase nach Marinesco Reaktionsphase; sie entspricht dem, was Nissl unter primärer Reizung verstand. Er wollte mit dem Worte „primär" nur rein zeitlich die sehr früh einsetzende Veränderung des Neurons kennzeichnen, im Gegensatz zu der viel später einsetzenden sekundären Degeneration, von deren Vorgängen man erst nach einer größeren Reihe von Tagen etwas sieht.

Die primäre Ganglienzellveränderung ist, wie aus dem Voraufgegangenen ersichtlich, morphologisch außerordentlich gut charakterisiert durch die Schwellung und Aufblähung, durch die zentrale, in der Kerngegend am Achsenzylinderkegel beginnende, peripher weiterschreitende Tigrolyse und durch die Verdrängung des Kerns und der Plasmaprodukte. Wo man diese Veränderung in charakteristischer Weise ausgebildet findet, dürfte es berechtigt sein, zunächst an eine retrograde Veränderung zu denken, also eine primäre Läsion der Achsenzylinder anzunehmen. Aber es ist sicher, daß dieser pathologische Ganglienzelltypus auch anderen Schädigungen seine Entstehung verdankt, d. h. anders zu bewerten ist.

Wir hatten davon schon im Ganglienzellkapitel, S. 99, gesprochen. Wir kennen bei verschiedenartigen Prozessen Bilder von der Art der primären Reizung der Ganglienzelle, ohne daß eine primäre axonale Schädigung erweisbar wäre. So lernen wir daran wieder, daß ähnliche bzw. gleiche Veränderungen durch verschiedene Schädlichkeiten ausgelöst werden können, und noch mehr, daß der Angriffspunkt der Schädigungen ein verschiedener, die morphologische Folgeerscheinung aber die gleiche sein kann. (Es würde sich auch mit Rücksicht auf solche Beobachtungen verbieten, primäre und sekundäre Ganglienzellerkrankungen (Marinesco) zu unterscheiden, wobei die primären durch direkte Schädigungen, die sekundären durch indirekte, das Axon treffende Läsionen bedingt wären (S. 101 a). — Selbstverständlich braucht die retrograde Veränderung der Ganglienzelle, in welcher Spatz jetzt den Ausdruck des gleichen Vorganges sieht, der an der Stelle der Läsion zu den Achsenzylinderauftreibungen führt, nicht durch eine traumatische Gewalteinwirkung im engeren Sinne, also etwa durch eine Durchschneidung oder Ausreißung des Axons, bedingt zu sein, sondern es können auch andere Schädigungen, die zur Zerstörung des Achsenzylinderfortsatzes führen, dieses Bild erzeugen, so Erweichungsherde oder eitrige bzw. entzündliche Einschmelzungen. Ich selbst habe das Bild der retrograden Veränderung nach Stovainanästhesie beschrieben. Ich glaubte anfangs, daß diese beim Menschen gefundenen Umwandlungen nicht auf eine primäre Achsenzylinderschädigung zurückgingen. Als ich aber dann experimentell die Frage der spinalen Schädigungen durch Stovaineinwirkung prüfte, zeigte sich eine Degeneration auch an den Vorderwurzeln, auf welche nun die Ganglienzellveränderung bezogen werden konnte. (Immerhin bleibt es fraglich, ob das für alle derartige Ganglienzellbilder nach Stovainanästhesie gilt.) Auch manche ausgedehnte Krankheiten können eine Schädigung des Achsenzylinders mit Aufquellungen und kugeligen Schwellungen und eine Ganglienzellveränderung von der Art der primären Reizung bedingen, wie das Creutzfeldt beschrieben hat. — Endlich sei hier noch einmal daran erinnert, daß wir auch normalerweise Ganglienzellen finden, welche alle hier erwähnten Zeichen der retrograden Veränderung aufweisen, nämlich die Ganglienzellen in den Clarkeschen Säulen (Abb. 12, S. 36).

Nach dem übereinstimmenden Ergebnis der Untersuchungen verschiedener Autoren (van Gehuchten, Marinesco u. a.) dauert diese Reaktionsphase der retrograden Veränderung bis etwa zum 20. Tage nach der Läsion des Achsenzylinders; beim neugeborenen Kaninchen endet sie noch vor dem 12. Tage (Spatz). Daran schließt sich ein Stadium, das man als das der Reparation bezeichnet; oder genauer gesagt, an die zur primären Reizung gehörigen Vorgänge schließt sich von jenem Termin ab eine ganz andersartige Umwandlung der Ganglienzelle an; sie kann sich wieder herstellen und ihre normalen histologischen Eigenschaften wieder erlangen; sie kann aber auch der degenerativen Atrophie anheimfallen und sogar ganz zugrunde gehen. Es kann also die retrograde Reizung der Ursprungszelle einen sehr verschiedenen Ausgang nehmen.

Ob die Zellen den morphologischen Typus der primären Reizung auch dauernd oder doch jahrelang beibehalten können, ist strittig. Die meisten Autoren leugnen das. Da aber ein so hervorragender und kritischer Histologe wie Bielschowsky das behauptet, so sei es hier ausdrücklich erwähnt. Ich selbst habe über diese Frage kein Urteil. Doch habe ich motorische Ganglienzellen gesehen, welche bei guten Tigroidschollen in der Peripherie ein ungefärbtes Zentrum hatten. Beim Anschnitt, wo sich Teile der Wand auch in der Fläche präsentierten, führt die Zelle scheinbar mehrere Hohlräume wie in Abb. 184.

Wenn sich in der Phase der Reparation die Veränderungen der retrograden Reizung zurückbilden, so geschieht das zunächst unter Abschwellung der vergrößerten Ganglienzelle und unter Rückwanderung des Kerns von der Peripherie

nach dem Zellinnern. Die Nisslschen Körperchen entstehen neu, und zwar
zuerst in den zentralen Teilen des Zelleibes, und schließlich auch in den peri-
phersten Gebieten. Auch die an den Rand gepreßten Fibrillen erscheinen wieder
als lang ausgezogene, weit verfolgbare Bündel, die im Gegensatz zu der mehr
verschwommenen Färbung auf der Höhe der primären Reizung wieder scharf
imprägniert sind. Nach 100 Tagen etwa (van Gehuchten, Marinesco) soll
diese Reparation beendet sein. Manche von den Zellen besitzen dann dichtere
basophile Brocken, die voluminöser sind als die der normalen Zelle und die
sich auch intensiver zu färben pflegen. Abb. 185 gibt ein Beispiel von einer
solchen Zelle, die sich im Rückenmark eines Individuums fand, das ca. 1¹/₂ Jahr
nach der Amputation einer Extremität gestorben war. Ähnliche Zellbilder

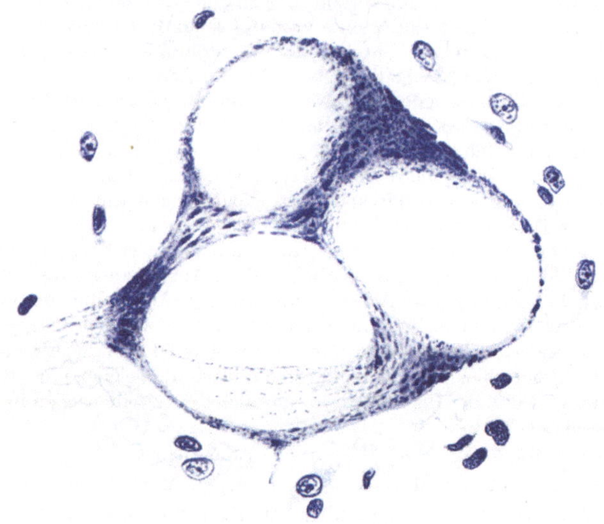

Abb. 184. Vorderhornzelle vom gleichen Fall wie in Abb. 185. In den peripheren Zonen
gut ausgebildete Tigroidschollen, der Hauptteil des Zellinnern von einem großen hellen
Raum (oder einer ungefärbten Masse) eingenommen; beim Anschnitt (wie in dieser Abbildung) führt die Zelle scheinbar mehrere Hohlräume.

habe ich bei einer unter dem Bilde der Landryschen Paralyse verlaufenen
Polyneuritis gesehen, bei der es sich auch um eine retrograde Reaktion auf die
Veränderung des peripheren Nerven hin gehandelt hat.

Erfährt nun aber die Ganglienzelle eine solche Restitution nicht, so kann
sie ganz blaß werden, sich in einen Zellschatten umwandeln und vollständig
verschwinden. Mitunter überdauern Reste des Kerns die Auflösung der Zelle.
— Sehr häufig aber sind, wie erwähnt, später auch andere Degenerations-
vorgänge an der Ganglienzelle, welche nicht zum Untergang führen, sondern
zu einer Atrophie (s. u.).

Die Frage, woran es liegt, daß einmal die retrograd gereizten Zellen sich wieder
herstellen, das andere Mal untergehen oder doch degenerieren, war längere Zeit
strittig. Man glaubte früher Anhaltspunkte dafür gefunden zu haben, daß die
Zellen ihre normale Gestalt dann wieder erlangen, wenn die durchtrennten

Nervenfaserbündel zusammenwachsen. Doch stimmt das schon zu der Tatsache nicht, daß bei Läsionen zentraler „Neurone" die zugehörigen Nervenzellen sich auch reparieren können, obschon es nicht zur Regeneration der unterbrochenen Bahn kommen kann. Weiter betont Bielschowsky mit Recht, daß sich ja nach Amputation viel mehr Zellen finden als vorhanden sein dürften, wenn jene Annahme richtig wäre. Das Zugrundegehen der Zellen nach Zerstörung der Achsenzylinder ist vielmehr in erster Linie abhängig von dem Intensitätsgrad der Schädigung. Schon Forel hatte gezeigt, daß die Reaktion der Nervenzelle eine sehr verschiedene ist, wenn man den Nerven nur durchschneidet oder wenn man ihn ausreißt. Und weiter ist es sichergestellt, daß auch der Ort der Axonschädigung von großer Bedeutung ist: je näher dem Ursprung des Achsenzylinders und der Zelle das Trauma erfolgt, desto schwerer sind die Veränderungen an den zugehörigen Ganglienzellen und desto mehr Zellen gehen in dem zweiten Stadium der Veränderungsreihe zugrunde. Das haben in Übereinstimmung mit den Untersuchungen früherer Autoren auch wieder die jüngsten Studien von Hugo Spatz gezeigt. Besonders ist aber daran wieder — wie bei den ersten Experimenten Bernhard von Guddens — die große Empfindlichkeit der Neugeborenen gegen solche Eingriffe bewiesen worden: die bloße Durchschneidung wirkt hier wie etwa das Ausreißen der Nervenwurzel beim Erwachsenen; der Prozeß voll-

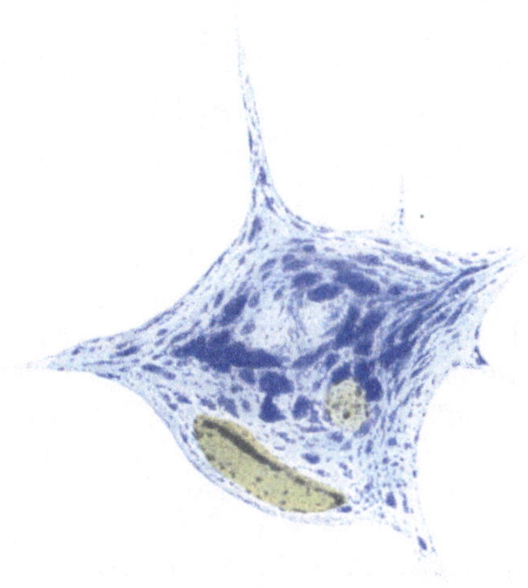

Abb. 185. Vorderhornzelle im Lumbalmark eines Menschen, dem $1^1/_2$ Jahre zuvor ein Bein amputiert war. Große, anomal angeordnete Brocken im Innenteil der Zelle. Der Pigmenthaufen ist im wesentlichen noch an die Peripherie gedrängt geblieben.

zieht sich in viel kürzerer Zeit und die Ursprungszellen gehen zugrunde, wie es Gudden am Fazialiskern des neugeborenen Tieres gezeigt hatte.

Was bedeuten nun diese so viel diskutierten Vorgänge, die man „retrograd" nennt. Zunächst, was ist das Wesen der Ganglienzellveränderung? Marinesco hatte bereits von einer Aufnahme von Wasser aus dem Gewebe gesprochen und in der Aufblähung einen Quellungsvorgang gesehen. Durch die Untersuchungen von Spatz ist das jetzt klar erwiesen, und — was das Grundsätzliche an seinen Untersuchungen und Deutungen ist —, die Vorgänge, welche die charakteristische Umwandlung der Ganglienzelle bewirken, sind dem Wesen nach von gleicher Art wie die an den Achsenzylindern. Die Kugeln und Auftreibungen, wie sie neuerdings wieder Cajal und Spatz als „retrograde" oder „primäre Faserveränderung" geschildert haben, sind analog der Quellung der Zelle. Beide sind durch Flüssigkeitsaufnahme in das Hyaloplasma bedingt. So kommt es wohl rein passiv zur Verdrängung der Plasmaprodukte und des Kerns an den Rand. Ich erinnere an die völlige

Übereinstimmung der Bielschowskybilder von den Achsenzylindern einerseits und von den abgerundeten Ganglienzellen andererseits, wo beide Male die Fibrillen an die Peripherie abgedrängt in einem zweidimensionalen Gitter erscheinen. Daß das Hyaloplasma es ist, welches im Achsenzylinder und in der Zelle quillt, geht auch aus Spatz' Feststellungen von fuchsinophilen Granula in der homogenen Masse hervor, also von Organellen des Neuroplasmas, von Plastosomen.

Es ist also die erste Phase (Reaktion) der retrograden Veränderung an sich noch kein degenerativer Prozeß; die Bezeichnung „retrograde Degeneration" ist demnach unrichtig. Auch bei der normalen Entwicklung der Nervenzelle kommen ja in einem bestimmten Stadium Bilder, die der primären Reizung ähnlich sehen, vor (van Gehuchten und Biervliet) und an der normalen Clarkeschen Zelle (Abb. 12) sehen wir ganz ähnliches. Unkorrekt ist es weiter von der „retrograden Veränderung" schlechthin zu sprechen. Denn die retrograden Veränderungen nach axonaler Schädigung umfassen eine viel größere Summe von Vorgängen. Die Reaktionsphase ist nur ihr einleitendes Stadium. Will man aber den Ausdruck Nissls „primäre Reizung" nicht beibehalten (weil er wegen der von den Autoren in bezug auf den Angriffspunkt der Läsion gebrauchten Worte primär" und „sekundär" zu Mißverständnissen Anlaß geben könnte und eben meist nicht rein zeitlich genommen wird), so sollte man sich jedenfalls bewußt bleiben, daß die Reaktionsphase etwas anderes ist als die retrograde Veränderung überhaupt. Es können die Veränderungen von der Art der primären Reizung zur Restitution kommen und jede Atrophie der betreffenden Ganglienzellgruppe ausbleiben; das wird besonders dort der Fall sein, wo beim peripheren Nerven eine Regeneration stattfand. An die retrograde Reizung der Ganglienzellen aber kann sich auch ihre Degeneration anschließen und es kann sich ein Schwund des betreffenden grauen Kerns bilden, beim Neugeborenen eine Guddensche Atrophie.

Wir meinen mit Spatz, daß der Vorgang der „primären Reizung" an der Ganglienzelle wie die „primäre Faseraufquellung" lediglich die Reaktion des lebenden Plasmas auf die traumatische (oder ähnliche) Schädigung des Axons darstellt. Sie hat nichts mit der Regeneration oder Degeneration des peripheren Teiles zu tun. Heidenhain hat die Vorgänge an der Nervenzelle mit denen in der Peripherie in Parallele gestellt; die Reaktion des Neuroblasten sei bei proximaler Läsion deshalb so lebhaft, weil der Verlust des Plasmavolumens sehr groß sei; die Tigrolyse beruhe auf der Wechselwirkung zwischen Plasma und den Nisslschen Granula, welche als Zytochromatin sich vom Kern herschreiben; es komme bei diesen Vorgängen der Versuch einer Erhaltung der Kernplasmarelation zum Ausdruck. Gewiß ist es wahrscheinlich, daß wie in der embryonalen Entwicklung so auch in der Reparationsphase das Zytochromatin (Tigroidsubstanz), das sich ja zuerst wieder um den Kern neubildet, aus diesem herstammt (Holmgren und Sjövall. Scott). Und Spatz beschreibt Kernauflagerungen im Beginne der Reparationsphase, die er als Chromidialapparate anspricht. Aber die Neubildung und Vermehrung des Zytochromatins und die Ausstoßung von Kernchromatin findet auch statt, ohne daß das Gesamtplasmavolumen des Neurons sich vermehrt hätte. Es besteht eben kein erweisbarer Zusammenhang zwischen der Erholung und der späteren Regeneration; denn auch ohne Restitution des abgetrennten Axons kann es zur morphologischen

Wiederherstellung der retrograd gereizten und umgebildeten Ganglienzellen kommen. Wie schon gesagt, bedeutet aber auch die primäre Reizung der Nervenzelle an sich noch keinen degenerativen Vorgang. Dagegen besteht eine enge Abhängigkeit zwischen dem Ausbleiben der Wiederherstellung und der oft viel später einsetzenden Atrophie (siehe S. 272). — „Wir haben in der primären Veränderung einen Vorgang vor uns, welcher einer Welle vergleichbar ist, die sich von der Läsionsstelle aus ein Stück weit, je nach der Stärke des Reizes, fortpflanzt und die Zelle nur dann ergreift, wenn einmal der Reiz stark genug ist und zweitens diese, d. h. die Zelle, nicht zu weit von der Ausgangsstelle der Welle entfernt lag." (Spatz.) Denn wenn die Läsion den Achsenzylinder weit ab von der Ursprungszelle trifft, so kann jede retrograde Reaktion daran ausbleiben. Das erklärt uns auch Befunde, die anfangs schwer deutbar und widersprechend erschienen: daß wir nämlich z. B. bei Rückenmarksverletzungen mit Unterbrechung der Pyramidenbahnen an den betreffenden Zellen der Hirnrinde mitunter keine Veränderungen von der Art der retrograden Veränderung finden.

Es ist endlich zu betonen, daß diese retrograde Reizung und Reparationsphase nach axonaler Schädigung wohl von den motorischen somatochromen Zellen her gut gekannt, über ein entsprechendes Verhalten anderer Elemente dagegen nur wenig ermittelt ist. Offensichtlich reagieren andere Neurone anders; so scheinen die Purkinjezellen eine Veränderung von der Art der primären Reizung nicht zu erfahren (Cajal).

Die retrograden Veränderungen an den zentralen Achsenzylinderteilen und der Nervenzelle schienen dem Wallerschen Gesetz, wonach nur das abgetrennte Stück der Nervenfaser der Degeneration anheimfällt, zu widersprechen. Hervorragende Histologen vertraten die Ansicht, es seien die aufsteigenden Veränderungen grundsätzlich denen im distalen Nerventeil gleich und nur hinsichtlich der Quantität verschieden. Nach den hier erörterten Ergebnissen von Cajal und Spatz jedoch handelt es sich bei der Wallerschen sekundären Degeneration und bei den retrograden Veränderungen um zwei, dem Wesen nach verschiedene Vorgänge. Das wird, wie gezeigt, besonders an dem Verhalten der Achsenzylinder klar. Die eigentliche Wallersche Degeneration führt zum Zerfall der abgetrennten Nervenfaser. Bei den retrograden Vorgängen aber haben wir es mit Reaktionen zu tun, welche in unmittelbarem Zusammenhang mit der Intensität der Läsion und mit dem Orte der Schädigung stehen. Während eine Kontinuitätsunterbrechung an dem abgetrennten Achsenzylinderstück einen völligen degenerativen Zerfall aller vom trophischen Zentrum abgetrennter Fasern bedingt, bleiben von der primären Fasererkrankung viele Axone verschont; sie ist nur auf einzelne Fasern beschränkt und auf eine wechselnd große Strecke begrenzt. Für die aufsteigenden Veränderungen ist Grad und Angriffspunkt der Läsion maßgebend — so zwar, daß eine verhältnismäßig weit distal gesetzte Schädigung keine nennenswerten bzw. weit reichenden aufsteigenden Veränderungen, speziell keine Umwandlungen, an der Nervenzelle zu bewirken braucht. Haben wir es bei der Wallerschen Degeneration mit einem relativ spät einsetzenden Untergang aller vom trophischen Zentrum abgetrennten Nervenfasern zu tun, so handelt es sich bei der primären Faserveränderung und der primären Reizung der Ganglienzellen um eine sehr früh einsetzende quantitativ recht verschiedene Reaktion des lebenden Protoplasmas auf das Trauma. Führt die Wallersche Degeneration zum Untergang, so kann die akute retrograde Faserveränderung und die retrograde Ganglienzellreizung an sich ein reversibler Vorgang sein. Es läßt sich also das Wallersche Gesetz von der sekundären Degeneration aufrecht erhalten, nur erfährt die Lehre Wallers eine Ergänzung durch die Feststellungen von qualitativ andersartigen Erscheinungen rückläufiger Art.

Selbstverständlich ändern an dem Wallerschen Gesetz auch die Erfahrungen über die Kernatrophie nichts, die sich erst später und langsam ausbildet. Man könnte geneigt sein anzunehmen, daß diese einfach dadurch zustande kommt, daß die Erholung der Zellen nach der primären Reizung ausbleibt und daß die Schwere der Schädigung in der Nähe der Ursprungszelle diese zum Untergang gebracht hat. Das wird sicherlich für einen Teil der Kernatrophie im Sinne von Gudden' und Forel — besonders beim Neugeborenen — zutreffen. Aber wir sahen ja, daß sich die Ganglienzellen auch zentraler Neurone erholen können; und wir wissen, daß man später in solchen Gebieten dennoch eine Atrophie finden kann. Wir sprachen weiter davon, daß das Phänomen der primären Veränderung nicht an allen Ganglienzellarten beobachtet wird. Ähnliches dürfte für viele graue Massen im Hirnstamm und für manche Zellschichten in der Großhirnrinde gelten. Dennoch sehen wir gerade in vielen Gebieten des Gehirns Kernatrophien. So dürfen wir den Schluß ziehen, daß die Entstehung der langsam fortschreitenden Atrophie nach Abtrennung des Axons und des Endorganes — welche man mit Spatz als „tertiäre" Degeneration der primären und sekundären gegenüber stellen kann — auch auf andersartige Ursachen zurückgeht als auf die „primäre Reizung"; es dürfte hier in erster Linie eben das physiologische Moment der Ausschaltung der Funktion („Inaktivitätsatrophie" [Spatz]) die Hauptrolle spielen, genau wie bei den bereits S. 261 beschriebenen spät einsetzenden, chronischen, atrophisierenden Vorgängen an den Nervenfasern.

Bei den mit diesem Buche verfolgten rein histopathologischen Zielen glaube ich davon Abstand nehmen zu dürfen, die verschiedenen Kernatrophien zu schildern und die Unterschiede der histologischen Bilder beim Erwachsenen und beim Neugeborenen (Guddensche Atrophie) darzulegen. Diese Dinge spielen bekanntlich in der Lokalisation und in der Ermittlung anatomischphysiologischer Beziehungen zwischen einzelnen zentralen Organen eine große Rolle. Und die Bedeutung, die hier dem „Angriff auf das neugeborene Tier" (Guddensche Methode) zukommt, ist in bereits vorliegenden großen Werken über die nervösen Zentralorgane gewürdigt. Ich verweise besonders auf von Monakows Buch und die Arbeiten seiner Schule. Die Ergebnisse derartiger Untersuchungen zeigen, daß es weit kompliziertere Abhängigkeiten gibt, als die innerhalb des Neurons, wie sie sich in der sekundären Degeneration einerseits, den retrograden Veränderungen (primärer Reizung und retrograder Atrophie) andererseits dokumentieren. Das drückt sich in sehr sinnfälliger Weise in den Beziehungen zwischen dem Großhirn und den Kernen des Zwischenhirns, überhaupt des Hirnstammes aus (Gudden und seine Schüler Forel, v. Monakow, Nissl). Unter „Großhirnanteilen" versteht v. Monakow Anhäufungen grauer Substanzen, welche „in ihrer Existenz und zweifellos in ihren Funktionen vom Großhirn ganz oder größtenteils abhängig sind resp. ohne dessen fortgesetzte Anregung oder Betätigung verkümmern." Am weitestgehenden ist die

Abhängigkeit der Kerne des Sehhügels von der Großhirnrinde; sie werden nach Zerstörung einer Großhirnhemisphäre in ihrem Bau mehr oder weniger geschädigt. „Innerhalb eines jeden Thalamuskernes finden sich indessen auch vereinzelte Zellen oder zusammenhängende Zellgruppen, die bei großhirnlosen Tieren einen ziemlich normalen Bau präsentieren und daher vom Kortex als unabhängig zu betrachten sind" (von Monakow). Als Großhirnanteile in ähnlichem Sinne sind z. B. auch die Substantia nigra, Teile des roten Kernes usw. aufzufassen. Bekannt ist ferner, daß eine Kleinhirnhemisphäre atrophisch wird, wenn die entgegengesetzte Großhirnhälfte in großem Umfange zerstört war; das gilt nicht nur bei in frühester Kindheit einsetzenden Prozessen, sondern es kann auch bei Erkrankungen des reifen Gehirns zu einem solchen Schwund der kontralateralen Kleinhirnhälfte kommen. Neuerdings ist dies von Jelgersma, Bielschowsky u. a. hervorgehoben worden; unsere eigenen Beobachtungen sprechen in gleichem Sinne; die Abb. 20 und 213 stammen von einem derartigen Falle. — Hier bestehen natürlich sehr viel kompliziertere Zusammenhänge als die innerhalb eines Neurons. Bei den Thalamuskernen, soweit sie Großhirnanteile sind, entsprechen die bei ihrer Isolierung vom Großhirn auftretenden Ganglienzellveränderungen noch am ehesten den retrograden, „da die in ihnen enthaltenen Nervenzellen ihren Achsenfortsatz in der Mehrzahl kortikalwärts entsenden" (von Monakow), aber es sind ihnen auch kortikothalamische Fasern beigemischt. Trotz dieser noch relativ einfachen Beziehungen sind die histologischen Effekte nach Durchtrennung der Bahnen ungemein verwickelt und für die einzelnen Kerne im Thalamus außerordentlich verschieden. Nissl hat das gelehrt, und es sind gerade die Ergebnisse seiner Studien, welche mich davon abhalten, den Versuch einer Darstellung der histologischen Veränderungen beim retrograden Kernschwund und bei den sog. indirekten oder tertiären Atrophien zu machen. Ich fühle mich dazu außerstande, einmal aus Mangel an eigener Erfahrung und weiter in Anbetracht der Tatsache, daß umfassende Untersuchungen von der Art der Studien Nissls darüber meines Wissens nicht vorliegen. Die Befunde sind keineswegs so einfach, wie etwa am Vorderhorn oder an den motorischen Hirnnervenkernen nach Abtrennung der Nervenwurzeln. Viel schwieriger zu deuten sind schon die Befunde, welche man nach Läsionen der zentral-motorischen Bahnen in der Rinde der vorderen Zentralwindung erheben kann (Schröder). Wiederum verschieden sind die Veränderungen im Dentatum und an der Olive bei Affektionen der Kleinhirnrinde. Und endlich die Bilder am Thalamus einerseits, an der Rinde andererseits.

Die Erforschung der Beziehungen zwischen Hirnrinde und Sehhügel hat Nissl immer von neuem beschäftigt. Die letzten Jahrzehnte seines Lebens hat er überwiegend der Ergründung dieses Problems gewidmet. In seinen durch den Tod unterbrochenen Forschungen ist es ihm gelungen, die Beziehungen einzelner Thalamuskerne zu den Brodmannschen Hauptregionen des Großhirns zu ermitteln. Bei der Bedeutung, welche die großen Ergebnisse der Forschungen Nissls haben, seien wenigstens einige davon hier aufgeführt. Sie bezeugen nicht nur die Kompliziertheit der in Rede stehenden histologischen Vorgänge, welche in den Abhängigkeitsbeziehungen verschiedener grauer Massen zueinander begründet sind; sie sind auch von fundamentaler Wichtigkeit für die Pathologie der Rindenerkrankungen und deren Folgeerscheinungen am Sehhügel. Wissen wir doch schon aus den Untersuchungen Lissauers über die atypische Paralyse, daß an sich diffuse Rindenkrankheiten, welche eine Akzentuierung in bestimmten Großhirnbezirken erfahren haben, die Atrophie bestimmter Sehhügelkerne nach sich ziehen können. Zu den experimentellen

Untersuchungen, besonders von Monakows, stimmen die histopathologischen Erfahrungen, daß ausgedehnte Lappen- und Hemisphärenatrophien verschiedener Art und Entstehungsweise im Sehhügel — soweit er Großhirnteil ist und soweit seine Kerne in Beziehung zu den zerstörten Rindenbezirken stehen — Schwund und Gliose bedingen.

Am Kaninchenhirn fand Nissl bei Anwendung seiner Methode, daß der Degenerationstyp in den einzelnen Thalamuskernen verschieden ist. Die Verschiedenheit wird viel weniger durch das Verhalten der Nervenzellen bestimmt, als durch die mannigfaltige Reaktionsweise der Glia. Im Nisslpräparat erscheinen die einen Kerne intensiv, die anderen viel weniger stark oder nur ganz leicht gefärbt. Es wird durch das Verhalten der beiden Hauptkategorien von Gliaelementen — Zellen mit kleinem sich stark färbendem und solchen mit größerem blassem Kerne (siehe S. 139) — bestimmt. In manchen Kernen und Kernabteilungen findet man lediglich eine Protoplasmawucherung an der Glia ohne Kernvermehrung. Wo das Protoplasma die Eigenschaften eines spinnengewebeähnlichen Netzes besitzt oder eine dicht gefügte, durch deutliche Fortsätze verbundene Masse bildet, verändern sich die Gliakerne in der Weise, daß sie größer und blasser werden. Neben diesem Modus bloßer Protoplasmawucherung fand Nissl in anderen Kernabteilungen eine Protoplasmawucherung mit Kernvermehrung. Bald herrscht die eine, bald die andere Gliazellkategorie bei diesen beiden Formen der Wucherung vor. „Der Grad der Protoplasmawucherung ohne oder mit Kernvermehrung, in letzterem Falle auch die Menge der auftretenden (Glia-)Kerne, und endlich die Verteilung der progressiv veränderten Gliazellen charakterisiert den Degenerationstyp der einzelnen Thalamuskerne und Kernabteilungen." Manche Thalamuskerne zeigen bei ihrer Degeneration eine geradezu exorbitante Gliakernvermehrung verbunden mit der Bildung eines dichten protoplasmatischen Filzes, andere nur unbedeutende protoplasmatische Wucherung ohne Kernvermehrung; dazwischen gibt es allerhand Übergänge. — Die Veränderungen an den Nervenzellen entsprechen dem Phänomen der sog. retrograden Degeneration, daneben finden sich andere Degenerationsformen, von denen es nicht klar ist, inwieweit sie verschiedener Genese sind oder nur Stadien desselben Vorganges darstellen. „Die Beziehungen der Gliazellen zu den degenerierten Nervenzellen sind je nach der Gliareaktion in den einzelnen Thalamuskernen sehr verschieden." Neuronophagische Bilder sieht man besonders in den Thalamusgebieten, in welchen die Gliakernvermehrung stark ist. Das Phänomen der Neuronophagie steht aber durchaus nicht in Beziehung zu der ursprünglichen Anlage von Trabantkernen. An Stellen, wo die Trabantzellen regelmäßig in großer Zahl auftreten, können Neuronophagien sogar seltener sein als in Gebieten mit wenig Trabantzellen. — Im allgemeinen fand Nissl, daß die von den vorderen Hemisphärenteilen, besonders vom Stirnhirn abhängigen Thalamuskerne (der mediale mittlere Kern, die ventrale vordere Kerngruppe, die meisten Abteilungen der medialen hinteren Kerngruppe, sowie die medialen Abteilungen der ventralen hinteren Kerngruppe) sich von den mit den hinteren Hemisphärenpartien zusammenhängenden Thalamuskernen dadurch unterscheiden, daß sie eine unverhältnismäßig geringere Gliakernvermehrung zeigen. Umgekehrt aber fand Nissl niemals in den vom Vorderhirn abhängigen grauen Massen eine so starke Kernvermehrung, wie sie in den meisten Partieen der lateralen vorderen Kerngruppe, im lateralen hinteren Kerne, in den meisten Abschnitten der beiden Corpora geniculata, sowie der ventralen hinteren Kerngruppe und im dorsalen Gitterkern auftritt. — Bei Anwendung der Guddenschen Methode (am neugeborenen Tiere) hatte bereits von Monakow individuelle Eigentümlichkeiten der verschiedenen Sehhügelkerne festgestellt. Dem stimmt auch Nissl zu. Er zeigt aber, daß es unmöglich wird, bei ausgedehnter Entfernung der Hirnrinde die Territorien der einzelnen Kerne später noch abzugrenzen. Bei Ausschaltung umschriebener Rindengebiete des neugeborenen Kaninchens kann man sich davon überzeugen, daß entgegen anderen Mitteilungen einzelne Sehhügelkerne spurlos verschwinden, an Stelle zugrunde gegangener Nervenzellen in anderen Thalamusabschnitten lediglich ein Häufchen von Gliakernen liegt; diese Gliakerne stehen in den einen Thalamusgebieten weit von einander entfernt, in anderen dicht gedrängt. Schaltet man aber die ganze Rinde aus, so ist es nach Nissls Feststellungen unmöglich, in den übrig gebliebenen Gliahaufen die zu den einzelnen Kernen gehörigen Gruppen zu identifizieren.

Es ist die Aufgabe späterer Untersuchungen an pathologischem Material von menschlichem Gehirn entsprechenden Studien nachzugehen. Wenn man auch — schon nach v. Monakows Untersuchungen — die Beziehungen zwischen den einzelnen Hauptgebieten des Großhirns zu bestimmten Kernen des Thalamus kennt, so wird noch weiter zu ermitteln sein, welcher spezielle Thalamuskern einer bestimmten zyto- und myeloarchitektonischen Hauptregion der Großhirnrinde entspricht. Vor allem aber müssen die besonderen Umwandlungen am nervösen und nichtnervösen Gewebe, welche den einzelnen Kernen des

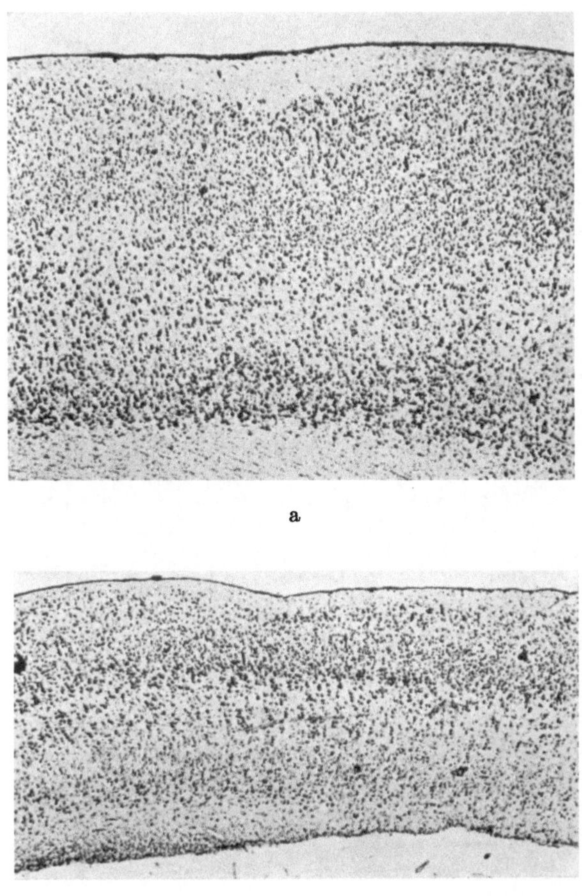

a

b

Abb. 186a und b. Originalphotogramme Nissls. a normale Kaninchenhirnrinde. b isolierte Kaninchenhirnrinde mit vorwiegender Schädigung der 5. und 6. Schicht. Isolierung am neugeborenen Tiere.

Sehhügels eigen sind, erforscht werden. Wir wissen heute im allgemeinen nur, daß diese und jene Thalamusgebiete je nach der Lokalisation der Großhirnerkrankung Atrophie und Gliawucherung zeigen können, aber welche Unterschiede in der Reaktionsweise die einzelnen Thalamuskerne dabei zeigen, ist noch ganz unbekannt.

Grundsätzlich verschieden von allen anderen grauen Massen verhält sich die **Hirnrinde** nach ihrer Isolierung. In einer glänzenden,

18*

ungemein groß angelegten Untersuchung hat Nissl beim neugeborenen Kaninchen gezeigt, daß auch bei völliger Isolierung die Rinde einer Hemisphäre
sich weiter entwickelt, und zwar in allen Schichten. Während nach Ausschaltung der ganzen Rinde beim neugeborenen Tiere vom Thalamus nur einige
nicht zu identifizierende Gliahaufen zurückbleiben, kann man an der isolierten

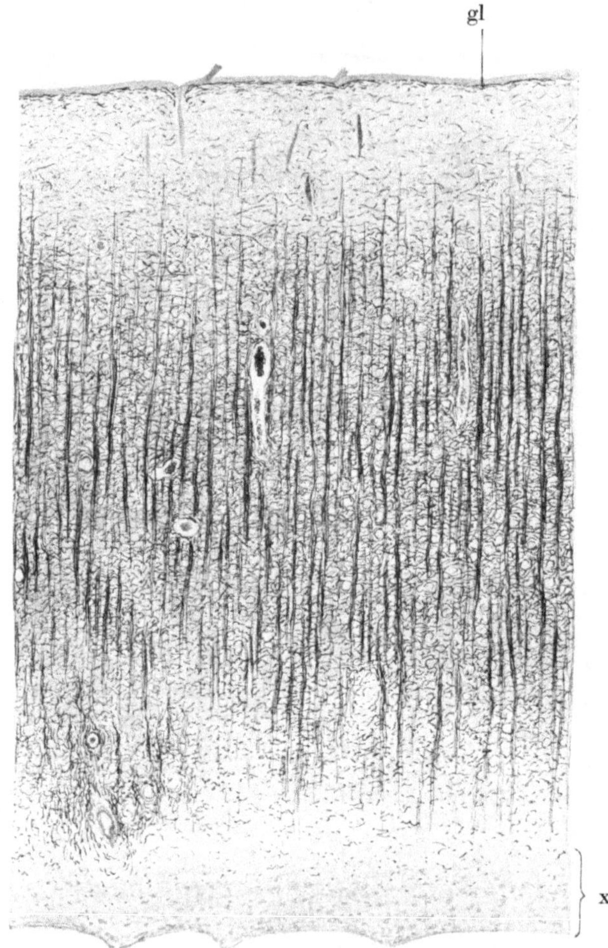

Abb. 187. Durch eine Erweichung im Mark isolierte Rinde. Markscheidenfärbung.
Gefrierschnitt. Nur geringe Lichtung des kortikalen Markfasergeflechtes. gl gliöser Randsaum, x narbiger Rand der Erweichungshöhle, hier völlige Entmarkung.

Rinde alle Schichten wahrnehmen und ihre zytoarchitektonischen Einzelheiten erkennen. Auch eine spätere Verkümmerung der entwickelten Rinde
tritt nicht ein, selbst wenn das Tier mit isolierter Rinde jahrelang gelebt hatte.
Zeigt aber auch das Bildungsmaterial der Rinde eine Immanenz „wie man sie
sich größer kaum denken kann“, indem sie sich eben trotz absoluter Funktions-
unmöglichkeit weiter entwickelt, so ist doch die Weiterentwicklung der verschiedenen Schichten eine ungleiche. Und das ist das zweite Hauptergebnis

der Studie Nissls: der experimentelle Eingriff zieht die beiden inneren (5. und 6. Brodmannsche Schicht) ungleich stärker in Mitleidenschaft als den äußeren Teil der Rinde (Abb. 186a—b). Gewiß werden auch diese letzteren durch die Isolierung in ihrer Weiterentwicklung beeinträchtigt, aber der Effekt tritt an den inneren Schichten in viel deutlicherer Weise in die Erscheinung. „Diese Tatsache aber besagt, daß nicht der Gesamtquerschnitt der Convexitätsrinde gleichartig innig mit dem übrigen Zentralorgan zusammenhängt, sondern daß die Beziehungen zwischen den beiden inneren Schichten der Rinde und den übrigen Hirnteilen unverhältnismäßig inniger und größer sind als diejenigen der übrigen (äußeren) Schichten.“ (Nissl.) — Mit diesen Befunden beim neugeborenen Tier stehen die Ergebnisse nach Kapseldurchtrennung beim erwachsenen im Einklang. Die Befunde sind jedoch hinsichtlich ihrer Deutlichkeit nicht mit denen beim neugeborenen Tier zu vergleichen, erst mit stärkeren Systemen erkennt man die vorwiegende Veränderung der großen Zellen in der 5. und der Elemente in den äußeren Lagen der 6. Schicht. Nissl betont die Geringfügigkeit der Zellveränderungen hierbei mit Rücksicht auf die Tatsache, daß doch sonst die Empfindlichkeit der Rindenzellen auf andere Schädlichkeiten (Gifte, Traumen, welche die Rindensubstanz selbst treffen) so groß ist; auch die Gliazellreaktion hat Nissl dabei vermißt. Zu diesen experimentell gefundenen Tatsachen stimmen die Erfahrungen aus der menschlichen Rindenpathologie. So zeigt Abb. 187 das Erhaltenbleiben der Hauptmenge der kortikalen Markfaserung nach Isolierung der Rinde durch einen ausgedehnten subkortikalen Erweichungsherd.

Systematische und diffuse Degenerationen.

Die Befunde bei traumatischer (im weiteren Sinne) Schädigung des Nervensystems und ihrer Folgen leiten zu den selbständigen Erkrankungen bestimmter Systeme hinüber, zu dem also, was man **systematische Degenerationen** nennt. Man stellt diese auch als primäre Systemerkrankungen den sekundären gegenüber. Mit welchem Rechte, das ist heute noch nicht für alle hierher gerechneten Erkrankungen entschieden; wir werden diese Frage nachher noch berühren.

Befassen wir uns zunächst mit den **Strang**degenerationen. Äußerlich gleichen die primären und sekundären Strangdegenerationen einander sehr; Fasersysteme, wie sie nach einer Läsion sekundär entarten, sind hier anscheinend selbständig zugrunde gegangen. Der schließliche Ausfall des Systems äußert sich im Markfaserpräparat wieder im Defekte und bei der Darstellung der Neuroglia in der Organisation durch Gliafaserwucherung. Die Unterschiede, die etwa zwischen sekundären Hinterstrangdegenerationen und einer Tabes, zwischen Pyramidendegeneration nach Querschnittunterbrechung oder Kapselblutung und einer selbständigen Pyramidenbahndegeneration bestehen, wurden Ende des vorigen Jahrhunderts in faseranatomischer Hinsicht viel studiert: es ließen sich die Faserzüge bestimmter Stränge in endogene und exogene sondern, Variabilitäten an Bahnen nachweisen, und es wurden die Beziehungen zwischen den neurologisch klinischen Symptomen und der Beteiligung der verschiedenen anatomisch physiologischen Systeme ermittelt. Wir sagten schon in der Ein-

führung, daß diese Forschungsart keine histopathologische im engeren Sinne
ist. So lange und so gut bekannt das Markfaserbild etwa von der Tabes, der
amyotrophischen Lateralsklerose, der Friedreichschen Ataxie usw. ist, —
von den degenerativen Vorgängen selbst wissen wir herzlich wenig. Gerade
von diesen Krankheiten gilt, was wir eingangs sagten, daß wir ihr Wesen noch
nicht kennen.

Mit Bestimmtheit können wir nur feststellen, daß bei dieser Art Degeneration die
gliöse Organisation die gleiche ist, wie bei den sekundären Ausfällen langer Bahnen.
Die zunächst von plasmareichen Zellen gebildeten, zarten und lichten Gliazüge werden
dichter, die Faserbildner schmäler, ihr Plasma schwindet und auch die Kerne werden
klein und dunkel und schrumpfen; die Fortsätze werden spangenartig scharf und färben
sich im Nisslpräparat auffallend stark. Lassen sich anfangs die Zusammenhänge zwischen
Gliazelle und Faser deutlich erweisen, so ist das später mit den üblichen Methoden für das
Gros der Gliafibrillen nicht möglich. Charakteristisch ist die Richtung der Fasern (Abb. 214).
Sie ordnen sich entsprechend dem Verlauf der ursprünglichen Nervenfaserzüge in parallelen

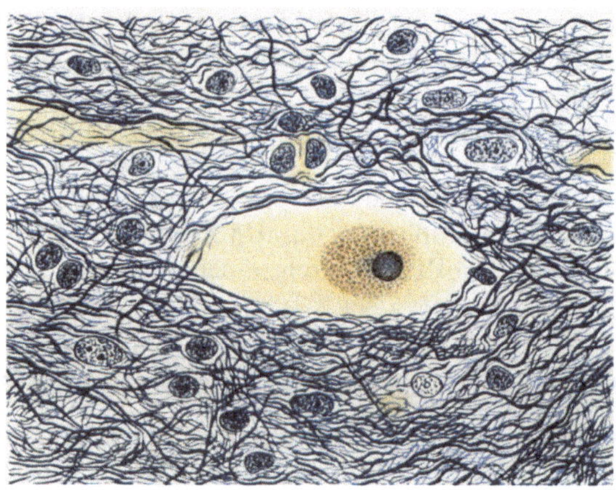

Abb. 188. Clarkesche Zelle mit dichtem Gliafasermantel bei starker Verödung der
Clarkeschen Säulen. Tabes dorsalis. Längsschnitt, Weigerts Gliafaserfärbung.

Bündeln an. Längsschnitte zeigen das besonders klar (Abb. 214). Von den nebeneinander
geordneten Zügen streben einzelne Bündel zu benachbarten hin. Sie überkreuzen sich leicht.
Verfolgt man eine solche Bahn bis zu den Enden ihres Achsenzylinders in einen neuen
grauen Kern, so deckt sich auch da oft die gliöse Wucherung und die Verteilung der (früheren)
Nervenfaserzüge. Die im Markscheiden- und Achsenzylinderbilde nackt erscheinenden
Zellen sind von einem dichten Gliafasergewirr umgeben. Abb. 188 bringt ein solches Glia-
lager um eine Zelle der verödeten Clarkeschen Säule bei Tabes zur Anschauung — ähnlich
wie wir das z. B. bei Degeneration der Pyramidenbahnunterbrechung an den Vorderhornzellen sehen.

Entspricht die Gliose derjenigen bei sekundärer Degeneration, so zeigt sich weiter auch
im Typus des Abbaues oft eine Übereinstimmung. Daß zum Syndrom einer systematischen Hinter- oder Seitenstrangdegeneration auch das Auftreten von Fetten oder fettartigen Produkten gehört, ist nicht gerade wunderbar. Das Nervenmark gehört ja selbst
zu den „Lipoiden“. Daß also bei seinem Abbau fettige Stoffe auftreten, ist noch kein die
Verwandtschaft sekundärer und primärer Faserdegeneration beweisendes Zeichen; ebensowenig, daß auch hier beim Markscheidenzerfall zuerst Substanzen auftreten, welche
nach vorheriger Chromierung Osmium reduzieren (Marchireaktion) und später solche,
die sich mit Scharlachrot färben und die Reaktionen der Neutralfette geben. Bekommen

wir eine Tabes oder amyotrophische Lateralsklerose (Abb. 189) in frischen Stadien oder
in einer noch deutlich progressiven Phase zur Untersuchung, so können wir uns von diesen
Dingen leicht überzeugen. Wir sehen zuerst Markballen resp. Marchikügelchen und
Schollen in Kettenanordnung; sie werden von oft mehrkernigen gliösen Elementen, die
in das erkrankte Markrohr eindringen, aufgenommen; daneben sieht man Fettstoffe in
kugelige Gitterzellen eingeschlossen. Die hier das zerfallene Gewebe abbauenden und abtransportierenden gliösen Elemente lösen sich aus dem Verbande und werden zu freien
Körnchenzellen. Wie bei der sekundären Degeneration haben wir es auch hier mit dem
Typus des gliösen Abbaues zu tun, welcher durch das Auftreten von Gitter-(Körnchen)
zellen bestimmt wird. Der Abtransport zu den Gefäßen ist ebenfalls deutlich, nur sind die
Vorgänge dem Grade, resp. der Extensität nach durchschnittlich viel dürftiger, entsprechend
dem langsameren Tempo und dem zeitlich geringeren Umfange der Zerstörung. Um die
Gefäße sammeln sich gliöse Körnchenzellen; in den Gliakammern an der Membrana limitans
perivascularis treffen wir sie oft im Zerfall. Das Auftreten der Fettstoffe in der Gefäßwand,
welches in Adventitialelementen gespeichert wird und deren Umwandlung zu Körnchenzellen bewirken kann, zeigt uns diese Zerfallsprodukte vor ihrem schließlichen Übergang
in den allgemeinen Saftstrom des Körpers. Hier können aber die Fettzellen, wie bei allerhand
anderen Prozessen, noch lange liegen bleiben, wenn im zentralen Gewebe selbst die Abbauprodukte längst weggeschafft und die degenerierten Zonen gliös ersetzt sind (Abb. 203).

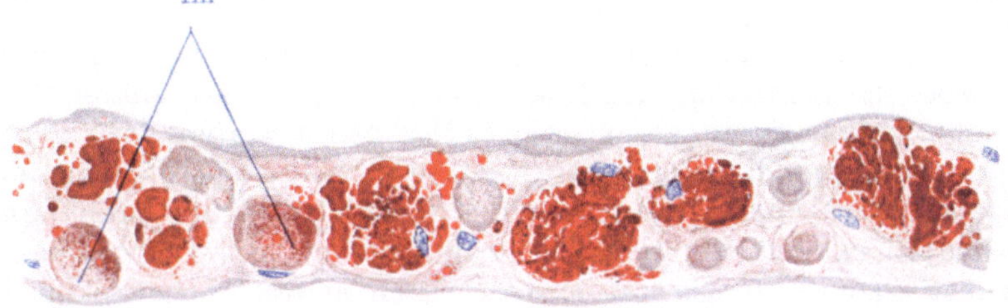

Abb. 189. In Zerfall begriffene Markfaser aus der Pyramidenbahn bei amyotrophischer
Lateralsklerose. Neben Markballen bereits Fettstoffe, in Zellen eingeschlossen und anscheinend auch freiliegend. fm Markballen mit beginnender Umsetzung in Fetttröpfchen.

Es ist nun aber, wie ich meine, nicht sicher, daß die zur primären Systemdegeneration
gehörende gliöse Abräumtätigkeit ausschließlich von Körnchenzellen besorgt wird — oder
anders ausgedrückt, es ist noch nicht entschieden, daß das Syndrom dieser Art der Faserdegeneration auch regelmäßig durch die Mobilisierung der Glia und Umbildung zu freien
Gitterzellen mitbestimmt wird. In der Mehrzahl der Fälle ist das wohl so. Ich glaube aber,
daß es bei sehr langsamem Ablauf nicht zum Auftreten von Körnchenzellen zu kommen
braucht, sondern daß die fixen Gliaelemente die Verdauung und Wegschaffung besorgen.
Alzheimer hat freilich ausdrücklich gelehrt, daß die Ablösung und Umbildung zu Körnchenzellen nicht einfach eine nur dem Grade nach andere Äußerung des gliösen Abbaues sei,
der sonst von den im Verbande bleibenden Elementen geleistet werde. Und ich selber möchte
schon hier betonen, daß wir auch ganz unabhängig von Größe und Geschwindigkeit des
Zerfalls bei dem einen Prozeß Körnchenzellen, bei dem anderen fixe Elemente am Abbau
beteiligt finden, so daß wir also der Qualität der Krankheit eine wesentlich bestimmende
Rolle zuschreiben dürfen. Aber es gibt meines Erachtens Beobachtungen, die dazu wieder
nicht stimmen und von denen nachher noch gesprochen werden soll (Seite 314). Auch bei
den in Rede stehenden Vorgängen sehen wir feinverteilte Fetttröpfchen in seßhaften Gliazellen und deren Zelleib und Fortsätzen. Wo sie Fasern gebildet haben, ist die Lipoid-
masse vielfach auf ein umschriebenes Gebiet des Zelleibes oder auf diesen und jenen Fortsatz beschränkt. Es scheint mir danach, als könnte hier doch auch das Quantitätsmoment
dafür maßgebend werden, ob die Leistungen der fixen Gliazellen „genügen" oder ob die
Ablösung und Körnchenzellenbildung „notwendig" wird — wenn ich eine solche teleologische Bezeichnung gebrauchen darf. — Eine sichere Antwort jedoch ist mir in dieser Frage
heute nicht möglich. Dazu sind neue Untersuchungen notwendig.

Nach der Art des Abbaues hat Faworsky seine Tabesfälle in zwei Gruppen geteilt; in der einen handelt es sich um den Abbau durch Körnchenzellen, in der anderen um den durch amöboide Elemente. Wie weit bei der zweiten Gruppe komplizierende Momente, speziell auch letale Prozesse wirksam sind, wird noch der genaueren Erforschung bedürfen.

Daß wir alle diese Fragen nicht rascher zur Lösung bringen können, liegt einmal daran, daß die meisten Fälle systematischer Strangerkrankung in späten Stadien, also erst im Zustande der Narbe zur Untersuchung kommen, und zweitens daß diese Prozesse überhaupt nur relativ langsam verlaufen; unter solchen Bedingungen aber den Vorgang selbst zu analysieren, dazu reichen vielfach unsere Methoden nicht aus. Gewiß sehen wir auch an dem Achsenzylinder dies und das von pathologischen Umwandlungen, aber es befriedigt nicht, weil es im wesentlichen immer gleiche oder ähnliche Bilder sind, die ebenso bei Systemerkrankungen wie bei diffusen Ausfällen vorkommen. Man beobachtet Quellungen in kürzeren oder längeren Strecken, abnorme Färbbarkeit (besonders Rotfärbung im Methylblau-Eosinpräparat), Fragmentierungen, Vakuolisierung, Auffaserung, feinkörnigen Zerfall, spiralige Aufrollung. Solche aufgerollte Achsenzylinderstücke oder gequollene Fragmente findet man hier und da von ein- oder mehrkernigen, plasmareichen Gliazellen umflossen, bzw. eingeschlossen, und zwar allein oder neben Lipoidstoffen. Auch andere, den Eiweißstoffen zugehörende Zerfallsprodukte trifft man zumal im Nisslpräparat. An den Gliazellen sind tiefblau gefärbte Brocken und Kugeln entsprechend den mehrfach erwähnten „Degenerationskugeln" zu finden, auch metachromatisch basophile Stoffe kommen hier häufig vor.

Aber das wichtigste Zeichen für die Erkennung systematischer Degenerationen ist heute eben der Ausfall und die Narbe an der Stelle des erkrankten Systems; und das ist natürlich fast nur als äußerliches Merkmal zu werten; dazu kommt der Abbau der Zerfallsprodukte durch die Glia. Die hierin liegende Übereinstimmung der Organisations- und Abbauprozesse (soweit letztere überhaupt ermittelt worden sind) ist zu äußerlich, als daß sie für die Annahme verwertet werden könnte, die systematischen Faserdegenerationen seien doch im wesentlichen sekundäre Erkrankungen, ausgehend von umschriebenen oder multiplen lokalen Schädigungen. Eine derartige Ableugnung aller Systemerkrankungen, wie sie durch manche Autoren geschieht, ist wohl der Rückschlag auf Erfahrungen mit den früheren Lehren von den Systemerkrankungen. Man war mit dieser Bezeichnung etwas zu freigebig gewesen, besonders mit der Annahme einer „kombinierten Systemerkrankung". Fast alle so benannten Fälle gingen in herdförmigen Prozessen auf, so in der anämischen, funikulären Spinalerkrankung (Rheinboldt, Nonne, Henneberg), multiplen Sklerose, multiplen Lues. Seitdem ist man skeptisch gegenüber dem Terminus „Systemerkrankung", und seine Berechtigung wird immer wieder von neuem angezweifelt. Denn es könnte ja sein, daß auch die langsam fortschreitenden Erkrankungen bestimmter Systeme sich aus multiplen Läsionen und deren Folgen summieren. Für die Tabes ist ähnliches von hervorragenden Forschern betont und ihr elektiv systematischer Charakter stark angezweifelt worden, während er anderen — auch mir — sicher galt. Neuerdings hat H. Richter in Schaffers Laboratorium eine sorgfältige Untersuchung über die Pathogenese der Tabes angestellt und im Wurzelnerven Granulationsherde und Spirochätenansammlung festgestellt; sie sind von einer wahllosen aufsteigenden sekundären Degeneration begleitet. Aber Schaffer selbst betont dabei, daß neben der umschriebenen multiplen Affektion eine elektive Faserschädigung bestehe, welche die systematische Degeneration bedeute. — Sehen wir jedoch von der komplizierten Frage nach der Pathogenese der Tabes ab; es gibt, meine ich, doch fortschreitende Systemerkrankungen, wie etwa die amyotrophische Lateralsklerose, die Friedreichsche Krankheit, seltene spastische Spinalparalysen. Daß bei der amyotrophischen Lateralsklerose die

Pyramidenbahndegeneration von einer primären Erkrankung der vorderen Zentralwindung ausgehe und als sekundäre Degeneration aufgefaßt werden müßte, ist durch Schröders Untersuchungen über die Art der Hirnrindenveränderung widerlegt; und eine solche Meinung würde auch zu den Beobachtungen nicht stimmen, daß hier die Degeneration zunächst die Endabschnitte der Bahn betrifft. Mit der Markscheidenfärbung ist in vielen Fällen der Ausfall nur bis in das oberste Halsmark zu verfolgen. Von da ab aufwärts sieht man oft frische Degenerationen, die man mit der Marchimethode bald nur bis zur Brücke, bald bis in die vordere Zentralwindung verfolgen kann.

Dazu kommt, daß sich mit manchen dieser Strangdegenerationen ein fortschreitender Untergang bestimmter Grisea verbinden kann, die wenigstens zum Teil physiologisch zusammengehören wie die motorischen spinalen und bulbären Kerne und die Pyramidenbahn, und daß jene Kernerkrankungen als solche auch allein bestehen, wie die Bulbärparalyse und die spinale Muskelatrophie. Für die letzteren wird der primäre, systematische Charakter wohl allgemein angenommen. Man braucht deshalb meines Erachtens eine analoge Auffassung für die Fasersystemerkrankungen nicht zurückzuweisen. Daß diese Krankheiten sehr verschiedener Ätiologie sein mögen und daß z. B. die wenigen Fälle, welche von der früheren „spastischen Spinalparalyse" als nicht herdförmig, resp. nicht sekundär bedingte Pyramidendegenerationen noch übrig gebliebensind, vielleicht der Heredodegeneration (Jendrassik, Lewandowsky) einzureihen seien, hat in diesem Zusammenhange keine Bedeutung. Wir dürfen für unsere rein pathologisch anatomische Betrachtung die Frage nach den tieferen Krankheitszusammenhängen zunächst ausschalten, und wir können uns vorläufig damit abfinden, daß keine der genannten Krankheiten völlig elektiv ist, d. h. ein funktionell und anatomisch einheitliches System oder etwa einen Komplex in reiner Kombination befällt, sondern daß daneben auch nicht auf die betreffenden Systeme beschränkte und diffuse Ausfälle bestehen (siehe S. 283). Das Wesentliche für uns ist hier: wir finden — wenigstens bis jetzt — für die elektiven wie für die dabei etwa vorkommenden, mehr verbreiteten Faserdegenerationen keinen Anhalt, daß sie etwa sekundärer Natur wären. —

Mehr oder weniger systematisch können nun auch Faserdegenerationen sein, welche außerhalb der verschiedenen, vorhin erwähnten Krankheiten auftreten. Hierher gehört die bei Hirngeschwülsten auftretende Degeneration der Hinterwurzeln und der Sehnerven. Hoche, der diese Dinge zuerst ausführlich anatomisch studiert und die Pathogenese erörtert hat, betont besonders die auffällige Kombination der Hinterwurzel- und Sehnervendegeneration, wie wir sie ja von der Tabes her kennen. Freilich ist es bei diesen im Gefolge von Hirngeschwülsten auftretenden Faserdegenerationen nicht klar, inwieweit es sich um toxische oder aber um mechanische Schädigungen handelt; es muß also die Frage offen gelassen werden, ob nicht der Druck (und wir finden sie gerade bei den Geschwülsten mit stärkerer Erhöhung des intrakraniellen Druckes), also ein Trauma im weiteren Sinne die betreffende Bahn an bestimmter Stelle lädiert hat und so zu sekundärer Schädigung Anlaß gibt. Viel wichtiger erscheint deshalb das Vorkommen von Degenerationen an den Hinterwurzeln und an der Trigeminuswurzel bei Trypanosomenhunden. Ich konnte hier den Nachweis führen, daß primär elektive Faserkrankungen ohne infiltrative Erscheinungen entstehen und ablaufen können. Der Beginn der Hinterwurzeldegene-

ration an der Redlich - Obersteinerschen Wurzelzone gibt Anlaß, den nächsten Grund für diese Eigentümlichkeiten darin zu suchen, daß im Liquor eigenartige, für die Hinterwurzeln speziell giftige Stoffe enthalten sind. Und diese
Ansicht findet vielleicht eine Bestätigung in Erfahrungen, die ich nach Ein-
spritzungen gewisser Medikamente in den Lumbalsack machen konnte. Ich erwähnte vorhin (siehe S. 233) bereits die Einwirkung des Stovains auf die von ihm
umspülten Nervenfasern und brachte ein Bild von Degenerationen der hinteren
und vorderen Wurzeln und der Fasern der Rückenmarksperipherie (Abb. 161 b).
Aber wenn man nur verhältnismäßig wenig Stovain gibt, resp. wenn der Effekt
der schädigenden Wirkung auf das Rückenmark und seine Wurzeln nur gering
ist, so zeigen sich überwiegend nur die Hinterwurzeln degeneriert. Sie sind also
auch diesem Gifte gegenüber wieder mehr empfindlich als andere Rückenmarks-
und Wurzelfasern. — Endlich haben in diesem Zusammenhange noch die mehr
ausgebreiteten, aber gerade die Hinterstränge bevorzugenden Degenerationen
Bedeutung, welche wir bei allgemeinen Intoxikationen und bei Kachexien sehen,
so bei chronischem Alkoholismus, bei Pellagra, Krebskachexie usw. Die Befunde
hier leiten zu den mehr diffusen Fällen über; sie sind aber zugleich für das
Verständnis der überwiegend elektiven Störungen von Bedeutung.

Wohl sind das alles recht verschiedenartige Prozesse in ätiologischer Hinsicht,
wie in ihrer Erscheinungsform. Aber das sind die zuvor besprochenen „Systemerkrankungen" ja auch, bei denen oft mehr familiäre, in der Erbanlage ruhende
Faktoren oder infektiöse und toxische Schädlichkeiten ursächlich verantwortlich
gemacht werden. Gemeinschaftlich ist ihnen vor allem der primäre Charakter
der Erkrankung und deren mehr oder weniger deutliche Beschränkung auf bestimmte zentrale Komplexe.

Ein charakteristisches Beispiel für die systematische Degeneration
grauer Kerne lernten wir im Eingange dieses Kapitels im Übersichtsbilde kennen:
den degenerativen Schwund der Vorderhörner bei spinaler Muskelatrophie.

Bei solchen fortschreitenden Degenerationen bestimmter Grisea begegnen wir den verschiedenen, im Kapitel über die Pathologie der Ganglienzellen erwähnten Zelltypen, am
häufigsten der einfachen Schrumpfung und der Pigmentatrophie, nicht selten beiden zusammen am gleichen Element. Manche Zellen erscheinen nur verkleinert, gleichsam einfach
atrophisch. Bei ungleichmäßigen Degenerationen sieht man Teile des Zelleibes geschwollen
mit aufgelöstem Tigroid, andere mehr geschrumpft; an solchen Elementen findet man
bisweilen Vakuolen (siehe S. 96 und Abb. 54 a). Hier treten auch die mehrfach genannten
Eigentümlichkeiten einzelner Zellarten wieder zutage, so die Neigung der Purkinjezellen
zur Vakuolisierung bei systematischer Erkrankung zerebellarer Neurone. Selten sieht man
Verflüssigung geschwollener Ganglienzellen; ich fand das bei akuter Bulbärparalyse an
den motorischen Kernen des verlängerten Markes. Hier waren auch die gliösen Begleiterscheinungen vielfach von der Art der amöboiden, während man durchschnittlich einfache
Wucherungen der Gliazellen sieht, welche nach Erledigung der Faserbildung und des Abbaues regressive Umwandlungen erleiden und zum Teil ganz schwinden (Abb. 166).
Die Aufgabe der Faserbildung zum Zwecke der Organisation tritt bei dem langsam fortschreitenden Prozeß in solchen Grisea viel sinnfälliger hervor, als die Abbautätigkeit. Eine
Umbildung zu Gitterzellen ist — wenn sie überhaupt vorkommt — wohl sehr selten; ich sah
sie nie. Der Abbau erfolgt in den fixen Elementen, resp. in den neugebildeten gliösen
Zellen ohne Ablösung resp. kugelige Abrundung. Lipoide Stoffe sind bei dem durchschnittlich langsamen Ablauf der Degeneration und bei der relativ kleinen Menge von Mark
nur gering. Sie werden vielfach von denselben Gliazellen aufgenommen, die auch Fasern
bilden. Sie können lange darin verharren. Außer Lipoiden sind einfache metachromatisch
basophile Stoffe in den Gliazellen und in der Nähe der Gefäße zu finden.

Auch für das Verständnis solcher „systematischen" Erkrankungen bestimmter Grisea dürfen wir, meine ich, Beobachtungen heranziehen, bei denen es sich um das vornehmliche Befallensein bestimmter grauer Massen bei im übrigen diffuser Schädigung handelt. Ich habe vor kurzem gezeigt, daß die Purkinjeschen Zellen des Kleinhirns ein äußerst empfindlicher Apparat sind, der auf die allerverschiedenartigsten Schädlichkeiten mit schweren Veränderungen reagiert, so auf die Allgemeinerkrankung beim Fleckfieber, beim Typhus, bei manchen Malariaformen, ferner bei den akuten Schüben der Paralyse, der genuinen Epilepsie uud verschiedenartigen „symptomatischen Epilepsien". Beim Ammonshorn haben wir es wohl ebenfalls mit einem sehr empfindlichen Hirnteil zu tun, welcher bei den akuten Schüben einer chronischen Erkrankung Zellausfall und Gliawucherung erfährt. So kommt es, daß manche Krankheiten und Allgemeinprozesse ganz überwiegend an diesen Stellen anatomisch gut erkennbare Veränderungen setzen und daß sich die Schädigung des Zentralorgans nur daran deutlich manifestiert. Noch auffälliger und bedeutungsvoller ist es vielleicht, daß wir hier und da einmal — und nur ausnahmsweise — ein bestimmtes Kerngebiet bei einer schweren Allgemeinerkrankung betroffen sehen. Ich erwähne den Befund am Nucleus dentatus des Kleinhirns bei einem Typhus, der im übrigen keine klinischen Besonderheiten aufwies (siehe Abb. 234). Wir haben nie wieder eine derartige Erkrankung gesehen, speziell nicht beim Typhus. Es erscheint überaus bemerkenswert, daß hier eine bestimmte graue Masse in dieser außerordentlich starken Weise und zwar geradezu elektiv, durch einen Allgemeinprozeß geschädigt wird, oder mit anderen Worten, daß gerade der Nucleus dentatus hier isoliert und offenbar ausnahmsweise so intensiv und merkwürdig reagiert (siehe S. 285). — Ich erwähne endlich den von Aschoff erhobenen Befund bei den nach Straub mit Blei vergifteten Katzen. Aschoff stellte hier eine Degeneration der motorischen, speziell der bulbären Kerne fest. Gewiß sind die Veränderungen auch bei dieser Vergiftung sehr ausgebreitet und betreffen, wie ich sah, auch die Elemente des Großhirns und der sensiblen Kerne; aber auch bei unseren eigenen Versuchen waren die Ganglienzellen der motorischen Kerne in besonders starker Weise betroffen.

Mit diesen in bestimmten grauen Kernen vornehmlich lokalisierten Degenerationen, ebenso wie mit den vorhin erwähnten Entartungen gesonderter Bahnen bei Allgemeinerkrankungen haben die schlechthin als Systemerkrankungen aufgeführten Prozesse noch das gemeinsam, daß auch diese eben nicht absolut rein auf ein anatomisch physiologisches System beschränkt zu sein pflegen. Immer schon zeigte das Beispiel der Tabes auch für den, welchem sie eine primäre Systemerkrankung gilt, daß die Hinterwurzelerkrankung nur das hauptsächliche Merkmal der Krankheit ist; zu ihr gehören allerhand andere degenerative Vorgänge, z. B. an den Vorderhornzellen, am Kleinhirn und Mittelhirn und außerdem entzündlich infiltrative Erscheinungen an den weichen Häuten und im Zentralorgan selbst. Auch bei der amyotrophischen Lateralsklerose sehen wir mit Regelmäßigkeit neben den Veränderungen in den zentralen und peripheren motorischen Neuronen degenerative Vorgänge z. B. in der Kleinhirnseitenstrangbahn; und auch die Pyramidendegeneration im Seitenstrang hält sich nach vorn nicht streng an das Pyramidenbahnareal. Ebenso muß für die spinale Muskelatrophie hervorgehoben werden, daß der Prozeß über die Vorderhörner häufig etwas hinausreicht. So gibt es wohl ganz eng auf ein bestimmtes ana-

tomisch und funktionell einheitliches System beschränkte Degenerationen resp.
scharf umgrenzte kombinierte Systemerkrankungen nicht; und manchen Autoren ist das ein Grund, für die Ausmerzung des Namens „primäre Systemerkrankung" einzutreten. Dem praktisch klinischen Empfinden dürfte das
rigoros erscheinen. Und auch im histopathologischen Verhalten bleibt doch der
vorherrschende Zug: das überwiegende Befallensein eines oder einiger
bestimmter Systeme und ihr allmähliches Zugrundegehen in der Form eines
selbständigen Degenerationsprozesses an diesen Organteilen. Das bildet eine
Kardinalerscheinung im Wesen solcher Prozesse ganz unabhängig davon, inwieweit in ihrer Ätiologie toxische, endogene oder exogene Momente oder
Mängel der Anlage mitspielen.

Halten wir danach das Aufgeben des Terminus „primäre Systemerkrankung"
für unzweckmäßig, so möchten wir doch andererseits vor der Überdehnung
des Begriffes warnen. Bei der eben angedeuteten Lage der Dinge und bei dem
uns nützlich erscheinenden Kompromiß (der natürlich im Gegensatz zu einer
radikalen Scheidung die Trennungslinie verwischt) ist es freilich gewissermaßen
der Willkür des Einzelnen überlassen, wo er die Grenze setzen soll. Und da kann
es leicht geschehen, daß eine zu freigebige Anwendung des Namens Systemerkrankung diesen zum Schlagwort macht, was der Analyse eines Prozesses
und der Erkennung seiner Pathogenese hinderlich werden kann.

Für die Wilsonsche Krankheit und die Pseudosklerose habe ich das vor
kurzem dargelegt. Man spricht hier viel von einer Systemerkrankung und die
scheinbar elektive Erkrankung des Striatum kann wohl eine solche Bewertung
des Prozesses nahelegen. Die Wilsonsche Krankheit bzw. Pseudosklerose
gehört meines Erachtens nicht zu der Gruppe, die wir noch als Systemerkrankung bezeichnen dürfen. Ließe sich damit vielleicht auch die Vergesellschaftung
der striären Degeneration mit diffusen Veränderungen in anderen zentralen
Abschnitten noch in Einklang bringen (wenn man eben den Begriff etwas weiter
faßt), so doch nicht mit Rücksicht darauf, daß die degenerativen Zerfallserscheinungen sich keineswegs an bestimmte graue Massen binden. Die lokale Erkrankung betrifft nicht den Schwanzkern und das Putamen allein, sondern
sie kann einmal das ganz andersartige Griseum des Globus pallidus mitgreifen
und andererseits die Bahnen der äußeren Kapsel zerstören. Außerdem zeigte
ich, daß der für die Wilsonfälle charakteristische Status spongiosus nicht nur
im äußern Linsenkernabschnitt, sondern auch in der Hirnrinde und im Kleinhirn vorkommen kann, daß er die Kernmasse des Dentatum in umschriebener
Weise destruiert, darüber hinaus aber auch die weiße Substanz ergreift.

Ich erwähne weiterhin in diesem Zusammenhang, die hier und da sich findende
Bezeichnung „kortikale Systemerkrankung". Wenn schon die genauere Begründung in die spezielle Anatomie der Psychosen gehört, so glaube ich doch auch
bei dieser allgemeinen Erörterung hervorheben zu sollen, daß ich, bisher wenigstens, keine sicheren Befunde erheben konnte, die eine elektive Erkrankung
bestimmter Rindensysteme erweisen. Gewiß können die verschiedenartigsten
Rindenerkrankungen bei an sich diffuser Ausbreitung ihre Prädilektionsstellen
haben, wie die Paralyse, die senile Demenz usw. Aber die Lokalisation
in bevorzugten Gebieten, etwa im Stirnhirn oder im Ammonshorn, bindet sich
nicht an die Rindenterritorien, welche landkartenartig nebeneinander liegen
und deren Abgrenzung nach myelo- und zytoarchitektonischen Prinzipien

O. Vogt und K. Brodmann gelehrt haben. Vielerlei Erfahrungen sprechen ferner dafür, daß einzelne Erkrankungen manche Rindenschichten bevorzugen, wie z. B. die 3. und 4. Brodmannsche Zone. Aber wenn man derartige Fälle genau durchmustert, läßt sich ebenfalls wieder feststellen, daß es sich nicht um eine systematische Krankheit einzelner der übereinander geordneten Schichten handelt, in denen wir mit Nissl funktionell verschiedene Rindenorgane vermuten. — Will man also den an sich dehnbaren Begriff der Systemerkrankung nicht ganz verwässern, so muß man, meine ich, das Vorkommen elektiver Rindenkrankheiten nach dem heutigen Stand unseres Wissens in Abrede stellen.

Die im Voraufgehenden gegebene Vergleichung der sog. Systemerkrankungen mit mehr oder weniger umschriebenen Schädigungen bei andersartigen Prozessen, die Feststellung gleitender Übergänge von überwiegend elektiven zentralen Veränderungen zu diffusen und nur noch lokal prononzierten Degenerationen decken allgemeine Zusammenhänge auf. Bei den allerverschiedenartigsten „Noxen" und bei Anlagemängeln zeigt sich, daß bestimmte Bezirke des Nervensystems besonders empfindlich sind und daß bestimmte Schädlichkeiten ihren hauptsächlichsten Angriffspunkt in bestimmten Gebieten des Zentralnervensystems haben können. Die Empfindlichkeit gewisser nervöser Apparate kann auch gegenüber recht verschiedenen Schädlichkeiten in mehr oder weniger gleicher Weise zum Ausdruck kommen. Die Widerstandsschwäche der Hinterstränge hat man vielfach zur Erklärung der Lokalisation des tabischen Prozesses, der Pseudotabes alcoholica, der Pellagra usw. angeführt. Am Purkinjeapparate des Kleinhirns zeigte ich seine große Irritabilität und seine mangelnde Widerstandskraft gegen die verschiedenartigsten Noxen. Ich glaube, die so häufigen Veränderungen des Ammonshorns bei allerhand Prozessen dem analog setzen zu dürfen. Weiter stellt uns die Beobachtung einer fast isolierten schweren Erkrankung des Nucleus dentatus vor die Frage, wie unter scheinbar gleichen Bedingungen ausnahmsweise nur ein System erkranken kann. Beim Corpus striatum haben C. und O. Vogt dargetan, daß das striäre System oder Teile desselben von bestimmten Erkrankungen ausschließlich, besonders stark oder oft heimgesucht werden, daß sie anderen Krankheiten dagegen seltener verfallen; und sie sehen darin einen Beweis für die Lehre der ungleichen Widerstandskraft verschiedener Grisea gegenüber verschiedenen Noxen. Das stimmt durchaus zu dem, was wir hier darlegten, und es bezieht sich nicht nur auf die grauen Massen, sondern auch auf gewisse Fasersysteme. Wir dürfen erwarten, durch eine genaue Analyse all dieser Dinge „zu einer Erkenntnis der Ursache der ungleichen Widerstandskraft" der verschiedenen zentralen Gebiete zu gelangen, außerdem aber auf solchen Wegen die Eigenart bestimmter Schädlichkeiten zu ermitteln. Ich meine, daß man so auch den Unterschieden in der Wirkungsweise von Allgemeinschädlichkeiten auf die Spur kommen und daß man das heute schwer Verständliche verstehen lernt, wieso bestimmte Teile des Zentralorgans — und dann nur diese und eventuell nur ausnahmsweise diese — betroffen werden.

Die schlechthin als Systemerkrankungen bezeichneten Prozesse stehen an dem einen Ende der ganzen Reihe, welche eben von den „elektiven" Krankheiten über die in Systemen akzentuierten Prozesse zu den diffusen Degenerationen führen. Die Systemerkrankungen zeigen am ausgeprägtesten die Schwäche bestimmter zentraler Gebiete gegen bestimmte oder verschiedene

Schädlichkeiten, resp. die Affinität bestimmter Noxen zu umschriebenen Gebieten und zu gewissen anatomisch-physiologischen Organen im Nervensystem.

Histologisches bei den selbständigen Degenerationen.

Versuchen wir nun einen Überblick über die Vorgänge bei den selbständigen Degenerationen überhaupt zu geben. Wir können dabei die ausgebreiteten zusammen mit den mehr umschriebenen Veränderungen betrachten.

Nervöse Veränderungen.

Was an den nervösen Gewebsbestandteilen selbst geschieht, haben wir in der allgemeinen pathologischen Morphologie der ersten Kapitel besprochen: die degenerativen Erscheinungen an den Ganglienzellen und Nervenfasern.

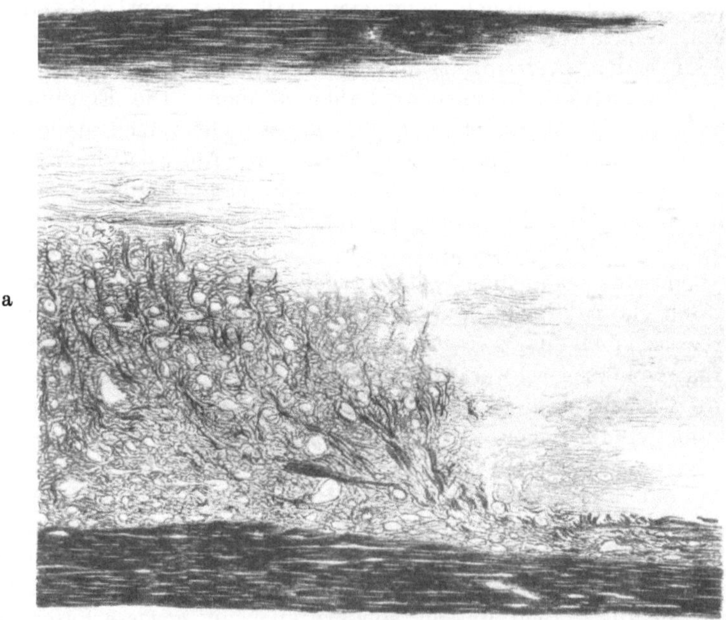

Abb. 190 a—c. Rückenmarksherd einer multiplen Sklerose im Längsschnitt. Dicht aufeinander folgende Schnitte, a Markscheidenfärbung am Gefrierschnitt, b Gliafaserfärbung, c Achsenzylinderimprägnation. Das Gliafaserpräparat b gibt das Positiv zum Markscheidenbild a; dem Markausfall entspricht die Gliawucherung, während die normal erscheinenden Partien bei der Gliamethode in diesem Übersichtsbilde kaum Spuren einer Anfärbung zeigen. Die Achsenzylinder (c) sind im Herde nicht nachweisbar gelichtet. Die bräunliche Mitimprägnation derber Markrohre der langen Systeme läßt auch hier das Herdareal ungefähr erkennen.

Alle die verschiedenen, sehr komplizierten und oft schwer zu deutenden Umwandlungen spielen im Syndrom der Degeneration ihre hervorragende Rolle. Wir haben keinen Anlaß, hier nochmals an Einzelnes zu erinnern. — Nur eines sei daraus hervorgehoben und weiter ausgeführt, was im Komplex der Degeneration bedeutungsvoll ist: daß nämlich, wie wir sahen, ein Prozeß an den Nerven-

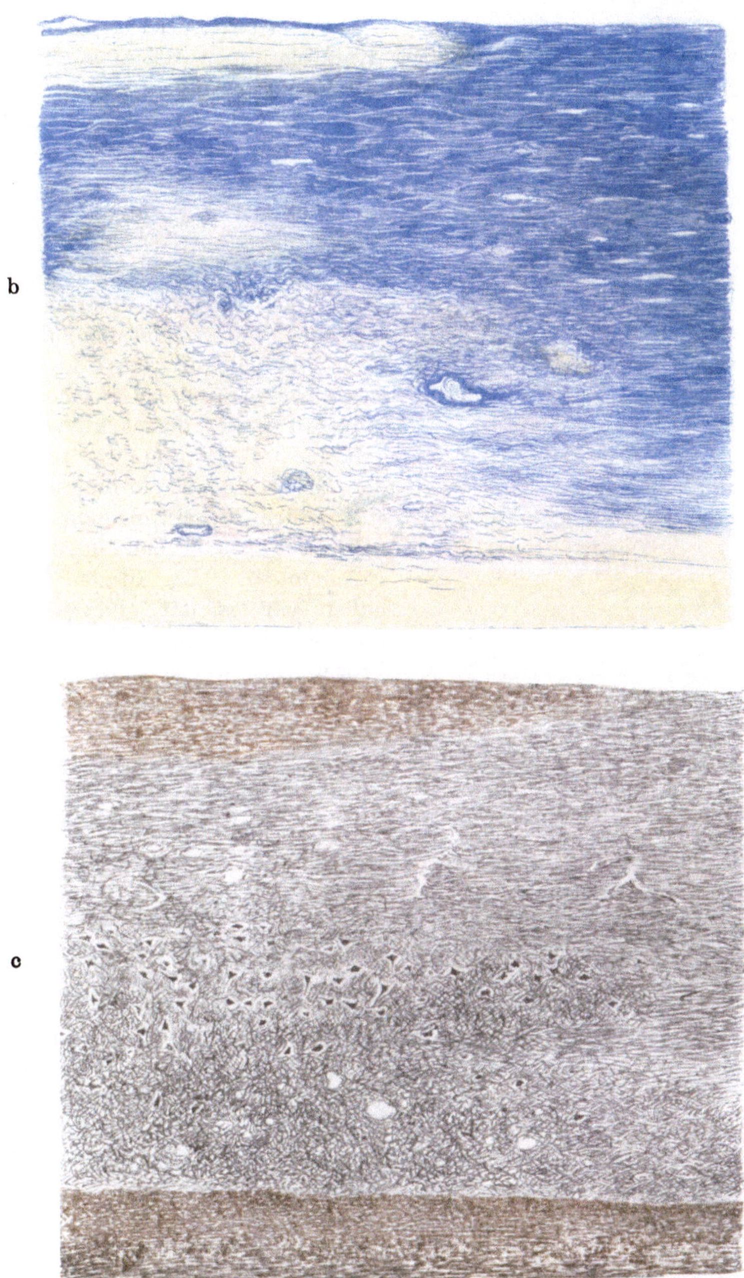

Abb. 190b—c.

zellen wie an den Nervenfasern nicht zum völligen Untergang zu führen braucht, sondern oft vorübergehende, reversible Veränderungen machen und oder nur bestimmte Bestandteile zerstören, resp. sie zunächst treffen kann. Am wichtigsten ist das bei den Nervenfasern, ich meine die schon illustrierte **Entmarkung bei Erhaltensein der Achsenzylinder (Demyelinisation)**. Wir hatten im Anfang dieses Kapitels einige allgemeine Beispiele und Bilder gebracht, um daran zu zeigen, wie wir einen Defekt einmal an dem Ausfall im Markscheidenpräparat erkennen und zweitens an der positiven Gliawucherung entsprechend der Lichtung. Das hat nun nicht überall Geltung. So sehen wir z. B. an dem Rückenmarkslängsschnitt (Abb. 190a) ein großes entmarktes Gebiet, das sich in Abb. 190b in einer überaus dichtfaserigen Gliawucherung darstellt. Aber der Ausfall betrifft hier im wesentlichen nur die Markscheide. Der größte Teil der entmarkten Achsenzylinder ist erhalten; sie treten bei der **Bielschowsky**imprägnation an einem dicht darauffolgenden Schnitt (Abb. 190c) in großen Massen in die Erscheinung. Bei diesem Beispiel haben wir es mit einer multiplen Sklerose zu tun, also mit einem Prozeß, bei welchem die Alteration Teilerscheinung einer Entzündung ist. Solche **demyelinisierende** Entartung an den Nervenfasern aber kommt auch sonst vor. Ich erwähnte bereits in dem Kapitel über die pathologische Morphologie der Nervenfasern die marklosen Flecke in der paralytischen Rinde und die durch akute (Abb. 77) und chronische Druckwirkung entstandene Entmar-

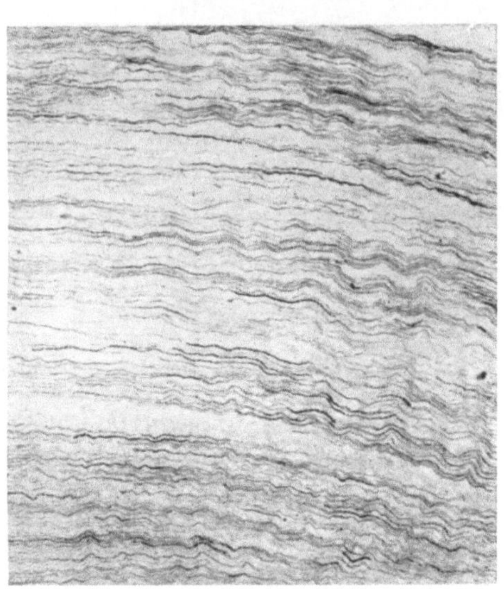

Abb. 191. Druckatrophie eines peripherischen Nerven (infolge eines Knochenkallus). Man sieht an dem Markscheidenpräparat einzelne gut färbbare und in ihrer Struktur normale Markfasern; an anderen Nervenfasern ist die Markhülle außerordentlich verdünnt und in wieder anderen Bündeln sind keine markhaltigen Nervenfasern mehr vorhanden.

kung. Bei den chronischen, mechanischen Schädlichkeiten sieht man wohl immer zuerst den Markmantel schwinden, die Achsenzylinder bleiben viel länger erhalten. Erst allmählich gehen auch sie zugrunde. Das Übersichtsbild (Abb. 191) zeigt das: neben erhaltenen Markfasern erkennt man die blaßgrau erscheinenden nackten Achsenzylinder; stellenweise fehlen auch diese. Das Nervenkabel ist hier licht oder (am rechten Rande) durch derbes, welliges Bindegewebe ersetzt. (Der Gliawucherung im zentralen Nervensystem entspricht hier die Bindegewebsvermehrung.)

So kann der tatsächliche Ausfall von Nervenfasern nicht lediglich aus dem Markscheiden- und Gliafaserbilde erschlossen werden. Es ist vielmehr die Ergänzung dieses Befundes durch das Achsenzylinderpräparat notwendig. Die **demyelinisierenden** Prozesse sind weitaus **häufiger**, als man im allgemeinen anzunehmen geneigt war und es auch heute oft ist. Die **Resistenz der Achsen**zylinder ist im **Vergleich zu der der Markscheide** offenbar eine viel **größere**. Wir beobachten das nicht nur bei herdförmigen Prozessen, wie wir sie eben aufführten, sondern auch bei diffusen Erkrankungen, so bei langsam fortschreitenden Strangerkrankungen und auch in der Hirnrinde bei chronischen Rindenkrankheiten. Die Tatsache, daß die Entmarkung zu den anatomischen Kardinalerscheinungen der multiplen Sklerose gehört, ist wohl daran schuld, daß manche Autoren auch dort eine multiple Sklerose oder einen ihr ähnlichen Prozeß vermuten, wo sie persistierende Achsenzylinder in marklosen Flecken finden. Bei der multiplen Sklerose und danach in den marklosen Flecken der paralytischen Rinde [1]) ist dieses Degenerationsphänomen gewiß am ausgesprochensten und durchschnittlich am reinsten. Aber wir finden, wie gesagt, außerordentlich häufig einen Kontrast zwischen stark gelichtetem Markscheiden- und auffallend gutem Achsenzylinderbild, und man sollte in der Bewertung des Befundes einer Anzahl nackter Achsenzylinder in entmarkten Partien zurückhaltender sein; denn einige Achsenzylinder in verödeten oder sogar partiell erweichten Partien finden wir mit großer Häufigkeit auch dort, wo alles Mark fehlt.

Außer der größeren Widerstandskraft des Achsenzylinders (im Vergleich zur Markscheide) drückt sich in den vorhin geschilderten Erscheinungen die Eigentümlichkeit aus, daß die Erkrankung einer Nervenfaser sich auf umschriebene Strecken beschränken kann; wir hatten ja im voraufgehenden vorwiegend herdförmige Veränderungen zu nennen. Außerhalb des Herdes erscheint die Nervenfaser in allen Teilen gesund. Das kannte man seit langem von der Neuritis her. Gombault hatte bei chronischer Bleivergiftung eine Veränderung an den peripherischen Nerven beschrieben, welche sich nur auf einige Segmente beschränkte („Névrite segmentaire periaxiale"), dabei blieb der Achsenzylinder erhalten und nur die Marksubstanz erschien über eine mehr oder weniger große Strecke abgebröckelt oder geschwunden. Stransky hat diesen „diskontinuierlichen Markzerfall" mit großer Exaktheit untersucht und dabei neben Zerfallserscheinungen an der Marksubstanz besonders auch Wucherungsvorgänge an den Schwannschen Zellen gesehen und den Abbau verfolgt. Diese Art der Nervenfaserveränderung ist, wie man sehr schön auch bei der Reisneuritis sehen kann und wie sich ja auch aus klinischen Erfahrungen ergibt, an sich restitutionsfähig. Sie kann aber auch, wie wir ebenfalls aus klinischen und anatomischen Beobachtungen bei verschiedenen Formen der sog. „Neuritis", d. h. bei toxischen Nervendegenerationen wissen, zu mehr oder weniger ausgedehntem Untergang von Nervenfasern führen. Im Bereiche der segmental begrenzten Erkrankung kommt es eben mitunter zur Zerstörung des Achsenzylinders, wie das bereits Gombault und Stransky beschrieben haben. Überhaupt sind nach meinen Erfahrungen Mitveränderungen des Achsenzylinders (Quellungen, Auftreibungen, Auffaserungen, abnorme Imprägnationen) nicht selten; auch diese sind vielfach reversibel. Von einer schweren Neuritis bei tuberkulöser Kachexie illustriert Abb. 192 im Fettpräparat verschieden hochgradige Zerfallserscheinungen.

Die mit a bezeichnete Nervenfaser zeigt über eine große Strecke eine Abbröckelung des Markes und seine Umwandlung in Fettstoffe; der (in der Zeichnung nicht erkennbare) Achsenzylinder scheint intakt, ebenso wie in der Faser b, wo auf kleiner Strecke solch ein Markabbau und seine Umwandlung statthatte. Dagegen handelt es sich bei den Fasern c um einen völligen Zerfall vom Charakter der sekundären Degeneration. Die mit d bezeich-

---

[1]) Es wird oft übersehen, daß die fleckförmige Entmarkung bei Paralyse zuerst von Siemerling gefunden worden ist.

nete Zone des Nervenkabels ist bereits verödet und mit ungleichmäßig verteilten Körnchenzellen durchsetzt.   Auch sonst sieht man in den Zellen des Bindegewebslagers reichlich
lipoide Abbaustoffe.   (Von einer genauen Analyse der Veränderungen, zu welcher vor
allen Dingen das Achsenzylinderbild notwendig wäre, sehe ich in dieser allgemeinen
Histopathologie ab.)

Die Tatsache, daß die segmentale Erkrankung an Ort und Stelle eine solche
Steigerung erfahren kann, daß auch der Achsenzylinder eine Unterbrechung
erleidet und das abgetrennte Stück dann der Wallerschen Degeneration anheimfällt, beweist natürlich in keiner Weise, daß der diskontinuierliche Markzerfall nur eine dem Grade nach geringere Form von Wallerscher Degeneration
sei.   Es ist vielmehr so, wie es Doinikow ausgedrückt hat, daß die Wallersche

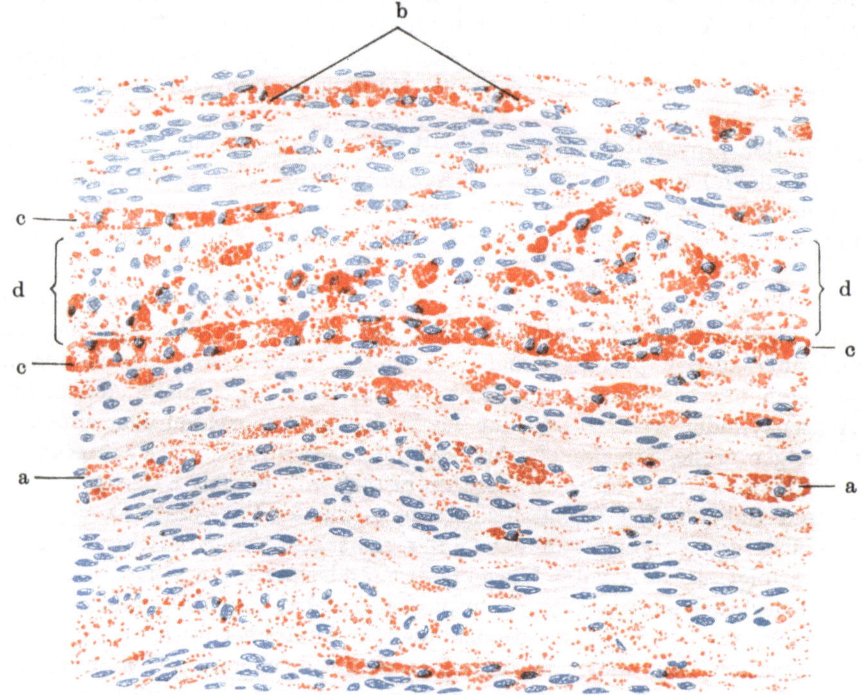

Abb. 192.   Peroneus-Neuritis bei schwerer Tuberkulose.   Erklärung der Einzelheiten im
Text.   Hämatoxylin-Scharlachrotfärbung.

Degeneration den Endausgang der Neuritis bilden kann; der Prozeß ist an
sich regenerationsfähig, kann aber bei besonderer Intensität die ganze Nervenfaser zerstören und dann eben eine sekundäre Degeneration veranlassen.   „Während bei der Neuritis, wenn die Wallersche Degeneration auch noch so schnell
eintreten mag, sie erst den Endausgang der Erkrankung der Nervenfaser bildet,
wird die Wallersche Degeneration nach Kontinuitätstrennung des Nerven
durch ein plötzliches Eingreifen auf einen bis dahin gesunden Nerven hervorgerufen.“ (Doinikow.) Wir sehen ja bei allerhand Prozessen, die zunächst eine
Demyelinisierung in fleckförmiger Beschränkung bedingen, daß die Achsenzylinder bandförmige Auftreibungen oder spindelige Anschwellungen, Einkerbungen und Vakuolisierungen erfahren und schließlich zugrunde gehen können

und daß sich dann eine sekundäre Degeneration anschließt, so auch bei der multiplen Sklerose. Solchen Vorgängen am zentralen Nervensystem dürfen wir die eben besprochenen degenerativen Veränderungen am peripheren Nerven an die Seite stellen.

Nur das sollte in Ergänzung unserer früheren allgemein morphologischen Betrachtungen aus den Vorgängen am nervösen Gewebe selber hier hervorgehoben werden. Zum Syndrom der Degeneration, wie es hier gemeint ist (siehe S. 232 Anmerkung) gehört neben der Umwandlung des funktiontragenden nervösen Parenchyms wie gesagt: das Auftreten von **Zerfallsprodukten,** ihr **Abbau,** die **Umwandlung von Zellen zum Zwecke des Abbaus,** der **Abtransport** der Zerfallsmassen, die **Organisation.**

Abbauprodukte.

Von Abbauprodukten haben wir die Fettsubstanzen schon wiederholt erwähnt und bei der sekundären Degeneration eingehender gewürdigt. Zu den Fettsubstanzen, den Lipoiden im weiteren Sinne, gehören die Neutral-

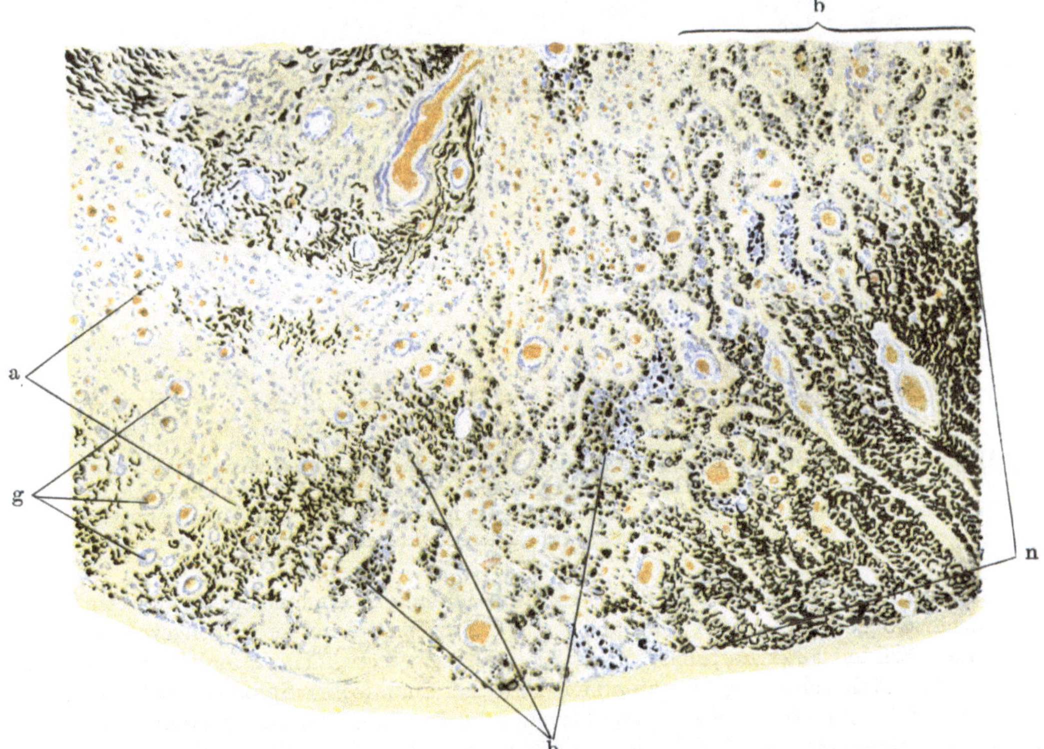

Abb. 193. Herd bei funikulärer (anämischer) Spinalerkrankung im Markscheidenpräparat. Verschiedene Stadien des Zerfalles. In den vorwiegend gelb getönten Partien z. B. bei a ist er am weitesten vorgeschritten, in anderen, z. B. bei b, weniger (reichliche, mit Hämatoxylin graublau gefärbte Myelinstoffe). Um die Gefäße, besonders bei g, bläuliche Ringe infolge Ablagerung primärer Abbauprodukte des Markes („Myelin"). n normales Markweiß.

fette, die Fettsäuren und die Seifen, das Cholesterin, ferner die Lezithine, das
Zerebrosid, Phosphatid usw. — Substanzen, deren chemische Eigenart und Bedeutung im pathologischen Fettstoffwechsel vor allem Aschoff und Kawamura ermittelt haben. Faßt man den Begriff „Lipoid" enger, so wären zu
solchen fettähnlichen Substanzen gerade die zuletzt aufgeführten, kompliziert zusammengesetzten Stoffe zu rechnen, welche eine Gruppe chemisch nicht
gleichartiger Körper bilden (Tendeloo). Ein solches Lipoid (im engeren Sinne)
haben wir schon im normalen Nervenmark kennen gelernt, und wir sahen bei
der sekundären Degeneration, wie bei den primären mehr oder weniger syste-

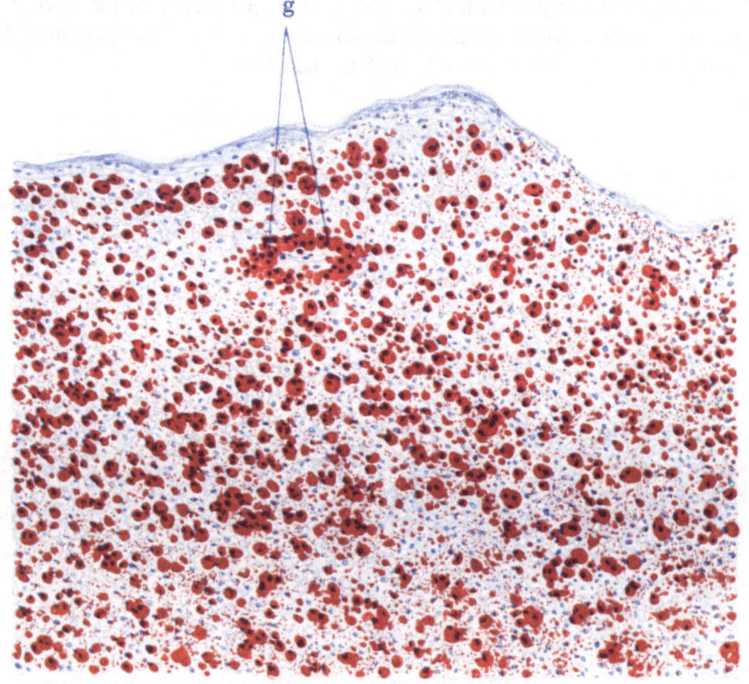

Abb. 194. Ausschnitt aus dem gleichen Herde von funikulärer Spinalerkrankung wie in
Abb. 193 bei Scharlachrotfärbung und stärkerer Vergrößerung. Entsprechend den im
Markscheidenbild stark gelichteten Partien liegen hier zahlreiche Fettkörnchenkugeln.
g Anhäufung von Fettkörnchenzellen um ein Gefäß.

matischen Strangerkrankungen dessen allmählichen Abbau zu Neutralfetten.
Auch wo bei diffusen und umschriebenen Prozessen in weißen Strängen oder
grauen Kernen Mark zerfällt, ist das Produkt im wesentlichen offenbar immer
dasselbe. Ich zeige das hier an einem Herd bei anämischer Spinalerkrankung,
welche ja wohl einen rein degenerativen herdförmigen Prozeß darstellt. Im
Markscheidenpräparat sind in diesem Übersichtsbilde (Abb. 193) noch einzelne
Gruppen von blaugrau gefärbten Kugeln zu sehen, vor allem in den frischen
Randzonen des erkrankten Gebietes. Größtenteils sind auch die Gefäße von
bläulichen Streifen umzogen. Das beruht auf der Ansammlung von freien
Markballen oder von Resten solcher, die in Körnchenzellen eingeschlossen sind.
Das Zerfallsprodukt der Markscheiden befindet sich also an solchen Stellen im

Mar ch istadium; es nimmt auch mehr oder weniger deutlich das Hämatoxylin an; es würde nach voraufgehender Chromierung Os mium reduzieren. Neben solchen Stoffen sind aber in einem großen Teile des Herdes die Zerfallsprodukte der Markscheide schon zu eigentlichen Fetten abgebaut. Das Scharlachpräparat (Abb. 194) zeigt die massenhafte Ausstreuung von Fettkörnchenzellen. — Auch wo die Markscheiden langsam zerfallen und zu ihrer Dekomposition keine gliösen Elemente mobilisiert werden, geht ihr Abbau anscheinend in gleicher Weise vor sich; allerdings sind hier am regelmäßigsten die scharlachfärbbaren Stoffe darstellbar.

Fettsubstanzen k ö nn en auch beim Zerfall der Ganglienzellen als Abbaustoffe auftreten; die bei ihrem Untergang entstehenden Stoffe können ebenfalls in Lipoide überführt werden. Bei einigen meiner Fälle von Gliastrauchwerkbildung im Kleinhirn hat Herr Dr. Sagel mehr oder weniger reichlich Fettstoffe in den proliferierenden synzytialen Gliaelementen nachgewiesen; sie müssen von Zerfallsstoffen aus den Purkinjezellen und ihren Fortsätzen herstammen. Alzheimer hat Lipoide sogar bei Verflüssigung der Ganglienzellen gesehen, wobei im Gewebe und in gliösen Elementen zunächst Zerfallsprodukte liegen, welche keine histiochemischen Beziehungen zu den Lipoiden zu haben scheinen; aber bei dem Transport des Abbaumaterials nach den Gefäßen können dort reichliche lipoide Massen in den Adventitialzellen auftreten, so daß die Annahme gerechtfertigt erscheint, daß diese lipoiden Stoffe aus dem Abbau plasmatischer Teile entstanden sind. Es muß aber ausdrücklich betont werden, daß Ganglienzellen vielfach zugrunde gehen, ohne daß Fettsubstanzen beim Abbau produziert werden. Die chemische Zusammensetzung der Bestandteile der Ganglienzelle sind eben von ganz anderer Art, als die der markhaltigen Nervenfaser, bei welcher das Myelin selbst ein Lipoid darstellt, das von beträchtlicher Menge ist. Liefert also der Zerfall der Markscheide in Anbetracht ihrer Zusammensetzung r egel mäßig wieder ein lipoides Produkt, so ist das bei den Ganglienzellen anders. — Häufig ist bei Degeneration von Nervenzellen ein dem bisher besprochenen Lipoidabbau meines Erachtens nicht gleichartiges Phänomen. Ich meine das Freiwerden und den Abtransport von Lipoiden, welche in der Ganglienzelle abgelagert waren; es handelt sich dabei nicht um einen Abbau im engeren Sinne (abgesehen von den Vorgängen bei der amaurotischen Idiotie). Sehr viele Ganglienzellen enthalten ja von vornherein einen lipoiden Stoff (Lipofuszin). Geht solche lipophile Zelle zugrunde, so wird die Fettsubstanz frei und sie erscheint im Gewebe, bzw. in anderen Gewebszellen. Das kann bei den verschiedenartigsten Ganglienzellerkrankungen geschehen. Das lipoide Pigment verhält sich hier ähnlich, wie etwa in Zellen der Substantia nigra der ganz andersartige Stoff des Melanins, welcher mit Fett nichts zu tun hat; die eine wie die andere Substanz wird als solche von den abtransportierenden Zellen übernommen (Abb. 202). Nun gibt es, wie wir sahen, eine Ganglienzellerkrankung, die vorwiegend in enormer Anhäufung von lipoidem Pigment besteht. Bei dieser Degeneration treten die lipoiden Massen im Abräumungsprozeß wieder in Glia- und Gefäßwandzellen auf, und auch hier findet ein eigentlicher Abbau wohl nicht statt. Dennoch hat der Nachweis der Fettstoffe seine große Wichtigkeit, weil dadurch ja der degenerative Vorgang angezeigt wird.

Nicht bloß um das Freiwerden und um den Transport fettiger Stoffe, sondern um einen wirklichen Abbau von Lipoiden handelt es sich bei der familiären amaurotischen Idiotie. Hier wird (vgl. Seite 92) ein dem gewöhnlichen Pigment offenbar nahestehender Stoff in der Nervenzelle abgelagert. Er gibt dort aber nicht die gewöhnlichen Fettreaktionen; wir haben es, wie Alzheimer sagte, mit einem „prälipoiden" Stoff zu tun, oder richtiger mit einem Lipoid im engeren Sinne (S. 292). Dieses wird nicht in der Ganglienzelle selbst, sondern überwiegend erst bei seinem Übertritt in die gliösen Trabantzellen und in die Gefäßwände abgebaut. Bei der Tay- Sachsschen Form ist das deutlicher als durchschnittlich bei der juvenilen. Die Abb. 195 stammt aus der Rinde einer infantilen amau-

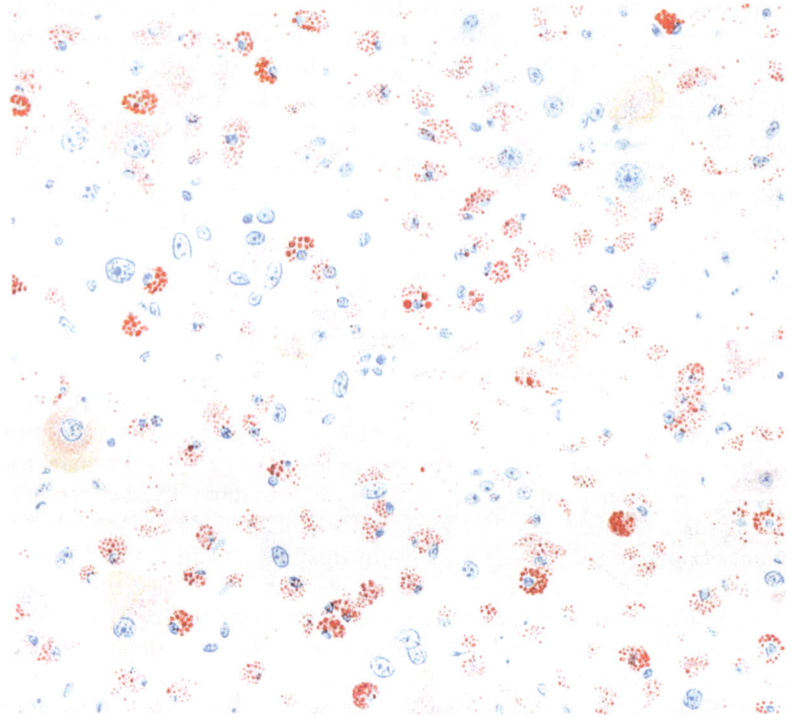

Abb. 195. Übersichtsbild aus der Hirnrinde einer familiären amaurotischen Idiotie (infantile Form) nach einem Fettpräparat. Die nur schattenhaft gefärbten aufgeblähten Ganglienzellen haben neben vereinzelten stärker rot gefärbten Pünktchen eine leicht rosa erscheinende Körnelung bzw. Tönung, dagegen sind in den gliösen Trabantzellen, zumal in der Umgebung der Ganglienzellen, intensiv mit Scharlach gefärbte Lipoidstoffe eingeschlossen; sie sind zum Teil zu Körnchenzellen abgerundet.

rotischen Idiotie. Die Rindenzellen erscheinen an diesem Fettpräparat wie matte Flecke, die nur leicht rosa angefärbt sind, selten einige wenige rote Pünktchen eingestreut enthalten. Leuchtend rot, in typischer Farbreaktion, treten die Zerfallsstoffe erst in den Gliazellen auf. Bei der juvenilen Form erscheint die abnorme Ganglienzellmasse oft in gleicher Beschaffenheit in den Gliazellen wieder, die Masse steht hier wohl von vornherein den lipoiden Pigmenten näher, jedenfalls färbt sie sich mit Scharlachrot viel stärker, als es die eingelagerte Substanz bei der infantilen Gruppe tut. Sie sieht matt gelbrot aus, also ähnlich wie das Lipofuszin, das gewöhnliche Ganglienzellpigment. Aber auch bei der juvenilen Form werden diese lipoiden Massen nicht insgesamt von den Gliazellen in gleichem Zustande übernommen, sondern auch hier können sie weiter zu Fett abgebaut werden; man sieht dann im Scharlachpräparat deutlich die Farbunterschiede zwischen der ursprünglichen Ablagerungsmasse und diesem durch Abbau umgewandelten Produkt.

Fettsubstanzen treten auch sonst in degenerierenden Ganglienzellen auf, genau wie in den Zellen der großen Parenchyme (Leber, Niere usw.), im Muskel usw. Diese Verfettung (Seite 86) ist ein Zeichen der Zellschädigung, das funktionell Maßgebende ist die Entartung der Zelle (Ribbert). Das Fett ist aus den Zellsäften, in welchen es in Lösung war, ausgefallen, oder es ist der Zelle bei ihrer Degeneration mit dem Saftstrom zugeführt worden. Auch beim Untergang solcher verfetteten Ganglienzellen wird das Lipoid wieder in anderen Gewebsteilen erscheinen. Wir werden uns aber gegenwärtig halten müssen, daß bei derartigen Prozessen, wo es zur Verfettung der Ganglienzellen kommt, auch in anderen Zellen des zentralen Gewebes, z. B. in Gliazellen, Fettsubstanzen primär auftreten können; die Bedeutung dieses Umstandes soll sogleich noch erörtert werden (S. 310).

Viele von den lipoiden Stoffen sind außer an der Fettreaktion auch schon im Nisslpräparat an ihrem Farbton [1]) erkennbar. Das gilt nicht nur für das gewöhnliche goldgelbe Ganglienzellpigment und für den ihm nahestehenden Stoff, der bei der amaurotischen Idiotie in den Ganglienzellen abgelagert ist und — wenigstens bei der juvenilen Form — vielfach leicht gefärbt erscheint, sondern auch sonst für das Lipofuszin. So sind die von Gliazellen eingeschlossenen scharlachfärbbaren fettigen Zerfallsstoffe vielfach gelb getönt. Überhaupt ist bei den fixen Gliaelementen die eingelagerte Fettsubstanz nicht selten wenigstens zu einem Teil schon an ihrer Färbung im Nisslpräparat erkennbar, während bei grobem Markzerfall und seinem Abbau, wo freie Körnchenzellen auftreten, diese Stoffe sowohl im Gewebe wie in gliösen und Gefäßwandzellen ungefärbt erscheinen — außer in den residuären Körnchenzellen alter Narben, wo eine Umsetzung in Lipofuszin statthaben kann (S. 380). — Bei massenhaftem Abbau komplizierter Lipoide zeigen die Fettsubstanzen oft die Neigung, auszukristallisieren, zumal unter dem Einfluß von langem Liegen in Formol und von Kälte; durch Erwärmen kann man die Kristalle, welche sowohl im ungefärbten Präparat, wie bei Scharlachfärbung hervortreten, auflösen; die lipoiden Substanzen nehmen wieder Tropfenform an.

Auch bei den akuten Verfettungen können die in den verschiedenen Elementen, in Ganglien-, Glia- und Adventitialzellen eingelagerten Fetttropfen gelb getönt sein. Bei chronischen atrophisierenden Prozessen sehen wir im Nisslpräparat mit Regelmäßigkeit an den Gefäßen gelb, grün u. ä. gefärbte Lipoide; auch gliöse Zellen, zumal in der obersten Rinde (Abb. 196 b) führen solche Stoffe. Es handelt sich da also um lipoide Pigmente. Ihre Eigenfarbe ist ein Gelb. Je nach dessen Intensität und Nuance erscheint es im Nisslbilde bald vorwiegend in dieser Eigenfarbe, bald in einem grünen, blaugrünen, schwarzgelben Tone. Es kommt, zumal bei basischen Anilinfarben mit verschiedenen Nuancen

---

[1]) Eine eingehende Behandlung der Pigmentfrage durch Oberndorfer wird der nächste Band der Lubarsch-Ostertagschen „Ergebnisse" bringen. Vom gleichen Autor ist soeben ein Sammelbericht über die Pigmente im Nervensystem im Zentralbl. f. d. ges. Neurol. u. Psych. **26** erschienen.

(Toluidinblau, Thionin), zu einer Metachromasie. Oft sind in solchen Präparaten auch violette und purpurgefärbte Substanzen mit grünen, gelben oder dunklen Stoffen untermischt (Abb. 196a), zumal an den Gefäßen des Marks. Solche Farben kommen zustande aus der Zusammenwirkung der Eigenfarbe mit den Haupt- resp. Nebentönen des angewandten Anilinstoffes. Der Metachromasie bei Anwendung basischer Anilinfarben entspricht im Scharlachpräparat die Farbmischung aus dem Scharlachrot und der Eigenfarbe des Lipoides zu einem Orangerot, wie beim Lipofuszin der Ganglienzellen und bei entsprechenden Farbstoffen in Gliaelementen. Diese leichte Umstimmung der Scharlachfarbreaktion unterscheidet solche pigmenthaltige Lipoide von den ungefärbten Fetten (siehe oben).

Außer der Eigenfarbe (und ihrer Nuancierung durch den basischen oder den Fettfarbstoff) haben diese pigmentierten Lipoide noch die Besonderheit vor den nicht gefärbten Neutralfetten, daß sie in Alkohol nicht oder nur schwer löslich sind. Deshalb werden ja überhaupt, ähnlich wie das goldgelbe Ganglienzellpigment, auch jene zum Lipofuszin gehörenden Stoff in Glia- und Gefäß-

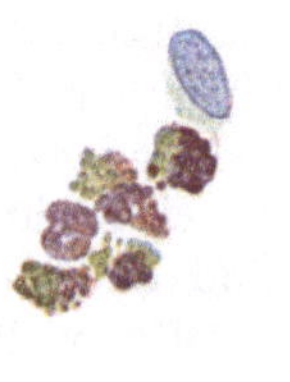 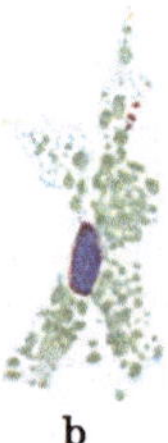

a   b

Abb. 196 a und b. Zwei Gliazellen mit Fettstoffen, deren Eigenfarbe durch das Toluidinblau (Nisslpräparat) verschieden umgestimmt ist. Die Zelle a aus der mittleren Rinde in der Nähe eines Gefäßes führt neben grünlichen auch mehr rötlich oder violett erscheinende Substanzen. Die Zelle b aus der obersten Rinde enthält die besonders im Nisslpräparat häufig grünlich gefärbten Körner und Brocken.

wandzellen im Nisslbilde sichtbar, während doch von den gewöhnlichen Körnchenzellen (abgesehen von den eben erwähnten Ausnahmen) durchschnittlich nur das Gitter dargestellt wird, der fettige Inhalt nicht.

Bei der Bewertung der Fettstoffe im Nervensystem hat man sich gegenwärtig zu halten, daß sie auch im normalen Stoffwechsel auftreten, daß sie also ganz und gar nicht immer als pathologische Abbauprodukte anzusehen sind. Und da treffen wir wieder auf die so häufige Schwierigkeit der Grenzbestimmung: Wo fängt die Fettmenge an pathologisch zu sein? Es wiederholt sich, was uns bei der Abschätzung des lipoiden Pigments der Ganglienzellen Verlegenheit bereitete. Denn Lipofuszine, überhaupt Fettstoffe sind ja auch manchen normalen Gliazellen (Abb. 197) eigentümlich. In den einen Regionen (z. B. der obersten Großhirnschicht, Abb. 197) sind sie reichlicher, in den anderen (z. B. der Molekularzone des Kleinhirns) sind sie spärlich. Sie nehmen mit dem Alter zu, und auch in den Gefäßwandzellen finden sich in höherem Lebensalter geringe Mengen fettartiger Stoffwechselprodukte, die nicht krankhaft sind. Endlich gibt es sogar freiliegende kleine und große Fetttropfen an manchen Stellen, so vor allem im Pallidum; man muß das wissen, um sie nicht auf Zerfallsvorgänge zu beziehen.

Während die bisher erwähnten Stoffe Fettreaktionen geben, tun das andere nicht. Hierzu gehören z. B. die von **Alzheimer** so benannten **metachromatisch basophilen Produkte**. Sie erhalten diese Färbung erst durch den basischen Farbstoff im **Nisslpräparat**, eine Eigenfarbe haben sie — im Gegensatz zu den Lipofuszinen — nicht. Sie kommen im zentralen Nervensystem fast ausschließlich im Marke vor. Sie haben die Form eckiger Schollen oder wolkiger Massen. Man sieht sie in den verbreiterten Fortsätzen von Gliazellen oder in Gitterzellen (Abb. 198). Oft liegen die damit angefüllten Zellen in der Nähe von Gefäßen. Auch im adventitiellen Lymphraum treten sie wieder in Zellen auf. Hier sind sie fast immer mit grünlichen Fettstoffen, wie wir sie eben erwähnten, untermischt. — Solchen Stoffen begegnet man auch ohne greifbare

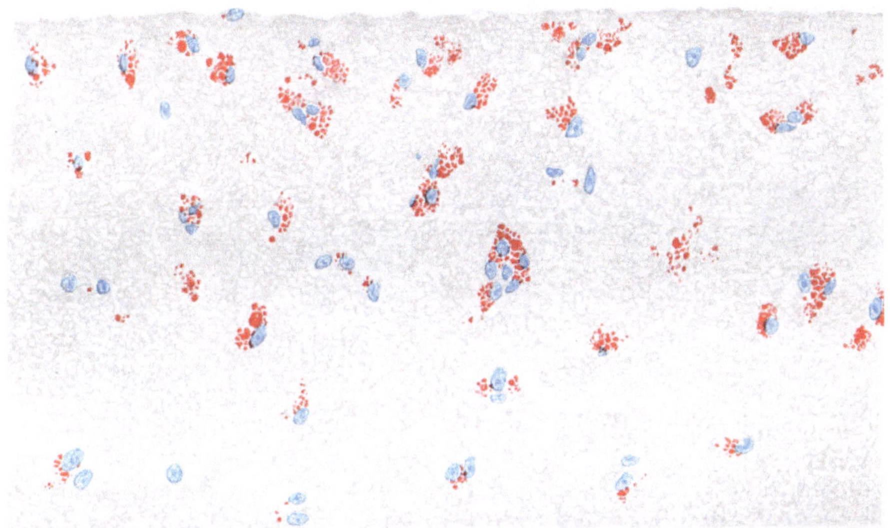

Abb. 197. Scharlachrotpräparat von der obersten Rinde (1. Brodmannschen Schicht) eines gesunden 70jährigen Menschen. Die Gliazellen führen reichlich Fettsubstanzen (im Nisslpräparat großenteils an ihrer Farbe erkennbar).

Erkrankungen des Nervengewebes im höheren Alter, und zwar in den großen Markmassen des Gehirns und Rückenmarkes. Sie sind offenbar an die Ernährungsstörungen des Markes gebunden, nicht an den Untergang von Markfasern. Mit **Alzheimer** dürfen wir annehmen, daß diese metachromatisch purpurroten Stoffe bei ihrem Abtransport weiter abgebaut werden, namentlich zu den im Nisslpräparat grünlich erscheinenden Fettstoffen, welche wir ja auch bei älteren Individuen regelmäßig im Marke in den Zellen der Gefäßwände antreffen. Es handelt sich bei letzteren also um ein lipoides Umwandlungsprodukt dieser metachromatisch basophilen Stoffe. Während diese selbst keine der Fettreaktionen geben, färben sich die grünen (durch den basischen Farbstoff so nuancierten) Tropfen in den Gefäßwandzellen stark mit Scharlach. — Abgesehen von ihrem physiologischen Auftreten kommen die metachromatisch basophilen Stoffe auch unter pathologischen Bedingungen vor. Die Abb. 198 stammt von einer Meningomyelitis syphilitica, bei welcher neben echten Fettkörnchenzellen solche von rötlichen Abbauprodukten erfüllten Gitterzellen lagen. Schon

ihr massenhaftes Auftreten, das hier offenbar den Anlaß zur Mobilisierung von
Gliazellen gegeben hat, beweist ihre pathologische Bedeutung. Wo sie mehr
vereinzelt vorkommen, haben sie nicht selten Schalenform und sind scharf
begrenzt, ähnlich wie die von Reich beschriebenen π-Granula, welche in
charakteristischer Art in den Schwannschen Zellen der peripheren Nerven
gefunden werden.

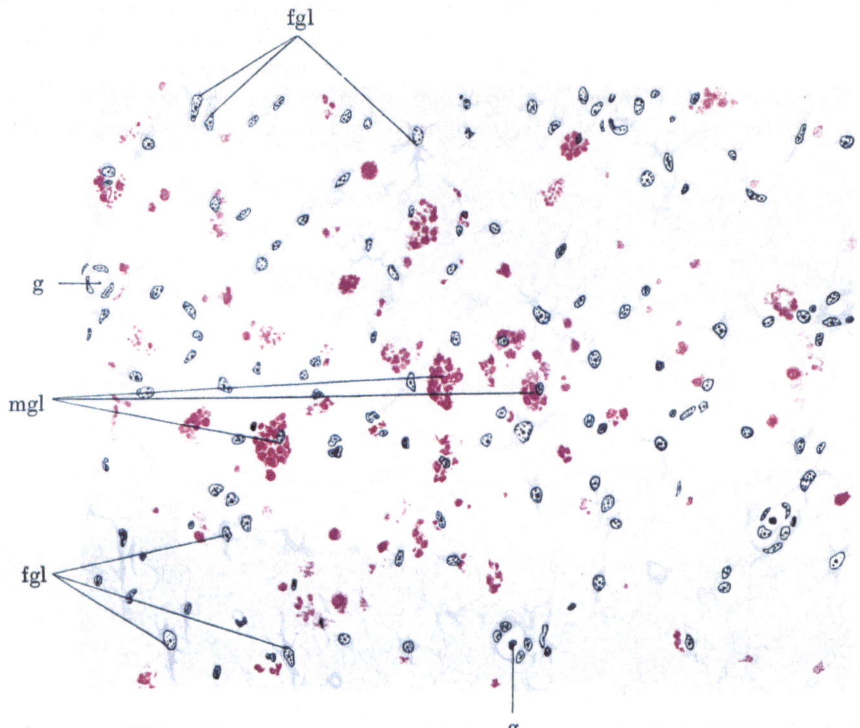

Abb. 198. Metachromatisch basophile Stoffe in Gliazellen bzw. in gliogenen Gitterzellen (mgl).
Nisslpräparat. Meningomyelitis syphilitica. fgl wuchernde faserbildende Gliazellen.
g Gefäß.

Andere gleich oder fast gleich gefärbte metachromatische Stoffe haben
aber sicherlich mit dem Markabbau nichts zu tun. Man sieht sie beim Untergang von Ganglienzellen allein oder neben nicht metachromatischen, einfach
basophilen Stoffen. Sie sind hier albuminoide Degenerationsprodukte von
Zelleibssubstanzen. Man trifft sie mitunter schon in den Ganglienzellen, doch
meist erst in gliösen und in mesodermalen Elementen. Außer solchen metachromatisch violett oder rötlich erscheinenden Stoffen kenne ich rotbraun gefärbte Produkte, die zunächst wie ein selbständiges Pigment imponieren, es
tatsächlich aber nicht sind, sondern diese Farbe erst im Nisslpräparat (besonders
bei Thioninfärbung und Anilinölalkoholdifferenzierung) erhalten. Ich sah sie
in abschmelzenden Dendriten von Ganglienzellen und danach in Gliazellen
eingeschlossen.

Einfach basophile Stoffe, wie sie Alzheimer genannt hat, haben wir
bereits bei der pathologischen Morphologie der Ganglienzellen kennen gelernt.

Ich meine die sog. Imprägnationen an der Zelloberfläche und in ihrem Innern, ferner die Körnchen und Bröckel, welche außerhalb erkrankter Ganglienzellen gelegen sind (Inkrustation der Golginetze). Hierher gehören auch die Körnchen und Brocken, welche wir „Degenerationskugeln" nannten, und die wir bei der schweren Zellerkrankung (Abb. 32 f.) und bei der Abschmelzung von Purkinjedendriten (Abb. 236) illustrierten. Diese Abbauprodukte erlauben einen Schluß auf schwere, zum Zerfall führende Vorgänge an den Ganglienzellen. — Gleichartig gefärbte Massen können aus zerfallenden Kernen herstammen. Bei der Karyorrhexis werden vielfach die zerbröckelten und zerstäubten Teile weiter verarbeitet.

Im Vergleich zu der ersten von uns geschilderten Hauptgruppe der Abbaustoffe, den Lipoiden, ist unser Wissen um diese zweite Gruppe, die albu-

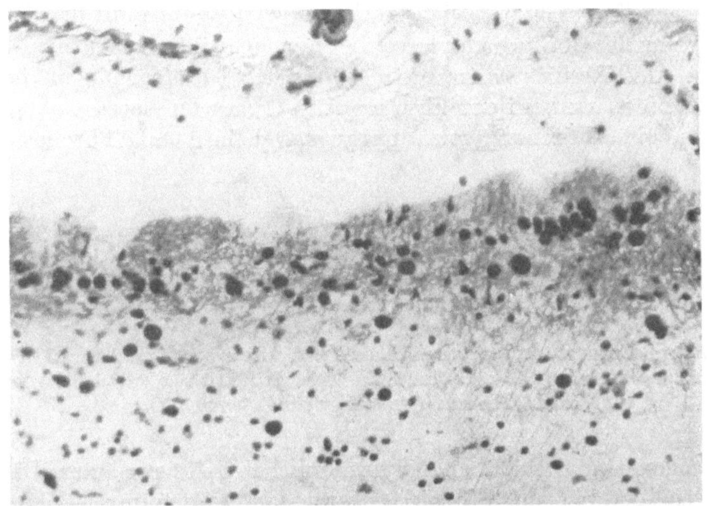

Abb. 199. Corpora amylacea in der gliösen Grenzschicht der Medulla oblongata eines älteren normalen Individuums. Verschiedene Größe der Körperchen. Einzelne liegen in der tieferen Zone neben Gliakernen. Gliafaserfärbung. (Photogramm.)

minoiden Abbaustoffe recht gering. Wir können sie auch viel weniger gut nachweisen, als die meisten Lipoide, und können ihre Masse sehr schwer abschätzen und ihre Umwandlung kaum verfolgen. Außer den erwähnten basophilen Stoffen haben wir wohl nichts Greifbares, und auch was diese bedeuten, wissen wir nicht recht. Wir sehen bei schweren Zerfallsvorgängen krümelige und körnige Produkte und auch fädige Stoffe in den Gliakammern um die Gefäße. Sie erscheinen sehr verschieden, je nach den angewandten Fixierungsflüssigkeiten. Wir können nicht sagen, inwieweit sie verflüssigte Plasmastrukturen und inwieweit sie Niederschläge aus der veränderten Gewebsflüssigkeit sind.

Bei der allmählichen Abnützung, wie sie das Altern des zentralen Gewebs mit sich bringt, treten ebenfalls Stoffe im Bereiche der Grenzschichten auf, deren Entstehung noch nicht im Einzelnen geklärt ist, obschon gerade die Untersuchungen des letzten Jahrzehntes die Frage der Lösung näher gebracht

haben. Ich meine die Corpora amylacea. Seit ihrer Entdeckung durch
Purkinje haben sie die Aufmerksamkeit immer wieder in Anspruch genommen.
Ich verweise auf die Arbeiten von Obersteiner, Redlich, Alzheimer und auf
die aus Aschoffs Laboratorium stammende ausführliche Studie von Stürmer.
Es sind rundliche Gebilde, die mitunter geschichtet erscheinen, also wohl durch
weitere Anlagerungen wachsen können. Sie sind bei Hämatoxylinfärbung und
besonders bei der Weigertschen Neuroglia- (oder Fibrin)methode gut sichtbar
(Abb. 199). Von mikrochemischen Reaktionen zeigen sie nach Stürmer die
Jodaffinität, die Färbung nach der Bestschen Methode, die Nilblausulfatfärbung
(tiefblau wie hauptsächlich Fettsäuren und Seifen) und die Neutralrotfärbung
(wie Fettsäuren und Seifen). Sie stimmen also mikroskopisch im wesentlichen
mit dem Glykogen überein, jedoch ist das Glykogen in Wasser löslich, während
die Corpora amylacea es nicht sind und auch nach langem Liegen im Wasser
ihre färberischen Eigenschaften nicht verlieren (Stürmer). Mit den Fettsäuren
hat die Substanz der Corpora amylacea die intensive Rotfärbung mit Neutralrot
gemeinsam. Als Resultat seiner histiochemischen Untersuchungen bezeichnet
Stürmer, daß es sich bei der Substanz der Corpora amylacea wahrscheinlich
handelt um eine Mischung von Sphygmomyelinen und Phrenosinen mit

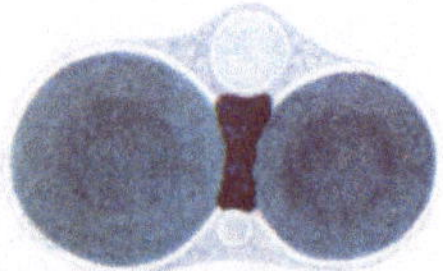

Abb. 200. Zwei Corpora amylacea mit Sonderung in einen dunkleren Kern und eine
hellere Außenzone von einer Gliazelle umfaßt. Diese enthält noch zwei lichte, verschieden
große Kugeln (junge Amyloidkörperchen?).

einem glykogen- oder sonst kohlehydratähnlichen Körper unter Beteiligung
irgendeiner beim Abbau der Lipoide freiwerdenden Fettsäure. — Man sieht die
Corpora amylacea oft in ungeheuerer Zahl in den Gliakammern unter den subpialen und perivaskulären Grenzmembranen. Sie finden sich um so reichlicher, je
mehr Glia dort ist. (Obersteiner). Wir sehen sie besonders in der dichten
Gliafaserung des verödeten Gewebes.

Über die Herkunft dieser Gebilde sind sehr verschiedene Ansichten geäußert
worden. Daß sie von zerfallenden Achsenzylindern oder Markscheiden herrühren,
wird wohl schon seit längerer Zeit nicht mehr geglaubt. Dagegen ist die Lehre
der Obersteinerschen Schule — wenigstens in ihrer weiteren Fassung —, wonach die Corpora amylacea irgendetwas mit der Neuroglia zu tun haben, auch
mit der Meinung von Alzheimer und von Stürmer nicht unvereinbar, daß
diese Gebilde Niederschlagsprodukte seien. Obersteiner selbst hat das
vor kurzem dargelegt. Die ursprüngliche Meinung von Redlich, wonach die
Corpora amylacea durch Umwandlung von Gliakernen entstehen, hat Obersteiner nicht mehr geteilt und ihre Entstehungsweise so geschildert, daß im
höheren Alter allmählich anwachsende, glänzende, kugelige Körper im Innern
der Gliazelle in wechselnder Anzahl auftreten, nach deren Zerfall frei werden,
und so natürliche Abbauprodukte der Zelle darstellen. Sie können akut in ganz
überraschender Menge auftreten. Sie sind nicht selten vom Plasma einer Glia-

zelle umflossen, oder von Gliafäserchen umsponnen; zumal bei älteren, resp. langsam fortschreitenden Prozessen sieht man Bilder, wie sie in Abb. 200 wiedergegeben sind. Alzheimer meint dazu, daß gerade derartige Befunde beweisen, daß die Amyloidkörperchen von der Glia wie Fremdkörper behandelt werden. Im Sinne der eben angeführten Obersteinerschen Meinung, wären diese Bilder so zu deuten, daß die Körper in der Gliazelle gebildet werden. Obersteiner selbst hat sich neuerdings dahin geäußert, daß er sich gegenüber der von Alzheimer und Stürmer vertretenen Ansicht von der Niederschlagsbildung aus zirkulierendem Gewebssaft nicht ganz ablehnend verhalte. Nur hat er gegen Einzelheiten der Stürmerschen Beweisführung Bedenken, so gegen dessen Annahme, daß ein genetischer Zusammenhang mit dem Gliagewebe nicht anzunehmen sei, daß vielmehr die Glia als Filter und Abfangsvorrichtung der aus dem eigentlichen parenchymatösen Nervengewebe stammenden Körperchen aufzufassen sei.

Wie es sich damit auch im einzelnen verhalten mag, in erster Linie sind nach Obersteiner „die Corpora amylacea der Ausdruck eines chronischen regressiven Prozesses im Zentralnervensystem, daher als Abbauprodukte, vielleicht direkt als Niederschlagsprodukte aus dem Gewebssafte (Alzheimer) anzusehen, bei deren Bildung dem Gliagewebe, und zwar selbstverständlich in erster Linie dem protoplasmatischen, eine so hervorragende Rolle zukommt, daß dessen Vorhandensein zur Entstehung dieser Gebilde unbedingt notwendig ist". Dieser Satz läßt mit der heute noch notwendigen Zurückhaltung die nicht ganz sicher zu beantwortenden Fragen über Einzelheiten der Genese offen. Er betont aber nachdrücklich das Gebundensein der Entstehung von Amyloidkörperchen an das Vorkommen der Neuroglia. Das geht ja aus den umfassenden Studien Obersteiners, Redlichs und ihrer Schüler klar hervor. In den gliafreien Teilen des Nervensystems — im peripherischen Nerven, den Nervenwurzeln und besonders auch in den Spinalganglienzellen — sind sie nicht vorhanden; dagegen führen der Olfaktorius und Optikus reichliche Corpora amylacea, da ja auch sie von Glia durchzogen sind. Am Nervus cochlearis konnte Obersteiner zeigen, wie bei der sehr wechselnden Grenze zwischen Schwannscher Scheide und Glia auch das Vorkommen der Corpora amylacea verschieden weit distal reicht.

Die Amyloidkörperchen sind, wie es Obersteiner gelehrt hat, in erster Linie als Abnützungsprodukte des normalen nervösen Zentralorgans anzusehen. Mit der zunehmenden senilen Umbildung des Gehirns nehmen sie auch im allgemeinen an Masse zu. Sie können aber auch unter besonderen Verhältnissen bei jugendlichen Individuen auftreten, zumal in verödeten Gebieten, ferner im Bereiche alter sekundärer Degenerationen und Herderkrankungen. Interessant ist die Beobachtung von Stürmer, wo in dem nach Kompression entarteten Gebiet außerordentliche Massen solcher Körperchen vorhanden waren und wo die Kompression gleichzeitig Lymphstauungen bedingt hatte. Neuerdings hat Spiegel bei epidemischer Enzephalitis gezeigt, daß ihre Genese auch mit dem bei entzündlichen Prozessen ablaufenden Abbau im Nervengewebe in Zusammenhang stehen kann. Von ihrem akuten massenhaften Entstehen, wie es vor allem Alzheimer beschrieben hat, war vorhin schon die Rede.

Man kann nach dem Gesagten im Zweifel sein, ob die amyloiden Körperchen den Abbaustoffen zugerechnet werden sollen, oder ob man sie besser dem weiteren Begriffe jener

Produkte einordnet, welche nicht direkt aus dem Zerfall des Gewebes, sondern aus dem
veränderten Stoffwechsel entstehen. Zu solchen **Stoffwechselprodukten** gehören eine ganze
Reihe von Substanzen, von denen wir hier die wichtigsten kurz aufführen wollen.

Für den Kalk ist es besonders durch die Studien Hofmeisters sichergestellt, daß er
aus der Gewebsflüssigkeit ausgefällt wird. Kalk ist im Blut und Lymphe in größeren
Mengen enthalten, als seinem Lösungsverhältnisse in der Flüssigkeit als solcher entsprechen
würde. Ihr Kolloidgehalt aber schützt ihn vor dem Ausgefälltwerden. Wird nun dieses
„Schutzkolloid" selbst niedergeschlagen, so fällt dort auch der Kalk aus. Wir sahen das
bereits bei der besonders im Gehirn häufigen Art der Gefäßerkrankung, die — im Unterschied zur reinen Mediaverkalkung und den Kalkablagerungen in atherosklerotischen
Herden — ihren Ausgang von den intraadventitiellen Lymphräumen nimmt, nachdem diese
und die benachbarte Gefäßwandzone von einer kolloiden resp. hyalinen Masse durchtränkt
waren. Die häufigen Verkalkungen in verödeten oder narbig umgewandelten Gebieten
— in alten enzephalitischen Herden, Erweichungen, bei juveniler Paralyse — beruhen
ebenfalls auf Niederschlägen aus der Gewebsflüssigkeit. Mit außerordentlicher Klarheit
hat das neuerdings Schmincke bei der Virchowschen Enzephalitis dargetan. In dem
funktionell mehr oder weniger vollständig ausgeschalteten Gebiet ist der Kohlensäuregehalt
des Saftstromes sehr gering; es wird nur ganz wenig Kohlensäure produziert, da die Gewebs-
atmung auf ein Minimum herabgesetzt ist. Der Kohlensäuregehalt aber erhöht, ähnlich
wie wir es bei dem Schutzkolloid sahen, die Löslichkeit des Kalks in der Flüssigkeit; eine
starke Herabsetzung dieses CO_2-Gehaltes schafft die Bedingungen für den Ausfall von
Kalksalzen. So inkrustieren sich schwer degenerierte Ganglienzellen, besonders die „geronnenen", nekrotischen Typen (siehe ischämische Zellerkrankung), verödete Kapillarschlingen, seltener auch gliöse Bildungen mit Kalk. Aber auch frei im Gewebe begegnet
man Kalkkugeln und Brocken. Bei der eigenartigen atrophisierenden Hirnerkrankung,
welche Herr Dr. Weimann in meinem Laboratorium untersucht hat, fand er neben der
vom Adventitialraum aus beginnenden Verkalkung der Gefäße auch freiliegende Kalkkonkremente. Erfolgt in vielen Fällen diese Art der Kalkablagerung in atrophischen Gebieten,
so kann man doch auch in wenig veränderten Hirnteilen mitunter Kalk finden. Dafür
gibt es gewisse Prädilektionsstellen, z. B. die Gegend des Linsenkernes (Globus pallidus
und Umgebung). Hier ist bei den verschiedenartigsten Krankheiten Kalk in den Gefäßwänden und frei im Gewebe zu finden. Prädilektionsstellen für Kalkablagerungen sind
weiter die Plexus und die Pia und die Nucleus dentatus.

Die Beurteilung, ob wir es bei bestimmten Niederschlägen im Gewebe mit Kalk zu tun
haben, ist nicht immer leicht. Sie wird dadurch erschwert, daß der ursprünglich vorhanden
gewesene Kalk in Lösung gegangen sein kann, so daß die üblichen Kalkreaktionen negativ
ausfallen. Man wird daran besonders bei altem Formolmaterial zu denken haben. Solche
kalkhaltigen resp. kalkhaltig gewesenen Gewebsteile geben oft die Eisenreaktion, und man
spricht viel von eisenhaltigem Kalk oder von Eisenablagerungen in Ganglienzellen und Gefäßen. Aber man muß sich gegenwärtig halten, daß dieses Eisen möglicherweise im Leben
gar nicht an den betreffenden Gewebselementen gehaftet hat, sondern daß dieses aus dem
Gewebsmaterial (Lösung eisenhaltiger Bestandteile) stammen und von den früher kalkhaltigen Teilen, die stark eisengierig sind, aufgenommen sein kann.

Geht man mit solcher Vorsicht an diese Dinge, so wird man Imprägnationen an Ganglienzellen und Gefäßen und freie Konkretionen finden, die dem Kalk außerordentlich ähnlich
sehen und doch etwas anderes sind, auch nicht ursprünglich mit Kalk inkrustiert waren.
So sahen wir Ganglienzellen in alten enzephalitischen Sklerosen und in Schußnarben, die
nie mit Formol in Berührung gekommen, sondern immer im Alkohol gewesen waren. Die
Zellen färben sich mit Hämatoxylin tiefschwarz, im Nisslbild dunkelblau, während die
gewöhnlichen Kalkinkrustationen der Ganglienzellen meist im Nisslbild ungefärbt sind (siehe
S. 98). Jene geben aber die eigentliche Kalkreaktion nicht. Das gilt weiter von den recht
häufigen Körnern und Platten entlang den Gefäßen, besonders des Pallidums und des
Dentatums, und von groben und feinen Massen in den Gefäßwänden selbst; ferner von den
in diesen Gebieten so häufigen groben, im Gewebe befindlichen Partikeln. Sie sind an ihrer
dunkelblauen Farbe im Nisslpräparat kenntlich, sie färben sich auch durchschnittlich
stark mit Hämatoxylin, sind aber kein Kalk, wohl aber „Kalkfänger". Aschoff, v. Gierke
u. a. haben sich mit ihren Eigentümlichkeiten befaßt. Perusini hat sie ausführlich als
eisengierige, nicht kalkhaltige Inkrustierungen beschrieben. Diese Befunde und histo-
chemischen Reaktionen gemahnen in der Diagnose von Verkalkungen der Gefäße und Gan-

glienzellen vorsichtig zu sein. Wir haben den Eindruck, daß solche Stoffe besonders auch bei akuten Vorgängen viel häufiger sind als wirklicher Kalk, und daß sie oft irrtümlich für Kalk gehalten werden. Sie können sich mit Kalk inkrustieren und auch Eisen oder beides aufnehmen.

Die Frage nach der Ablagerung von Eisen im Zentralorgan hat neuerdings besonderes Interesse gewonnen. Nach Lubarsch haben außer der Neurohypophyse das Corpus striatum und die Substantia nigra etwas mit dem Eisenstoffwechsel zu tun: sie enthalten beim Erwachsenen normalerweise ein eisenhaltiges Pigment, welches Lubarsch für Hämosiderin hält und welches er dem gleich stellt, das wir an den Gefäßen, z. B. bei Paralyse, in Zellen eingeschlossen finden. — Von Studien über die Pathologie der striären Erkrankungen ausgehend, hat Herr Dr. Spatz sich neuerdings mit solchen Eisenstoffen beschäftigt. Das Ergebnis seiner bisherigen Untersuchungen darüber ist folgendes: Der Eisengehalt des Gehirns läßt sich mit mikrochemischen Methoden (Schwefelammonium-, Berliner Blau-Reaktion) am besten am möglichst frischen, unfixierten makroskopischen Gehirnschnitt nachweisen. Es zeigt sich dabei, daß umschriebene Zentren sich durch den verschieden starken Grad ihrer Reaktion voneinander unterscheiden. Wir können nach dem Grad der Reaktion vier Gruppen von grauen Massen im Zentralorgan unterscheiden. Die erste Gruppe besteht aus zwei Zentren, welche bei Menschen und einigen bisher untersuchten, den Menschen näher stehenden Säugetieren, mit absoluter Regelmäßigkeit durch die Intensität ihrer Reaktion hervortreten: es sind dies die Substantia nigra (besonders das Stratum intermedium und andere Teile derselben, welche keine melaninhaltigen Nervenzellen besitzen) und der Globus pallidus (besonders in seinen oralen Anteilen). Der Grad der Reaktion läßt sich beim makroskopischen Präparat an dem Zeitpunkt des Eintritts und der Intensität der schwarzen bzw. blauen Färbung messen. Mikroskopisch entsprechen diesem höchsten Grad der Reaktion außer einer Diffusfärbung („diffuses Eisenpigment") feine schwarz- bzw. blau gefärbte Granula im Protoplasma der Gliazellen („fein granuläres Eisenpigment"). Die Bilder erinnern an solche, welche wir bei der Speicherung von sog. Vitalfarbstoffen in bestimmten Gewebselementen erhalten. Die Eigenfarbe des Pigments — sie besteht in einem orangegelben Farbton — tritt erst in dicker Schicht am makroskopischen Präparat hervor. (Besonders deutlich nach Alkoholfixierung.) Am Mikrotomschnitt ist dieses Pigment farblos, und ohne Anstellung der Reaktion nicht erkennbar. Eine zweite Gruppe von Zentren läßt die Diffusfärbung am makroskopischen Präparat und auch noch am Mikrotomschnitt erkennen, das granuläre Eisenpigment fehlt hier aber. Zu dieser Gruppe gehören Nucleus ruber, Putamen, Nucleus caudatus, Nucleus dentatus cerebelli und Corpus subthalamicum Luysii. Einer dritten Gruppe gehören Gebiete zu, welche am makroskopischen Präparat noch eine deutliche diffuse Reaktion geben, welche am Mikrotomschnitt aber meist schon nicht mehr erkennbar ist, dies sind Großhirn- und Kleinhirnrinde, Nucleus anterior und Nucleus medialis thalami, Ganglion habenulae; hier bestehen auch starke individuelle Verschiedenheiten; noch schwächer ist die Reaktion in einer Reihe anderer Gebiete. Schließlich gibt es viertens einige Bezirke, an welchen gar keine deutliche mikrochemische Reaktion nachweisbar ist. Das sind insbesondere die Zentren des Rückenmarks, die Spinalganglien und die Ganglien des Grenzstrangs, die Olive der Medulla oblongata, sowie das Ganglion geniculatum mediale und laterale. Wir dürfen vermuten, daß diese Zentren sehr eisenarm sind, denn wir haben gute Gründe anzunehmen, daß die Intensität der mikrochemischen Reaktion parallel geht mit dem chemisch nachweisbaren Eisengehalt (Hueck).

Von besonderem Interesse ist es, daß die Zentren der zwei erstgenannten Gruppen, welche als besonders eisenhaltig gelten müssen, nachweisbare anatomische Verbindungen untereinander durch Faserzüge aufweisen. Ihre Zusammengehörigkeit scheint auch daraus hervorzugehen, daß solche graue Massen, obwohl sie räumlich zum Teil weit voneinander entfernt sind, bei gleichartigen Prozessen zusammen erkranken können, wie ich das bei der Wilsonschen Krankheit bzw. der Pseudosklerose für das „Striatum" und den Nucleus dentatus des Kleinhirns festgestellt habe. Vermutlich sind eben diese Zentren an einer extrapyramidal-motorischen Funktion mit im einzelnen sehr verschiedener Wirkungsweise beteiligt („Tonus"). Zweifellos gibt es auch auf dem Gebiet des Eisenstoffwechsels im Gehirn auch pathologische Abweichungen. Spatz beschreibt bei einigen striären Fällen eine Zunahme des mikrochemisch nachweisbaren Eisens in den Zentren der beiden ersten Gruppen. Nicht nur die Gliazellen führen dann außerordentlich reichlich das feingranuläre, eisenhaltige Pigment, sondern auch die

Nervenzellen können hier ebensolche Körnchen enthalten, die über den Zelleib ziemlich
gleichmäßig verteilt sind, während das vielfach gleichzeitig nachweisbare Lipofuszin in
einem Haufen an einer Stelle des Zelleibs beisammen liegt. Solche eisenpigmenthaltige
Nervenzellen — es handelt sich hiebei um im übrigen nur wenig veränderte Elemente, nicht
um nekrotische, wie bei der „Verkalkung“, wo eine Avidität zu Eisen schon früher festgestellt worden ist (Weber, v. Gierke) – finden sich nur im Globus pallidus und in den Teilen
der Substantia nigra, wo die melaninhaltigen Nervenzellen fehlen. Eine Erscheinung ganz
anderer Art ist es, wenn wir bei alten Blutungen oder auch merkwürdigerweise in Infiltraten
bei der Paralyse, worauf Lubarsch zuerst hingewiesen hat, ein eisenhaltiges Pigment in
Form von groben Körnern, von gelber Naturfarbe finden, welche sich morphologisch
vom Lipofuszin nicht unterscheiden lassen. Dieses Pigment kommt entweder freiliegend
vor oder in mesodermalen, besonders Gefäßwandzellen eingeschlossen, welche sich dabei
vielfach loslösen und zu „Pigmentkörnchenzellen“ werden; diffuses und eventuell fein-
körniges Pigment findet sich nur in einer begrenzten Zone um diese Zellen herum. Wo wir
das grobkörnige eisenhaltige Pigment finden, da können wir meist auch einen Zerfall
von Erythrozyten nachweisen; hier steht also die Bezeichnung „Hämosiderin“ fest. Die
Ausbreitung der Reaktion ist hier abhängig von der Ausdehnung der Blutung, in den oben
genannten Zentren aber von den Grenzen bestimmter Funktionsgebiete. Im Gegensatz
zu Lubarsch meine ich nach Spatz’ Untersuchungen, daß hier eine scharfe Scheidung
zu machen ist. Physiologischerweise scheint das grobkörnige, aus Blutzerfall abzuleitende
Pigment im Gehirn mit einiger Regelmäßigkeit nur in der Neurohypophyse vorzukommen.
Bezüglich seiner Diffusfärbung steht dieses Organ aber an unterster Stelle in der dritten
Gruppe. Die Neurohypophyse ist deshalb nicht zu vergleichen mit den oben genannten
Zentren. Die Bedeutung des diffusen bzw. feinkörnigen (von der Ausdehnung gewisser
Funktionsgebiete abhängigen) Pigments ist noch unklar. Vielleicht ist es als „Nahrungs-
eisen“ im Sinne von M. B. Schmidt aufzufassen, zu dem bestimmte Zentren eine besondere
Avidität aufweisen, sei es, daß hier „Zwischenstationen“ (M. B. Schmidt) bestehen, wo
das Eisen gespeichert wird, um an die „Verbrauchsorte“ weitergegeben zu werden, sei es,
daß der Umsatz in „Funktionseisen“ an Ort und Stelle erfolgt, was darauf schließen ließe,
daß diese Zentren Eisen in noch höherem Grade zu ihrer Funktion benötigen, als
dies bei jedem lebenden Gewebe der Fall ist. Sehr bemerkenswert und vielleicht für die
zweite Deutungsmöglichkeit sprechend, ist die Tatsache, daß das kindliche Gehirn das
Eisenpigment zwar in derselben regionären Verteilung, aber in viel geringerem Grade enthält
als das des Erwachsenen. Auf jeden Fall glaube ich mit Spatz, daß man das auf bestimmte
Funktionsgebiete ausgedehnte, diffuse oder feinkörnige Eisenpigment trennen
muß von jenem grobkörnigen, welches wir in Körnchenzellen eingeschlossen bei Blutungen oder Gefäßinfiltraten bei der Paralyse vorfinden. —
     Von sehr komplizierter Zusammensetzung und noch ganz unklarer chemischer Eigenart
sind die Ablagerungen in den senilen Plaques. Nachdem sie Redlich zuerst beschrieben,
hat sie Oskar Fischer auf das Genaueste erforscht und ihre Bedeutung für die Erkennung
der senilen Krankheitsprozesse dargetan. An seine Beschreibung haben sich die verschiedensten Nachuntersuchungen angeknüpft; besonders hat sich Alzheimer und seine Schule
(Perusini, Simchowicz) mit ihrer näheren Ergründung befaßt. Der Ausbildung der
Plaques geht eine Verdichtung des sog. „Grundgewebes“ voraus, d. h. es kommt zu einer
Imprägnation feinerer gliöser Strukturen und nervöser Bestandteile mit einer argentophilen
Masse. Manche der Plaques bestehen lediglich aus solchen fleckförmigen Verdichtungen
und Inkrustierungen der gliösen und nervösen Geflechte, bei den meisten aber ballt sich
der eigenartige Stoff zusammen und wird in kugeliger Form abgelagert; das Zentrum der
Plaques erscheint oft homogen oder grobklumpig, um dieses herum sieht man vielfach
einen hellen Raum und darauf folgt eine wallartige Verdichtungszone (Abb. 201 b). Sehr oft
schließt sich an das mehr amorphe Zentrum eine Zone radiärer Streifung an, so daß das ganze
wie ein nadelförmig ausstrahlender Kristall aussieht (Abb. 201 a). Fischer hatte sie deshalb
auch Drusen genannt. Die Einzelheiten dieser Bildungen gehören in die Besprechung der
senilen Krankheitsprozesse. Hier sei nur von ihren Farbreaktionen erwähnt, daß sie bei
den Silberimprägnationen als grauschwarze Bildungen deutlich hervortreten, also besonders
bei der Bielschowskymethode und bei dem Verfahren von Levaditi. Zusammen mit
den Plaques sieht man nicht selten auch in den Ganglienzellen argentophile Substanzen,
vornehmlich an den Fibrillen abgelagert (siehe Alzheimersche Fibrillenerkrankung).
Mit dem Methylblaueosingemisch färben sie sich dunkelblau, im Nisslpräparat habe ich

sie nur in 2 Fällen mit einiger Deutlichkeit gefärbt gesehen, sonst sind sie damit nicht darstellbar. Lipoidreaktionen geben diese Plaques nicht. Sie können aber von Gliazellen
abgebaut werden und es können dann reichliche Mengen lipoider Körnchen hier ausgestreut
sein; die mächtig aufgetriebenen Fortsätze der Gliazellen sind mit Fettsubstanzen ausgefüllt.
Im übrigen behandelt die Neuroglia diese Drusen wie Fremdkörper, indem sie sie abstützt.
An den Achsenzylindern begegnet man Verdickungen und seitlichen Auswachsungen, die

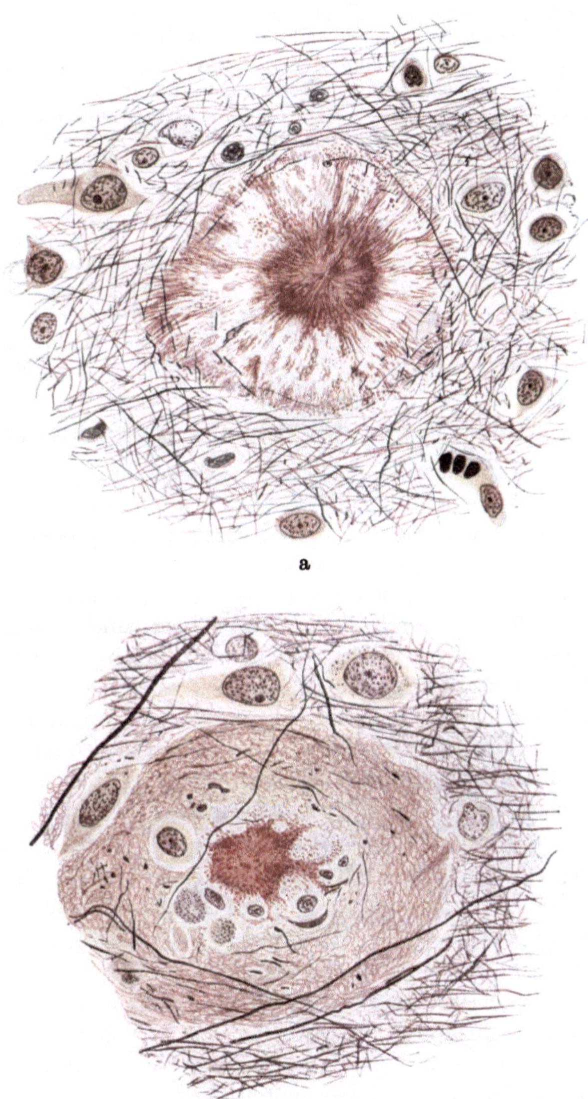

Abb. 201 a und b. Zwei senile Plaques. Bielschowskysche Silberimprägnation. In
201 a gehen von dem amorphen Kerne Strahlen aus, welche wie Kristallnadeln einen
hellen Hof durchsetzen und am Rande in einer schmalen, ringartigen Zone ansetzen. In
201 b ist der Kern massiger, ebenfalls amorph, stellenweise etwas ausgezogen. In dem
hellen Hof liegen Gliazellen und dürftige Achsenzylinderauftreibungen. Die Außenzone
besteht aus einem breiten dichten Wall.

an Wachstumskeulen erinnern, aber rasch degenerativen Veränderungen erliegen. — Die senilen Plaques sind offenbar für die Rückbildungsprozesse des höheren Alters, speziell für die Presbyophrenie und weiter für die Alzheimersche Krankheit charakteristisch. Ihre Prädilektionsstelle ist die Hirnrinde, und zwar in ihren mittleren Zonen, in der untersten und in der obersten Rindenschicht sind sie überaus selten. Nur ganz vereinzelt kommen sie in anderen Teilen des Zentralorgans zur Beobachtung.

Glykogen, welches im normalen Gehirn nicht vorkommt, fand Casamajor auffallend häufig bei deliranten und komatösen Zuständen verschiedener Ätiologie, besonders bei diabetischem Koma, sehr häufig auch bei infektiösen Krankheiten. Die Glykogentropfen sind am zahlreichsten um die Gefäße und in ihren Lymphräumen. Wo es in beträchtlichen Mengen vorkommt, findet es sich in großen Tropfen um die Gliazellen gelagert oder in deren Zelleib eingeschlossen. Im Großhirn ist es auf die Rinde beschränkt und findet sich hauptsächlich in den oberen Schichten. Das reichliche Auftreten in der grauen Substanz des Kleinhirns und des verlängerten Markes scheint zusammen mit diesem Befunde dafür zu sprechen, daß es durch pathologische Einwirkungen in den grauen Teilen des Gehirns gebildet wird.

Als „Kolloidentartung des Gehirns" hat Alzheimer in einer früheren Arbeit bei Paralyse, senilen Erkrankungen, Hirntumor pathologische Stoffwechselprodukte beschrieben, die nach seiner Ansicht aus der Gewebsflüssigkeit niedergeschlagen werden. Es sind mit Karmin und Eosin stark färbbare Massen, die bei der Giesonmethode leuchtend rot erscheinen und zum großen Teile nach Weigerts Fibrinfärbung darstellbar sind. Schroeder hat vor kurzem Konkrementbildungen solcher Art bei Paralyse geschildert.

Der rein gliöse Typus des Abbaus und Abtransports.

Nach der im Voraufgehenden gegebenen Darstellung der Abbauprodukte haben wir nun — entsprechend der hier beabsichtigten Schilderung des Abbaues (siehe S. 291) — die Vorgänge an den Zellen zu besprechen. Mit der Erörterung der Frage, welche Zellen und in welcher Weise sie sich an der Aufnahme und dem Abbau beteiligen, können wir die weitere verbinden, wie sich der Transport der Substanzen vollzieht. Denn Abbau und Abfuhr nehmen den gleichen Weg, und diejenigen Zellen, welche die Zerfallsstoffe aufnehmen und eventuell weiterverarbeiten, sorgen im allgemeinen auch für deren Wegschaffung. Es sind das bei den selbständigen, rein degenerativen Prozessen und überhaupt bei den Krankheiten des Nervensystems, bei welchen die Grenzscheiden zwischen Ektoderm und Mesoderm gewahrt bleiben, die Gliazellen. Ich bezeichne diese Vorgänge als **rein gliösen Typus des Abbaus.**

Hier lassen sich zwei Untergruppen abgrenzen, je nachdem der nervöse Zerfall die Bildung besonderer Formen nach sich zieht, also Gliaelemente mobilisiert, oder die fixen Elemente zur Aufnahme und Weiterschaffung der Abbauprodukte ausreichen. Wir können diesen als „**fixen Abbautypus**" jenem „**mobilen**" gegenüberstellen.

Der Abbau in den Straßen des gliösen Verbandes (**fixer Abbautypus**) ist offenbar außerordentlich häufig. Mancherlei spricht dafür, daß sich hier auch der physiologische Verbrauch vollzieht. Bei dem Untergang nervösen Gewebes verbreitern sich die Fortsätze der Gliazellen durch die Aufnahme von Zerfallsstoffen oder es nimmt der um den Kern gelegene Zelleibsteil an Umfang zu. Die Zellen erfahren dabei allerlei Umgestaltungen; Abb. 104 bringt Illustrationen von solchen durch die Aufnahme lipoider Produkte umgewandelten Gliaelementen. Derartige Veränderungen erleidet nicht nur die sog. protoplasmatische, sondern auch die faserbildende Glia. Man beobachtet am Zelleib und besonders an den von lipoiden Abbauprodukten erfüllten Fortsätzen Verdrängungen der

Fasern. Manchmal hängt einer der Fortsätze, an welchen wir keine Fasern
sehen, oder eine Ausstülpung des Zelleibs sackartig dem Faserastrozyten an.
Und auch die neugebildeten Gliazellen, welche auf den ersten Blick lediglich
für die faserige Organisation bestimmt erscheinen, können neben der Fibrillen-
produktion auch der Aufnahme und Verarbeitung der Zerfallsstoffe in anderen
Zelleibsteilen vorstehen (siehe S. 320ff.).

Sehen wir in den meisten Fällen immer nur Fettstoffe mit im wesentlichen
gleichen Reaktionen in den gliösen Elementen (Abb. 197), so können wir bei
anderen die Weiterverarbeitung komplizierter zu einfachen Lipoiden in den
Gliazellen verfolgen. Wir beobachten, wie sich die Lipoide mit Marchireaktion
in scharlachfärbbare Stoffe umwandeln, und besonders schön ist bei der amau-

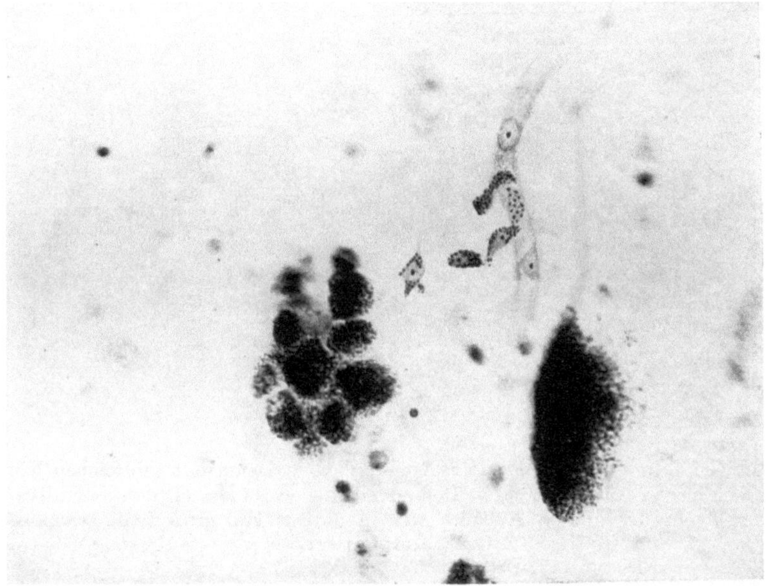

Abb. 202. Zerfall einer melaninführenden Ganglienzelle, „Neuronophagie“. Die an die
Stelle der Ganglienzelle getretenen gliösen Elemente sind dicht von Pigmentkörnern ausgefüllt. Neben diesen mobil gewordenen pigmentbeladenen Elementen sieht man nach
einer Kapillare zu fixe Gliazellen, welche in Zelleib und Fortsätzen Melaninkörnchen
führen; eine damit dicht ausgefüllte Gliazelle liegt einem Gefäßchen auf. In der Gefäßwand führt eine Adventitialzelle ebenfalls Pigmentkörnchen. (Zur Illustration der Ab-
räumstraßen.) Nisslpräparat.

rotischen Idiotie in den nicht stürmisch verlaufenden Fällen der infantilen
Gruppe und mitunter bei der juvenilen Form der mehrfach erwähnte Abbau
eigenartiger Lipoide zu gewöhnlichen Fettstoffen zu sehen (bei der Mehrzahl der Fälle des Tay-Sachsschen Typus besorgen nicht fixe Elemente,
sondern gliogene Körnchenzellen diesen Abbau; s. u.). Auch bei einem seltenen
Rindenprozeß des Rückbildungsalters fand ich eigenartige Stoffe im Zelleib
und deren partielle Umwandlung in Fettstoffe; in den zugehörigen gliösen
Trabantzellen waren die Degenerationsprodukte der erkrankten Ganglienzellen
in weitgehendem Maße zu lipoiden Stoffen abgebaut (Abb. 90). Weiter läßt

sich an den Gliazellen mit metachromatisch basophilen Substanzen deren
Verarbeitung zu Fettstoffen auf der gliösen Abfuhrstraße nach den Gefäßen
zu verfolgen.

Die Wege, welche die Zerfallsstoffe bei ihrer Umwandlung und dem Abtransport nehmen, weisen nach den Grenzzonen gegen das Mesoderm
hin, speziell gegen die Gefäße. Alzheimer hat das in seinen umfassenden
Untersuchungen über den Abbau des nervösen Gewebes dargelegt. Jene Richtung des Saftstromes ist aus verschiedenen Befunden erschlossen worden. So
sieht man z. B. bei kleinen Hämorrhagien den Blutfarbstoff auf den Bahnen
des Gliasynzytiums nach den Gefäßen und gegen die Pia verschleppt werden.
Experimente mit Tusche u. a. ergaben gleiches. Forster hat darüber eine
eingehende Untersuchung angestellt. F. H. Lewy konnte beobachten, wie
sich unter Umständen an einer Gliazelle der Abtransport vollzieht. Recht

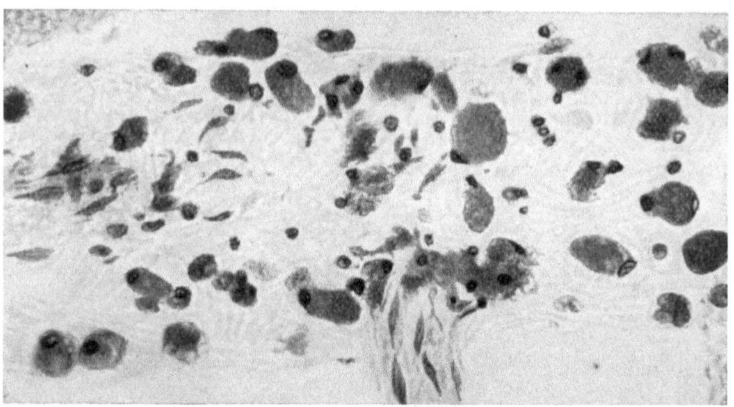

Abb. 203. Gefäß in einem degenerativ atrophischen Striatum mit zahlreichen Körnchenzellen in dem hier in Aufsicht eingestellten adventitiellen Raum. (Der degenerative Prozeß
vom fixen Typus des gliösen Abbaues war in diesem Fall großenteils schon beendet.)
Scharlachrotpräparat.

instruktiv sind Bilder, wo originär gefärbte Partikel beim Ganglienzellenzerfall
frei werden, nämlich die Melaninkörnchen; Abb. 202 stammt von einem Herd
der Substantia nigra bei epidemischer Enzephalitis. Hier ist es im Bereiche
der Ganglienzelle selbst allerdings zur Umwandlung der Gliazellen in freie,
mit Melanin beladene Gitterzellen gekommen, aber man sieht daran weiter sehr
gut, wie den fixen Gliaelementen die Körnchen übermittelt werden und wie diese
nun die an ihrer Farbe erkennbaren Körner nach dem Gefäße zu weiterführen;
dort erscheinen sie bereits in einer der Adventitiazellen. — Die Überführung der
Lipoidprodukte läßt sich sehr einfach bei fast jeder senilen Demenz verfolgen.
Vor der Membrana limitans in den Gliakammern sind die Lipoidprodukte meist
reichlich, als stauten sie sich dort an. Jenseits derselben erscheinen sie in den
äußeren Gefäßwandzellen wieder. Sie können diese Elemente prall auftreiben
und es kann hier — sogar bei dem in Rede stehenden „fixen Abbautypus" —
zu einer Abrundung und Loslösung von Adventitialzellen, also zur Bildung von
Körnchenzellen im Adventitialraum kommen (Abb. 203). Hier bleiben die Abbaustoffe längere Zeit liegen, ähnlich wie auch beim mobilen Typus (s. u.); und

das ist mitunter von großer Bedeutung, da es beweist, daß in der Nähe eine Degeneration des nervösen Gewebes stattgefunden hatte. Denn die Zerfallsstoffe können abtransportiert und der Ausfall des nervösen Gewebes mit unseren Methoden nicht sicher erweisbar sein, während eben die noch liegen gebliebenen Lipoide, welche auch an eigenem Farbton und an allerhand Metachromasien im Nisslpräparat kenntlich zu sein pflegen, noch ein Merkmal dafür geben.

Es ist wieder ein Verdienst Alzheimers, uns die Bedeutung solcher Fettaufnahme in Gefäßwandelemente gelehrt zu haben. Diese Befunde sind

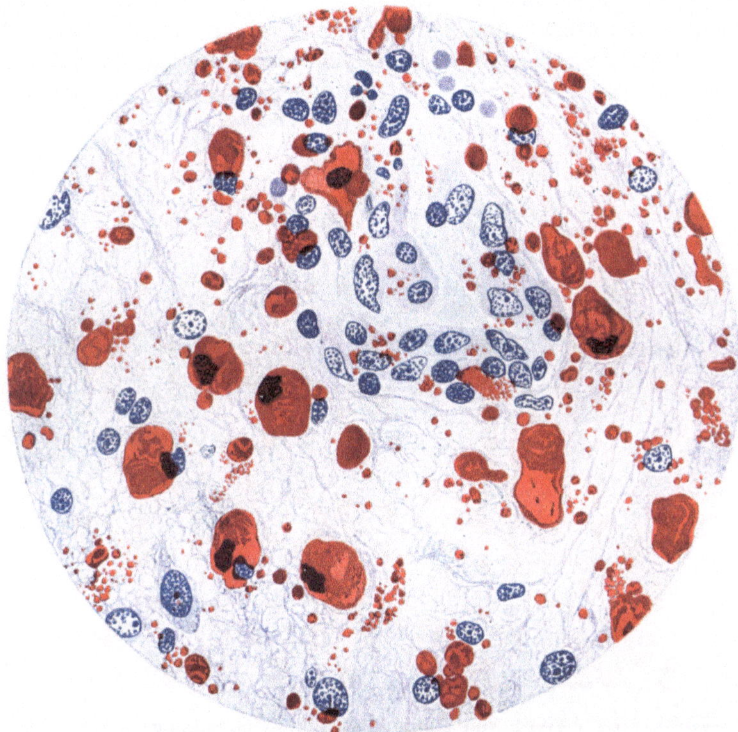

Abb. 204. Fettkörnchenkugeln in einem Herd von funikulärer Spinalerkrankung. Daneben anscheinend freiliegendes Fett und um Gliakerne gruppierte, also wohl schon in Gliazellen eingeschlossene Fetttropfen. Scharlachrotfärbung.

früher oft dahin ausgelegt worden, daß eine primäre regressive Gefäßwanderkrankung vorliege. Heute zweifelt wohl niemand mehr daran, daß die Umwandlungen in der eben erwähnten Weise zustande kommen können. Aber man solite nun wieder in dieser Richtung nicht zu weit gehen und eine Überleitung und Aufstapelung von lipoiden Abbauprodukten in die Gefäßwandzellen vorschnell und allzuoft annehmen. Man liefe Gefahr, nicht nur die Bedeutung einer primären Gefäßwandschädigung zu verkennen, sondern leichter noch auch selbständige Verfettungen zu mißdeuten. Wir erwähnten bei den Abbaustoffen bereits, daß es zu Verfettungen zentraler Elemente kommen kann, die mit Abbau, so wie er hier gemeint ist, nichts zu tun haben. Diese Verfettungen betreffen gleichzeitig Ganglien- und Gliazellen, wie auch mesodermale Elemente

in gleichem oder verschieden hohem Maße. Derartige Verfettungen werden,
glaube ich, nicht selten irrtümlich für Abbau- und Abtransporterscheinungen
gehalten. Sie sind aber bei Infektionen und bei Intoxikationen sehr häufig und
können auch bei ganz akuten Vergiftungen großen Umfang annehmen, zumal
an den Gefäßwänden und an den perivaskulären Gliaelementen. Und das verführt begreiflicherweise leicht zu der Annahme, hier müsse schon lange Zeit
ein Gewebszerfall bestehen, da seine Produkte bereits in größerer Menge in die
Wände des mesodermalen Lymphraumes gelangt seien. Aber die gleichzeitig
an den ekto- und mesodermalen Elementen vor sich gehenden Verfettungen
können sich eben im zentralen Nervensystem wie in anderen Organen unter
den gleichen Bedingungen entwickeln. Macht die Knollenblätterschwammvergiftung nach Eugen Fränkels Untersuchungen innerhalb von 2 Tagen einen

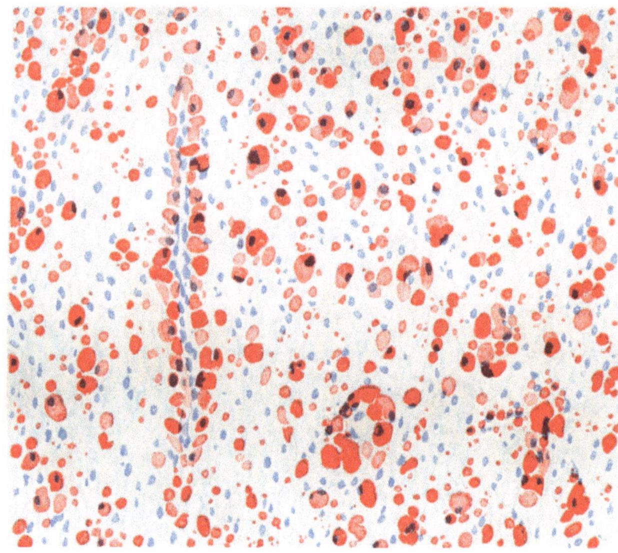

Abb. 205. Etwas älterer Herd von funikulärer Spinalerkrankung (als in Abb. 204) bei
schwacher Vergrößerung. Ein Teil der Fettkörnchenzellen ist schon abgeräumt, ein
anderer um Gefäße „gestaut".

vollständigen fettigen Zerfall z. B. an den Muskelfasern, so wundert es uns nicht
mehr, daß in einem Fall unserer Beobachtung schon 12 Stunden nach einer
akuten Morphiumvergiftung neben Ganglienzellen gliöse Elemente und besonders Zellen der äußeren Gefäßwandschichten mit Fetttropfen prall ausgefüllt
waren (vgl. die Mitteilung von Herrn Dr. Weimann in Nissls Beiträgen).

Die Aktion der gliogenen Körnchenzellen ist das Beispiel für den
mobilen Typus des gliösen Abbaus. Was wir davon bei der sekundären
Degeneration und bei Systemerkrankungen sahen, wiederholt sich in den Grund-
zügen bei anderen Prozessen, z. B. bei der Wilsonschen Krankheit, bei funikulärer
Spinalerkrankung und auch bei manchen nicht zu den selbständigen Degenerationen gehörenden Vorgängen, wie bei der Alteration im Symptomenbilde
von Entzündungen (multipler Sklerose usw.) und bei arteriosklerotischen Ver-

ödungen (siehe S. 385). Die Aufnahme von Markballen und -fragmenten, sowie
von Fetttropfen in das Plasma, deren Einschluß in gitterige Strukturen, die
Zerlegung der ungleich großen Ballen und Tropfen in gleichmäßigere kugelige
Gebilde und andererseits wieder das Zusammenfließen zu größeren Massen,
die Ablösung der Zellen aus dem Verbande und ihre Abrundung zu Körnchenzellen — das alles kommt im wesentlichen wieder in gleicher Weise zur Beobachtung. Mit der endozellulären Verarbeitung der Zerfallsstoffe, ihrem eigentlichen
Abbau zu besser transportablen und leichter resorbierbaren Substanzen, verhält
es sich so, wie wir es schon dargelegt hatten. Die Lipoidstoffe in den Gitterzellen haben meist keinen eigenen Farbton im Gegensatz zu denen, welche beim
fixen Abbau auftreten; diese sind ja relativ häufig gefärbt. Sehr klar und ein-

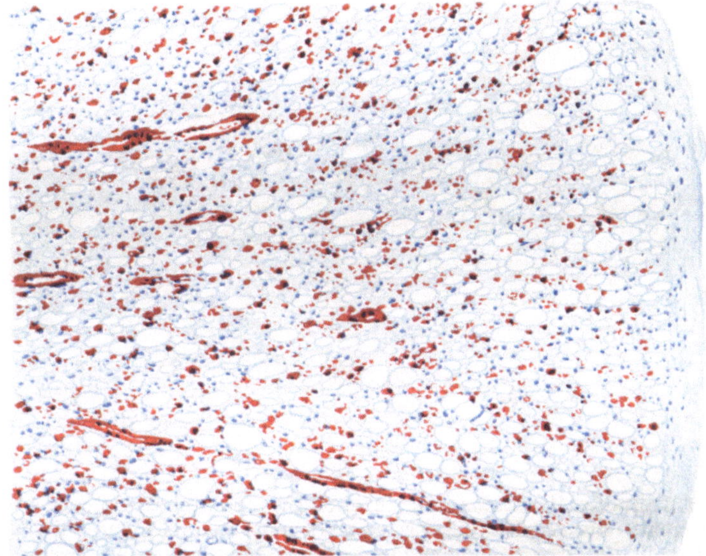

Abb. 206. Noch älterer Herd von funikulärer Spinalerkrankung. Status spongiosus.
Übersichtsbild. Die fettigen Abbaustoffe größtenteils aus dem zentralen Gewebe entfernt. Fettmassen (in Körnchenzellen) in den adventitiellen Lymphräumen.

fach wird der Abfuhrweg nach den Gefäßen bei einem Vergleich der verschiedenen
Stadien des Abbauprozesses erkennbar. Abb. 204 zeigt gewaltige Fettmassen
in den Körnchenzellen (ohne Detailzeichnung) neben offenbar auch frei im Ge-
webe liegenden Tropfen in einem verhältnismäßig frischen Herd von funikulärer
Spinalerkrankung. Später erscheint in Abb. 205 (bei schwacher Vergrößerung)
ein Teil der Körnchenzellen schon zugrunde gegangen, die Abräumung aus dem
Gewebe hat stellenweise schon begonnen. Man sieht hellere nur von wenig
Körnchenzellen durchsetzte Zonen, dafür aber stärkere Ansammlungen von
Fettkörnchenkugeln an den Gefäßen. Ein längs- und ein quergetroffenes
kleines Gefäß ist dicht davon besetzt. Allmählich wird also das Gewebe von den
Zerfallsprodukten gesäubert, aber an den Gefäßen bleiben sie noch nachweisbar.
In dem (wieder bei geringerer Vergrößerung aufgenommenen) Übersichtsbilde
Abb. 206 sind die längs, quer oder schräg angeschnittenen Gefäße durch das rote

Fett herausgehoben; es liegt im Adventitialraum, also schon jenseits der Grenze.
Schließlich findet man hier wie beim Abbau durch fixe Elemente fettbeladene,
im mesenchymalen Verbande bleibende oder freie zu Gitterzellen umgewandelte
Adventitialzellen noch lange Zeit nach Beendigung der Abräumung des zentralen
Gewebes.   Das gleiche stellten wir auch am peripheren Nerven fest (siehe
Abb. 177).

Besorgen die freien Körnchenzellen die Abräumung durchschnittlich bis zu
den Gefäßen, so kann man doch in der periphere des Degenerationsfeldes die
Übernahme von Zerfallsstoffen — wahrscheinlich teils unmittelbar aus dem
Gewebe, teils aus dem frei gewordenen Inhalt zugrunde gegangener Gitterzellen —
auch in fixe Gliaelemente verfolgen, so etwa, wie es Abb. 202 für den Abtransport von Melaninkörnchen illustriert.   Auch gewucherte Gliazellen können das
tun (siehe S. 377).

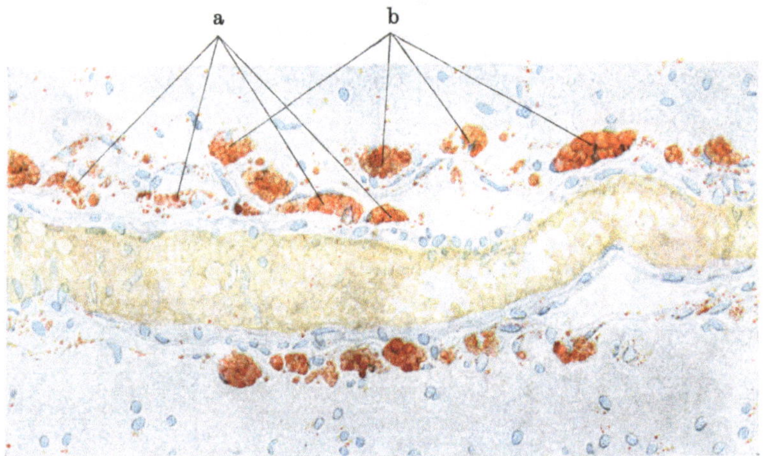

Abb. 207. Gefäß aus dem Markradius von einem Fall von Fleckfieber. In dem Adventitialraum und außerhalb davon in der Glia perivascularis mit Fetttropfen angefüllte Körnchenzellen. a außerhalb des Adventitialraumes in der Randzone gelegene, b in der Adventitial-
scheide gelegene, mit Fett beladene Zellen. Hämatoxylinscharlachrotfärbung.

Wie die Abbaustoffe aus dem Ektoderm in die dem Mesoderm angehörenden
Lymphräume gelangen, das ist noch unklar. Man sieht ja bei dem fixen wie bei
dem mobilen Typ die Stoffe sich perivaskulär zunächst austauen, sie werden in
dem „Filter" der Grenzglia wohl etwas zurückgehalten. Die fixen Elemente
in der Nähe der Gefäße führen beträchtliche Mengen von Abbaustoffen, und
ebenso sind bei dem mobilen Typus die gliogenen Körnchenzellen noch dicht
um die Gefäße gelagert, wenn das nervöse Gewebe selbst schon anfängt, davon
frei zu werden. Bald treten auch in den mesenchymalen Elementen Zerfallsprodukte auf. Abb. 207 zeigt die Mehrzahl der Fettkörnchenzellen noch außerhalb der Limitans in den Gliakammern, einzelne aber schon im adventitiellen
Lymphraum. Man könnte geneigt sein, ein Durchwandern der gliogenen Körnchenzellen durch die Grenzmembran in die Lymphstraßen des Mesenchyms,
also in die Adventitialräume der Gefäße und in das piale Maschenwerk anzunehmen.   Und doch sind sichere Beweise dafür bei den rein degenerativen
Prozessen, wo die Grenzscheiden gewahrt scheinen, bisher wohl nicht erbracht,

Bei seinen groß angelegten Studien hat Alzheimer keine Befunde erhoben,
welche im Sinne eines Überwanderns zu deuten wären. Alzheimer hat auch
bei dem fixen Abbau ein Übergleiten der Zerfallsstoffe auf intrazellulären resp.
intraplasmatischen Straßen nicht beobachtet. Er nimmt im allgemeinen an,
daß hier wie dort die Abbauprodukte interzellulär, d. h. aus den Zellen frei
werden und in den Gewebssaft gelangen; hier dürften sie in einer uns histiochemisch nicht faßbaren Form enthalten sein, sie sollen die Grenzmembran
durchdringen und dann von mesenchymalen Elementen aufgenommen werden;
dort träten sie wieder in mikrochemischer Eigenart zutage. Wie ich von
Alzheimer weiß, hielt er es aber auch für möglich, daß die gliogenen

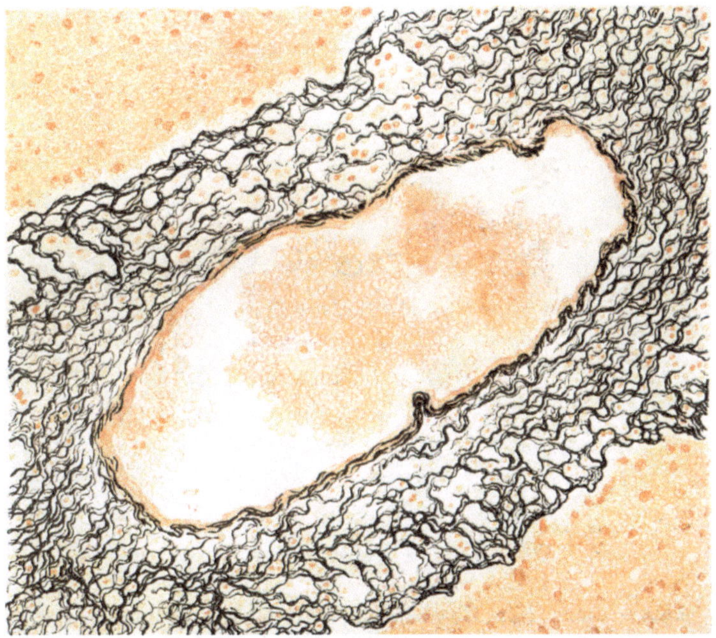

Abb. 208. Vene mit enorm ausgedehnten adventitiellen Lymphräumen in einem alten
organisierten Herde von funikulärer Spinalerkrankung. Außerordentlich reiche faserige
Mesenchymnetze, welche noch vereinzelte Körnchenzellen enthalten. Tanninsilberpräparat.

Körnchenzellen die Grenzmembran dort, wo sie sich an sie anlegen, auflösen
und dann von dem Bindegewebe „umwachsen" werden.

Mit bzw. nach der Übernahme der Zerfallsstoffe in die mesodermalen
Lymphstraßen vollziehen sich daran komplizierte Umwandlungen. Es lösen
sich hier nicht nur Zellen ab, um zu Körnchenzellen zu werden, sondern es werden
mehr oder weniger reichlich Kammern und Maschenräume gebildet, in denen
die Gitterzellen liegen. Das Produkt der mesenchymalen Wucherung
besteht überwiegend aus Silberfibrillen. Bei der nach Achúcarro modifi-
zierten Bielschowskyschen Imprägnation stellen sich die Dinge an solchen
Gefäßen etwa so dar, wie in Abb. 208: das Gefäß gehört einem größtenteils
schon organisierten Herde bei funikulärer Spinalerkrankung an (siehe auch S. 352
und Abb. 240).

Wie verhält sich nun der durch gliogene Körnchenzellen charakterisierte degenerative Prozeß zu dem fixen Abbautypus? Alzheimer legte, wie schon erwähnt, der Qualität des Prozesses für das Zustandekommen der einen und der anderen Reihe gliöser Erscheinungen das Hauptgewicht bei. Es unterliegt auch für mich keinem Zweifel, daß quantitative Momente — Umfang und Tempo des Zerfalls — allein nicht immer ausschlaggebend sein können. Es ist, meine ich, leicht, sich davon zu überzeugen. Ich habe in einem Aufsatz über die histopathologische Zusammengehörigkeit der Wilsonschen Krankheit und der Pseudosklerose ein Bild von dem Abbau durch gliöse Fettkörnchenzellen gebracht, nämlich bei einem Fall, in welchem die degene

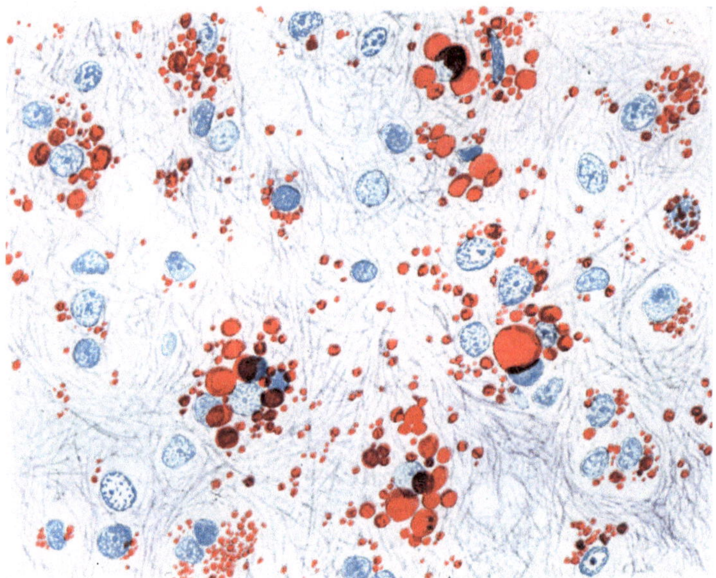

Abb. 209. Abbau durch fixe Gliaelemente. Trotz sehr reichlicher fettiger Zerfallsprodukte keine Mobilisierung der Gliazellen und Umbildung zu freien Gitterzellen. Gruppierung der zahlreichen großen Fetttropfen um die Gliakerne, Aufnahme in die Gliazellen des Verbandes. Hämatoxylin-Scharlachrotfärbung.

rativen Vorgänge ganz offensichtlich langsam und keineswegs massenhaft sind. Obschon man also denken könnte, die fixen Elemente „genügten" für die Besorgung von Abbau und Abräumung der spärlichen Zerfallsstoffe, werden gliöse Elemente mobilisiert. Und andererseits sehen wir in Abb. 209 bei einem prinzipiell verschiedenen Prozeß, der ebenfalls seinen Hauptsitz im Striatum hatte, reichliche Fettmengen, aus frischem Abbau entstanden, um die Gliakerne gelagert, d. h. (größtenteils) in die vorhandenen Gliazellen aufgenommen und keine Neigung derselben zur Ablösung.

Dennoch, glaube ich, können graduelle Faktoren mitwirken. Schon bei der tabischen Hinterstrangdegeneration glaubte ich die Vermutung aussprechen zu dürfen, daß es neben den durchschnittlichen Fällen mit Körnchenzellenabbau andere sehr langsam verlaufende gibt, welche dem fixen Typus anzugehören scheinen. Wichtiger aber als diese noch nicht sicher beweisbaren

Vermutungen sind andere Beobachtungen, von denen nur zwei erwähnt seien.
Bei einem selbständigen Degenerationsprozeß der Hirnrinde, von welchem
die Abb. 104 stammt, erfahren die Gliazellen dadurch allerhand gestaltliche Umwandlungen, daß sie Fettsubstanzen aufnehmen und sich damit anfüllen. Dort
aber, wo dieser ausgedehnte Prozeß noch besonders verstärkt ist, kommt es auch
zur Abrundung, Gitterbildung und schließlich zur Ablösung von Körnchenzellen. Was wir hier leicht und vielfach feststellen können, finden wir vereinzelt
bei verschiedenen anderen Prozessen, so auch bei der Paralyse, der Alzheimerschen Krankheit usw. — Die andere Beobachtung, welche meines Erachtens
für die Mitwirkung quantitativer Faktoren bei der Bestimmung der Abbauart
beweisend ist, betrifft die familiäre amaurotische Idiotie. Die (reine) juvenile
Form ist die mildere und im Verlauf langsamere. Hier erfolgt die Verarbeitung
und Abräumung durch fixe Elemente. Bei dem rascheren, schwereren Prozeß
der infantilen Gruppe besorgen durchschnittlich Gitterzellen den Abbau. In
manchen zur infantilen, Tay - Sachsschen Gruppe gehörenden Fällen ist aber
der Zerfall offensichtlich weniger schwer und weniger schnell, und hier geht die
Abräumung in den Straßen des gliösen Netzes vor sich, also wie bei der juvenilen
Form. Es werden keine speziellen gliösen Elemente, die für den Abbau bestimmt
sind, gebildet, die Gliazellen werden nicht mobilisiert. Wir dürfen da wohl
mit Recht den (physiologischen) Ausdruck gebrauchen, daß die vorhandenen
Gliazellen für diese Funktion ausreichen.

Ich meine danach, daß neben der Art des Prozesses quantitative Faktoren
— nämlich Tempo und Umfang der Zerstörung — in der Bestimmung
des Abbautypus mitwirken können. Dabei spielt auch die Lokalisation
insofern mit hinein, als massenhafter Untergang von Marksubstanz besonders
geeignet erscheint, die Gliazellen zu mobilisieren. Ich glaube also, daß tatsächlich der mobile Typus eine Steigerung des fixen gliösen Typus sein kann
(siehe auch S. 279). —

Alzheimer hat noch eine weitere Form des Abbaus aufgestellt, den amö-
boiden. Er würde in unseren mobilen gliösen Typus gehören, denn nach
Alzheimer kommt es hier zum Auftreten spezieller, freier Gliazellformen.
Wir hatten die Amöboiden im Gliakapitel bei den degenerativen Arten
beschrieben, und zwar bei den unmittelbar regressiven Umwandlungen wie bei
den regressiven Metamorphosen ursprünglich progressiver Formen (der von
Nissl gegebenen allgemeinen Gruppierung der verschiedenen pathologischen
Gliaelemente folgend). Alzheimer hatte ihre Neigung zum Zerfall von vornherein hervorgehoben. Auf Grund der Arbeiten aus seiner Schule — ich nenne
besonders Lotmar, Rosental — und der Untersuchung von Wohlwill hat
Alzheimer selbst die Schwierigkeit des Nachweises einer aktiven Abbautätigkeit betont, und schließlich nur den Amöboiden eine solche Rolle mit Bestimmtheit zuerkannt, welche besonders große fuchsinophile Granula und
Lipoidzystchen führen.

So liegt die Bedeutung der Amöboiden im Komplex des Degenerations-
bildes wohl ganz überwiegend darin, daß sie anzeigen, daß hier auch die Neuroglia mitgeschädigt ist. Man weiß seit langem, daß bei herdförmigen Prozessen infolge von Zirkulationsstörungen das gesamte ektodermale, also das
nervöse und nicht nervöse Gewebe von der Ernährung ausgeschaltet werden
und zugrunde gehen kann und daß bei der gleichen, aber dem Grade nach

milderen Schädlichkeit, nämlich bei unvollständiger Absperrung der Blutzufuhr,
die Neuroglia oftmals erhalten bleibt und nur das empfindlichere, funktiontragende nervöse Parenchym zerstört wird. In einer wertvollen Untersuchung,
welche Lotmar über die verschiedenartige Wirkung des Dysenterietoxins in
Alzheimers Laboratorium gemacht hat, ist nun der Beweis erbracht worden,
daß unter ganz anderer ursächlicher Konstellation die Glia das eine Mal „insuffizient“ wird (wie Lotmar sagt), das andere Mal „suffizient“ bleibt. Das
hängt von der Dosierung des Giftes ab. Bei geringer Giftmenge bleibt die Ab-
bau- und Abräumtätigkeit der Glia erhalten, es kommt in den Degenerationsgebieten zum Abbau durch das aktive Element der gliösen Gitterzelle. Bei
höheren Giftmengen wird mit perakuter Verflüssigung an den Ganglienelementen
die Glia amöboid; sie ist zu keiner Abbau- oder Abräumtätigkeit fähig, ist abgetötet und zerfällt. Lotmars Studien, die noch in mancherlei anderer Hinsicht von allgemein pathologischem Interesse sind, lehren also, daß gewisse
toxische Schädigungen in besonderer Schwere die Glia mitsamt der nervösen

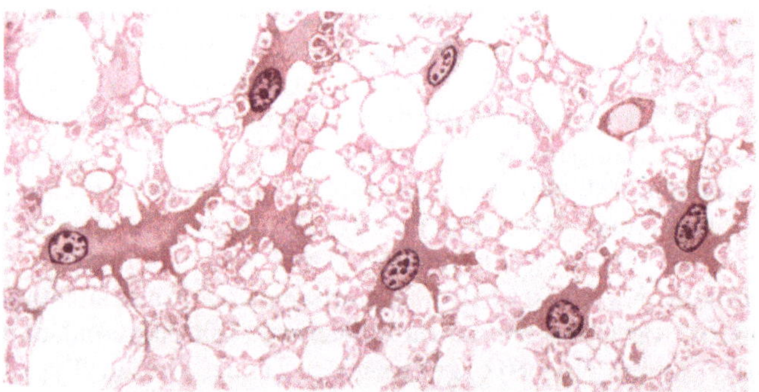

Abb. 210. Amöboide Umwandlung der Gliazellen im Rückenmarkweiß. Färbung mit
Malloryschem Hämatoxylin am Gliabeizegefrierschnitt. Lösung der Zellen aus dem Verbande, charakteristisches Verhalten des Plasmas und der Fortsätze. Kerne noch auffallend gut. Füllkörperchen in mosaikartiger Anordnung.

Substanz betreffen, ähnlich wie wir das für die vollständige Ischämie erwähnten.
Geht aber im letzteren Falle die Neuroglia mit dem übrigen ektodermalen Gewebe
in der Nekrose und Erweichung unter (siehe „Zirkulationsstörungen“), so erleidet
sie bei der in Rede stehenden toxischen Degeneration die amöboide Umwandlung.

Auch in der menschlichen Pathologie treffen wir mit ziemlicher Regelmäßigkeit dort auf Amöboide, wo es sich wie im Lotmarschen Experiment um sog.
Verflüssigung der nervösen Substanz handelt, also vor allem bei der „schweren
Ganglienzellerkrankung“ Nissls. Wir zeigten, daß die amöboide Umwandlung
der Glia mit ausgesprochener Neigung zum karyorrhektischen Kernzerfall geradezu zum Typus dieser Ganglienzellveränderung (siehe S. 71) gehört. Sep-
tische Delirien, schwere Intoxikationen und Infektionen, foudroyantes Fort-
schreiten der Paralyse, der anatomische Prozeß der Kraepelinschen Angstpsychose usw. führen dieses Degenerationsbild herbei. Und auch, wo bei Prozessen solcher Ätiologie und Art die Umwandlung der Nervenzellen nicht klar
ausgesprochen ist, finden wir häufig diese Schädigung der Glia an zahlreichen
Elementen. Den akuten Schüben der Dementia praecox und den langdauernden

schweren epileptischen Anfällen entspricht als leichtest erkennbares, oft einziges Zeichen die Amöboidose. Aber freilich ist die Annahme nicht richtig, bei den akuten Phasen solcher Prozesse fände man sie regelmäßig; beim Status epilepticus sah ich sie oft auch nicht, zumal in den Fällen, welche im Kleinhirn das „Strauchwerk" an Stelle des Purkinjeapparates zeigten. Von Alzheimer, Rosental und besonders von Wohlwill wird die Häufigkeit der Amöboidose bei ödematöser Durchtränkung (tuberkulöse Meningitis!) betont; aber die Autoren erklären andererseits ausdrücklich, daß auch da ein regelmäßiger Zusammenhang nicht bestehe, denn wo man z. B. beim Status epilepticus zahlreiche Amöboide findet, ist meist kein Ödem vorhanden. Jene Feststellung ist aber mit Rücksicht darauf wichtig, daß bei den intravital entstandenen Amöboiden möglicherweise auch „passive Quellungen" (Alzheimer) mitspielen, so daß diese also gar nichts mit dem Abbau zu tun haben. Dazu kommt, daß die amöboiden Formen mit Methylblaugranula auch als eine postmortale Erscheinung an einem während des Lebens gesunden Nervengewebe entstehen können. Solche postmortalen Amöboiden hatten wir mehrfach schon besprochen und abgebildet (siehe S. 155 und Abb. 96). Wenn ihr Auftreten beim postmortalen Zerfall der Glia nach Wohlwill nicht besonders häufig ist, „und die praktische Bedeutung der in Betracht kommenden Untersuchungsmethoden durch dieses vereinzelte Vorkommnis nicht wesentlich beeinträchtigt wird", so ist doch gerade die von Rosental und Alzheimer selbst betonte Unmöglichkeit der Unterscheidung zwischen den eigentlich pathologischen und den kadaverösen Formen bedeutungsvoll. Das spricht zugunsten der Ansicht Rosentals, wonach eine prinzipielle Scheidung der Vorgänge überhaupt nicht angängig ist, da es sich bei beiden um Erscheinungen einer Nekrobiose an der Neuroglia handle.

Der Zerfall der Neuroglia bei dem Amöboidismus wird weiter durch das gleichzeitige Auftreten von Füllkörperchen (Alzheimer) dargetan, jenen kleinen Gebilden, welche wie Mosaiksteinchen in Gewebslücken nebeneinander liegen (Abb. 210 und 211). Sie entstehen aus den Strukturen der faserigen und retikulären Neuroglia und wir können deshalb die faserige Glia in solchen Fällen nicht färben, da sie nicht mehr da ist. Die Beobachtung Weigerts, daß man bei tuberkulösen Erkrankungen am Nervensystem die faserige Glia nach seiner Methode nur selten darstellen könne, stimmt zu der Erfahrung, daß gerade hier auch die Amöboidose mit ihren Begleiterscheinungen sehr häufig ist.

Es kann auch nach meinen Erfahrungen keinem Zweifel unterliegen, daß die Amöboiden letzten Endes und — wenn ich, scheinbar paradox, so sagen darf — in erster Linie eine degenerative Erscheinungsform bedeuten, daß sie eine „Etappe auf dem Weg zum Untergange" sind, wie sich Wohlwill treffend ausdrückt. Die Beurteilung der Frage, ob sich bestimmte Formen auch am Abbau beteiligen können, wie es Alzheimer lehrte, wird durch verschiedene Umstände erschwert. Die fraglichen Zellen nehmen keine Gewebsbestandteile in korpuskulärer Form in sich auf, wir sehen sie auch nicht dort, wo Mark in reichlicher Menge zerfällt, da dieses offenbar nur durch komplizierte Zelltätigkeit abgebaut werden kann. Wir finden sie, wie gesagt, vielmehr dort, wo pathologische Verflüssigungsprozesse an plasmatischen Strukturen vor sich gehen. Diese lösen sich aber offenbar auch ohne die Tätigkeit von Zellen auf. Und wo ein Achsenzylinder in dem großen gelappten Zelleib eingeschlossen erscheint, handelt es sich wahrscheinlich nur um ein Umfließen durch benachbarte Elemente. Eine andere Schwierigkeit liegt darin, daß vorher progressive Elemente in die Amöboidose einbezogen werden können. Und das beeinträchtigt nach meinem Dafürhalten auch die Bedeutung jener Zeichen an manchen amöboiden Zellen, welche nach Alzheimer aktive Lebensvorgänge daran beweisen. Von den rein regressiven Formen schied, wie ich erwähnte, Alzheimer jene amöboiden Gliazellen ab, welche einen reichlichen homogenen, stark mit Lichtgrün färbbaren Plasmakörper und darin fuchsinophile Granula und Fettzystchen haben. Aber die Fettzystchen könnten auch darauf hindeuten, daß sich die jetzt amöboid umgewandelten Zellen zuvor an der Aufnahme und Verarbeitung von Lipoiden beteiligt hatten. Und das Vorhandensein von fuchsino-

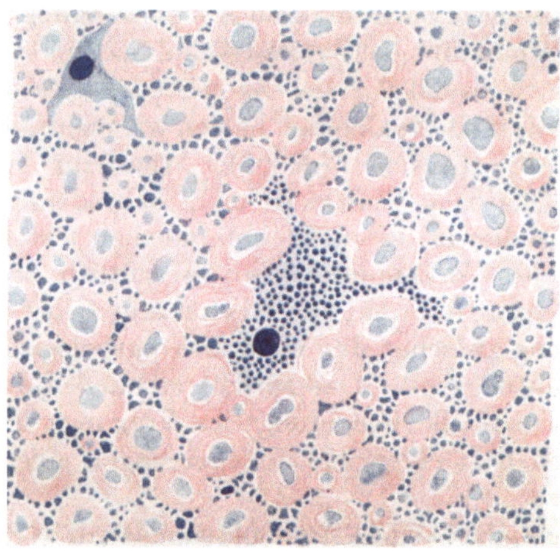

Abb. 211. Akute gliöse Veränderungen im Rückenmark vom Typus der amöboiden Umwandlung. Eine der amöboiden Gliazellen (mit pyknotischem Kern) zeigt in ihrem Körper und in ihrer weiteren Verzweigung Methylblaugranula. Die gliöse Faserung bzw. die sonstigen gliösen Strukturen zwischen den Markfasern sind zu Alzheimerschen „Füllkörperchen" zerfallen, die sich mosaikartig in kleinen Feldern und Streifen ordnen. Alzheimer-Mann-Präparat vom Rückenmarksquerschnitt eines Falles von infektiöser Psychose.

philen Granula könnte wohl beweisen, daß die degenerative Umwandlung noch keinen hohen Grad erreicht hat, so daß die Organellen der Zelle noch leben, denn soweit ich solche Elemente mit fuchsinophilen Körnern kenne, möchte ich annehmen, daß diese Gebilde nicht Vorstufen der Lipoide (Alzheimer) sind, sondern Plasmosomen der Zelle, d. h. Gliosomen. Es fragt sich also, sind diese Merkmale nicht schon vorhanden gewesen, ehe uns die Zellen in amöboider Gestalt zu Gesicht kommen. Daß viele der amöboid gewordenen Zellen früher mit dem Abbau und auch mit der Faserbildung zu tun hatten, ist ja sicher. Das gilt für die normal vorhandenen wie für die pathologisch gewucherten Elemente. Ich erinnere nur wieder an die Bilder bei der schweren Ganglienzellerkrankung, wo wir zweifellos Gliazellen in vermehrter Zahl an und in Ganglienzellen liegen sehen und wo alles darauf hindeutet, daß hier eine Neuronophagie statt hatte. Aber ist eine solche phagozytäre Rolle der Gliaelemente nicht schon zu Ende gespielt, wenn sie ausgesprochen amöboide Formen angenommen haben? Es gibt offenbar der eindeutig amöboiden Phase voraufgehende Umwandlungen von Gliazellen, die eine aktive Abbautätigkeit, wenigstens eine Zeitlang, ausführen konnten. Dafür sprechen auch andere Erfahrungen Alzheimers; in nicht akut verlaufenden Prozessen und nicht ganz frischen Fällen liegen zerfallende amöboide Gliazellen in großer Zahl um die Gefäße nebst fädigem und körnigem Detritus, der aus ihrer Auflösung und aus der Gerinnung der pathologisch zusammengesetzten Gewebsflüssigkeit entstanden ist. Gleichzeitig können sich wieder reichlich lipoide Massen in enormer Menge in den Adventitialzellen aufstapeln, und Alzheimer schließt daraus, daß die Zerfallsprodukte des Nervengewebes endlich als Lipoidstoffe im mesodermalen Gewebe erscheinen. Wenn wir Prozesse in Betracht ziehen, welche nicht durch perakute Verflüssigungen an den Ganglienzellen (wie bei Lotmars Dysenterievergiftung) ausgezeichnet sind und bei denen die Glia nicht sogleich mit abgetötet und insuffizient wird — wenn wir also etwa die keineswegs rasch verlaufende Kraepelinsche Angstpsychose daraufhin anatomisch durchmustern, so sieht man da gewiß zahlreiche Exemplare in schwerster amöboider Umwandlung „in einer Etappe auf dem Wege zum Untergang", viele andere aber, die nach Plasma und Kern keine so tiefgreifende Umwandlung erfahren haben und bei denen es zum Teil strittig ist, ob wir sie den Amöboiden zurechnen dürfen, und endlich viele, die progressive Umwandlungen zeigen ohne klare regressive Merkmale. Es gibt demnach Prozesse, bei denen die wuchernde Glia rasch wieder regressiv zerfällt, wie es Nissl lange gelehrt hatte; wir sehen progressive Erscheinungen und „regressive Metamorphosen ursprünglich progressiv veränderter Gliazellen nebeneinander (Nissl). So dürfen wir sagen, daß es Prozesse gibt, bei denen die amöboide Phase der Neuroglia das Finale rasch ablaufender Abbauvorgänge bildet.

Wie dem nun im einzelnen auch sein möge, die Wichtigkeit der amöboiden Glia liegt wohl vor allem darin, daß manche Degenerationsbilder durch sie von denen des fixen und des mobilen (Körnchenzellen-) Abbaues klar geschieden sind. Die Amöboiden zeigen an, daß hier auch die Glia auf das Schwerste mitgeschädigt ist und daß in mehr oder weniger ausgedehnten Gebieten ein Zerfall statthat. Schwere körperliche Krankheiten (besonders allgemeine Infektionen und Intoxikationen), gewisse Krankheitsprozesse als solche (Kraepelins klimakterische Angstpsychose) und Schübe verschiedenartiger Erkrankungen („Delirium acutum", Attacken im Verlauf der Dementia praecox, der Paralyse usw., epileptischer Status) können so ihr besonderes Gepräge erhalten, und zwar auch dann, wenn an den nervösen Gewebsbestandteilen selbst keine klaren Veränderungen nachweisbar sind. Denn die große Bedeutung der Lehren Alzheimers von der amöboiden Glia liegt nicht zum wenigsten darin, daß wir in jenen Formelementen überhaupt einen leicht feststellbaren morphologischen Ausdruck tiefgreifender Schädigungen des zentralen Gewebes haben. Viele psychotische Krankheitsbilder mit „negativem Befund" sind das seit Alzheimer nicht mehr. Die Wichtigkeit des Gliabildes für die allgemeine Feststellung degenerativer Erkrankungen am Zentralorgan erhellt gerade auch aus der Kenntnis von dem Formenreichtum der Glia, welche uns Alzheimer vermittelt hat.

Organisation.

Bei der Ausfüllung des durch die Degeneration entstandenen Defektes betätigt die Neuroglia die zweite ihrer Haupteigenschaften: sie funktioniert bei der Organisation als raumausfüllende Stützsubstanz. Gegenüber der Rolle, welche der Glia bei den Abbauvorgängen am Nervengewebe zufällt, sind ihre Aufgaben als Stützsubstanz sekundär. Erst wenn der Abbau im Gange ist, und — bei akuten Vorgängen — sogar erst, wenn die Verarbeitung der Zerfallsprodukte sich bereits ihrem Abschlusse nähert, stellen sich Veränderungen an der Glia ein, welche darauf hinstreben, durch Neubildung und Umordnung der Stützstrukturen sich den Zug- und Druckverhältnissen, die durch den Untergang des nervösen Gewebes gestört worden sind, nach Möglichkeit wieder anzupassen.

Unter solchen pathologischen Bedingungen erlangen die Gliazellen auch in den Gegenden die Fähigkeit zur Faserproduktion, wo sie normalerweise keine Gliafibrillen bilden; wie im Hauptteile der Hirnrinde, im Putamen usw. Das ist eine Tatsache, der meines Erachtens viel zu wenig Bedeutung beigelegt wird; ebenso wie dem Umstande, daß die Organisationsversuche der Neuroglia hier unter gewissen Umständen nicht ausreichen (S. 336).

Die Mannigfaltigkeit der pathologischen Gliafaserwucherung und der Faserbildner, von welch letzteren das Neurogliakapitel bereits charakteristische Illustrationen brachte, wird wieder durch die Art und den Umfang des degenerativen Prozesses bestimmt. Man kann die wechselvollen Bilder von verschiedenen Gesichtspunkten aus zu ordnen suchen. Am wesentlichsten erscheint mir da der Unterschied in dem Verhalten der Stützglia bei dem fixen und bei dem mobilen Abbau. Bei dem letzteren ist nämlich die Aufgabe der Verarbeitung und Abräumung der Zerfallstoffe einerseits, die der Faserbildung andererseits durchschnittlich auf verschiedene Elemente verteilt. Die Zellen, welche der einen Aufgabe vorstehen, sind von den für die andersartige Leistung bestimmten im allgemeinen (Ausnahmen s. u.) reinlich geschieden; und das ist um so deutlicher, je mehr der Prozeß, welcher die Mobilisation besonderer Gliazellformen bewirkt, zeitlich umschrieben bzw. akut ist. So z. B. bei den foudroyanten Formen der infantilen amaurotischen Idiotie und besonders bei der sekundären Degeneration. Bei letzterer kann man natürlich die zeitliche Aufeinanderfolge der Erscheinungen am klarsten verfolgen und hier läßt sich erkennen, wie die raumausfüllenden Gliazellen im allgemeinen erst dann in Aktion treten, wenn der Abbau und Abtransport zu einem großen Teil schon erledigt ist, während ja bei fortschreitenden Prozessen, die zum mobilen Typus gehören, Organisation und neuer, weiterer Untergang zeitlich zusammentreffen. — Bei dem fixen Abbau sehen wir aber häufig, daß gleiche Elemente sowohl dem Abbau und Abtransport, wie der Faserbildung dienen. Dabei sind die normal vorhandenen, im Verbande befindlichen Zellen, welche keine Fasern führen, nur abbauend; aber es sind gerade auch die normal faserführenden und die pathologisch gewucherten faserbildenden Elemente mit an der Aufgabe der Abräumung beteiligt. Man kann sich davon leicht bei ganz verschiedenartigen Prozessen überzeugen, sowohl bei langsam ablaufenden Krankheiten (z. B. den progressiven Kernveränderungen, der senilen Demenz, der juvenilen Form der amaurotischen Idiotie), wie sogar auch bei akuten Prozessen. Die

Abb. 212, 228 illustrieren sehr schön, wie hypertrophisch gewordene bzw. neu-entstandene große Gliazellen sich mit Abbaustoffen beladen und gleichzeitig in ihrer Randzone und in den Fortsätzen Gliafibrillen bilden.

Wir deuteten schon an, daß auch beim mobilen Typus des Abbaus Ausnahmen von der Regel vorkommen, wonach die Scheidung in abbauende und faser-bildende Zellen eine reinliche ist; sie sind sogar — wie wir hinzufügen müssen — nicht eben selten. Ganz besonders gilt das von jenen durch Körnchenzellen ausgezeichneten Degenerationen, die nicht, wie etwa die sekundären Degene-rationen, zeitlich gut begrenzt und an bestimmte akut einwirkende Schädlich-keiten angeschlossen sind, sondern die weiter laufen, ferner von dem gemischten gliös mesodermalen Abbau. Hier nehmen außer den rein phagozytären Körn-chenzellen auch große Faserbildner Zerfallsstoffe auf, verarbeiten sie

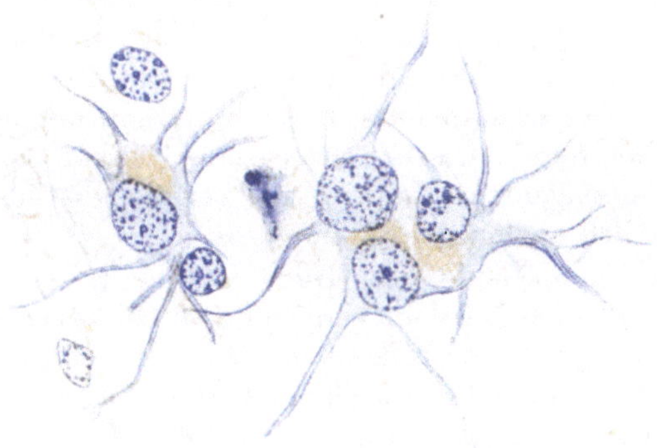

Abb. 212. Wuchernde Gliazellen der Hirnrinde, welche gefärbte lipoide Zerfallsstoffe aufgenommen haben und gleichzeitig Fasern bilden. Die Fibrillisation am besten in den Fortsätzen erkennbar: Faserversteifung der Zellausläufer. Weigertsche Gliafaserfärbung.

und führen sie weiter. Besonders merkwürdig sind da Befunde, die wir bei „gemästeten" Gliazellen mehrfach erheben konnten; hier erscheint die Peri-pherie von Zerfallsstoffen in feinen Tropfen und Körnern besetzt, oft nur in zarter Linie, mitunter in breiter Schicht (siehe S. 378 und Abb. 254).

Die Mannigfaltigkeit der pathologischen Faserglia drückt sich weiter in der Größe der Zellen und der Stärke der Fasern aus. Man kann im allge-meinen sagen, daß bei den Wucherungen der Glia durchschnittlich nicht nur die Zellen umfangreicher werden, sondern auch die Fasern ein größeres Kaliber haben. Dieses Verhalten gibt schon den Hinweis auf das Vorliegen einer patho-logischen Glia — obgleich auch äußerst feine Gliafasern unter pathologischen Bedingungen gebildet werden können. Volumen der Zellen und Dicke der Fasern hängen offenbar in erster Linie von dem Umfang des Ausfalls nervöser Sub-stanz ab. Sehr bezeichnend dafür erscheint mir unter den rein degenerativen Prozessen die amaurotische Idiotie; es bestehen ganz außerordentliche Unter-schiede im Gliafaserbild zwischen der milderen, juvenilen und der ungleich schwereren infantilen Form; und auch in der Einzelgruppe selbst, besonders

bei den Tay - Sachsschen Fällen, entsprechen die mehr monströsen Gliazellen und grobkalibrigen Fasern und Faserbündel der Schwere der Zerstörung.
Ein weiteres Beispiel ist der Unterschied im Gliafaserbild bei seniler Demenz und
bei Alzheimerscher Krankheit (sofern es erlaubt ist, die letztere für eine atypische
Form der Presbyophrenie anzusehen, sie also als einen der Art nach gleichen
Prozeß dieser an die Seite zu stellen). — Aber auch die Besonderheit der
Prozesse spielt hier wieder eine Rolle. Charakteristisch sind z. B. die feinfaserige Art der Gliawucherung im Ammonshorn bei genuiner Epilepsie, die
zarten, kurzen und spärlichen Fasern bei einfacher seniler Demenz. Noch
deutlicher wird das, wenn wir außer rein degenerativen Krankheiten auch
Entzündungen (wie etwa die Paralyse, die multiple Sklerose, die eigenartige
sklerosierende Enzephalitis des Hemisphärenmarkes usw.) oder Erweichungsprozesse in Rücksicht ziehen. Bei diesen Krankheiten sind ja die sog. Monstregliazellen (Abb. 115) als ein häufiger, fast regelmäßiger Befund beschrieben
worden. Zugleich machen sich da auch die Beziehungen zwischen der Alteration
bzw. dem nekrotischen Ausfall einerseits, dem Volumen der Zellen und ihrer
Anzahl andererseits geltend. Geradezu ungeheuere Dimensionen können die
faserbildenden Gliazellen in akut entstandenen Herden der multiplen Sklerose
annehmen, ferner am Rande frischer arteriosklerotischer oder ähnlicher Einschmelzungen; bei geringerer Intensität des Zerfalls erscheinen diese Faserbildner durchschnittlich auch weniger monströs.

Die erheblichen Unterschiede der Größe faserbildender Zellen überhaupt
erkennt man am besten etwa bei dem Vergleich von Gliazellen aus der Hirnrinde
einer senilen Demenz und von Zellen aus dem Bereiche arteriosklerotischer
Narben. Es gibt faserbildende Gliazellen, deren Fasern so außerordentlich
zart sind, daß man sie nur mit stärksten Vergrößerungen wahrnehmen kann;
im Gegensatz dazu sind die Gliafasern, die meist zu Bündeln geordnet sind,
an den Monstregliazellen auch außerordentlich kräftig. Wo die Gliafaserbildung
sehr stark ist, übertreffen der oder die in die Membrana limitans eingefügten
Zellfortsätze hinsichtlich ihrer Größe und der Menge der Fasern, welche sie bilden,
die übrigen Fortsätze (Abb. 115). Wo hingegen nur zarte Fasern gebildet werden,
sehen wir diese viel gleichmäßiger um den Kern herum verteilt. Je stärker
die Faserbildung entwickelt ist, desto mehr treten die Beziehungen der faserbildenden Zellen zur Limitans perivascularis hervor. Ein mächtiger Gliafuß
neben dem andern fügt sich in sie ein (Abb. 117). Bei besonders schweren
degenerativen Zuständen, welche noch nicht in narbige Atrophie übergegangen
sind, und zumal bei den Eigentümlichkeiten, welche die erkrankte Großhirnrinde
(siehe S. 336 ff.) auszeichnen, besteht das Gewebe nur noch aus Gefäßen und mächtigen faserbildenden Gliazellen, welche um sie herum angeordnet sind. Es scheint
gerade hier sehr einleuchtend, daß physikalische Momente die Anordnung der
Gliazellen und die Richtung der von ihnen gebildeten Fasern bestimmen. Wir
werden von diesen in der gliösen Organisation wirksamen statischen Momenten
weiter unten ausführlicher reden.

In den Stadien frischer Faserbildung findet man unter den Zellen, welche
schon reichlich Fasern produziert haben, immer noch solche, bei welchen sich
eben erst — an den Fortsätzen — Fasern differenzieren; die Abb. 111 u. 212 illustrieren einiges davon. Gerade in jenem Falle, von dem die Abbildungen stammen, sind auch Zellen mit weit verzweigtem Protoplasmakörper vorhanden,

die noch keine Fasern gebildet haben. In alten Degenerationen trifft man dagegen auf reichliche Fasern, bei denen Beziehungen zu Zellkörpern nicht mehr oder nur noch ausnahmsweise sichtbar sind. In allen Stadien der Faserproduktion gibt es Zellen, welche degenerative Veränderungen am Kern und Plasma zeigen. Manchmal sind es Elemente, die gar keine Fasern gebildet haben und schon der Degeneration verfallen. Sehr häufig und deutlich erweisen sie sich aber auch als Zellen, von welchen schon reichlich Fasern produziert worden sind. Von den relativ seltenen Vorgängen, die man an gemästeten Elementen beobachten kann und die an die Bilder der „Neuronophagie" erinnern — wo also kleinere Gliazellen beim Zerfall jener großen Elemente offensichtlich phagozytär wirksam sind — haben wir in Abb. 123 eine Illustration gegeben („Gliophagie").

Lassen sich an den faserbildenden Gliaelementen schon die regressiven Vorgänge durchschnittlich mit einiger Deutlichkeit verfolgen, so spricht doch

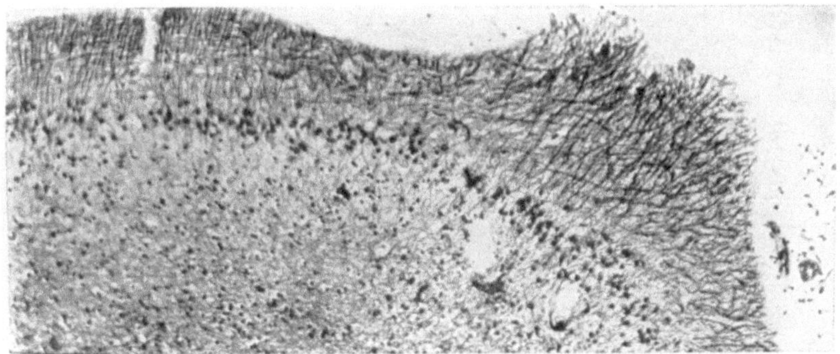

Abb. 213. Architektur der gewucherten Glia in einer atrophischen Kleinhirnrinde. Die Anordnung der vorwiegend senkrecht zueinander gestellten Faserzüge ändert sich an der Stelle, wo die Windung umbiegt. Weigertsche Gliafaserfärbung.

mit noch größerer Klarheit der Vergleich zwischen jungen und alten Degenerationen dafür, daß ein Teil der faserbildenden Elemente allmählich zugrunde geht. Um welche Art von Krankheit es sich auch handelt, ob hier der Abbau gliöse Elemente mobil macht oder nicht, ob es rein degenerative Vorgänge sind oder etwa entzündliche oder nekrotische Zerfallserscheinungen — überall folgt der Hypertrophie und der Wucherung faserbildender Elemente eine regressive Umwandlung, entsprechend der grob sichtbaren Volumreduktion zur gliösen Narbe, Sklerose. Die Produktion paraplastischer Substanz geschieht auf Kosten des Protoplasmas. Die regressive Umwandlung kann zu Schrumpfungen der Zelleiber und Kerne führen, und dabei Halt machen; sie kann aber auch die Zellen vollständig vernichten. Beides kommt — das ist wohl die Regel — zusammen vor. Die Präparate von alter sekundärer Degeneration oder von paralytischer Rindenatrophie, von arteriosklerotischen Narben oder von den Ausgängen der sklerosierenden Entzündung im Hemisphärenmark müssen wohl so gedeutet werden, daß die Zellen nach Beendigung ihrer Aufgabe als Faserbildner nicht nur verkümmern, sondern daß ein mehr oder weniger großer Teil vollständig ausfällt. Es bleiben aber bei den verschiedenen Prozessen verschieden zahlreiche und verschieden voluminöse

Formen in ihren wesentlichen, ursprünglichen Eigenschaften (bis auf geringe Rückbildungserscheinungen) erhalten, so z. B. viele Monstregliazellen in arteriosklerotischen Narben, große Spinnenzellen bei Paralyse. — Daß die Stützglia also auch bezüglich ihrer regressiven Umwandlungen bei der Ausbildung derber Sklerosen mit der mesodermalen Stützsubstanz übereinstimmt, darauf brauche ich nur hinzuweisen.

Die Struktur der Organisationsprodukte ist je nach der Lokalisation und nach Art der Degeneration verschieden. Bei den Atrophien in den Grisea ist es vielfach schwer möglich, die Prinzipien des Aufbaues der Gliose aufzudecken. Ich verweise auf die Bilder von einer alten spinalen Muskelatrophie, also einem primär degenerativen Prozesse im Vorderhorn (Abb. 166), und von einer Verödung und Gliose um Clarkesche Zellen beim Ausfall kurzer Hinterwurzelzüge infolge Tabes (Abb. 188). An sehr schweren Ausfällen in der Großhirnrinde bemerkt man schon eher etwas von den bei der Ausrichtung der Gliafaser-

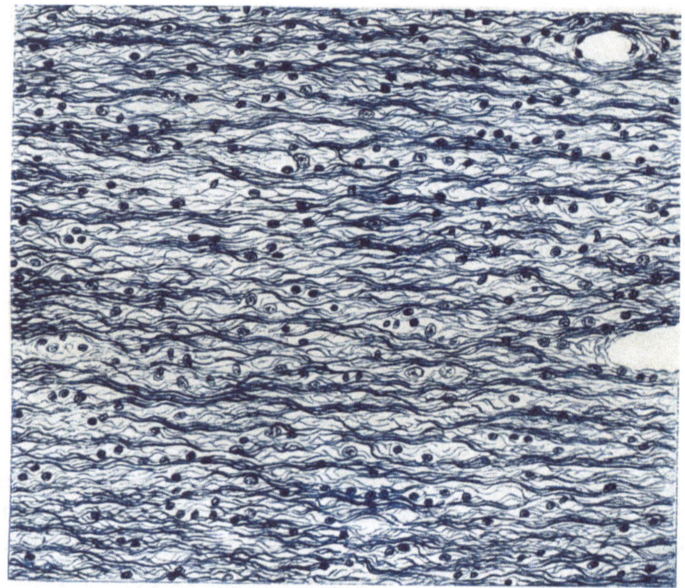

Abb. 214. Isomorphe Gliose in einem degenerierten Rückenmarksstrang. Längsschnitt. Weigertsche Gliafaserfärbung.

zellen und ihrer Fortsätze wirksamen Momenten (siehe S. 338). Und noch viel deutlicher läßt sich die Architektur der Gliose bei einer verhältnismäßig so durchsichtig gebauten grauen Masse, wie es die Kleinhirnrinde ist, ableiten. Bei einer Zerebellaratrophie in Abb. 213 ist der Aufbau der Gliose aus den ursprünglichen nervösen und gliösen Strukturen („isomorphe Gliose") und aus statischen Beanspruchungen zu erklären. In dem gleichmäßig verlaufenden Windungsstück (in der Abbildung links) werden die senkrecht aufwärts strebenden Gliafaserzüge von horizontalen Balken durchsetzt, da in jedem Stützgerüst eine zur Hauptrichtung senkrecht gestellte Nebenstrebung wirksam ist (Roux). Bei dem Umbiegen der Windung (in der Abbildung rechts), wo sich auch die nervösen Gewebsteile anders ordnen und wo sich vor allem neue statische

Bedingungen geltend machen, legen sich die Faserzüge schräg und bilden ganz andere Kreuzungswinkel. — Am klarsten zeigt sich der Bau der Gliosen im Bereiche der noch viel einfacher gebauten weißen Substanz. Zwei Hauptformen gliöser Anordnung treten da — deutlicher noch als bei den grauen Kernen — in Erscheinung: die isomorphe und die anisomorphe Gliose. Diese Unterscheidung geht auf die Untersuchungen besonders von Weigert, Storch, Ströbe, Bielschowsky zurück; in sorgfältigen Studien hat sich Homburger mit den Strukturformen der pathologischen faserigen Neuroglia beschäftigt.

Eine Übersicht von der einen und der anderen Form der Gliose geben die Abb. 214 und 215. In Abb. 214 sind die Fasern am Längsschnitt des Rücken-

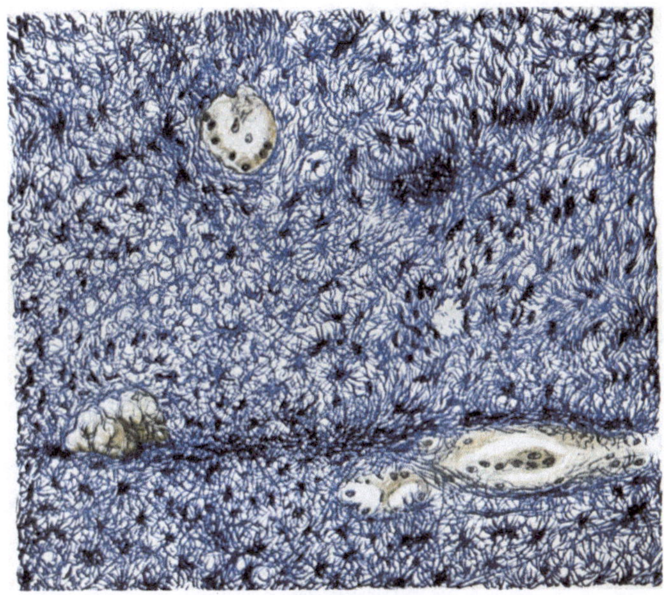

Abb. 215. Anisomorphe Gliose in einem alten myelitischen Herd-Längsschnitt. Weigertsche Gliafaserfärbung.

marks im wesentlichen einander parallel. Sie sind bei der hier vorliegenden sekundären Degeneration der ursprünglichen Richtung der Nervenfasern und der Hauptzüge der Glia gleich geordnet; daher „isomorphe Sklerose". An der enorm produktiven Gliawucherung in einem alten myelitischen Herde (Abb. 215), wo die gesamte Architektonik durch den lokalen Prozeß zerstört worden war, erkennt man den anderen Typ, die „anisomorphe Gliose". Die Struktur der Narbe entspricht hier nicht dem einstmaligen Aufbau der zentralen Substanz. Es lassen sich aber bei dieser auf den ersten Blick ungeordnet erscheinenden gliösen Durchflechtung und Verfilzung statische Einflüsse erkennen. Ich verweise nur auf die einzelnen Wirbelbildungen und deren Ineinandergreifen und auf die Einfügung der feinen Fäserchen in die Gefäßwände.

Wo nervöse Substanzen ohne Vernichtung des Gesamtaufbaus in größerer Menge ausfallen und Lücken entstehen, weil die Stützglia erst später in Aktion tritt, kann man das Zustandekommen der tektonischen Verhältnisse gut verfolgen. Abb. 216 stammt von einem Herde einer funikulären Spinalerkrankung. Sie gibt eine Illustration des schon erwähnten Satzes Roux', wonach in der Anordnung von Stützgerüsten sich eine Hauptrichtung und eine dazu senkrechte Nebenrichtung geltend macht. In diesem Präparat mit raschem, völligem Schwund der Nervenfaser ist das senkrecht zur Hauptrichtung gestellte Gebälk ziemlich reichlich, auch mehr schräg gerichtete Züge sind dazwischen und man sieht sehr schön, wie die Fasern der Hauptrichtung nicht absolut gerade Linien

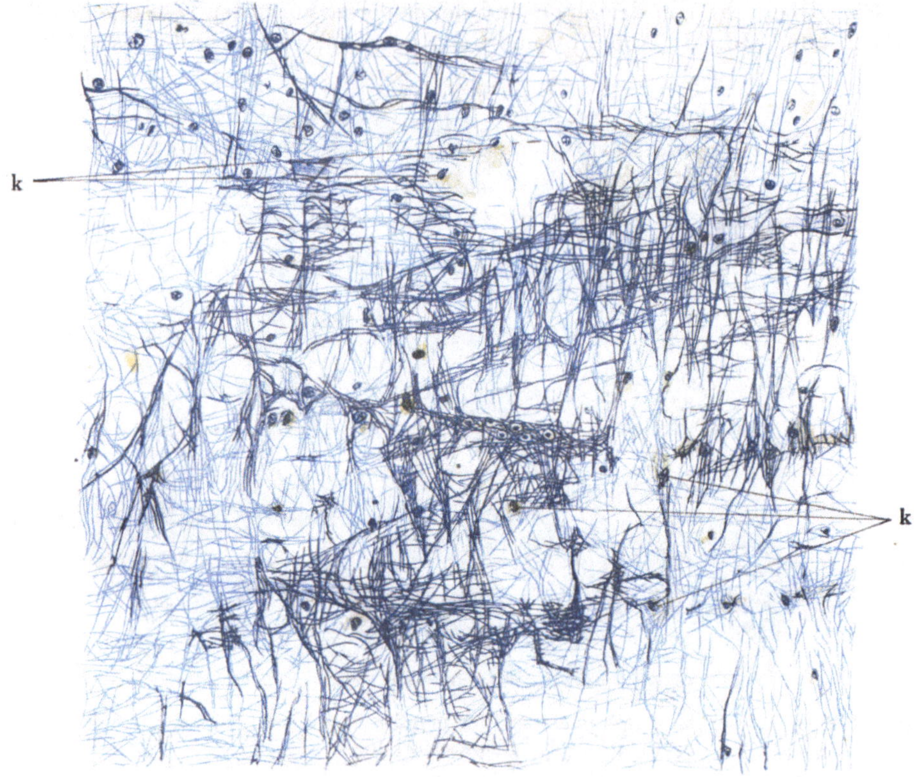

Abb. 216. Verhältnismäßig frische gliös-faserige Organisation eines spongiösen Herdes bei funikulärer Spinalerkrankung. Längsschnitt. Senkrecht zur Hauptrichtung der gewucherten Gliafaserung ziemlich reichliche Bündel; daneben auch mannigfache Überkreuzungen. Zwischen der wuchernden Faserglia noch gliogene Körnchenzellen (k). Weigertsche Gliafaserfärbung.

innehalten und sich nicht ganz streng an den Verlauf der ausgefallenen Nervenfasern halten. Im ganzen kommt neben dem durchsichtigen statischen Gefüge aber doch der isomorphe Charakter zum Ausdruck. Wo die Degenerationen in weißen Systemen, nicht akut und herdförmig, sondern langsam fortschreitend und weniger umfangreich sind, wie z. B. durchschnittlich bei der Tabes, erscheint die Neubildung der Neurogliafasern noch enger an die Achsenzylinderrichtung gebunden und es bedarf hier auch nicht entfernt so starker quergestellter Balken. Die Notwendigkeit derartiger Querstützen unter gewissen Bedingungen veranschaulicht auch der entsprechende Rückenmarksquerschnitt (Abb. 217).

Neben den (bei dieser Schnittrichtung nicht deutlich sichtbaren) längs gestellten
Zügen stehen derbe Bündel, die am gliösen Randsaum gegen die Pia verankert
sind; der plötzlich aufgetretene spongiöse Gewebszustand erfordert auch eine
faserige Verdichtung der Wände der aufgetriebenen bzw. gesprengten Maschen.
Soviel ich sehe, werden diese hier auffällig starken, in der Nebenrichtung angelegten Gerüstteile später wieder „niedergelegt"; sie sind jedenfalls in der
fertigen isomorphen Gliose nach solchen Prozessen von nur geringer Menge;
die anfangs bei der plötzlichen groben Störung des Gewebsgleichgewichts notwendigen Stützen werden offenbar allmählich teilweise überflüssig. Das Bild

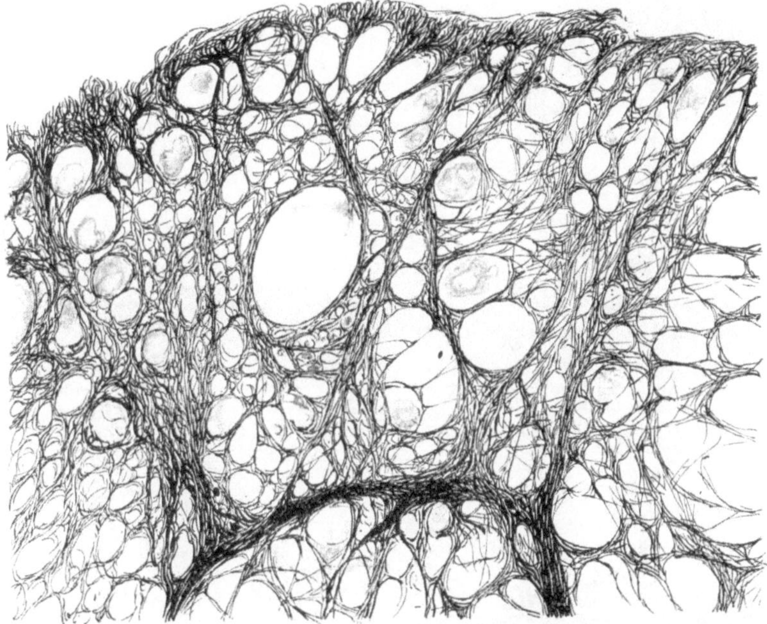

Abb. 217. Etwas älterer, aber noch im Status spongiosus befindlicher Herd bei funikulärer
Spinalerkrankung. Rückenmarksquerschnitt. (Die längs [senkrecht] verlaufenden Hauptzüge sind hier nicht erkennbar.) Die Abbildung zeigt die Entwicklung kräftiger Horizontal-
bündel in ihrem statischen Gefüge. Weigertsche Gliafaserfärbung.

gleicht schließlich dem in Abb. 214, wo wir es mit einem späten Stadium sekundärer Degeneration zu tun haben. Auch bei dieser sind anfangs — wenigstens
wo es sich um umfangreiche Systeme handelt — die Nebenstützen ziemlich kräftig,
wenn auch wohl nicht von solcher Reichlichkeit wie bei dem hier illustrierten
Herd anämischer Spinalerkrankung. Jedenfalls wird auch bei der sekundären
Degeneration das isomorphe Gefüge mit der weiteren Ausbildung der Sklerose
immer deutlicher.

Nun sind aber die längsgerichteten Faserzüge in Abb. 214 nicht einfach streng
nebeneinander geordnet, sondern auch bei jeder ausgesprochen isomorphen
Gliastruktur gehen — übrigens genau wie bei der normalen Anlage der gliösen
Strukturen — Fasern von den einen zu den anderen benachbarten Bündeln ab,
so daß feine, längsgerichtete Überkreuzungen oder Durchflechtungen resultieren

(Abb. 214). Bleibt aber die Gliose dabei doch deutlich gleichgerichtet, so sind
die Überkreuzungen der Gliafasern in der Umgebung der in demselben Sinne
verlaufenden Gefäße viel stärker. Homburger hat in seiner Analyse der
perivaskulären Gliamassen gezeigt, daß auch bei längsverlaufenden Gefäß-
rohren die Mehrzahl aller Fasern einen mehr oder weniger stark spiralig ge-
krümmten Verlauf haben.

Um die Gefäße, wie auch an den äußeren Grenzen gegen die Pia, verdichtet sich das gliöse Faserwerk bei vielen degenerativen Prozessen. Die
Faserwucherungen sind gerade hier am frühesten wahrnehmbar. Von manchen

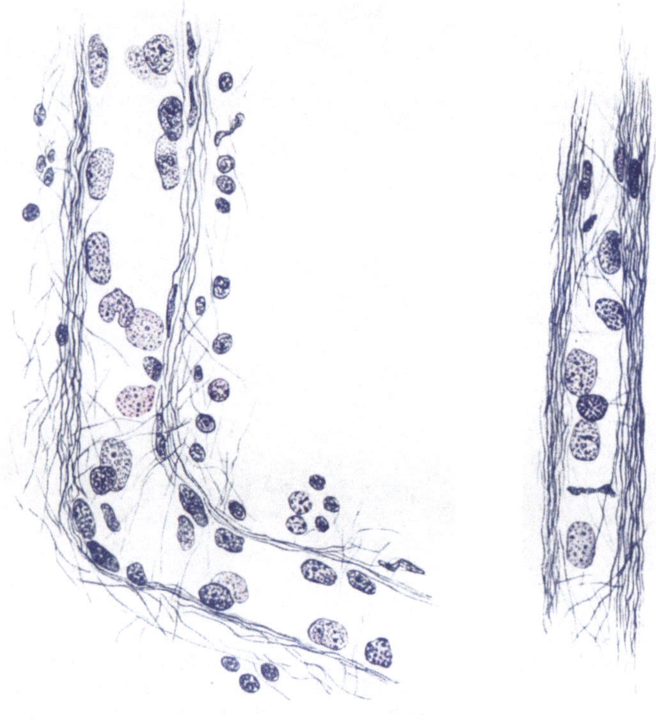

Abb. 218 a und b. Faserglia um kleine Gefäße im Großhirnmark. a normale Stärke des
Gliamantels, b pathologische Verdichtung mäßigen Grades. Weigertsche Gliafaserfärbung.

Krankheiten, wie z. B. von der Paralyse, wird gesagt, es sei eines ihrer Charakteristika, daß sie zu einer Verstärkung der faserigen Oberflächenzonen führen.
Aber es ist wohl so, daß bei denjenigen Prozessen, bei denen es überhaupt zu
ausgesprochener gliöser Faserwucherung kommt, gerade die Grenzzonen, ähnlich
wie die Weigertschen Kielstreifen und die normal schon angelegten gliösen
Verdichtungen, eine leicht erkennbare Verdichtung und Verbreiterung erfahren;
allerdings bei verschiedenen solcher Krankheiten in verschiedener Stärke.
Ich meine hier natürlich nicht die „perivaskulären Gliosen" im Sinne Alzheimers, die entlang sklerotischen Gefäßen infolge mangelnder Blutzufuhr
auftreten, sondern die Verstärkung der Gefäßmäntel bei einfach degenerativen

Prozessen (Abb. 218). Etwas derartiges sieht man viel, besonders im Groß- und Kleinhirnmark. Abb. 218b stammt von einem Präparat aus dem leicht atrophischen Großhirnmark. Zum Vergleich damit veranschaulicht Abb. 218a an einem etwas größeren präkapillären Gefäß die normale lockere Gliahülle. Für die Abschätzung, ob der gliöse Gefäßmantel verdickt ist, muß man natürlich die normalen Verhältnisse kennen; sonst läuft man Gefahr eine pathologische Gliafaserwucherung anzunehmen, wo es sich um lokal besonders dichte Gliahüllen handelt. So ist die die Gefäße im Kleinhirnmark begleitende Faserglia normaliter sehr reichlich; es würde ein Befund, wie in Abb. 218b, der im Großhirnmark pathologisch ist, dort noch in die Breite des Normalen gehören. — An dem pathologischen Präparat aus dem subkortikalen Mark sind besonders

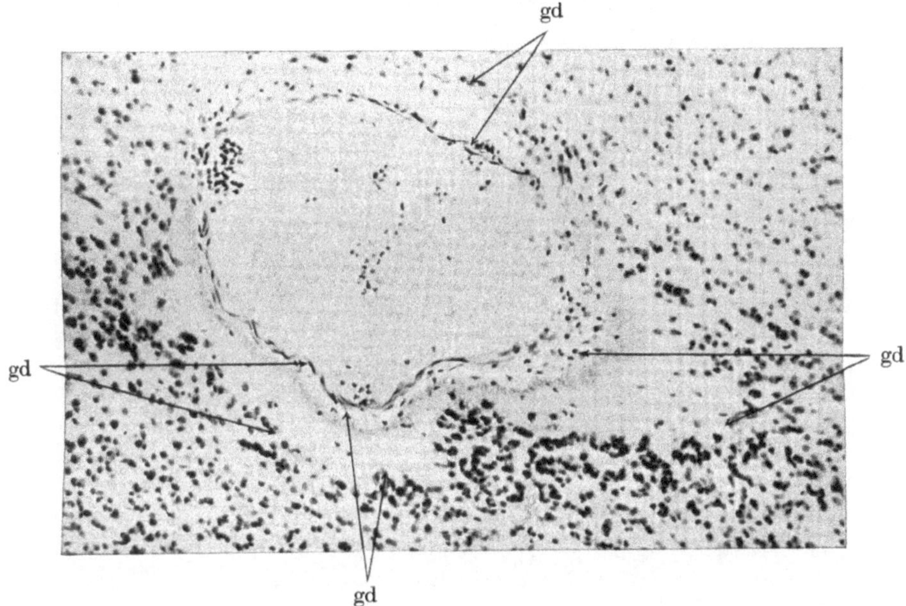

Abb. 219. Gliöse Deckschicht um eine Vene im atrophischen Schwanzkern. Die kernarme, im Nisslbild fast strukturlose (von einem dichten Faserfilz eingenommene) Zone um die Gefäßwand ist an den einzelnen Stellen von verschiedener Breite (gd). Sie wird besonders in der unteren Partie von einer mehr oder weniger dichten Reihe plasmareicher Gliazellen umgeben.

die längsgerichteten Begleitfasern vermehrt. Zugleich sieht man daran mehr oder weniger schräg gerichtete Züge und man bemerkt besonders dort, wo das Gefäß in Aufsicht gezeichnet ist, daß die Hauptmenge der Fasern in leichten Spiralen verlaufen; im Bilde überkreuzen sie einander leicht.

Bei starken Atrophien können die Grenzzonen gegen die Pia und gegen die Gefäße außerordentlich breit werden. Im Nisslbild (Abb. 219) ist der Gliafaserwall ganz kernarm und erscheint fast homogen; bei starker Abblendung bemerkt man schon an solchen Präparaten Andeutungen von dem Faserfilze, welcher dann bei der Weigertschen Neurogliafärbung als ungemein eng durchflochtene Masse imponiert. Oft ist, wie hier, eine dichte Reihe von Gliakernen in der Peripherie dieses Walles aufgestellt. Gleiches beobachtet man am Rande des Rückenmarks, Hirnstamms, des Großhirns (Abb. 222), seltener auch an der

Kleinhirnrinde. Von der Verstärkung dieser letzteren gibt Abb. 220 ein ungewöhnlich großartiges Beispiel. Wir nennen diese Verbreiterungen der faserigen Gliaoberflächen im Groß- und Kleinhirn nach Nissl „Deckschichten", sie imponieren, wie gesagt, im Nisslpräparat als nahezu kernlose Streifen, welche im Großhirn der Molekularschicht aufliegen. Diese Verbreiterung kann bei starken Atrophien etwa das 20fache des Normalen erreichen. Ihre Entwicklung ist nicht leicht zu verfolgen. Denn wir sehen hier kaum je faserbildende Zellen bei ihrer Arbeit, und wann wir auch untersuchen, erscheinen die mehr oder weniger breiten Schichten meist kernfrei. Die Fasern müssen also wohl großenteils durch die Tätigkeit tieferliegender Zellen gebildet werden. Das darf man

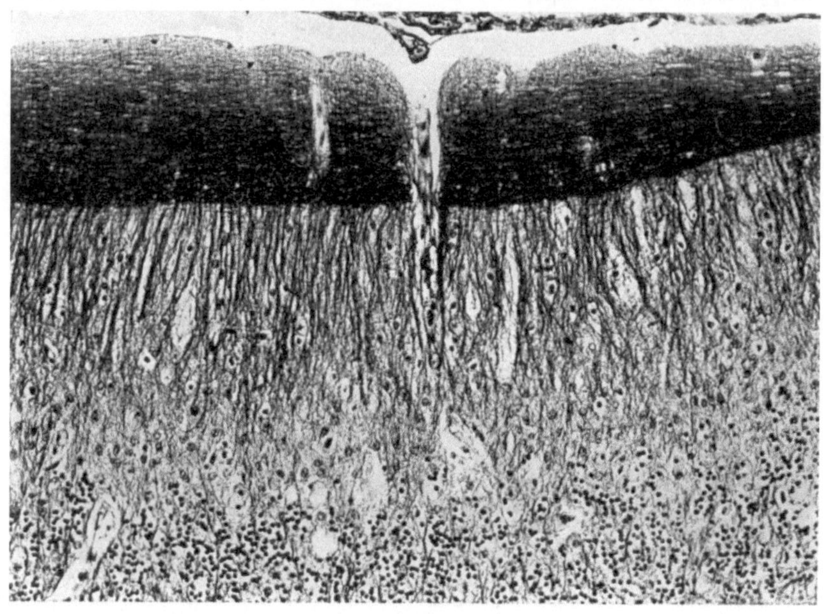

Abb. 220. Sehr starke Kleinhirnrindenatrophie bei familiärer amaurotischer Idiotie (Westphals Fall). Bildung einer neuen, enorm breiten Deckschicht. Weigertsches Gliafaserpräparat.

aus Präparaten, wie Abb. 222, schließen, wo noch dichtgestellte große Faserbildner der Deckschichte unten anliegen. Beim Kleinhirn lassen sie sich, wie ich meine, vorwiegend aus den oft zu mehreren Reihen gewucherten Bergmannschen Zellen herleiten; die senkrecht emporstrebenden Faserbündel weichen gegen die Oberfläche auseinander und bilden horizontale Lagen; außerdem wirken in der Molekularzone gelegene Elemente dabei mit. Bei Blutgefäßen weist oft ein Kranz von Gliazellen (Abb. 219) darauf hin, daß diese bei der Faserbildung tätig waren.

Aus der Statik erklären sich manche eigenartige Strukturen der perivaskulären und subpialen Gliamassen. Bei starken alten Gliosen und zwar bei architektonisch komplizierten Herden, wie bei isomorpher Strangsklerose sieht man dichte, kurze Fäserchen schräg oder senkrecht zur Gefäßachse gestellt. Solchen „Bürstenbesatz" habe ich in den tabischen Hintersträngen beschrieben.

Auch Homburger meint, daß diese „Bürsten" die Geltung statischer Einrichtungen haben. Meines Erachtens sind die Pinsel und Gliazapfen, die man so häufig an der Peripherie des atrophischen Rückenmarks findet und die vor allem Weigert beschrieben hat, analoge Bildungen: wir sehen das nichtnervöse ektodermale Stützgewebe in die Bindesubstanz vorgesproßt und dort in feineren oder derben Büscheln verankert. Für die Großhirnrinde sind analoge Bilder ebenfalls bekannt, desgleichen für die Kleinhirnoberfläche (Abb. 253), so z. B. bei Paralyse, Lues, Arteriosklerose, embolischen Herden usw. Die Glia hat hier die Grenzschichten durchbrochen und ist in die Pia hineingewuchert. Bei den eben erwähnten Beispielen muß man annehmen, daß unter dem Einfluß

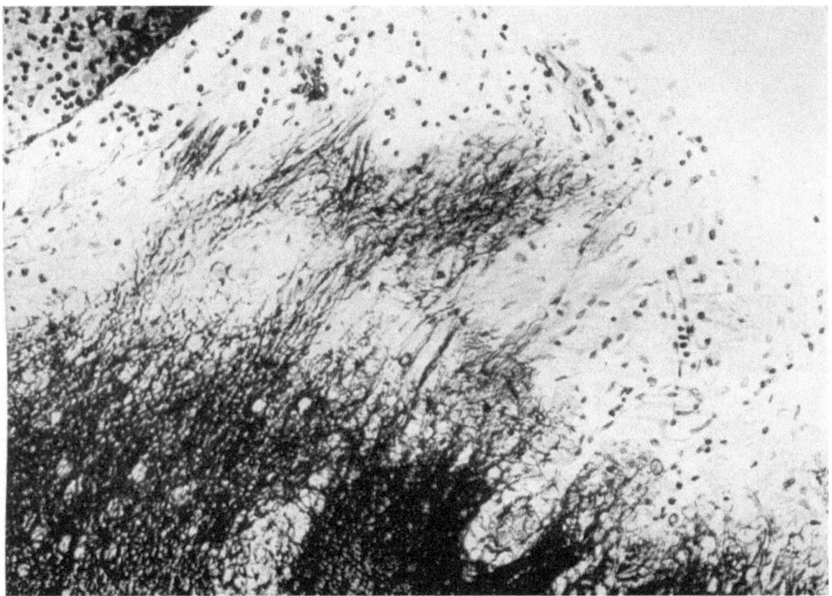

Abb. 221. In die Pia vorgesproßte Gliafaserbündel bei einer degenerativen Rindenkrankheit. (Nach einem Präparat von Herrn Dr. Weimann.)

meningitischer Prozesse oder nekrotischer Zerstörungen die Grenzen zwischen Ektoderm und Mesoderm völlig aufgelöst wurden, und die Glia nun bruchartig in die Meningen hineinwachsen kann; es ist da nicht auffallend, daß bei der von beiden Teilen geleisteten Organisation Durchflechtungen ihrer paraplastischen Produkte zustande kommen (Abb. 253) — genau wie im Zentralorgan selbst, etwa bei Erweichungsherden. Und auch für die Paralyse wissen wir ja, daß bei diesem Entzündungsprozeß die Grenzscheiden nicht immer gewahrt bleiben; können sich hier mesenchymale Fasern und Netze in das ektodermale Gewebe vorschieben, so ist es leicht verständlich, daß es auch im Bereich der „entzündeten" Pia zu Wucherungen mit Verwischung der normalen Grenzen kommt. Aber es ist unbestreitbar, daß es selbst bei rein degenerativen Prozessen ein solches Vorsprossen von Gliapinseln und Büscheln über den Kortexrand in das piale Gewebe gibt. Ich sah das z. B. am Kleinhirn bei kontralateraler Atrophie nach schweren Zerstörungen einer Großhirnhälfte, ebenso bei rein degenerativen Prozessen in der Großhirnrinde. So stammt die Abb. 221 von der Großhirnrinde des von Herrn Kollegen Weimann untersuchten degenerativen Pro-

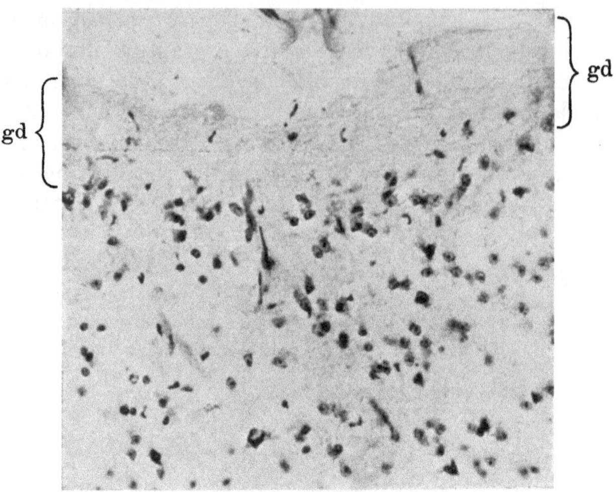

Abb. 222. Gliöse Deckschicht unter der Pia. gd zeigt die breite, fast kernlose, von
einem dichten Faserfilz eingenommene, hier im Nisslbilde nur leicht angefärbte Zone,
welche oberhalb einer Reihe gewucherter Gliazellen gelegen ist. Stirnhirnrinde' eines
Falles subkortikaler arteriosklerotischer Verödung.

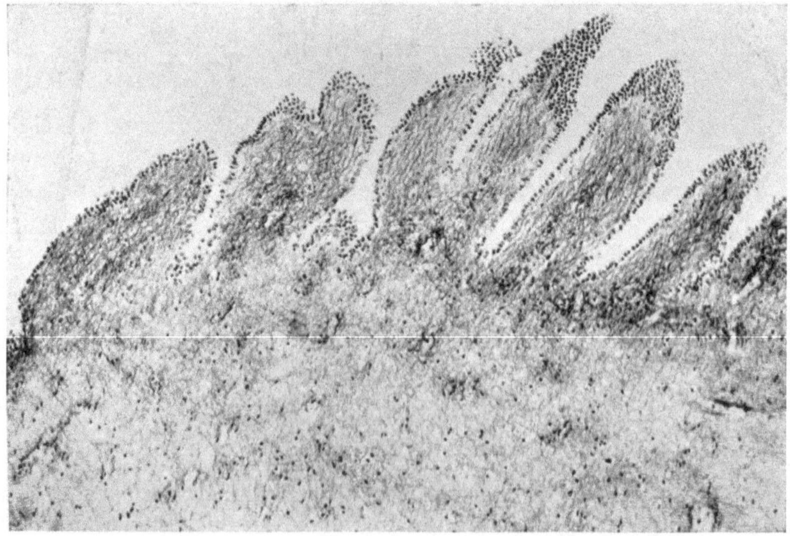

Abb. 223. Ependymitis granulosa: Wucherung der subependymären Gliafaserung; die
dadurch entstandenen Wärzchen sind vom Ventrikelepithel bekleidet. Weigertsche
Gliafaserfärbung.

zesses. Anhaltspunkte für eine durch den Prozeß verursachte Zerstörung der
biologischen Grenzscheiden haben wir hier nicht. Aus den organisatorischen

Aufgaben der Neuroglia ist diese Durchsetzung der Pialamellen mit vorgewucherten Gliafasern ebenfalls nicht zu erklären. Und so meine ich, daß man dieses Hinauswuchern der faserigen Glia in die Meningen auf Reize infolge Gleichgewichtsstörung beziehen darf, sie als Ausdruck der Wirksamkeit statischer Momente bewerten kann. — Bei vielen von den derben Glia faserbüscheln läßt sich übrigens eine neue Membrana limitans nachweisen, welche sie gegen die Bindegewebsfaserung abgrenzt. Aber andererseits ist es, zumal bei den vereinzelten Fasern unmöglich, etwas von einer Grenzmembran zu sehen, und man darf mit Nissl bezweifeln, ob hier eine solche vorhanden ist. Immerhin ist zu bedenken, daß unsere Methodik zu unsicher für deren regelmäßigen Nachweis ist; wir wissen ja, daß sie in unseren histologischen Präparaten auch dort oft nicht zur Beobachtung kommt, wo sie tatsächlich besteht.

Bei allem, was wir bisher erörtert, sind es die an Ort und Stelle entstandenen Defekte, welche die Neuroglia ausgleichen sollen. Es gibt aber seltene Befunde, die meines Erachtens beweisen, daß die Glia nicht nur dort raumausfüllend wirkt, wo der Untergang selbst stattgefunden hat, sondern wo von fern her Volumsreduktion bewirkt worden ist. So kann z. B. eine Arteriosklerose im Marklager große Atrophien bedingen (siehe S. 385), ohne die Rinde selbst zu zerstören oder nennenswerte Ausfälle zu verursachen; es besteht hier ein Kontrast zwischen einer guten, breiten Rinde und dem stark reduzierten Mark. Dennoch sehen wir bei solchen und anderen Erkrankungen des Marklagers

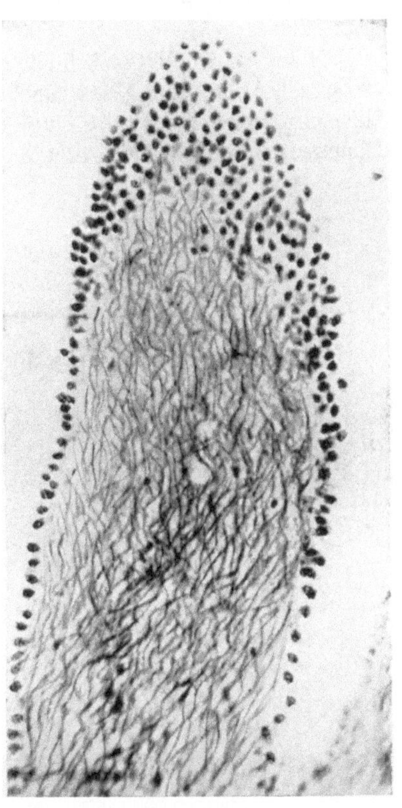

Abb. 224. Eine Gliawarze aus der Abb. 223 bei stärkerer Vergrößerung.

breite, neue gliöse Deckschichten der Molekularzone aufliegen, wie in Abb. 222. Selbst wenn wir annehmen wollten, daß die Rinde doch erheblich mitgelitten hat — von einer der Deckschicht entsprechend starken kortikalen Atrophie könnte bestimmt nicht die Rede sein. Es muß, meine ich, die faserige Neubildung am Kortexrand durch die Einsenkung infolge abgelegener Einschmelzungen (im Mark) erklärt werden.

Immer noch unklar in ihrer Pathogenese sind die altbekannten Gliawarzen an der Ventrikeloberfläche. Es handelt sich hier, wie man an den Abb. 223 und 224 sieht, um Wucherungen der subependymären Glia; beim Vorsprossen in den Ventrikelraum behalten sie meist den Ependymüberzug. Daß sie der Organisation und Raumausfüllung dienten, kann man wohl nicht annehmen. Man könnte sich damit abfinden, daß diese Ependymitis granularis — entsprechend dem alten Namen — als entzündliche Proliferation Teilerscheinung

eines ausgebreiteten Entzündungsprozesses ist, so etwa bei der multiplen Sklerose
oder der Paralyse. Aber dazu stimmt nicht, daß wir ähnliche Bilder bei rein
degenerativen Prozessen, z. B. bei Hirnatrophie infolge von chronischem Alkoholismus finden. Auch eine Fernwirkung von weiter abgelegenen Atrophien
her unter Einfluß statischer Momente, wie bei der eben erwähnten subpialen
Deckschicht, ist hier schwerlich anzunehmen.

Wir hatten im Voraufgehenden den Akt der Organisation so dargestellt, als
ob Zerfall, Abbau und Abtransport regelmäßig von einer Wucherung der faserigen
Glia gefolgt bzw. begleitet sei und als ob immer der anfangs zahlreiche und lockere
Gliaersatz allmählich in eine kernarme narbenartige Gliose übergehe. Von

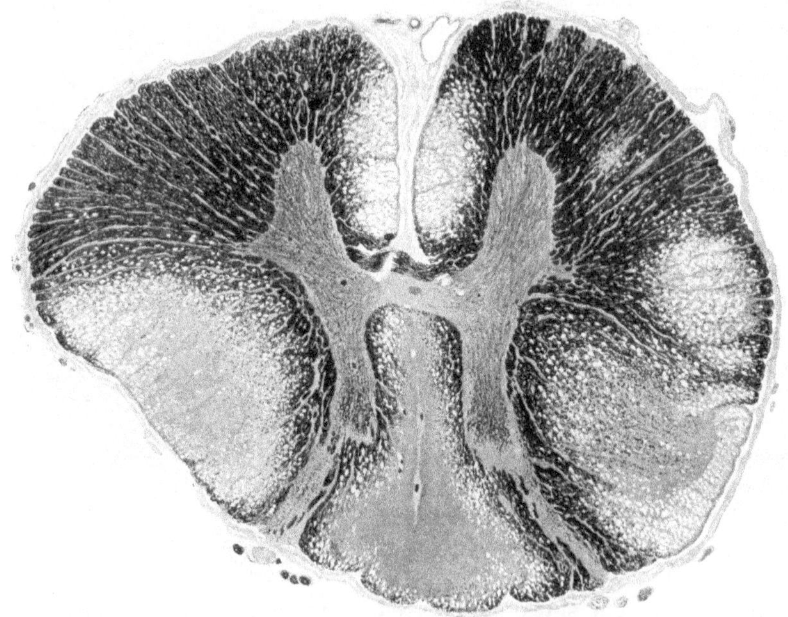

Abb. 225. Markscheidenpräparat vom Halsmark bei funikulärer Spinalerkrankung. Die
aufsteigend degenerierten Areale im Hinterstrang sind am vollkommensten sklerosiert.
Geringere faserige Organisation in den grobmaschig veränderten Seitensträngen. Die
Herde in den Vordersträngen noch ganz im Status spongiosus.

diesem durchschnittlichen Verhalten gibt es in beiderlei Hinsicht Ausnahmen. Sie sind in der Art des Prozesses und in der Lokalisation und
dem Tempo begründet [1]).

Die spezielle Lokalisation hat ihren Einfluß in bezug auf die Vollkommenheit der fasrigen Organisation: in manchen zentralen Bezirken kann die
Neuroglia offenbar infolge ihrer normalen Anlage an Ort und Stelle die Aufgabe der Raumausfüllung durch die Faservermehrung nicht wie durchschnittlich leisten. Ganz allgemein ist es ja so, daß wo massenhaft und rasch

---

[1]) Bezüglich des Verhaltens der Neuroglia und überhaupt der organisatorischen Vorgänge beim Neugeborenen, wie der besonderen Reaktionsweise des unreifen Nervensystems siehe S. 249.

nervöses Gewebe zerfällt, Lücken entstehen, und zwar nicht nur bei der Erweichung infolge Nekrose, sondern auch bei reinen Degenerationen. Zur Unterscheidung von den gewöhnlichen Erweichungen glaubte ich diese Veränderung „Status spongiosus“ nennen zu sollen. Man sieht sie bei sekundärer Entartung peripherer und zentraler Nervenbahnen und mit besonderer Regelmäßigkeit bei der funikulären anämisch-toxischen Spinalerkrankung. Wie solche „leeren“ Felder allmählich ausgefüllt werden, haben wir besprochen. Die Abb. 225

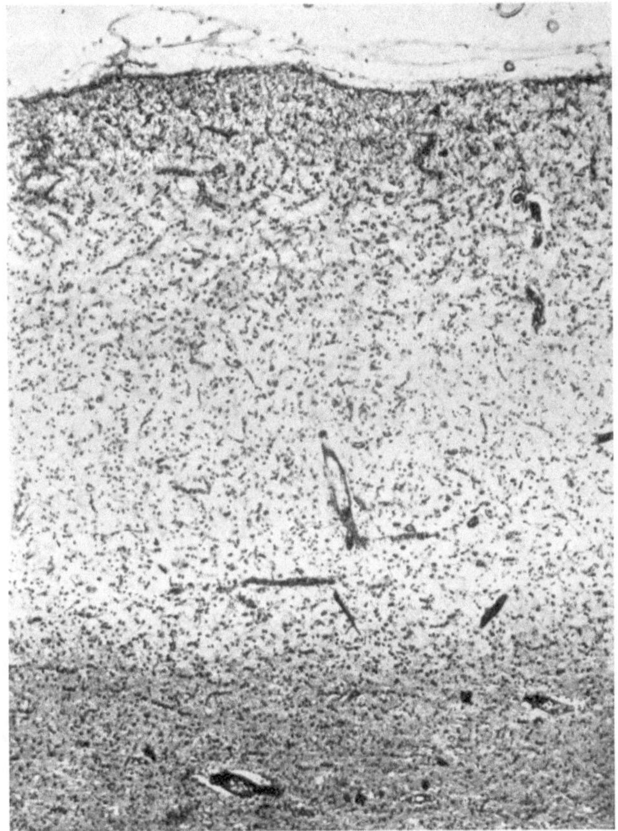

Abb. 226. Gliafaserpräparat von einer schwer atrophischen Hirnrinde. Die Gliafaserwucherung hält sich vorwiegend an die beiden obersten Schichten und an die 6. Schicht, den Übergang in das Mark.

soll noch einmal zeigen, daß es durchaus nicht ungewöhnlich ist, daß große Lücken bei intensivem degenerativem Zerfall auftreten; dadurch bekommt das Gewebe ein schwammiges Aussehen. Das was wir hier „Status spongiosus“ nennen, sind Begleit- bzw. Folgeerscheinungen solcher schweren akuten Zerfallsvorgänge, sie kommen in den verschiedensten zentralen Gebieten vor. Von mehreren Faktoren hängt es ab, innerhalb welcher Zeit der Defekt ausgefüllt ist. So degenerieren bei plötzlichen Querschnittsunterbrechungen des Rückenmarks die verschiedenen Systeme verschieden rasch (Hoche) und werden in verschiedenem Tempo organisiert. Interessant sind in dieser Beziehung die Befunde bei funikulärer Spinalerkrankung. Auffallend lang bleiben bei diesem Prozeß im Gegensatz zu anderen Erkrankungen die weiten Maschen unausgefüllt und die sekundären Degenerationen sind oft schon längst derb gliös, ehe die Herde eine Sklerose zeigen (Abb. 225). Der Gang der Sklerosierung der Herde zeigt, daß die zeitlichen Verschiedenheiten der Raumausfüllung auch von örtlichen Faktoren abhängen müssen; bei der gliösen Organisation kommen die Herde in den Vordersträngen zuletzt an die Reihe. — Wenn es also hier auch verhältnismäßig lang bis zum Abschluß der Gliose dauern kann, so wird sie doch schließ-

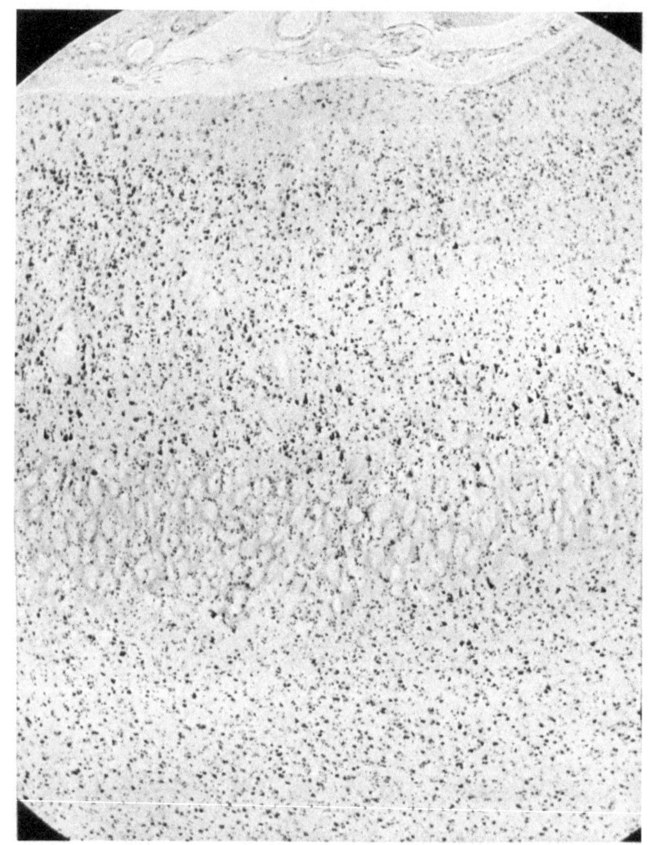

Abb. 227. Akuter Status spongiosus, vornehmlich in der 4. Brodmannschen Schicht (unter den großen Pyramiden der 3. Schicht). Eigenartige Rindenkrankheit. Nisslpräparat.

lich „fertig". In bestimmten zentralen Gebieten aber, wird sie das — wie schon angedeutet — meist nicht. Ich habe jüngst gezeigt, daß das für die **Großhirnrinde** und für das Gebiet des **Striatums** gilt. Ist das Zustandekommen von Spalten und schwammigen Hohlräumen als solches nichts für die Rinde und die äußeren Linsenkernabschnitte Eigenartiges und sehen wir auch in anderen zentralen Teilen unter bestimmten Bedingungen Zerklüftungen und weitmaschige Hohlräume auftreten, so unterscheidet sich doch die Rinde und die laterale striäre Region von fast allen übrigen zentralen Gebieten dadurch, daß hier, wenn

einmal im Falle plötzlichen massenhaften Gewebszerfalls Lücken aufgetreten waren, dieser Defekt sich meistens nicht recht ausgleicht. Die
gliöse Organisation also versagt in gewissem Grade. Das aber liegt meiner
Ansicht nach daran, daß in der Großhirnrinde normalerweise nur die erste
und (in sehr viel geringerem Maße) die zweite Schicht Fasern führen und daß
erst im Übergang zum Mark wieder faserige Neuroglia auftritt, so wie es das
Photogramm nach Weigerts Originalzeichnung (Abb. 85) wiedergibt. Zu

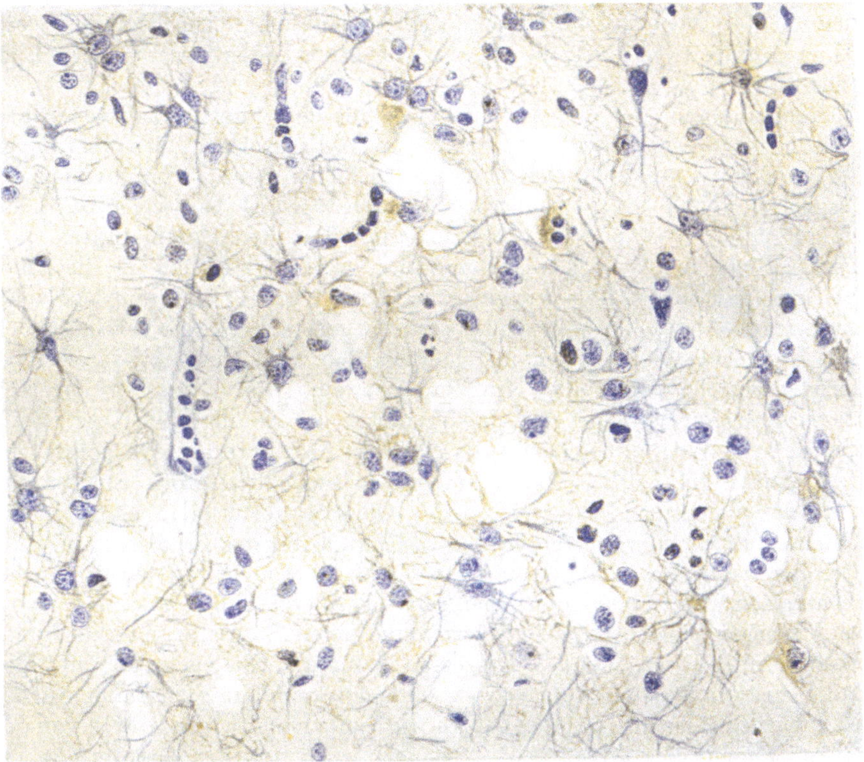

Abb. 228. Status spongiosus der Großhirnrinde. Eigenartiger, noch ziemlich frischer
Krankheitsprozeß des Rückbildungsalters. Um die Lücken Wucherung der Gliaelemente,
welche fettige Abbaustoffe aufgenommen haben und gleichzeitig Fasern bilden. Weigertsche Gliafaserfärbung.

dem normalen Übersichtsbilde der Rindenglia stimmt sehr gut das Gliafaserbild der pathologischen Rinde in Abb. 226: eine dichte Gliafaserwucherung
sieht man nur in den beiden ersten Schichten und dann wieder in der tiefen Rinde.
Gewiß enthält bei diesem zu großartiger Faserbildung neigenden Prozeß auch
die mittlere Rinde viele Faserbildner — und wir erwähnten ja S. 320 die sehr
bemerkenswerte Tatsache, daß auch in gliafaserfreien Bezirken die Gliazellen
zur Bildung von Gliafibrillen fähig werden können —, aber sie reichen längst nicht
hin, den Defekt auszufüllen, und so stellt auch diese alte atrophische Rinde sich
noch als weitmaschiges Lückengebiet dar, als Status spongiosus. — Eine

weitere Stütze für meine Ansicht ergibt sich mir aus den Befunden bei einem akut entstandenen Status spongiosus (Abb. 227). Hier ist der Zerfall und die Lückenbildung frisch. Bei der Eigenart dieses Prozesses treten selbst in der mittleren Rinde reichlich faserbildende Gliazellen (Abb. 228) auf; die um die großen Lücken gelegenen Gliazellen haben neben der Aufgabe, Zerfallsmaterial zu verarbeiten, auch die der Fibrillenbildung. Sie sind aber bei diesem sich über breite Rindenschichten erstreckenden Prozeß sehr ungleich verteilt und so erscheint dennoch das Gewebe in Zonen und Feldern siebartig durchlöchert. (Dabei dürften außer der Gliaanlage in den Rindenschichten und der Fähigkeit zur Faserbildung auch architektonische Momente mitspielen, auf welche Bielschowsky vor kurzem hingewiesen hat; die nähere Erörterung dieser Frage gehört in die spezielle Rindenpathologie.)

Übereinstimmend mit dem frischen, wie mit dem alten spongiösen Status der Großhirnrinde sind die Bilder von der sog. „Erweichung" des Striatums bei Wilsonscher Krankheit. Auch hier glaube ich den Beweis erbracht zu haben, daß es sich um einen Status spongiosus handelt, der sich bei langer Dauer der Krankheit unter Umständen verringern kann. Das Recht, dem Status spongiosus der Rinde die „zystische Degeneration" und Zerklüftung im Putamen bei Wilson analog setzen zu dürfen, gründet sich wieder auch auf Tatsachen der normalen Anatomie, welche uns Weigert gelehrt hat[1]). Er hebt ausdrücklich die Unterschiede dieser Region gegenüber den verhältnismäßig faserreichen Sehhügelkernen hervor; gerade im Putamen sind die Gliafasern ungemein sparsam, sie fehlen fast ganz und das Verhalten der Neuroglia in jener Region entspricht nach Weigert dem Typus der Großhirnrinde. Ob bei degenerativem Zerfall im äußeren Linsenkerngebiet schließlich große Spalten und Zysten oder auch nur Zerklüftungen des Gewebes resultieren, hängt meines Erachtens vorwiegend vom Tempo und der Extensität des Prozesses ab.

Der hier vorgetragenen Anschauung widerspricht es nicht, daß wir in manchen geschrumpften Rinden im atrophischen Linsenkern (vgl. Fall H. meiner Wilson-Arbeit) Mengen gewucherter Gliafasern ohne einen Status spongiosus finden. Bei schleichend verlaufenden Prozessen kann die Gliawucherung mit dem Zerfall Schritt halten und das Gewebe ohne Lückenbildung zusammenrücken. Das Zustandekommen des Status spongiosus hängt nicht allein von dem lokalen Moment der Gliaanlage, sondern auch von der Intensität und Akuität (Tempo), wie von der Eigenart des Prozesses ab. Daß aber unter gleichen Bedingungen das lokale Moment ausschlaggebend sein kann, habe ich gerade bei den Wilsonfällen gezeigt: bei gleichartiger Veränderung war es in der Hirnrinde und im Putamen zu einem spongiösen Status gekommen, im Dentatum des Kleinhirns aber zu einer frühen faserigen Ausgleichung des Defektes.

Bezüglich des auffälligen Befundes von Lichtungen in Mark und Rinde infolge von Gefäßveränderungen und über ihre Einordnung in die Atrophie siehe S. 386 u. 389.

In anderer Weise äußern sich die lokalen Eigentümlichkeiten der faserbildenden Glia in der Hirnrinde bei der Organisation (bzw. entzündlichen Proliferation) der Neuroglia in den marklosen Herden der multiplen Sklerose und progressiven Paralyse. Die Skleroseherde sind ja im allgemeinen

---

[1]) Vgl. die Ergebnisse unserer ergänzenden Untersuchungen darüber (speziell über die Unterschiede zwischen Striatum — Putamen und Schwanzkern — und Pallidum) auf S. 145.

durch die enorme Faserwucherung an der Stelle der Demyelinisation ausgezeichnet. Die kortikalen Herde aber machen darin eine Ausnahme. Hier
sind nur relativ wenig Faserbildner und ein nur geringes Faserwerk zu sehen,
so daß sich die Herde im Weigertschen Gliapräparat oft überhaupt nicht herausheben. Am klarsten tritt dieser Unterschied bei denjenigen Herden hervor,
die von der Rinde ins Mark übergreifen. An solchen Rindenmarkherden der
multiplen Sklerose, wie der progressiven Paralyse habe ich gezeigt, wie die
filzige Gliafaserung an der tiefen Rinde aufhört. Die Übersichtsbilder 229 und 230
illustrieren das. Der im Markscheidenpräparat die Rinde wie das Mark durch-
setzende Herd ist im Gliafaserpräparat scheinbar auf letzteres beschränkt,
d. h. der Rindenanteil des Herdes ist frei von dichtfaseriger Gliawucherung.

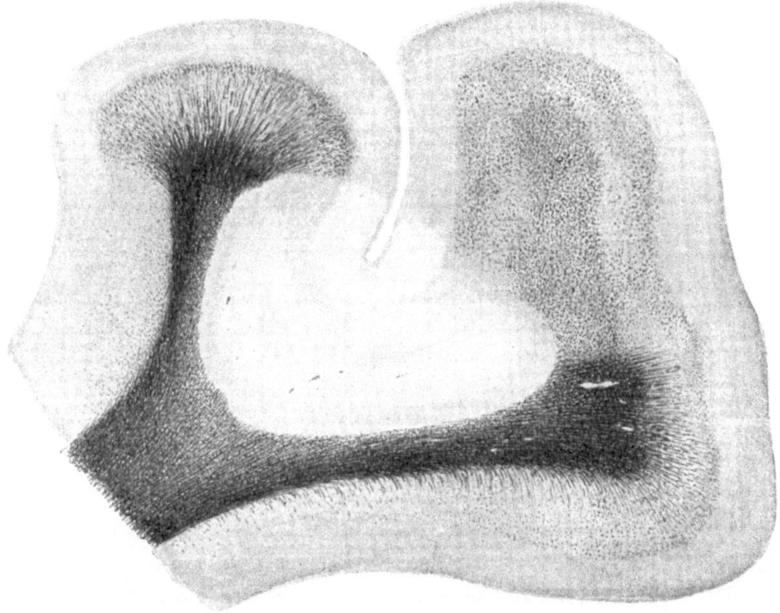

Abb. 229. Großhirnherd bei multipler Sklerose. Der Herd besteht aus einem Rinden-
und einem Markanteil. Markscheidenpräparat.

— Neuerdings ist es mir gelungen, das gleiche auch für die Putamenherde
zu erweisen. Bei Plaques, welche von der äußeren Kapsel auf das Putamen
übergreifen, hört der dichte Faserfilz an der Grenze zwischen beiden auf. Der
Putamenanteil des Herdes ist frei davon, er enthält nur ein relativ lockeres
Gliafasergeflecht. Diese Feststellungen geben meiner Deutung recht, wonach
die normale Gliafaseranlage die besonderen lokalen Eigentümlichkeiten der
erwähnten Veränderungen bestimmt und wonach das Putamen in diesen normalen und pathologischen Eigentümlichkeiten dem Verhalten des Großhirns
entspricht. Ich glaube damit gezeigt zu haben, eine wie große Bedeutung
dem lokalen Faktor in der histologischen Gestaltung der Veränderungen
zukommt.

In den Rinden- und den Putamenherden sieht man nichts von einem spongiösen
Zustand und auch ein bloßes Veröden und Zusammenrücken des erkrankten

Gebietes liegt nicht vor. Möglich, daß — statt der faserigen Glia in anderen Herden — hier in der Rinde die retikuläre Glia die Lücke ausfüllt. Für diese schon früher von mir geäußerte Vermutung vermag ich jedoch auch heute keinen Beweis zu bringen. Wir müssen uns begnügen, diese außerordentlichen, durch die lokalen Eigentümlichkeiten bedingten Unterschiede der Gliareaktion zu registrieren. Daß letztere ganz überwiegend durch die Besonderheiten der Faserglia in der Hirnrinde bestimmt werden, glaube ich bewiesen zu haben. Der Umstand, daß die Markmenge in der Rinde im Verhältnis zur weißen Substanz geringer ist, könnte nur von untergeordneter Bedeutung sein; denn bei Herden in anderen Grisea, etwa im Vorderhorn, ist ein solcher Unterschied gegenüber denen in der weißen Substanz nicht zu beobachten; sie sind eben von vornherein gut mit faseriger Glia ausgestattet.

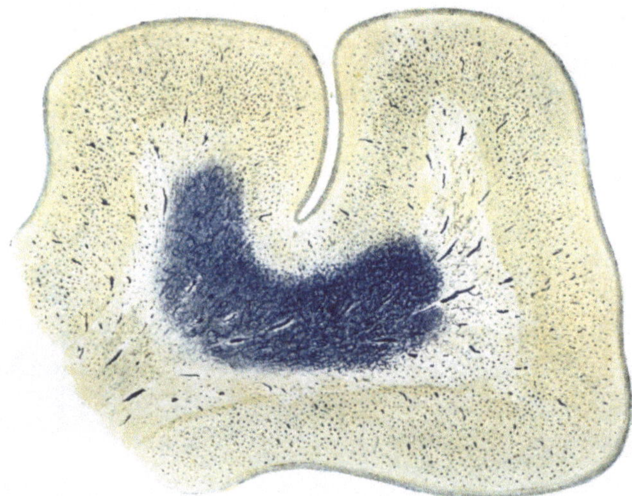

Abb. 230. Der gleiche Herd wie in Abb. 229 (bei etwas geringerer Vergrößerung) im Gliafaserbild. Der Markanteil des Herdes zeigt eine gliöse Sklerose, der Rindenanteil dagegen nicht.

Der zweite Faktor, der die Ausnahmen von den durchschnittlichen Vorgängen bei der Raumausfüllung und Organisation bestimmt, ist, wie wir sagten, die Art des Prozesses. Wir müssen uns in diesem allgemeinen Teil mit dem bloßen Hinweis begnügen, daß es Prozesse gibt, bei denen sich die faserige Glia auffällig passiv verhält; anders gesprochen: bei manchen Prozessen bleibt eine nennenswerte Gliafaserwucherung aus, trotzdem Nervengewebe in größerem Umfange zugrunde geht. Hierher gehört nach Alzheimer vor allem die Dementia praecox und die familiäre Chorea. Auch unter anderen Bedingungen sehen wir das nervöse Gewebe veröden und eventuell zusammenrücken. Im Gliafaserpräparat braucht sich dieser Ausfall nicht anzuzeigen. Daraus folgt, daß Weigerts Annahme nicht mehr als zutreffend gelten kann, wonach jeder Untergang von nervösem Gewebe zu einer Vermehrung der Faserglia führen müsse. Dafür haben wir aber bei solchen Prozessen meist in der zelligen resp. plasmatischen Wucherung ein Merkmal für den Untergang nervöser Substanz; die Hypertrophie und Hyperplasie der Gliazellen ist der Ausdruck einer Schädigung des funktiontragenden Parenchyms. Das ist von Nissl schon früh erkannt worden. Es hat in der Pathologie der Hirnrinde die größte Bedeutung, zumal ja selbst bei den mit Faserbildung einhergehenden Prozessen hier lokal vielfach nur eine relativ geringe Neigung zur Faserbildung besteht. Man kann in den zelligen Wucherungen und der Zunahme des Plasmavolumens gleichsam ein Äquivalent für die faserige Proliferation sehen und sie der Organisation zurechnen. — Es gibt aber endlich auch solche Prozesse, bei denen an der Neuroglia in keinem ihrer Bestandteile etwas sicher Pathologsches zu sehen ist, trotz des Untergangs nervöser Substanz; der Defekt gleicht sich hier durch Zusammenrücken aus und die verödete Partie verschwindet.

Über einige besondere gliöse Reaktionen.

Die zuletzt angeführten Tatsachen geben uns Veranlassung, noch einige gliöse Reaktionen gesondert zu betrachten, über deren funktionelle Bedeutung im Komplex der Degeneration wir noch nichts Bestimmtes aussagen möchten.

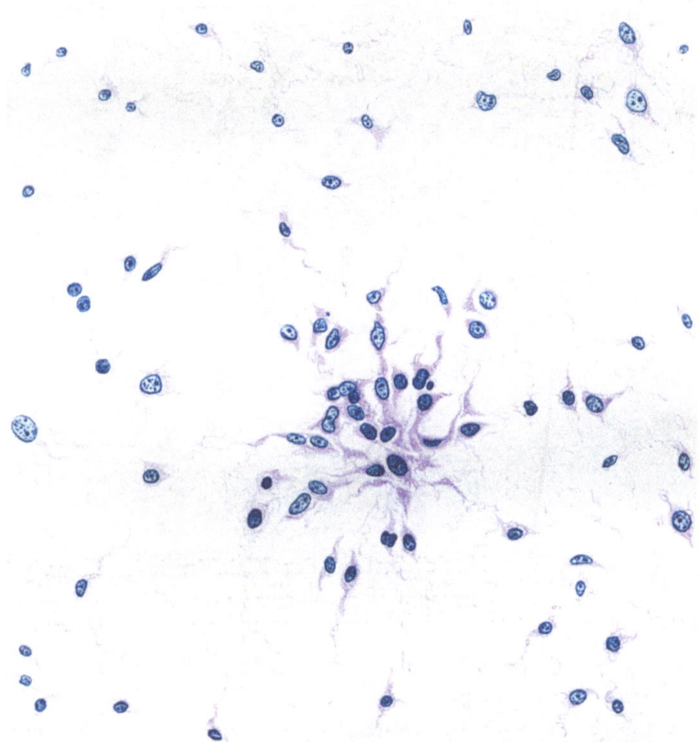

Abb. 231. Gliastern aus dem Rückenmark bei sekundärer Degeneration. Die proliferierenden Zellen ordnen sich hier zu einer kleinen Gruppe. Sie haben ziemlich weitausgezogene Fortsätze. Nisslpräparat.

Man könnte gegen die im Voraufgehenden gegebene Darstellung der degenerativen Vorgänge geltend machen, ich sei von meiner ursprünglichen Absicht, das Morphologische zur Richtschnur zu nehmen, ganz abgewichen und hätte die

sichtbaren Veränderungen bei der Degeneration nach ihrer pathophysiologischen
Bedeutung analysiert. Aber ich hatte andererseits auch von vornherein betont,
daß das höhere Ziel der Pathologie die pathologische Physiologie sei, die uns
das Wesen der krankhaften Veränderungen erschließen soll. Und wenn irgendwo
in der pathologischen Anatomie des Nervensystems die histologischen Bilder
eine Deutung in funktioneller Hinsicht zulassen, so hier beim Abbau und bei
der Organisation im Gefolge der Degeneration. Ich glaube mich dabei auf das
beschränkt zu haben, was sich ohne Phantasie ableiten läßt. Für die im folgenden
zu schildernden Befunde besteht gewiß das Recht zu Vermutungen über ihre
Bedeutung, und wir werden davon auch Gebrauch machen.   Aber es schien

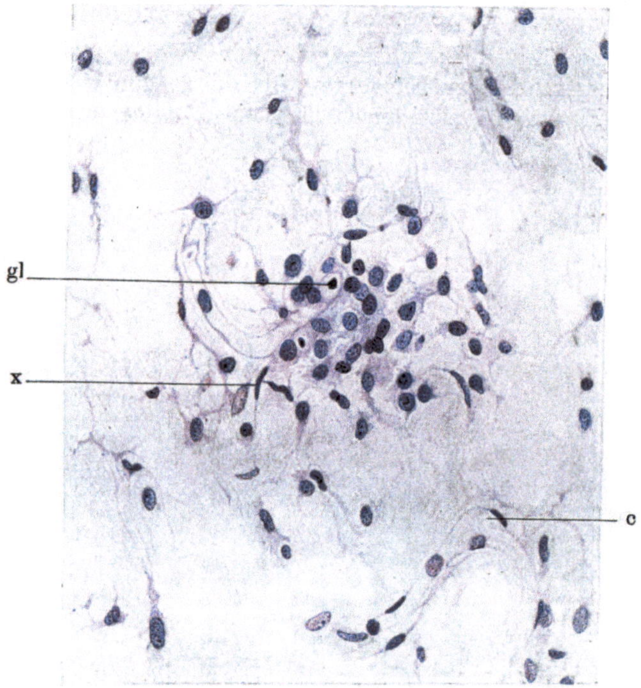

Abb. 232. Kleiner rein gliöser Fleckfieberherd der Kleinhirnrinde, einem präkapillaren
Gefäße aufsitzend. x Verzweigungsstelle des Herdgefäßes, gl eine dem Gefäß aufgelagerte
degenerierte Gliazelle. c Kapillare außerhalb des Herdes. Nisslpräparat.

mir nicht erlaubt, sie hier und heute schon einfach den Abbauerscheinungen
oder der Organisation einzuordnen.

Es handelt sich um gliöse Proliferationen, von denen ich annehme, daß
sie mehr oder weniger vorübergehenden Charakters sind. Diese ihre Eigenart
wurde wohl oftmals verkannt. Wenn wir an Stelle degenerierender Ganglienzellen Gliaelemente wuchern sehen oder wenn sonst in grauer oder weißer Substanz Gliazellherde auftreten, so beweist das nicht, daß diese Elemente hier
Dauercharakter haben und etwa den Defekt in eine Sklerose wandeln sollen; es
handelt sich nicht um „Mikrosklerosen", wie solche Bilder fälschlich genannt
worden sind.

Ihrer morphologischen Struktur nach sind es kleine Anhäufungen von Gliazellen. Vielfach haben sie die Gestalt von Sternchen oder Rosetten; andere
erscheinen als Häufchen und Knötchen, wieder andere werden durch die
spezielle Form und Ausbreitung des nervösen Apparates bestimmt, an dessen
Stelle sie rücken (vgl. besonders die Abbildungen vom gliösen Strauchwerk
der Kleinhirnrinde). Meine Studien über das Gliastrauchwerk im Bereiche des
Purkinje-Neurons und über die Fleckfieberknötchen, ferner die Erfahrungen
bei Encephalitis epidemica, Vergiftungen usw. berechtigen, meine ich, zu der
Annahme, daß die kleinen fleckförmigen Gliazellwucherungen insofern alle
zusammengehören, als sie akut entstehen und Merkmale noch frischer degenerativer Vorgänge sind und daß sie den Charakter von im wesentlichen vorüber-

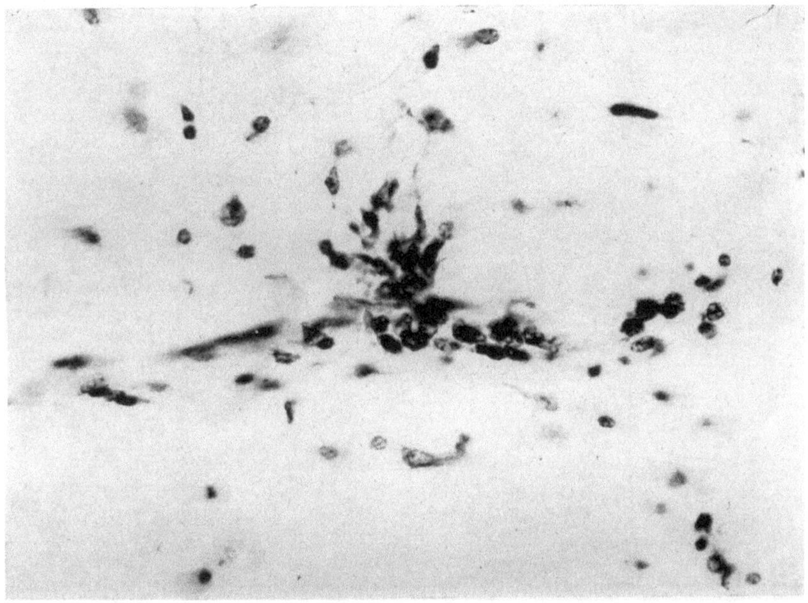

Abb. 233. Gliastern an einem präkapillaren Gefäße bei Encephalitis epidemica. Nisslpräparat.

gehenden Erscheinungen haben. Dabei müssen wir es selbstverständlich heute
noch dahingestellt sein lassen, ob sie ihrer funktionellen Bedeutung nach miteinander verwandt sind und inwieweit sie sich später den Abbauerscheinungen
einerseits, der Organisation oder den Organisationsversuchen andererseits einordnen lassen.

Die kleinen Gliasterne, -rosetten und -knötchen kann man nach ihren
Beziehungen zu gewissen Gewebsbestandteilen ordnen: die einen lassen solche
nicht deutlich erkennen (Abb. 231), die anderen treten in Abhängigkeit
von Gefäßen auf (Abb. 232 und 233) und die dritten stehen mit dem Zerfall
von Ganglienzellen in Zusammenhang (Abb. 234, 235a, b, 237 u. a.).

Für die erste Gruppe gibt Abb. 231 eine Illustration bei sekundärer Degeneration der Pyramidenbahn. Auch auf Serien ist eine Anlehnung an Gefäße nicht
zu erkennen. Ähnliches sah ich bei Eklampsie und Urämie, ferner in der tiefen

Rinde bei Paralyse; bei Infektionskrankheiten, wie z. B. beim Typhus abdominalis zumal in der Brücke. — Diese Gliasternchen gleichen denen, welche in strenger Abhängigkeit von Gefäßen stehen und deren Hauptrepräsentant das Fleckfieberherdchen darstellt. Abb. 232 zeigt einen locker gebauten Gliaherd bei Fleckfieber; viel häufiger sind die mehr kompakten Knötchen bei dieser Krankheit; ich habe davon in einer früheren Arbeit zahlreiche Illustrationen gegeben, dort ist auch der Typus der Rosettenherde mit radiär vom Gefäß ausgehenden Gliazellen dargestellt. Perivaskuläre Gliasternchen sieht man auch bei anderen Infektionskrankheiten, z. B. bei Malaria (Dürck) und bei der jetzt viel studierten Encephalitis epidemica. Die genaueste Beschreibung, die wir

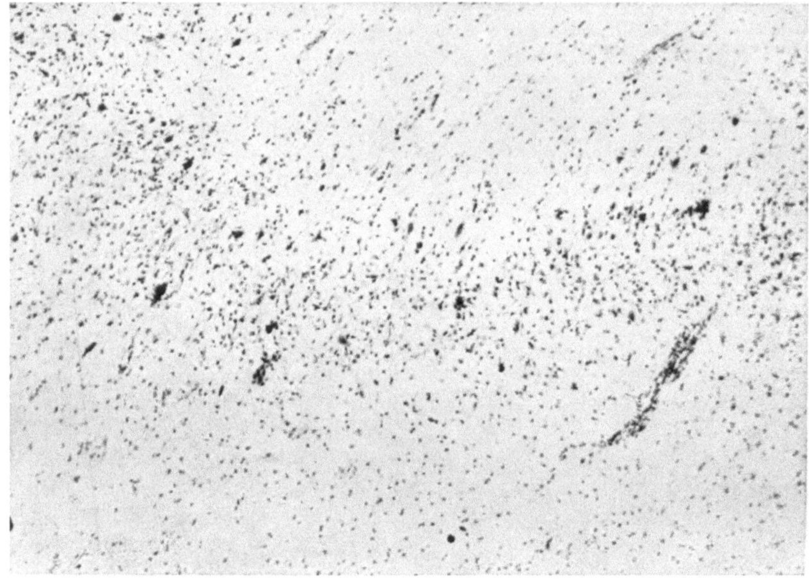

Abb. 234. Schwere Veränderung des Nucleus dentatus des Kleinhirnes bei einem Fall von Tpyhus (Übersichtsphotogramm). Gliarosetten bzw. Gliasterne an Stelle von Ganglienzellen („Neuronophagie"). Nisslpräparat.

von diesen Herden besitzen, stammt von W. Groß; seine Mitteilungen stimmen mit den Befunden überein, die Herr Kollege Creutzfeldt an unserm Material erhoben hat. In Abb. 233 sitzt ein solches Gliaknötchen einem Gefäß auf. Es läßt sich ein derartiges, bei Enzephalitis gefundenes Herdchen von kleinen Fleckfieberherdchen, wenigstens von den locker gebauten, nicht unterscheiden. Bei beiden Prozessen können den gliösen perivaskulären Knötchen lymphozytäre Elemente beigemischt sein, so daß diese Bildungen morphologisch entzündlichen Charakter haben. Es gibt aber auch reine Gliazellproliferationen verschiedenen Baus ohne jede Infiltration bei diesen Infektionskrankheiten (siehe S. 452).

Bei verschiedenen Infektionskrankheiten, besonders wieder bei Encephalitis epidemica (von Economo, Creutzfeldt, Groß), bei Malaria (Dürck), bei Fleckfieber, Typhus, Gasödem (eigene Untersuchungen), auch bei gewöhnlichen Pneumonien (Scholz) fanden wir die dritte hier unterschiedene Gruppe von Gliaherdchen, nämlich solche, die sich im Bereiche degenerierender Ganglienzellen entwickeln. Wir haben derartige Bilder bereits im Kapitel über die pathologische Morphologie der Ganglienzellen gelegentlich der Besprechung der sog. „Neuronophagie" beschrieben (siehe S. 97).

Hier meinen wir nicht sowohl das bei Verflüssigungsprozessen von Ganglienzellen zu beobachtende Eindringen von Gliaelementen, die unter amöboider Umwandlung rasch zerfallen, als vielmehr Bilder von der Art der Abb. 235a, b. Die Gliazellen zeigen überwiegend progressive Erscheinungen, das Plasma ist reich und gut gefärbt, die Fortsätze breit, die häufig sehr zahlreichen Mitosen beweisen die Frische der Veränderungen und die Proliferationsenergie. Die früher gegebenen Bilder (Abb. 57) werden durch die Abb. 235a und b ergänzt. In

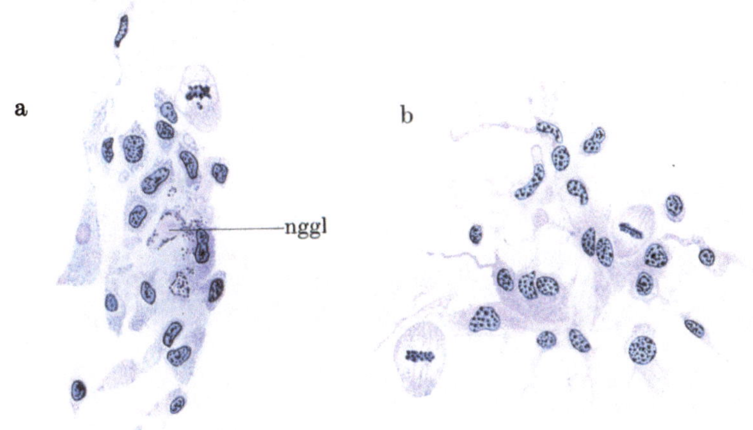

Abb. 235a und b. a Zwei in weitgehender Degeneration befindliche Ganglienzellen aus Abb. 234: die eine ohne, die andere mit Neuronophagie. Von letzterer ist nur noch der Rest des Kernchromatins und die vergrößerte Scheibe des Kernkörperchens zu sehen (nggl). Sehr verschiedene Gestalt der Trabantzellen und ihrer Kerne. Mitose einer Gliazelle am oberen Pol der im Untergang begriffenen, von Gliazellen ersetzten Nervenzelle (Verklumpung der Schleifen, Absprengung eines Chromatinbrockens, Vakuolisierung der oberen Zelleibhälfte). b Etwas kleinere Ganglienzellen des Nucleus dentatus, welche im Photogramm (Abb. 234) als Gliasterne imponieren. Totale Neuronophagie. Die Gliazellen sind vielfach an der Peripherie stäbchenartig ausgezogen oder mit ihren längeren Fortsätzen umgebogen. Mitosen.

der ersten Abbildung haben sich plasmareiche, synzytial verbundene Gliazellen größtenteils schon an die Stelle der Ganglienzelle gesetzt, von welcher nur noch das große Kernkörperchen mit dem Kernrest zu sehen ist. Die daneben liegende Ganglienzelle zeigt keine Substitution durch Gliaelemente. Es gibt offenbar diffuse, aber auch mehr lokalisierte zentrale Erkrankungen, wo bestimmte Ganglienzellen ganz überwiegend in solcher Weise zugrunde gehen. Von dem massenhaften Vorkommen derartiger „neuronophagischer" Bilder vermittelt das Photogramm 4 eine Übersicht; es stammt aus dem Dentatum des Kleinhirns eines Typhusfalles (siehe S. 283); die Abb. 235a—b stellen Einzelheiten daraus dar; nach dem Untergange der Ganglienzelle markieren Häufchen von Gliazellen mit langen Fortsätzen deren ursprüngliche Stelle (Abb. 235b).

Diese Befunde stimmen wohl im wesentlichen mit denen überein, welche Dürck bei der Malaria beschrieben und Groß bei der Encephalitis epidemica

mehrfach illustriert hat. Hierher gehören auch die sehr merkwürdigen und bislang so gut wie nicht beobachteten Substitutionen von Ganglienzellen, welche
Herr Dr. Creutzfeldt bei dem von ihm beschriebenen Prozeß sah; es sind
besonders die großen motorischen Ganglienzellen, welche bei ihrer Umwandlung
(von der Art der primären Veränderung) von Gliazellen umklammert oder
substituiert werden (siehe S. 99). Jakob hat gleichartige Bilder in seinen,
dem Creutzfeldtschen Falle analogen Beobachtungen festgestellt. Eine sehr
seltene durch ihre Kernveränderung auffällige Zellerkrankung im Ammonshorn
(eigenartiger striärer Prozeß) fand ich ebenfalls mit solchen gliösen Erscheinungen vergesellschaftet. Endlich ist das von uns so bezeichnete Gliastrauchwerk der Kleinhirnrinde hierher zu rechnen, da es uns gelang, dessen Ab-

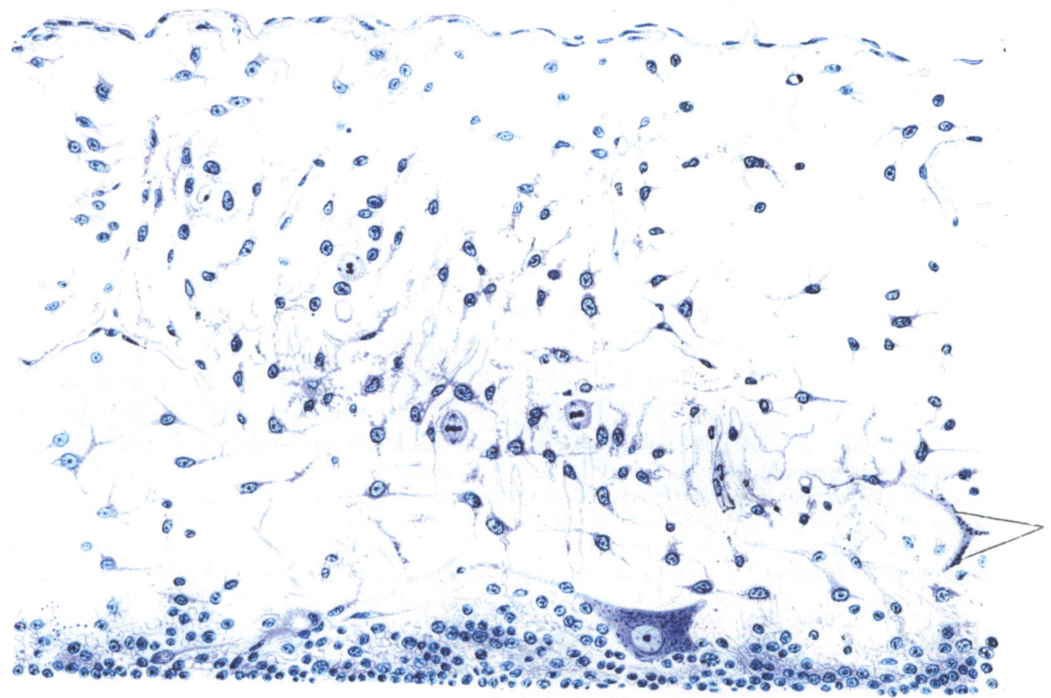

Abb. 236. Gliastrauchwerk, welches an die Stelle eines die Molekularzone schräg durch-
ziehenden Fortsatzes und seiner feineren Aufzweigungen getreten ist. Bei pd Rest der
Gabelung des Hauptdendriten mit stark imprägnierbaren Körnern („Degenerationskugeln").
Der links davon abgehende Fortsatz ist abgeschmolzen und durch gliöses Strauchwerk
ersetzt. Verschiedene Form der in lebhafter Wucherung befindlichen Zellen; intensive
Färbung ihres Plasmas. Drei Mitosen, davon die äußerste links in regressiver Umwandlung. Typhus.

hängigkeit von der Degeneration der Purkinjezellen (Abb. 237) bzw. ihrer
Fortsätze (Abb. 236) zu erweisen. Die scheinbar so wesentlichen morphologischen Unterschiede zwischen den bisher erwähnten Bildern und dem Strauchwerk erklären sich leicht daraus, daß dieses an Stelle eines ungewöhnlich gebauten,
mit seinen Dendriten breit und mächtig ausladenden Neurons rückt; die Bilder
236 und 237 beweisen das.

Man dürfte geneigt sein, diese Bilder der „Neuronophagie" zuzurechnen, und auch, wer diesen Terminus eng zu fassen sucht (siehe S. 53), wird die Berechtigung dazu nicht leicht bestreiten können. Damit wären nach der meist geltenden Auffassung diese gliösen Erscheinungen dem Abbau und der Abräumung eingeordnet. Aber neben die zuletzt hier gezeigten drei Bilder müssen wir solche stellen, die wir schon früher (Abb. 37) gebracht hatten: einfache Umklammerungen durch gliöse Trabantzellen. Eine abräumende Tätigkeit nehmen wir an diesen letzteren meist nicht wahr. Freilich vielfach auch nicht an den die Zelle und ihre Fortsätze substituierenden gliösen Elementen. Gewiß könnten diese abbauende Funktion ausüben, aber wir vermögen das bisher nur selten nachzuweisen. Das kann daran liegen, daß wir die Abbaustoffe färberisch nicht darstellen können; denn die Ganglienzelle liefert bei ihrem Zerfall meist keine solchen Produkte, welche charakteristische histiochemische

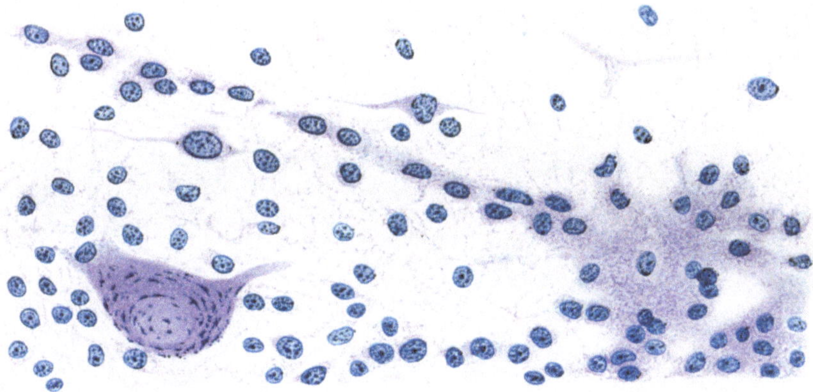

Abb. 237. Älteres Gliastrauchwerk an Stelle einer Purkinjezelle und ihres Hauptfortsatzes. Das gliöse Synzytium zeigt noch Lage und Gestalt der Zelle an. Links eine erhaltene Purkinjezelle. Nisslpräparat von einer Paralyse.

Reaktionen geben. Mitunter freilich kommt es bei dem Zerfall von ganglionären Strukturen zum Abbau in der Richtung einfacher Lipoide; in einem meiner Fälle von Gliastrauchwerk nach Status epilepticus und bei einem Typhusfall hat das Herr Kollege Sagel festgestellt. Auch können im Nisslpräparat darstellbare einfach und metachromatisch basophile Stoffe von den gliösen Elementen aufgenommen werden. Wo man diese oder die lipoiden Stoffe nicht antrifft, könnte man daran denken, daß eine Phase des Abbaus vorliegt, in der man sie noch nicht oder nicht mehr findet. Aber die Mehrzahl der Fälle würde dazu gehören; und da sich eben keineswegs häufig eine funktionelle Bedeutung der gliösen Erscheinungen beweisen läßt, so gebrauchen wir zunächst für die Bilder in der obersten Kleinhirnrinde nach ihrer strukturellen Eigentümlichkeit lieber den morphologischen Ausdruck „Strauchwerk"; und Groß hat zweckmäßig für die Gliazellhäufchen, welche an die Stelle von Ganglienzellen treten, den Terminus „Ganglienzellgräber" gewählt, welcher nichts über die physiologische Bedeutung präjudiziert, wohl aber aussagt, daß sie den Untergang von Nervenzellen anzeigen. Wir bescheiden uns — bevor die Vorgänge ihrem funktionellen Wesen nach geklärt sind — festzustellen, daß diese gliösen Erscheinungen Folgen der Degeneration der Ganglienzelle sind. Sie bezeugen die Abschmelzung der Dendriten bei erhaltenem Zelleib (Abb. 17 und 236) oder sie markieren die Stelle des Untergangs von Ganglienzellen und von perizellulären nervösen Strukturen („Umklammerungen"). Die hier leicht nachweisbaren engen Beziehungen zwischen Gliawucherung und Untergang nervöser Strukturen lassen uns auf gleichartige Zusammenhänge schließen, wo die räumlichen Verhältnisse nicht so klar liegen. So z. B. bei ausgedehntem Gliastrauchwerk. Bilder wie Abb. 238 wurden uns ihrer Pathogenese nach erst verständlich, als wir an einfachen Bildern die Abhängigkeit der Gliazellwucherung von Degenerationen am Purkinjeapparat erkannt hatten. So zeigen uns diese eigen-

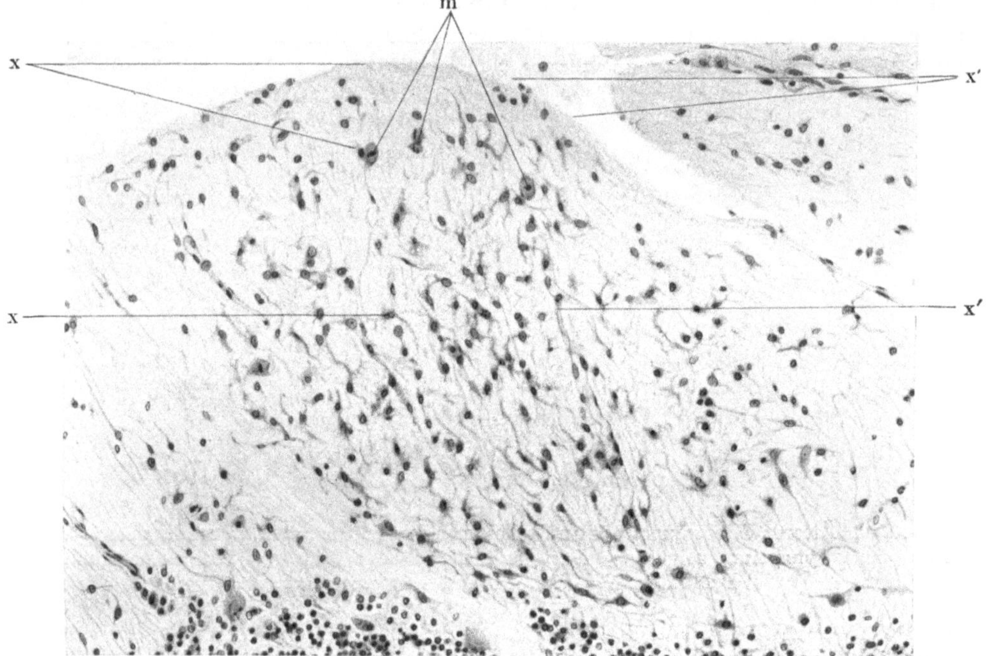

Abb. 238. Breites gliöses Strauchwerk der Molekularzone des Kleinhirns. Fleckfieber. In der obersten Zone bei m Mitosen. Diese Stelle — entsprechend dem mit x—x' bezeichneten Bezirk — ist in Abb. 107 bei stärkerer Vergrößerung bunt wiedergegeben.

tümlichen gliösen Proliferationsvorgänge, wie gliöse Bildungen so häufig, auch dort den Untergang nervösen Parenchyms an, wo wir diesen selbst nicht nachweisen können. Wenn wir uns auch trotz der soeben darüber geäußerten Vermutung die Frage noch nicht sicher zu entscheiden getrauen, inwieweit sich die wuchernden plasmareichen Gliazellen am Abbau beteiligen oder den Versuch zur Organisation machen, so ist doch daran kein Zweifel, daß sie eine sekundäre Reaktion darstellen. Das läßt sich dort gut nachweisen, wo der Prozeß noch frisch und der nervöse Gewebsteil noch nicht geschwunden ist. Wie sehen Quellungen, Auftreibungen, abnorm imprägnierbare Substanzen (Degenerationskugeln, Abb. 236) im Innern des Zellplasmas vor dem Ersatz durch Gliaelemente und wir beobachten auch Zerfallsvorgänge an den periganglionären Strukturen vor der Umklammerung.

Das hat allgemeine Bedeutung mit Rücksicht auf die von Zeit zu Zeit in verstärktem Maße auftauchende Behauptung, daß es eine „primäre Wucherung" der Glia gebe und daß durch diese die nervösen Apparate geschädigt und vernichtet würden. Nissl und Alzheimer haben solche Meinungen als irrtümlich abgelehnt, sie verharrten auf Weigerts Standpunkt, wonach die potentielle Form der bioplastischen Energie nur durch katabiotische Vorgänge (Störungen des Gleichgewichtszustandes der Gewebe) in kinetische umgewandelt wird. Von den Pathologen nenne ich neben Weigert nur Borst, dessen Autorität auf dem Gebiet der Erforschung pathologischen Wachstums unbestritten ist; jeder kennt seine Darlegungen über die „funktionelle Reizung". Ich habe nach dem, was ich selber sah, keine andere Meinung. Ich habe bis jetzt nichts gefunden, was das Vorkommen einer direkten formativen Reizung bewiese und was sich nicht aus der funktionellen Reizung erklären ließe. Ich konnte mich nicht überzeugen, daß es eine selbständige und primäre Gliaproliferation gibt, durch die das nervöse Parenchym erdrückt oder sonstwie geschädigt würde — von gliomatösen Wucherungen natürlich abgesehen. Ich kenne keine „Eigenerkrankung der Glia" im Sinne Schaffers. Die Argumentation aber, die in einer vor kurzem erschienenen Arbeit gebraucht wird: daß, solange unsere Methoden den Untergang nervöser Substanzen nicht nachzuweisen erlauben (was doch unsere alte Klage ist!), eine hyperplastische Gliawucherung angenommen werden müsse — diese Argumentation verstößt meines Erachtens gegen logische Gesetze. Man bringt auf solche Weise die immer noch strittige Frage der formativen Reizung der Lösung nicht näher; dafür muß einwandfreies Beobachtungsmaterial gesammelt werden. Wir sehen, wie die Dinge uns heute scheinen, in der faserigen wie in der zelligen Gliaproliferation die Reaktion auf eine primäre Alteration am funktiontragenden Nervengewebe.

Bei den Gliarosetten und Knötchen sind wir im allgemeinen nicht in so glücklicher Lage, wie oft bei den großen und relativ leicht analysierbaren Elementen des Purkinjeneurons; wir können bei ihnen eine voraufgehende Degeneration vielfach nicht zur Darstellung bringen. Das gilt durchschnittlich für die Gefäßherdchen des Fleckfiebers, der Encephalitis epidemica und mancher anderer Infektionen und Intoxikationen. Dagegen ist es bei der Malaria und bei der sekundären Degeneration leicht, den voraufgehenden Ausfall nervösen Gewebes zu demonstrieren. Aus dem Zusammenhalte aber dieser Befunde, speziell auch mit dem Gliastrauchwerk an der Stelle des Purkinjeapparates, läßt sich ein neuer Beweis für Weigerts Lehre ableiten.

Halten wir aber auch an dem grundsätzlichen Kern dieser Anschauung fest, so bleibt freilich die weitere Frage noch unbeantwortet: weshalb der Untergang nervösen Gewebes das eine Mal solche gliöse Erscheinungen nach sich zieht, das andere Mal nicht; weshalb von dicht beieinander stehenden Ganglienzellen der gleichen Art bei der gleichen Degenerationsform und bei dem gleichen Grundleiden die einen von wuchernden Gliazellen substituiert, die anderen nur umklammert werden und wieder andere ganz frei davon sind (Abb. 38). Aus der Verschiedenheit der Erkrankungsstadien läßt sich das nicht ableiten. Diese „Unstimmigkeit" gehört mit zu den Gründen, weshalb wir die in Rede stehenden gliösen Erscheinungen nicht ohne weiteres dem Abbau und der Organisation zuordnen. Im Gegensatz zu den gesetzmäßigen

Vorgängen etwa bei der sekundären Degeneration oder bei vielen Rindenkrankheiten ist es uns heute noch unbegreiflich, weshalb beim Untergang der einen Zelle gliöse Elemente in Aktion gesetzt werden, bei dem der daneben stehenden gleichartig degenerierenden aber nicht. Wenn die wuchernden Gliazellen lediglich abräumende Aufgaben hätten, so versteht man nicht, weshalb sie das eine Mal beim Untergang der Ganglienzelle notwendig sind, das andere Mal nicht. Das Auftreten einer „Neuronophagie" oder Gliaumklammerung an der einen und ihr Ausbleiben an der andern Zelle beim gleichen Zellprozesse erscheint geradezu „willkürlich". Die Inkongruenz zwischen Nervenzellerkrankung und gliösen Erscheinungen lehrt, daß wir bezüglich vieler dieser Dinge noch im Dunkeln sind und daß vor allem die hochorganisierten Abschnitte des Zentralorgans keineswegs in so einfacher Weise reagieren, daß wir immer eine Vermehrung der zelligen oder faserigen Glia notwendig dort fänden, wo nervöse Strukturen zugrunde gehen. Es scheint, daß die biologischen Vorgänge selbst ganz und gar nicht immer nach den üblichen Regeln vom Untergang und Ersatz ablaufen.

Bei den Gliaherdchen des Fleckfiebers hatte ich anfangs vermutet, sie möchten der Ausdruck einer funktionellen Reaktion auf den einwirkenden spezifisch parasitären Reiz sein. Der nachweisbare Untergang nervösen Gewebes aber ist hier ebenso, wie es für die Encephalitis epidemica neuerdings Groß betont hat, „recht geringfügig im Vergleich zur Ausdehnung der Gliawucherung". Aber auch bei nicht parasitären Krankheiten, wie bei der Urämie, dem Creutzfeldtschen Prozesse, manchen „Epilepsien" sehen wir analoge Gliasterne, Nervenzellgräber und Strauchwerkbildungen. Daß der Untergang der Purkinjezellen teils mit, teils ohne Gliazellwucherung ablaufen kann, daß manche Prozesse (Fleckfieber, Typhus abdominalis, gewisse Epilepsien) mehr als andere (Gasödem) die Strauchwerkbildung bedingen, zeigt, daß bei diesen akuten Gliaproliferationen außer den Zwecken des Abbaues und der Organisation auch sonstige funktionelle Reize mitspielen dürften; letztere erscheinen freilich bei diesen Bildungen ebenso regellos wie hier etwa die Bedingungen zum Abbau und Ersatz.

Die Beurteilung der Bedeutung der Gliasternchen und -rosetten, der Nervenzellumklammerung und -substitution und des Gliastrauchwerkes wird endlich dadurch erschwert, daß wir über ihren Ausgang noch sehr wenig wissen. Da sie erst in den allerletzten Jahren genaue Beachtung gefunden haben, steht zu hoffen, daß diese Lücke unserer Kenntnis bald ausgefüllt sein wird. Ich habe für die Knötchen beim Fleckfieber dargelegt, daß wir noch nicht wissen, was schließlich aus ihnen wird, und Groß hat das gleiche für die Gliaherdchen bei der Encephalitis epidemica betont. Aber wie dieser Autor habe auch ich die ausgesprochene Neigung der Gliaherdchen zur Rückbildung bei beiden Prozessen beobachtet, und schon in meinen ersten Abbildungen vom Gliastrauchwerk der Kleinhirnrinde beim Fleckfieber konnten die frühzeitigen, regressiven Umwandlungen einzelner Elemente dargestellt werden (Abb. 128). Können wir aus plausiblen Gründen bei den Infektionskrankheiten, also beim Fleckfieber, Typhus usw. das weitere Schicksal der Gliaherdchen nicht recht verfolgen, auch nicht an den das Purkinjeneuron ersetzenden Elementen, so sind wir doch in der Lage, dieser Frage bei den mit Anfällen verlaufenden Paralysen und besonders bei gewissen epileptischen

Prozessen nachzugehen. Es ist sicher, daß die gewucherte protoplasmatische Neuroglia großenteils regressiven Umwandlungen anheimfällt. Die dem Strauchwerk der Molekularzone angehörigen Gliaelemente können sich zwar auch an der Faserbildung beteiligen, durchschnittlich tun sie das aber meines Erachtens nur selten. Das geht auch aus den ausführlichen Untersuchungen hervor, die neuerdings Herr Kollege Sagel an unserem Material vorgenommen hat. Weiter stimmen dazu die Beobachtungen Creutzfeldts an den ganglionären Gliarosetten; von dem mit zahlreichen Kernen versehenen Symplasma bleibt nach seinen Beobachtungen nur eine große Gliazelle zurück; ähnlich sind die Feststellungen Jakobs. Von der Umklammerung und Substitution der vorhin erwähnten pathologischen Ganglienzellen im Ammonshorn sieht man in späteren Stadien vielfach gar nichts mehr. Ich meine, daß wir bei allen diesen Bildungen damit rechnen müssen, daß sie zum Teil sogar spurlos d. h. für uns heute nicht nachweisbar, verschwinden können und daß von anderen nur einige wenige Elemente in stark regressiver Form zurückbleiben. Vielfach wird wohl das Gewebe an jenen Stellen zusammenrücken und von einer raumausfüllenden Organisation nichts bzw. sehr wenig zu sehen sein. Aber in anderen Fällen, wo die Veränderungen größeren Umfang annehmen oder wo sich die in Schüben auftretenden nervösen Ausfälle addieren — wie bei dem Gliastrauchwerk der Kleinhirnrinde und bei den Schädigungen des Ammonshorns im Verlaufe mancher Paralysen und Epilepsien — können die Lücken durch faserige Glia ausgefüllt werden, wie ich das für die Kleinhirn- und Ammonshornsklerose bei Paralyse und Epilepsie zeigen konnte. An dieser faserigen Gliose brauchen die Zellen der Gliaherdchen und des Strauchwerks selbst nicht beteiligt zu sein. Diese Aufgabe kann vielmehr von anderen Gliaelementen geleistet werden, während jene mehr oder weniger vollständig zugrunde gehen. Am Kleinhirn läßt sich das besonders einfach zeigen: die Bergmannschen Zellen übernehmen ganz überwiegend die Bildung der Fasern in der Molekularzone an Stelle des zerfallenden Strauchwerks. So sieht man hier an Stellen, wo Purkinjesche Elemente mit gliöser Strauchwerkbildung zugrunde gegangen waren, fleckförmige Gliosen.

Das Verhalten des Mesenchyms.

Auf Nissl geht die Kenntnis der Tatsache zurück, daß es Prozesse gibt, bei denen die biologischen Grenzschichten gegen die Gefäße und die Pia gewahrt bleiben, und andere, bei denen die Scheidung zwischen Ekto- und Mesoderm verwischt oder völlig aufgehoben wird. Bei den Krankheitsvorgängen, mit denen wir uns in diesem Kapitel vorwiegend zu befassen hatten, nämlich bei den reinen Degenerationen, trifft ersteres zu. Daher der rein gliöse Abbau und die ektodermale Organisation, daher auch die untergeordnete, nebensächliche Bedeutung des Mesoderms. Man kann am besten sagen, das Bindegewebe wird hier im allgemeinen nur „in Mitleidenschaft gezogen".

Ein Bild dafür habe ich vorher schon bei Erörterung der Abräumung gegeben (Abb. 208): die Übernahme massenhafter Zerfallsstoffe in den adventitiellen Lymphraum und damit das Auftreten zahlreicher Körnchenzellen bedingt komplizierte Wucherungen an der Adventitia, die neuen Bindegewebsnetze umschließen die Abräumzellen. Das ist die eine der am mesenchymalen Gewebe beobachteten Umwandlungen. Ihre Ausprägung hängt vom Tempo und der

Intensität des Zerfalls ab. Ein anderes, noch häufigeres Bild ist die Verdickung der Gefäßwandungen, die in Beziehung zum Grad der Atrophie steht. Ihr analog ist wohl die Fibrose der Meningen. Für diese Bindegewebsneubildung hat der Wegfall von Gewebswiderständen — der Ausfall des Parenchyms, der Schwund — seine Bedeutung. Je nach dem Kaliber der Gefäße sehen die Wandveränderungen verschieden aus. An den Kapillaren und Präkapillaren wuchert bei diffusen zentralen Prozessen das adventitielle Bindegewebe, es bilden sich breite Lagen und Konvolute von Silberfibrillen ähnlich wie bei der sog. „Kapillarfibrosis". Die größeren Gefäße (Abb. 239) weisen auch eine Zunahme

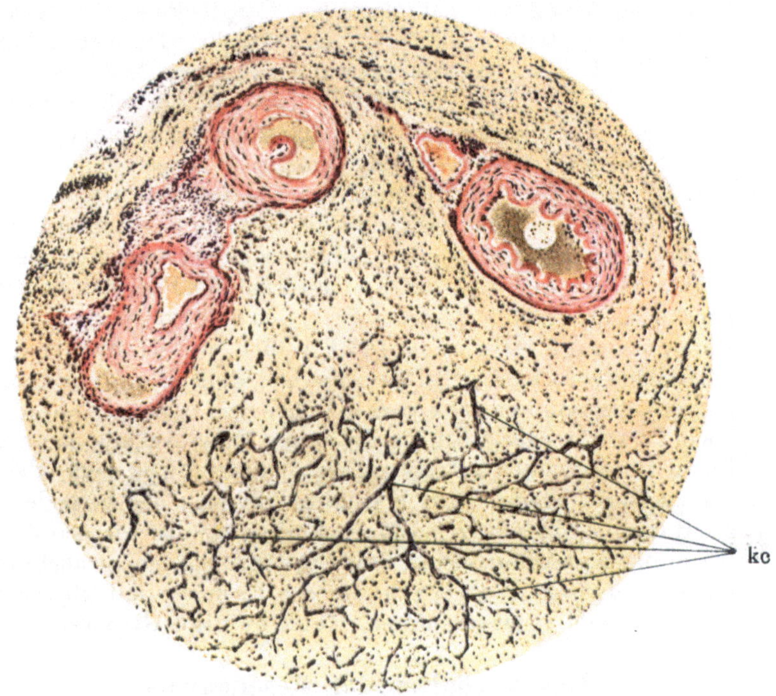

Abb. 239. Starke allgemeine Gefäßwandverdickung in einem sehr atrophischen Sehhügel bei Hemisphärenschwund (zerebrale Kinderlähmung). kc verkalktes Kapillarnetz in einem besonders atrophischen Kern. Freie Kalkkonkremente im Bereiche der verdickten größeren Gefäße.

des kollagenen Bindegewebes auf, die mesenchymalen Fibrillen imprägnieren sich hier viel eher und häufiger mit diesem Stoff. Auch die anderen Wandschichten können Volumenszunahme erfahren (Abb. 239). Die verdickten Gefäße beteiligen sich demnach — abgeschlossen von dem zentralen Gewebe selbst — an der Raumausfüllung. Die Gefäßwandveränderung ist die indirekte Folge der degenerativen Atrophie des nervösen Parenchyms; nicht etwa, wie es der flüchtigen Betrachtung scheinen könnte, umgekehrt. — Bei sehr starker Atrophie kann im Adventitialraum oder in der Bindegewebshülle eines Gefäßpakets ein Hydrops ex vacuo entstehen. Bei dem Präparat Abb. 240 kann in Anbetracht der hier vorwaltenden langsamen Zerfallsvorgänge (wie ich an anderer Stelle gezeigt habe) die Erweiterung der Lymphräume und des mesenchymalen Maschenwerkes durch Anhäufung von Zerfallsprodukten und Gitterzellen nicht bewirkt worden sein. Wir müssen vielmehr in Fällen, wie demjenigen, von welchem das Präparat stammt, die hochgradige Atrophie für das Zustandekommen des Hohlraumes anschuldigen. Dabei dürfte auch die lokale Unzulänglichkeit der Gliafaserbildung mitgewirkt haben. Derartige Bilder könnten mit den Lücken um arteriosklerotische Gefäße (Etat criblé) verwechselt werden. Eine genauere Analyse der Verhaltens der Gefäße wird davor bewahren.

Wieder andere Folgeerscheinungen stärkerer Atrophie des nervösen Organteiles sind die relative Gefäßvermehrung und die Veröd ung und Ver-

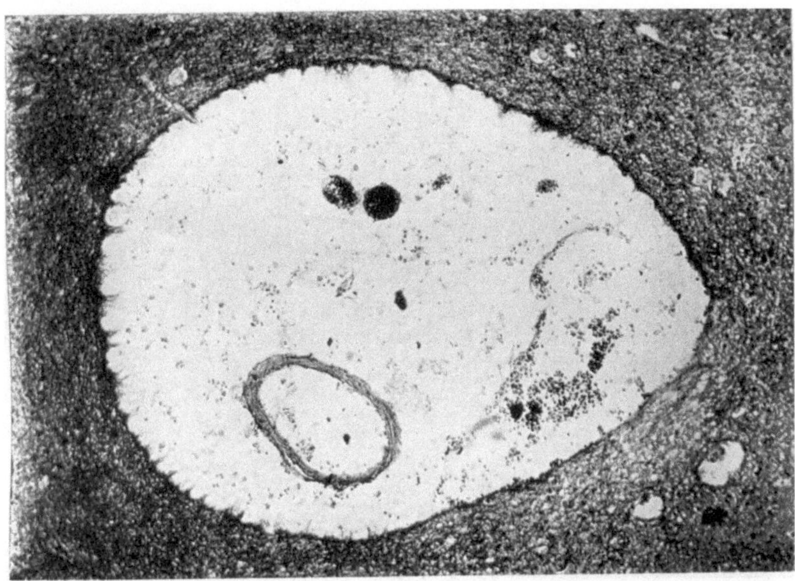

Abb. 240. Enorme Erweiterung der adventitiellen Lymphräume bzw. der Lymphspalten in der die Gefäße umschließenden mesenchymalen Hülle (Andeutungen feiner Faserzüge und Bälkchen). Dichter Gliafaserwall, von welchem aus Zapfen in den Lymphraum vorgetrieben sind. Gliafaserpräparat von einem enorm atrophischen Striatum.

kalkung der Gefäßschlingen. In dem geschrumpften Degenerationsgebiet kann die Menge der Gefäße sehr groß sein, und vielfach ist das als ein Zeichen von „Gefäßwucherung" angesprochen worden. Es ist vor allem Cerlettis Verdienst, vor solchen Mißdeutungen gewarnt und die Unterschiede gegenüber einer tatsächlichen Gefäßvermehrung gelehrt zu haben. An Präparaten, wie in Abb. 154, S. 223 sehen wir, auch wenn neben der Elastikafärbung die Tanninsilber- und die Nisslmethode angewandt wird, nichts von Gefäßneubildung. Der Reichtum an Gefäßen erklärt sich aus dem Zusammenrücken und Schrumpfen des entarteten Gewebsteiles, wobei die ursprünglich weit verteilte Masse der Gefäße auf engen Raum zusammengedrängt wird. — Bei solcher relativer Gefäßvermehrung findet man meist auch die andere der eben erwähnten Erscheinungen, nämlich die Veröd ung. Es sind verhältnismäßig zu viel Blutgefäße da und zudem bedarf das funktionell mehr oder weniger ausgeschaltete degenerierte Gebiet nur geringer Blutzufuhr. So veröden Kapillarschlingen und auch kleinste Arterien und Venen. Sie stellen solide Spangen im Gefäßnetz dar, die kein Lumen mehr haben. Sie sehen normalen „Cordons unitifs" ähnlich. Meist lassen sich neben Silberfibrillen noch die beiden Blätter der Elastika nachweisen. Wo es zu solchen Veränderungen kommt, imprägnieren sich die Kapillaren und kleinen Gefäße bisweilen auch mit Kalk (Abb. 239). Von den physiologisch-chemischen Bedingungen, die beim Zustandekommen dieser Erscheinung Bedeutung haben, war früher bereits die Rede (siehe S. 302). Man muß sich in der Beurteilung der Bilder gegenwärtig halten, daß es sich hier um eine konsekutive Gefäßwandveränderung handelt, diese also nicht etwa das Primäre und für den Untergang des nervösen Gewebes ursächlich Wirksame ist.

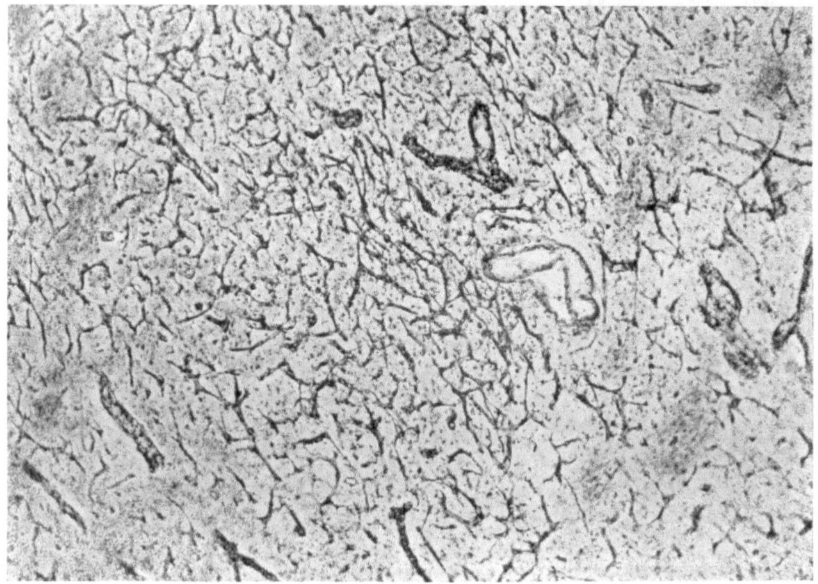

Abb. 241. Gefäßneubildung und mesenchymale Netze im zerklüfteten Linsenkern bei Wilsonscher Krankheit. Tanninsilberpräparat.

Ausführlich hat Herr Dr. Weimann das Zustandekommen solcher Gefäßwandveränderungen bei einem selbständigen degenerativen Rindenprozeß in meinem Laboratorium studiert.

Wie es meist ist, wenn wir Regeln oder gar Gesetze abzuleiten suchen, so stehen auch hier Ausnahmen dem durchschnittlichen Verhalten gegenüber. Wir beobachten bei manchen Prozessen, die uns heute als reine Parenchymdegenerationen erscheinen, eine direkte (nicht, wie wir soeben geschildert, bloß konsekutive) Beteiligung des Mesenchyms. Nissl hatte früher bei der Paralyse das Vordringen der Gefäßsprossen in die ektodermale Substanz für ein sonderbares, vom Allgemeinverhalten abweichendes Zeichen erklärt. Später wurde von ihm und anderen gezeigt, daß die Grenzen zwischen Ekto- und Mesoderm bei diesem Prozesse zwar im ganzen gewahrt bleiben, daß sie aber doch verwischt werden können durch Exsudatzellen wie durch mesenchymale

Faserbildungen (Snessarew, Achúcarro); die Paralyse ist eben vor allem ein entzündlicher Prozeß. Und so nimmt es uns heute auch nicht wunder, wenn bei der multiplen Sklerose Gefäßsprossen und Bindegewebsnetze in das zentrale Gewebe einwuchern. Überraschend aber und schwer vereinbar mit den bisherigen Anschauungen sind nach meinem Dafürhalten Bilder, wie wir sie z. B. bei der Wilsonschen Krankheit finden, von welcher wir ja in Übereinstim-

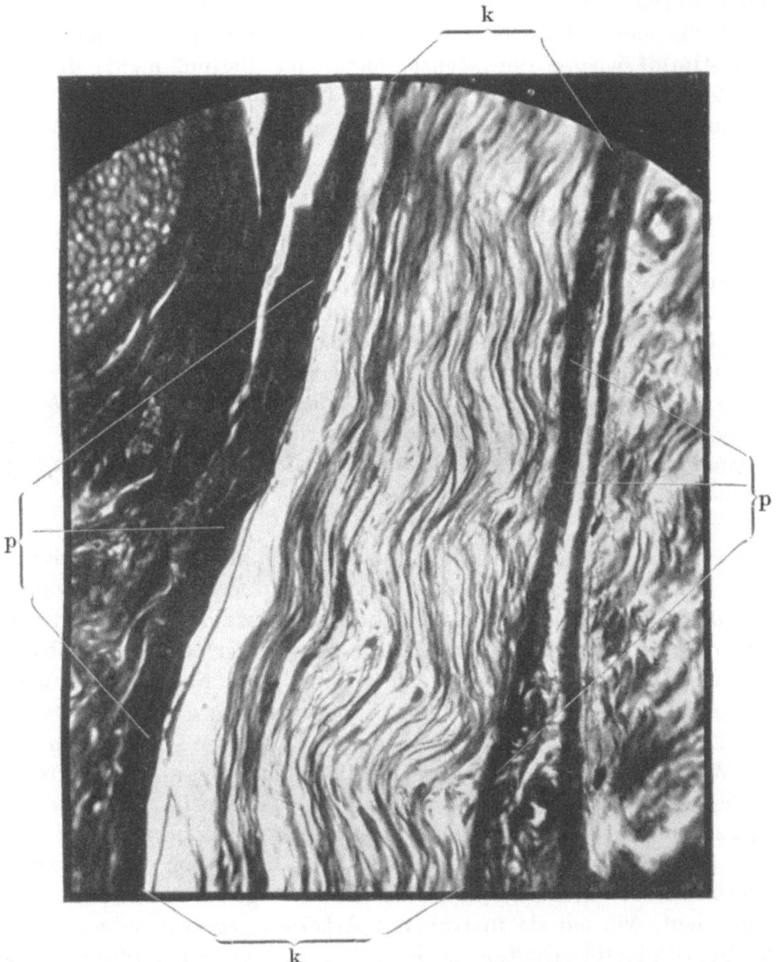

Abb. 242. Aus einem degenerierten, stark verschmälerten distalen Nervenstück. Zwei Jahre nach der Abtrennung durch Schußverletzung. Starke Vermehrung des kompakten perineuralen Bindegewebes p, das scharf gegen das alte Nervenkabel k abgegrenzt ist. In letzterem gewuchertes, feinfibrilläres, endoneurales Bindegewebe; dazwischen die hellen Streifen der Axialstrangrohre.

mung mit anderen Autoren glauben, daß sie ein rein degenerativer Prozeß ist. Ich habe jüngst gezeigt, daß hier ein überaus häufiger, wenn auch nicht regelmäßiger Befund eine starke Gefäßvermehrung und Bildung reicher mesenchymaler Netze im zerklüfteten Linsenkerne ist (Abb. 241). Diese Gefäßneubildungen und mesenchymalen Wucherungen sehen denen ähnlich, die wir bei

Erweichungen nach Gefäßverschluß finden; aber von solchen zirkulatorischen Störungen ist hier nicht die Rede, ebensowenig wie von entzündlichen Erscheinungen. So möchte man meinen, daß die raschen und umfangreichen Zerfallsvorgänge und die dadurch bedingten Störungen des Gewebsgleichgewichtes den Anlaß für die mesenchymale Wucherung geben, zumal im Linsenkern die Neuroglia ihrer Stütz- und Organisationsfunktion in nur sehr ungenügendem Maß nachzukommen pflegt. „Man könnte", wie ich jüngst ausführte, „daran denken, daß die mesenchymale Neubildung den Defekt ausgleichen helfen soll. Aber dazu stimmt wieder der höchst eigenartige Befund nicht, daß nämlich die in der Zerklüftungszone sehr reichliche Gefäßwucherung gegen den Spalt zu völlig aufhört; gerade im Hauptzerstörungsgebiet fehlt die mesenchymale Wucherung". Es können also derartige Bedingungen hier nicht wirksam sein, und die mesenchymale Wucherung muß ihre tiefere Ursache in dem uns noch unbekannten Wesen des Prozesses haben.

In kleinerem Umfange sieht man auch bei anderen, zumal herdförmigen Degenerationen eine Mitbeteiligung der Gefäße im Sinne der Proliferation. So hat Herr Kollege Creutzfeldt bei dem von ihm studierten Prozesse einwandfrei frische Gefäßsprossen in der einen Gruppe der Herde nachgewiesen.

Man kann für diese dem Syndrom der reinen Degeneration ungewöhnliche Erscheinung allerhand Erklärungen geben oder doch versuchen. Wir wollen hier davon abstehen und uns mit der Registrierung begnügen, bis wir einen besseren Einblick in die dabei wirksamen pathogenetischen Zusammenhänge gewonnen haben.

Bei der Frage nach dem Verhalten des Mesenchyms im degenerativen Komplex haben wir schließlich die Organisation im **peripheren Nerven** zu besprechen. Bei aller Ähnlichkeit hinsichtlich der Zerfallsvorgänge im zentralen und peripheren Nervensystem — im Gefolge sekundärer oder auch selbständiger Degenerationen (bei Strangerkrankungen wie bei sog. „Neuritis") — wird doch die Reparation hier und dort von verschiedenen Stützsubstanzen geleistet. Im Zentralorgan von der Neuroglia, im peripheren Nerven vom Bindegewebe. Wenigstens meine ich, daß wir keine sicheren Anhaltspunkte für eine raumausfüllende Tätigkeit durch ektodermales Gewebe beim peripheren Nerven haben. Das Studium der Kriegsschußverletzungen peripherer Nerven hat uns Gelegenheit gegeben, auch recht alte degenerierte distale Nervenstücke zu untersuchen, Präparate von Nerven, die 3 und 4 Jahre abgetrennt waren. Die Bilder sind die gleichen, wie ich sie in früheren Arbeiten gegeben habe. Die Architektur des Nerven bleibt erhalten; auch an den stark geschrumpften, seit langem entarteten Nerven fand ich nichts von der in früherer Zeit sog. „bindegewebigen Durchwachsung" und Vernarbung. Man sieht in Abb. 242 noch die Kabel des ursprünglichen Nerven, sie sind zwar verschmälert, aber doch in ihrer Anordnung erhalten. Das Epi- und Perineurium nimmt an Masse erheblich zu; besonders stark ist auch eine Fibrose der Gefäßwände. In den alten Nervenfaserkabeln bleiben, soweit ich das verfolgen konnte, Reste der in der ersten Phase nach der Durchtrennung stark gewucherten, plasmareichen Schwannschen Zellketten („Bandfasern" siehe S. 461) in einer weit zurückgebildeten Form bestehen. Meine Feststellungen stimmen also auch darin mit denen Dürcks überein, wonach Reste der „Neuroplasmamasse" erhalten bleiben. Daneben sieht man feinwellige Fibrillen (Abb. 242). Ich halte diese für Produkte des Endoneuriums, meine also daß sie mesodermales Gewebe sind. Ihnen sind relativ wenig kollagene, säurefuchsinfärbbare Fasern beigemischt; diese haben derberes Kaliber. Die feinen, wie die derben Fasern sind bei der Gliamethode von Weigert im allgemeinen nicht darstellbar. Auch Herr Kollege Holzer hat mit seinem neuen Verfahren an meinen Präparaten keine Färbung bekommen. Nur ein einziges Mal nahmen bei der Weigert-Methode die feinen wie die derben Fasern das Methylviolett an (Abb. 242). Aber diese zufällige tinktorielle Eigentümlichkeit beweist natürlich nichts, zumal sich eben auch die echten Bindesubstanzen gleichartig färbten. Meine Erfahrungen passen demnach nicht zu den Behauptungen Nageottes, welcher annimmt, daß die Schwannschen Zellen als „periphere Gliaelemente" Fasern bilden und die Organisation durch ektodermale Bindesubstanzen erfolgt. Wir werden auf die fragliche Bedeutung der Schwannschen Zellen im Kapitel „Regeneration" noch zu sprechen kommen.

Literatur.

d'Abundo, G., La dottrina segmentaria in patologia nervosa. Riv. ital. di neuropatol., psichiatr. e elettroterap. 2, Fasc. 1910. 9. — Achúcarro, Darstellung von neugebildeten Fasern des Gefäßbindegewebes bei progressiver Paralyse durch eine neue Tanninsilbermethode. Zeitschr f. d. ges. Neurol. u. Psychiatr. 1911. 7. — Alzheimer, A., Über eigenartige Krankheitsfälle des späteren Alters. Zeitschr. f. d. ges. Neurol. u. Psychiatr. Orig. 4. — Derselbe, Über eine eigenartige Erkrankung der Hirnrinde. Zentralbl. f. Neurol. u. Psychiatr. 18. — Derselbe, Die Kolloidentartung des Gehirns. Arch. f. Psychiatr. u. Nervenkrankh. 1898. 30. — Derselbe, Über den Abbau des Nervengewebes. Zeitschr. f. Psych. 1906. — Derselbe, Beiträge zur Kenntnis der pathologischen Neuroglia und ihrer Beziehungen zu den Abbauvorgängen im Nervengewebe. Nissl-Alzheimers histol. u. histopathol. Arb. 1912. 3. — Derselbe, Histologische Studien zur Differentialdiagnose der progressiven Paralyse. Histol. u. histopathol. Arb. 1. — Antoni, Regenerative Gebilde der sensiblen und sensorischen Neuronen und deren Bedeutung. Zeitschr. f. d. ges. Neurol. u. Psychiatr. 1915. 27. 200. — Aschoff, L., Zur Morphologie der lipoiden Substanzen. Beitr. z. pathol. Anat. u. z. allg. Pathol. 1909. 47. — Derselbe, Verkalkung. Lubarsch-Ostertags Ergebnisse 1902. 8. — Berblinger, Die Schußverletzungen der peripheren Nerven. Handbuch d. ärztl. Erfahrungen im Weltkriege 1921. 8. — Derselbe, Über die Regeneration der Achsenzylinder in Schußnarben. Beitr. z. pathol. Anat. u. z. allg. Pathol. 64. — Bethe, Allgemeine Anatomie und Physiologie des Nervensystems. Leipzig 1903. — Derselbe, Neue Versuche über die Regeneration der Nervenfasern. Pflügers Arch. f. d. ges. Physiol. 1907. 116. — Derselbe u. Mönckeberg, J. G., Die Degeneration der markhaltigen Nervenfasern bei Wirbeltieren unter hauptsächlicher Berücksichtigung des Verhaltens der Primitivfibrillen. Arch. f. mikroskop. Anat. 1899. 54. — Bielschowsky, Zur Histopathologie und Pathogenese der amaurotischen Idiotie mit besonderer Berücksichtigung der zerebellaren Veränderungen. Journ. f. Psychol. u. Neurol. 1921. 26. 123. — Derselbe, Allgemeine Histologie und Histopathologie des Nervensystems. Lewandowskys Handb. d. Neurol. 1910. 1. 1. — Derselbe, Über Markfleckenbildung und spongiösen Schichtenschwund bei Paralyse. Journ. f. Psychol. u. Neurol. 1919. 25. — Derselbe und Brodmann, K., Zur feineren Histologie und Histopathologie der Großhirnrinde. Journ. f. Psychol. u. Neurol., 1905. 5. — Biervliet, La substance chromophile pendant le cours du développement de la cellule nerveuse. Nevraxe 1900. 1. — Bikeles, Zur Kenntnis der retrograden Veränderungen nach Durchschneidung vorderer (eventuell auch hinterer) Wurzeln. Dtsch. Zeitschr. f. Nervenheilk. 1910. — Biondi, Über die Wallersche Degeneration der peripheren Nerven. Folia neurobiologica. 7. — Derselbe, Über die Läsionen, die im proximalen Teile resezierter Nerven vorkommen. Zeitschr. f. d. ges. Neurol. u. Psychiatr. 1913. 19. 410. — Borst, M., Das pathologische Wachstum. Aschoffs Lehrbuch d. pathol. Anat. Jena 1920. 5. Aufl. — Braus, Die Entstehung der Nervenbahnen. Verhandl. d. Ges. dtsch. Naturforsch. u. Ärzte 1911. —

Brodmann, Vergleichende Lokalisationslehre der Großhirnrinde. Leipzig. Barth 1909.
— Derselbe, Physiologie des Gehirns. In Bruns „Neue Dtsch. Chirurgie". Enke. Stuttgart
1914. — von Büngner, Degenerations- und Regenerationsvorgänge am Nerven nach Verletzungen. Beitr. z. pathol. Anat. u. z. allg. Pathol. 1891. 10. — Cajal, Note sur la dégénérescence traumatique des fibres nerveuses du cervelet et du cerveau. Trav. du laborat.
des Rech. biol. T. V. fasc. 3. 1907. Madrid.— Derselbe, Los fenomenos precoces de la degeneracion neuronal en el cerebelo. T. IX. Julio 1911. — Derselbe, Los fenomenos precoces
de la degeneracion traumatica de los cilindrosejes del cerebro T. IX, 1911. — Casamajor,
Über das Glykogen im Gehirn. Nissl-Alzheimers Arbeiten 6. 52. — Cerletti, Sulla neuro-
nofagia e sopra alcuni rapporti normali e patologici frea elementi nervosi ed elementi non
nervosi. Ann. dell instit. psich. Roma 1903. — Derselbe, Die Gefäßvermehrung im Zentralnervensystem. Nissl-Alzheimers Arbeiten. 1910. 4. — Creutzfeldt, Encephalitis epidemica. Sitzungsber. a. d. dtsch. Forschungsanstalt f. Psych. Zeitschr. f. d. ges. Neurol.
u. Psychiatr. Ref. 21. 366. 1920. — Derselbe, Über eine eigenartige, herdförmige Erkrankung des Zentralnervensystems. Nissls histol. u. histopathol. Arbeiten über die Großhirnrinde Erg. 1920. — Doinikow, Beiträge zur Histologie und Histopathologie der peripheren
Nerven. Nissl-Alzheimers Arbeiten. 4. — Derselbe, Zur Histopathologie der Neuritis.
Dtsch. Zeitschr. f. Nervenheilk. 1912. 46. 20. — Derselbe, Über De- und Regenerationserscheinungen an Achsenzylindern bei der multiplen Sklerose. Zeitschr f. d. ges Neurol.
u. Psychiatr. 1915. 27. — Dürck, Die pathologische Anatomie der Malaria. Münch. med.
Wochenschr. 1921. 33. — Derselbe, Über die Verkalkung von Hirngefäßen bei der akuten
Encephalitis lethargica. Zeitschr. f. d. ges. Neurol. u. Psychiatr. 1921. — Derselbe,
Pathologische Anatomie der Beri-Beri. Beitr. z. pathol. Anat. u. z. allg. Pathol. u. Supple-
ment 1908. — von Economo, Die Encephalitis lethargica. Jahrb. f. Psychiatr. u. Neurol.
1917. — Elzholz, Zur Histologie alter Nervenstümpfe. Jahrb. f. Psychiatr. 1900. — Derselbe, Zur Kenntnis der Veränderungen des zentralen Stumpfes lädierter Nerven. Jahrb.
f. Psychiatr. 17. — Ernst, P., Die Pathologie des Nervensystems. Aschoffs Lehrbuch d.
pathol. Anat. 1913. 3. Aufl. — Derselbe, Pathologie der Zelle. Krehl-Marchands Handbuch der allgemeinen Pathologie. 1915. 3. — Da Fano, Über die feineren Strukturveränderungen der motorischen Kernzellen infolge verschiedenartiger Verletzungen des zugehörigen
Nerven. Beitr. z. pathol. Anat. u. z. allg. Pathol. 1908. 44. — Flatau, E., Über Veränderungen des menschlichen Rückenmarks nach Wegfall größerer Gliedmassen. Dtsch.
med. Wochenschr. 1897. — Faworsky, Die Abbauerscheinungen bei Tabes dorsalis. Nissl-
Alzheimers Arbeiten. 6. 74.— Fischer, O., Die presbyophrene Demenz, deren anatomische
Grundlage und klinische Abgrenzung. Zeitschr f. d. ges. Neurol. u. Psychiatr. Orig. 3. —
Derselbe, Ein weiterer Beitrag zur Klinik und Pathologie der presbyophrenen Demenz.
Zeitschr. f. d. ges. Neurol. u. Psychiatr., Orig. 12. — Forel, A., Einige hirnanatomische
Betrachtungen und Ergebnisse. Arch. f. Psychiatr. u. Nervenkrankh. 1887. 18. — Der-
selbe, Über das Verhältnis der experimentellen Atrophie und Degenerationsmethode zur
Anatomie und Histologie des Zentralnervensystems. Köllikers u. Nägelis Jubiläumsfest-
schrift 1891. — Derselbe, Gesammelte hirnanatomische Abhandlungen. Reinhardt,
München. 1907. — Forster, Experimentelle Beiträge zur Lehre der Phagozytose der Hirn-
rindenelemente. Nissls histologische und histopathologische Arbeiten. 2. — Fränkel,
Eugen, Über Knollenblätterschwammvergiftung. Münch. med. Wochenschr. 1920. —
Friedmann, Über die degenerativen Veränderungen der Ganglienzellen bei akuter Myelitis.
Neurol. Zentralbl. 1891. 10. — van Gehuchten, La dégénérescence dite rétrograde ou
dégénérescence Wallérienne indirecte. Nevraxe Vol. V. 1913. — Derselbe, Pathologische
Anatomie der Nervenzellen. Handbuch d. pathol. Anat. d. Nervensystems. 1903. 1. —
von Gierke, Störungen des Stoffwechsels. Aschoffs Lehrbuch d. Pathol. — Gombault,
Contribution à l'étude anatomique de la névrite parenchymateuse subaigüe et chronique.
— Névrite segmentaire périaxiale. Arch. de neurol. 1880—1881. T. 1. — Derselbe, Sur
les lési ns de la névrite alcoolique. Cpt. rend. de l'académie des sciences. Paris 1886. —
Groß, W., Über Encephalitis epidemica. Zeitschr. f. d. ges. Neurol. u. Psychiatr. 1921.
63. 299. — von Gudden, B., Experimentelle Untersuchungen über das periphere und zentrale Nervensystem. Arch. f. Psychiatr. u. Nervenkrankh. 1870. 2. — Heidenhain,
Plasma und Zelle. Jena 1907. — Henneberg, Beitrag zur Kenntnis der kombinierten
Strangdegeneration und Höhlenbildungen im Rückenmark. Arch. f. Psychiatr. u. Nervenkrankheiten. 32. — Derselbe, Funikuläre Myelitis. Arch. f. Psychiatr. u. Nervenkrankh.
40 und Berl. klin. Wochenschr. 1904. 124. — Derselbe, Die Myelitis und die myelitischen

Strangerkrankungen. Handbuch d. Neurol. 1911. 2. 1. — Hoche, Sekundäre Degenerationsprozesse. Handbuch d. pathol. Anat. d. Nervensystems. Karger. Berlin. 1904. — Derselbe, Über die bei Hirndruck im Rückenmarke auftretende Veränderungen. Deutsche Zeitschr. f. Nervenheilk. 11. — Hofmeister, Asher-Spiro-Ergebnisse. 1910. 10. — Holmgren, Zur Kenntnis der Spinalganglienzellen am Lophius piscatorius. Anat. Hefte. 1899. 12. — Homburger, Zur Lehre von den Strukturformen der pathologischen faserigen Neuroglia. Frankf. Zeitschr. f. Pathol. 1908. 2. 100. — Jakob, A., Über die feinere Histologie der sekundären Faserdegeneration in der weißen Substanz des Rückenmarks. Nissl - Alzheimers histologische und histopathologische Arbeiten. 1912. 5. — Jelgersma, Die Funktion des Kleinhirns. Journ. f. Psychol. u. Neurol. 23. — Jendrassik, Die familiär hereditären Erkrankungen. Lewandowskys Handbuch der Neurologie 2. Jul. Springer, Berlin. 1912. — Kattwinkel und Kerschensteiner, Pathologie der peripheren Nerven; Degeneration und Regeneration. Lubarsch-Ostertags Ergebnisse d. allg. Pathol. 1903. 9. Jahrg.. I. Abtlg. — Kawamura, Die Cholesterinesterverfettung. (Cholesterinsteatose). Jena 1911. — Knick, A., Über die Histologie der sekundären Degeneration im Rückenmark. Journ. f. Psychol. u. Neurol. 1908. 2. — Koichi Miyake, Zur Frage der Regeneration der Nervenfasern im zentralen Nervensystem. Obersteiners Arbeiten. 1908. 14. — Lewy, F. H., Beitrag zur Kenntnis der Lymphwege des Gehirns. Arch. f. Anat. u. Physiol. 1914. — Lissauer und Storch, Über einige Fälle atypischer Paralyse. Monatsschr. f. Psych. 9. — Lotmar, F., Beiträge zur Histologie der akuten Myelitis und Enzephalitis, sowie verwandter Prozesse auf Grund von Versuchen mit Dysenterietoxin. Nissl-Alzheimers histologische und histopathologische Arbeiten. 1914. 6. — Lubarsch, O., Zur Kenntnis der im Gehirnanhang vorkommenden Farbstoffablagerungen. Berl. klin. Wochenschr. 1917. 54. — Marburg, O., Zur Pathologie der Kriegsbeschädigung des Rückenmarks. Obersteiners Arbeiten. 1919. 22. — Marinesco, Études sur l'évolution et involution de la cellule nerveuse. Revue neurol. 1899. — Derselbe, La cellule nerveuse. Paris 1909. — Derselbe et Minea, Nouvelles contributions à l'étude de la régénérescence des fibres du système nerveux central. Journ. f. Psychol. u. Neurol. 1910. 17. — Merzbacher, Untersuchungen über die Morphologie und Biologie der Abräumzellen im zentralen Nervensystem. Nissls histologische und histopathologische Arbeiten. 2. — Modena, Die Degeneration und Regeneration der peripheren Nerven nach Läsion derselben. Obersteiners Arbeiten. 1905 12. — von Monakow, Über einige durch Exstirpation zirkumskripter Hirnrindenregionen bedingte Entwicklungshemmungen des Kaninchengehirns. Arch. f. Psychiatr. u. Nervenkrankh. 1882. 12. — Derselbe, Gehirnpathologie. 2. Aufl. Wien 1905. — Nageotte, La lésion primitive du Tabes. Bull. de la soc. anat. 1894. — Derselbe, Les étranglements de Ranvier et les éspaces interannulaires des fibres nerveuses à myéline. Cpt. rend. de l'association des anatomistes XII Réunion Bruxelles 1910. — Nissl, Über experimentell erzeugte Veränderungen an den Vorderhornzellen des Rückenmarks beim Kaninchen. Allg. Zeitschr. f. Psychiatr. 1891. — Derselbe, Über die Veränderungen der Ganglienzellen am Fazialiskern des Kaninchens nach Ausreißen der Nerven. Allg. Zeitschr. f. Psychiatr. 1892. 48. — Derselbe, Über eine neue Untersuchungsmethode des Zentralorgans speziell zur Feststellung der Lokalisation der Nervenzellen. Zentralblatt f. Nervenheilk. u. Psychiatr. 1894. 16. — Derselbe, Kritische Besprechung von H. Schmaus: Vorlesungen über die pathologische Anatomie des Rückenmarks. Zentralbl. f. Nervenheilk. 1903. — Derselbe, Zur Histopathologie der paralytischen Rindenerkrankung. Histologische und histopathologische Arbeiten 1904. 1. — Derselbe, Die Großhirnanteile des Kaninchens. Arch. f. Psychiatr. u. Nervenkrankh. 52. Heft 3. — Derselbe, Experimentalergebnisse zur Frage der Hirnrindenschichtung. Monatsschr. f. Psych. 1908. 23. — Derselbe, Völlige Isolierung der Hirnrinde beim neugeborenen Tiere. Sitzungsber. d. Heidelberger Akad. d. Wiss., math.-naturw. Kl. 1911. — Nonne, Rückenmarksbefunde bei letalen Anämien. Neurol. Zentralbl. 1896. 3. — Derselbe, Rückenmarksuntersuchungen in Fällen von perniziöser Anämien, Sepsis, Senium. Dtsch. Zeitschr. f. Nervenheilk. 1899. 14. — Derselbe, Beiträge zur Kenntnis der im Verlaufe der perniziösen Anämie beobachteten Spinalerkrankung. Arch. f. Psych. 25. — Derselbe u. Fründ, Klinische und anatomische Untersuchungen von 6 Fällen von Pseudosystemerkrankungen des Rückenmarks. Dtsch. Zeitschr. f. Nervenheilk. 1908. 35. — Oberndorfer, Pigment und Pigmentbildung. Eisenpigment. Lubarsch-Ostertags Ergebnisse 1908. 12. — Derselbe, Pigment. Lubarsch-Ostertag. 1921. — Obersteiner, Anleitung beim Studium des Baues der nervösen Zentralorgane. 1901. — Derselbe, Bemerkungen über die Genese der Corpora amylacea. Obersteiners Arbeiten. 1916. **21.** 479. — Perroncito, Über die Zellen beim Degenerationsvorgang der Nerven. Folia Neurobiolog. 1909. **3.** — Perusini, Über einige eisengierige, nicht kalkhaltige Inkrustierungen im Zentralnervensystem. Folia neurobiologica. 1912. **6.** — Derselbe, Über klinisch und histologisch eigenartige Erkrankungen des späteren Lebensalters. Nissls histologische und histopathologische Arbeiten. **3.** — Pilcz, Beitrag zum Studium der Atrophie und Degeneration der Nervengewebe. Jahrb. f. Psych. 1899. — Rachmanow, Zur normalen und pathologischen Histologie der peripheren Nerven des Menschen. Journ. f. Psychol. u. Neurol. **18.** — Reimann, Zur Frage der retrograden Degeneration. Jahrb. f. Psychiatr. u. Neurol. 1900. **29.** — Ranke, O., Neue Kenntnisse und Anschauungen von dem mesenchymalen Synzytium und seinen Differenzierungsprodukten unter normalen und pathologischen Bedingungen. Sitzungsber. d. Heidelberg. Akad. d. Wiss. math.-naturw. Kl. 1913. — Redlich, Die amyloiden Körperchen des Nervensystems. Jahrb. f. Psychiatr. u. Neurol. 1892. **10.** — Reich, Über die feinere Struktur der Zelle der peripheren Nerven. Zeitschr. f. Psych. 1905. — Derselbe, Über den zelligen Aufbau der Nervenfaser auf Grund mikrohistochemischer Untersuchungen. Journ. f. Psychol. u. Neurol. 1907. **8.** — Rheinboldt, Über einen Fall von kombinierter Systemerkrankung des Rückenmarks mit leichter Anämie. Arch. f. Psychiatr. u. Nervenkrankh. **35.** — Ribbert, Lehrbuch der pathologischen Anatomie. 1920. — Richter, H., Zur Histogenese der Tabes. Zeitschr. f. d. ges. Neurol. u. Psychiatr. 1921. **67.** — Rosental, Studien über amöboide Umwandlung der Neuroglia. Nissl-Alzheimers Arbeiten. 1914. **6.** — Sagel, Histologische Analyse des Gliastrauchwerks der Kleinhirnrinde. Zeitschr. f. d. ges. Neurol. u. Psychiatr. 1921. — Schaffer, K., Bemerkungen zur Histopathologie der Tabes. Zeitschr. f. d. ges. Neurol. u. Psychiatr. 1921. **67.** — Derselbe, Zur Kenntnis der normalen und pathologischen Neuroglia. Zeitschr f. d. ges. Neurol. u. Psychiatr. 1915. **30.** — Derselbe, Beiträge zur Histopathologie der protoplasmatischen Neuroglia. Zeitschr f. d. ges. Neurol. u. Psychiatr. 1917, **38.** — Schiefferdecker, P., Über Regeneration, Degeneration und Architektur des Rückenmarkes. Virchows Arch. f. pathol. Anat. u. Physiol. 1876. **67.** — Derselbe, Über Glia und Nervenzellen. Arch. f. Anat. u. Physiol. Anat. Abt. 1915. — Schmaus, H., Vorlesungen über die pathologische Anatomie des Rückenmarkes. Bergmann, Wiesbaden 1901. — Derselbe und Albrecht, E., Karyorrhexis. Virchows Arch. f. pathol. Anat. u. Physiol. Suppl. 1895. **138.** — Schmidt, M. B., Über die Organe des Eisenstoffwechsels und die Blutbildung bei Eisenmangel. Verhandl. d. dtsch. pathol. Ges. Straßburg. 1912. — Schmincke, Encephalitis interstitialis. Virchow (Ein Beitrag zur Verkalkung intrazerebraler Gefäße). Zeitschr. f. d. ges. Neurol. u. Psychiatr. 1920. **60.** — Schob, Fall Z. (Multiple Sklerose mit paralyseähnlichem Verlauf). Nissls Beiträge. 1921. Heft 4. — Schröder, Einführung in die Histologie und Histopathologie des Nervensystems. Jena 1920. — Derselbe, Die vordere Zentralwindung bei Läsionen der Pyramidenbahn und bei amyotrophischer Lateralsklerose. Monatsschr. f. Psychiatr. u. Neurol. 1914. **35.** 1. — Derselbe, Konkrementbildung und kolloide Plasmazellen in der paralytischen Hirnrinde. Zeitschr. f. d. ges. Neurol. u. Psychiatr. 1921, **63,** 143. — Scott, siehe Literatur zu „Ganglienzellen". — Siemerling, Fleckförmiger Markausfall bei Paralyse. Handb. d. pathol. Anat. d. Nervensystems, Artikel: Cramer, pathol. Anat. d. Psychosen. S. 1497 (Abb. **407**). — Simchowicz, T., Histologische Studien über die senile Demenz. Nissl-Alzheimers histologische u. histopathologische Arbeiten ü. d. Großhirnrinde. 4. — Sjövall, Die Nervenzellveränderungen bei Tetanus und ihre Bedeutung. Jahrb. f. Psychiatr. u. Neurol. 1904. 23. — Snessarew, Demonstration der bindegewebsfibrillären Gebilde. Anat. Anz. 1912. **40.** 522. — Spatz, H., Beiträge zur normalen Histologie des Rückenmarks des neugeborenen Kaninchens mit Berücksichtigung der Veränderungen während der extrauterinen Entwicklung. Histologische und histopathologische Arbeiten. 1917. — Derselbe, Über eine besondere Reaktionsweise des unreifen Zentralnervensystems. Zeitschr. f. d. ges. Neurol. u. Psychiatr. 1920. **53.** Heft 5. 363. — Derselbe, Über degenerative und reparatorische Vorgänge nach experimentellen Verletzungen des Rückenmarks (vorläufige Mitteilung). Zeitschr. f. d. ges. Neurol. u. Psychiatr. 1920. **58.** 327. — Derselbe, Mikrochemischer Nachweis von Eisen im Gehirn. Zeitschr. f. d. ges. Neurol. u. Psychiatr. 1921. — Derselbe, Über nervöse Zentren mit eisenhaltigem Pigment. Sitzungsber. d. dtsch. Forschungsanstalt f. Psychiatr. Zentralbl. f. d. ges. Neurol. u. Psychiatr. 1921. **25.** 102. — Derselbe, Über die Vorgänge nach experimenteller Rückenmarksdurchtrennung mit besonderer Berücksichtigung der Unterschiede der Reaktionsweise des reifen und des unreifen Gewebes nebst Beziehungen zur menschlichen Pathologie (Porenzephalie und Syringomyelie). Nissl-Alzheimers histologische und histopathologische Arbeiten über die Großhirnrinde. 1920. Erg. — Spiegel, Ernst und Mona, Adolf, Zur Pathologie der epidemischen Enzephalitis. Obersteiners Arbeiten. 1920. 23. 36. — Spielmeyer, Zur Klinik und Anatomie von Nervenschußverletzungen. Zeitschr. f. d. ges. Neurol. u. Psychiatr. 1915, 29. — Derselbe, Ein Beitrag zur Pathologie der Tabes. Arch. f. Psychiatr. u. Nervenkrankh. 40. Abb. 1. — Derselbe, Über das Verhalten der Neuroglia bei tabischer Optikusatrophie. Klin. Monatsbl. f. Augenheilkunde. 1906. 98. — Derselbe, Experimentelle Tabes bei Hunden (Trypanosomentabes). Münch. med. Wochenschr. 1906. — Derselbe, Pseudosystemerkrankungen des Rückenmarks nach Stovainanästhesie. Neurol. Zentralbl. 1909. — Derselbe, Über die Alterserkrankungen des Zentralnervensystems. Dtsch. med. Wochenschr. 1911. — Derselbe, Über einige anatomische Ähnlichkeiten zwischen progressiver Paralyse und multipler Sklerose. Zeitschr. f. d. ges. Neurol. u. Psychiatr. 1910. — Derselbe, Die Kleinhirnveränderung beim Typhus in ihrer Bedeutung für die Pathologie der Hirnrinde. Münch. med. Wochenschr. 1919. Nr. 26. — Derselbe, Über einige Beziehungen zwischen Ganglienzellveränderungen und gliösen Erscheinungen, besonders am Kleinhirn. Zeitschr. f. d. ges. Neurol. u. Psychiatr. 1920. 54. — Derselbe, Die histopathologische Zusammengehörigkeit der Wilsonschen Krankheit und der Pseudosklerose. Zeitschr. f. d. ges. Neurol. u. Psychiatr. 1920. 57. 312. — Stransky, Über diskontinuierliche Zerfallsprozesse an den peripheren Nervenfasern. Journ. f. Psychol. u. Neurol. 1903. 1. — Straub, Experimentelle chronische Bleivergiftung. Vortragsber. Zeitschr. f. d. ges. Neurol. u. Psychiatr. Ref.-Abt. 1. 1910. 663. — Sträußler, E., Über Veränderungen der motorischen Rückenmarkszellen nach Resektion und Ausreißung peripherer Nerven. Jahrb. f. Psychiatr. u. Neurol. 1902. 21. — Derselbe, Die histopathologischen Veränderungen des Kleinhirns bei der progressiven Paralyse. Jahrbücher f. Psychiatr. u. Neurol. 1906. 27. — Stroebe, Experimentelle Untersuchungen über Degeneration und Regeneration peripherer Nerven nach Verletzungen. Beitr. z. pathol. Anat. u. z. allg. Pathol. 1893, 13. — Derselbe, Experimentelle Untersuchungen über die degenerativen und reparatorischen Vorgänge bei der Heilung von Verletzungen des Rückenmarkes, nebst Bemerkungen zur Histologie der sekundären Degeneration. Beitr. z. pathol. Anat. u. z. allg. Pathol. 1894. 15. — Stürmer, Die Corpora amylacea des Zentralnervensystems. Nissl-Alzheimers Arbeiten 1913. 5. — Vogt, C. und O., Zur Kenntnis der pathologischen Veränderungen des Striatum u. Pallidum usw. Sitzungsber. d. Heidelberg. Akad. d. Wiss., math.-naturw. Kl. C. Winter, Heidelberg 1919. — Dieselben, Zur Lehre der Erkrankungen des striären Systems. Journ. f. Psychol. u. Neurol. 1920. 25. Erg. — Tendeloo, Allgemeine Pathologie. Berlin. Jul. Springer 1919. — Weigert, Zur pathologischen Histologie des Neurogliafasergerüstes. Zentralbl. f. allg. Pathologie u. pathol. Anat. 1890. — Weimann, W., Beitrag zur Kenntnis der anämischen Spinalerkrankung. Arch. f. Psychiatr. u. Nervenkrankh. 1920. 62. — Derselbe, Akute Morphiumvergiftung. Erscheint in Nissls Beiträgen 1922. — Westphal, Über kombinierte (primäre) Erkrankung des Rückenmarks. Arch. f. Psychiatr. u. Nervenkrankh. 9. — Wlassak, Die Herkunft des Myelins. Ein Beitrag zur Physiologie des nervösen Stützgewebes. Arch. f. Entwicklungsmech. d. Organismen. 1898. 6. — Wohlwill, Über amöboide Glia. Virchows Arch. f. pathol. Anat. u. Physiol. 1914. 216.

Zentrale Veränderungen infolge von Zirkulationsstörungen.

An die im letzten Abschnitte gegebene Beschreibung der degenerativen Veränderungen reiht sich die Besprechung des lokalen Gewebstodes, der Nekrose an. Wenn wir diese hier in einem Kapitel über die Folgen von Zirkulationsstörungen behandeln, so berechtigt uns dazu wohl die Tatsache, daß die weitaus häufigsten Ursachen für die Nekrosen im Zentralnervensystem Kreislaufunterbrechungen sind und daß der unter anderen Bedingungen auftretende Gewebstod — wie etwa die traumatische Zertrümmerung — keine wesentlichen histopathologischen Besonderheiten vor jenen voraus hat. Die sonst zur Nekrose führenden Schädlichkeiten (thermische, chemische Einflüsse, Bakterientoxine) spielen — soweit sie nicht zur Entzündung führen — im Nervensystem keine so wichtige Rolle wie in anderen Organen, oder aber sie sind ohne Würdigung der übrigen Faktoren des speziellen histologischen Bildes nicht wohl verständlich. Ich meine z. B. die zuerst von Hauptmann bei der Paralyse beschriebenen Herde mit ihren Spirochätenmassen oder die von Obersteiner, Schmaus, Jakob, Borst, Henneberg u. a. analysierten Ausfälle nach schwerer Kommotio.

So können wir die Nekrosen bei den Folgen der Zirkulationsstörungen abhandeln. Die Beschreibung dieser aber wird uns über Nekrose und Nekrobiose zu Stoffwechselstörungen regressiver Art zurückführen, die nicht auf völliger Absperrung, sondern bloß auf Mängeln der Ernährung beruhen.

Bei den Folgen der lokalisierten Kreislaufunterbrechungen interessieren uns nicht sowohl die Vorgänge der Nekrobiose selbst, als vielmehr die Reaktionen darauf. Neben der Art der Nekrose werden wir also vor allem die an den Gewebstod anschließenden Vorgänge, welche dem Abbau, der Abräumung und der Reparation angehören, besprechen.

Kolliquationsnekrose.

Wenn man, wie Hoche es tat, eine feinkörnige Emulsion in die Blutbahn des Rückenmarks bringt und so Embolien erzeugt (Abb. 243), oder wenn man unter aseptischen Kautelen nach der Methode Friedmanns, Nissls und seiner Schüler mit einer Nadel das Gewebe in beschränktem Maße zerstört, so kann man daran die zur Erweichung führenden Vorgänge im einzelnen verfolgen. In dem der Nekrose anheimfallenden Bezirke, in welchem bei vollständiger Ausschaltung von der Ernährung die nervöse und gliöse Substanz wie das Gefäßnetz zugrunde gehen, treten in den ersten 24 Stunden — also noch ehe die Kerne der absterbenden Zellen unfärbbar werden oder zerborsten sind — vereinzelte Elemente auf: spärliche polynukleäre Leukozyten, von denen man früher angenommen hatte, daß sie sich in Körnchenzellen umwandeln (Schmaus), die aber nach den Untersuchungen Nissls und seiner Schule (Devaux) rasch wieder unter Zerbröckelung verschwinden. Es scheinen ihnen auch andere, nicht polynukleäre Elemente beigemischt zu sein, die wohl ebenfalls von weißen Blutzellen abzuleiten sind und die unter karyorrhektischen

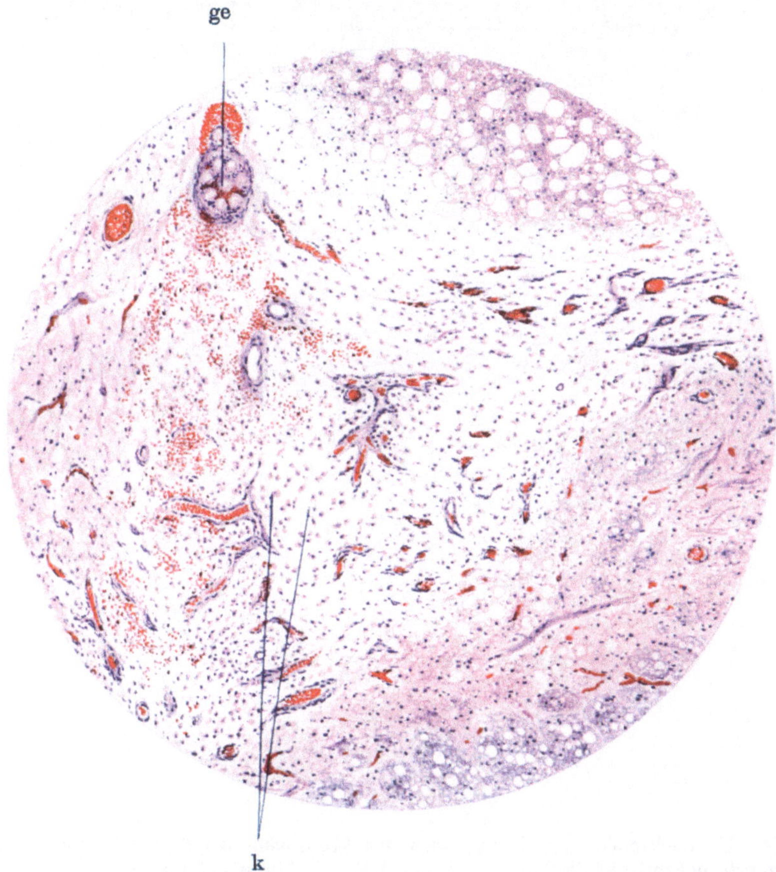

Abb. 243. Experimentelle embolische Erweichung im Vorderhorn des Hunderückenmarkes. ge durch Lykopodiumkörnchen verstopftes Gefäß. k Körnchenzellhaufen. Einzelne größere Gefäße im nekrotischen Gebiet erhalten. Gefäßneubildung besonders in der unteren Peripherie des Herdes und rechts oben.

Erscheinungen bald wieder zerfallen. Sie spielen jedenfalls in den folgenden Phasen keine Rolle. Zwischen der Schädigung und den ersten proliferativen Gewebsreaktionen vergeht nach Nissls Untersuchungen eine Zeit von 8 bis 26 Stunden. Dann sehen wir vom Rande her, wo die Gewebsschlingen erhalten sind, fibroblastische Netze und neue Gefäße gegen den nekrotischen Bezirk vorsprossen. Von den in netzigem Verbande bleibenden mesenchymalen Wucherungsprodukten werden Einzelzellen frei, sie lösen sich ab und werden

Phagozyten. Durchschnittlich schon nach 40 Stunden kann man solche mobilisierten Körnchenzellen in der peripheren Zone des Nekroseherdes sehen. Die fibroblastische Wucherung schreitet nun oft mit einer außerordentlichen Schnelligkeit nach dem Innern vor. Nach etwa 3 Tagen sind die ursprünglichen Gewebsbestandteile des Nekroseherdes im Nisslpräparat unfärbbar geworden, und es heben sich dort lediglich wuchernde mesodermale Elemente

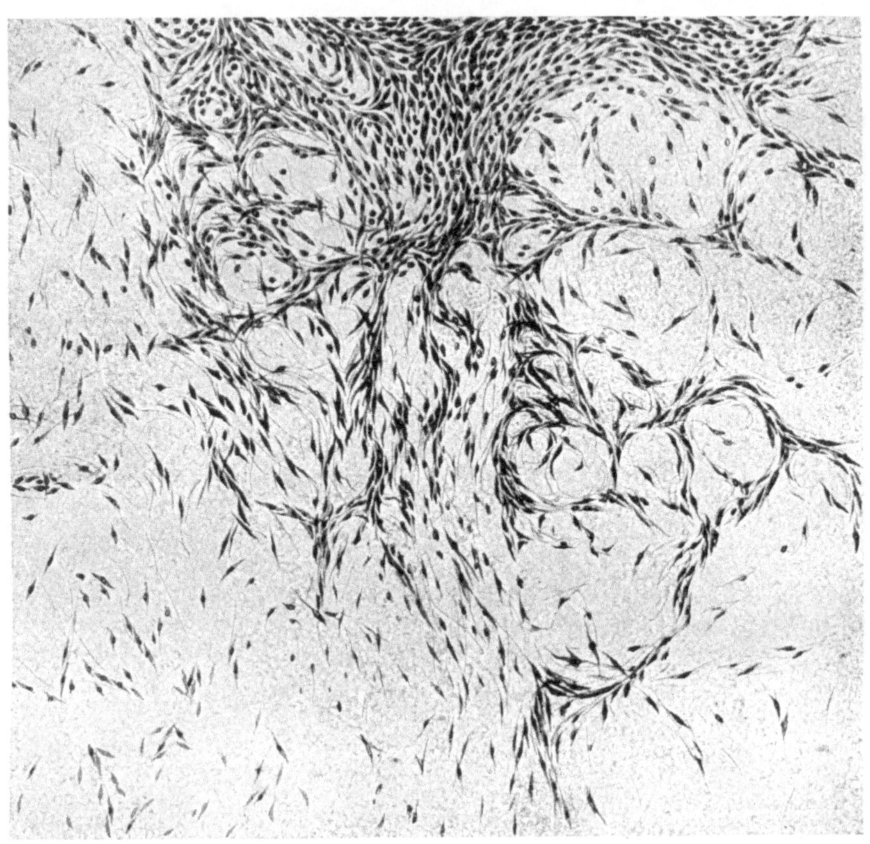

Abb. 244. Übersichtsbild vom Vorsprossen der Fibroblastenzüge in eine durch Blutung zertrümmerte nekrotische Masse. Im oberen Teil des Bildes bereits eine dichte zellreiche Substitution des nekrotisch gewordenen Gewebsteiles, während in dem hier wiedergegebenen Hauptteil die Durchdringung mit netzig wuchernden Fibroblastenzügen erst beginnt bzw. weiterschreitet.

färberisch heraus. Das ist natürlich auch, wenn die Wucherung weiter vorgeschritten ist, noch der Fall. So sieht man an dem Übersichtsbilde Abb. 244 in der völlig ungefärbten, durch eine Blutung zertrümmerten, nekrotischen Masse die Fibroblastenzüge von den peripheren bereits weitgehend substituierten Zonen her in das Innere vordringen (von neugebildeten Gefäßen und abgelösten Phagozyten ist in diesem bei schwacher Vergrößerung gezeichneten Übersichtsbilde nichts wiedergegeben). Die fibroblastische Wucherung und Gefäßneubildung erfolgt aber nicht imme nur vom Rande des Nekroseherdes aus; vielfach bleiben noch einige Gefäßschlingen, auch etwas größeren Kalibers, im Bereiche des Nekroseherdes erhalten (Abb. 243), es ist häufig nicht das ganze Gefäßnetz mitzerstört. Und so wird die mesenchymale Wiederbelebung des abgestorbenen Bezirkes, die überall vom Rande her im Gange ist, von den Wucherungen aus solchen erhaltenen Gefäßen unterstützt. Vielfach sieht man Mitosen an den Kernen der in Wucherung befindlichen mesenchymalen Plasmamassen und besonders auch der jungen Gefäßsprossen. Die frei gewordenen mesenchymalen Gitterzellen vermehren sich ihrerseits durch Karyokinese. Wie wir es früher schon besprachen, folgt aber der Kernteilung mitunter nicht auch die Zelleibsteilung. Die sich bei ihrer biologischen Aufgabe verbrauchenden Zellen werden durch neu sich ablösende Elemente ersetzt und außerdem durch die soeben erwähnten Teilungen der Phagozyten selbst.

Was die Gitterzellen abzubauen haben, bestimmt ihren Inhalt. Die zerfallenden Markbrocken sind wie sonst zuerst noch mit Hämatoxylinlack färbbar, es sind bei Methylblaueosinfärbung rötliche Kugeln; auch schollige, mit Thionin blaurot erscheinende Massen stammen von ihnen her, ebenso wie natürlich

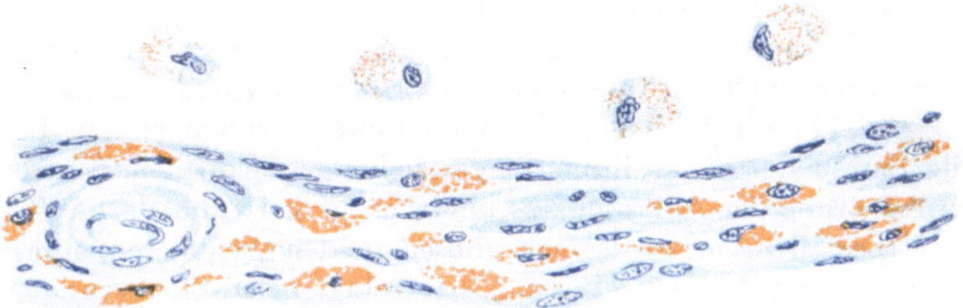

Abb. 245. Verschleppung von Zerfallstoffen, speziell von Blutpigment, innerhalb der Pia: ein dicker Meningealbalken mit Blutpigment führenden Zellen und frei im meningealen Lymphraum liegenden Gitterzellen über dem Scheitellappen eines Affengehirns, an welchem eine Abtrennung des Stirnhirnpoles gemacht worden war.

mit Osmium sich schwärzende Partikel. Diese primären Zerfallsprodukte der Markscheide verkleinern sich bald und färben sich nicht mehr mit Osmium nach voraufgehender Chromierung, sondern sie erscheinen als Fetttröpfchen im plasmatischen Gitter. Im Scharlachrotpräparat sind die verkleinerten Kugeln vielfach von ziemlich gleicher Größe. Andere oder auch die gleichen Zellen nehmen Achsenzylinderbestandteile in sich auf, ferner Reste nekrotisch gewordener Ganglienzellen, Chromatinklümpchen etc. Bei Blutungsherden überwiegen anfangs die mit Blutkörperchen gefüllten Gitterzellen. In solchen Elementen vollzieht sich der Umbau aus Bestandteilen von Erythrozyten bzw. von Hämoglobin in Hämosiderin. Ich brauche die Zerfallserscheinungen an diesen Gitterzellen hier nicht noch einmal zu besprechen, es ist davon früher die Rede gewesen (S. 180). Ebensowenig brauche ich die Abräumung nach den Lymphräumen der Gefäße und der Meningen noch einmal zu schildern.

Nur auf zwei Dinge sei hier hingewiesen. Einmal, daß in den durch Blutung oder mechanische Zertrümmerung eröffneten Lymphräumen Phagozyten und wohl auch freie Zerfallsprodukte weithin verschleppt werden können. Wir sehen sie nicht nur in den Gefäßen und Meningealräumen des Herdbereichs, sondern beträchtlich davon entfernt. So zeigt Abb. 245 blutpigmentführende Körnchenzellen in den Meningen der Scheitelgegend, während die Läsion vorn im Stirnhirn lag. Zweitens erscheint bemerkenswert, daß die Abräumung aus den Erweichungsherden nur langsam vor sich zu gehen pflegt und daß noch nach sehr langer Zeit reichliche Mengen von Körnchenzellen in narbig umgewandelten Gebieten liegen. Deshalb hat die bereits von F. Schultze und von Nissl gemachte Annahme ihre Berechtigung, daß die Körnchenzellen auch eine raumausfüllende Funktion besitzen.

In den Randzonen um den nekrotischen Herd gelangen nun die Abräumprodukte nicht immer und unmittelbar mit den mesodermalen Phagozyten in die Lymphräume der Gefäße, sondern auch seßhafte und im Verbande bleibende gliöse Elemente können solches abgebautes Material in sich aufnehmen und in den Straßen des Netzes nach den Lymphräumen mit abräumen (siehe S. 377). Hier, wo jenseits von der absolut nekrotischen Zone die Glia lebensfähig geblieben ist, sehen wir von vornherein auch proliferative Vorgänge an dieser ektodermalen Bindesubstanz. Es lösen sich Zellen aus dem gliösen Verbande, die sich unter Kernteilung vermehren, und außerdem werden wuchernde Gliazellen zu mächtigen Elementen mit auffällig großen Kernen und breiten Fortsätzen, in denen Bündel von Gliafasern entstehen. In dieser Zone ist es schwer, die gliösen von den mesodermalen Gitterzellen zu unterscheiden. Gerade hier macht sich die von uns früher erwähnte Unmöglichkeit geltend, sie lediglich auf Grund morphologischer Charaktere voneinander zu sondern; aus ihren Lagebeziehungen jedoch und insbesondere aus der Beobachtung der Ablösung aus dem Verbande ist die Herkunft mancher Elemente festzustellen. — Es ist von diesen in den peripheren, nur teilweise nekrotischen Zonen gelegenen gliösen Gitterzellen behauptet worden, daß sie nur Zerfallsstoffe verarbeiten, die bei der sekundären Degeneration infolge der Herdläsion entstehen. Man kann sich leicht überzeugen, daß sie weit darüber hinaus eine abbauende Tätigkeit an den aus der Nekrobiose stammenden Zerfallsstoffen leisten und daß sich die gliösen Phagozyten hier im Grenzgebiet des Nekroseherdes mit mesodermalen Zellen in die abbauende und abräumende Aufgabe teilen.

Wir haben es also bei den Erweichungen mit einem „**gemischt gliös-mesodermalen Abbau**" zu tun und diesen stelle ich dem rein gliösen, wie ich ihn S. 306 beschrieben habe, gegenüber.

Gerade weil sich in dem um den nekrotischen Kern gelegenen Hof auch die Glia zweifelsohne am Abbau beteiligt, halte ich den Ausdruck „mesodermaler Typus des Abbaus", den Schröder für die Erweichung gebraucht, nicht für zweckmäßig. Es kann gewiß — schon seit den lange zurückreichenden Untersuchungen Nissls und seiner Schule — als erwiesen gelten, daß bei der Erweichung der Abbau und die Abräumung (wie die Organisation) im Innern des Nekroseherdes lediglich von dorthin vorsprossenden mesodermalen Elementen besorgt wird, und daß sich daran gliöse Zellen nicht beteiligen. Wie ich vielfach erfahren habe, wirkt aber auf den Lernenden die scharfe Gegenüberstellung von „mesodermalem" und „ektodermalem" Abbau leicht irreführend; und deshalb pflege ich zu unterscheiden zwischen einem „rein gliösen" und einem „gemischt gliös-mesodermalen" Typus des Abbaus. Es wird sonst nur zu leicht geglaubt, daß bei den sog. degenerativen Vorgängen ektodermale Zellen abbauen und daß ausschließlich den Abkömmlingen des Mesoderms die Verarbeitung der Zerfallsstoffe bei den Erweichungen zukomme. Es ist aber daran festzuhalten, daß sich an den Grenzen nekrotischer Herde mesenchymale Phagozyten mit Gliaelementen in die Aufgabe des Abbaues teilen. Und noch mehr: bei kleinsten Erweichungen oder geringfügigen hämorrhagischen Läsionen bleiben Gliaelemente mitten in der Zerfallszone erhalten und werden mobilisiert, so daß sich Phagozyten der einen und der anderen Herkunft in dem ganzen kleinen Herde nebeneinander betätigen. Endlich aber werden bei unvollständigen, allmählich fortschreitenden Erweichungen — so bei langsamen entzündlichen Einschmelzungen, bei Thrombose (was Schröder nicht übersieht) — selbst im zentralen Gebiete größerer Herde gliöse und mesodermale Gitterzellen nebeneinander getroffen, wie sich hier auch die paraplastischen Produkte der einen und anderen Gewebsart untermischen (siehe Abb. 251). — In allen diesen Beispielen handelt es sich also um einen „gemischt gliös-mesodermalen Abbau".

Es geht aus dieser summarischen Beschreibung hervor, daß die Erweichung mit der Reparation auf das engste verknüpft ist, nicht nur zeitlich, sondern auch ursächlich: der Abbau im Innern des nekrotischen Bezirkes geschieht erst unter Einwirkung lebender Zellen. Der Abbau ist also die Erweichung[1]); sie ist nicht die Nekrose selbst, sondern das, was ihr mit der Neubelebung durch wuchernde Zellen folgt. Das wird besonders deutlich bei Späterweichungen. Unter Umständen kann nämlich die der Nekrose folgende Erweichung überraschend lange verzögert werden. Freilich ist es bei angiosklerotischen Erweichungen nicht immer leicht zu sagen, ob wir es etwa mit einer solchen Späterweichung zu tun haben; die zeitlichen Verhältnisse bei diesen Vorgängen sind eben oft schwer zu beurteilen. Einfach dagegen sind durchschnittlich traumatische Nekrosen zu deuten. So habe ich vor kurzem über eine Späterweichung im Kleinhirn berichtet: während große Teile der zerstörten Hirnmasse erweicht, d. h. von einem mesodermalen Bindegewebsgerüst mit dichten Körnchenzellhaufen ersetzt waren, zeigten andere Teile vier Jahre nach der Verletzung diese Umwandlung noch nicht, sie befanden sich erst in anfänglichen, mehr oder weniger entwickelten Stadien des Abbaues, der Abräumung und Organisation. An solchen Beobachtungen läßt sich jene grundsätzliche Lehre besonders leicht beweisen, daß der Abbau des nekrotischen Gewebes von der Tätigkeit lebender Zellen abhängt. Solange das tote Organstück davon abgeschlossen ist, bleibt es im Zustande „einfacher" Nekrose. Mit dem Vorrücken der Fibroblastenzüge und Gefäße beginnt die Umwandlung. Der Abbau geht nicht nur intrazellulär vor sich, sondern auch in der Nähe der jungen Sprossen oder der aus dem Verbande gelösten Zellen; im Bereiche der Proliferationszone überhaupt vollzieht sich die Umsetzung der abgestorbenen Gewebspartikelchen in neuartige Zerfallsprodukte. So sehen wir das nekrotische Gewebe dort, wo die abbauenden Zellen ihre Tätigkeit entfalten, in feine freie Fetttröpfchen zerfallen und diese erscheinen dann in den mobilisierten Phagozyten wieder.

Im gleichen Sinne sprechen auch die Befunde, welche ich an transplantierten, nekrotischen peripheren Nervenstücken (S. 129) erheben konnte. Die absterbenden Massen erleiden zwar ohne Zutun von Zellen Formveränderungen (siehe S. 129), aber der eigent-

---

[1]) Wir sehen auch bei einem pathogenetisch ganz andersartigen Zerfall, wenn er massig ist, eine Erweichung. So in den frischen Herden der funikulären Spinalerkrankung oder bei der Wilsonschen Krankheit im Striatum, wo man ja von einer „Linsenkernerweichung" zu sprechen pflegt. Bei diesem rein degenerativen Zerfall wird das Bild der Erweichung ebenfalls durch den dem plötzlichen Untergang des Gewebes folgenden Körnchenzellenabbau bedingt, sowie durch die mehr oder weniger lange zurückbleibende Zerklüftung des Gewebes, welche ich als „Status spongiosus" in dem von uns gebrauchten Sinne auffasse. Es läßt sich also durchaus mit Recht auch bezüglich dieser Vorgänge sagen: Die Erweichung ist der Abbau und die Abräumung. — Eine andere Frage und zwar lediglich eine solche der Nomenklatur und der Didaktik ist die, ob es zweckmäßig ist, auch diese eben erwähnten Veränderungen, wie etwa die im Linsenkern bei Wilsonscher Krankheit, „Erweichung" zu nennen. Denn es wird damit gewohnheitsgemäß meist die Vorstellung verknüpft, daß es sich um zirkulatorisch bedingte Nekrosen handelt.

liche Abbau der abgestorbenen Gewebspartikel erfolgt erst, wenn lebende Zellen des Wirtsgewebes in das nekrotische Nervenstück gelangt sind. Und auch hier sehen wir, daß der
Abbau nicht nur innerhalb dieser Zellen vor sich geht, sondern daß diese lebenden Elemente auch eine Art Fernwirkung auf die in ihrem Bereich befindlichen Massen ausüben
und die chemische Umwandlung einleiten.

Die abbauenden Zellen stammen von den Fibroblastenzügen her; wir
können ihre Ablösung aus dem mesenchymalen Netze gut verfolgen. So sehen
wir einen Teil der Zelle bereits in ein feines Gitter umgewandelt, während der
andere noch das grobe Spongioplasma der Fibroblasten zeigt (Nissl). Der
Ablösung von Adventitialelementen aus dem Gefäßwandverband begegnet man
häufig (Abb. 246). Ob sich Endothelien in Phagozyten umwandeln, wie viel-

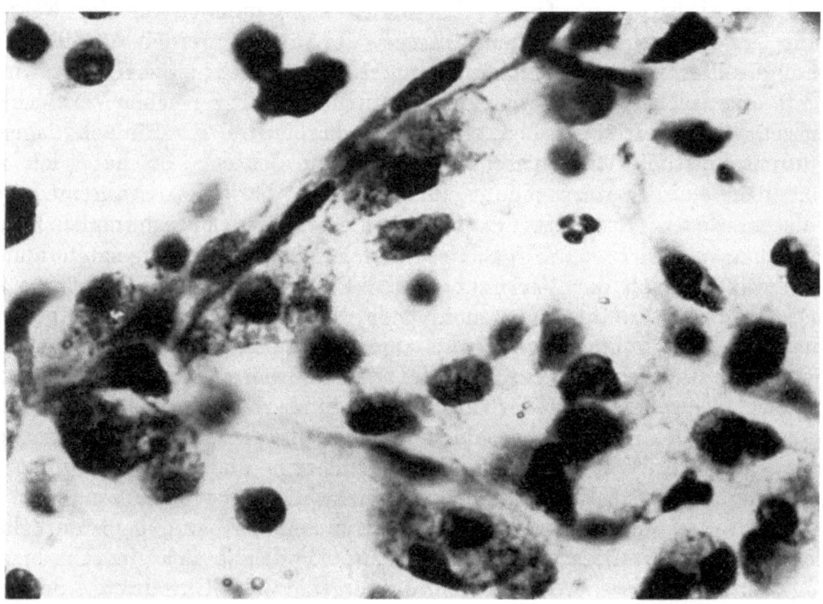

Abb. 246. Gefäßwandzellen in Umbildung zu Gitterzellen, in Ablösung begriffen. Originalphotogramm von Herrn Dr. Hugo Spatz.

fach angenommen wurde, ist fraglich. Sie haben jedenfalls überwiegend die
Funktion der Angioblasten, durch ihre Wucherung entstehen die neuen Gefäßchen. Den meisten Pathologen gilt es, soviel ich sehe, als erwiesen, daß die
Bildung junger Kapillaren immer nur von vorhandenen Gefäßen
ausgeht (Marchand u. a.). Die Gefäße entstehen ähnlich, wie wir es in Abb. 316
illustriert hatten, durch Endothelknospungen. Gegenüber dieser Annahme
von der ausschließlichen Gefäßneubildung durch Sprossung wird von anderen
Autoren, so von Borst, geltend gemacht, daß sich im Granulationsgewebe
innerhalb der synzytialen Kernplasmamassen vakuolenartige Räume entwickeln, welche zu Kapillaren werden. Auch Hueck hält eine solche autochthone
Entstehung von Blutkapillaren im mesenchymalen Gewebe für möglich.

Das Vorsprossen junger Schläuche aus den Gefäßen kann man bei der
Kolliquationsnekrose besonders schön verfolgen. Abb. 247 illustriert das bei

einer entzündlichen Erweichung. Aus dem ebenfalls schon neugebildeten Rohre im oberen Rande der Figur entspringen ziemlich weite Schläuche von ungleichem Kaliber. Die großen Kerne der Intimazellen sind hier meist in der Fläche getroffen, ab und zu erscheinen sie gekantet. Während in dem Gefäß (gl), von welchem die neuen Schläuche ausgesproßt sind, ein Lumen deutlich ist, läßt sich bei diesen an den plasmatischen Zügen nicht immer entscheiden, ob sie bereits hohl sind; einzelne wohl; andere aber erscheinen bei allen Einstellungen und auch an fortlaufenden Schnitten noch solide. Bereits Friedmann hat an solchen

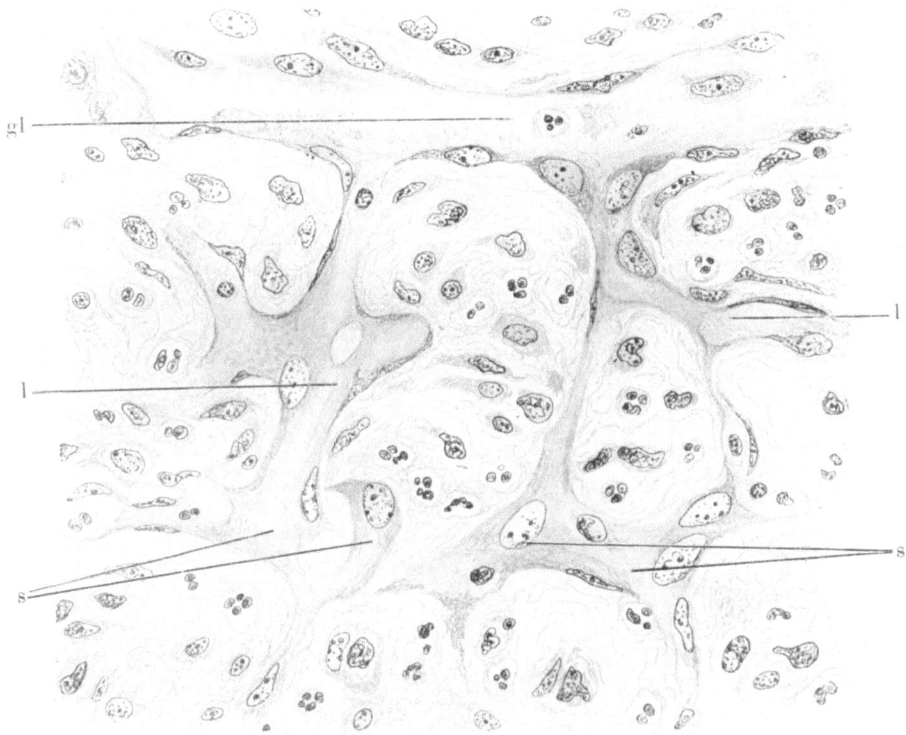

Abb. 247. Gefäßneubildung durch Sprossung im Bereich einer entzündlichen Erweichung (im Granulationsgewebe zahlreiche polynukleäre Leukozyten). Die wuchernden Intimazellen mit sehr großen Kernen ausgestattet, die neuen Schläuche enthalten bei l bereits ein deutliches Lumen, bei s erscheinen sie noch solide.

mit Gefäßen verbundenen breiten plasmareichen Zellreihen eine allmähliche Aushöhlung beobachtet; er erklärt so ihr Wegsamwerden für den Blutstrom. — Dem Endothelschlauche legen sich wuchernde Bindegewebszellen als Adventitialelemente an.

Die neuen Gefäßrohre entwickeln sich nun meist in der Richtung der ursprünglichen Gefäße, die Angioblasten halten sich an diese. Während wir die neuen Sprossen, wo sie von den etwa im Herde noch erhaltenen alten Gefäßen entspringen oder wo sie vom Rande her bereits in den nekrotischen Innenbezirk vorgedrungen sind, sozusagen frei bzw. in den Fibroblastenzügen finden, haben sie sich in der Außenzone, nämlich in dem mehr oder weniger breiten gliös-mesodermalen Wucherungsbezirk ihren Weg durch die Plasmamassen der proliferierenden gliösen Elemente zu bohren (Friedmann, Nissl). Der Endothelschlauch mit seinen Adventitialzellen ist darin eingebettet.

Die proliferierenden gliösen und mesodermalen, nicht zu freien Phagozyten verbrauchten „Zellen‟ haben die Aufgabe, das Gewebsgleichgewicht durch Bildung einer faserigen Stützsubstanz wieder herzustellen. Sie sollen den Organteil den veränderten Zug- und Druckbedingungen anpassen. Bilden auch — zusammen mit den wohl als Masse wirkenden Körnchenzellen (S. 366) —

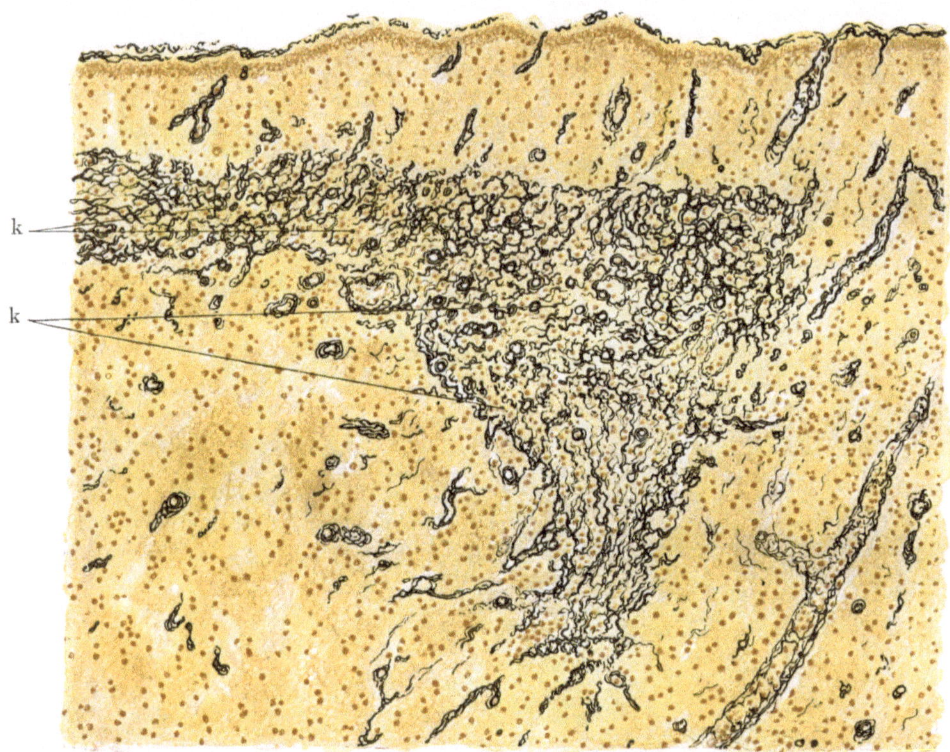

Abb. 248. Erweichungsherd, welcher in breitem Streifen etwa die 2. Brodmannsche Schicht einnimmt und sich keilförmig bis etwa zur 5. Schicht fortsetzt. Tanninsilberfärbung zur Darstellung der mesenchymalen Fasernetze, zwischen welchen Haufen von Körnchenzellen (k) liegen.

die oft riesigen Plasmamassen ebenfalls ein Füllsel, so sind doch derbere Stütz- und Strebebalken notwendig. Unter Rückbildung der eigentlichen plasmatischen Substanz werden paraplastische Produkte geliefert.

So sehen wir in den Fibroblastenzügen Silberfibrillen, welche anfangs sehr zart, allmählich zu derberen Zügen und Lagen zusammengeschlossen sind. Sie scheinen miteinander in netzigem Zusammenhang zu stehen. Eine faserige Organisation dieser Art illustriert Abb. 248. Die in den Fasermaschen dieses Erweichungsherdes gelegenen Zellhaufen sind Körnchenzellen. — Die Silberimprägnationen, besonders die mit Tanninsilber, gestatten uns hier einen guten

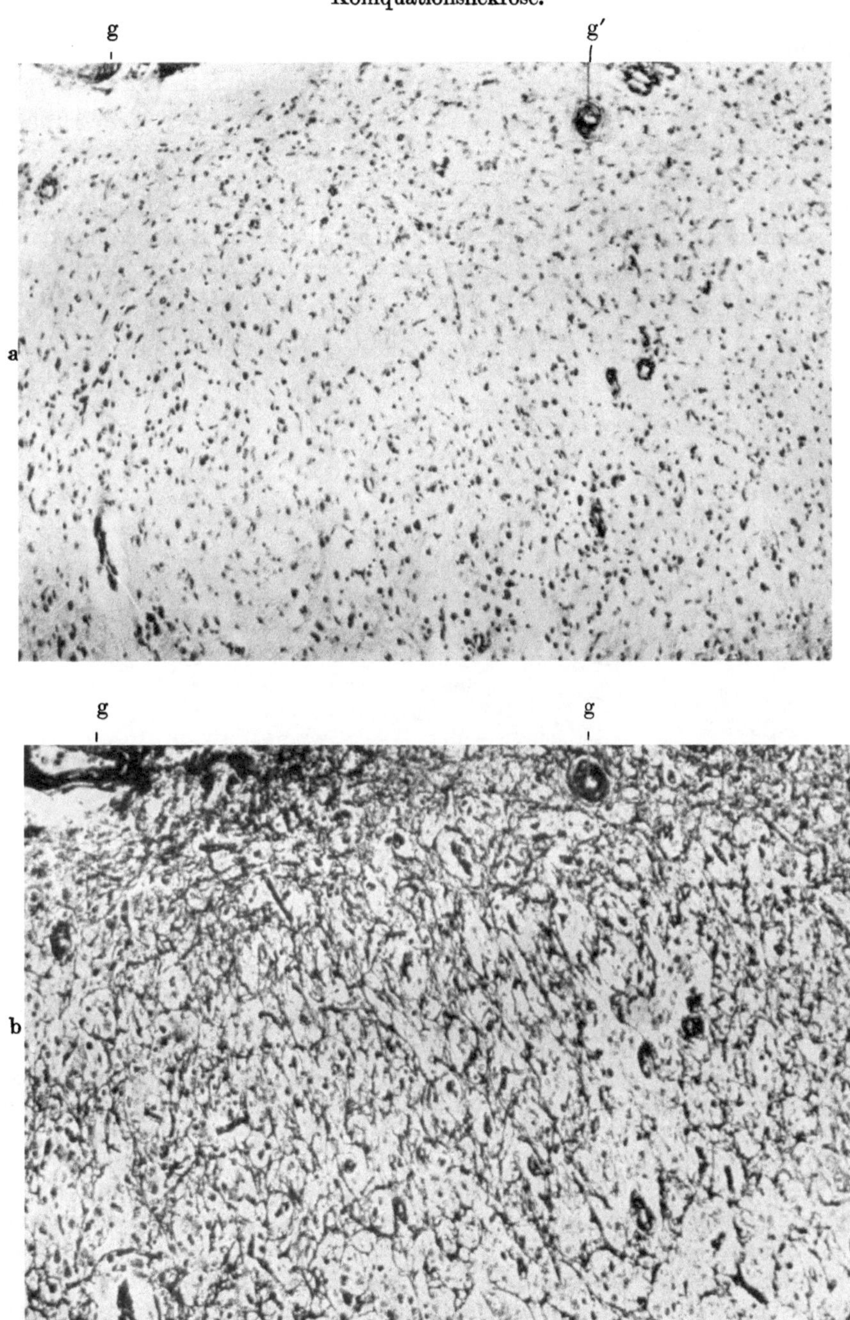

Abb. 249 a und b. Unvollständige Einschmelzung der Hirnrinde bei Thrombose. Zwei ziemlich dicht aufeinander folgende Schnitte, der eine nach a van Gieson, der andere b nach der Tanninsilbermethode behandelt (die mit „g" bezeichneten Gefäße der beiden Bilder entsprechen einander und dienen zur räumlichen Orientierung). In dem van Gieson-präparat sind kollagene Fasern nur an den größeren Gefäßen zu erkennen, außerhalb der Gefäße jedoch nirgends, während das Tanninsilberpräparat hier reiche Geflechte primitiver Mesenchymfibrillen („Silberfibrillen") und neue Gefäße zeigt.

Einblick in die Anfänge der Fibrillisation, wir erhalten daran Aufschluß von
der überraschenden Fülle der faserigen Produkte zu einer Zeit, wo die Fasern
mit den gewöhnlichen Bindegewebsfärbungen, etwa mit Säurefuchsin im Giesonpräparat, noch nicht oder nur ganz spärlich darstellbar sind. Denn erst allmählich und spät — in den reichen feineren Zügen aber gar nicht! — imprägnieren sich die primitiven mesenchymalen Fibrillen mit Kollagen und
werden säurefuchsinfärbbar. Sehen wir auch bei massigen Erweichungen mit
der Höhlenbildung und dem Einrücken derberer Gefäße reichliche Umbildungen
von primitiven Fibrillen in kollagene Fasern, so kann das in den häufigen

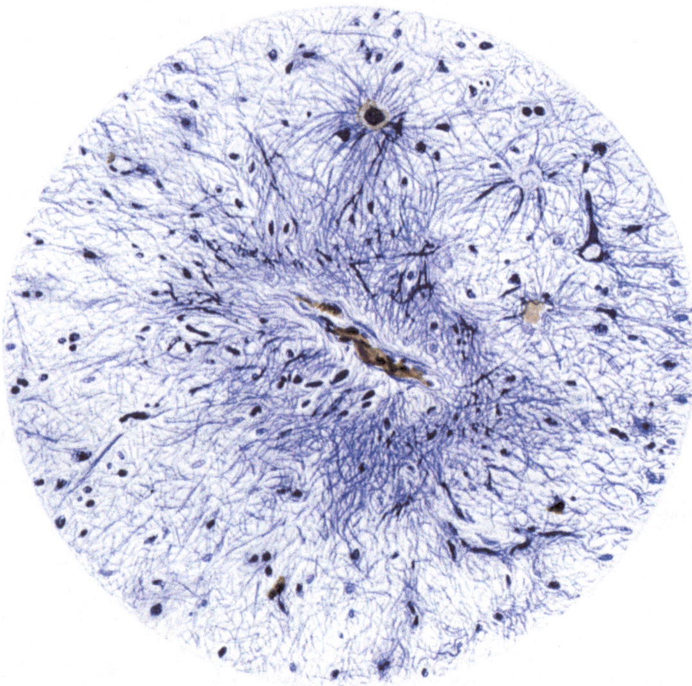

Abb. 250. Gliafasernarbe an Stelle einer alten Einschmelzung. Weigertsches Gliapräparat. Vorwiegend radiäre Anordnung der sich vielfach überkreuzenden Fasern gegen
ein Gefäß. Im rechten oberen Teil des Bildes einige Monstregliazellen.

kleinen Herden ganz ausbleiben. Und selbst in größeren Erweichungen
ist es mitunter ähnlich, namentlich dann, wenn die Nekrobiose langsam vor
sich geht und die Glia, wenigstens teilweise, wucherungsfähig bleibt. Das
haben wir zumal bei Thrombosen gesehen. Abb. 249a entspricht einer unvollständigen, schon weitgehend substituierten Erweichung des Hauptteils der
Rinde nach thrombotischem Verschluß. Von der Vaskularisation bekommt
man an diesem Giesonpräparat nur dürftigen Aufschluß und von der faserigen
Durchsetzung so gut wie gar keinen. Ein nach Achúcarro-Klarfelds
Methode behandelter Schnitt vom gleichen Block gibt das Pendant dazu
(Abb. 249b). Der ganze Bezirk ist dicht von silberimprägnierbaren mesenchymalen Fasernetzen und reichen Gefäßschlingen durchsetzt. In den Maschen

des Mesenchyms liegen noch ziemlich zahlreiche Körnchenzellen. — Ich meine, daß diese Gegenüberstellung besser als viele Worte über die Eigenheiten der bindegewebigen Wucherung belehrt und daß der Kontrast zwischen den mikroskopischen Bildern der beiden Methoden dazu herausfordern muß, vor allem die Silberimprägnationen für die Analyse der neuen mesenchymalen Strukturen anzuwenden.

Stellt sich das faserige Produkt der mesodermalen Organisation im Innern eines größeren vollständigen Nekroseherdes so dar, wie es in Abb. 248 abgebildet ist, und ändert sich später das Gefüge entsprechend den statischen An-

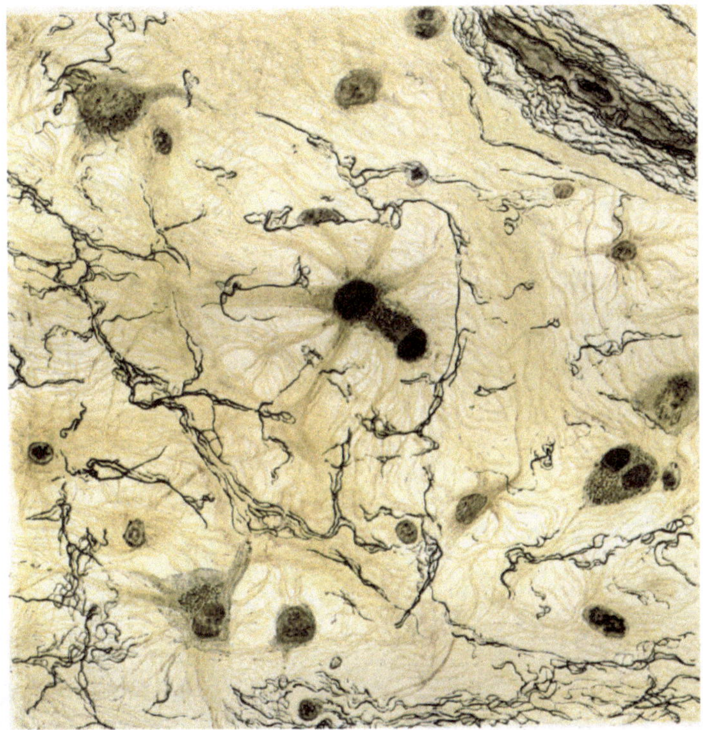

Abb. 251. Narbiger Endzustand einer thrombotischen Einschmelzung. Tanninsilberpräparat. Die Gliafasern sind gelb getönt, man erkennt ihre Anordnung besonders gut im Bereiche der riesigen Astrozyten. Mit ihnen eng verbunden sind die netzigen Züge der mesenchymalen Silberfibrillen. Vielfach charakteristische Schlingen-, Zapfen- und Hornform der im ektodermalen Gewebe verteilten Bindegewebsfibrillen.

sprüchen, zumal wenn mit dem Abtransport der Abräumzellen der Nekrosebezirk leerer geworden ist oder sich sogar in einen Hohlraum verwandelt, so ist das bei den kleinen Herden und bei den unvollständigen Erweichungen anders. Gerade die thrombotisch bedingten Einschmelzungen, wie in der eben besprochenen Abb. 249, sind ein gutes Beispiel dafür. Wir sagten ja schon, daß sich die proliferierenden Fasersubstanzen des Ekto- und Mesoderms hier durchmischen, genau wie die Phagozyten beiderlei Herkunft (Abb. 251). Mächtige Gliazellen mit riesigen Kernen und breiten Fortsätzen liegen mitten zwischen den Fibroblastenzügen. Die Gliazellen haben häufig den charakteristischen Bau

der „gemästeten", viele andere entsprechen den Monstregliazellen. Anfangs
überwiegt gewöhnlich das junge Bindegewebe, später entschieden die

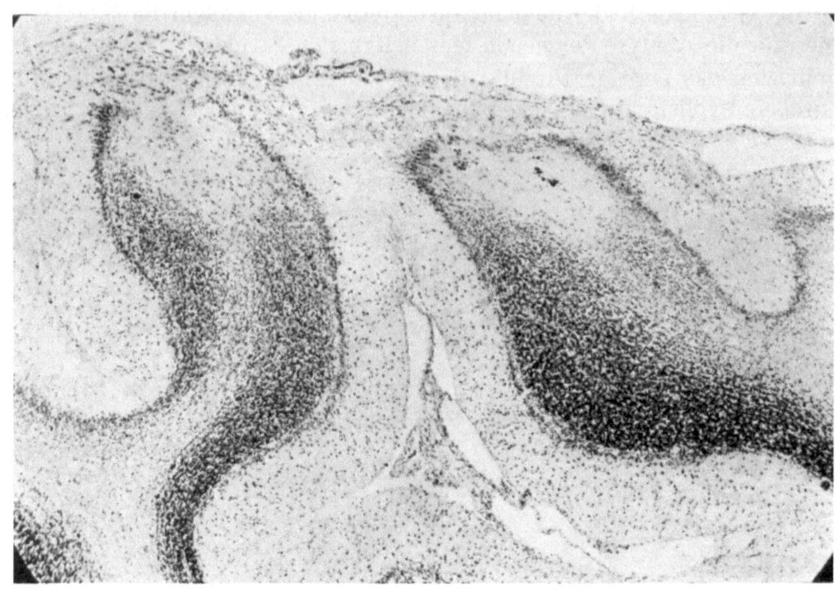

a

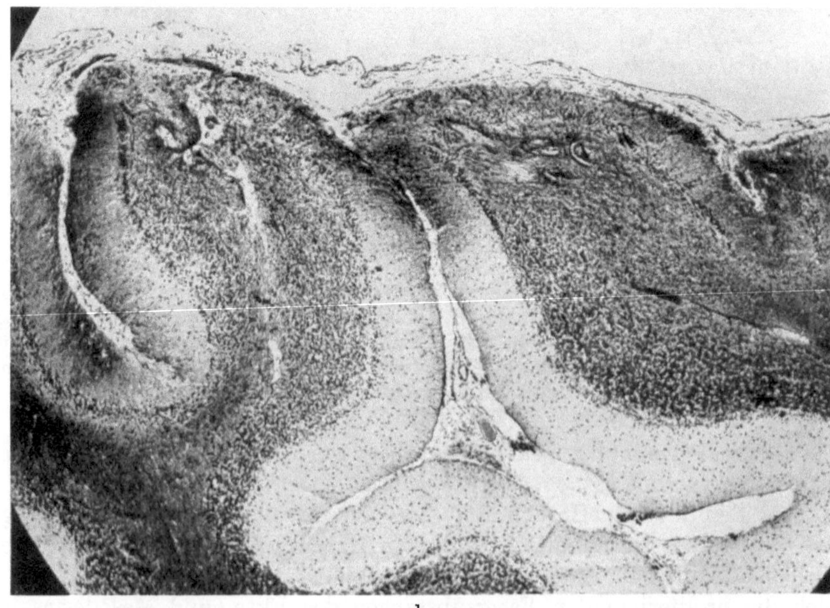

b

Abb. 252 a—c. Sehr alter narbiger Endzustand nach einer Erweichung der Kuppen
zweier Kleinhirnwindungen. a Nisslsches Zellpräparat. b Gliafaserfärbung. c Tannin-
silberimprägnation der mesenchymalen Faserung. Erklärung im Text.

Neuroglia. Wir dürfen sagen, daß das ursprünglich bindegewebsreiche Ersatzgewebe von der Glia großenteils wieder verdrängt wird. In den Endstadien
imponieren solche Herde in der Regel wenigstens als vornehmlich gliöse
Narben mit stärkerer oder schwächerer Durchsetzung von Bindegewebe
im Innern. Die Durchflechtung ist meist eine außerordentlich innige, so in der
Abb. 251, wo die von riesigen Spinnenzellen (Monstregliazellen) aus breiten
Fortsätzen stammenden Fasern in engsten Beziehungen zu Mesenchymfibrillen
stehen und wo dichtere Bindegewebslagen nur die äußere Wandung der Gefäße ausstatten.

Was wir in thrombotischen Herden auf breitem Gebiete sahen, entspricht
grundsätzlich den Vorgängen in der peripheren Zone der Herde mit vollständiger zentraler Nekrose. Das ist ja nach der voraufgehenden Darstellung

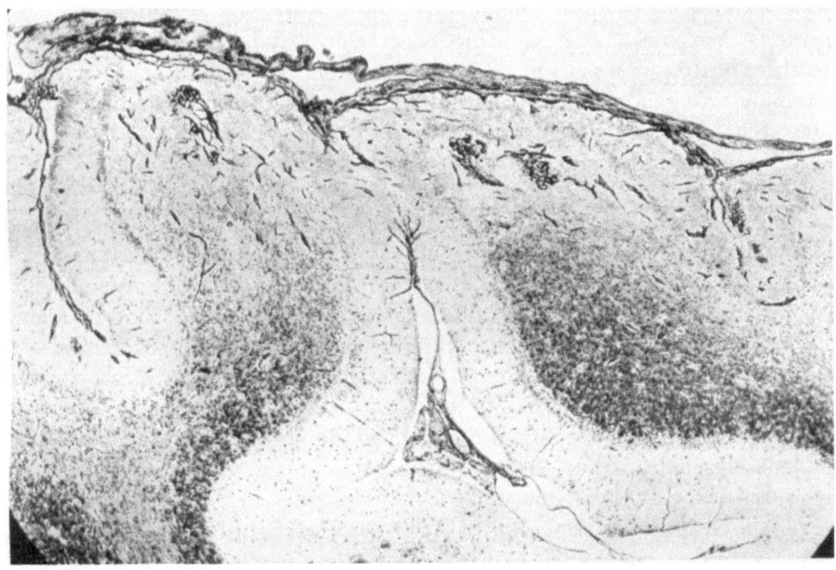

Abb. 252 c.

natürlich. Dabei macht sich die Aufgabe der faserigen Glia geltend, den
Herd abzustützen und einen narbigen Wall darum zu bilden. Die mechanischen Faktoren, welche ihre Anordnung und Struktur bedingen, sind in der
Grenzzone gegen den Erweichungsbezirk selbstverständlich andere als dort,
wo der Herd im ganzen narbig substituiert wird. Auch in diesem Grenzwall
überwuchert allmählich die Glia das mesodermale Stützgewebe. Der immer
dichter werdende gliöse Filz um die von Bindegewebe durchzogene Erweichungshöhle wird zu einer Gliarandschicht, welche sich gegen das Mesenchym endlich
mit einer neuen Membrana limitans abschließt.

Übereinstimmend mit diesen Bildern in der Randzone umfangreicher Nekrosen
und in thrombotischen Einschmelzungen ist weiter der Befund an den zumal
im Großhirn so überaus häufigen kleinen Herden, die nach Resorption der
Abbaustoffe schließlich so aussehen, wie es Abb. 250 zeigt. In solchen umschriebenen Erweichungszonen gerät ja von vornherein die Glia mit in Wuche-

rung (S. 367) bzw. sie vermag das kleine Areal der absoluten Nekrose zu durchdringen. Man sieht am Ende nur noch ganz vereinzelte Abräumzellen und
spärliche Bindegewebszüge in dem dichten Gliafilz. In früheren Stadien sind
hier viel mehr Zellen mit reichem Protoplasma, diese schwinden ganz oder
bilden sich zurück, das Gewebe wird kernarm und dichtfaserig. Aber fast
immer bleiben einzelne Monstregliazellen mit den von ihnen ausstrahlenden
Faserbündeln (Abb. 250) zurück. Sie sind Zeugen einer früheren Epoche, in
welcher jenes Gebiet zahlreiche derartige Elemente beherbergte, denn zumal
von ihnen stammt ja das Fasermaterial der Narbe. Die vornehmlich radiäre
Anordnung der Fasern gegen das Gefäß und die Überkreuzung der Faserbündel
in Abb. 250 vermittelt einen Einblick in die Wirksamkeit statistischer Momente.
Wir haben im Degenerationskapitel von Weigerts Untersuchungen darüber
gesprochen, welche Homburger weitergeführt hat. Gerade arteriosklerotisch
oder zirkulatorisch bedingte Glianarben sind dafür gute Dokumente.

Um das Verhalten der verschiedenen Gewebsteile in den schließlich
zurückbleibenden Narben zu demonstrieren, habe ich in Abb. 252a—c
an aufeinanderfolgenden Schnitten Zellen, Gliafasern und Bindegewebe dargestellt. Sie zeigen die Charakteristika des Endzustandes: einen dichten
gliösen Faserfilz, Kernarmut desselben und spärliche, aber immer noch
deutliche mesenchymale Netze, sowie Reste von Abbaustoffen. Über
die spärlichen Gliazellen in den sektorenförmigen Herden, welche zwei benachbarte Windungskuppen betreffen, belehrt vornehmlich das Nisslpräparat; es
müssen also sehr viele der anfangs gewucherten Zellen mit der Ausbildung der
Fasern und ihrer Verfilzung zugrunde gegangen sein. Nur in der Fortsetzung
der zu beiden Seiten des Herdes verstärkten Bergmannschen Zellschicht
finden sich reihenförmig angeordnete Gliazellen, ebenso in der stark verschmälerten Molekularzone der linken Windung. In der dichten Gliafaserung
(Abb. 252b) bleiben nur die Zonen um die Gefäße und die mit ihnen zusammenhängenden mesenchymalen Netze ausgespart, doch durchflechten sich die
faserigen Substanzen der Glia und des Mesoderms hier ebenso wie vielfach
an der pialen Grenzzone. Davon gibt Abb. 253 ein Detailbild: von der faserigen
Deckschicht, unter welcher hier übrigens noch auffallend viel Gliazellen gelegen sind, sind Faserbüschel in die Pia vorgedrungen und greifen zwischen
deren Lamellen. Die von der mesenchymalen Wucherung erhalten gebliebenen
Faserzüge bestehen fast ausschließlich aus Silberfibrillen, nur an den verdickten
Gefäßen führt die Wandung auch kollagene Fasern. In dem bindegewebigen
Maschenwerk aber liegen einige wenige im Nisslbilde sich gut präsentierende
Körnchenzellen, welche Lipofuszin führen. Außerdem sieht man diese Abbau-
produkte (bei starker Vergrößerung) auch in den anschließenden gewucherten
Bergmannschen Gliazellen.

Dieser Befund führt uns noch einmal auf die vorhin schon berührte Frage
der Abräumung zurück. Zweierlei bedarf der näheren Ausführung: erstens
das Vorkommen von Abbaustoffen in den Spät- und Endzuständen,
und zweitens der Weg des Abtransportes. Bezüglich dieses letzten Punktes
besagt schon der eben erwähnte Befund an der Bergmannschen Zellreihe,
daß auch diese fixen Elemente Abbaustoffe in sich aufnehmen können. Klarer
läßt sich das während des eigentlichen Erweichungsvorganges beweisen.
Es wiederholt sich bei diesem gemischten gliös-mesodermalen Abbau eine Er-

scheinung, die wir schon bei dem rein gliösen Typus fanden (S. 312). Gewiß
vollziehen die mobilisierten Elemente hier wie dort mit dem Abbau im allgemeinen auch den Abtransport; die freien Phagozyten geben den Inhalt an
die Elemente der Lymphräume ab, und bei der Erweichung, wo die Grenzscheiden zwischen Ekto- und Mesoderm zerstört und mesodermale Elemente
phagozytär tätig sind, gelangen diese selbst in die Lymphbahnen, werden in
die Pia geschwemmt und in weit entfernte Lymphstraßen verschleppt (Abb. 245).
Aber wie bei dem mobilen Typus des rein gliösen Abbaues können auch bei
den zirkulatorisch bedingten Erweichungen neben abgelösten mesodermalen
und gliösen Gitterzellen seßhafte Gliaelemente Zerfallsprodukte in

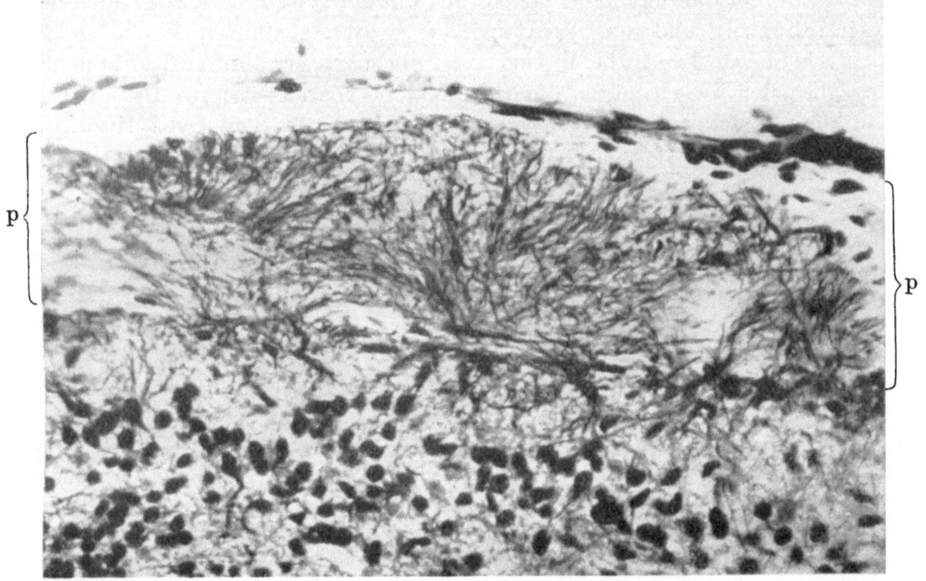

Abb. 253. Ausschnitt aus dem Gliafaserpräparat der Abb. 252b. Die gewucherte Glia
ist zwischen die bindegewebigen Lamellen der Pia (p) vorgedrungen und durchsetzt sie
in derben Faserpinseln und -büscheln.

sich aufnehmen und weiterleiten. Ob sie das auch direkt tun oder die
Stoffe nur von den zerfallenden Gliazellen übernehmen, vermag ich nicht zu
entscheiden. Jedenfalls ist das letztere leicht zu beobachten, so z. B. in den
Grenzzonen der Erweichungsherde und in thrombotischen Einschmelzungen.
Dabei spielt meines Erachtens die Hauptrolle die Form progressiver Gliazellen,
welche wir vorhin schon erwähnten, die der „gemästeten". Diese pathologischen Gliazellen finden sich in ihrer reinsten Art gerade im Bereich
von Einschmelzungen. Was sonst als gemästete Gliazelle beschrieben wird,
hat meist nicht ihre ausgesprochenen Merkmale (S. 177). Sie werden allzu
oft mit den gewöhnlichen großen und mit Monstregliazellen identifiziert. Jene
gemästete Form, welche wir als Faserbildner und bei ihrem Zerfall durch „Gliophagie" kennen gelernt hatten (S. 178), nehmen nun außerordentlich häufig
Lipoidstoffe und auch hämatogene Pigmente auf. Dabei zeigt sich — wie die
Herren Dr. Scholz und Dr. Neubürger an Material unserer Beobachtung

übereinstimmend feststellen konnten — in der äußersten Peripherie eine Reihe von Fetttröpfchen (die auf den ersten Blick außerhalb der Zelle zu liegen scheinen, tatsächlich aber deren Randpartien besetzen); auch die kurzen Fortsätze führen solche Tröpfchen (Abb. 254a, b). Die Abbaustoffe nehmen mehr und mehr zu, die Fetttröpfchen bilden eine breite Schicht. Auch da bleibt das charakteristische Bild noch gewahrt, woran man eben die gemästete Zelle erkennt (Abb. 254b): die zentrale homogene, milchglasartige Zelleibsmasse und der ganz an die Zellwand gedrückte Kern, in dessen Bereich der Fettkugelring unterbrochen ist. Die gemästeten Zellen können sich hier mehr und mehr mit Zerfallstoffen beladen und schließlich zugrunde gehen. Daß dem auch, faserbildende Formen anheimfallen können, ist wohl möglich. Sicher jedenfalls ist, daß diese proliferierenden Zellen neben der Faserbildung auch eine Fettspeicherung und eine Weitergabe dieser Substanzen an andere fixe Elemente betätigen können. — Und auch die schon erwähnten faserbildenden Monstregliazellen, wie andere nicht besonders charakterisierte fixe Gliaelemente können sich an der Abräumung beteiligen. In dem Synzytium, dem sie angehören, vollzieht sich vermutlich der Transport. — Es bestätigt sich

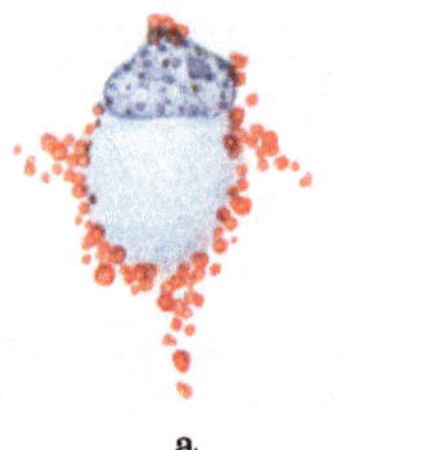
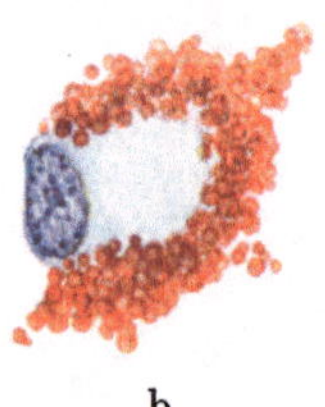

a   b

Abb. 254a und b. Zwei gemästete Gliazellen, kenntlich an dem mattscheibenartigen Plasma und dem peripher gestellten Kern; Fetttröpfchen in der Peripherie. b stellt ein weiter vorgeschrittenes Stadium dieser Fettaufnahme dar als a. Beide Zellen zeigen die ringförmige Anordnung der Lipoidsubstanzen in der äußeren Lage des Zelleibes und in den kurzen Fortsätzen. Hämatoxylin-Scharlachrotfärbung.

also auch hier, daß Resorption von Zerfallsstoffen und Bildung paraplastischer Substanzen nicht immer so scharf getrennt und verschiedenen Zellindividuen anvertraut sind, wie das oft gelehrt wird. Es kann vielmehr — bei aller Arbeitsteilung im übrigen — doch auch dasselbe Element gleichzeitig sowohl Fasern bilden, wie Zerfallsprodukte verarbeiten.

Die Abräumung vollzieht sich oft außerordentlich unvollständig. Das ist der zweite Punkt, den wir hier noch erörtern wollten. Es bleiben auch in uralten Erweichungsherden Abbaustoffe in Gitterzellen und fixen Elementen liegen. Das zeigte ebenfalls das Nisslbild von der alten Narbe (Abb. 252a) und wird besonders gut veranschaulicht durch einen Befund wie in Abb. 297, wo bei einer im Kindesalter entstandenen enzephalitischen Einschmelzung noch nach mehreren Jahrzehnten Haufen von Fettkörnchenzellen in den Hohlräumen zwischen dem narbigen Gewebe zu sehen sind. Bei umfangreicheren Zerstörungen, die nicht völlig vernarben können, sondern zerklüftet bleiben, sind residuäre Abbaustoffe im allgemeinen reichlicher als in den dichtfaserigen Organisationsdefekten. Das lehrt ja der Vergleich der beiden eben erwähnten Abb. 252a und 297. Bei noch größeren, von glatten Wänden ausgestatteten

und von Bindegewebsbalken durchzogenen Höhlen, die wir bei der Sektion
mit klarer Flüssigkeit ausgefüllt sehen, sind aber wieder Reste von Zerfallsprodukten nur spärlich. Hier ist die Abräumung oft eine reinliche. Die mit
Zerfallsstoffen beladenen Zellen erhalten sich eher in kleinen Nestern und
Spalten. Abb. 255 stammt von einer zerklüfteten Partie der Rinde bei Syphilis
der Hirngefäße: während einzelne andere alte Herde umschriebene, von Abbaustoffen freie Höhlen darstellen, finden wir hier — 1¹/₂ Jahre nach der Nekrose —
neben verkalkten Ganglienzellen fettbeladene Körnchenkugeln, und auch im
Verbande befindliche Zellen führen Zerfallsstoffe. Bei solch einem Präparat
ist es nun ganz und gar nicht ausgemacht, daß dieses Bild, selbst wenn bereits
1¹/₂ Jahre nach der Nekrose vergangen sind, so bleiben müßte. Ist es auch

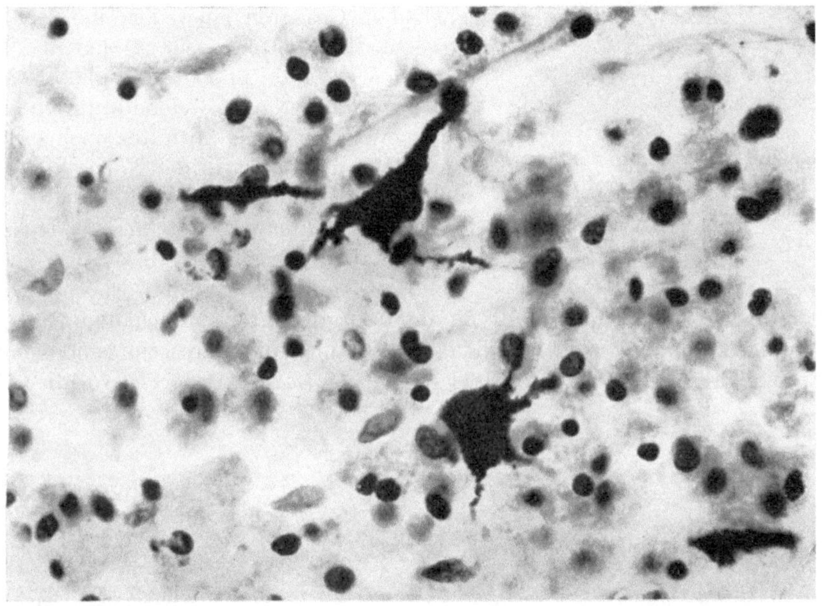

Abb. 255. Aus einer Rindenerweichung: Körnchenzellen und einige verkalkte Ganglienzellen. (Giesonpräparat).

sicher, daß wirkliche Endzustände Nester von Gitterzellen dauernd beherbergen
und daß in fixen Elementen Abbaustoffe „verankert“ bleiben können, so ist
doch andererseits zu betonen, daß sehr oft noch in Spätstadien die Abräumung
langsam weitergeht. Wir dürfen das aus der allmählichen Reinigung größerer
Erweichungsherde schließen. Dafür spricht weiter, daß mit der sich über Jahre
hinziehenden bindegewebigen Vernarbung ebenfalls die Zerfallsstoffe und die
Phagozyten schwinden; wir sehen das substituierende Bindegewebe mitunter
in eine narbige Schwiele übergehen, welche aus kollagenem Bindegewebe besteht.
Immerhin kommt es auch hier oft lange Jahre, möglicherweise nie, zum Verschluß der Spalten, welche Abräumzellen beherbergen (Abb. 258), und in fixen
Bindegewebszellen bleiben ebenfalls Abbaustoffe zurück. Diese haben vielfach eine starke Eigenfarbe, sie sehen orangegelb oder schmutzig rostbraun
aus. Wie wir es früher besprachen, kann die angewandte histologische Färbung

dem Pigment eine andere Nuance geben, so daß z. B. das Orangegelb im Toluidin-blau- oder Thioninpräparat schwarzblau oder blauviolett, oder — wie in Abb. 258 — grünschwarz erscheint. Diese Stoffe sind keineswegs immer, wie manche annehmen, Umwandlungsprodukte des Hämo-globins. Nur zum Teil entsprechen sie diesem und geben die Eisenreaktion, stellen sich also als Hämosiderin dar. Aber es gibt auch Lipofuszine darunter mit gleichartiger Eigenfarbe (Abb. 252a); sie sind nach ihrem Farbton nicht von jenen zu trennen, sondern nur nach ihren histiochemischen Eigenschaften.

Der letzte Ausgang einer Erweichung ist nach dem Gesagten entweder eine von Binde-gewebsbalken durchzogene Höhle mit binde-gewebiger Wand und faserig-gliöser Außen-zone, oder eine Narbe, welche in ihrem inneren bindegewebigen Teile mitunter noch zerklüftet ist. Meist überwiegt in der Narbe die faserige Glia den mesenchymalen Anteil ganz außer-ordentlich. Für die Art des Endzustandes ist einmal die Größe der Herde und zweitens die Proliferationskraft der Neuroglia maß-gebend, welche vornehmlich von dem Grade ihrer Mitschädigung bei der Nekrobiose abhängt. Es werden dabei auch die Anpassungsmöglichkeiten der lokalen Kreislaufverhältnisse mitspielen, zumal dort, wo die Gefäß-

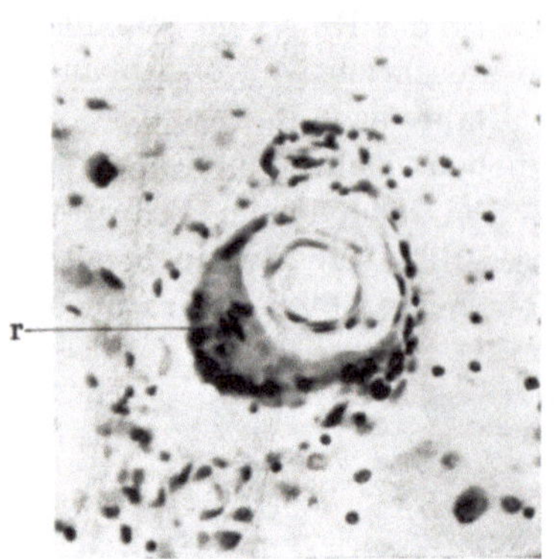

Abb. 256. Hyalines verdicktes Gefäß der Marksubstanz des Groß-hirns mit einer adventitiellen (oder gliösen?) Riesenzelle r. Nisslprä-parat.

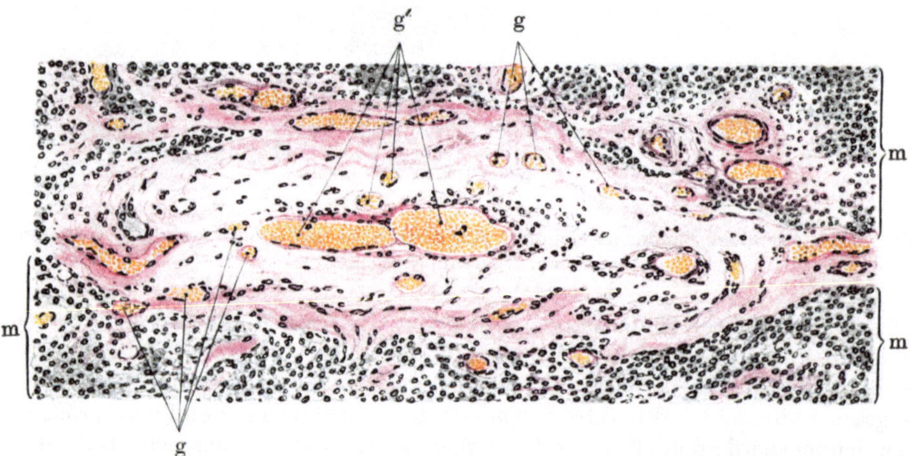

Abb. 257. Organisierter und kanalisierter Thrombus. g kleinere Gefäße, g′ vereinzelte erweiterte Gefäße, m Markfasern. van Giesonfärbung.

ausschaltung bei einer allmählichen Obliteration, Thrombose usw. langsam vor sich geht.

Auch an den Gefäßen sehen wir mitunter organisatorische Vorgänge. Abb. 257 zeigt die bindegewebige Umwandlung eines Thrombus und seine Vaskulari-sierung. Die mit den Fibroblasten in die Thrombenmasse vorgesproßten Gefäße haben stellenweise (g 1) eine erhebliche Erweiterung erfahren und können der Wiederherstellung des Kreislaufs dienen.

Sonst sind im Bereich der alten Einschmelzungen und Narben natürlich regelmäßig regressive Wandveränderungen, wie wir sie früher erwähnten. Vor allem Inkrustationen mit Kalk und auch mit anderen Massen, die vielfach für Kalk gehalten werden, aber nicht seine wesentlichen histiochemischen Merkmale aufweisen und die eisengierig sind (S. 302). An stark inkrustierten oder „hyalinen" Gefäßen sehen wir mitunter Fremdkörperreaktionen der lebenden Zellen, wie z. B. Umbildungen von Elementen der äußeren Adventitia, seltener auch der Glia, in Riesenzellen (Abb. 256).

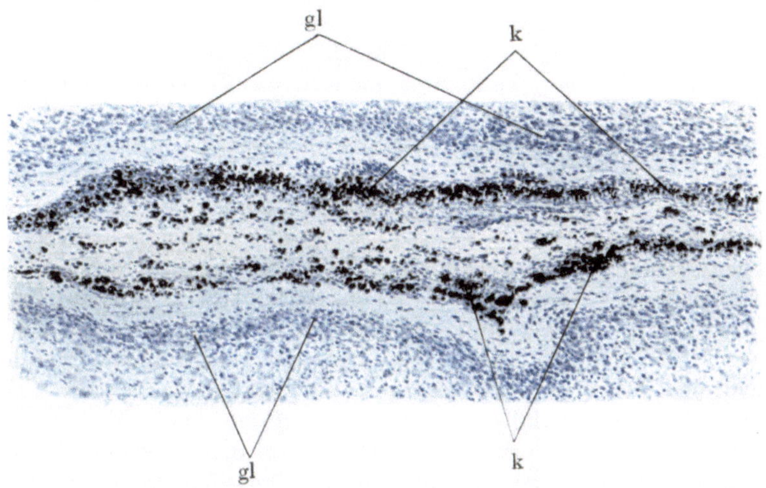

Abb. 258. Endzustand einer mehrere Jahre alten Erweichung. In der Mitte derbe Bindegewebszüge, außen ein dichtzelliger Gliawall (gl). In Spalträumen des bindegewebigen Anteiles der Narbe liegen Körnchenzellen k mit bei Nisslfärbung grünschwarz erscheinenden Stoffen, vornehmlich Lipofuszin.

Grundverschieden von den Erweichungen beim Erwachsenen sind die entsprechenden Vorgänge im **unreifen** Zentralorgan. Wir hatten die Unterschiede zwischen den Bildern beim Erwachsenen und beim Neugeborenen gelegentlich der Besprechung der Wallerschen Degeneration (S. 249) auf den bestimmenden Einfluß der Markreife bezogen (H. Spatz). Dieser Einfluß ist nun auch für das Verhalten der Erweichungsherde beim Neugeborenen von Bedeutung. Nissl hatte bereits bei seinen Unterschneidungen am Gehirn des neugeborenen Kaninchens auf „einen fundamentalen Unterschied zwischen dem Verhalten des Erwachsenen und demjenigen des Neugeborenen" hingewiesen. An den Schnittflächen fand er keine narbigen Veränderungen, sondern glatte Ränder, so scharf und unvermittelt, „als wären sie mit dem Rasiermesser gezogen". Die Schnittränder legen sich mitunter glatt aneinander, so daß es schwer fällt, die Stelle wieder zu erkennen, wo das Messer eingedrungen war (Nissl). Nissls Schüler Ranke ergänzte diese Untersuchungen, indem er mit der Glühnadel Läsionen in der Großhirnrinde der neugeborenen Tiere setzte; er bekam dabei einen porenzephalischen Defekt. Hugo Spatz hat dann in systematischer Weise diese Frage experimentell durch Vergleich der Vorgänge bei neugeborenen und erwachsenen Tieren geklärt. Seine Befunde beim neugeborenen Kaninchen erinnern an die Bilder, welche Eichhorst und Naunyn bei neugeborenen Hunden beschrieben hatten. Die Untersuchungen von H. Spatz lehren, daß beim neugeborenen Tier die zugrundegehende Gewebspartie verflüssigt wird, während sie beim erwachsenen Organismus eine Organisation erfährt. Die Einschmelzung des nekrotischen Gewebes erfolgt rasch und radikal. Die Abräumung ist außerordentlich gründlich; es hinterläßt der Vorgang der Verflüssigung keinerlei geformte Residuen, wie etwa Körnchenzellen etc. Zusammen mit dem zertrümmerten und von der Ernährung ausgeschalteten Gebiet werden auch die darin enthaltenen, anfänglich zur Wucherung neigenden Bindegewebsbestandteile mitverflüssigt; es entsteht ein mit Flüssigkeit gefüllter Hohlraum. Außerordentlich auffallend ist das Ausbleiben einer bindegewebigen und gliösen Narbenbildung im Gegensatz zum Verhalten beim Erwachsenen. Es kommt nicht zu bleibenden reaktiven Veränderungen des mesodermalen und ektodermalen Stützgewebes. Gegen die zertrümmerte und verflüssigte Zone setzt sich das Gewebe mit scharfem Rande ab, an welchem man häufig eine neue gliöse Grenzmembran erkennen kann. So entsteht das Bild eines „Porus“. Dieser experimentell erzeugte Hohlraum mit glatten Säumen am Rückenmark stimmt mit den ebenfalls experimentell gewonnenen Befunden, welche Bickeles und von Wagner am Gehirn des neugeborenen Hundes erhoben, dem Wesen nach überein. Solche experimentellen Erfahrungen sind geeignet, das Problem der Porenzephalie zu klären. Spatz macht den Schluß: „daß in dem Bilde der Porenzephalie eine dem unreifen zentralen Nervengewebe eigentümliche Reaktionsweise zum Ausdrucke komme, daß dieselben Initialläsionen (Trauma, Hämorrhagie, Embolie, Thrombose, Entzündung) die am erwachsenen Gehirn auf dem Wege der Erweichung zu gliösen und bindegewebigen Narben führen, im unreifen Organ mittels rapider Verflüssigung die Bildung eines scharf umrandeten Porus verursachen“.

Atrophische und narbige Verödungen.

Zirkulatorische Störungen bedingen nicht bloß akute vollständige Nekrosen oder — wie besonders die Thrombose — unvollständige, bzw. langsame, nekrobiotische Einschmelzungen, sondern auch Verödungen. Diese können eine erhebliche Gliose aufweisen, mitunter aber auch ganz frei von jeder Gliawucherung sein. Solche Herde haben ihre große Bedeutung für das anatomische Bild des arteriosklerotischen Irreseins. Alzheimer verdanken wir den wichtigsten Teil unserer Kenntnis davon. — Verödungsherde der hier genannten Art kommen jedoch nicht nur bei Arteriosklerose, sondern auch bei Gefäßsklerose anderer Art vor; so sahen wir sie mehrmals bei Gefäßlues. Das pathogenetisch Wesentliche ist wohl, daß hier die Gefäßerkrankung nicht einen völligen Verschluß herbeiführt, sondern allmählich eine hochgradige Verengerung. Dann leidet zwar das hochdifferenzierte und deshalb empfindlichere Nervengewebe Not, die Glia aber bleibt erhalten und proliferationsfähig. Das ist ja eine allgemeine Erscheinung, die auch von anderen Organen her bekannt ist, daß das höherwertige Parenchym größere Ansprüche an die Ernährung stellt, als die Binde- und Stützsubstanz.

Beispiele solcher narbigen oder atrophischen Verödungen sind die Rindenveränderungen, welche Alzheimer „perivaskuläre Gliose“ (Abb. 259a, b) und „Rindenverödung" genannt hat. Damit stimmen, glaube ich, prinzipiell die Veränderungen im Hemisphärenmark bei Arteriosklerose der Markarterien überein, also die von Binswanger so benannte „Enzephalitis subcorticalis chronica", welche natürlich keine Entzündung ist, sondern ein Schwund des großen Marklagers mit Gliose als Folge arteriosklerotischer Ernährungsstörung. Auch manche Befunde am Kleinhirn (Abb. 260, 261) möchte ich diesen Bildern an die Seite stellen. Endlich darf man wohl vermuten, daß gewisse Lappenatrophien bei senilen Personen, wie etwa die besonders von Pick beschriebenen Atrophien des linken Schläfenlappens, hierher gehören.

Neben größeren und kleineren Erweichungen finden wir bei ausgebreiteter Arteriosklerose im Großhirn auch die perivaskuläre Gliose und Rindenverödung. Es ist offenbar nur eine Frage des Grades der Ernährungsbehinderung, d. h. der Gefäßverengerung und wohl auch des Tempos, welche von den beiden Folgen der Absperrung der Blutzufuhr resultiert, eine Erweichung oder eine Verödung. Die Verödungsherde finden sich gerne im Versorgungsgebiet einer etwas größeren Arterie (Alzheimer). Sie liegen in der Regel dicht beieinander in einer Windung oder in einer Windungsgruppe. Sie haben häufig Sektorenform, die Basis liegt an der Oberfläche. Hier pflegt die Randzone entsprechend der Atrophie und narbigen Schrumpfung eingezogen zu sein. Auch an den tiefer in der Rinde liegenden Verödungsbezirken ist eine Schrumpfung wahrzunehmen; sie macht sich in einem Zusammenrücken der umgebenden Gewebsteile und in einer Störung der Architektonik geltend (Schiefstellung der Ganglienzellen, Verzerrung der Schichten gegen den Herd etc.). So kann die Rindenoberfläche bei reichlichen Herden mehr oder weniger dichtstehende Einziehungen aufweisen und geradezu granuliert erscheinen. Auch im Bereiche der perivaskulären Gliose sinkt der Rindenrand unter das Niveau ein. In Abb. 259 entspricht der Trichter dem einstrahlenden (hier nicht mitgetroffenen) Gefäß und dem derbfaserigen Gliamantel. Die Gliose folgt dem Verlauf eines langen Gefäßes, sie erfährt gegen das Endgebiet hin eine Verbreiterung. Charakteristisch für die perivaskuläre Gliose wie für die Verödungsherde ist weiter der Defekt nervösen Gewebes. Dieses verfällt zunächst der Atrophie, die Zellen werden anfangs nur kleiner; viele gehen später in einfache Schrumpfung und Sklerose über, auch Verfettungen sind häufig; sie gehen schließlich zugrunde. Man sieht dabei aber nicht jene charakteristischen Ganglienzelltypen, die ich für Gerinnungsprodukte halte und als „ischämische Ganglienzellerkrankung" beschrieben habe (S. 74). Auch das beweist, daß es sich hier nicht um eine eigentliche Nekrobiose handelt. Je nach dem Alter und dem Grade der Veränderung stellt sich der Ausfall natürlich etwas verschieden dar. Ich habe vielfach, zumal in den peripheren Zonen solcher Herde noch etwas von den eigentlich atrophisierenden Vorgängen an den nervösen Elementen gefunden. Auch in dem beigegebenen Nisslschnitt (Abb. 259a) bemerkt man neben dem ganglienzellfreien Mittelstreifen schmale, langausgezogene und kleine Elemente. Und ähnlich ist der Befund im Bereich der Verödungen. — In der derben Gliafaserwucherung sieht man keine gemästeten Gliaelemente und keine Monstregliazellen, welche ja die arteriosklerotischen Einschmelzungen und Reparationen auszeichnen. Gewiß gibt es auch größere Faserbildner vom Deitersschen Typus in dem Herd; in dem Verödungsbezirke habe ich sie häufiger gesehen als in den perivaskulären Gliosen. Aber sie stehen in ihrem Volumen hinter den Monstregliazellen weit zurück und sie entsprechen in ihrer Art nicht den gemästeten. Auch pflegen sie selbst in den Herden jüngeren Datums nicht eben reichlich zu sein, sie erleiden bald auch regressive Umwandlungen, zumal wieder bei der perivaskulären Gliose. Die Gliazellen haben hier vielfach längliche, kurzstäbchenförmige Gestalt, oder es sind kleine Spinnenzellen mit schmalen Fortsätzen, sie führen, ebenso wie die Gliaelemente der Umgebung, Lipofuszin oder ungefärbte Lipoide in Zelleib und Fortsätzen. Körnchenzellen

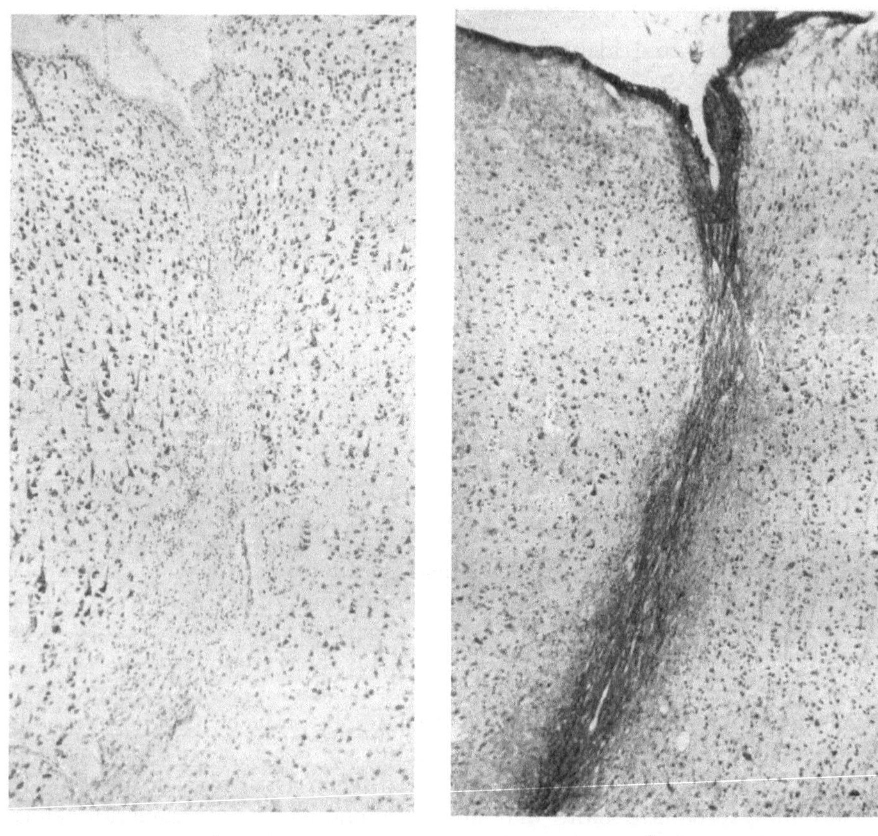

Abb. 259 a und b. Perivaskuläre Gliose a im Nisslbild, b im Gliafaserpräparat. An den beiden dicht aufeinander folgenden Schnitten erkennt man, entsprechend dem Verlauf eines langen (hier nicht getroffenen) Rindengefäßes, die Verödung bzw. Schrumpfung des nervösen Gewebes und die Wucherung der Glia. Das Nisslpräparat zeigt seitlich von dem ganglienzellenfreien, gliazellreichen Innenstreifen atrophische bzw. sklerotische Nervenzellen und eine leichte Verzerrung der benachbarten Zellschichten infolge Schrumpfung.

sind überaus selten. Die Wand der erkrankten Gefäße ist meist hyalin verdickt, ihre äußeren Lagen haben, zumal an den Präkapillaren, derbe Züge und Konvolute von Silberfibrillen. Verödete Kapillaren treten im Tanninsilberpräparat als dicke Spangen und Brücken zwischen den Gefäßschlingen hervor. Nicht selten sind mitten in dem Gliafilz der keilförmigen Herde Netze von Mesenchymfasern ausgespannt. Es kann also an dem Ersatz des atrophisch gewordenen bzw. zugrunde gegangenen Nervengewebes außer der Glia auch Bindegewebe teilnehmen.

Es wird nicht überraschen, daß von der eben gegebenen Schilderung allerhand Abweichungen im histologischen Verhalten vorkommen. Denn es ist ja klar, daß rein quantitative Momente in der Pathogenese umgestaltend wirken müssen. Nimmt z. B. die Gefäßverengerung so zu, daß es stellenweise zu wirklichen Einschmelzungen kommt, so werden freie mesodermale und gliogene Phagozyten auftreten, die Glia wird die Eigentümlichkeiten der für die Erweichungsherde charakteristischen Faserbildner zeigen, Fibroblastenwucherungen werden deutlich sein. Wir sagten schon, daß neben den Verödungen oft in der gleichen Windung kleine Erweichungen liegen. Es ist leicht verständlich, daß die atrophischen Bezirke schließlich selbst noch der Erweichung anheimfallen können.

Das alles hindert natürlich nicht, die hier soeben besprochenen Herde, welche ja in reiner Form vorkommen, von den Nekrosen und Erweichungen zu trennen. Es bestärkt uns darin vielmehr noch der Schwund des großen Marklagers bei langsam fortschreitender Arteriosklerose der Markgefäße. Wir treffen bei diesem zu hochgradigem Markschwund führenden Prozeß nur selten auf kleine Erweichungsbezirke. Wir finden meist eine dem Ausfall entsprechende Gliafaserwucherung, in welcher ebenfalls wieder die für das Bild der Erweichungsherde so charakteristischen riesigen und eigenartigen Gliazellen zu fehlen pflegen. Wesentlich und übereinstimmend mit dem Befund an den zuvor erwähnten Rindenherden ist weiter, daß die Bedingungen für das Auftreten mesodermaler Phagozyten nicht gegeben sind. Vielfach vollzieht sich der Abbau lediglich in den fixen Gliaelementen. Man darf gerade hier sagen — wie wir es taten —, daß die fixen Elemente für den Abbau meist „genügen“. Und ich glaube, daß diese Befunde zugunsten unserer Ansicht sprechen, daß auch rein quantitative Faktoren mitbestimmend sein können, ob Gliaelemente mobilisiert werden oder nicht (siehe S. 314). In dem Falle, über welchen Nissl in seinem letzten Vortrage in der Deutschen Forschungsanstalt für Psychiatrie berichtet hat, waren Körnchenzellen selbst in den Bezirken schweren Ausfalles auffallend selten. Und auch in meinen Beobachtungen war es so. Alzheimer fand in manchen seiner Fälle die Körnchenzellen reichlicher. Wo sie aber vorhanden sind, liegen sie in den Maschen des gliösen Stützgewebes, nicht in gewucherten mesodermalen Netzen, und es läßt sich, wie das auch Nissl gezeigt hat, ihre gliogene Natur erweisen. Wucherungen des Mesenchyms sehen wir nicht außer natürlich an solchen Stellen, wo eine Erweichung das Bild kompliziert. Es fehlen Gefäßneubildungen, überhaupt proliferative mesodermale Veränderungen. Die Verbindungsbrücken zwischen den Gefäßschlingen erscheinen reichlich, vor allem wohl infolge der Zusammendrängung auf einen engeren Raum und der Kapillarverödung. Das wesentliche an den Gefäßen ist eben ihre regressive arteriosklerotische Umwandlung.

In der Rinde wie im Mark gibt es nun außer und neben den gliös-faserigen Herden noch andere Lichtungsbezirke, in welchen die Glia nicht gewuchert ist. In der Hirnrinde erscheinen an solchen Stellen die Nervenzellen verkleinert, auffallend schmal oder auch sklerotisch, oft sind sie aus ihrer Stellung gebracht, manchmal zusammengerückt und vielfach auch wieder weiter voneinander entfernt. Eine Zunahme der Gliafasern ist nicht nach-zuweisen, auch eine Vermehrung der Zellen nicht; nur wenn das ganze Gebiet etwas zusammengerückt ist, ist ihre Menge relativ vermehrt. Bei arterio-sklerotischem Markschwund sieht man ebenfalls Lichtungsbezirke neben schärfer begrenzten gliös substituierten Verödungen. Auch der zuletzt von Nissl unter-suchte Fall zeigte diese eigentümlichen Verödungen. Die Maschen des gliösen Gewebes erscheinen hier bloß erweitert, Faserbildner fehlen und auch die „Glia-kerne" sind nicht vermehrt. Während wir bei dem verschiedenartigsten Zerfall nervösen Gewebes die Glia in reparatorischer Wucherung sahen, machen wir hier also die sehr bemerkenswerte Feststellung des Fehlens einer gliösen Reaktion bei Parenchymschwund.

Das topographische Verhalten der Rindenherde einerseits, des Markschwundes andererseits stimmt, wie man erwarten durfte, mit der Ausbreitung auch der vollständigen Erweichungen überein. Die örtliche Gestaltung und Anordnung der einen wie der anderen Ausfälle ist eben abhängig von der **Anlage des Gefäßsystems**; oder umgekehrt, es gestattet dieser Befund, Schlüsse auf die Gefäßverteilung im Gehirn. Sind im Rückenmark, Hirn-stamm und Kleinhirn die Zirkulationsverhältnisse im wesentlichen klargestellt (vgl. Ober-steiners Buch), so sind die Angaben für das Großhirn, zumal für dessen Markmasse, noch widerspruchsvoll. Die Befunde bei der arteriosklerotischen Erweichung und Ver-ödung lehren, daß die eigentlichen Kortikalarterien ihren Versorgungsbereich nur bis zum subkortikalen Mark haben, die große Markmasse wird von anderen Arterien ernährt. Be-weiskräftig in diesem Sinne sind vor allem die Bilder bei der arteriosklerotischen Mark-atrophie und bei groben Einschmelzungen im Mark; hier bleiben die unmittelbar unter der Windung gelegenen Markzüge und die Außenbezirke der einzelnen Markradien in der Regel verschont. Das ist ein oft wiederkehrender, höchst sinnfälliger Befund: die gut erhaltenen Fibrae arcuata begrenzen den Ausfall scharf und klar gegen die Rinde. Wir begegnen dem gleichen topographischen Verhalten auch bei Herden entzünd-licher Genese, so bei der sklerosierenden Entzündung im Hemisphärenmark. Überall, wo der Prozeß auf das System der Markgefäße beschränkt ist, schließen die Veränderungen gegen die Rinde subkortikal scharf ab. — Im kortikalen Gefäßsystem kann man kurze und lange Arterien unterscheiden. Während sich die kurzen in der Hirnrinde selbst auf-lösen, ziehen die langen, ohne größere Nebenäste abzugeben, bis zu dem unmittelbar sub-kortikalen Mark, das sie mitversorgen. Gut illustriert ist das im Obersteinerschen Werk, Abb. 253. — Im Gebiet der kurzen Rindenarterien kann man nach der Ausbreitung der Herde ein die Molekularzone durchziehendes Gefäßnetz von dem übrigen absondern. Denn sehr oft ist bei flächenhaft ausgedehnten Rindenherden die erste Brodmannsche Schicht in die Erweichung nicht mit einbezogen; sie bleibt als mehr oder weniger stark gliös um-gewandelter Saum erhalten.

Dürfen wir die kleinen umschriebenen Verödungen in einer Windung als Ausdruck unzureichender Ernährung auffassen, so liegt die Annahme nahe, es möchten auch große Lappenatrophien, die wir bei Senilen finden, gleicher Genese sein. Alzheimer hatte diese Vermutung ausgesprochen, besonders auch für die Entstehung der nicht seltenen linksseitigen Schläfenlappenatro-phien, für welche Pick die Wirksamkeit funktioneller Momente erwägt. Ähn-lich wie Alzheimer haben früher schon Freud und Rie sich das Zustande-kommen einer sog. lobären Sklerose aus einem unvollständigen Gefäßverschluß (z. B. durch Embolie) erklärt. Unsere allerdings sehr geringen Erfahrungen stützen solche Vermutungen. Ich fand bei einer hochgradigen Verengerung des ersten Astes der Arteria fossae Sylvii den betreffenden frontalen Hirn-bezirk deutlich atrophisch und in den verschmälerten Windungen verkleinerte, dichtgestellte Ganglienzellen, gleichmäßige Lichtung der Markfasermasse, Zu-nahme der Glia nur in den perivaskulären und subpialen Randzonen, keine Einschmelzungen. Es ist sehr plausibel, daß der gleiche Prozeß, welcher bei kleinen Arterien zu sektorenförmigen Verödungsherden führt, bei einem größeren Arterienrohr dessen ganzes Versorgungsgebiet in seiner Ernährung schädigt und damit den Schwund größerer Partien des Zentralorgans zur Folge hat. (Vgl. die Parallele zur senil-angiosklerotischen Schrumpfniere S. 389.)

Die Abb. 260 und der in stärkerer Vergrößerung wiedergegebene Ausschnitt daraus (Abb. 261) bezeugen, meine ich, daß auch im Kleinhirn grundsätzlich ähnliche sklerotische Umwandlungen vorkommen können, wie im Großhirn. Während andere Teile des gleichen Falles der Nekrose und Erweichung verfallen sind, entsprechen diese Bilder dem Schwunde mit nachfolgendem Gliaersatz; auch hier sind keine mesodermalen Wucherungen und mesodermalen Phagozyten. Die Bilder ergänzen die zuvor gegebene Schilderung, insofern sie besonders deutlich selbst an dem vorliegenden Spätzustand noch den Gang

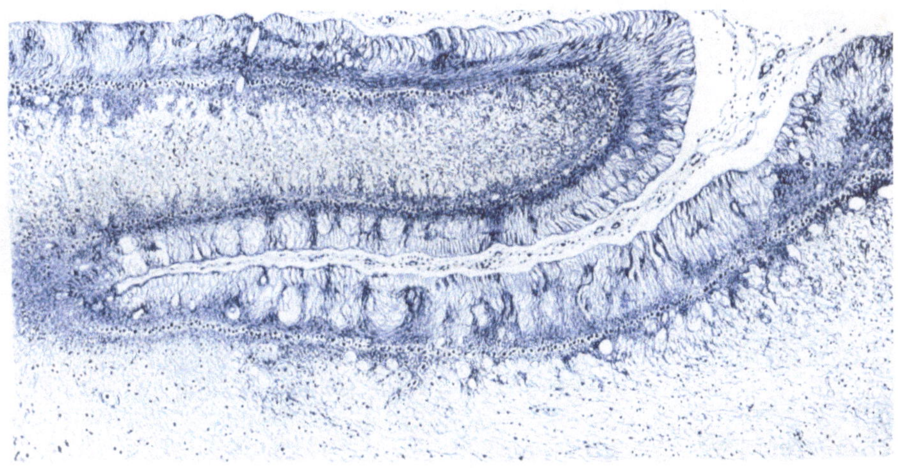

Abb. 260. Arteriosklerotisch bedingte Verödung und Gliose der Kleinhirnrinde. Die allgemeine Architektonik erhalten. Zwischen der Molekularzone und der besonders stark geschwundenen Körnerschicht liegt die verbreiterte Reihe der Bergmannschen Gliazellen. Gliafaserfärbung.

der gliösen Substitution entsprechend dem allmählich fortschreitenden Untergang des nervösen Parenchyms illustrieren. Denn die allgemeine Architektonik ist erhalten, obwohl in der Körner- wie in der Molekularschicht nur höchst spärliche Mengen nervöser Substanz noch nachweisbar und auch die Purkinjezellen geschwunden sind. Klarer noch als an den Großhirnherden tritt hier bei diesem besonders durchsichtig gebauten Organteil der isomorphe Charakter der Gliose hervor — auch das ein Gegensatz zu den Erweichungsnarben, von denen wir sie eben auch mit Rücksicht auf das Verhalten der reparatorischen Neuroglia trennen. Selbst wo die sklerosierende Atrophie von vornherein oder später außer der Rinde das Mark des Kleinhirns betrifft, ist das so; es pflegt auch in den Endstadien die Tektonik klar und ungestört zu bleiben. Besonders ist es die mehrzeilige Wucherungszone der Bergmannschen Zellschicht (Abb. 260 und 261) zwischen Molekular- und Körnerzone, welche die Wahrung des Gefüges anzeigt. Neben der ursprünglichen Anordnung der nervösen Strukturen bestimmen natürlich statische Momente den inneren Bau der Gliose. Ich glaube, daß sich kaum ein anderes Organ so gut eignen dürfte, die statischen Gesetze in gliösen Wucherungen zu studieren, wie die Kleinhirnrinde (siehe S. 324). Das zeigen zusammen mit den früher gegebenen Illustrationen vom Kleinhirn auch diese Bilder hier.

Die von uns mehrfach gebrauchte Bezeichnung „atrophisch" für einen Teil der hier geschilderten Folgen von Zirkulationsstörungen bedarf noch kurz der Erörterung. Das Vorkommen einer „ischämischen Atrophie" wird von hervorragenden Pathologen (v. Recklinghausen) geleugnet, und Mönckeberg hat in seiner kritischen Darstellung des Wesens der Inanitionsatrophie die Schwierigkeiten des Beweises einer zirkulatorischen Atrophie klar herausgehoben. „Theoretisch denkbar ist nun auch, daß durch Behinderung

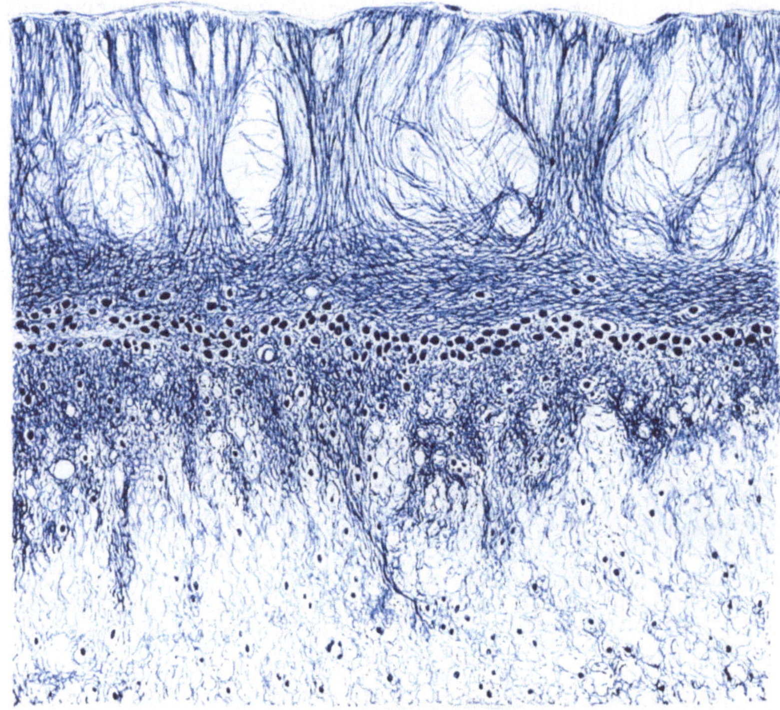

Abb. 261. Ausschnitt aus der Abb. 260 bei starker Vergrößerung. Zur Illustration der Architektonik in der Gliose.

oder Aufhören der Nahrungszufuhr zu einem einzelnen Organ nur dieses der Atrophie anheimfällt, während der übrige Organismus von ihr verschont bleibt" (Mönckeberg). Sahen wir im vorigen Unterabschnitt dieses Kapitels, wie die Unterbrechung der Zirkulation eine Nekrose bedingt, so finden wir in den eben beschriebenen Veränderungen die Folgen einer bloßen Verminderung der Blutzufuhr. Die lokalisierte Ernährungsstörung führt freilich im Nervensystem meist über die einfache Atrophie, die Verkleinerung der Elemente, hinaus, und der numerische Ausfall beruht auf völligem Zerfall eines großen Teiles der Gewebsbestandteile. Wir haben es also meist nicht mehr mit einer „einfachen Atrophie", sondern mit einer „degenerativen Atrophie" zu tun. Dazu kommt in vielen Herden die starke Wucherung des Stützgewebes, welche ebenfalls der Atrophie im engeren Sinne nicht eigen ist. Dagegen würden sich die bloßen Lichtungen und reaktionslosen Verödungen, wie wir sie mitunter in der Rinde und im Mark finden, besser in das Bild der Atrophie fügen, zumal auch die Vorgänge an den nervösen Bestandteilen vielfach rein atrophische sind. Unter diesem Gesichtspunkt gewinnt das zunächst so auffallende Ausbleiben eines Gliaersatzes in diesen Herden im Gegensatz zu den narbigen Umbildungen der degenerativ atrophischen Bezirke seine Erklärung.

Es entspricht also nur der Befund in den bloßen Lichtungsbezirken einigermaßen der einfachen Atrophie, und man sollte wohl für die anderen Herde nicht schlechthin den Ausdruck „atrophisch" anwenden, zumal mit diesem Wort ja in der Neuropathologie bereits allzu viel traditioneller Mißbrauch getrieben wird. Immerhin darf man vielleicht auch die anderen hier genannten Verödungs- und Schrumpfungsbezirke mit Rücksicht auf die Gepflogenheiten in der Nierenpathologie in das erweiterte Gebiet vaskulärer Atrophien bzw. zirkulatorischer Degenerationen einordnen. Die aus mangelhafter Durchblutung entstehende Nierenatrophie teilt Aschoff in die senil arteriosklerotische Atrophie und in die genuine angiosklerotische Schrumpfniere. Der ersteren — der arteriosklerotischen Nephrozirrhose — könnten wir die Lappenatrophie infolge Arteriosklerose der großen Gefäße analog setzen. Der genuinen Schrumpfniere — der arteriolosklerotischen Nephrozirrhose — mit ihrem Hauptmerkmal der Veränderung der kleinen Arterien entsprächen die Windungen mit zahlreichen kleinen Herdchen. Zu dieser zweiten Form der vaskulären Nierenatrophie gehören nach Aschoff auch reparatorische Vorgänge und Narbenbildungen. In den zahlreichen kleinen Narben der Niere finden vielleicht unsere keilförmigen Herde und perivaskulären Gliosen ein Analogon.

Es kommt aber nicht viel darauf an, wo man die geschilderten Verödungen einordnet, ob man mehr ihre Beziehungen zur Atrophie oder die zum degenerativen Zerfall betont. Schon der Wechsel im Bild — das eine Mal derbfaserige Vernarbung infolge erheblichen Ausfalls nervöser Substanzen, das andere Mal bloße Lichtungen mit einfachem Schwund und ohne Gliawucherung — lassen es müßig erscheinen, darüber lange Erörterungen zu führen. Wesentlich dagegen ist die Sonderung dieser Effekte zirkulatorischer Ernährungsstörung von den Nekrosen und Erweichungen. Und darauf sollte hier hauptsächlich Gewicht gelegt werden.

Koagulierende Nekrose.

In Gehirnen mit schwerer Arteriosklerose, Gefäßlues u. a. findet man neben den Erweichungen häufig Herde, die im Nisslpräparat sehr licht oder ungefärbt erscheinen. Diese können verschiedene Bedeutung haben. Ich glaube, man kann drei Arten unterscheiden. Erstens Nekrosen, welche noch nicht der Kolliquation verfallen sind. Wir erwähnten sie vorhin bereits, es sind — von seltenen Ausnahmen (Späterweichungen) abgesehen — frische Infarkte, bei denen erst in den Randpartien die Verflüssigung und Organisation begonnen hat; sie sind noch nicht erweicht. Zweitens gibt es Lichtungen und herdförmige Verödungen, bei denen es nicht zu einer groben Einschmelzung gekommen ist, sondern zu einer einfachen oder zu einer degenerativen Atrophie, wie wir sie soeben beschrieben haben. Die seltenste ist die dritte Form: umschriebene, dabei mitunter ausgedehnte Lichtungen, in denen die Hauptmasse des Gewebes, besonders der rein nervöse Anteil, nekrobiotisch zugrunde gegangen ist und in denen der „Gewebsgrund" bzw. die nekrotischen Bestandteile geronnen und schollig erscheinen. Diese koagulierten Herde haben nun die überaus merkwürdige Eigenschaft, daß hier keine progressiven Reaktionen seitens des Mesoderms und der Neuroglia statthaben, die auf Abbau und Substitution des nekrotischen Gewebes hinzielen. — Während die zuvor erwähnte Gruppe der ischämischen Degenerationen und Atrophien, zumal seit Alzheimers Untersuchungen, wohl bekannt ist, haben diese letzteren keine gebührende Berücksichtigung gefunden; sie gingen bisher in der sehr dehnbaren Bezeichnung „Verödung" mit auf; man gab sich keine Rechenschaft über ihre, von der eben erwähnten Form durchaus unterschiedliche Eigenart. Nach meinen jüngsten Untersuchungen darüber meine ich man sollte sie als „koagulierte Verödungsherde" von den „narbigen" und „atrophischen" abtrennen. Sie beweisen — und darin sehe ich ihre grundsätzliche Bedeutung —, daß es auch im Zentralorgan zur Koagulationsnekrose kommen kann, entgegen dem Lehrsatze, daß sich im Gehirn „stets zur Nekrose die Erweichung gesellt (Kolliquationsnekrose)".

Mit dem Terminus „Koagulationsnekrose" will ich natürlich nicht in eine Erörterung der alten Frage eintreten, ob und inwieweit die Weigertsche Auffassung zu Recht besteht. Auch davon hat Paul Ernst in seiner „Pathologie der Zelle" eine ausgezeichnete Darstellung gegeben, indem er den Studien von Schmaus und Albrecht die ihnen gebührende Bedeutung beimißt, welche „die Weigertsche Hypothese von der Zellgerinnung mit großem Geschick zu retten suchten". Danach ist der springende Punkt bei der koagulierenden Nekrose „der Gerinnungsvorgang in der Zelle". Richtet man sich danach, so kann man die Bezeichnung Koagulationsnekrose auf die in Rede stehenden Lichtungsbezirke des Gehirns füglich anwenden. Es handelt sich um „Veränderungen des Aggregatszustandes des Plasmas im Sinne der Gerinnung, wie wir sie durch Fixationsmittel bei der künstlichen Abtötung der Zellen bewirken und die hier durch fermentative Einwirkungen im absterbenden und abgestorbenen Gewebe zustande kommen" (Rößle).

Als Gerinnung haben wir die von uns so benannte „ischämische Ganglienzellerkrankung (S. 74 und Abb. 34) beschrieben; wir finden sie in der Randzone frischer nekrotischer Herde meist zusammen mit jenen eigentümlichen, ebenfalls gerinnseligen Niederschlägen, den sog. Inkrustationen der Golginetze (S. 76). Und diese Art der Zellumwandlung beherrscht das Bild bei der koagulierenden Verödung im Gehirn. Sie entsprechen den Bildern, die man sonst als Koagulation des Zelleibs beschreibt: „dabei gerinnen die Eiweißsubstanzen in den Zellen, so daß sie ein homogenes, scholliges Aussehen gewinnen" (von Gierke). Diese ganz blassen, nur in ihrem pyknotischen Kern zunächst noch färbbaren Zellen (Abb. 34) verlieren auch diese Färbbarkeit, sie sind als schemenhafte Gebilde noch lange Zeit auffindbar. Mitunter hilft dabei der Farbton des Lipofuszins, das ja bei solchen Hirnerkrankungen vermehrt zu sein pflegt und das dann in den abgestorbenen Ganglienzellen ebenso wie in den Gliazellen noch nachweisbar ist; es ist nicht etwa ein frisches Abbauprodukt, sondern es entspricht nach Art und Menge durchaus dem der Ganglien- und Gliazellen auch außerhalb des Herdes. Je nach dem Grade des Ausfalls sieht man Markscheiden gar nicht mehr darin oder nur vereinzelte Bündel, aber nichts von Abbauvorgängen, besonders von primären oder sekundären Zerfallsprodukten. Bei den Achsenzylindern ist es im wesentlichen dasselbe. Die nekrotisch gewordenen Nervenfasern gehen in die schollige und grobkrümelige, bei Abblendung glitzernde Masse auf. Soweit die Gliazellen erhalten sind, zeigen sie regressive Umwandlungen, vor allem chromatokinetische Veränderungen ihres Kerns (Randhyperchromatose, Fragmentierung, Pyknose, Kernwandsprossung, Ausstreuung des Kerninhalts). In ganz ungefärbten Teilen der Herde finden sich vereinzelt chromatische Partikelchen in Form von Körnern, Kugeln oder Fäden. Von den Gefäßen sind die größeren nicht selten noch in ihren Wandelementen gut kenntlich, an anderen sind die Wände gequollen, die Kerne pyknotisch und in Zersprengung begriffen. Die Wände der Präkapillaren und Kapillaren sind vielfach nekrotisch.

Außer der Gerinnung der Zellen und der zelligen Bestandteile gibt es nun, wie ich in diesem Zusammenhang jüngst zeigen konnte, im Gehirn auch eine

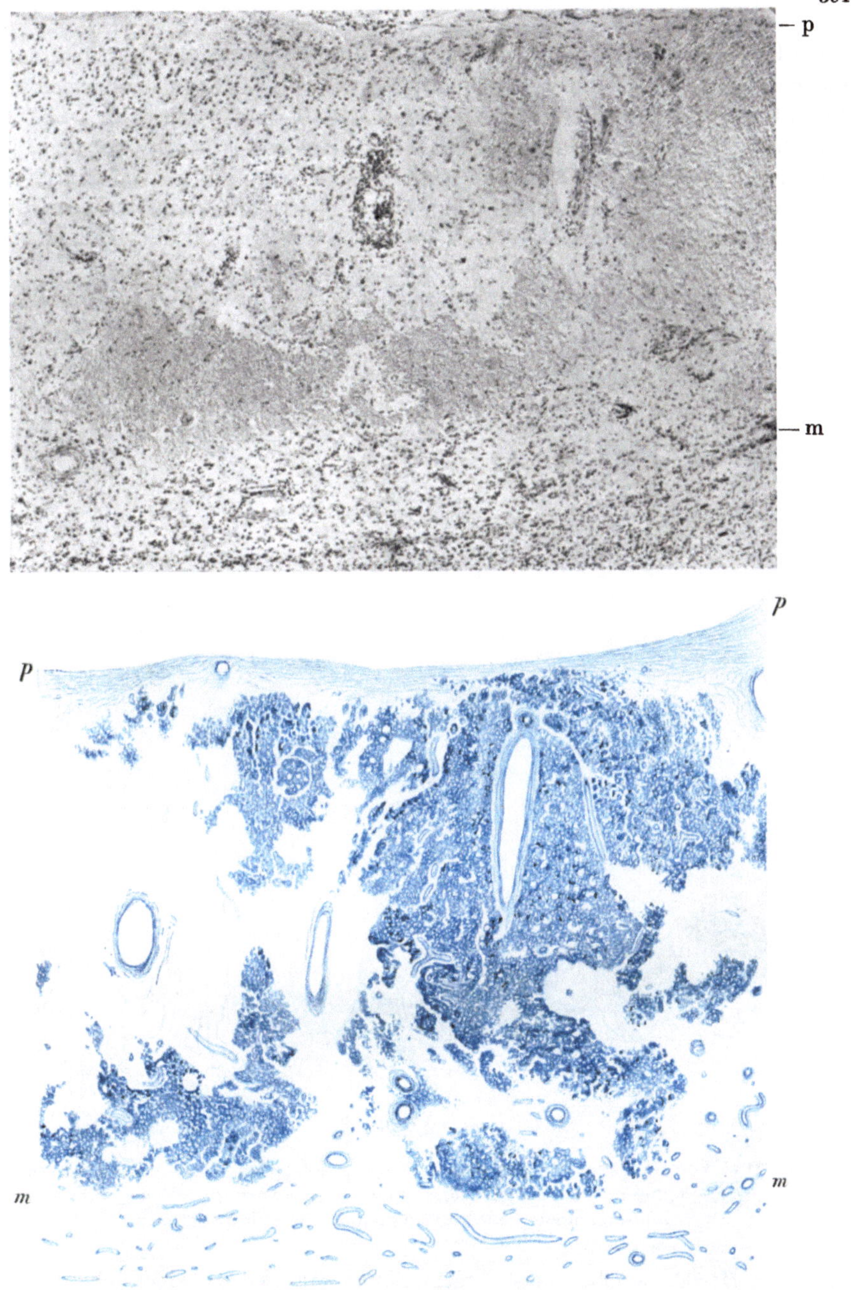

Abb. 262 a und b. Koagulationsnekrose bei alter Hirnlues. a Nisslpräparat. p Piagrenze,
m Übergang ins subkortikale Mark. Die nekrotischen Herde erscheinen im Nisslpräparat als
eine krümlige, schollige, schattenhaft angefärbte Masse. b Dasselbe bei Weigertscher Fibrinfärbung (der Schnitt stammt vom gleichen Block, ist aber von dem voraufgehenden durch
eine größere Reihe von Schnitten räumlich getrennt). Die im Nisslpräparat schattenhaft
erscheinenden nekrotischen Flecke sind hier durch eine krümlige, sich wie Fibrin färbende
Masse ausgefüllt. Die „hyalin" veränderten Gefäße, besonders auch in der angrenzenden
Markpartie, haben sich ziemlich lebhaft gefärbt. Zwischen den nekrotischen Partien liegen,
entsprechend dem Befunde im Nisslpräparat, noch Bezirke, die nicht von der Zirkulation
ausgeschaltet sind. An der Grenzzone zur Pia außerhalb der Herde Gliafaserwucherung.

interzelluläre Gerinnung. Und das ist eine weitere Stütze für unseren
Versuch, diese Nekrose im Zentralnervensystem der Koagulationsnekrose in
anderen Organen analog zu setzen. Freilich sind Befunde, wie sie in Abb. 262a
und b illustriert sind, äußerst selten. Ich habe eine so starke Ausprägung inter-
zellulärer Gerinnung nur einmal gesehen. Von Nissl weiß ich, daß er Gleichartiges nur bei einem Kaninchen im Bereiche einer $^3/_4$ Jahr alten traumatischen
Nekrose fand. Die Abb. 262a und b stammen von einer alten Hirnlues. Das

Abb. 263. Drei Verödungsbezirke aus dem Übergang der tiefen Rinde in das subkortikale
Mark. Keine Reaktion in der Umgebung, keine Gliawucherung. Weder Körnchenzellbildung, noch Gefäßproliferation. Nisslpräparat.

Innere der Herde, welche meist breite Zonen einnehmen oder sich nach den
tiefen Rindenschichten sackartig ausbuchten, hat das eben beschriebene Verhalten; Reste von ischämischen Ganglienzelltypen und karyorrhektische Gliaelemente sind nur spärlich vorhanden. Wie in meinen anderen Fällen von
koagulierender Nekrose erscheint der Untergrund schollig und krümelig, hier
aber noch deutlich glitzernd, was ja auch an der Photographie in der leicht
grauen Verfärbung hervortritt. Im Fibrinpräparat (dieses deckt sich nicht ganz
mit dem Nisslpräparat, da die beiden Schnitte durch eine Reihe anderer ge-

trennt sind) entsprechen dem glitzernden Herde die fibrinoiden, vorwiegend krümeligen, selten fädigen Massen. Charakteristisch ist auch für diesen Verödungsherd neben der ausgesprochen zellulären und interzellulären Koagulation das Fehlen mobilisierter Abbauzellen und das Ausbleiben der Organisation.

Das zeigt die Zusammengehörigkeit dieser Nekrosen mit anderen, welche ich ebenfalls für koagulierte Verödungsherde halte. In ihnen beschränkt sich die Gerinnung auf die Zellen, die plasmatischen Bestandteile, es fehlt die Gerinnung der interzellulären Substanzen — oder richtiger, sie ist nicht

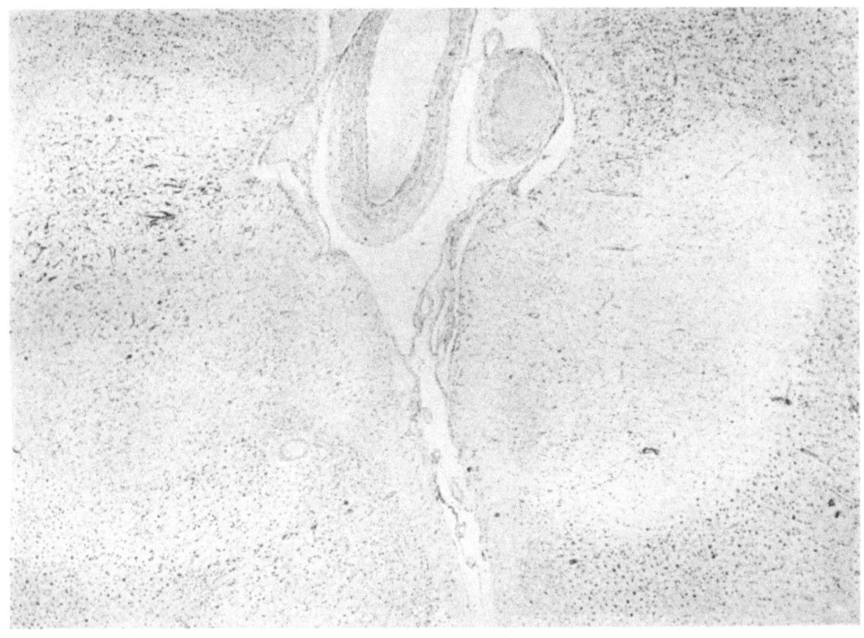

Abb. 264. Zwei gegenüberliegende arteriosklerotische Herde neben dem Sulcus zwischen zwei Windungen. Der rechte Herd erscheint nur verödet, der linke dagegen von kernreichen gewucherten Gefäßen durchsetzt.

nachweisbar, ist jedenfalls nicht von fibrinoidem Charakter. Solche Herde bei einer Arteriosklerose sind in Abb. 263 illustriert. Auch hier ist neben der histologischen Beschaffenheit des Herdgewebes das Ausbleiben des Abbaues und der Reparation auffällig. In der Umgebung der schärfer umschriebenen kleinen Nekrosen läßt sich oft eine Reaktion der Neuroglia beobachten; die Gliazellen bilden sich außerhalb des Herdes in plasmareiche Elemente mit ziemlich kräftigen Fortsätzen um. Sie haben offenbar vorwiegend die Aufgabe der Abstützung des nekrotischen Bezirkes. Bildung gliogener Gitterzellen findet auch außerhalb des Herdes nicht statt. Im Mesoderm rührt sich weder innerhalb noch außerhalb des Herdes etwas. Besonders instruktiv erscheint mir der in Abb. 264 illustrierte Befund, wo ein Erweichungsherd einem — allerdings sehr unvollständigen — Koagulationsbezirk gegenübersteht. Von den beiden durch ein piales Gefäß versorgten Bezirken zeigt der eine den

Typus einer frischen Erweichung mit fibroblastischen Wucherungen und Gefäßneubildungen, Ablösung mesodermaler und gliöser Körnchenzellen (Abb. 265a).
In dem gegenüberliegenden Herde fehlt die mesodermale Reaktion und die
im Herde schwer geschädigte Glia ist zur Wucherung unfähig. Das erstarrte
Gebiet, das hier noch verhältnismäßig zahlreiche, erhaltene, wenn auch geschädigte Ganglienzellen aufweist, ist in der Peripherie von einer schmalen

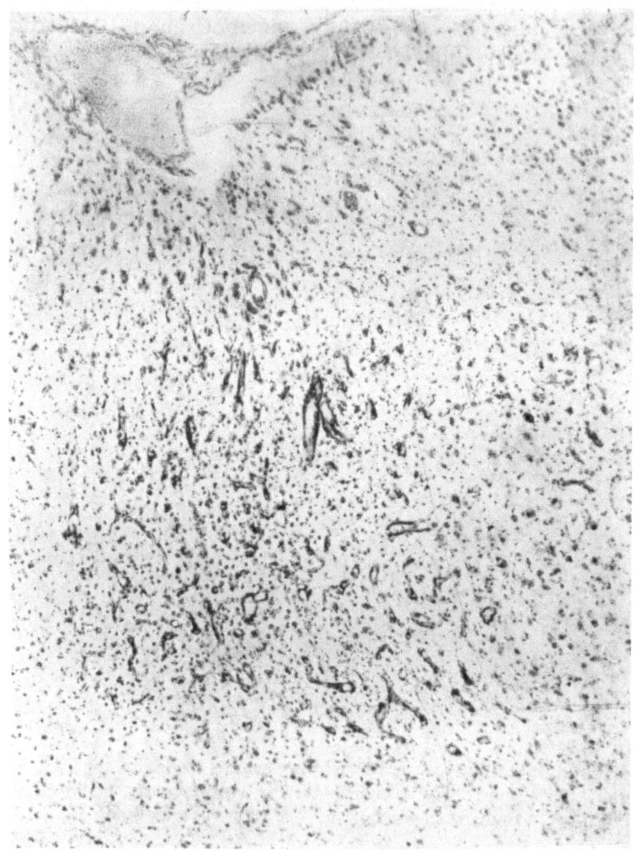

a

Abb. 265a und b. a der gefäßreiche (linke) Herd aus Abb. 264 bei stärkerer Vergrößerung
noch ziemlich frisches Erweichungsstadium mit Gefäßneubildung und Gitterzellbildung.
b Der Verödungsherd aus der rechts gelegenen Windung der Abb. 264. In breiten
Streifen Ausfall an Ganglienzellen, sehr starke Lichtung des Zellgehaltes überhaupt;
keine Gefäßwucherung, keine Körnchenzellbildung. Zunahme gliöser Zellen in der Randpartie außerhalb des Herdes.

Wucherungszone gliöser Zellen umgeben, die gegen den Piarand etwas kräftiger
ist. Die Beschaffenheit des Herdes in 265a zeigt, daß zwar die Erweichung
noch im Gange ist — ein Teil des Herdes ist noch nicht darin einbezogen —,
aber das Verhalten in dem gegenüberliegenden Herde (Abb. 265b) ist doch
ganz andersartig, in ihm ist kein Ansatz zur Erweichung bemerkbar und doch

ist es, wie die periphere gliöse Wucherung lehrt, nicht etwa eine soeben erst
entstandene Nekrose.

Soweit man über den Entstehungsmodus und die Bedingungen für das
Zustandekommen dieser Koagulationsnekrosen heute schon eine Meinung
haben kann, möchte ich sagen, daß bei den koagulierten Verödungsherden der
Vorgang des Gefäßverschlusses offenbar langsam und nicht vollständig ist.

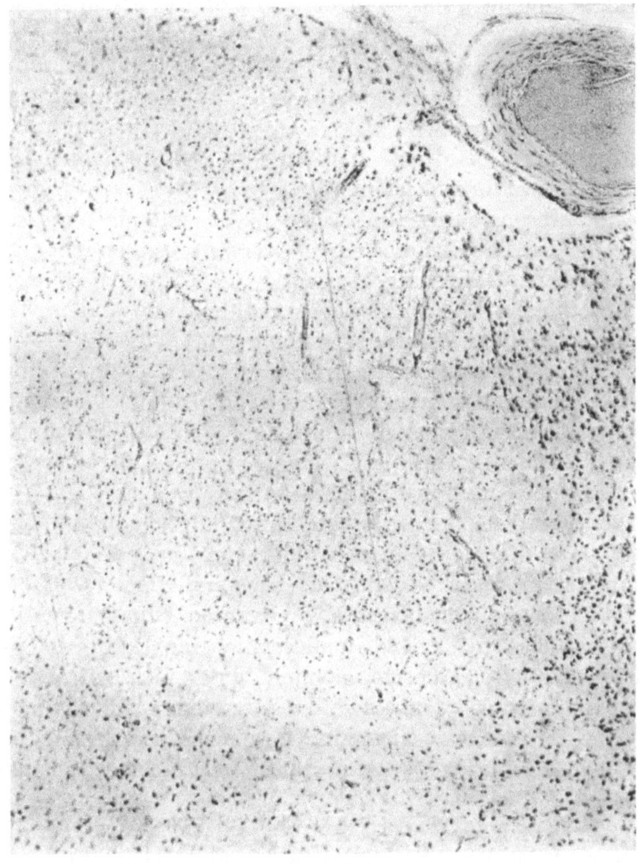

Abb. 265 b.

Dafür spricht mir das Vorhandensein von vereinzelten, mitunter zahlreichen
noch erhaltenen, wenn auch oft entarteten Ganglienzellen und von karyorrhektischen Gliakernen, selbst in zweifellos alten Herden. Ferner vor allem die so
mannigfachen Übergänge von völlig nekrotischen Koagulationsherden
(Abb. 262) über schwächere (Abb. 263) zu verhältnismäßig wenig
verödeten Herden solcher Art (Abb. 264). An dem zur letzteren Gruppe
gehörenden Herde sind in Abb. 265 b drei übereinander gelegene Bezirke
bedeutend lichter als die beiden dazwischen gelegenen Streifen. Und solche
streifigen Zonen unvollständiger koagulierender Nekrobiosen sind offenbar
häufiger als die umschriebenen Herde (Abb. 263); jene führen schließlich zu

völlig verödeten Feldern, wie etwa in Abb. 262a (ohne daß dabei gewöhnlich fibrinoide Niederschläge oder Ausfällungen vorhanden sind).

Es handelt sich bei dieser Gerinnung offenbar um langsam fortschreitende Nekrobiosen, um ein allmähliches Erlöschen der Lebensvorgänge in bestimmten Gefäßgebieten. Aber wenn das auch bei diesen Koagulationsnekrosen pathogenetische Bedeutung haben mag, so kann unsere Erklärung doch keineswegs befriedigen. Man versteht nicht, warum es unter anscheinend ähnlichen Bedingungen zu gliös-narbigen Verödungen (siehe S. 382) kommt, also etwa zur perivaskulären Gliose. Folgt das vielleicht daraus, daß im Gegensatz zu dieser die Mitschädigung der Neuroglia bei den Gerinnungsnekrosen so erheblich ist, daß sie nicht wuchern kann? Die karyorrhektischen Erscheinungen einerseits und das Fehlen aller progressiven Merkmale an dieser gleichsam miterstarrten Glia dürfte das verständlich erscheinen lassen. Auch könnte man in diesem Sinne vielleicht solche Herde verwerten, wo neben koagulierten Nekrosen ohne alle progressiven gliösen Vorgänge andere vorkommen, in denen die Ganglienzellen größtenteils den charakteristischen Typus der ischämischen Gerinnung aufweisen, die Gliazellen mitten im Herde aber nur zum Teil karyorrhektisch werden, während ein anderer Teil deutlich wuchert. Diese Herde bilden meines Erachtens den Übergang von den narbigen Verödungsherden zu den reaktionslosen koagulierten Lichtungsbezirken. Ganz unklar bleibt aber dann noch immer, weshalb es das eine Mal zu einfach atrophischen Lichtungen, ein anderes Mal zu nekrobiotischen Verödungen mit Gerinnung kommt. Auch hier mag es Mischungen und Übergänge geben; aber in ihren reinen Formen sind sie histologisch gut unterschieden.

Bezüglich des letzten Ausgangs der Koagulationen kann man natürlich nicht behaupten, daß die Herde nun in dem von uns gesehenen Zustand beharren. Sie können ja noch wesentliche Umwandlungen erleiden. Und die Erfahrungen über Koagulationsinfarkte an anderen Organen würden das von vornherein erwarten lassen, da sich an diesen ja eine Resorption und Organisation zu vollziehen pflegt. Aber tatsächlich finden sich sehr alte solche Verödungsherde, bei denen wir keinerlei Zeichen einer Aufsaugung oder Substitution von dem umgebenden lebenden Gewebe her bemerken, und wo auch die klinischen Tatsachen dafür sprechen, daß diese Nekrosen sehr alten Datums sind, wie etwa bei den Herden in Abb. 262.

Der Ausgang der koagulierenden Nekrose im Nervensystem muß also erst noch weiter erforscht werden. Hier kam es mir zunächst darauf an, zu zeigen, daß es neben der für das Zentralorgan sonst typischen Kolliquation auch eine Koagulation gibt, die außer durch Gerinnung der nekrotisch werdenden Gewebsbestandteile noch durch eine Reaktionsunfähigkeit des mitgeschädigten gliösen und mesodermalen Gewebes im Herde charakterisiert ist.

Es gibt nun auch eine andere Koagulationsnekrose, nämlich die im Zentrum der Ringblutungen und jener gliaumsäumten Knötchen, die offenbar unter ähnlichen Bedingungen entstehen. Die oft erhebliche Aussaat von Ringblutungen im Mark der Groß- und Kleinhirnhemisphären ist von den Infektionskrankheiten her lange bekannt. Um die Erforschung dieser **Hirnpurpura** haben sich M. B. Schmidt und aus Marchands Institut Öller besonders verdient gemacht. Man nannte früher die „flohstichartige Sprenkelung" fälsch-

lich „Encephalitis haemorrhagica". Wie ich früher dargelegt habe, kann es
aber keinem Zweifel unterliegen, daß es sich hier in den reinen Fällen um nicht-
entzündliche Vorgänge handelt. Das Wesentliche an diesen Hirnpurpura-
herden ist die zentrale Nekrose infolge örtlicher Gefäßwandschädigung und
Kreislaufstörung. Dietrich, welcher neuerdings die Hirnpurpura bei den
verschiedensten Allgemeinschädigungen studiert hat, betont für das Zustandekommen der Herdchen das Zusammenwirken örtlicher und allgemeiner Kreis-

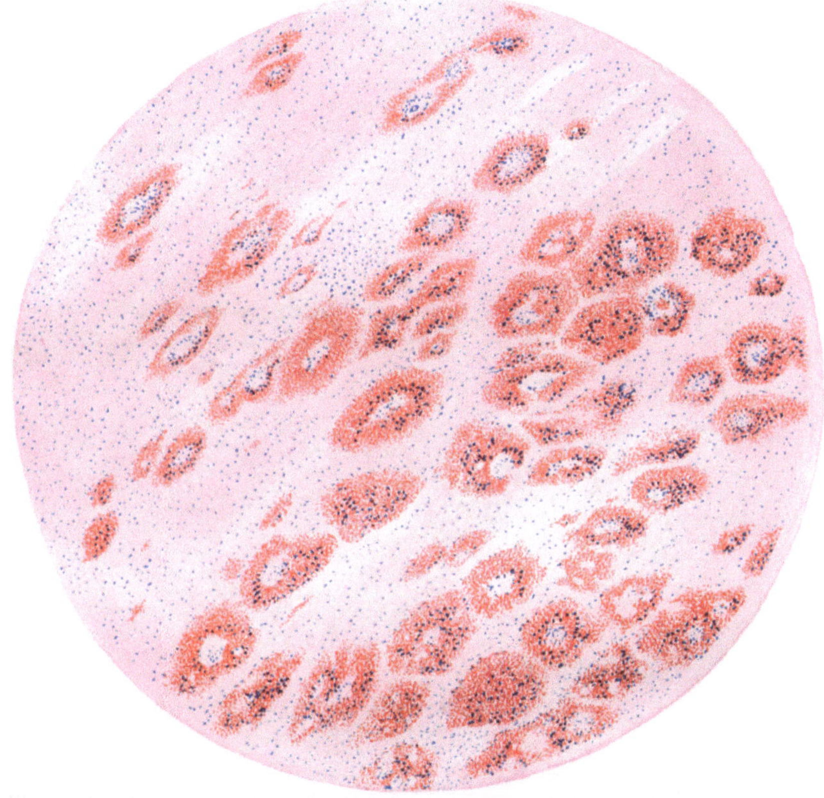

Abb. 266. Hirnpurpura im Großhirnmark bei Pneumonie. Die Ringblutungsherdchen
(mit ihrer Sonderung in ein nekrotisches Zentrum, eine Proliferationszone gliöser Zellen
und einen Hof roter Blutkörperchen) sehr verschieden angeschnitten; zentrale Durch-
schnitte und Kalottenschnitte. Hämatoxylin-Eosinfärbung.

laufstörungen mit örtlicher Gefäßwandschädigung. Die Herdchen sind meist
um Präkapillaren gruppiert. Im Übersichtsbilde Abb. 266 tritt die charakteristische Figur der Ring- oder Schalenblutung deutlich hervor: das nekrotische,
blasse Zentrum, der umgebende Hof von Blutkörperchen und zwischen beiden
bzw. mehr in dem letzteren ein breiter Kranz gliöser Elemente. Je nachdem
der Schnitt diese Gebilde trifft, sieht man im reinen Durchschnitt eine gute
Sonderung der Schichten, bei Kalottenschnitten vornehmlich die Blutungs-
schale und die wuchernden Gliazellen getroffen (Abb. 267). Bei etwas stärkerer

Vergrößerung zeigt Abb. 268 den Aufbau des Herdchens: das im Nisslbild fast homogene nekrotische Zentrum (n), dann den Kranz von Gliakernen, welche zum Teil schon in der äußeren Zone des Gewebes liegen, nämlich in dem hier besonders breiten Blutkörperchenring. Diese Blutkörperchenschale kann fehlen. M. B. Schmidt hatte das bereits beschrieben. Schröder erwähnt solche Bilder bei perniziöser Anämie und auch die von Dürck so benannten

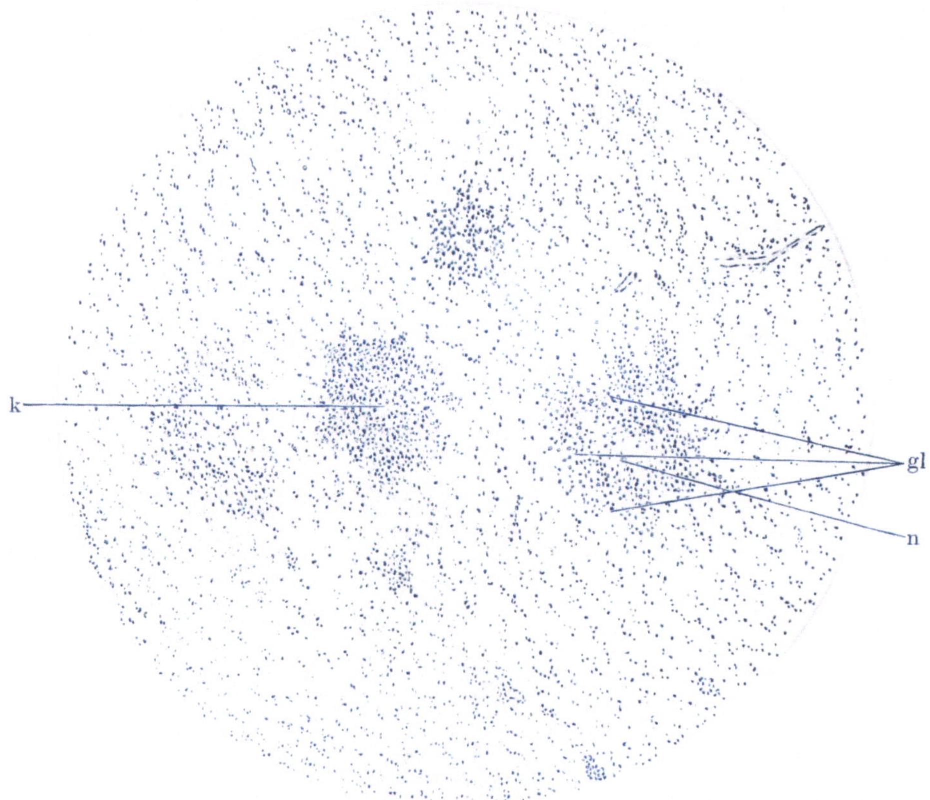

Abb. 267. Einzelne Purpuraherde im Nisslpräparat ohne Mitfärbung der roten Blutkörperchen. Kampfgasvergiftung 7.—8. Tag. Mehrere Kalottenschnitte von Herden zur Darstellung der schalenartigen Gliazellwucherung (besonders in k), welche den nekrotischen Herd umschließt. Der im Bilde rechts gelegene Herd ist aufgeschnitten und zeigt das nekrotische Zentrum n und die synzytial zusammenhängenden gewucherten Gliazellen gl.

„Malariagranulome" dürften hierher gehören. Die gleiche Gänseblümchenfigur, wie sie Dürck für die Malariaherde beschreibt, fand ich bei alten Fällen von Skorbut (Abb. 270). Alle diese Herde haben mit den Ringblutungen das nekrotische Zentrum und die pallisadenartig aufgestellten Gliazellen gemein. Das Gewebe im inneren Bezirk dieser Herde ist schollig zerfallen. Mitunter sieht man Fibrinnetze und -sterne dieses nekrotische Zentrum vom Gefäß aus durchsetzen. Die bei der Nisslfärbung in Abb. 268 zart angefärbten Streifen und ringartigen Züge entsprechen solchem Fibrin. Vielfach aber handelt es sich nur um „hyalines Fibrin“, oder es sind fibrinoide Massen überhaupt nicht sicher nachweisbar. Die Zellen sind im inneren Bezirk des Herdes fast immer vollständig zugrunde gegangen. Nur hie und da begegnet man Resten zerfallender Kerne; die in Abb. 268 in den Innenbezirk scheinbar vorgeschobenen

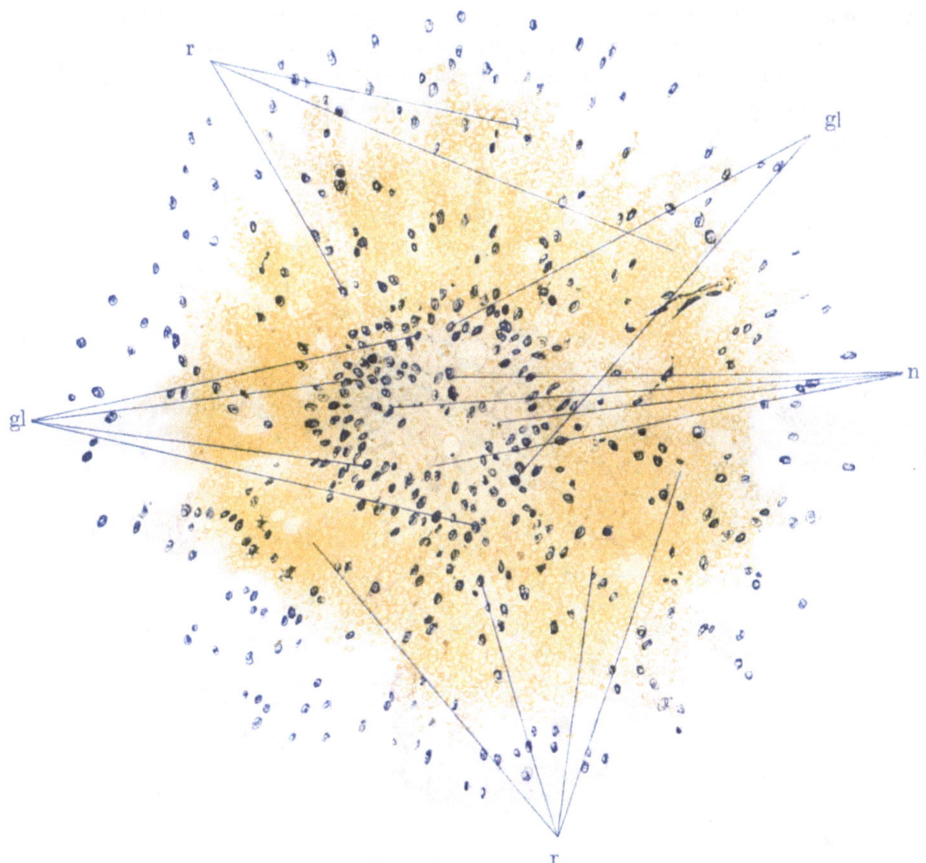

Abb. 268. Ringblutungsherd bei stärkerer Vergrößerung. Der gleiche Fall wie in Abb. 266. Nisslfärbung n. Nekrotisches Zentrum mit zart angefärbten Fibrinzügen (einzelne Gliakerne, die scheinbar in dieser Zone liegen, sind wohl dem nekrotischen Innenteil nur aufgelagert). gl Wall gewucherter Gliazellen, r Blutkörperchenring.

Kerne liegen wohl mehr dem Koagulationszentrum auf, der Schnitt ist offenbar nicht mitten durch den zentralen Teil geführt, im Gegensatz zu dem in Abb. 270 illustrierten Präparat. Sehr auffallend ist das Fehlen einer Färbbarkeit der Markscheiden; selbst bei sehr frischen Herden sind primäre oder sekundäre Zerfallsprodukte derselben nicht nachweisbar. Das Verhalten der Achsenzylinder in den Herden scheint mir verschieden zu sein. Ich selbst fand die Achsenzylinder im nekrotischen Teil des Herdes immer völlig zugrunde gegangen, während Wohlwill erhaltene Achsenzylinder, wenn auch in erheblich verminderter Zahl, in fast allen Herden nachweisen konnte. Besondere Bedeutung legt Dürck den in Malariaherden persistierenden Achsenzylindern bei. In der äußeren Zone der Herde, schon an der Grenze zwischen dem Gliaring und dem nekrotischen Innenteil, fand ich an den Achsenzylindern meist mächtige Auftreibungen. Sie gleichen denen, welche Spatz u. a. nach Verletzungen in der „Lückenzone" beschrieben haben. Sie erscheinen im Bielschowsky- und Alzheimer-Mann-Präparat oft als kolossale Auftreibungen, vielfach mit Sonderung in zwei Schichten. Solche Auftreibungen können an den die Rand- zone durchsetzenden Achsenzylindern zu mehreren hintereinander gereiht sein, wiederum ähnlich wie bei der traumatischen Degeneration; und auch hier erscheinen solche keulenartige Anschwellungen nach dem Zentrum des Herdes zu häufig abgeschmolzen.

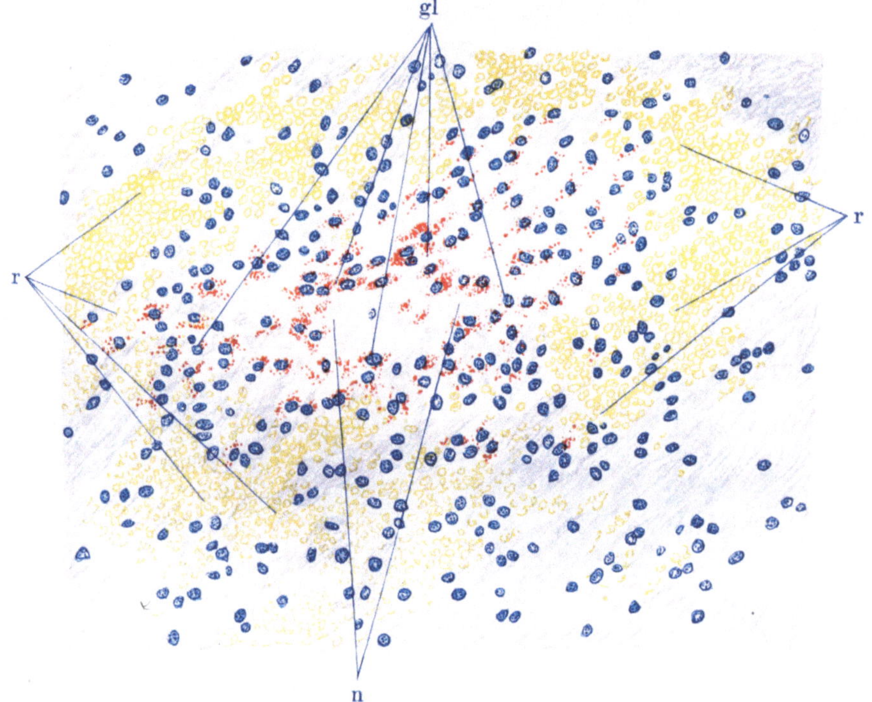

Abb. 269. Ringblutungsherd vom gleichen Fall wie in Abb. 266. Hämatoxylin-Scharlach-rotpräparat. In dem nicht ganz aufgeschnittenen Herde führen die Gliazellen gl außer-halb des nekrotischen Zentrums n feine Fetttröpfchen. r Teile des Blutkörperringes.

In der Mitte der Herdchen sieht man in der Regel ein präkapillares Gefäß (Abb. 270). An diesem findet man Zerfall des Endothels, Kernschwund, Zer-berstung oder Pyknose. Vielfach läßt sich im Lumen ein Fibringerinnsel oder ein hyaliner Thrombus feststellen. Vor dem Eintritt des Gefäßchens in den nekrotischen Herd läßt sich oft eine pralle Füllung mit Blut erkennen: „die Ringblutung legt sich an die Gefäßwand an" (Dietrich). Andere leiten dagegen die Blutung von den umgebenden Gefäßen her, wie z. B. Gröndal für die Ringblutungen bei zerebraler Fettembolie. Aber die meisten Autoren halten dafür, daß die Blutung durch Diapedese aus dem Herdgefäßchen stammt,

wie das neuerdings auch Wohlwill hervorhebt. Die Entstehung der Schalenform der Blutung wird von den verschiedenen Autoren verschieden erklärt.
Nach M. B. Schmidt soll sie durch Abdrängen der roten Blutkörperchen
durch den Transsudatstrom und nach Öller auch durch Quellungserschei-
nungen in dem abgestorbenen Gewebe, welche ebenfalls die Blutkörperchen
nach der Peripherie treiben, zustande kommen. Rosenblath und Dietrich
dagegen haben es wahrscheinlich gemacht, daß die Stase in dem verlegten
Gefäß zur Diapedesisblutung führte, „die sich, dem geringsten Widerstand
folgend, in die Gewebsmaschen ergoß und den unwegsamen gequollenen Bezirk
freiließ". — Es kann für mich keinem Zweifel unterliegen, daß die Nekrosen

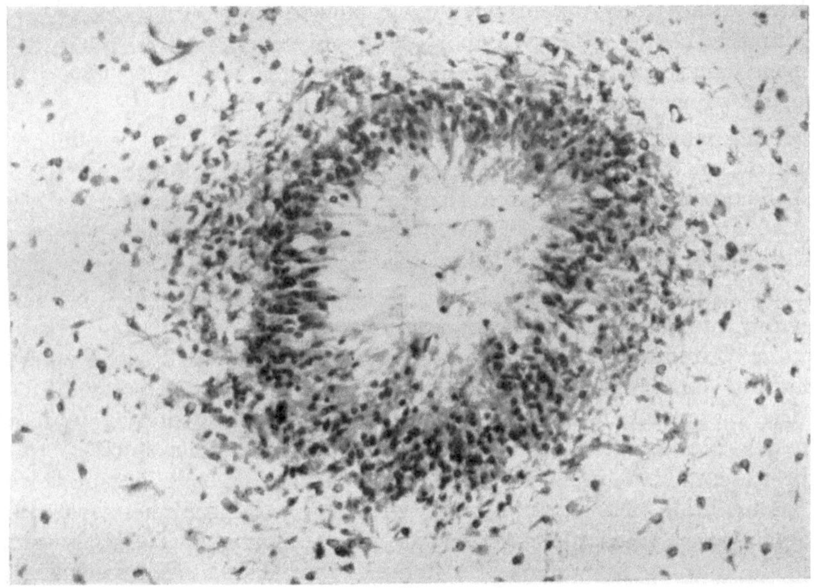

Abb. 270. Alter Herd mit zentraler Nekrose und dichtem Gliawall. Die Gliazellen in
deutlichem synzytialem Verbande mit weit ins nekrotische Gebiet reichenden Fortsätzen.
Nisslpräparat eines alten Falles von Ruhr mit Skorbut.

von den Ringblutungen unabhängig sind. Dafür spricht das Vorkommen gleichartig gebauter koagulierender Herdchen ohne Blutung. Wahrscheinlich ist
das Zustandekommen der Blutung abhängig von dem Allgemeinverhalten des
Kreislaufs; bei fehlender allgemeiner Kreislaufstörung können die Herdchen
auch ohne Blutung auftreten, wie bei den erwähnten Gänseblümchenherden
der Malaria, der perniziösen Anämie und des Skorbuts. In anderen Fällen
sieht man wieder solche blutfreien Nekrosen neben Ringblutungen.

Bemerkenswerterweise ist der Bau dieser Herde immer wieder der gleiche,
ganz unabhängig von den zugrundeliegenden Noxen, so bei Pneumonie, Kampfgasvergiftung, Salvarsan, Malaria, perniziöser Anämie, Verbrennungen, Scharlach usw.

Das grundsätzlich Wichtige an diesen Nekroseherden ist nun, wie bei
der vorhin besprochenen Koagulation, das Ausbleiben einer Erweichung.

Wir sehen nichts von Loslösung mesodermaler Gitterzellen oder von Mobilisierung der Glia. In der Randzone nehmen die wuchernden Gliazellen Zerfallsstoffe von roten Blutkörperchen auf, und auch Fetttröpfchen sieht man in dem plasmatischen Synzytium dieser gliösen Elemente der Reaktionszone (Abb. 269). Aber bei diesen geringen Abbau- und Resorptionserscheinungen im peripheren, außerhalb der eigentlichen Nekrose gelegenen Gebiete bleibt es. Auch an **alten Herdchen** sieht man das nekrotische Zentrum wie eine **tote Masse** behandelt und von Gliazellen abgestützt. Der **zellige Gliakranz** bildet gleichsam eine **breite Lade** darum (Abb. 270), und auch an solchen alten Herden habe ich nichts von einer Gliafaserproduktion nachweisen können, ebensowenig mesenchymale Fibrillen. Nur schließt sich bei alten Herden der gliöse Wucherungsring enger und dichter zusammen (Abb. 270). Die Gliazellen, die hier häufig schlauchförmig und kammerig erscheinen, schicken ihre, nach dem Innern strebenden Fortsätze weiter vor. Hier bilden sie ein lichtes, nur wenige vorgeschobene Kerne führendes Netz.

Auch hier muß man freilich wieder bekennen, daß wir über den letzten Ausgang dieser Herdchen nichts Bestimmtes aussagen können. Es läßt sich nicht behaupten, daß es in dem zuletzt geschilderten Zustand, wie etwa in Abb. 270, dauernd bestehen bleibt. Wir können jedoch sagen, daß es auch alte Herde gibt, die lediglich eine solche Beschaffenheit aufweisen.

Bei der Koagulationsnekrose in den Ringblutungen und in den Gänseblümchenherden muß der Entstehungsmodus ein anderer sein, als bei den vorhin erwähnten Verödungen. Ob hier vielleicht gerade die Umschriebenheit der Ausschaltung eines nur kleinen präkapillaren Versorgungsgebietes Bedeutung hat? Die Besonderheit der Gefäßverteilung und Blutversorgung muß jedenfalls in der Konstellation der Faktoren eine wichtige Rolle spielen. Denn es sind im wesentlichen immer die gleichen zentralen Gebiete davon betroffen, so in erster Linie das Markweiß der Groß- und Kleinhirnhemisphären und das Höhlengrau. Wesentlich muß dabei die Verlegung des Gefäßes sein, die umgebende Blutung hat für die Entstehung und Art der Nekrose keine prinzipielle Bedeutung. Das beweisen ja die blutringfreien, gliaumsäumten Nekrosen, und vor allem geht das aus dem Vergleich der Ringblutungsherde mit gewöhnlichen Blutungen hervor, selbst wo sie jenes Prädilektionsgebiet, also etwa das Hemisphärenmark, betreffen. Bemerkenswert in diesem Sinne scheinen mir einige Beobachtungen, die ich bei Kampfgasvergiftung machen konnte. Findet man bei ihnen auch mit großer Häufigkeit gerade typische Ringblutungen, so habe ich doch auch Fälle untersucht, wo die Hirnpurpura nicht diesem Bilde entsprach. Es handelt sich da um einfache Petechien an kleinsten Gefäßchen. Hier aber finden sich alle Merkmale des mobilen Typus des Abbaues mit Neubildung fibroblastischer Netze, Ablösung phagozytärer Bindegewebs- und Gliazellen usw.

Der Bau dieser Herdchen ist also ganz anders als der der Ringblutung, und die pathologisch-anatomischen Vorgänge sind grundsätzlich davon unterschieden. Hier sind die Blutungen eben das wesentliche, bei den Herden mit Schalenblutung die Nekrose, denn der Blutkörperchenring kann ja auch fehlen. Bei jenen Formen der Hirnpurpura mit „gewöhnlichen" Blutungen finden wir viel häufiger als bei den blutumsäumten Nekrosen, die ihr Prädilektionsgebiet ziemlich regelmäßig innehalten, auch in anderen Teilen des Zentralorgans multiple kleine Blutungen. Wir sehen sie besonders bei allgemeinen schweren Stauungen, wie in anderen Organen. Lokale Prozesse bedingen ebenfalls nicht selten

Diapedese durch Stase, so der Verschluß venöser Gefäße und Verstopfung von Arterien.
Die Stauungsinfarkte im Gehirn, welche z. B. nach Sinusthrombose oder nach Thrombose
größerer venöser Gefäße auftreten, stellen sich als Blutstreifen dar, die den Gefäßen folgen,
wie etwa in Abb. 271. Letztere sind von einem Mantel roter Blutkörperchen umgeben,
sie halten sich zum Teil noch an die Lymphräume, zum Teil treten sie in die Substanz
selbst über, so daß die Rinde dicht gesprenkelt ist. Mitunter kommt es auch zu ausgedehnten hämorrhagischen Erweichungen, sie sind abhängig von der Ausdehnung der Thrombose bzw. der Größe und Bedeutung des thrombosierten Gefäßes. So hat Marchand
einen Fall gesehen, in welchem eine Thrombose der Vena magna Galeni und der Seiten-
plexus die beiden Sehhügel in einen hämorrhagischen Erweichungsherd umwandelte. Bei
der Thrombose kleinerer Venen, zumal solcher auf der Windungshöhe, kommt es nicht
häufig zu derartigen Stauungsblutungen, denn die pialen Venen kommunizieren in gewissem Grade miteinander, so daß Thrombose kleinerer Äste ohne Einfluß auf das Hirngewebe und die Zirkulation bleiben können. Dagegen sind Venenanastomosen in den

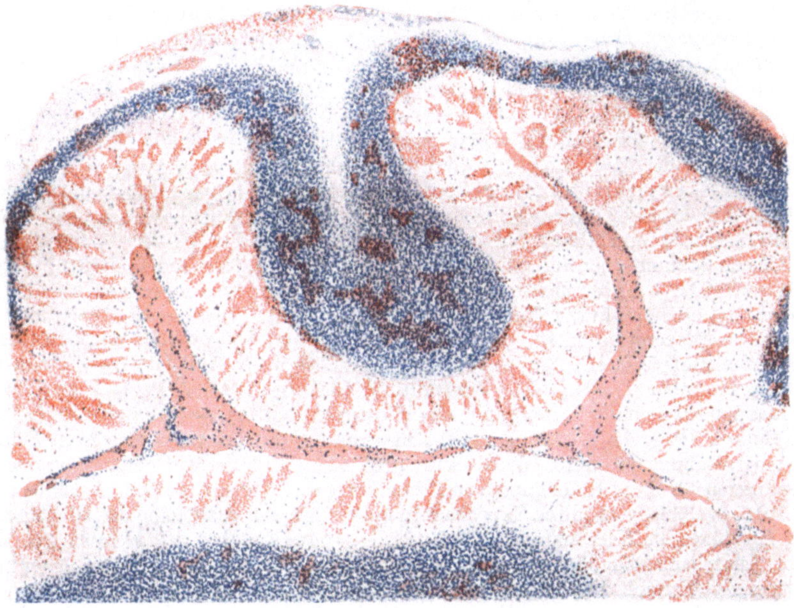

Abb. 271. Frische Stauungsblutungen entlang den Gefäßen infolge Thrombose pialer
Venen bei eitriger Meningitis.

intergyralen Bezirken nur ungenügend und es kommt hier eher zu verderblichen Folgen
der Blutstauung. Das macht sich vor allem bei der Tuberkulose der Meningen (Öller)
geltend; sie führt bei ihrer intergyralen Lokalisation eher zu multiplen Hämorrhagien
der Rinde als dort, wo der Prozeß mehr die Höhe der Windung betrifft. Gerade bei der
Tuberkulose sind solche Blutungen als Folge eines Gefäßverschlusses durch Thrombose
(Askanazy, Marchand, Öller) oder durch Verstopfung und Erkrankung von Arterien
nicht selten. Auch bei anderen Meningitiden eitriger oder nichteitriger Art kann es zu
Thrombosen kommen. So stammt die Abb. 271 von einer otogenen eitrigen Meningitis.
Solche Blutungen sind nicht einfach als „entzündliche" zu bezeichnen, sie sind nur
die indirekte Folge der Entzündung. Ihre Entstehung geht auf die Gefäßveränderungen
zurück (Thrombose, Endarteriitis etc.), welche die Entzündung bewirkt hat.

Literatur.

Alzheimer, Die Seelenstörungen auf arteriosklerotischer Grundlage. Zeitschr. f.
Psych. 1902. 59. 695. — Derselbe, Neuere Arbeiten über Dementia senilis und die auf

atheromatöser Gefäßerkrankung basierenden Gehirnkrankheiten. Monatsschr. f. Psych. 1898. 3. 101. — Derselbe, Über perivaskuläre Gliose. Zeitschr. f. Psych. 1897. 53. 863. — Aschoff, Harnapparat in L. Aschoffs patholog. Anatomie. G. Fischer, Jena 1921. — Askanazy, Die Gefäßveränderungen bei der akuten tuberkulösen Meningitis und ihre Beziehungen zu den Gehirnläsionen. Arch. f. klin. Med. 1910. 99. — Bickeles, Anatomische Befunde bei experimenteller Porenzephalie am neugeborenen Hunde. Obersteiners Arbeiten 1894. 2. — Binswanger, Zur Klinik und pathologischen Anatomie der arteriosklerotischen Hirnerkrankungen. Vers. mitteldeutsch. Neurol. u. Psych. Zentralbl. f. Psych. u. Neurol. 1909. — Borst, M., Das pathologische Wachstum. Aschoffs Lehrb. d. pathol. Anat. 4. Aufl. Jena 1919. — Derselbe, Chronische Entzündung und pathologische Organisation. Ergebn. d. allg. Pathol. u. pathol. Anat. 1897. 4. 461. — Derselbe, Das Verhalten der Endothelien bei der akuten und chronischen Entzündung. Würzb. Ges. Verhandl. 1897. 31. Nr. 1. — Devaux, Étude histologique des foyers de nécrose de l'écorce cérébrale. Nissl-Alzheimers Arbeiten 1908. 2. 115. — Dietrich, A., Pathologisch-anatomische Beobachtungen über Influenza. Münch. med. Wochenschr. 1918. Nr. 34. — Derselbe, Die Entstehung der Ringblutungen im Gehirn. Zeitschr. f. d. ges. Neurol. u. Psychiatr., Orig. 1921. 68. 351. — Dürck, Die pathologische Anatomie der Malaria. Münch. med. Wochenschr. 1921. Nr. 2. — Derselbe, Über die bei Malaria perniciosa comatosa auftretenden Veränderungen des Zentralnervensystems. Arch. f. Schiffs- u. Tropenkrankh. 1917. 21. 117. — Eichhorst und Naunyn, Über die Regeneration und Veränderungen im Rückenmark usw. Arch. f. exp. Pathol. u. Pharmakol. 1874. 2. — Ernst, Paul, Pathologie der Zelle. Krehl-Marchands Handb. d. allg. Pathol. 3. Leipzig, S. Hirzel 1915. — Fahr und Hahn, Zur Frage der Salvarsanschädigung. Münch. med. Wochenschrift 1920. Nr. 43. — Fischer, B., Über Todesfälle nach Salvarsan. Münch. med. Wochenschrift 1911. Nr. 34 und Dtsch. med. Wochenschr. 1915. Nr. 31—33. — Freund und Rie, Klinische Studien über die halbseitige Zerebrallähmung der Kinder. Beitr. z. Kinderheilk. Wien 1891. — Friedmann, Über die histologischen Veränderungen bei den traumatischen Formen der akuten Enzephalitis. Münch. med. Wochenschr. 1886 und Arch. f. Psychiatr. u. Nervenkrankh. 18. Siehe auch Literatur zu „Entzündung".— Von Gierke, Störungen des Stoffwechsels. Aschoffs Lehrb. d. Pathol. 5. Aufl. 1921. — Gröndahl, Untersuchungen über Fettembolie. Zentralbl. f. Chirurg. 1911. 111. — Hauptmann, Über herdartige Spirochätenverteilung in der Hirnrinde bei Paralyse. Monatsschr. f. Psychiatrie u. Neurol. 1918. 45. — Henneberg, Erweichung des Sakralmarkes nach Schuß in die Brustwirbelsäule. Berl. klin. Wochenschr. 1915. 859. — Herzog, Georg, Experimentelle Untersuchungen über die Einheilung von Fremdkörpern. Beitr. z. pathol. Anat. u. z. allg. Pathol. 1916. 61. 325. — Hoche, Experimentelle Beiträge zur Pathologie des Rückenmarks. Arch. f. Psychiatr. u. Nervenkrankh. 30 u. 32. — Hueck, Über das Mesenchym. Beitr. z. pathol. Anat. u. z. allg. Pathol. 1920. 66. — Jakob, Zur Pathologie der Rückenmarkserschütterung. Zeitschr. f. d. ges. Neurol. u. Psychiatr., Orig. 1919. 51. — Derselbe, Experimentelle Untersuchungen über traumatische Schädigungen des zentralen Nervensystems mit besonderer Berücksichtigung der Commotio cerebri. Nissl-Alzheimers histolog. u. histopatholog. Arbeiten 1912. 5. — Kaufmann, Lehrb. d. spez. pathol. Anat. 1911. — Langbein und Oeller, Klinisch-pathologische Beiträge zur Frage der akuten hämorrhagischen Enzephalitis. Dtsch. Zeitschr. f. Nervenheilk. 1912. 45. — Marchand, Über die Herkunft der Lymphozyten bei der Entzündung. Verhandl. d. dtsch. pathol. Ges. 16. Tagung 1913. — Derselbe, Zur Kenntnis der Embolie und Thrombose der Gehirnarterien. Berl. klin. Wochenschr. 1894. — Mönckeberg, Atrophie und Aplasie. Krehl-Marchands Handb. d. allg. Pathol. 1915. 3. 1. Abt. 1915. — Nissl, Zur Histopathologie der paralytischen Rindenerkrankung. Nissls histolog. u. histopatholog. Arbeiten 1904. 1. — Derselbe, Zur Lehre der Lokalisation in der Großhirnrinde des Kaninchens. I. Teil. Heidelb. Akad. d. Wissenschaften., math.-naturw. Klasse. Jahrg. 1911. — Derselbe, Kritische Bemerkung zu H. Schmaus' Vorlesungen über die pathologische Anatomie des Rückenmarks. Zugleich ein Beitrag zur pathologischen Anatomie des Zentralnervensystems. Zentralbl. f. Nervenheilk. u. Psychiatr. 1902/03. Nr. 157.—Derselbe, Zur Kasuistik der arteriosklerotischen Demenz. (Ein Fall von sog. „Encephalitis subcorticalis".) Sitzungsber. a. d. dtsch. Forschungsanst. f. Psychiatr. Zeitschr. f. d. ges. Neurol. u. Psychiatrie, Ref. 1920. 19. 438. — Oeller, Studien zur Frage der Entstehung und Heilung von Hirnblutungen und über ihre Stellung zur hämorrhagischen Enzephalitis. Dtsch. Zeitschr. f. Nervenheilk. 1913. 47/48.—Pick, Zur Symptomatologie der linksseitigen Schläfenlappenatrophie. Monatsschr. f. Psychiatr. u. Neurol. 1904. **16**. — Derselbe, Die umschriebene senile Hirnatrophie. Arb. a. d. dtsch. psychiatr. Klin. in Prag 1908. Berlin. — Ranke, Zitiert nach Spatz. — Von Recklinghausen, Handb. d. allg. Pathol. d. Kreislaufs u. p. Ernährung 1883. — Ricker, G., Beiträge zur Kenntnis der Toxinwirkung des Chlorkohlenoxydgases. Volkmann, Klin. Vortr. 1919. Nr. 763—767. Virchows Arch. **226**. 180. — Rößle, Allgemeine Pathologie der Zelle und des Gewebes. Aschoffs Lehrb. d. Pathol. 5. Aufl. 1921. — Rosenblath, Über die Entstehung der Hirnblutung bei Schlaganfall. Dtsch. Zeitschr. f. Nervenheilk. 1918. **61**. — Schmaus, Beiträge zur pathologischen Anatomie der Rückenmarkserschütterung. Virchows Arch. 1890. **122**. — Schmaus und Albrecht, Dtsch. med. Wochenschr. 1899. — Schmidt, M. B., Über Gehirnpurpura und hämorrhagische Enzephalitis. Beitr. z. pathol. Anat. u. z. allg. Pathol. Suppl. 7. 1905. — Schröder, Zur Lehre von der akuten hämorrhagischen Poliencephalitis superior (Wernicke). Nissls histolog. u. histopatholog. Arbeiten 1908. **2**. — Derselbe, Einführung in die Histopathologie des Nervensystems. 2. Aufl. Jena 1920. — Derselbe, Großhirnveränderungen bei perniziöser Anämie. Monatsschr. f. Psychiatr. u. Neurol. 1914. **35**. — Spatz, Hugo, Über die Vorgänge nach experimenteller Rückenmarksdurchtrennung mit besonderer Berücksichtigung der Unterschiede der Reaktionsweise des reifen und des unreifen Gewebes nebst Beziehungen zur menschlichen Pathologie (Porenzephalie und Syringomyelie). Nissls-Alzheimers histolog. u. histopatholog. Arbeiten über d. Großhirnrinde. Ergänzungsband 1920. — Derselbe, Über eine besondere Reaktionsweise des unreifen Zentralnervensystems. Zeitschr. f. d. ges. Neurol. u. Psychiatr., Orig., **53**. 1920. 363. — Spielmeyer, Über die Prognose der akuten hämorrhagischen Polioencephalitis superior (Wernicke). Zentralbl. f. Nervenheilk. u. Psychiatr. November 1904. — Derselbe, Über die anatomischen Folgen der Luftembolie im Gehirn. XXX. Kongreß f. innere Medizin. Wiesbaden 1913. — Von Wagner, Zitiert nach Anton, Handb. d. pathol. Anat. 1904. **1**. 441. — Wechselmann und Bielschowsky, Thrombose der Vena magna Galeni als Grundlage der Salvarsantodesfälle. Leipzig 1919. — Wohlwill, Zum Kapitel der pathologisch-anatomischen Veränderungen des Gehirns und Rückenmarks bei perniziöser Anämie. Dtsch. Zeitschr. f. Nervenheilk. 1921. **68/69**.

Entzündung.

Borst leitet seinen Aufsatz über „Entzündung und Reizung" mit den Worten ein: „Die Entzündung stellt sowohl den Forscher wie den Lehrer vor die schwierigsten Aufgaben. Die Deutung und Wertung der einzelnen bei der Entzündung konkurrierenden Vorgänge ist eine ebenso heikle Aufgabe, wie die scharfe Fassung und Umschreibung des Entzündungsbegriffes. Die verschiedene Stellung, welche die einzelnen Forscher diesen Fragen gegenüber einnehmen, erschwert die lehrhafte Darstellung der Entzündung ganz außerordentlich. — Der Versuch, zur Klärung des Problems beizutragen, hat bei der prinzipiellen Verschiedenheit der Standpunkte wenig Aussicht, förderlich zu wirken."

Dieser Widerstreit der Meinungen führender Pathologen kommt in der früheren Geschichte der Entzündungslehre ebenso zum Ausdruck, wie in den neueren Aufsätzen, welche den Begriff der Entzündung schärfer fassen wollen und eine Einigung anstreben (Marchand, Ribbert, Aschoff, Borst, Lubarsch). Die Schwierigkeiten, die einer Klärung des Problems entgegenstehen, führten manchen Gelehrten bisweilen zur Resignation (Thoma, Nissl), sie entfachten andererseits eine ungewöhnliche Heftigkeit in der Begründung und Behauptung des Standpunktes. Wer wie wir — trotz heißen Bemühens, Anlehnung an die allgemeine Pathologie zu gewinnen — doch nur auf einem umschriebenen Gebiete, dem der Neuropathologie, arbeitet, wird in dieser die gesamte pathologische Anatomie und Physiologie umfassenden, allgemein biologischen Frage sich von anderen leiten lassen müssen. Er kann an seinem Objekte nur streben, zu den herrschenden Meinungen Stellung zu nehmen.

Wie es bei Dingen prinzipieller Art geht, scheint da nicht allein das maßgebend zu sein, was man sieht, sondern auch, wie man es sieht. Man darf es wohl aussprechen, daß es zu einem Teil geradezu Glaubenssache ist, wie man es damit hat: ob man mehr dieser oder mehr jener Wesensauffassung zuneigt, hängt nicht zuletzt auch von dem Wesen des Einzelnen selbst ab und von seiner persönlichen psychischen Konstruktion. Ich denke da an so gegensätzliche Typen, wie es die Vertreter morphologischer Auffassung einerseits, teleologischer Denkrichtung andererseits sind.

Bei der Darstellung der Anatomie der Entzündung glaube ich zunächst von der Erörterung ihres Wesens und von ihrer Umgrenzung Abstand nehmen zu können. Gehen wir von solchen Prozessen aus, deren Zugehörigkeit zur Entzündung niemand bezweifelt, etwa von der Poliomyelitis (Abb. 272), so steht im Vordergrund der histologischen Merkmale das sog. „zellige Exsudat" oder, noch vorsichtiger gesagt, die Ansammlung von mobilen Zellen im entzündeten

Gebiet. Diese Erscheinungen beherrschen bei vielen aktiven Entzündungen das Bild so aufdringlich, daß hier und da Entzündung mit diesen reaktiven Vorgängen identifiziert wird. Wenn das aber auch, wie wir sehen werden, das Wesen der Entzündung nicht erschöpft, so ist es doch ihr anatomisch bedeutungsvollstes Zeichen.

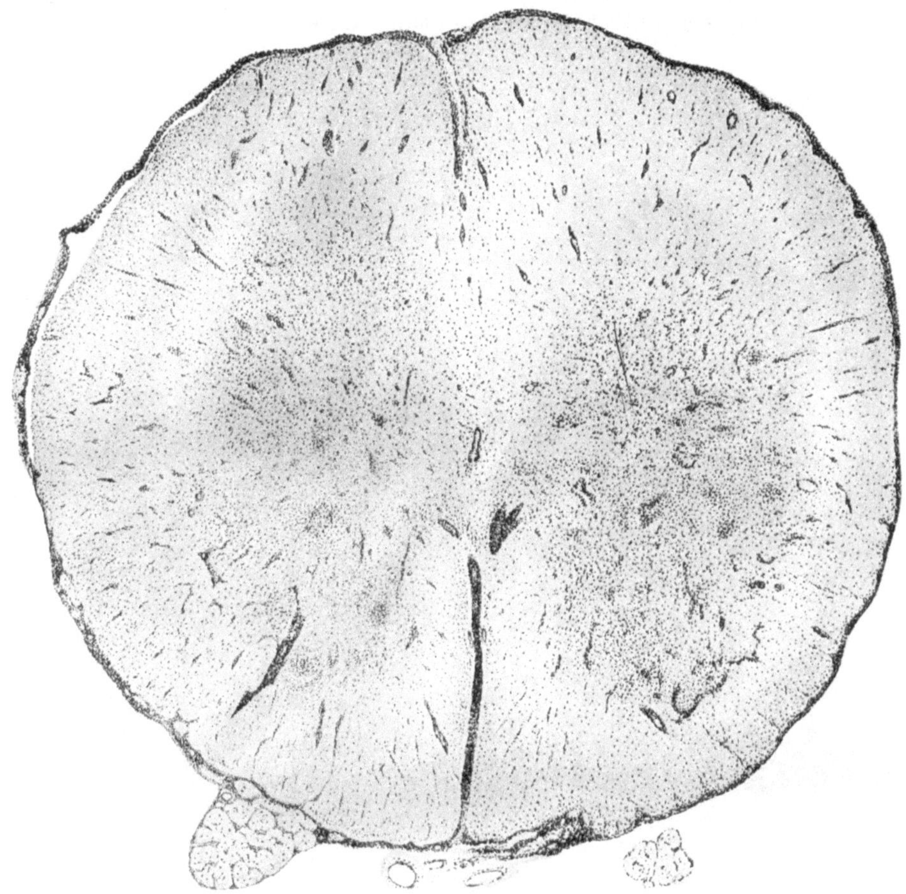

Abb. 272. Experimentelle Poliomyelitis beim Affen. Rückenmarksquerschnitt. Infiltration der Meningen, zumal der die Arteria centralis enthaltenden Piafalte der vorderen Fissur (im Bilde unten). Die stärksten Zellmäntel haben die zentralen Gefäße der vorderen Rückenmarkshälfte. Außerdem finden sich in der grauen Substanz der Vorderhörner (besonders rechts) kleine herdförmige Zellanhäufungen. Auch die graue Substanz der Hinterhörner ist mäßig infiltriert. Die Grenzen zwischen grauer und weißer Substanz verwaschen.

Morphologie der mobilen Zellen im entzündeten Gewebe.

Die Zellelemente des entzündeten Gewebes und der entzündlichen Gewebsneubildung lassen sich in zwei Gruppen sondern: in die freien oder Wanderzellen und in die fixen Elemente. Zu ersteren gehören die polynukleären Leukozyten, die Lymphozyten, die Plasmazellen, die große Reihe der leukozytoiden Zellen und Makrophagen (Histiozyten). Die zweite setzt sich im Nervengewebe zusammen aus mesenchymalen Fibroblasten und proliferierenden Gliazellen. Ihre histologischen Eigentümlichkeiten kennen wir aus früheren Kapiteln. Wir brauchen uns deshalb hier nur mit der Schilderung der Wanderzellen zu befassen.

Die **polynukleären** oder **polymorphkernigen Leukozyten** sind nach Ehrlichs Einteilung bekanntlich Granulozyten. Im entzündlichen Exsudat ist

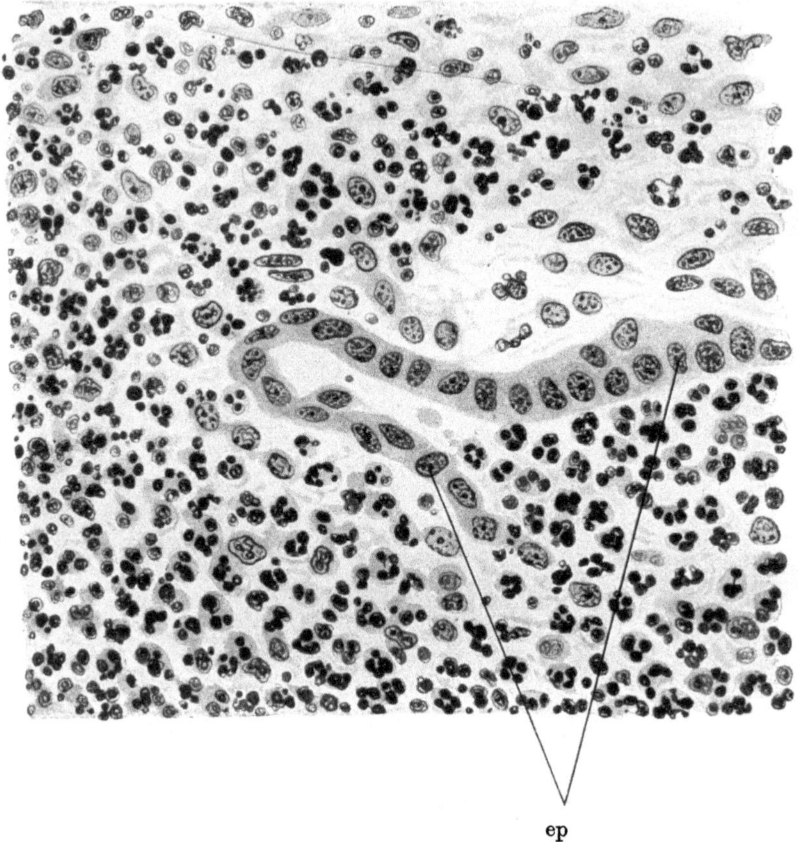

Abb. 273. Eitrige Myelitis bei Pyämie. Nisslpräparat. Zerstörung der zentralen Rückenmarksbezirke (ep Ependymrest). Polymorphie der Leukozytenkerne.

weitaus die Mehrzahl von ihnen durch neutrophile Granulationen ausgestattet, wie ja auch im Blut die Hauptmenge neutrophile Körnelungen hat. Zellen mit eosinophilen Granula sind bei den durch tierische Parasiten hervorgerufenen Entzündungen in etwas reichlicherer Zahl vorhanden als sonst. Basophile Leukozyten finden sich nur ganz selten; Schridde sah sie bei chronischen Eiterungen. Die gewöhnlichen Leukozyten oder Eiterkörperchen zeichnen sich außer durch ihre Granulationen vor allem durch die Gestalt des Kernes aus. Dieser ist chromatinreich, enthält mehrere Kernkörperchen, vor allem aber ist er eingekerbt, ausgezogen oder gelappt, woher der Name polymorphkernige oder polynukleäre Leukozyten stammt (Abb. 273). Im Nisslbilde sehen wir bei starker Differenzierung die Konturen des Kerns und seiner Lappen scharf hervortreten, das Innere erscheint meist heller; in Abb. 279 ist das an vielen Exemplaren deutlich. Von Bedeutung ist, schon rein histologisch, die Oxydasereaktion, welche die granulierten Leukozyten von anderen weißen Blut- bzw. Lymphelementen unterscheidet. Sie sind dadurch leicht und sicher im Gewebe elektiv darstellbar (Gräff, W. H. Schultze). Die Granula enthalten nämlich ein oxydierendes Zellferment (v. Gierke). Darauf beruht das Prinzip ihrer Färbung (Gräff). Wichtiger, als daß uns die Oxydasereaktion das Vorhandensein auch spärlicher Leukozyten anzeigt, dürfte sie deshalb sein, weil sie uns die Erkennung fraglicher polynukleärer Leukozyten erlaubt. Wir sahen das an zerfallenden Herden im paralytischen Gehirn, wo infolge weitgehender Übereinstimmung der karyorrhektischen Figuren verschiedenster Zellformen die Beteiligung von Leukozyten daran schwer abzuschätzen war (vgl. die Mitteilung des Herrn Dr. Schob).

Vermehrung durch Kern- und Zellteilung, wie wir sie bei den Lymphoidzellen sehen, zeigen die Leukozyten in den Infiltraten nicht. Ihre Anhäufung beruht auf weiterer Zuwanderung aus dem Blute. Sie haben im allgemeinen nur kurze Lebensdauer. Von ihren Zerfallserscheinungen wird später (S. 438) die Rede sein.

Die gewöhnlichen **Lymphozyten** sind Zellen mit kleinem rundem bzw. rundlichem, dunklem Kern. Dieser zeichnet sich durch seinen Chromatinreichtum und die dicke Kernkapsel aus, meist hat er einen derben Nukleolus. Die Anordnung der Chromiolen entspricht mitunter der Radkernform. Der Zelleib selbst ist nur angedeutet und an gewöhnlichen Schnittpräparaten oft schwer zu erkennen. An Abb. 274 sieht man in dem oberen Gefäßteil zwei Lymphozyten mit einem Saum von Plasma (vgl. auch Abb. 143, S. 209). An dem Plasmasaum kann man

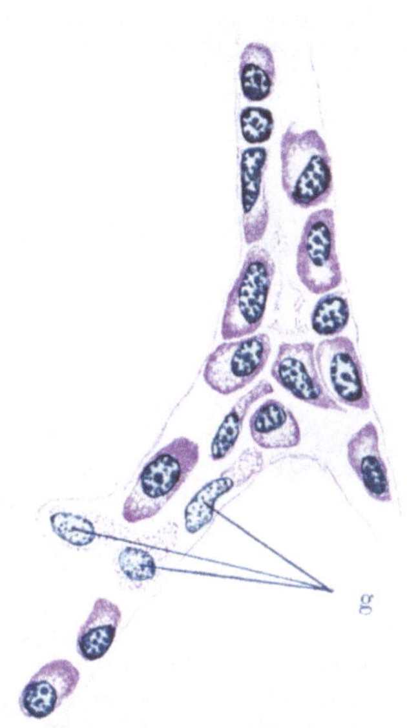

Abb. 274. Plasmazellen im Adventitialraum einer längs getroffenen Präkapillare, stellenweise in epitheloider Anordnung. Im oberen Gefäßschlauch 2 Lymphozyten zwischen den Plasmazellen. g = Gefäßwandzellen. Paralyse. Nisslfärbung (Toluidinblau).

ein dichtes, basophiles Netzwerk unterscheiden, das erst jenseits einer etwas helleren Zone beginnt. In diesem hellen, dem Kern anliegenden Hof finden sich nach Schridde Altmannsche Granula. Es sind Mitochondrien, keine Ehrlichschen Granula, wie sie die Leukozyten (Granulozyten) führen; die Lymphozyten sind nicht granulierte Elemente (Agranulozyten). Nach den Angaben von Homén führen die Lymphozyten 2—3 Zentriolen; besonders Fieandt legt auf diese Mikrozentrenstruktur mit Rücksicht auf die Entwicklungsvorgänge an den Lymphozyten großen Wert. Die Oxydasereaktion geben sie nicht.

Neben diesen „typischen" kleinen Lymphozyten gibt es auch größere
hellerkernige. In den Keimzentren des lymphatischen Gewebes, wie in den
entzündlichen Infiltraten kennen wir solche Elemente auch als Lymphoblasten. Schridde beschreibt die Lymphoblasten als Zellen von der Größe
der Myelozyten mit einem schwach basophilen Protoplasma; der Kern ist
ziemlich groß und unregelmäßig mit einem oder mehreren Kernkörperchen.
Aus den Lymphoblasten, die nach Schridde eine Teilungsstufe der Lymphozyten, die Prophase der Zellteilung, darstellen, entstehen wieder Lymphozyten.
Solche lymphoblastischen Vorstufen finden wir in den noch wachsenden Infiltraten oft in großer Zahl; es sind die hellen großkernigen Zellen, die häufig
Mitosen aufweisen.

Eine nur schlecht charakterisierte Gruppe sind die Ehrlichschen „Übergangsformen" und „großen Mononuklearen", von denen Marchand mit Türck sagt, man

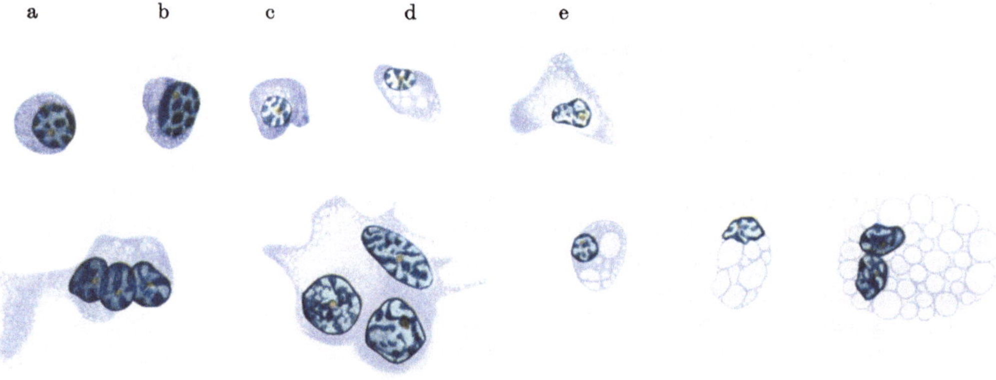

Abb. 275. a—k Plasmazellen nach Nisslpräparaten (Toluidinblaufärbung). a, b Übergangsformen zwischen Lymphozyten und Plasmazellen: exzentrisch gelegener Radkern,
Zunahme des stark basophilen (metachromatischen) Plasmas, helle Lücken darin. c, d, e
polyedrisch gestaltete Plasmazellen aus Gefäßinfiltrationen bei Paralyse. f, g mehrkernige
Plasmazellen, f mit eigentümlicher Gestaltung der Zelle vom Teilungswinkel eines Gefäßes,
g mit besonders großen Kernen. h, i frühes und spätes Stadium einer kammerigen bzw.
zystischen Umbildung des Zelleibs (offenbar kein „kolloider" Inhalt). k große kolloide
Maulbeerzelle frei im Hirngewebe bei Schlafkrankheit.

müsse bei ihrer Erwähnung immer erst fragen, was darunter verstanden werden soll. Ihr
Kern, der ein Kernkörperchen besitzt, ist meist oval, eingekerbt, bohnenförmig, sein Chro-
matingehalt ist gering. Die Zellen haben eine ausgesprochene Neigung zur Phagozytose.
Sie werden bisweilen mit den Makrophagen identifiziert.

Die **Plasmazellen** stellen in ihren typischen besonders von Marschalko
bestimmten Formen eine wohlumschriebene Zellart dar. Im Zentralnervensystem, seinen Häuten und Gefäßen, kommen sie normalerweise nicht vor,
während sie ja in manchen anderen Organen (Darm, Lymphdrüsen u. a.) einen
mehr oder weniger regelmäßigen Bestandteil des Gewebes bilden. Im Ganglion
Gasseri werden sie auch normaliter gefunden (E. Meyer). Ihre Haupt-
charakteristika sind: der große Zelleib, die periphere Verdichtung
und starke Basophilie des Protoplasmas, der Radspeichenbau des Kernes
und seine exzentrische Lage, der helle Hof um den gegen die Zellmitte
gekehrten Teil des Kernes. Die Illustrationen von Einzelelementen in Abb.

275 c, d, e, und von Gefäßinfiltraten, Abb. 274 und 276, sind Belege dafür. Der Zelleib ist nach außen scharf begrenzt. Die Hauptmasse des Protoplasmas ist, zumal in breiten peripheren Bezirken, eigentümlich dicht. Sie ist, wie Nissl sagt, weder eigentlich körnig noch auch homogen, sie erscheint oft engschwammig. Manche Autoren sprechen hier von der Ablagerung einer eiweißhaltigen Substanz. Diese Zelleibsubstanz färbt sich mit wässerigen Farbbasen (Methylenblau, Toluidin, Thionin usw.) außerordentlich intensiv und nimmt bei Farben, welche eine rötliche oder violette Nuance enthalten, wie das Thionin oder Toluidinblau, diese letztere an, färbt sich also metachromatisch, während der Kern in solchen Präparaten ausgesprochen blau ist. Besonders klar treten diese Zellen bei der für ihre Darstellung angegebenen Unna-Pappenheimschen Methylgrün-Pyroninfärbung hervor: das Plasma erscheint intensiv rot neben dem grünblauen Kerne, der noch einzelne rote Körnchen (Plastin) enthält. Der helle Hof führt nach Schridde Mitochondrien. Er enthält das Mikrozentrum, eine bis drei Zentriolen (Maximow, Wallgren, Fieandt). An den beigegebenen Abbildungen sieht man, daß der helle Hof nicht den ganzen Kern umfaßt, wie es mitunter heißt, sondern daß er sich dem Teile der Peripherie des exzentrischen Kerns anschließt, der nach innen gerichtet ist. Dieser helle Hof, das indifferente Endoplasma, ist meist nicht scharf gegen die äußere basophile Zelleibsmasse abgegrenzt und oft auch nicht ganz einheitlich. Er besteht manchmal aus mehr oder weniger zahlreichen hellen Lücken, und oft zeigt das kompakte Plasma der Zellperipherie in der dem Hof angrenzenden Zone gleichsam grobe Poren (vgl. die Abb. 274 u. 276 und 275 c, d, f, g). Die Chromiolen, etwa 6—8 an der Zahl, sind nicht immer so exakt geordnet, daß die Radspeichenstruktur ganz scharf ausgesprochen ist; das Chromatin kann auch lediglich in Form grober Brocken und Klumpen an der Kernmembran bzw. vor-

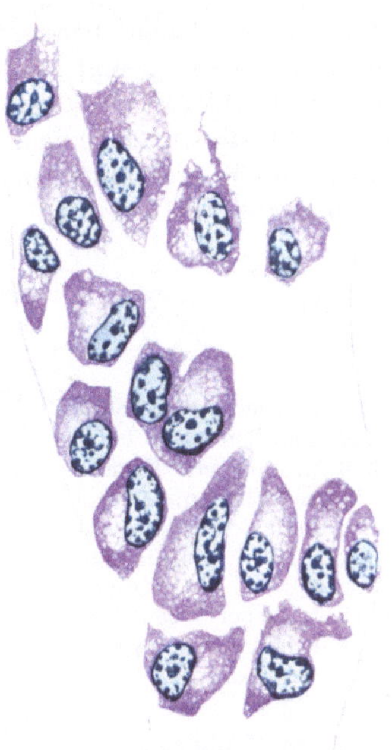

Abb. 276. Plasmazellen im Adventitialraum eines längs getroffenen Gefäßes bei Schlafkrankheit. Die Spalträume zwischen den einzelnen Zellen durch artifizielle Schrumpfung erweitert. Gegenseitige gestaltliche Beeinflussung der polyedrischen Zellen. Nisslfärbung (Toluidinblau).

nehmlich an dieser angeordnet sein (vgl. besonders Abb. 276). Manche Zellen enthalten zwei Kerne, selten mehr (Abb. 275f, g). In der Nähe von Tumoren, auch bei Tuberkulose sieht man bisweilen vielkernige Plasmazellen. In solchen Riesenplasmazellen ordnen sich die Kerne peripher um den zentral gelegenen hellen Hof. Wir haben es hier nicht mit einer Vereinigung mehrerer Plasmazellen zu tun, sondern mit Elementen, bei denen es zwar zu Teilungsvorgängen an den Kernen, nicht aber zur Zelleibsabschnürung gekommen ist.

Form und Gestalt der Zellen ist abhängig von den Verhältnissen des Raumes, in welchem sie sich befinden. In der Pia, wenn sie dort Platz haben, sind sie

rundlich. Wo sie aber dicht gelagert sind, und wo sie, wie meist, sich den umgebenden Gewebsstrukturen „anbequemen" müssen, sind sie polyedrisch
(Abb. 275c, d, e). Über ihre Abhängigkeit vom Raum und ihre Anpassung
aneinander belehren am besten Längsschnitte von kleinen Gefäßen, deren
Adventitia dicht damit austapeziert ist. Die Abb. 274 und 276 zeigen die Abplattung der einen Zelle durch die andere; Ausbuchtungen und Lappungen
bewirken an der benachbarten entsprechende Eindellungen. In Abb. 276,
wo durch artifizielle Schrumpfung die Spalten zwischen den Zellen verbreitert
sind, läßt sich das gut erkennen, ebenso auch in den Partien des Gefäßes 274,
in welchen die Zellen dicht gelagert sind. Sie stehen hier in epitheloider
Anordnung. Manche sind lang ausgezogen, und wo sie Lymphräume von Kapillaren und Präkapillaren austapezieren, findet man oft außerordentlich schlanke
Gebilde mit stäbchenförmigen Kernen, die in dem schmalen Raume ganz zusammengepreßt erscheinen; sie führen aber randständige Chromiolen, einen
länglich gestalteten hellen Hof und reichlich basophiles Plasma. Eine absonder-
liche, durch regionäre Einflüsse bedingte Kon-
figuration veranschaulicht Abb. 275f, die Zelle
saß dem Teilungswinkel einer Präkapillare auf.
Bei anderen mehrkernigen Elementen, wie in
Abb. 275g, ist es die gewaltige Volumenzunahme
und die Kernvermehrung, welche der Zelle ihr
äußeres Gepräge gibt.

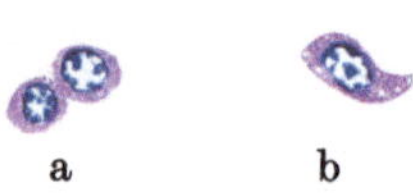

a   b

Abb. 277. Nicht ganz typische Plasmazellen. a = beim
Kaninchen, b = beim Hunde.
a = kleine Elemente ohne
hellen Hof mit ziemlich zentral
gelegenem Kern; Chromiolen
randständig. b = ebenfalls
ziemlich   kleiner   zentraler
Kern, ohne hellen Hof, Plasma
grobporig.

Bei manchen Tieren sind ihre Merkmale nicht so ausgeprägt wie beim Menschen. Allerdings betont Maximow,
daß gerade beim Kaninchen die Plasmazellen die charakteristischen Merkmale aufweisen, und gewiß zeigen
sie bei diesem Versuchstiere, ebenso wie beim Hunde,
vielfach den mit kräftigen randständigen Chromiolen versehenen exzentrischen Kern und den hellen Hof. Aber
es finden sich doch die ganz typischen Formen nicht in
der gleichen Häufigkeit wie beim Menschen. Das hatte früher schon Nissl für das
Kaninchen angegeben. Die Plasmazellen sind hier oft auffallend klein. Wir fanden
dasselbe bei Trypanosomen- und Staupehunden. Das Plasma ist da mehr grobwabig,
oder es erscheint zusammen geklumpt mit breiten Lücken dazwischen, auch wenn der
Kern die typische Form hat. Aber auch die Chromatineigentümlichkeiten des Kernes
sind mitunter nicht gut entwickelt, der Kern liegt nicht exzentrisch und der helle Hof
kann fehlen (Abb. 277). Klarfeld hat gleiche Beobachtungen an seinem mit Hefe infi-
zierten Hunden gemacht; die Chromatinanordnung der Kerne entspreche nicht immer
dem, was man als Radkern bezeichnet, und nicht selten fänden sich Zellen mit zentral
gelegenen Kernen ohne ausgesprochenen Hof.

An den Plasmazellen sehen wir hin und wieder Karyokinesen. Häufig
sind degenerative Erscheinungen. Die Kerne sind in charakteristischen
Phasen der Karyorrhexis: Fragmentierungen des Kerns, Bildung eigenartiger
Halbmonde, die sich kranzartig aneinander schließen können, Kernwandsprossungen, bei denen vielfach Doldenformen auffallen. Die Zellen können
auch einen pyknotischen Kern aufweisen und selber zusammengeschrumpft
erscheinen. Unna spricht von atrophischen Plasmazellen. Am Plasma hat
Alzheimer eine retikuläre, bisweilen mehr zystische Umwandlung geschildert
(Abb. 275e und h). Solche Elemente können schließlich, wie in Abb. 275i,
völlig von groben Kammern durchsetzt sein. Diese Zellen sind nach dem Nisslpräparat allein nicht von jener anderen, bekannten Form zu unterscheiden,

welche als „kolloide" Plasmazellen beschrieben sind und welche schließlich
die Hauptmenge der sog. Russelschen Körperchen — nicht alle — ausmachen.
Während jene einfach grobkammerigen Umwandlungen bei den verschiedenen
Methoden keine färberischen Reaktionen geben, nimmt der Inhalt dieser letzteren
im van Gieson-Präparat eine leuchtend gelbrote Farbe an und ist durch
Methyl- und Gentianaviolett darstellbar. Das Präparat Abb. 278 aus dem
Gehirn eines Schlafkranken zeigt solche maulbeerförmigen Zellen im
Weigertschen Gliapräparat mit Methylviolett gefärbt. Bei der Schlafkrankheit habe ich diese Maulbeerzellen ausführlich beschrieben, sie waren bis dahin
bemerkenswerterweise nach ihrem Verhalten im Nisslbilde für Gitterzellen
gehalten worden, von denen sie nach den oben angeführten Merkmalen zu unterscheiden sind (s. S. 208). Sie kommen bei der Schlafkrankheit regelmäßig in
großer Zahl vor, und zwar sowohl in den Gefäßscheiden, wie mehr vereinzelt
frei im Gewebe; die Plasmazellen haben ja bei diesem Prozeß die Neigung, die
Adventitialräume zu überschreiten. Auch bei experimentellen Trypanosomen-

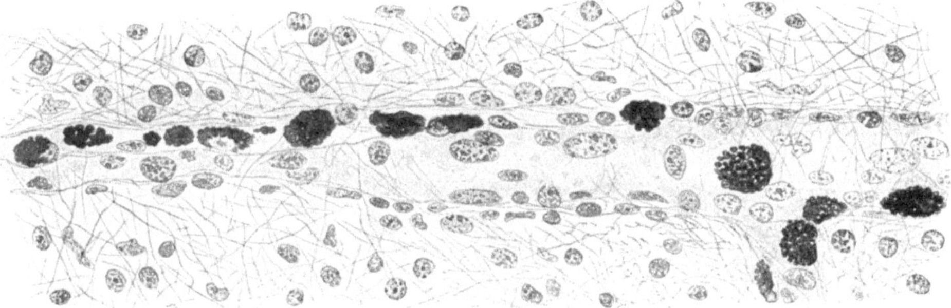

Abb. 278. Zahlreiche maulbeerförmige „kolloide" Plasmazellen im Adventitialraum eines
kleinen Hirngefäßes bei Schlafkrankheit. Weigertsche Glia-(Methylviolett)färbung.

krankheiten der Tiere fand ich sie oft. Perusini hat sich später mit diesen
Zellen bei zentralen Prozessen befaßt. Nach Klarfeld gehört auch die Blastomykose zu den Prozessen, bei welchen sie konstant und reichlich vorkommen.
Man findet sie weiter bei der Tuberkulose hier und da ziemlich reichlich, seltener
bei der Paralyse. Klarfeld weist mit Recht darauf hin, daß diese Zellen, welche
gewöhnlich als „Degenerationsformen" beschrieben werden, vielfach große,
gut gezeichnete Kerne von typischer Radstruktur führen, daß die Kerne dieser
Zellen also nicht immer regressiv verändert sind. Nach Schröder stellt
der Inhalt der Plasmazellen ein von ihnen aufgenommenes pathologisches
Stoffwechselprodukt dar, es sei nicht durch Entartung des Zelleibs gebildet.
Schridde vertritt die Anschauung, daß bei einer gewissen Anzahl von Plasmazellen feine gentianophile Körnelungen vorhanden sind und daß sich aus solchen
durch Vergrößerung und Verschmelzung die Russelschen Körperchen entwickeln. Daß diese kolloiden Plasmazellen nicht einfach mit den vorhin erwähnten zystisch umgewandelten Elementen, mit welchen sie im Nisslpräparat
im wesentlichen übereinstimmen, identisch sind, geht schon aus dem Vergleich
des Methylenblau- mit dem Gentiana- oder Methylviolettpräparat hervor;
es ist nur ein Teil der grobgittrigen oder zystischen Zellen, welcher einen mit
letzteren Farben darstellbaren Inhalt hat. Ferner sind die kolloiden Plasma-

zellen im Gegensatze zu den letzteren ausgesprochene **Maulbeerzellen** (vgl. Abb. 275e, h, i und dazu 275k, 278).

Die **Makrophagen, „große einkernige Wanderzellen“** Marchands, **„Histiozyten“** Aschoffs, („große einkernige Exsudatzellen“, „bewegliche, vielgestaltige Wanderzellen, „Blasenzellen“ Cerlettis) sind im allgemeinen charakterisiert durch ihren großen runden Zelleib, der im Innern hell, gegen die Peripherie zu verdichtet erscheint (Abb. 141, 142, 279, 288, 293). Dieser mehr oder weniger breite Protoplasmasaum färbt sich mit basischen Farbstoffen ziemlich intensiv und mitunter metachromatisch. Im Verhältnis zu dem großen blasigen Zelleib sind die Kerne oft klein (Abb. 141, 279). Häufig sind sie in der Peripherie gelegen. Die Gestalt des Kernes ist vielfältig, manche sind einfach rund, andere oval, eingedellt und bohnenförmig, wieder andere

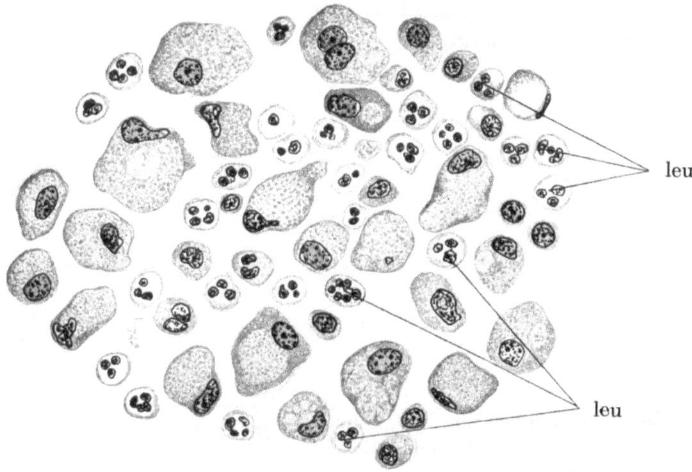

Abb. 279. Eitrige Meningitis. Neben polymorphkernigen Leukozyten (leu) große einkernige Wanderzellen (Makrophagen) mit relativ kleinem Kern und meist deutlicher Sonderung des Plasmas in einen großen, hellen, feinretikulären oder körnigen Innenteil und ein dunkles, schmales Ektoplasma.

gelappt. Der Kern besitzt eine deutliche Kernmembran und im Karyoplasma einige rundliche Brocken, darunter auch nukleolenartige Körner. Die Zellen sind — wie sich das auch in manchen der ihr gegebenen Namen ausdrückt — zumeist einkernig, aber es ist nur zum Teil richtig, wenn Richard Walter in einer Arbeit über Poliomyelitis sagt, daß „zweikernige Gebilde Täuschungen sind und der zweite Kern eine durch Phagozytose aufgenommene Zelle sei“. Denn es gibt sicher auch zweikernige Zellen und bei manchen Prozessen sind mehrkernige Zellen keine Seltenheit. Der helle Hof im Zentrum des Zelleibs schließt sich auch hier an den Kern an, indem er ihn ganz oder teilweise umgibt. Dieser helle Hof ist unscharf gegen das dichte Außenplasma abgegrenzt. Er entspricht durchschnittlich dem größeren Teil des gesamten Protoplasmakörpers (Abb. 279) und hat nach Wallgren und Fieandt eine strahlige Struktur; hier ist das Mikrozentrum gelegen (Fieandt). Dieses Innengebiet erscheint mitunter vakuolär (Abb. 293), mitunter auch mehr gekörnt (Abb. 279).

Darin finden wir bei vielen korpuskuläre Elemente: ganze Zellen, Kerne, Kerntrümmer u. a. Es ist bemerkenswert, daß die eingeschlossenen Zellen, z. B. Lymphozyten, Plasmazellen, nicht selten noch gut erhaltene Kerne haben (Abb. 141). Das bald breite, bald schmale, stark gefärbte Ektoplasma ist dichtmaschig, gestrichelt oder mehr homogen (Abb. 142, 293). Mitunter ist das Ektoplasma nur auf der einen Seite des Zelleibs stark gefärbt (Wohlwill). — Sind schon bei ein und demselben Fall die Merkmale der Zellen nach mannigfachen Richtungen verschieden, so noch mehr bei diesem und jenem Prozeß. Für die Makrophagen des Fleckfiebers gilt im allgemeinen wohl die Beschreibung, die ich dafür gegeben habe, daß es große blasenförmige Zellen sind, die

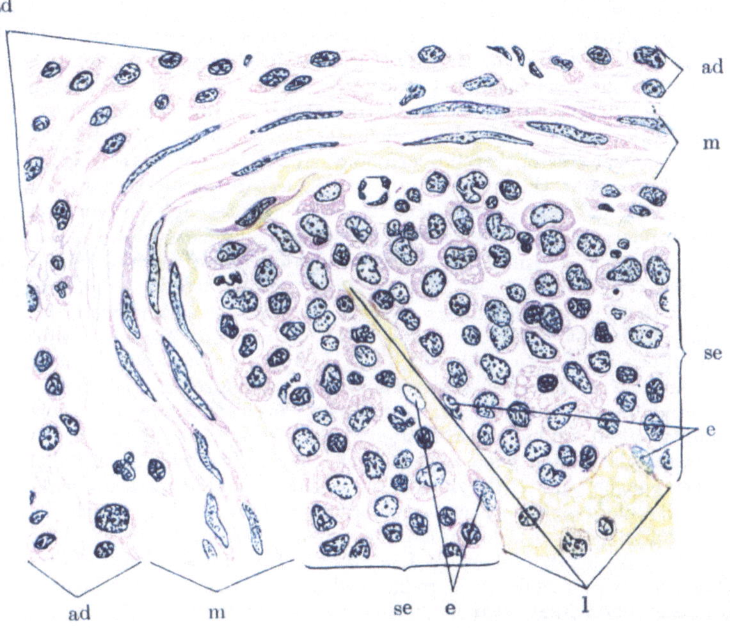

Abb. 280. Piagefäß im tuberkulösen Granulationsgewebe. Teil eines Querschnittes. l = Lumen, e = Endothelkerne der Intima, se = subendotheliales Infiltrat, vornehmlich Lymphozyten und große einkernige Wanderzellen (Makrophagen). m = Media, ad = Adventitia mit einzelnen lymphoiden Zellen. Toluidinfärbung.

einen relativ kleinen, in der Peripherie gelegenen, wechselnd gestalteten Kern, ein intensiv gefärbtes, feinwabiges Ektoplasma und oft Zelleinschlüsse haben. Durchschnittlich dürfte das auch für die betreffenden Elemente bei der Tuberkulose gelten, doch finden wir da nicht selten auch andere Eigenschaften des Kerns (Abb. 280); er ist nicht „relativ klein", sondern von einer dem Zellvolumen entsprechenden Größe. Auch bei der Hefeenzephalitis fand Klarfeld in diesen Zellen größere hellere Kerne, vor allem aber neben dem bisher geschilderten Typus noch einen anderen mit verschieden großen, polymorphen Kernen und einem Plasma, das einen zierlichen Gitterbau mit zarten, kaum tingierten Scheidewänden aufweist. Fetttropfen sind in diesen gegitterten Elementen nicht enthalten; die maschig aufgelockerten Zellen führen mitunter im Hauptteil des Zellkörpers eine Vakuole, die bei anderen Färbungen (Neutralrot) als solides

Gebilde erscheint. Bei solchen Zellen ist eine Sonderung zwischen einem oft dunkel gefärbten Ektoplasma und einem hellen Endoplasma nicht vorhanden. Das gilt auch für Makrophagen, die ich häufig in Abszeßwänden fand und die grobvakuolär durchsetzt erscheinen (Abb. 293). Die Unterschiede im morphologischen Verhalten dürften, auch nach Klarfelds Darlegungen, mit der besonderen Funktion der einen und der anderen Zelle zusammenhängen. — Kernteilungen sieht man an diesen Zellen nicht selten, und zwar Mitosen, wie auch amitotische Kernabschnürungen ohne gleichzeitige Zellteilung (Abb. 141).

Was wir hier einem verbreiteten Brauche entsprechend „Makrophagen" nennen, wird von den verschiedenen Autoren verschieden benannt. Auch wir haben keine Sympathie für den Terminus, der über die Funktion von Zellen etwas aussagt, von welcher wir nur bei einem Teil derselben etwas sehen. Beim Fleckfieber (Abb. 141) sind es durchschnittlich noch recht viele Zellen, die sich durch Zelleinschlüsse (Leukozyten, Lymphozyten, Plasmazellen, rote Blutkörperchen, Kernreste usw.) als Phagozyten dokumentieren. Viele tun das aber auch nicht, und bei der Tuberkulose, mehr aber noch bei manchen eitrigen Prozessen (vgl. Abb. 279) kann die Mehrzahl der Makrophagen keinerlei Anzeichen dafür tragen, daß sie etwas „fressen". Man kann vielleicht sagen, wie ich das (S. 207) getan habe, daß die aufgenommenen Massen bereits verflüssigt sind; aber wir können das bisher histochemisch nicht nachweisen. Oder man könnte mit Klarfeld daran denken, daß diejenigen Elemente, die zu einem bestimmten Zeitpunkt nicht als Makrophagen zu erkennen sind, sozusagen „Makrophagen in Bereitschaft" seien. Aber beide Vermutungen brauchen auch nicht zuzutreffen, können jedenfalls nicht sicher begründet werden. Was nun sonst an die Stelle dieses funktionellen Terminus „Makrophagen" gesetzt wurde, ist meines Erachtens vielfach auch nicht geeignet, klärend zu wirken. Es muß verwirren, wenn Wickmann, Wallgren und Fieandt willkürlich den Maximowschen Namen „Polyblasten" für diese Zellgruppen anwenden, während doch Maximow damit sämtliche aus den Gefäßen bei entzündlichen Prozessen ausgewanderte Lymphoidzellen und deren progressive Entwicklungsformen bezeichnen wollte. Der Name Polyblast wurde eben mit Rücksicht auf die Mannigfaltigkeit und den wechselnden Charakter dieser Zellform gewählt. Für jene, um die histologische und genetische Klärung der Infiltratzellen verdienten Forscher sind also „Makrophagen" und „Polyblasten" im großen und ganzen identische Bezeichnungen, während andere sich füglich daran halten, was Maximow selbst darunter verstanden haben wollte, nämlich „die einkernigen runden Zellen, die von den Autoren zum Teil, wenn sie klein sind, als einkernige Leukozyten des Blutes, zum Teil, wo sie größer sind, als histiogene Wanderzellen, als freigewordene, in embryonalen Zustand zurückgekehrte Fibroblasten bezeichnet werden; hierher gehören auch alle als Plasmazellen bezeichneten Zellarten". Ein Teil der Polyblasten stamme von den Klasmotozyten des normalen Bindegewebes ab; weitaus in der Mehrzahl seien es emigrierte, einkernige Leukozyten bzw. Lymphozyten. Maximow nennt also nicht, wie Lubarsch im Aschoffschen Lehrbuche schreibt, nur die den großen Phagozyten Metschnikoffs entsprechenden Zellen „Polyblasten", sondern seine Bezeichnung umfaßt noch die gewöhnlichen Lymphozyten, die Plasmazellen und Klasmotozyten. Gerade mit diesem Ausdruck „Polyblasten" wird von den verschiedenen Autoren recht willkürlich verfahren, so daß von seiner ursprünglichen Bedeutung und dem ihm von Maximow gegebenen Sinne oft wenig bleibt, die Verständigung darüber jedenfalls sehr erschwert wird. So ist es wohl das beste, dem Vorschlage Marchands zu folgen und diesen viel mißbrauchten Namen „Polyblasten" ganz aufzugeben. — Wohlwill, welchem es wie uns widerstrebt, eine physiologische Bezeichnung auf Zellen anzuwenden, bei denen „die phagozytäre Funktion keineswegs obligatorisch" ist und die andererseits die phagozytäre Betätigung mit vielen anderen Elementen teilen, nennt sie „große meningeale Rundzellen". Aber das ist wieder eine sehr dehnbare Bezeichnung und sie ist zudem nicht ausreichend, weil wir gleichartige Elemente außerhalb der Meningen, z. B. in den Adventitialscheiden (Fleckfieber), und vor allem auch in anderen Organen treffen. — Der Ausdruck „polymorphe Zelle", der ebenfalls für sie vorgeschlagen war, ist zu unbestimmt, als daß er sich gegenüber dem alten, wenn auch wenig glücklichen Namen hätte durchsetzen können. Ganz unzweckmäßig ist der auch für sie, wie für viele andere Zellen gebrauchte Name „Epitheloidzellen", denn in epitheloider Form können sich auch Plasmazellen, Körnchenkugeln, gliöse und fibroblastische Elemente aneinander

lagern; und mit großer Willkür wollen die einen dies, die andern jenes unter Epitheloidzellen verstanden wissen.

Wie die Dinge heute liegen, erscheint es mir geraten, man einigt sich im
Kompromiß auf den wohl am meisten gebrauchten Namen „Makrophagen"
und macht dabei die stillschweigende Voraussetzung, daß das funktionelle
Moment, welches der Terminus zum Ausdruck bringt, nur wenig bedeutet
gegenüber den morphologischen Eigenschaften, die der ganzen Gruppe eigentümlich sind, oder man wendet eine indifferente Bezeichnung wie „große
einkernige Wanderzelle" o. ä. an. Oder endlich man gebraucht für sie den
Aschoffschen Namen „Histiozyten", der lediglich die Herkunft der Zelle
bestimmt. Das Genetische ist allerdings, wie wir gerade an den pathologischen Zellformen im Nervensystem (Körnchenzellen, Stäbchenzellen) erfahren
haben und wie in der Lehre von den Blut- und Lymphelementen besonders
eindringlich zutage tritt, nicht recht geeignet, die darin oft weit differie-
renden Anschauungen der Autoren über morphologisch zusammengehörige
Elemente zu einigen; das zeigt sich bereits jetzt an den Einwänden, welche man
gegen Aschoffs Bezeichnung macht (s. S. 208). Aber durch den Namen
Histiozyten erfahren die in Rede stehenden Elemente doch eine schärfere
Sonderung gegenüber den eigentlichen lymphozytären Zellen.

Damit berühren wir die Frage der Herkunft der voraufgehend beschriebenen, im Entzündungsprozeß besonders wichtigen Zellen, und es empfiehlt
sich vielleicht, mit den soeben besprochenen Makrophagen zu beginnen.

Herkunft |der mobilen Zellen des entzündeten Gewebes.

Mit der Mehrzahl der Autoren dürfen wir wohl annehmen, daß die Makrophagen Histiozyten sind. Sie sind Produkte der histiogenen Reaktion.
Die Studien Marchands über die Entzündung im Omentum, seine Versuche
mit Lykopodium und Stärkekörnern lehrten, daß bald nach Einwirkung der
Schädlichkeit die die Gefäße begleitenden, zwischen den Deckschichten der
Peritonealfalte freiliegenden spindelförmigen, runden und vielgestaltigen Zellen
in Schwellung geraten, später eine außerordentlich lebhafte mitotische Teilung
erfahren, und daß es dann zur Bildung großer, unregelmäßig verästelter, mehr
oder weniger basophiler Zellen kommt, die sich in rundliche, bewegliche phagozytäre Zellen umwandeln; sie mischen sich in großer Zahl dem Exsudat bei
(Marchand). „Einen Teil der sog. großen Mononukleären (Makrophagen)"
bilden die aus dem retikulären adenoiden Gewebe und den Endothelzellen der Lymphsinus hervorgehenden Zellen, die in die Blut- und Lymphzirkulation übergehen. Diese würden den Aschoffschen Histiozyten entsprechen. Wir sahen bereits, daß Maximow, nach welchem die große, runde
helle Form seiner „Polyblasten" im wesentlichen von emigrierten Lymphozyten
abstammt, einen Teil derselben auch von den Klasmatozyten Ranviers
ableitet. Dem stimmen auch andere Autoren bei, welche diese Elemente verschiedenster Herkunft zum größeren Teil als Modifikationen der Wanderzellen
des Bindegewebes, als leukozytoide Zellen auffassen. Aschoff stellt seine
Histiozyten aber ausdrücklich den Lymphozyten gegenüber. Er zieht
das funktionelle Moment zur Sonderung der echten Lymphozyten von solchen
leukozytoiden Zellen heran. Die Aschoffschen Histiozyten vermögen im

Gegensatz zu den echten Lymphozyten Karmin zu speichern. Nach seinen mit **Kiyono** vorgenommenen Studien finden sich im Venenblut von Tieren, denen Karmin injiziert war, karminspeichernde Zellen, die z. B. von den Sternzellen der Leber und den Sinusendothelien der Milz herstammen, also Abkömmlinge der **Retikuloendothelien** sind; im Arterienblut dagegen fehlten die Karminzellen so gut wie ganz. Auch **Schridde** sieht darin den experimentellen Beweis, daß wir im Blute zwei Hauptgruppen von Zellen haben, nämlich Blutzellen im engeren Sinne, wie rote Blutkörperchen, Leukozyten und Lymphozyten, und außerdem diese Histiozyten, welche keine Funktion mehr ausüben, sondern als geschädigte Zellen oder Zelleichen ins Blut kommen, irgendwo abgelagert und verarbeitet werden (**Schridde**, **Aschoffs** Lehrbuch 1921). — Demgegenüber steht die Ansicht, wonach die Makrophagen Fortentwicklungsformen der echten Lymphozyten seien, ähnlich wie das die Plasmazellen sind (**Fieandt** u. a.). Ich glaube **nicht**, daß es sich hier um progressiv veränderte Lymphozyten handelt, und **trenne** sie von den im engeren Sinne **lymphozytären** Elementen. Ich konnte ihre Herkunft besonders beim Fleckfieber aus den Deckzellen der meningealen und adventitiellen Lymphräume, aber auch aus gewöhnlichen Meningealzellen erweisen. Die Retikuloendothelien, wie die Bindegewebszellen selbst werden dabei plasmareicher, ihr Zelleib färbt sich stärker, die langgestreckte Form wird allmählich in eine plump spindelige umgewandelt. Mit der weiteren Zunahme des Protoplasmas und seiner Verbreiterung erscheinen die Zellen oval und runden sich allmählich ab. Schon als plumpe spindelige Zellen lösen sie sich offenbar vielfach aus dem ursprünglichen Verbande, die ovalen Elemente können bereits Zellen oder Zellreste in ihrem Innern führen. Mit der allmählichen Umgestaltung der ovalen in die Bläschenform wird das Protoplasma noch stärker färbbar, und es scheidet sich allmählich eine intensiv und leicht metachromatisch gefärbte feinwabige Außenschicht, das Ektoplasma, von dem übrigen Zellleib ab. Der Kern kann dabei rund sein, oft ist er aber eingekerbt oval, nicht selten auch gelappt; häufig liegt er exzentrisch. Von der Volumenzunahme des Zelleibs profitieren sowohl das helle Innenplasma wie die intensiv gefärbte äußere Zellschicht, die an Stelle der feinwabigen oft auch eine radiäre Struktur oder Homogenisierung aufweist (Abb. 142, S. 206). Von der sehr wechselnden Größe des Kerns im Verhältnis zum Zellvolumen war vorhin schon die Rede.

Außer von den Retikuloendothelien und den Zellen des Mesenchymnetzes überhaupt stammen Makrophagen auch von proliferierenden **Fibroblasten** ab, wie z. B. beim Abszeß (Abb. 293).

Wie ich es in dem Kapitel über das mesodermale Gewebe bereits dargestellt habe, gehören sie in die Gruppe der **phagozytären Wanderzellen**, deren charakteristische und im Zentralnervensystem häufigste Unterform die **Gitterzelle** ist (S. 204). Und damit steht es gut im Einklang, daß auch **Gliazellen** die morphologischen Charaktere der großen, mononukleären Wanderzelle annehmen können; von der Funktion, d. h. von der Art der Substanzen und Noxen, die sie beseitigen, hängt die morphologische Entwicklung der Zelle ab. Bei der Poliomyelitis kann man sich meines Erachtens leicht von der Richtigkeit der Darstellung **Wallgrens** überzeugen, daß wuchernde Gliazellen „polyblastisch" werden können; **Fieandt** beschreibt auch bei der experimentellen Tuberkulose gliöse „Polyblasten". Nur befremdet gerade hier dieser Name, welchen Maximow der ganzen Gruppen emigrierter Lymphoidzellen gegeben hatte. Es sind — richtiger — Makrophagen aus dem gliösen Netz.

Ihren Zuzug bekommen die Makrophagen durch mitotische Vermehrung und durch weitere Umbildung und Ablösung seßhafter Zellen.

Die Frage der Abstammung der Plasmazellen wird von den meisten Pathologen dahin beantwortet, daß sie eine progressive Form der Lymphozyten sind. Schridde spricht von lymphozytären und lymphoblastischen Plasmazellen entsprechend der Art ihrer Granula. Die Übergangsbilder, welche in dieser Frage naturgemäß eine große Rolle spielen (Abb. 143 und 275) und die Lymphozytennatur der Plasmazellen beweisen sollen, haben jedoch andere Forscher nicht überzeugen können, vor allem nicht den Entdecker der Plasmazellen Unna. Er hält auch nach der erschöpfenden Behandlung der Lymphozytenfrage auf der Tagung der deutschen pathologischen Gesellschaft im Jahre 1913 an seinem Standpunkt fest. Nach ihm entstehen die Plasmazellen aus den gewöhnlichen spindel- oder plattenförmigen Bindegewebszellen durch extreme Anhäufung von Granoplasma; die Richtung gehe nicht vom Lymphozyten zur Plasmazelle, sondern umgekehrt von den normalen Bindegewebszellen über die Plasmazellen zu den Lymphozyten und „nackten Kernen" durch „Abbau von Zytose". — Was Nissl, der wie Alzheimer die Plasmazellen unbedingt für Lymphozytenabkömmlinge hielt, oft gesagt hat, zeigt sich auch in dieser Streitfrage: mit den Übergangsformen kann man alles beweisen, aber nur selten den Gegner überzeugen. So habe ich gemeint, an den meningealen Infiltrationen beim Fleckfieber sehe man besonders leicht und gut die Umwandlung des Lymphozyten zur Plasmazelle (Abb. 143): die Zunahme des Plasmas auf einer Seite des Lymphozytenkerns, die Ausbildung des hellen Hofes, die stärkere Ausprägung der Radspeichenstruktur usf. Bei demselben Prozeß aber findet Wohlwill gerade besonders enge Beziehungen der Plasmazellen zu geschwollenen Adventitialzellen, zu Lymphozyten dagegen fast nie; und er schließt, daß die Plasmazellen — zum mindesten auch — aus Adventitialelementen entstehen können. Es ist gewiß nicht zu bezweifeln, daß wuchernde Bindegewebszellen. speziell fibroblastische Elemente, Endothelien und Adventitialzellen, die Eigenschaft einer starken Basophilie und ein vergrößertes Protoplasma haben können, ähnlich wie die Plasmazellen; und so stellen sich manchen diese Elemente als beweisende Übergangsformen dar — wie denn wieder andere Autoren daraus folgern, die Plasmazelle gehe schließlich in eine Bindegewebszelle über. — Wir selbst halten die Lehre der Lymphozytennatur der Plasmazelle für zutreffend. Man sieht sie an Ort und Stelle aus Lymphozyten und Lymphoblasten entstehen und sich auch selbst durch Mitose vermehren. Die so entstehenden Zellen sind zunächst klein (Unnas „Tochterplasmazellen"). An massigen lymphozytären Infiltrationen besteht ziemlich regelmäßig das Innere des Zellhaufens aus kleinen, dunklen Lymphozyten, während nach außen zu Zwischenformen und dann wohlausgebildete Plasmazellen folgen (Abb. 281).

Woher aber stammen deren Mutterzellen, die Lymphozyten? Diese Frage wurde zu verschiedenen Zeiten in verschiedener Weise beantwortet. Für Nissl und Alzheimer waren es hämatogene, aus der Blutbahn ausgewanderte Zellen. Die Ansicht vieler Pathologen ging wohl dahin, daß sie wie die granulierten Leukozyten aus den Blutgefäßen durch deren Wand hindurch ausgewandert seien, und die Wanderungsfähigkeit der Lymphozyten und Plasmazellen gilt wohl allgemein als erwiesen. Besonders Schridde hat

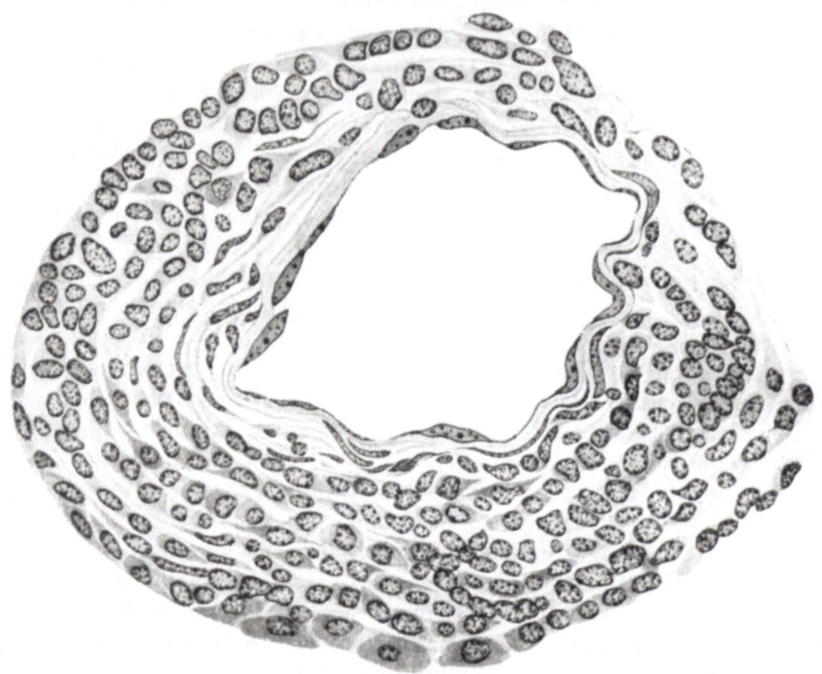

Abb. 281. Umfangreiches Infiltrat eines Hirnrindengefäßes bei Paralyse. In den inneren Bezirken vorwiegend Lymphozyten, außen mehr oder weniger gut entwickelte Plasmazellen; daneben Lymphoidzellen von weniger klarem Typus und große lymphoblastische Elemente.

lich mit dieser Frage beschäftigt, und Bilder wie Abb. 282, wo ein offenbar sanggezerrter Lymphozytenkern neben einer ebenfalls stark ausgezogenen Plasmazelle liegt, könnten vielleicht auch im Sinne der Wanderungsfähigkeit dieser Elemente gedeutet werden. Aber der Beweis ihres Emigrationsvermögens genügt noch nicht, die Massenhaftigkeit der Infiltrate und ihre unter Umständen rasche Entstehung zu klären. Es wird heute, zumal unter dem Einfluß der Arbeiten Marchands, von der Mehrzahl der maßgebenden Pathologen angenommen, daß die Lymphoidzellen der Infiltrate sich zu-

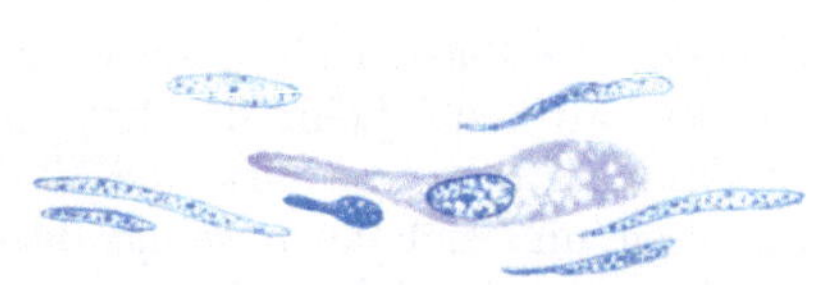

Abb. 282. Stark ausgezogene Plasmazelle und langgestreckter Lymphozyt (?), offenbar in Wanderung begriffen. Pia bei sekundärer Lues ohne zentrale Symptome. Nissls Toluidinblaufärbung.

sammensetzen: 1. aus emigrierten Lymphozyten, 2. aus histiogenen lymphozytoiden Zellen und 3. aus den an Ort und Stelle durch Zellteilung sich vermehrenden Elementen, die sich also von den einen wie von den anderen herschreiben.

Auf die erste und letzte Art der Entstehung und Massenzunahme der Lymphozyteninfiltrate brauche ich nach dem Gesagten nicht noch einmal einzugehen. Welche Bewandtnis aber hat es mit den aus dem Gewebe selbst stammenden lymphozytären Zellen, von welchen in der neurohistologischen Literatur früher selten die Rede war, als wir sie mit Nissl und Alzheimer schlechthin für hämatogene Elemente nahmen?

Vor den grundlegenden Studien Marchands hatte man das Vorhandensein von einkernigen Wanderzellen im normalen Bindegewebe und in den Lymphräumen bedeutend unterschätzt. Sie stehen aber, wie Marchand gezeigt hat, hier stets in großer Zahl zur Verfügung. Schon Recklinghausen hatte im Bindegewebe zwei Zellarten unterschieden, nämlich fixe Zellen und bewegliche. Neben den großen verästelten fixen Elementen, den eigentlichen Bindegewebszellen, findet man verschieden gestaltete rundliche, langgestreckte, gelappte Elemente, deren Ausläufer rundlich enden oder auch äußerst feine Verästelungen bilden (Marchand). Sie haben sehr verschieden geformte und verschieden große Kerne; vielfach sind sie klein, rund und dunkel. Manche entsprechen durchaus den gewöhnlichen kleinen Lymphozyten; andere haben helle bläschenförmige Kerne. Dazu kommen unregelmäßig gestaltete, gelappte, keulenförmige Zellen. „Zweifellos stehen diese Zellen in nächster Beziehung zu den Lymphozyten, also auch zu den farblosen Zellen des Blutes, ohne mit ihnen identisch zu sein." (Marchand). Daher hat Marchand sie unter dem Namen „Leukozytoide" bzw. „Lymphozytoide" zusammengefaßt. Marchand schließt aus solchen Befunden hinsichtlich der Herkunft der Lymphozyten, daß die aus den primitiven Blutzellen abstammenden Elemente sich durch Vermittlung der Blut- und Lymphbahnen oder durch selbständige Wanderung im Gewebe verbreiten; sie siedeln sich nicht nur in blutbildenden Organen, sondern auch im Bindegewebe an und behalten ihre Proliferationsfähigkeit, sind aber der morphologischen Beschaffenheit nach wandelbar. Es gibt weiter eine vorübergehende oder auch dauernde Entstehung neuer farbloser Zellen aus Mesenchymzellen. Und drittens besteht die Möglichkeit einer Kombination beider Zustände: „es würde sich dann um zweierlei Arten von morphologisch einander sehr ähnlichen oder gleichen Zellen handeln, solche im weiteren Sinne „hämatogenen" und solche „histiogenen" Ursprungs. „Eine Gruppe der indifferenten Wanderzellen des Bindegewebes bilden die Marchandschen Adventitialzellen, welche die Blutgefäße begleiten." Sie liegen Kapillaren und kleinen Gefäßen an und ähneln platten-, spindelförmigen Bindegewebszellen. Nach dem, was Maximow sagt, entsprechen sie den Klasmatozyten Ranviers und den „ruhenden Wanderzellen" Maximows. Sie sind regelmäßige Bewohner des Bindegewebes. Diese Elemente können sich abrunden und mobil werden (Marchand, Maximow). Unter bestimmten Reizen werden sie zu freien lymphozytoiden Zellen, aus ihnen können Lymphozyten und deren Fortentwicklungsformen entstehen. So stimmen die Forschungen Marchands mit denen Maximows in dem grundsätzlich wichtigen Ergebnis überein, daß die indifferenten Zellen, welche dauernde Bestandteile des Bindegewebes sind, zu Lymphozyten werden können, und nur darin besteht ein Unterschied zwischen Marchands und Maximows Ansicht, daß für diesen letzteren die lymphozytoiden Zellen (ruhende Wanderzellen) früher einmal aus Blutgefäßen ausgewandert und letzten Endes also hämatogener Herkunft sind. Die Wanderzellen des Bindegewebes bilden also zusammen mit den Lymphozyten des Blutes den „Zellstamm der abgerundeten, mobilen, indifferenten Mesenchymzellen." Alle bei der Entzündung auftretenden Zellformen „gehören zu dem einen großen Zellstamm der Wanderzellen im weitesten Sinne des Wortes, der sich in den frühesten Stadien der Entwicklung vom Mesenchym abgespalten hat. Der so überaus verschiedene Charakter dieser Zellarten hängt im einzelnen von der in verschiedener Richtung erfolgenden differenzierenden Entwicklung ab und in ihren ausgebildeten Zuständen können diese Zellen nicht ohne weiteres ineinander übergehen" (Maximow). — Besondere perivaskuläre lymphozytäre Zellanhäufungen kommen nach Ribbert als kleinste Follikel im Bindegewebe vor; aus der Vermehrung der in diesen kleinen lymphatischen Herdchen enthaltenen Lymphozyten erklärt Ribbert ihre große Zahl im entzündeten Gewebe. Doch ist die allgemeine Verbreitung solcher kleinster Ribbertschen Follikel im normalen Gewebe nicht erweisbar (Sternberg). — Endlich sei noch einmal daran erinnert, daß das Mesenchym in der Form des retikulären Gewebes, wie gerade an der Adventitia kleinerer Gefäße, gleichsam in unreifem Zustande verharrt und daß sich hier — nach der Ansicht von Hueck u. a. — auch im erwachsenen Organismus dauernd die Bildung von Blutzellen abspielt (S. 209) oder doch die Möglichkeit dazu besteht.

Welcher der drei beim Zustandekommen der entzündlichen Infiltrate wirksamen Faktoren — die Auswanderung der Lymphozyten, die Entstehung aus indifferenten Gewebszellen, die Wucherung von Lymphozyten und Plasmazellen an Ort und Stelle — jeweils überwiegt, hängt offenbar von der Art des Prozesses und von der Lokalität ab. Dabei dürfte aber immer noch auch — die Auffassung des Untersuchers mitspielen! So glaubt Groß bei der Encephalitis epidemica meines Erachtens mit Recht, die Infiltrate aus einer Auswanderung der Lymphozyten und aus der Vermehrung der ausgewanderten Zellen an Ort und Stelle erklären zu können. Dagegen leitet Marchands Schüler Herzog beim gleichen Prozeß die lymphozytären Infiltrate aus Marchandschen Adventitialzellen und aus mitotischen Teilungen so entstandener lymphozytoider Zellen ab. Der gegen die reine Emigration wiederholt geltend gemachte Einwand, es könnten sich die massenhaften Infiltrate in so kurzer Zeit nicht lediglich durch Auswanderung bilden, und ihre oft so ungeheure Menge stände in keinem Verhältnis zur Spärlichkeit der betreffenden Elemente im Blute, erscheint manchen Autoren nicht stichhaltig. Schridde hat diesen Einwand auf das entschiedenste bekämpft; nach seinen Studien über die kleinzelligen Infiltrationen bei der Gonorrhoe der Eileiter und bei den Nierenveränderungen nach Scharlach und Diphtherie sind sie hämatogener Herkunft; die ausgewanderten Zellen vermehren sich an Ort und Stelle durch Mitose. Orsós fand in einer pseudoleukämischen Milz zahlreiche in Durchwanderung durch die Sinuswände begriffene Lymphozyten, und er erklärt die riesigen Lymphozytenmassen in diesem stark vergrößerten Organ allein aus der massenhaften Emigration. Manche Autoren schätzen den Anteil, welchen die mitotische oder direkte Vermehrung von Lymphoidzellen am Infiltrat hat, besonders hoch ein; bei den tuberkulösen und syphilitischen Prozessen ist sie wohl, wie auch Marchand hervorhebt, recht beträchtlich.

Daß bei den entzündlichen Erkrankungen des Zentralnervensystems die Entwicklung der Infiltrate aus indifferenten Wanderzellen des Bindegewebes Bedeutung hat, kann auch nach meinen Erfahrungen keinem Zweifel unterliegen. Aber es ist klar, daß man im Einzelfalle schwer unterscheiden kann, wieviel vom lymphozytären Infiltrat auf die Umbildung Marchandscher Adventitialzellen und verstreuter, indifferenter Wanderzellen zu beziehen ist, wieviel auf die Auswanderung von Lymphozyten aus dem Blut; ferner ist nicht zu beantworten, ob die an Ort und Stelle sich vermehrenden Lymphozyten bzw. Lymphoblasten und Plasmazellen der einen oder anderen Gruppe angehören. Hatte ich früher, entsprechend der in der Paralyselehre herrschenden Anschauung, das Lymphozyteninfiltrat lediglich als Produkt ausgewanderter Blutzellen angesehen, so glaube ich jetzt — besonders nach meinen Untersuchungen an der Schlafkrankheit, Staupe und bei tuberkulösen Prozessen —, daß gerade hier auch die histiogene Entstehung der lymphozytären Elemente wesentlich mitspielt. — Auch Homén, welcher mit seinen Schülern die Lymphoidzellen für ausgewanderte Blutzellen hielt, gesteht neuerdings ihre Proliferation in loco — neben der Emigration — zu.

Daß indifferente Zellen im mesodermalen Anteil des Zentralorgans normaliter vorkommen, ist sicher. Die kleinen Gefäße sind vielfach von Marchands Adventitialzellen begleitet. Doch möchte ich ihre Menge als gering veranschlagen im Vergleich zu der in anderen Organen — soweit ich freilich das beurteilen kann. Herzog hat neuerdings ihre Umwandlung in lymphozytoide Elemente bzw. in Lymphoblasten, Lymphozyten und Plasmazellen geschildert. Im Liquor kommen, wie wir ja auch von den Punktaten her wissen, regelmäßig Lymphozyten vor, und in den Meningen finden sich Elemente, die Marchands Beschreibung ruhender indifferenter Mesenchymzellen entsprechen, die also als Lymphozytoide fungieren könnten. Marchand rechnet gerade auch die Meningen zu jenen Geweben, wo indifferente Zellen besonders reichlich zur Verfügung stehen. Die Beobachtungen an frischer Tuberkulose der Meningen sprechen mir bei diesem Prozeß im Sinne der histiogenen Produktion lymphozytoider Elemente. — Es läßt sich selbst bei solchen infektiösen Krankheiten des Nervensystems, welche wie Lues, Tuberkulose usw. besonders reiche lympho- bzw. plasmazytäre Infiltrate bewirken, ein Randständigwerden der Lymphozyten — analog dem der Leukozyten bei eitrigen Prozessen — nicht beobachten; und auch das wird gegen die Lehre von der Herkunft der Infiltrate lediglich aus emigrierten Lymphozyten geltend gemacht. Dagegen sehen wir bei der Tuberkulose Plasmazellen im Blut (Marschalko). Cerletti fand nach Injektion von menschlichem Blut beim Kaninchen ebenfalls Plasmazellen in den Gefäßen des Gehirns, aber auch im Herzen. Auch Nissl hat das Vorkommen von Plasmazellen in der Gefäßbahn als Stütze für die Lehre von der Abstammung der plasmazytären Infiltrate aus dem Blute angeführt. Doch hat er darin später lediglich den Beweis für die lymphozytäre Natur der Plasmazellen gesehen, nicht mehr für die ausschließliche Emigration der Plasmazellen. Heute wird wohl ziemlich allgemein sowohl von den Anhängern der Emigrationstheorie, wie von den Vertretern der Lehre von der vorwiegend histiogenen Entstehung der Infiltrate angenommen, daß die Plasmazellen sich an Ort und Stelle, also im infiltrierten Gewebe selbst aus den Lymphozyten entwickeln und daß die im entzündeten Gewebe vorhandenen Plasmazellen als solche nicht aus der Blutbahn emigriert sind. Wie weit es aber Blutlymphozyten sind, welche diese Fortentwicklung zu Plasmazellen im Infiltrat erfahren, wie weit

Gewebslymphozyten, darüber sind die Anschauungen geteilt. Schridde hält entsprechend seinem vorhin skizzierten Standpunkt die Plasmazellen für progressive Formen emigrierter Elemente, andere betonen gerade ihre Herkunft aus lymphozytären Wanderzellen des Bindegewebes. Gegenüber der früher von Marschalko vertretenen Auffassung der Plasmazellenbildung aus emigrierten Lymphozyten hatte besonders Pappenheim deren lokale Ausbildung aus histiogenen Lymphozyten behauptet. Sternberg meint, die Abstammung aus den Gewebslymphozyten heute als allgemein zugegeben betrachten zu können, und auch Marchand hat sich vorwiegend in diesem Sinne ausgesprochen. Es sind also die Stammzellen der Plasmazellen, wie Marchand schreibt, keineswegs immer nur ausgewanderte Lymphozyten, sondern es handelt sich bei ihnen „ebenso und vielleicht hauptsächlich" um lymphozytäre Wanderzellen des Bindegewebes.

Der anatomische Komplex und das Wesen der Entzündung.

Die Masse der freien mobilen Zellen, mit denen wir uns bisher beschäftigt hatten, wird vielfach als entzündliches „Exsudat" bezeichnet. Daß es sich dabei nicht nur um ein Produkt der „Ausschwitzung" handelt, sondern, daß das sog. Exsudat auch auf Wucherung der indifferenten und eigentlichen Bindegewebselemente beruht, geht aus unseren Darlegungen hervor. Dazu kommen die im Verbande proliferierenden fibroblastischen und gliösen Elemente, die wir als Gruppe der fixen Elemente den mobilen Wanderzellen gegenüberstellten; ihre morphologischen Eigentümlichkeiten hatten wir in früheren Kapiteln (Neuroglia, Mesoderm) kennen gelernt. — Alle diese reaktiven Erscheinungen vaskulärer und mesenchymaler bzw. interstitieller Art machen die beiden wichtigsten histologischen Merkmale der Entzündung aus: die exsudativen bzw. infiltrativen und die proliferativen. Mit ihnen verbinden sich regelmäßig noch alterative Vorgänge am Gewebe. Diese drei Komponenten — die alterative, die vaskuläre oder exsudative, die proliferative — gehören, rein anatomisch betrachtet, zum entzündlichen Symptomenkomplex.

Diese anatomische Charakterisierung der Entzündung entspricht vor allem der von Nissl und von Lubarsch gegebenen Definition. Statt „Exsudation" kann man, wie Marchand es tut, „hämatogene" und „lymphogene" Reaktion setzen, um der Tatsache der Herkunft der Lymphoidzellen auch aus lokalen indifferenten Elementen des Mesenchyms Rechnung zu tragen und um den Faktor des Exsudativen nicht allzu exklusiv zu betonen (zumal die Möglichkeit lokaler Entstehung von Lymphoidzellen neuerdings einzelne Autoren veranlaßt hat, chronische Krankheitsprozesse mit lymphozytären Infiltrationen, wie die Paralyse, von der Liste der Entzündungen zu streichen — anstatt die Definition den Fortschritten unserer Kenntnis anzupassen).

Ohne den Nachweis der genannten drei Merkmale sollte eine Entzündung „Enzephalitis", „Myelitis", „Neuritis" nicht diagnostiziert werden. Nur das strenge Festhalten daran erlaubt uns eine Sonderung entzündlicher Vorgänge, z. B. von rein degenerativen Prozessen und konsekutiven Ersatzwucherungen.

Soviel ich sehe, herrscht hinsichtlich einer solchen Umgrenzung des anatomischen Entzündungsbildes eine ziemliche Übereinstimmung unter den führenden Pathologen. Wenn auch z. B. besonders von Ribbert die Gewebsschädigung als nicht eigentlich zum Wesen der Entzündung, der Abwehrreaktion gehörig betrachtet wird, so wird doch auch von ihm die Verknüpfung der alterativen Vorgänge mit den beiden anderen, reaktiven Faktoren im histologischen Bilde betont. Und wer, wie Borst die proliferative Komponente als den Ausdruck gesteigerter funktioneller Erregung betrachtet, wird ihre Verbindung mit den vaskulären und alterativen Erscheinungen, wenn nicht als maßgebendes entzündliches Symptom, so doch als Teilglied in das Syndrom der Erscheinungen einordnen. Auch Aschoff, der Vertreter der physiologischen und teleologischen Begriffsbestimmung der Entzündung, hat in jüngster Zeit vorgeschlagen, den Namen Entzündung, falls man ihn nicht ganz fallen lassen wolle, ausdrücklich auf alle pathologischen Reizzustände, die histologisch durch Alteration, Exsudation und Proliferation charakterisiert sind, auszudehnen. Unsere eigenen, früher einmal gegebenen Darlegungen einer anatomischen Umgrenzung des Entzündungsbildes lehnen sich eng an Nissls und an Lubarschs Definition an.

Wir brauchen hier nicht die aus der allgemeinen Pathologie bekannten Ursachen der Entzündung aufzuführen. Das aber ist für das Verständnis und die Bewertung der Entzündung im Nervensystem, ebenso wie in anderen Organen, wichtig, daß wir den genannten anatomischen Gesamtkomplex nicht nur als selbständigen Prozeß etwa infolge einer akuten oder chronischen Infektion oder infolge toxischer Schädigungen finden, sondern auch als Begleit- und Folgeerscheinung einer Reparation und Regeneration. Untersuchen wir eine ausgedehnte Erweichung, so finden wir in ihren Bezirken nicht selten jene drei Faktoren in der Kombination, die wir „entzündlich" nennen. Anfangs überwiegen dabei im nekrotischen Gewebe die Leukozyten, später die vorwiegend adventitiellen lympho- und plasmazytären Infiltrate (Abb. 283). Nach Durchschneidung eines Nerven oder der Rückenmarksstränge sehen wir die regenerativen und reparativen Vorgänge meist mit vaskulären und exsudativen Erscheinungen und mit der Bildung mobiler Zellen aus Mesenchym bzw. Glia verknüpft.

Es geht uns gegen das „Gefühl", diese Bilder schlechthin der Entzündung zu subsumieren. Wir sehen die mit Entzündung verbundenen Neubildungsvorgänge, die im Anschluß an Defekte erfolgen und zum Ersatz des verlorenen Gewebes führen, mit Borst nicht als „entzündlich" im engeren Sinne an; auch nicht bei der pathologischen Organisation, welche enger als die einfache Regeneration „in den entzündlichen Reaktionskomplex verstrickt ist." Ich hatte früher einmal dargelegt, daß z. B. die Rückenmarkskompression nicht als entzündlicher Prozeß bewertet werden sollte und daß der früher übliche Terminus „Kompressionsmyelitis" auszumerzen sei. Wir sehen ja hier mitunter auch gar nichts von solchen Erscheinungen, die als Entzündung aufgefaßt werden könnten; aber in anderen Fällen, zumal bei schwerer und rascher Zertrümmerung, werden oft entzündliche Reaktionen ausgelöst; die Zerfallsprodukte sind es, welche sekundär entzündungserregend wirken. Die Zertrümmerung der Substanz ist das Wesentliche; sie hat, wie auch Ribbert sagt, „mit Entzündung nichts zu tun". Und deshalb sollte man den Ausdruck „Myelitis" nicht darauf anwenden, sondern ihn für die Fälle aufsparen, „in denen eine Entzündung von Anfang an als selbständige Erscheinung auftritt". Wo in der Nähe einer Erweichung nekrotische Massen Exsudation und Proliferation von Wanderzellen zur Folge haben, gehören diese Erscheinungen ja auch nicht zum Wesen des betreffenden Prozesses; und wir haben es hier ebensowenig mit einer selbständigen Entzündung zu tun, wie etwa bei den infiltrierenden und proliferativen Vorgängen im Bereiche einer Geschwulst. Solche Beobachtungen werden besonders drastisch auch durch Befunde bei rein degenerativen primären Zerfallsprozessen im Nervensystem ergänzt: so sah ich bei der infantilen Form der familiären amaurotischen Idiotie in Fällen mit besonders raschem massenhaftem Zerfall in manchen Bezirken Plasmazellen in den Adventitialräumen. Niemand wird diese Krankheit eine Entzündung nennen. Es handelt sich hier um sekundäre, nicht selbständige

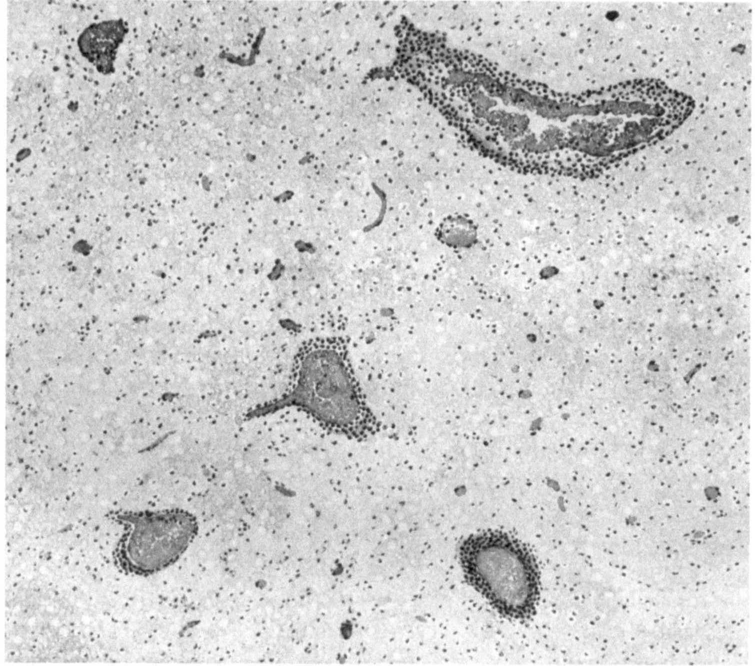

Abb. 283. Lymphozytäres adventitielles Infiltrat im Bereiche einer Erweichung; „symptomatische (reparatorische) Entzündung".

Entzündungserscheinungen. Man könnte sie — nach einem in der klinischen Psychiatrie herrschenden Sprachgebrauch — vielleicht als „symptomatische" der selbständigen Entzündung gegenüberstellen. Aschoff nennt diese entzündliche Reaktion — entsprechend seiner Bevorzugung funktioneller Deutungen — „reparative" und unterscheidet bei dieser „wiederherstellenden Regulation" die reparative im engeren Sinne und die regenerative; sie stellt er der abwehrenden Regulation, d. h. der „defensiven Form der Entzündung" entgegen. Die Defensivreaktion Aschoffs aber ist wohl im wesentlichen das, was man gewöhnlich Entzündung nennt. Sie entspricht der „selbständigen" Entzündung Lubarschs.

Um die Entzündung sensu strictiori von den symptomatischen Entzündungserscheinungen zu unterscheiden, wird man den Gesamtprozeß in Rücksicht zu ziehen haben. Wir werden jeweils ausschließen müssen, daß etwa die entzündliche Reaktion — besonders die Infiltration — Folge einer ganz anderen Erkrankung oder Läsion ist. Daß das nicht immer leicht sein wird und daß auch hier dem Ermessen des Einzelnen Raum gegeben ist, beweist nichts gegen die innere Berechtigung zur Aufstellung solcher umgrenzenden Richtlinien. Gerade am Nervensystem begegnen wir Schwierigkeiten dabei nicht eben selten. Ich erinnere an die merkwürdigen Erkrankungen des Hemisphärenmarkes, bei welchen meist in großen Bezirken massenhaft und schnell nervöses Gewebe zerfällt. Wir waren in solchen Fällen oft in Zweifel, sind die Lymphozyten- und Plasmazellansammlungen in den Gefäßscheiden und die freien Zellen exsudative und proliferative Reaktionen auf den nekrotischen Zerfall und sind sie auf die Wirkung der Abbauprodukte zu beziehen, oder liegt eine selbständige Entzündung vor, bei welcher die Alteration des Gewebes im Sinne der degenerativen Zerstörung im Vordergrunde des Krankheitsbildes steht. Die Untersuchungen, die Herr Dr. Neubürger an verschiedenartigem Material von Erkrankungen des Hemisphärenmarkes angestellt hatte, ergaben, daß es hier, wie auch andere Autoren bereits vermutet hatten, zweifellos selbständige Entzündungsprozesse gibt. Wir können sie als „sklerosierende Entzündung im Hemisphärenmark" von anderen Prozessen abgrenzen, bei denen zum Unterschied von dieser Gruppe die entzündlichen Reaktionen nur sekundärer Art sind, wo wir es also mit einem ganz andersartigen, nämlich rein degenerativen Grundleiden zu tun haben. Vielfach werden über solche Fragen nur Untersuchungen in verschiedenen Stadien des Prozesses Klärung bringen. Wir berücksichtigen dabei besonders die zeitlichen Verhältnisse hinsichtlich des Auftretens des Infiltrates. Außerdem aber kann auch das anfängliche und das schließliche Verhalten der mesodermalen Bestandteile von maßgebender Bedeutung sein, nämlich die Neubildung von Gefäßen und von mesenchymalen Netzen, wie wir sie als Teilerscheinung herdförmiger destruierender Entzündung kaum je vermissen, während sie ja zu selbständigen degenerativen Prozessen nicht gehören. Anders dagegen, wo es sich um vaskuläre Einschmelzungen handelt; ob sie entzündlicher oder rein zirkulatorischer Genese sind, in jedem Falle wird das mesodermale Gewebe Wucherungen zeigen, und nur die zeitlichen Verschiedenheiten und das Gesamtbild werden Klärung bringen können.

Unsere Betrachtungen und Deutungen stellen uns in ihrem weiteren Verfolge vor eine Frage, die wir heute noch nicht im einzelnen beantworten können: was denn die entzündlichen vaskulären und infiltrativen Erscheinungen sollen und bedeuten. Bei den Leukozyten ist das verhältnismäßig viel einfacher zu sagen als bei den Lymphoidzellen. Wir beobachten an den Leukozyten phagozytäre Fähigkeiten gegenüber Bakterien und Zerfallsresten, und es ist erwiesen, daß sie proteolytische Fermente bilden. Was aber tun die Lymphozyten und Plasmazellen, was bedeutet das sog. kleinzellige Infiltrat? Auch für die Plasmazellen ist wohl gezeigt worden, daß sie phagozytäre Eigenschaften entwickeln können. Schridde sah solche phagozytäre Tätigkeit der Plasmazellen beim Rhinosklerom, und Marchand führt als Beispiel einer Zytophagie durch Plasmazellen, das Vorkommen reichlicher Pestbazillen in ihnen an. Im allgemeinen ist jedoch die phagozytäre Tätigkeit der Plasmazellen gering. Was man aber sonst über ihre Aufgaben und Leistungen sagt, sind vielfach nur mehr oder weniger gut begründete Vermutungen. Es scheint,

daß die Lymphoidzellen etwas mit der Unschädlichmachung der Toxine
(Schridde) zu tun haben. Man spricht auch von lipolytischen Eigenschaften
der Lymphozyten. Vor allem aber heißt es, daß die lymphozytäre Reaktion
auf die Bildung eines lymphadenoiden Granulationsgewebes (Ribbert)
hinausläuft. Die kleinzelligen Infiltrate haben funktionell die Bedeutung, welche
sonst den Anhäufungen lymphatischen Gewebes im Organismus zukommt, sie
sollen der Weiterverbreitung der Infektionserreger vorbeugen und es sollen
die entzündungserregenden Schädlichkeiten lokal festgehalten werden. (Ribbert,
Pappenheim, Sternberg u. a.). Betrachtet man daraufhin den Tuberkel
in Abb. 284 mit seinem käsigen Zentrum und dem bindegewebigen, dicht von

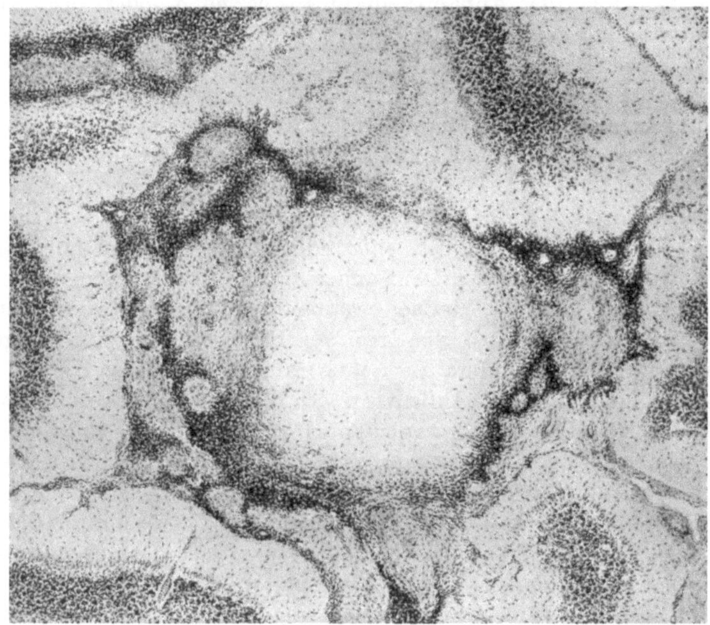

Abb. 284. Verkäster Tuberkel des Kleinhirns mit peripherer Lymphoidzellinfiltration.

infiltrierenden Zellen besetzten Rand, so ist das wie ein Gleichnis zu Ribberts
Theorie und eine Versinnbildlichung der Defensivreaktion. — Gegen solche
teleologischen Erwägungen und Deutungen lassen sich jedoch gewichtige Einwände machen (Helly, Jores u. a.) und man sollte vorsichtiger die lymphozytäre Reaktion nicht einfach mit „Schutzvorrichtung“ identifizieren. Aber
sehen wir davon ganz ab, so zeigt ja die schon erwähnte Erfahrung, daß rein
nekrotischer Zerfall und mechanische Zertrümmerung vaskuläre Infiltrationen
zur Folge haben können, und es besteht somit die Möglichkeit, daß diese auch
bei exogenen Noxen nicht eine abwehrende Regulation gegen die Mikroorganismen
und ihre Toxine bedeuten, sondern vielleicht durch einen Parenchymzerfall
bedingt werden. Wir lassen uns bei manchen infektiösen Prozessen vielleicht
zu sehr von ätiologischen Erwägungen leiten und sehen deshalb möglicherweise zu oft in infiltrativen Erscheinungen eine Reaktion lediglich gegen die

Erreger und ihre Produkte. Wir müssen uns klar bleiben, daß ähnlich wie pathogene Mikroorganismen und ihre Gifte auch die durch Zerfall des Gewebes frei werdenden Eiweißkörper entzündungerregend wirken können (Lubarsch). Berblinger hat die Frage aufgeworfen, ob die Gefäßinfiltration bei der epidemischen Enzephalitis nicht sekundär infolge des Parenchymzerfalls entstanden seien, und Creutzfeld erscheint diese Vermutung durchaus sympathisch. Solche Überlegungen haben ganz gewiß ihre Berechtigung, wennschon ich selbst für diesen speziellen Fall meine, daß bei der epidemischen Enzephalitis gerade die Schädigung des nervösen Gewebes zumeist nicht so hochgradig ist, daß sie entzündungerregend wirken dürfte. G. B. Gruber schließt aus seinen Untersuchungen über die verschiedenen Meningitisformen, daß die hauptsächlich in den Lymphbahnen der Venen lokalisierten lymphozytären Infiltrate vielleicht eine Einrichtung zur Absaugung und Verarbeitung von Stoffen darstellen, welche infolge der Gegenwirkung von Körper und Entzündungsursache als Schlacken entstanden sind und in den Lymphstraßen gelöst vorkommen. Beim Fleckfieber (Abb. 285 u. 286) meine ich gezeigt zu haben, daß es hier Herde gibt, welche von vornherein entzündlichen Charakter haben und andere, bei denen das proliferative Moment das Bild beherrscht und wo erst beim Zerfall dieser Neubildung sekundär leukozytäre und lymphozytäre Exsudatzellen auftreten. — So bringen uns diese Überlegungen zum Bewußtsein, daß nicht nur Schwierigkeiten der rein histologischen Analyse einer Abgrenzung der selbständigen (abwehrenden) von der symptomatischen (wiederherstellenden) Entzündung entgegenstehen, sondern daß sich auch hier wieder Differenzen in der Auffassung der funktionellen Bedeutung des pathologischen Substrats geltend machen. Wir werden das alles in Rechnung setzen, aber — wie die Dinge heute liegen — doch an dem Grundsatze festhalten, daß wir die selbständige Entzündung von der symptomatischen (reparativen) Form entzündlicher Reaktion trennen müssen. Nur die erstere ist das, was wir schlechthin „Entzündung“ nennen; nur sie bezeichnen wir mit „itis“.

Der Begriff der Entzündung ist mit der morphologischen Umschreibung noch nicht klar und erschöpfend bestimmt. Das geht ja schon aus den zuletzt gemachten Ausführungen hervor, bei welchen wir mehrfach die funktionelle Deutung mit in Betracht zogen. Diesem funktionellen Definitionsprinzip aber wird von manchen Forschern weitaus der Vorrang vor der anatomischen Umgrenzung eingeräumt. So hatte bereits Leber die Entzündung als einen zweckmäßigen Vorgang aufgefaßt, der in einer Gegenwirkung des Organismus auf äußere Schädlichkeiten besteht. Dabei ist „zweckmäßig“ nicht mit „erfolgreich“ zu verwechseln (Aschoff), die Entzündungen sind und bleiben zweckmäßig, d. h. sie behalten den funktionellen Wert, „wenn sie auch nur relativ und nicht immer absolut erfolgreich sind“. Lebers exklusiv funktioneller und teleologischer Definition tritt Aschoff als der kürzesten und zutreffendsten bei: daß es bisher zu keiner Verständigung des Entzündungsbegriffes gekommen ist, liegt nach Aschoff daran, daß man immer den vergeblichen Versuch machte, mit reinen Symptomen eine besondere Form der Regulation beschreiben zu wollen, es sei unmöglich, zugleich nach der Leistung und nach den Merkmalen zu definieren. Es bleibe nichts übrig, als entweder das eine oder das andere zu tun. Bei der üblichen Definition der Entzündung nach klinischen

oder histologischen Symptomen lasse sich der Entzündungsbegriff in ein auf
die Pathogenese sich gründendes biologisches System überhaupt nicht unter-
bringen. Betrachtet man die Entzündung vom funktionellen Standpunkte
aus, so stellt sie sich als ein defensiver Reaktionsvorgang dar; sie ist
eine defensive Wechselwirkung des Organismus mit der aggressiven Krank-
heitsursache. — Gegen diese funktionelle und teleologische Begriffsbestimmung

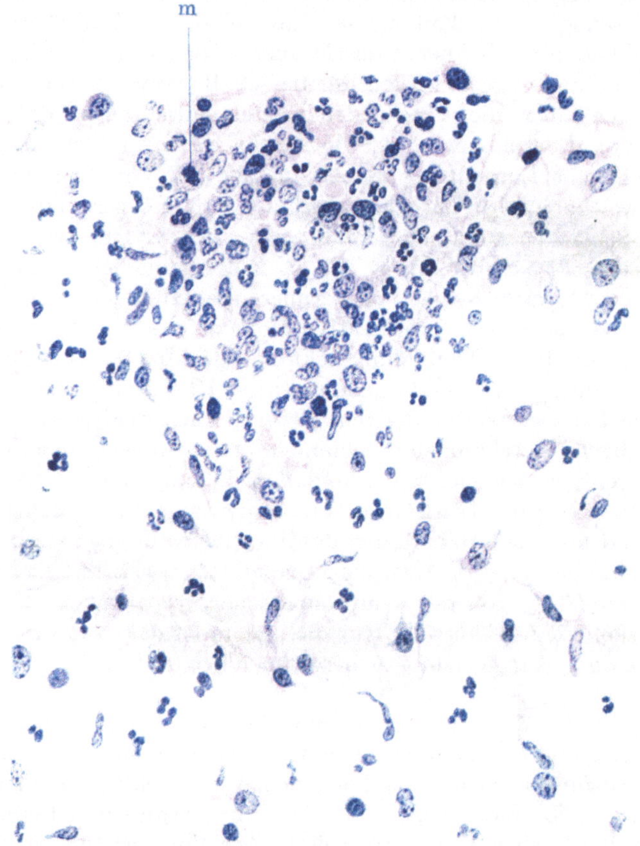

Abb. 285. Frischer Fleckfieberherd der obersten Kleinhirnrinde mit zahlreichen Leukozyten, die auch außerhalb des eigentlichen Herdes im nervösen Parenchym verstreut sind.
m Mitose.

sind besonders von Lubarsch und Jores grundsätzliche Einwände gemacht
worden. Ein Bericht darüber, wie auch über Aschoffs letzte Antwort darauf
würde uns zu weit abführen. Für mich hat die Wesensbestimmung eines Vorgangs rein nach den Leistungen und noch mehr seine Auslegung im Sinne
der Zweckmäßigkeit allzuviel Subjektives. Der Neurohistologe hat nach den
schlechten Erfahrungen, die er mit seinen Deutungsversuchen über Hirn-
funktion und Lokalisation gemacht hat, vielleicht ganz besondere Scheu vor
neuen Ernüchterungen. Es ist schwer, den morphologischen Dingen anzusehen,
was sie bedeuten. Die anatomischen Merkmale als solche aber geben uns

sichtbare Anhaltspunkte für die schärfere Erfassung des Komplexes pathologischer Erscheinungen. Daß jedoch auch eingefleischte Morphologen darauf
nicht verzichten werden, zu untersuchen, was ihre Bedeutung ist, um zur
Erkenntnis ihres Wesens zu gelangen, ist selbstverständlich; der Trieb dazu
liegt tief in unserem Wesen.

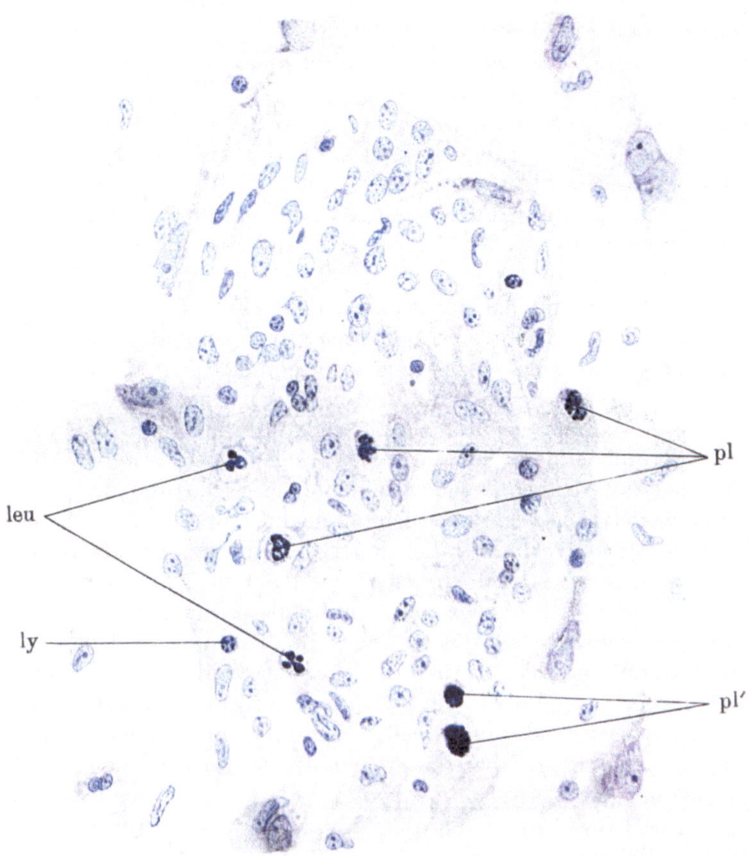

Abb. 286. Alter Fleckfieberherd, bei dem der geringe Kerngehalt des Zentrums auffällt.
Der Hauptteil des Herdes enthält Plasmamassen, die in deutlicher Verbindung miteinander
stehen und welche Gliakerne führen. Vereinzelte weiße Blutelemente: ly Lymphozyten,
leu Leukozyten, pl Plasmazellen mit undeutlicher Kernmembran und vorgebuchteten
Chromatinbrocken. pl' degenerierte Plasmazelle mit dunklem höckerigem Kern. Nissls
Thioninfärbung.

Der weite und dehnbare biologische Entzündungsbegriff bedarf der Ein-
schränkung durch morphologische Merkmale. Man kann nicht alle defensiven
Regulationen mit Entzündung gleichsetzen. Und wir können die Entzündung
nicht definieren — wie es bisweilen geschieht — als die Summe aller jener
gesteigerten reaktiven Lebensprozesse, die auf die Einwirkung bestimmter
Reize bzw. Schädigungen hin erfolgen. „Bei dieser weiten Fassung des Entzündungsbegriffs kommen wir mehr und mehr ab von den historisch über-
lieferten Vorstellungen von der Entzündung (Borst)." Aschoff selbst betont

in seinem letzten Aufsatz, er habe die biologische Definition nach dem Wesen der Entzündung neben die Definition nach den Merkmalen gesetzt.

Der Frage der Zweckmäßigkeit nachzugehen, ist bei der Entzündung wie bei anderen Lebenserscheinungen eine Sache von außerordentlichem Reiz. Und wir sehen, daß es sich die verschiedensten Pathologen, die sich mit der Entzündung beschäftigt haben, nicht nehmen ließen, dieses Problem eine mehr oder weniger große Strecke weit zu verfolgen. Wir halten uns da an die Ausführungen von Lubarsch, der unter Berufung auf Wundt sagt, daß der Zweckbegriff nur erklärend genommen werden dürfe und meist nur vorläufig bei der Deutung der Naturerscheinungen zu verwenden sei; er kann da zur Ergänzung dienen, wo wir genügend kausale, mechanistische Erklärungen nicht geben können. Mit der Aufnahme des Zweckbegriffs aber in die Definition wird ein sehr subjektiver Faktor eingeführt. „Nehme ich in die Begriffsbestimmung irgend etwas über den doch immer nur hineingedeuteten Zweck auf, so gewinnen wir dadurch weder größere Klarheit noch Bestimmtheit."

Die Begriffsbestimmungen der meisten deutschen Pathologen sind Mischdefinitionen, die Aschoff freilich ablehnt, den meisten aber zur engeren Kennzeichnung notwendig erscheinen. Der morphologischen Umschreibung, die Lubarsch (S. 424) in Übereinstimmung besonders auch mit Nissl gibt, stellt er die biologische voraus: „Unter Entzündung versteht man diejenigen lokalen Reaktionen der lebendigen Substanz (der Zellen und Gewebe), die auf eindringende oder eingedrungene Schädlichkeiten erfolgen und der Abwehr, Zerstörung und Beseitigung der Schädlichkeiten dienen." Und Ribbert versteht unter Entzündung die Summe aller jener gesteigerten exsudativen und proliferativen Vorgänge, die durch die Gegenwart der verschiedenartigsten Schädlichkeiten ausgelöst werden; er betrachtet die Vorgänge am Gefäßapparat und die progressiven Prozesse des Gewebes als die maßgebenden Eigentümlichkeiten im Entzündungsbilde. Auch Ribbert bezieht also die Merkmale mit in seine Definition ein, ähnlich wie letzthin Herxheimer, welcher im übrigen Anhänger der vorwiegend funktionellen Definition ist. Sehen wir von einer Erörterung anderer Begriffsbestimmungen ab, so wichtig sie zum Teil auch sind; ich nenne nur Marchands Namen. Ich selber schließe mich jener Definition an, welche sowohl nach den Leistungen wie vor allem auch nach den histologischen Merkmalen gegeben ist (S. 424).

Die Notwendigkeit eines einschränkenden Entzündungsbegriffs, für die sich früher Nissl so häufig und energisch eingesetzt hatte, und die auch ich selber an Beispielen zentraler Prozesse zu begründen versucht habe, ist von Borst in einer prinzipiellen Erörterung behandelt worden. Sucht man aus dem gesamten entzündlichen Prozeß die Merkmale von ausschlaggebender Bedeutung heraus, so sind es die vaskulären, auf sie lassen sich die alten Kardinalsymptome (Celsus) „samt und sonders zurückführen" (Borst). Das eigentlich Entzündliche spielt sich an den Gefäßen ab und „somit ist jede Entzündung interstitiell" (Borst). Ich glaube, daß das kaum an einem anderen Organ so klar zutage tritt wie am Zentralnervensystem. Dieser Vorrang der vaskulären Störung im Symptomenkomplex wird auch von anderen Autoren anerkannt. Die gesteigerte Exudation und lymphogene Reaktion wird ziemlich allgemein als sicherer Ausdruck der Entzündung angesehen. Über die alterativen und proliferativen Merkmale dagegen sind die Ansichten der Autoren hinsichtlich ihrer Bedeutung für das Wesen der Entzündung geteilt, wenn sie auch als Glieder des gesamten Reaktionskomplexes geführt werden.

So sind die regressiven Vorgänge zwar selbstverständliche Begleiterscheinungen der Entzündung, aber sie gehören nach Ribbert nicht unter die entzündlichen Vorgänge selbst, welche ohne sie ebenso ablaufen würden. Auch nach Borst sind die Alterationen nichts Wesentliches oder Bezeichnendes für den Symptomenkomplex der Entzündung, sie unterscheiden sich nicht von anderen ohne Entzündung verlaufenden Alterationen. Sie können somit als „Neben- oder Begleiterscheinungen" des eigentlichen entzündlichen Vorgangs angesehen werden. Daran ändert selbstverständlich auch der Umstand nichts, daß es Entzündungen gibt, bei denen die Parenchymveränderungen einen außerordentlichen Grad und Umfang erreichen. Diese deshalb „parenchymatöse" Entzündung zu nennen, dürfte in Anbetracht der Begriffsverwirrung welcher dieser Terminus zur Folge gehabt hat und heute noch hat, nicht zweckmäßig sein. Auch gerade in der Neuropathologie hat die parenchymatöse Entzündung bis in die letzte Zeit hinein Anlaß zu irrtümlicher Auffassung gegeben. Prozesse, wie die anämische, funikuläre Spinalerkrankung, wurden als „parenchymatöse Entzündung" im Virchowschen Sinne bewertet, ähnlich experimentell gewonnene Degenerationen infolge von Bakterientoxinen; und toxische Degenerationen peripherer Nerven werden immer noch als „Neuritis" nicht nur bezeichnet, sondern auch bewertet. Tatsächlich handelt es sich bei allen diesen Prozessen um rein degenerativen Zerfall mit konsekutiver Regeneration oder Reparation.

Die alterativen Vorgänge am Parenchym bei der Entzündung werden von den Autoren vielfach schlechthin als regressive genommen. Tatsächlich sind sie das auch allermeist. Doch meint Aschoff, die Frage dürfe nicht einfach dahin beantwortet werden, daß das, was man an den Parenchymzellen sieht, zur passiven Phase gehöre. Die Parenchymzellen sind freilich viel empfindlicher als die Bindegewebselemente und gehen deshalb unter dem Entzündungsreiz leicht zugrunde. Aschoff hält an seinem Standpunkt fest, daß die Parenchymzellen, wie z. B. die Epithelien, defensiv tätig sein können. Man dürfe nicht Trübung und Schwellung zusammen werfen und der Ausdruck „trübe Schwellung" sei ganz irreführend. Die Schwellung der Parenchymzellen sei im Gegensatz zur Trübung als aktiver Prozeß und als Abwehrreaktion aufzufassen. — Mit solchen Erwägungen kommt Aschoff schließlich nicht nur zum Festhalten an der parenchymatösen Entzündung im Sinne Virchows, sondern auch zur Lehre von der Entzündung der Zelle. Die Defensivreaktion sei wie die Reizbarkeit eine Eigenschaft aller lebenden Substanz, und man könne deshalb einer bestimmten Gewebsart die Fähigkeit zu dieser abwehrenden Reaktion nicht absprechen; so sei es unerlaubt zu sagen, es gebe keine parenchymatöse Entzündung. Es sei vielmehr die Aufgabe, die feineren histologischen Merkmale der Defensivreaktion zu studieren. Aschoff verlegt also schließlich den Entzündungsvorgang in die Zelle. Aber sollte es auch gelingen, „entzündete Zellen" und ihre Wesenseigentümlichkeiten histologisch zu erkennen, so hätte doch der Begriff der entzündeten Zelle mit dem durch die Tradition festgelegten Wesen und vielgestaltigen Komplex der Entzündung nichts zu tun.

Die proliferativen Erscheinungen werden von Ribbert, Lubarsch u. a. als wesentlich für die Entzündung angesehen, während sie andere Autoren nicht mehr als „entzündlich" im engeren Sinne gewertet haben. Borst hat die Gründe für die letztere Anschauung dargelegt. Die proliferative Reaktion ist auf den Wiederersatz des Substanzverlustes und auf die Ausfüllung des durch die Alteration entstandenen Defektes gerichtet; sie hat die Abwehr und die Heilung zum Ziel; sie geht kausal auf den durch die Noxe direkt oder indirekt hervorgerufenen Gewebsuntergang zurück (Borst). Die mit der Entzündung verknüpften Neubildungsvorgänge sind nach Borst nicht als entzündlich formative anzusehen. Ich habe in diesem Buche wiederholt der Ansicht Ausdruck gegeben, daß die pathologischen Proliferationen den Wegfall von Gewebswiderständen als indirekte Ursache haben (S. 349), und schließe mich deshalb auch hinsichtlich der entzündlichen Neubildungen Borsts Darlegungen an, daß es eine isolierte formative Reizung nicht gibt, sondern daß wir es bei der Proliferation mit der Wirkung funktioneller Reizungen zu tun haben, d. h. mit der spezifischen Reaktion des betreffenden Gewebes auf adäquate und inadäquate Erregung. Es scheint, daß hinsichtlich dieses besonders durch Borsts Studien und Darlegungen geförderten Problems insoferne eine gewisse Einigung unter den Pathologen erzielt ist, als die Bedeutung der funktionellen Reizung vor der formativen anerkannt wird. Man muß, wie es Weigert gelehrt hat, den durch einen Reiz ausgelösten katabiotischen und den ihm folgenden anabiotischen Vorgang unterscheiden. Mit einer solchen Auffassung von der Proliferation verträgt sich auch die Annahme spezifischer Entzündungsreize, welche für die Erklärung der Besonderheiten entzündlicher Prozesse — nicht nur des vaskulären Exsudats, sondern auch der histiogenen Reaktion — unentbehrlich sein dürfte.

Um es noch einmal zu betonen: für die histologische Diagnose der Entzündung kann man meines Erachtens einer scharfen morphologischen Begriffsbestimmung nicht entraten. So wichtig für die Erfassung des Wesens der Entzündung das funktionelle Moment und die Ergründung ihrer Eigenart ist, für die mikroskopische Klärung eines Falles oder der Gewebsveränderungen kommt es auf den anatomischen Komplex an. Dieser aber ist charakterisiert durch alterative, exsudativ-infiltrative und proliferative Veränderungen. Für die Zwecke der histologischen Diagnose hat es nur untergeordnete Bedeutung, ob man auch die degenerative und die proliferative Komponente für einen Wesensfaktor der Entzündung ansieht oder nur für eine Begleit- und Folgeerscheinung; denn in das histologische Gesamtbild gehören auch sie zusammen mit den beherrschenden Zeichen der vaskulären Reaktion. — In jedem Falle haben wir Aufschluß darüber zu suchen, ob der entzündliche Komplex selbständiger Art ist, ob also eine Entzündung im engeren Sinne vorliegt, oder ob er („symptomatische Entzündung") nur die Bedeutung eines Begleit- und Folgesymptoms einer ganz anderen Veränderung und Erkrankung hat. Diese haben wir histologisch zu ermitteln bezw. auszuschließen.

Art, Verlaufsform und Ausgang der Entzündung des Nervensystems.

Die selbständigen Entzündungen des Zentralnervensystems kann man in verschiedene Gruppen ordnen: in eitrige und nicht eitrige, in herdförmige und diffuse, in akute und chronische. Akut einsetzende Entzündungen können in chronische übergehen. Auch im Nervensystem spielen die spezifischen entzündlichen Neubildungen eine große Rolle.

An anderen Körperorganen kann man leicht und häufig beobachten, wie eitrig beginnende Entzündungen einen gesetzmäßigen Verlauf nehmen. Im Zentralnervensystem ist das zwar nicht ein so alltäglicher Befund, da ja hier eitrige Entzündungen vielfach schon in frühestem Stadium ihren Abschluß finden. Aber es kommt doch auch im Nervensystem — selbst bei der Menin-

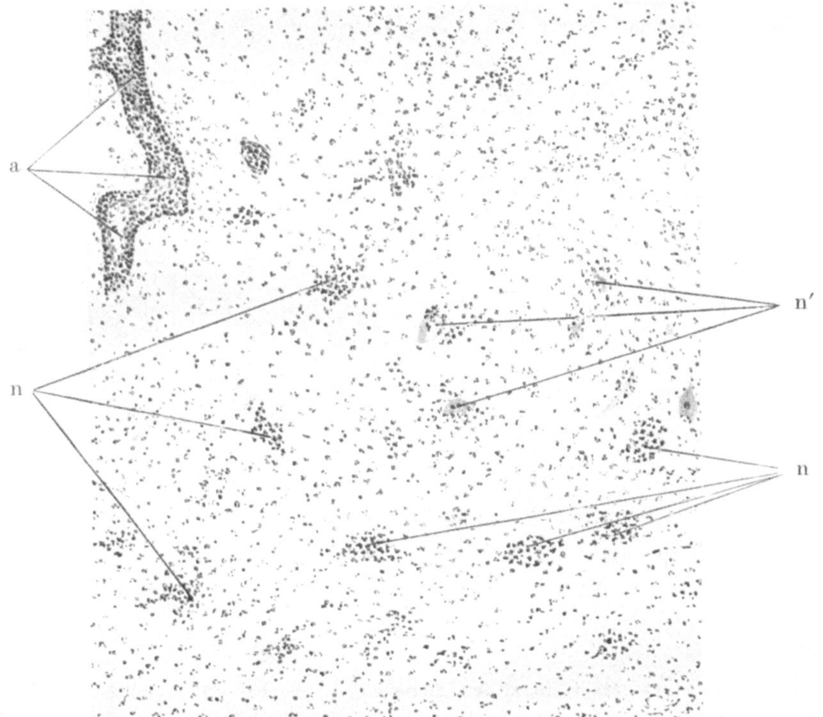

Abb. 287.   Frische experimentelle Poliomyelitis (Affe).   Leukozytäres Stadium der Entzündung.   Querschnitt aus einem Vorderhorn.   a Ast der Arteria centralis mit Randstellung der Leukozyten; in der Umgebung und weit im Gewebe verstreut ausgewanderte Leukozyten.   Bei n Leukozytenhaufen an Stelle von Ganglienzellen; bei n′ früheres Stadium dieser „Neuronophagie" (Teile der Vorderhornzelle noch erkennbar). Nisslpräparat.

gitis — nicht eben selten vor, daß das eitrige Stadium einer Entzündung überwunden wird und der Prozeß in eine nicht eitrige Phase tritt. An der zentralen Substanz selbst ist die charakteristischste Form einer derartigen Erkrankung mit gesetzmäßigem Verlaufe die Poliomyelitis anterior, die Heine-Medinsche Krankheit.

Wir können bei ihr sehr schön die einleitenden vaskulären Vorgänge — fast wie beim Cohnheimschen Versuch — beobachten: die Erweiterung und die Hyperämie der Blutgefäße, die Randstellung der Leukozyten (Abb. 287), deren Durchdringung der Gefäßwände und Wanderung ins zentrale Gewebe hinein. Die im Gewebe verstreuten Leukozyten entfalten phagozytäre Tätigkeit. Sehen

wir sie bei anderen eitrigen Entzündungen des Zentralnervensystems an der
Einschmelzung des gesamten, im Untergange begriffenen Gewebes beteiligt,
so häufen sie sich hier zunächst um die großen Ganglienzellen an (Abb. 287 n).
Denn gerade diese erliegen frühzeitig der Noxe der Heine-Medinschen Krankheit. In schwer veränderte Zellen bohren und fressen sie sich ein und setzen
sich an ihre Stelle (Abb. 289 a). Auch hier ist es nicht ein primärer Angriff
der Zytophagen auf eine gesunde Zelle, sondern eine Einschmelzung der zerfallenden Ganglienzelle durch „Nekrophagen". Wenige Tage nach Beginn des
Prozesses sind die Leukozyten bereits geschwunden oder doch ihre Menge beträchtlich verringert. Sie räumen den Lymphoidzellen das Feld. Die meist

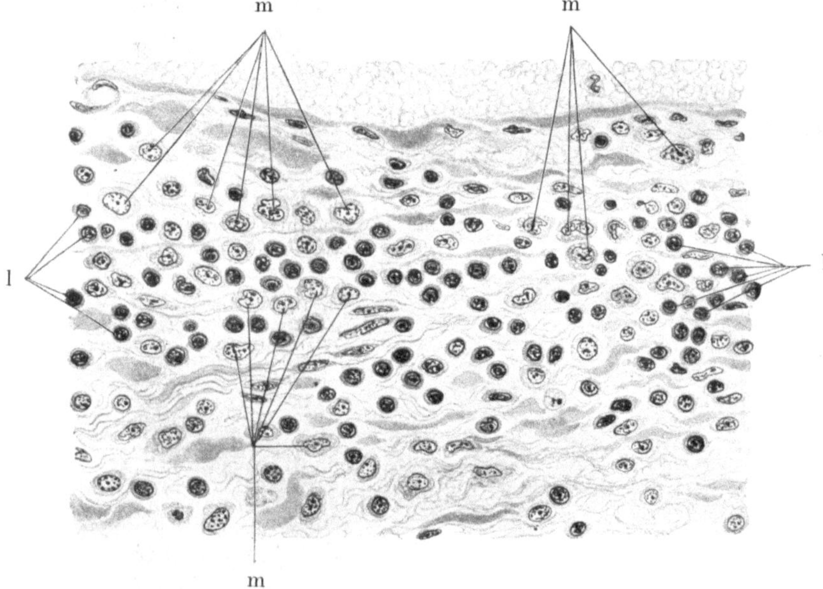

Abb. 288. Perivaskuläres Infiltrat der Arterie centralis bei Poliomyelitis anterior (Teil
des Lumens im Bilde oben). Lymphozytäres Stadium der Entzündung. l Lymphozyten.
m große einkernige Wanderzellen (Makrophagen) mit erheblicher Polymorphie der Kerne.

noch weiten und stark mit Blut gefüllten Gefäße zeigen keine periphere Leuko-
zytenströmung mehr (Abb. 288), aber auch keine wandständigen Lymphozyten (S. 422). In der Adventitia wie in den Meningen sehen wir Lymphozyten und Lymphoblasten und daneben große helle Wanderzellen, die sogenannten Makrophagen; sie haben hier anfangs meist einen großen, vielgestaltigen Kern (Abb. 288), später ist der Zelleib umfangreicher, in ein Endo- und
Ektoplasma gesondert, und der Kern im Verhältnis kleiner. Aus den Lymphozyten entwickeln sich Plasmazellen, die im Infiltratbild später überwiegen.
Auch in der zentralen Substanz verschwinden die Eiterkörperchen. Den Leukozyten, deren Masse der Konfiguration der früheren Ganglienzelle entspricht
(Abb. 289), mischen sich Lymphoidzellen und gliöse Zellen bei. Letztere gleichen
den mesenchymalen Histiozyten außerordentlich; es bilden sich also auch hier
aus der Glia große, helle Wanderzellen (s. S. 418). Noch später sieht man

(Abb. 289b) eine synzytiale Gliamasse mit eingestreuten Kernen, dazwischen ab und zu noch vereinzelte Leukozyten und Lymphoidzellen.

Wir haben an diesem Entwicklungsgang des Entzündungsprozesses bei der Poliomyelitis anterior ein Beispiel, wie das histologische Bild zunächst vornehmlich durch das Verhalten des Infiltrates bestimmt wird. Der leukozytären Exsudation folgt die lymphozytäre Infiltration oder — wie Marchand sagt — der hämatogenen die lymphogene Reaktion. Und mit der lymphogenen — der Auswanderung, Neubildung und Weiterentwicklung von Lymphoidzellen — verknüpft sich die histiogene Reaktion, die Wucherung

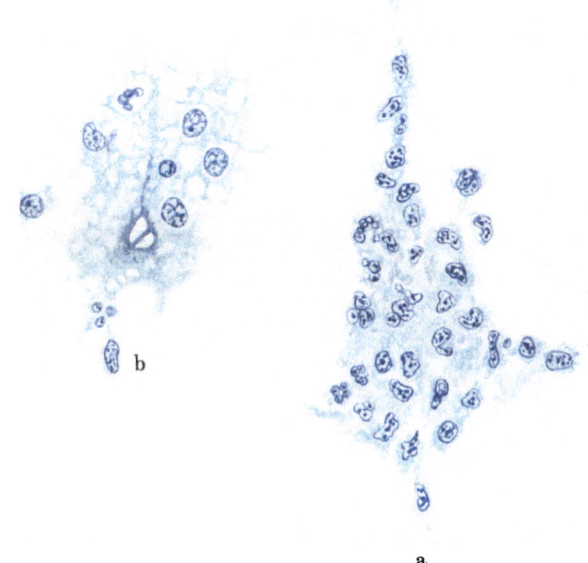

Abb. 289a und b. Zwei verschiedene Stadien der Neuronophagie im Vorderhorn einer frischen Poliomyelitis. a Leukozyten und einzelne Lymphoidzellen sind an die Stelle einer motorischen Ganglienzelle gerückt. b späteres Stadium: die Leukozyten bis auf zwei geschwunden, die übrigen Zellen sind offenbar sämtlich gliös.

fixer Elemente, hier speziell der Glia, welche die Wegschaffung von Zerfallstoffen und die Reparation besorgen.

Es wird auch heute die hämatogene Exsudation als ein vorwiegend aktiver Vorgang aufgefaßt, neben welchem eine passive Auspressung (speziell des Blutplasmas und der roten Blutkörperchen) statthat. Gerade für die polynukleären Leukozyten erscheint die aktive Auswanderung sicher, und es darf wohl angenommen werden, daß chemotaktische Einflüsse bei ihrer Emigration und Wanderung im Gewebe wirksam sind. Möglich, daß eine Änderung und Umstimmung der Toxine oder aus dem Gewebe stammender Stoffe später die Auswanderung und lokale Proliferation von Lymphoidzellen zur Folge hat. Daß infektiös toxische Substanzen chemotaktisch auf Leukozyten wirken, ist besonders durch Marschalko bewiesen. Schridde erklärt die Änderung der Zusammensetzung der Infiltrationen daraus, daß „leukozytotaktische" Toxine

von ,,lymphozytotaktischen'' abgelöst werden — eine Vorstellung, welche freilich
von Löhlein als unhaltbar zurückgewiesen wird.

Ich sagte bereits, daß ein solch gesetzmäßiger Verlauf bei zentralen
Prozessen nicht allzu häufig ist. Am regelmäßigsten ist er wohl noch bei der
tuberkulösen Meningitis, wo die Leukozyten bald von Lymphozyten abgelöst
werden. Immerhin sieht man aber auch bei der Myelitis ab und zu ähnliches,
ferner bei der Enzephalitis im Kindesalter. Beim Fleckfieber habe ich in einigen
wenigen Fällen frische Herde mit leukozytärem Exsudat, wie in Abb. 285, und
darauf folgende Stadien mit Lymphoidzellen gefunden. Endlich sei auf die
eitrigen Meningitiden verwiesen. Auch hier sehen wir, wenn der Prozeß nicht

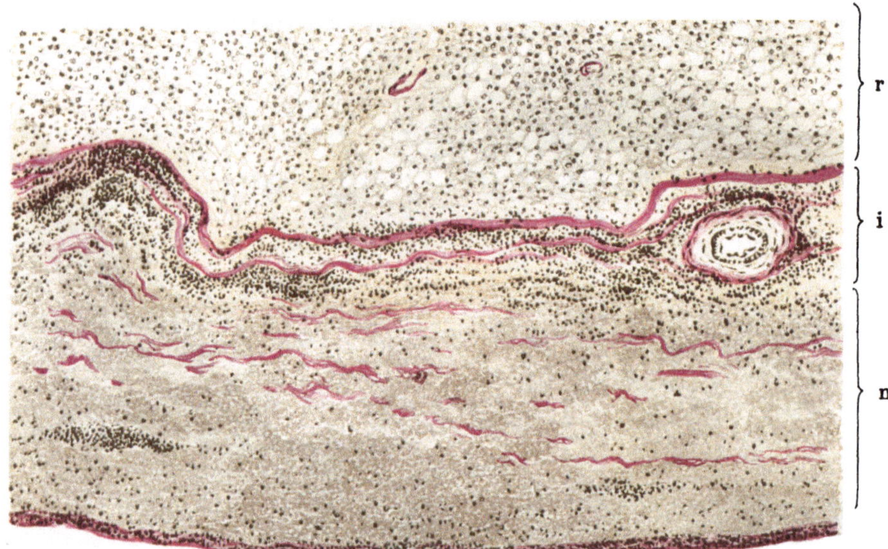

Abb. 290. Meningitis spinalis purulenta. Die Hauptmasse des Eiters nekrotisch geworden
(n), außen und besonders innen (i) Lymphoidzelleninfiltrat mit vereinzelten Leukozyten.
r Randpartie vom Rückenmarkweiß. Hämatoxylin-van Giesonfärbung.

frühzeitig letal verläuft, bei den verschiedensten Erregern dem leukozytären
Stadium eine Infiltration mit Lymphozyten folgen. Unter den lymphozytoiden
und histiozytären Elementen überwiegen bald die einen, bald die anderen.
Oft treten die großen hellen Wanderzellen (Makrophagen) noch neben Leukozyten auf (Abb. 279); oft kommen sie erst nach den Lymphozyten und Plasmazellen, oder sie fehlen so gut wie ganz. Bei den Fällen mit dickrahmigem Eiter
zerfällt die Masse der Eiterkörperchen in ganzen Schichten, so daß Bilder entstehen wie in Abb. 290: Reste von Leukozyten, vor allem aber lymphozytäre
Infiltratstreifen umgrenzen außen und noch mehr innen das nekrotisch gewordene Exsudat.

Die polymorphkernigen Leukozyten erfahren überhaupt leicht regressive
Veränderungen und gehen bald zugrunde. Zum Teil ist das wohl damit in Zusammenhang
zu bringen, daß sie unter dem Einfluß der von Bakterien produzierten Giftstoffe aufgelöst
werden; besonders dürfte dies bei der Tuberkulose der Fall sein, wo sie auffällig rasch zerfallen. Aber zum anderen Teil liegt es wohl im Wesen dieser Zellen selbst, daß sie nur eine

geringfügige Lebensdauer haben. Jedenfalls gehen sie zum größten Teil zugrunde, manche gelangen wohl in die Lymphe zurück; im Eiter sterben sie alle ab. Man sieht allerhand degenerative Veränderungen an ihnen, einzelne Lappen des Kernes sondern sich ab, sie erscheinen homogen und schrumpfen zusammen. Manchmal sieht man vor der Fragmentierung des Kernes und der Zerbröckelung Sprossungsvorgänge in Doldenform; oder der ganze Kern ballt sich zusammen und wird pyknotisch. Zusammen mit der Kernumwandlung vollzieht sich eine fettige Entartung und Auflösung des Zelleibes. Die in Zerfall begriffenen Leukozyten kann man auch in vorgeschrittenen Phasen der Karyorrhexis noch an der Oxydasereaktion erkennen. Schmutzig krümelige Leukozytenmassen und auch mehr homogene zusammengebackene nekrotische Schichten früherer Eiterkörperchen lagern nicht selten zwischen den Bindegewebsmaschen der Hirnhäute oder in Abszeßmembranen.

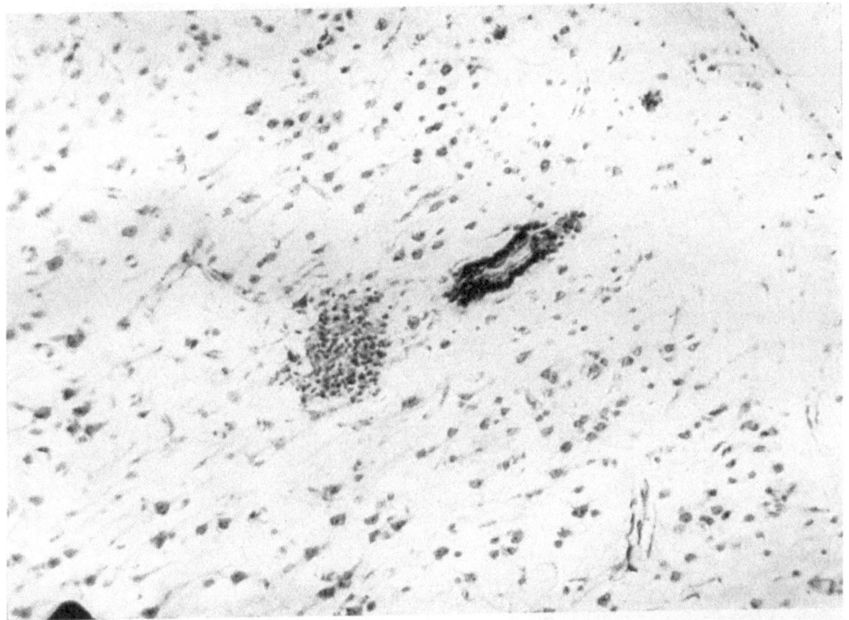

Abb. 291. Fleckfieberherd in der 3. Rindenschicht. In der Nähe des Herdes ein vorwiegend mit Plasmazellen infiltriertes Gefäß.

Können nach der bisherigen Schilderung die Bilder entzündlicher Reaktion der Zeit nach verschieden sein, so sind sie es mitunter auch regionär innerhalb des gleichen Entzündungsherdes. Ich erinnere an die Tuberkulose. Im Bereich des Tuberkels selbst sehen wir oft nichts von Lymphozyten, sondern nur die histiogene Reaktion, dagegen in der Umgebung, selbst ziemlich weit entfernt, Plasmazellmäntel an den Gefäßen. Hierher gehören vielleicht auch manche Bilder beim Fleckfieber. Ich bringe dafür eine Abbildung aus einer früheren Arbeit (Abb. 291): entfernt von der knötchenartigen Wucherung zeigt ein Gefäß eine Infiltration mit Lymphozyten und Plasmazellen. Besonders deutlich sind solche örtlichen Verschiedenheiten der entzündlichen Reaktionen im Bereich von Abszessen. Hier geht im Zentrum älterer, aber noch wachsender Abszesse die Auswanderung von Eiterkörperchen wie im Beginne der ersten Einschmelzung immer weiter fort; den Zerfall der Eiterkörperchen decken neue emigrierte Leukozyten. Die Masse nekrotischer und frischer polymorph-

kerniger Leukozyten bildet die Innenlage der Wand der Höhle (Abb. 292).
Ihr folgt bei älteren Abszessen das Granulationsgewebe der sogenannten Membran (m) mit Infiltraten von Leukozyten, Lymphozyten und Histiozyten. Vielfach überwiegen in dieser Zone mit lebhafter histiogener Reaktion die Makrophagen (Abb. 293), die hier von Fibroblastenzügen abstammen und

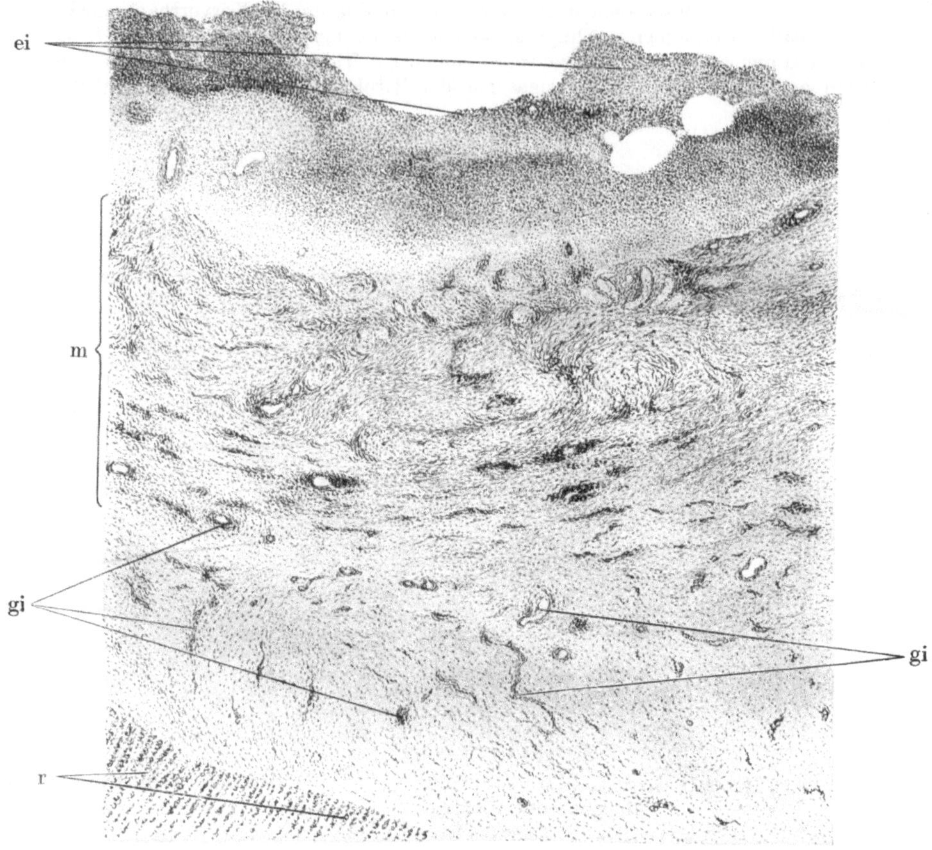

Abb. 292. Querschnitt durch die Wand eines 1 Jahr alten otitischen Abszesses des Schläfenlappens. ei eitriger Belag der Wand. m Abszeßmembran, infiltriertes, gefäßreiches Granulationsgewebe, stellenweis schon in straffaseriges Bindegewebe umgewandelt. gi infiltrierte Gefäße außerhalb der Kapsel. r Hirnrindenzellen einer benachbarten Windung.

zwischen den zahlreichen neugebildeten Gefäßen liegen. Innen sind oft nur Leukozyten, oft daneben auch Lymphozyten beigemischt. Mehr nach außen überwiegen die Lymphoidzellen immer stärker und in den peripheren Lagen der Abszeßkapsel, vor allem aber außerhalb davon finden wir an den Gefäßen der Umgebung (gi) ein ausgesprochen lympho- und plasmazytäres Infiltrat (Abb. 294).

So sind es außer den zeitlichen auch die räumlichen Verhältnisse — die örtlich verschiedenen Beziehungen zur lokalen Schädlichkeit —, welche den Charakter der entzündlichen Reaktionen mitbestimmen. Letzten Endes

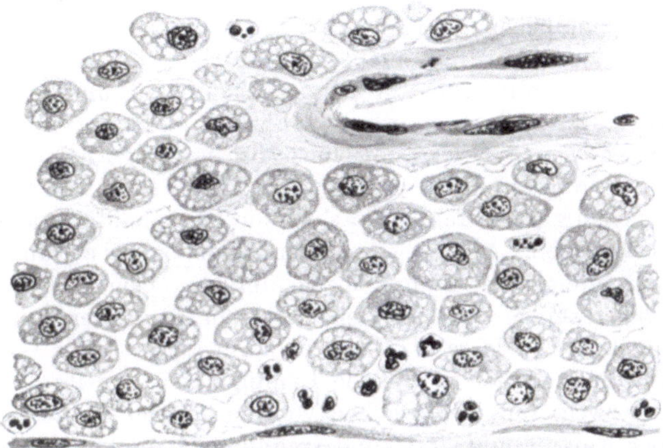

Abb. 293. Aus der Abszeßmembran (m) der Abb. 292. Zwischen neugebildeten Gefäßen liegen „epitheloid" angeordnete Makrophagen und spärliche Leukozyten. Die Makrophagen ohne deutliche Sonderung in Ekto- und Endoplasma von grobgitterigem Bau (keine Fettvakuolen). Nisslpräparat.

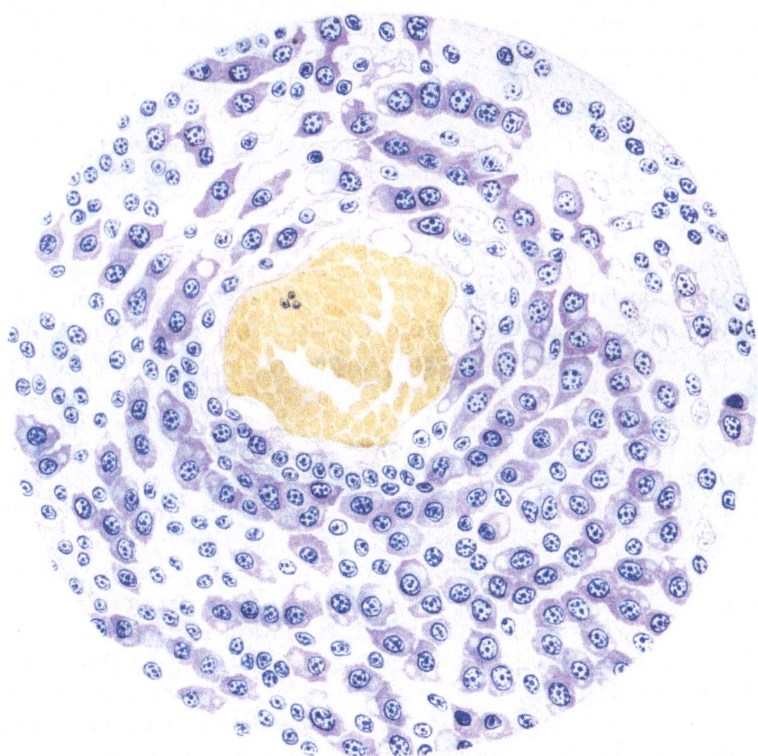

Abb. 294. Eines der mit gi bezeichneten Gefäßinfiltrate der Abb. 292 außerhalb der Abszeßmembran. Das Infiltrat besteht aus Lymphozyten und besonders aus Plasmazellen. Nissls Toluidinblaufärbung.

— das braucht kaum erwähnt zu werden — geht natürlich die Qualität und Quantität der entzündlichen Abwehrvorgänge auf die Art der Noxe zurück.

Neben vielem anderen wird das auch daran deutlich, daß gewisse Infektionen von vornherein Lymphoidzellen auf den Plan rufen, und zwar nicht nur bei den schleichend beginnenden, chronischen Entzündungen, sondern auch bei akuten. Wir haben es da also mit einer von Anfang an andersartigen Entzündungsreaktion, als es die leukozytäre ist, zu tun. Solche einleitende lymphogene Reaktion zu beobachten, hat uns die Encephalitis epidemica reichlich Gelegenheit gegeben. Allerdings sieht man auch hier ab und zu einmal vereinzelte Leukozyten dem Lymphoidzelleninfiltrat beigemischt; aber von einer gesetzmäßigen Folge erst der leukozytären, dann der lymphozytären Infiltration kann keine Rede sein. Es wird daran auch — wie Groß hervorhebt — wieder einmal bewiesen, daß die Lymphozyten und ihre Fortentwicklungsformen keineswegs nur Kennzeichen von chronischen Prozessen oder von Spätstadien einer Entzündung sind, sondern daß sie auch, wie die Leukozyten, ganz im Beginne der Veränderungen sehr rasch auftreten können. Vieles spricht dafür, daß unter solchen Bedingungen die Lymphoidzellen auch bald wieder verschwinden können. — Soviel ich sehe, wird das initiale Infiltrat auch in den frischen Herden der multiplen Sklerose und bei ihrer akuten Verlaufsform (an deren Zusammengehörigkeit mit den mehr chronischen oder in Schüben verlaufenden Fällen seit Marburgs Untersuchungen kein Zweifel sein kann) lediglich von Lymphozyten bzw. Plasmazellen gebildet. Die Studie, welche die ersten Anfänge der Herde einwandfreier multipler Sklerose am sorgfältigsten behandelt, verdanken wir bekanntlich Raecke und Siemerling. Sie beschreiben zwar Blutaustritte, aber keine leukozytäre Durchdringung des Herdbezirkes, sondern schon anfangs neben roten Blutkörpern Lymphoidzellen in Gefäßwänden und frei im Gewebe.

Die Befunde bei solchen Krankheiten leiten zu den diffusen, chronischen Prozessen über, welche in der Pathologie des Nervensystems, vor allen Dingen seit der Paralyseforschung, ein so großes Interesse haben. Neben umschriebenen entzündlichen Reaktionen treffen wir ja selbst bei einem so ausgesprochen herdförmigen Prozeß, wie es die multiple Sklerose ist, auch auf mehr ausgebreitete „Exsudate", wenigstens in den Meningen. Und bei der epidemischen Enzephalitis hat wohl jeder Fälle gesehen, die nicht nur in den weichen Häuten, sondern auch in weiter Ausdehnung über das Zentralorgan diffuse adventitielle Lymphoidzelleninfiltrate zeigten. Vielleicht noch besser wird der Übergang von herdförmigen zu diffusen Entzündungen durch die Befunde bei der Staupe der Hunde illustriert. Die Mehrzahl der Fälle sind hier Mischtypen. In der einen Reihe herrscht die mehr herdförmige, in der anderen die mehr diffuse Ausbreitungsart vor. Unsere Feststellungen decken sich darin mit denen von Cerletti. Die Paralyse und die Schlafkrankheit (Abb. 295) sind die klarsten Typen völlig diffuser, chronischer Entzündung, welche ohne jedes herdförmige Gebundensein über das gesamte Zentralorgan, wenn auch natürlich in wechselnder Intensität, ausgebreitet ist. Es handelt sich da um meningeale und adventitielle Infiltrate vornehmlich mit Plasmazellen, in starken Zellmänteln auch mit Lymphozyten. Bei beiden Krankheiten treten von vornherein lymphoide Elemente auf, wir wissen nichts davon, daß das diffuse Exsudat erst ein leukozytäres Vorstadium hat.

Zusammensetzung und Verhalten der Lymphoidzelleninfiltrate
hängt vom einzelnen Krankheitsprozeß und seiner Ursache ab. So bestehen bei der Paralyse und bei der Schlafkrankheit die eingelagerten Zellen
fast ausschließlich aus Plasmazellen und Lymphozyten. Große, einkernige
Wanderzellen, typische Makrophagen finden wir so gut wie nicht. Dagegen
sahen wir solche Zellen z. B. unter den diffusen Infiltraten der Staupe der Hunde

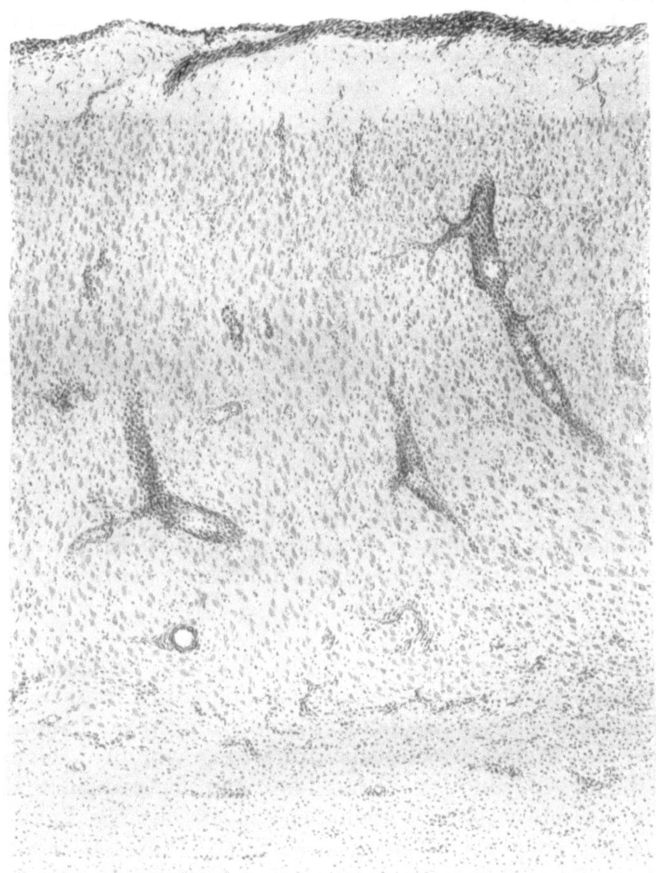

Abb. 295.   Schnitt durch die Hirnrinde bei Schlafkrankheit.   Nisslfärbung.

(Cerlettis Blasenzellen). Bemerkenswert sind im Infiltrat der Trypanosomenkrankheiten die ungemein häufigen kolloiden, maulbeerförmigen Plasmazellen.
Im Hirnprozeß der Paralyse wieder muß es begründet sein, daß hier regelmäßig
die von Lubarsch zuerst beschriebenen hämosiderinhaltigen Gitterzellen in den Meningen und im Adventitialraum vorkommen. Bei seinen
Eisenuntersuchungen hat Herr Dr. Spatz an anderen nicht eitrigen Entzündungsprozessen (multiple Sklerose, Encephalitis epidemica, Staupe, Bornasche Krankheit der Pferde) solche eisenpigmentführende Zellen nicht gefunden;
nur bei der Schlafkrankheit, deren große histopathologische Ähnlichkeit

mit der paralytischen Hirnveränderung ich früher wiederholt betont habe, waren sie ebenfalls reichlich. Auch die Beimischung von Mastzellen zu den entzündlichen Infiltraten ist bei den einzelnen Krankheiten wohl nicht ohne Bedeutung. — Das Verhalten der lymphozytären Elemente zu den Grenzen zwischen Ektoderm und Mesoderm ist ebenfalls unterschiedlich. Häufig halten sie sich streng an die mesodermalen Lymphräume, sind also im Zentralorgan nicht perivaskulär, sondern intraadventitiell. Das ist die Regel z. B. bei der Paralyse, obschon hier bei stärkerer lokaler Ausbildung des Prozesses und besonders in den Randzonen gegen die Pia freie Plasmazellen in das ektodermale Gewebe gelangen können. Zum Unterschiede davon binden sie sich bei der Schlafkrankheit nicht an diese Grenzen, sondern sind auch im Rindengewebe verstreut. Wie sie die Limitans durchbrechen und wie der adventitielle Lymphraum so geöffnet wird, zeigt Abb. 137, S. 201.

Auch der Rückgang der Lymphozyten- und Plasmazellinfiltrate ist be verschiedenen Prozessen recht verschieden. Wo sie, wie bei der epidemischen Enzephalitis, rasch auftreten, können sie wohl auch verhältnismäßig bald wieder verschwinden. Im Vergleich mit den Leukozyten bleiben sie aber selbst unter solchen Bedingungen ziemlich lange im Gewebe. Von außerordentlicher Dauer sind die Infiltrate aus Lymphoidzellen bei den schleichenden diffusen Entzündungsprozessen. — Daß sich die lymphozytären Elemente schließlich an der Bildung von Bindegewebe beteiligen, wie z. B. von den Plasmazellen angenommen wurde, gilt heute den meisten Untersuchern ausgeschlossen. Die Lymphozyten und Plasmazellen verschwinden wieder, entweder indem sie zugrunde gehen oder auch indem sie, wie manche Autoren annehmen, in das Gefäßlumen einwandern. Sie können aber auch sehr lange, vielfach in regressiver Umgestaltung, gruppenweise im Narbengewebe und in der verdickten Adventitia bestehen bleiben.

Der Endzustand einer Entzündung ist von dem entzündlichen Vorgang selbst zu trennen. Diese selbstverständliche Forderung ist oftmals übersehen worden, nicht zum wenigsten bei den Herden der multiplen Sklerose und bei der Poliomyelitis. Die frühere irrtümliche Auffassung von dem letzteren Prozeß erklärt sich wenigstens zum Teil daraus, daß man den residuären Defekt noch für die Krankheit selbst nahm. Auch bei den chronischen Entzündungen ist daran festzuhalten, daß wir es mit dem Ende des Prozesses erst dann zu tun haben, wenn die entzündlichen Reaktionen abgelaufen sind und ein reiner Folgezustand vorliegt. Dieser gehört nicht mehr zum „Nosos" (Aschoff).

Daß der Endzustand von der Art der Noxe, von der Qualität und Quantität der entzündlichen Reizung abhängt, auch das braucht kaum erst gesagt zu werden. Allein schon die Tatsache der spezifischen Entzündungen bezeugt das, und die Besonderheiten der verschiedenen, nicht spezifischen Entzündungsprozesse gehen darauf zurück. Wie die alterativen und vaskulären Erscheinungen durch die Eigenschaften des ursächlichen Agens bestimmt werden, so auch die proliferativen Neubildungen, welche vielfach nicht einfach reparativ sind, sondern — wie gerade auch Borst betont — unter dem fortgesetzten Einfluß der funktionellen Reize und Schädigungen durch die bazillären Gifte „nicht nur quantitativ oft bedeutend exzedieren, sondern auch qualitativ abarten". Diesen ätiologischen Faktoren untergeordnet, dürfte das pathogenetisch Wesentliche für den Endzustand im rein anatomischen Komplex der Entzündung die alterative Schädigung sein (wenigstens, wenn wir von den spezifischen Neubildungen absehen). Je nachdem, ob die Gewebsschädigung durch den Entzündungsreiz zu einer groben Einschmelzung geführt hatte oder nicht, ist das Endresultat verschieden.

Das häufigste Beispiel der Einschmelzung ist die eitrige Entzündung. Sie führt zumeist zum Abszeß. Aber freilich ist dieser kein Dauer- oder Endzustand. Daß es bei anderen eitrig beginnenden Entzündungen, wie z. B. bei der Poliomyelitis, welche auch mit einer lebhaften eitrigen Exsudation anfängt, meist nicht zur Erweichung und Höhlenbildung kommt, beruht darauf, daß die initiale leukozytäre Entzündung und Einschmelzung nur kurz dauernd und

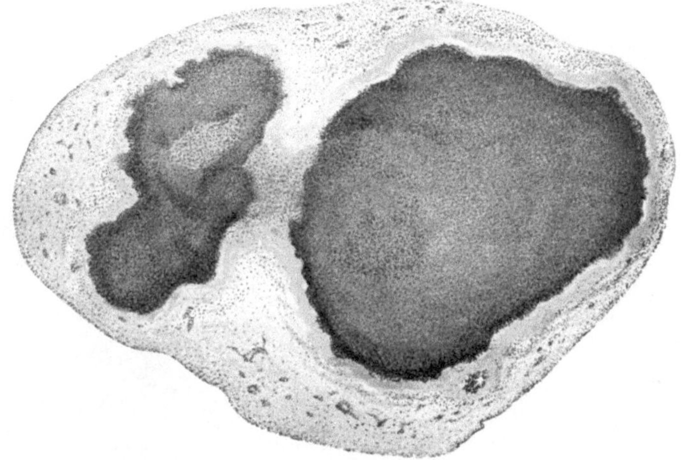

Abb. 296. Hirnabszeß bei einem Feldhasen. In der Höhle nekrotische Zerfallsmassen, eitriger Belag der Wand, ziemlich breite Abszeßmembran; außerhalb vaskuläre Infiltrate.

wenig ausgedehnt ist und daß zirkulatorische Ernährungsstörungen hier keine Bedeutung haben. Oft dagegen führt die Enzephalitis im Kindesalter zu Erweichungshöhlen. Hier ist es nicht eine eitrige Entzündung, welche die Einschmelzung bedingt, sondern zirkulatorische Begleiterscheinungen; diese Enzephalitis hat vielfach hämorrhagischen Charakter und es kommt zu mehr oder weniger ausgedehnten Blutungen und Gefäßverstopfungen. So entstehen Nekrosen, die mitunter durch Narbengewebe ersetzt werden, mitunter aber auch in Zysten mit sklerotischen Rändern übergehen. Oder aber wir sehen ein Zwischending zwischen beiden: dichtfaserige Gliosen mit sehr kleinen Hohlräumen und Spalten, die Serum enthalten oder mitunter lange Jahre Körnchenzellen beherbergen (Abb. 297).

Die Beimischung von Blut zum entzündlichen Exsudat, welche erheblichen Umfang annehmen kann, hat verschiedene Ursache. Es gibt Infektionen und Intoxikationen, die frühzeitig die Gefäßwand stark in Mitleidenschaft ziehen; die alterative Schädigung betrifft hier also nicht nur das Parenchym. So sind manche „hämorrhagische Entzündungen" der Ausdruck für eine besondere Schwere der betreffenden Infektionskrankheit. Die Schädigung der Gefäßwand kann ihrerseits zu Thrombosen Anlaß geben. Oder es sind proliferative Gefäßwandveränderungen an der Intima, die zu einem allmählichen Verschluß führen, wie besonders bei der tuberkulösen Meningitis (Askanazy). Auch

embolische Vorgänge spielen bei der sog. „hämorrhagischen Entzündung" hie und da mit.
Endlich sind bisweilen frühere, selbständige Krankheitsprozesse an den Gefäßen schuld,
daß es zu Blutungen bei einer Entzündung kommt. Wir sahen das mehrfach bei der epidemischen Enzephalitis in Fällen von Arteriosklerose; in einem Fall war es zu einer
tödlichen Blutung gekommen. — Gerade hinsichtlich der Bezeichnung „hämorrhagische
Enzephalitis" ist daran zu gemahnen, daß ein entzündlicher Prozeß nur angenommen
werden darf, wenn die drei anatomischen Merkmale dieses Prozesses vorliegen. Die
bloße Blutung mit Nekrosen und organisatorischen Folgeerscheinungen ist noch keine
Enzephalitis. Das ist bei der Hirnpurpura (S. 397) und bei der Wernickeschen Polioencephalitis haemorrhagica superior oft übersehen worden.

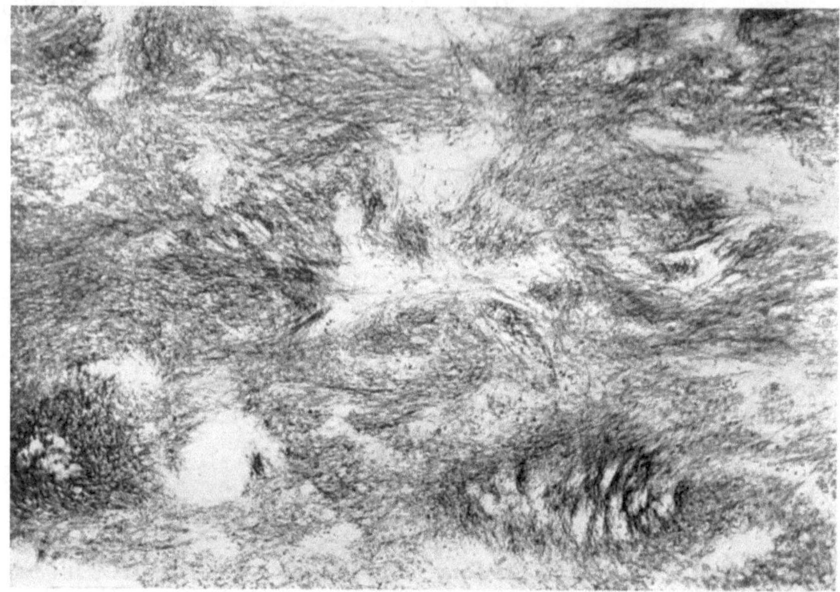

Abb. 297. Gliafaserpräparat von einem etwa 20 Jahre zurückliegenden entzündlichen
Einschmelzungsherd im Mark des Großhirns. Zwischen den zarten dichtfaserigen, äußerst
zellarmen Gliazügen und narbigen Durchflechtungen bestehen einzelne Lücken, von denen
manche noch Körnchenzellen enthalten.

Weitaus die Mehrzahl der Entzündungen führt nicht zur Einschmelzung,
sondern zu herdförmigen Narbenbildungen bzw. zu ausgebreiteten
sklerotischen Umwandlungen. Die Entzündungsvorgänge können aber
auch ohne nennenswerte Residuen abheilen. Gerade im letzten Falle sehen
wir die pathogenetische Abhängigkeit des Endzustandes von der alterativen
Schädigung, die ja die entzündliche Noxe gesetzt hat. So findet man in abge-
laufenen Fällen von epidemischer Enzephalitis oft kaum noch Spuren des
früheren Prozesses. Das liegt zu einem Teile daran, daß wir in der Masse der
nervösen Strukturen feine Ausfälle nicht leicht oder gar nicht entdecken (s.
S. 240); die vaskulären, infiltrativen Erscheinungen aber sind in den Endzuständen nicht mehr da, und die gliösen Wucherungsprodukte haben sich oft
soweit zurückgebildet, daß deren Reste schwer nachweisbar sind. Das nimmt
uns nicht wunder, wenn wir uns daran erinnern, daß kleine Defekte keineswegs
regelmäßig durch faserige Glia ersetzt werden (s. S. 350) und daß geringe Aus-

fälle durch Zusammenrücken des Gewebes ausgeglichen werden können, wenn die anfangs reiche zellige Gliawucherung eine mehr oder weniger erhebliche (vollständige?) regressive Umwandlung erfahren hat. Verblüffender sind die weitgehenden Ausgleichungen bei manchen herdförmigen Prozessen; sie setzen zwar eine Narbe, doch ist diese im Verhältnis zur Ausdehnung des ursprünglichen

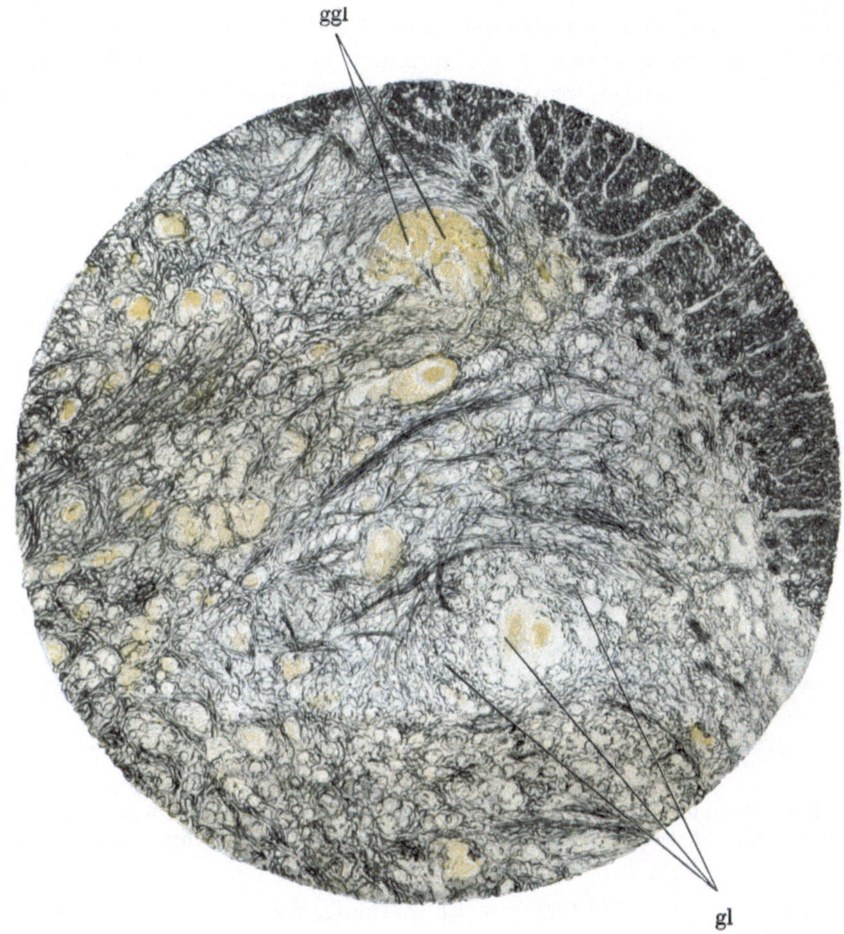

Abb. 298. Endstadium einer Poliomyelitis. Markscheidenbild vom Vorderhorn und angrenzenden Vorderstrang. ggl. Zusammenballung von großen motorischen Ganglienzellen infolge Verschiebung durch die frühere Entzündung. gl umschriebene gliöse Verdichtung.

Herdes nur wenig auffällig. So hat Klarfeld bei der Hefeenzephalitis, die doch anfangs große Herde setzt, ganz kleine gliös-mesodermale Narbenfleckchen beschrieben. Und auch bei der Poliomyelitis anterior sehen wir mitunter nur kleinste narbige Bezirke und lokale gliöse Verdichtungen, obschon z. B. in Abb. 298 die Auseinanderdrängung der Ganglienzellen einerseits, die Zusammenballung andererseits auf eine ursprünglich nicht unerhebliche Stärke der Veränderungen hindeutet. Sonst freilich gibt gerade die Heine-Medinsche

Krankheit gute Beispiele dafür, wie die schweren entzündlichen Zerstörungen
in eine kompakte Narbe ausgehen (Abb. 299).

Man kann unter diesen sklerotischen Defekten zwei Formen unter-
scheiden, nämlich solche ohne und solche mit Zerstörung des ursprüng-
lichen Aufbaues. Für die erste Form gibt die multiple Sklerose das beste
Beispiel. Bei diesem Prozeß, dessen infektiös-entzündliche Eigenart schon auf
Grund der anatomischen Untersuchungen (Marburg, G. Oppenheim, Verf.,
Siemerling und Raecke u. a.) vermutet werden durfte und nun durch
Kuhn und Steiner erwiesen scheint, bestehen ja die alterativen Schädigungen

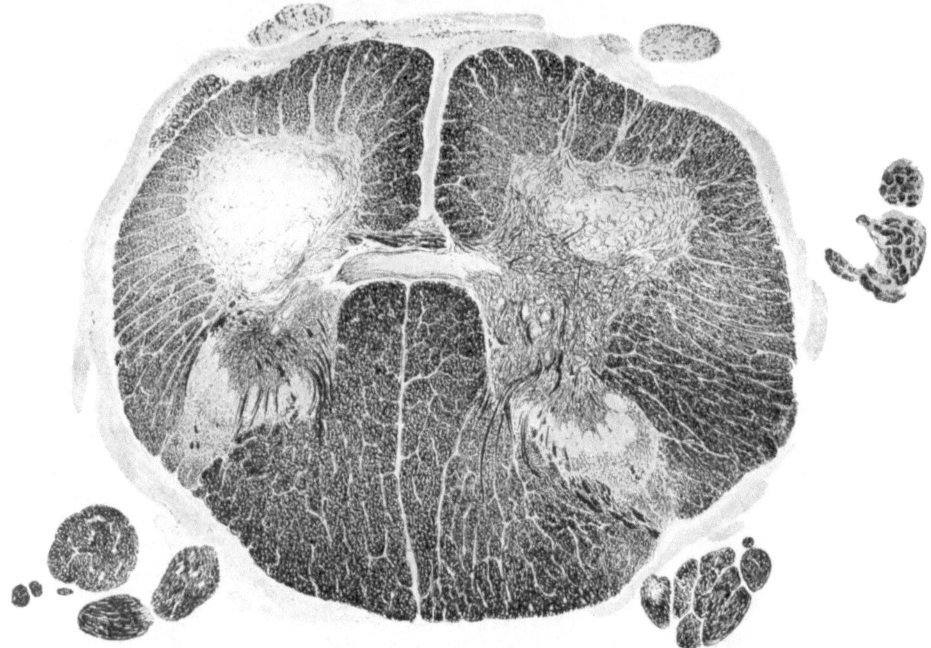

Abb. 299. Endstadium einer Poliomyelitis. Markscheidenpräparat, Übersichtsbild. Fast
vollständige degenerative Atrophie des linken, geringe des rechten Vorderhorns.

vornehmlich in einer fleckförmigen Entmarkung, wie es die Abb. 300 an einem
frischen Herde zeigt. Bei der Mehrzahl der Plaques ist das ja der wesentlichste
nervöse Ausfall, so daß die Architektur nicht verwischt wird (vgl. Abb. 75
u. 76). Es bleiben trotz der exzedierenden Wucherung der faserigen Glia die
Grundzüge des Aufbaues bewahrt. — Aber es gibt bei der multiplen Sklerose
auch Herde mit groben Zerstörungen und diese gehören zusammen mit den
sklerotischen Endzuständen z. B. der „gewöhnlichen" Myelitis, der Poliomyelitis anterior usw. in die andere Gruppe: in die Reihe der gliösen Endzustände mit Vernichtung des ursprünglichen Aufbaues.

Störungen in der Architektonik können auch die diffusen chronischen
Entzündungen machen, wie jeder von Nissls Lehren her weiß. Wo der para-
lytische Prozeß in bestimmten Bezirken eine verstärkte Ausbildung erfahren
hat und nach weitgehender Zerstörung zur Ruhe, vielleicht zur lokalen Aus-

heilung gekommen ist, sehen wir nicht bloß eine Störung, sondern eine völlige Vernichtung des tektonischen Gefüges, obschon hier entsprechend dem Verhalten der Rindenglia keine so kompakte Gliaverfilzung zu resultieren pflegt, wie in den meisten anderen Bezirken des Zentralorgans.

Die Einzelheiten der proliferativen bzw. reparativen Vorgänge und ihrer Beziehungen zur alterativen Schädigung würden uns zu weit in das Gebiet der speziellen Pathologie führen. Nur das Verhalten des mesodermalen

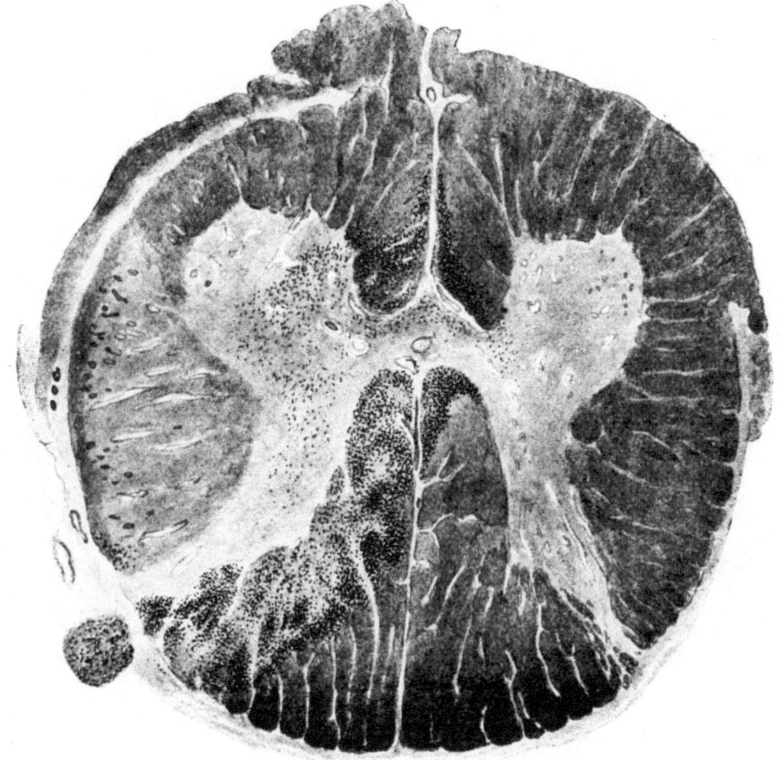

Abb. 300. Frischer Herd bei einer alten multiplen Sklerose. Marchische Chromosmiummethode.

Anteils bei der histiogenen Reaktion sei kurz erwähnt. Das Mesoderm beteiligt sich an dieser nicht nur durch die Lieferung freier phagozytärer Wanderzellen, sondern oft auch dadurch, daß es zusammen mit der Glia faseriges Stützgewebe bildet und daß von seinen Gefäßen neue aussprossen. Bei den durch die entzündliche Noxe direkt bewirkten Nekrosen, wie bei den indirekt bedingten, zirkulatorischen Einschmelzungen ist nach dem, was über die Erweichung infolge von Zirkulationsstörungen früher gesagt worden war, die aktive Teilnahme des Mesoderms an der Reparation selbstverständlich. Ferner ist ein Charakteristikum des Abszesses die Bildung von „Granulationsgewebe", also von jungem Bindegewebe mit reichen neugebildeten Gefäßen. Aber auch wo grobe Kolliquationsnekrosen nicht in die Erscheinung treten, ist mit verfeinerten Methoden eine Mitbeteiligung des Mesoderms an den

histiogenen Vorgängen erweisbar. So fand ich bei der multiplen Sklerose
in der Peripherie der Herde mesenchymale Netze und Gefäßvermehrung
(Abb. 138), und ich erwähnte bereits, daß diese Bilder denen gleichen, die wir
bei der Paralyse, zumal bei der juvenilen Form treffen (S. 203). Es scheint
mir aber, daß bei diesen Prozessen das Mesoderm das Bild der Endzustände
weniger deutlich bestimmt, als das der voraufgehenden Phasen. In diesem
Sinne sprechen Befunde, die wir bei der sklerosierenden Entzündung des

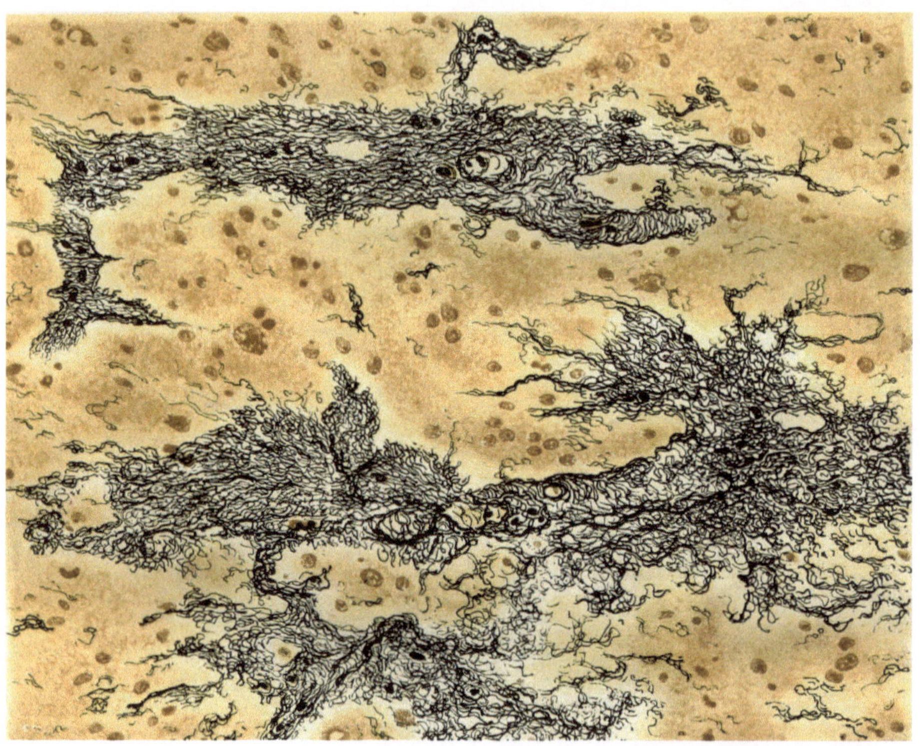

Abb. 301. Alter Herd einer sklerosierenden Enzephalitis des Hemisphärenmarkes. Tanninsilberpräparat nach Achúccaro - Klarfeld. Sehr starke Proliferation des Mesenchyms
um die Gefäße. Die Adventitialgrenze ist fast überall durch die in dichten Zügen vor-
drängende Faserung verwischt. Die mesenchymalen Bündel und Büschel sind in die
(schmutziggelb gefärbte) dichte Gliafasermasse vorgesproßt.

Hemisphärenmarkes erheben konnten und von denen Abb. 301 eine Illustration gibt. Bei diesem Prozeß, der zumeist einen raschen und ausgedehnten
degenerativen Zerfall bewirkt und wo wir neben reichlichen Infiltraten anfangs
einen Status spongiosus sehen, wuchert das Mesenchym zusammen mit der
Glia. Es ist nicht etwa das Bild, wie wir es bei der Organisation einer zirkulatorisch bedingten Erweichung sehen — Zirkulationsstörungen liegen ja auch
nicht vor —, sondern die histiogene Reaktion der Glia wie des Mesenchyms geht nebeneinander. So kommt es zu inniger Durchmischung der
Fibroblastenzüge und der zellreichen Glia und später zur Durchflechtung der
faserigen Produkte beider Gewebe, wie ich es hier in Abb. 301 wiedergegeben habe.

Bei diesem Prozeß, wie bei manchen anderen zentralen Entzündungen, erkennen wir den mitbestimmenden **Einfluß der Gefäßversorgung** auf die Lokalisation. Wir hatten schon im voraufgehenden Kapitel darauf hingewiesen. In den Endzuständen decken sich die Krankheitsbezirke dieses Prozesses und der Arteriosklerose des Hemisphärenmarkes; bei beiden bleiben die Zonen unmittelbar unter der Rinde, so auch die Fibrae arcuatae durchschnittlich in auffälliger Weise verschont. In einem anderen Gefäßbezirk, nämlich in dem unmittelbar subkortikalen, an der Grenze zwischen Mark und Rinde, wo also auch die Bogenfasern verlaufen, hat die häufigste Form der Enzephalitis des Kindesalters ihren Hauptsitz. Bei anderen Entzündungen sind bestimmte basale Gefäßbezirke oder auch umschriebene graue Massen vornehmlich getroffen. Bei der Heine-Medinschen Krankheit endlich hält sich der Entzündungsprozeß besonders an das Ausbreitungsgebiet der Arteria centralis.

Entzündung und Krankheitsprozeß.

Wenn wir die histopathologischen Bilder bei der Schlafkrankheit analysieren, so läßt sich der Komplex der Erscheinungen in die Einzelfaktoren der Entzündung aufteilen: mit den vaskulären, infiltrativen Erscheinungen — der lymphogenen Reaktion — verbinden sich die regressiven Veränderungen am Parenchym und die proliferativen Vorgänge des Interstitiums. Oder suchen wir einen lokalen Entzündungsprozeß, wie die akute Poliomyelitis, zu zerlegen, so bleibt nichts von Veränderungen, das sich nicht dem Entzündungssyndrom einordnen ließe.

Anders bei der Paralyse. Hier geht das histologische Gesamtbild **nicht restlos in der Entzündung** auf. Es bleiben Veränderungen, die neben den entzündlichen Haupt- und Begleiterscheinungen mit einer gewissen Selbständigkeit hergehen. Gerade die Vergleichung, die ich zwischen Schlafkrankheit und Paralyse früher durchzuführen suchte, brachte eine Bestätigung der Lehre von **Nissl** und **Alzheimer**, daß bei der Paralyse noch **rein degenerative**, nicht zum Entzündungssyndrom gehörige Veränderungen vorhanden sind, welche eben dem bloßen Entzündungsprozeß der Schlafkrankheit fehlen.

Der Einspruch gegen diese Lehre, die ich auch durch Untersuchung inzipienter Paralysen zu stützen suchte, wuchs seit der Entdeckung der Spirochäten im paralytischen Gehirn durch **Noguchi** und seit ihrer bewundernswerten Erforschung durch **Jahnel**. Die unbefriedigende Lehre von der Metalues, der die serologischen Ergebnisse entgegenstanden und die sich nach meinen früheren Darlegungen auch anatomisch nicht begründen ließ, war dadurch aus der Welt geschafft. Die Veränderungen im Zentralorgan dürfen als sichere, mehr oder weniger unmittelbare Folgen der Wirksamkeit des Erregers angesehen werden. Aber mit der Ätiologie wurde die pathologische **Anatomie** verquickt; es wurde die selbständige Parenchymveränderung geleugnet und die Paralyse lediglich als Entzündung bewertet — dem ätiologischen Faktor zuliebe. Wir haben uns durch die dafür vorgebrachten Argumente nicht überzeugen lassen können.

Um ein Nebeneinander von echten Entzündungserscheinungen und davon unabhängigen degenerativen Vorgängen zu beweisen, hat man natürlich zu bedenken, daß die vaskulären, **infiltrativen** Erscheinungen als das maßgebendste Symptom im Entzündungskomplex in etwas späteren Phasen **nicht mehr** vorhanden zu sein brauchen und daß die Ausfälle doch entzündlicher Genese sein können. Das finden wir z. B. im Endstadium der Staupe, wie auch bei der Paralyse selbst: wir sehen den entzündlichen Prozeß bei der Paralyse **stellenweise** zur Ruhe gekommen oder „ausgeheilt", ähnlich wie bei der multiplen Sklerose. Und wir wissen auch von den Erkrankungen der Niere her, daß bei manchen chronischen Entzündungen die exsudativen Vorgänge zeitweise ganz aufhören. Aber es gibt bei der Paralyse, wie bei manchen anderen chronischen Entzündungen meines Erachtens beweiskräftige Zeichen für die in Frage stehende Behauptung. Akute rein degenerative Veränderungen bei inzipienter Paralyse, die Zerfallserscheinungen im Hinterhauptslappen, mancherlei Degenerationen am Kleinhirn, systematisch ablaufende Erkrankungen bestimmter Faserzüge sprechen in diesem Sinne. Dazu kommen klinische und allgemein biologische Tatsachen, wie sie neuerdings auch Hauptmann geltend gemacht hat.

Außer der Paralyse aber gibt es noch andere Krankheiten, bei denen Entzündung und Gesamtkomplex sich ebenfalls nicht decken. Creutzfeldt hat für die Encephalitis lethargica dargelegt, daß neben den entzündlichen Erscheinungen und räumlich unabhängig davon auch ausgebreitete degenerative Veränderungen bestehen. Und Klarfeld hat die gleichen Feststellungen zum Ausgang einer interessanten allgemeinen Studie genommen, welche die verschiedenartigen Äußerungen einer infektiösen Schädlichkeit im gleichen Krankheitsfall behandelt. Er zieht dabei noch die Befunde in manchen Fällen von Lyssa in Betracht, sowie die Feststellungen, die ich beim Fleckfieber machen konnte. Bei dieser Infektionskrankheit sind die pathologisch-anatomischen Bilder besonders vielgestaltig, so daß man ihr nach meinem Dafürhalten eine bestimmte Etikette nicht anheften kann. Ausgesprochen entzündliche diffuse Veränderungen gehen neben reinen herdförmigen Proliferationen, und neben den nicht entzündlichen herdförmigen Wucherungen steht die entzündliche Herdentwicklung. Umschriebene Exsudationen kommen in der Nähe zirkumskripter reiner Proliferationen vor. Diese so außerordentliche Vielgestaltigkeit und vor allem die scheinbar so auffällige Gegensätzlichkeit zwischen einer nicht exsudativen Herdproliferation und einer entzündlich gestalteten Herdveränderung dürfte — wie ich früher auseinandergesetzt habe — wieder einmal beweisen, „daß das gleiche ursächliche Agens Veränderungen verschiedener morphologischer Dignität bewirken kann und daß alles natürliche Geschehen „Übergang" ist".

Literatur.

Alzheimer, Histologische Studien zur Differentialdiagnose der progressiven Paralyse. Nissls histol. u. histopathol. Arb. 1. — Anton, G. und F. Wohlwill, Multiple nicht eitrige Enzephalomyelitis und multiple Sklerose. Zeitschr. f. d. ges. Neurol. u. Psych. 12. — Aschoff, Weshalb kommt es zu keiner Verständigung über den Krankheits- und Entzündungsbegriff? Berl. klin. Wochenschr. 1917. Nr. 3. — Derselbe, Zur Begriffsbestimmung der Entzündung. Zieglers Beitr. 68. 1. 1921. — Askanazy, M., Der Ursprung und die Schicksale der farblosen Blutzellen. Münch. med. Wochenschr. 1904, Nr. 44, 45. — Derselbe, Die Gefäßveränderungen bei der akuten tuberkulösen Meningitis und ihre Beziehungen zu den Gehirnläsionen. Deutsch. Arch. f. klin. Med. 1910. 99. — Baumgarten, P., Die Rolle der fixen Zellen in der Entzündung. Berl. klin. Wochenschr. 1900. Nr. 39, 40. — Beneke, R., Über Poliomyelitis acuta. Münch. med. Wochenschr. 1910, Nr. 4. — Berblinger, Diskussion zu Creutzfeldts Vortrag über epidemische Enzephalitis. Zeitschr. f. d. ges. Neurol. u. Psych. Ref. 24. 24. 1921. — Borst, M., Das Verhalten der „Endothelien" bei der akuten und chronischen Entzündung. Würzb. Verh. 31. 1897. Nr. 1. — Derselbe, Chronische Entzündung und pathologische Organisation. Ergebn. d. Path. 4. 1897. S. 461. — Derselbe, Über Entzündung und Reizung. Zieglers Beitr. 63. 1916. — Cerletti, Über verschiedene Enzephalitis- und Myelitisformen bei an Staupe erkrankten Hunden. Zeitschr. f. d. ges. Neurol. u. Psych. 9. 520. — Creutzfeldt, Encephalitis epidemica. Zeitschr. f. d. ges. Neurol. u. Psych. 24. 23. 1921. — v. Economo, Die Encephalitis lethargica. Jahrb. f. Psych. u. Neurol. 38. 1917. — v. Fieandt, H. Pathogenese und Histologie der experimentellen Meningeal- und Gehirntuberkulose. Homéns Arb. 1911. 3. S. 235. — Friedmann, Zur Histologie und Formeneinteilung der akuten, nicht eitrigen genuinen Enzephalitis. Neurol. Zentralbl. 1885 u. 1889. — Derselbe, Studien zur pathologischen Anatomie der akuten Enzephalitis. Arch. f. Psych. 1890. 21. — Derselbe, Zur Lehre, insbesondere zur pathologischen Anatomie der nichteitrigen Enzephalitis. Deutsche Zeitschr. f. Nervenheilk. 14. 1898. — v. Gierke, Die oxydierenden Zellfermente. Münch. med. Wochenschr. 1911. H. 44. — Gräff, Siegfried, Eine Anweisung zur Herstellung von Dauerpräparaten bei Anwendung der Naphtholblau-Oxydasereaktion. Zentralbl. f. allgem. Pathol. 27. 313. 1916. — Derselbe, Die Anwendung neuerer, histologischer Untersuchungsmethoden für das Auge. Klin. Monatsbl. f. Augenheilk. 1918. 61. — Groß, W., Über Encephalitis epidemica. Zeitschr. f. d. des. Neurol. u. Psych. 1921. 63. — Gruber, Georg B., Über den Charakter der Entzündung bei der Meningokokken-Meningitis. Virchows Arch. 228. 216. 1920. — Hauptmann, Die Spirochäten im Zentralnervensystem bei progressiver Paralyse. Zentralbl. f. d. ges. Neurol. u. Psych. 25. 205. 1921. — Helly, Diskussion zum Referat Marchand-Sternberg. Verh. d. Deutsch. pathol. Ges. 16. Tag. 1913. — Henneberg, Die Myelitis. Lewandowskys Handb. d. Neurol. 2. Jul. Springer. 1912. — Herxheimer, Über den „Reiz"-, „Entzündungs"- und „Krankheits"-Begriff. Zieglers Beitr. 65. 1919. — Herzog, Experimentelle Untersuchungen über die Einheilung von Fremdkörpern. Zieglers Beitr. 61. 1915. — Derselbe, Zur Pathologie der Encephalitis epidemica. Deutsche Zeitsch. f. Nervenheilk. 70. 1921. — Homén, E. A., Experimentelle und pathologische Beiträge zur Kenntnis der Hirnabszesse. Homéns Arb. 1913. N. F. 1. — Derselbe, Experimentelle und pathologisch-anatomische Beiträge zur Kenntnis der infektiös-toxischen, nichteitrigen Enzephalitis. Homéns Arb. a. d. path. Inst. Helsingfors. 1919. — Jahnel, Über einige Beziehungen der Spirochäten zum paralytischen Krankheitsvorgang. Zeitschr. f. d. ges. Neurol. u. Psych. 42. 1918. — Jakob, Zur Pathologie der diffusen infiltrativen Enzephalomyelitis. Zeitschr. f. d. ges. Neurol. u. Psych. 27. 1915. — Jastrowitz, Studien über die Enzephalitis und Myelitis des ersten Kindesalters. Arch. f. Psych. u. Nervenkrankh. 3. 162. 1871. — Jores, Einwände gegen den Aschoffschen Entzündungsbegriff. Frankf. Zeitschr. f. Pathol. 23. 1920. — Kiyono, K., Die vitale Karminspeicherung. G. Fischer, Jena 1914. — Klarfeld, Zur Histopathologie der experimentellen Blastomykose des Gehirns. Zeitschr. f. d. ges. Neurol. u. Psych. 58. 1920. — Derselbe, Einige allgemeine Bestrahlungen zur Histopathologie des Nervensystems auf Grund von Untersuchungen bei Encephalitis epidemica. Erscheint i. d. Zeitschr. f. d. ges. Neurol. u. Psych. — Klemensiewicz, Die Entzündung. Jena. 1908. — Kuhn und Steiner, Über die Ursache der multiplen Sklerose. Med. Klin. 1917. — Löhlein, Die Gesetze der Leukozytentätigkeit bei entzündlichen Prozessen. Jena 1914. — Lubarsch, Zur Klärung des Krankheits- und Entzündungsbegriffs. Berl. klin. Wochenschr. 1917. 1125. — Derselbe, Zur Kenntnis der im Gehirnanhang vorkommenden Farbstoffablagerungen. Berl. klin. Wochenschr. 1917. S. 65. — Derselbe, Kapitel „Entzündung". Aschoffs Lehrb. d. pathol. Anat. 1921. — Marburg, Die sog. akute multiple Sklerose. Jahrb. f. Psych. 27. — Marchand, F., Über die Bedeutung der großkernigen Wanderzellen bei der durch Einführung kleiner Fremdkörper in die Bauchhöhle erzeugten Entzündung. Sitz.-Ber. d. Ges. z. Förd. d. ges. Naturw., Marburg 1897. Nr. 6. — Derselbe, Über die bei Entzündungen in der Peritonealhöhle auftretenden Zellformen. Verhandl. d. Deutsch. pathol. Ges. 1. Tag. Düsseldorf. 1898. — Derselbe, Über Klasmatozyten, Mastzellen und Phagozyten des Netzes. Verhandl. d. Deutsch. pathol. Ges. 1901. 4. S. 124. — Derselbe, Der Prozeß der Wundheilung. Deutsch. Chirurgie, herausg. v. Bruns u. v. Bergmann. 16. Lief. 1901. — Derselbe, Über die histologischen Veränderungen bei der Pest. Münch. med. Wochenschr. 1903. — Derselbe, Über die Herkunft der Lymphozyten und ihre Schicksale bei der Entzündung. Verhandl. d. Deutsch. pathol. Ges. 1913. Zentralbl. f. allg. Pathol. 24. — v. Marschalko, Über die sog. Plasmazellen, ein Beitrag zur Kenntnis der Herkunft der entzündlichen Infiltrationszellen. Arch. f. Dermatol. u. Syphil. 30. — Derselbe, Zur Plasmazellenfrage. Zentralbl. f. allg. Pathol. u. pathol. Anat. 1899. 10. S. 851. — Maximow, Untersuchungen über Blut und Bindegewebe. Arch. f. mikr. Anat. 73. 1900. S. 444. — Derselbe, Experimentelle Untersuchungen über die entzündliche Neubildung am Bindegewebe. Zieglers Beitr. Supplementheft. 1902. — Derselbe, Über Zellformen des lockeren Bindegewebes. Arch. f. mikrosk. Anat. 1906. 38. — Metschnikoff, El., Leçons sur la Pathologie comp. de l'inflammation. Paris 1892. — Meyer, E., Plasmazellen im normalen Ganglion Gasseri des Menschen. Anat. Anz. 1906. 28. S. 81. — Neubürger, Fall Jäger. Nissls Beitr. 4. Heft. 1921. — Derselbe, Über diffuse Hirnsklerose. Zeitschr. f. d. ges. Neurol. u. Psych. 1921. — Nissl, Zur

Histopathologie der paralytischen Rindenerkrankung. Nissls histol. u. histopathol. Arb. 1. 1904. — Derselbe, Über einen Fall von Geistesstörung bei einem Hund. Zentralbl. f. Nervenheilk. 1900. — Derselbe, Histopathologie und Spirochätenbefunde. Zeitschr. f. Neurol. u. Psych. 1919. 44. Heft 3/5. — Oppenheim und Cassirer, Die Enzephalitis. Wien. 1907. — Orsós, Diskussion zum Referat Marchand-Sternberg. Verhandl. d. Deutsch. pathol. Ges. 16. Tag. 1913. — Orth, J., Über Exsudatzellen im allgemeinen und die Exsudatzellen bei verschiedenen Formen von Meningitis im besonderen. Deutsche med. Wochenschr. 1906. Nr. 3. — Pappenheim, Diskussion zum Referat Marchand-Sternberg. Verhandl. d. Deutsch. pathol. Ges. 16. Tag. 1913. — Perusini, Supra speciale cellule degli infiltrati nel sistema nervoso centrale. Ann. dell' istituto psych. di Roma. 3. — Pindikovski, Ein pathologisch-anatomischer Beitrag zur Keratitis e lagophthalmo im Anfangsstadium. Klin. Monatsbl. f. Augenheilk. 1918. 61. — Raecke, s. Siemerling. — Derselbe, Die Dementia paralytica eine Spirochätenerkrankung des Gehirns. Arch. f. Psych. 58. 1918. — Ranke, O., Beiträge zur Lehre von der Mening. tuberculosa. Nissls histol. und histopathol. Arb. ü. d. Großhirnrinde. 2. 1908. 252—347. — Ribbert, Die Bedeutung der Entzündung. Bonn. 1905. — Derselbe, Lehrbuch der Pathologie. Leipzig. 1920. 7. Aufl. — Schaffer, J., Die Plasmazellen. Jena. 1910. — Schmaus, Die Anwendung des Entzündungsbegriffes auf die Myelitis. Deutsche Zeitschr. f. Nervenheilk. 26. 1904. — Schob, Leukozytenherde, Nekrosen und Spirochätenansammlungen bei Paralyse. Erscheint i. d. Zeitschr. f. d. ges. Neurol. u. Psych. — Schridde, H., Studien und Fragen zur Entzündungslehre. Jena. 1910. — Derselbe, Untersuchungen zur Entzündungsfrage. Die Entstehung der kleinzelligen Infiltrate in der Niere bei Scharlach und Diphtherie. Zieglers Beitr. 1912. — Schröder, Konkrementbildung und kolloide Plasmazellen in der paralytischen Hirnrinde. Zeitschr. f. d. ges. Neurol. u. Psych. 63. 1921. — Derselbe, Paralyse und Entzündung. Zeitschr. f. d. ges. Neurol. u. Psych. 53. 1920. — Schultze, W. H., Die Oxydasereaktion an Gewebsschnitten und ihre Bedeutung für die Pathologie. Zieglers Beitr. 45. 1909. — Schultze, W. H., Zur Technik der Oxydasereaktion (Indophenolblausynthese). Zentralbl. f. allgem. Pathol. u. pathol. Anat. 38. Nr. 1. 1917. — Siemerling und Raecke, Beitrag zur Klinik und Pathologie der multiplen Sklerose mit besonderer Berücksichtigung ihrer Pathogenese. Arch. f. Psych. 53. 1914. — Spatz, Hämosiderin bei Paralyse. Zentralbl. f. d. ges. Neurol. u. Psych. 27. 1921. — Spielmeyer, Die Diagnose „Entzündung" bei Erkrankungen des Zentralnervensystems. Zeitschr. f. d. ges. Neurol. u. Psych. 1914. 25. — Derselbe, Die Behandlung der progressiven Paralyse. Arch. f. Psych. 50. — Derselbe, Anatomie der Paralyse und Spirochätenbefunde. Zeitschr. f. d. ges. Neurol. u. Psych. 61. 1918. — Derselbe, Die Trypanosomenkrankheiten und ihre Beziehungen zu den syphilogenen Nervenkrankheiten. Gustav Fischer. Jena. 1908. — Derselbe, Die zentralen Veränderungen beim Fleckfieber und ihre Bedeutung für die Histopathologie der Hirnrinde. Zeitschr. f. d. ges. Neurol. u. Psych. 47. 1919. — Steiner, Über experimentelle multiple Sklerose. Zeitschr. f. d. ges. Neur. u. Psych. Ref.-Teil. 17. 491. 1919. — Derselbe, siehe Kuhn und Steiner. — Sternberg, Über die Rolle der Lymphozyten bei den chronischen infektiösen Entzündungen. Zentralbl. f. allg. Pathol. 24. Erg.-Bd. 1913. — Thoma, R., Über die Entzündung. Berl. klin. Wochenschr. 1886. — Derselbe, Lehrbuch der allgemeinen pathologischen Anatomie. 1894. — Unna, Diskussion zum Referat Marchand-Sternberg. Verhandl. d. Deutsch. pathol. Ges. 16. Tag. 1913. (S. a. Literatur zu „Mesodermales Gewebe"). — Vogt, Das Vorkommen von Plasmazellen in der menschlichen Hirnrinde. Monatsschr. f. Psych. u. Neurol. 1901. 3. — Wallgren, Axel, Pathogenese und Histologie der experimentellen Lebertuberkulose. Homéns Arbeiten. 1911. 3. S. 139. — Derselbe, Zur Kenntnis der feineren Histologie und Pathogenese der Heine-Medinschen Krankheit. Arb. a. d. pathol. Inst. d. Univ. Helsingfors. Neue Folge. — Walter, Zur Histopathologie der akuten Poliomyelitis. Deutsche Zeitschr. f. Nervenkrankh. 45. 2. — Weidenreich, Fr., Die Leukozyten und verwandte Zellformen. Wiesbaden. 1911. — Wickman, Studien über Poliomyelitis acuta. Arb. a. d. pathol. Inst. v. Helsingfors. 1905. 1. S. 117. — Wohlwill, Die Veränderungen des Zentralnervensystems beim Typhus exanthematicus. Arch. f. Dermatol. u. Syphil. 132. 1921. — Derselbe, Pathologisch-anatomische Untersuchungen am Zentralnervensystem nervengesunder Syphilitiker. Arch. f. Psych. 59. 1918. — Ziegler, E., Über entzündliche Bindegewebsneubildung. Verhandl. d. deutsch. pathol. Ges. 1902. 5. S. 28. — Zieler, Karl, Über Exsudatzellen bei der akuten aseptischen Entzündung des Bindegewebes. Zentralbl. f. allg. Pathol. u. pathol. Anat. 1907. 18.

Regeneration.

Regenerative Vorgänge im Zentralnervensystem.

Die Frage, ob es an den Nervenfasern im Zentralorgan zur Regeneration kommen kann, wurde lange Zeit bestimmt verneint. Und wir können auch hier gleich betonen, daß es tatsächlich eine anatomisch erfolgreiche Regeneration und physiologische Restitution zentraler Faserzüge beim Menschen und den Säugern nicht gibt. Wohl aber ist besonders in den beiden letzten Dezennien erwiesen worden, daß regenerative Phänomene an zentralen Nervenfasern vorkommen, wenn solche Vorgänge auch bald „stecken bleiben". Bielschowsky beschreibt Neubildungen von Achsenzylindern z. B. in der Umgebung von Rückenmarksgeschwülsten und von Kompressionen. Auch wir haben hier ähnliches gesehen. Pfeiffer beobachtete regenerative Vorgänge an Nervenfasern in den Narben von Hirnpunktionen. Besonders ist man am Neugeborenen der Klärung dieser Frage nachgegangen, da ja im unreifen Organismus entsprechend der geringeren Differenzierungshöhe die günstigsten Bedingungen zur Regeneration gegeben sind, wie das von allen Organen her bekannt ist. So hat Borst nach Einfügung kleiner Röhrchen in die Hirnsubstanz des neugeborenen Tieres das Eindringen neugebildeter, sich allmählich mit Mark umkleidender Nervenfasern festgestellt. Sehr ausgedehnte Untersuchungen hat Cajal vorgenommen. Er hat bei Durchschneidungen im Markweiß des Groß- und Kleinhirns ein Vorwachsen neuer Achsenzylinder, zumal aus Seitensprossen der Ursprungsfaser beobachten können. Er beschreibt Regenerationskeulen, von denen feine Fäserchen ausgehen, außerdem fand er feine, scharf konturierte, sich aufsplitternde Fäserchen. Manche von ihnen enden mit knopfartigen Anschwellungen. Aber Cajal selbst erwähnt, daß derartige neugebildete Nervenfäserchen regressive Umwandlungen erfahren können, und so sehen wir schon an seinen Darstellungen, wie schwer es ist, „Wachstumskeulen" von Achsenzylinderauftreibungen, wie wir sie bei der traumatischen Degeneration beschrieben haben, also neugebildete von persistierenden alten und veränderten Fasern zu unterscheiden. Mit besonderem Nachdruck hat Koichi Miyake auf Grund seiner im Obersteinerschen Institute gemachten Studie auf diese Schwierigkeiten hingewiesen. Auftreibungen von der Art der Cajalschen Wachstumskeulen fand er schon 24 Stunden nach der Durchschneidung, wo man also nicht wohl ein so weit entwickeltes Regenerationszeichen erwarten kann. Die Schwierigkeiten sind hier im zentralen Gewebe (Miyake durchschnitt das Rückenmark) wohl noch wesentlich größer als am peripheren Nerven (s. S. 467, Abb. 309). Auch Spatz betont in seinen experimentellen Arbeiten die Schwierigkeiten, regenerative Erscheinungen an zentralen Nervenfasern von degenerativen zu trennen. Diese Schwierigkeiten wachsen noch dadurch, daß häufig die Ansätze zur Regeneration wieder dem Untergang anheimfallen; die dabei entstehenden Bilder sind nicht sicher zu deuten. Das gilt insbesondere für jene Achsenzylinderauftreibungen, die bei multipler Sklerose, Tabes, senilen Plaques als regenerative Bildungen beschrieben worden sind und von denen im Kapitel „Nervenfasern" die Rede war. Ich sehe bis jetzt keinen sicheren Beweis dafür erbracht, daß diese Gebilde wirklich progressiver Natur wären.

Im ganzen können wir sagen, daß die Versuche zur Regeneration zentraler Nervenfasern unter pathologischen Bedingungen und selbst beim Neugeborenen keine erheblichen sind und daß es beim ersten Anlauf bleibt. Der durchgreifende Unterschied, der somit gegenüber den Befunden an peripheren Nerven besteht, ist meines Erachtens vornehmlich darin begründet, daß diese letzteren mit den verhältnismäßig primitiven Schwannschen Zellen ausgestattet sind (s. S. 477).

In diesem Zusammenhange sei die häufig behandelte Frage nach dem Proliferationsvermögen der Ganglienzellen gestreift. Im allgemeinen gilt, daß die Ganglienzellen in der postembryonalen Zeit keine Fähigkeit zur Zellteilung haben. Eine Ausnahme machen — soviel sich heute darüber sagen läßt — nur die Ganglienzellen der Netzhaut. Hier ist es Schreiber und Wengler durch Injektion von Scharlachöl in das Auge gelungen, neben degenerativen Veränderungen lebhafte Zellproliferationen zu erzeugen und dabei Mitosen an Ganglienzellen durch verschiedene Phasen bis zur vollendeten Kern- und Zellteilung zu verfolgen. An den Ganglienzellen des Zentralorgans selbst ist das bisher noch nicht beobachtet worden. Nur am indifferenten Keimmaterial des Kleinhirns neugeborener Kaninchen und Katzen fand Ranke unter Einwirkung des Scharlachöls eine abnorm starke Proliferation. An den „fertigen" Ganglienzellen des Erwachsenen ist die Fähigkeit zur Vermehrung bisher nicht einwandfrei beobachtet worden. Als Ansätze dazu aber könnte man jene amitotischen Kernvermehrungen ohne Zellteilung auffassen, von denen im Ganglienzellkapitel die Rede war (S. 43). Wir erwähnten, daß auch bei Krankheitsprozessen des Erwachsenen mehrkernige Ganglienzellen hier und da gesehen werden, und zwar in weitaus größerer Zahl als unter normalen Bedingungen, wo sie ja auch vorkommen. So kann man vermuten, daß selbst nach abgeschlossener Entwicklung gewisse Schädlichkeiten eine solche Kernvermehrung ohne Zellteilung bedingen möchten. Doch sind auch in der Entstehung mehrkerniger Ganglienzellen überwiegend solche Noxen wirksam, welche das in Entwicklung begriffene Nervensystem treffen (s. S. 44).

Regeneration am peripheren Nerven.

Im Vordergrund des Interesses steht — schon aus praktischen Gründen — die Regeneration des peripheren Nerven. Die Zeiten sind wohl vorbei, wo man glaubte, der durchtrennte Nerv könne auch in der Weise „per primam" zusammenheilen, daß die zentralen und die peripheren Nervenfaszikel sich unmittelbar zusammen verbinden und daß so die Funktion hergestellt würde. Immerhin wurde sogar noch in diesem Kriege hier und da behauptet, daß beim Menschen „Schnellheilungen" vorkämen, die nicht recht zu der von den Sachverständigen vertretenen Annahme paßten, wonach der periphere Abschnitt erst zerfällt und dann unter Mitwirkung des zentralen Teiles wieder aufgebaut, oder, wie man gern sagt, „neurotisiert" wird. Bethe betont mit Recht, daß man Berichten über solche Schnellheilungen absolute Skepsis entgegenbringen müsse. Bei Tieren, bei denen man die Dinge im Experiment genau anatomisch und physiologisch kontrollieren und die Wirkung von Anastomosen usw. ermitteln kann, sieht man so etwas nicht. Auch von den führenden Neurologen ist ja ausdrücklich auf die Fehlerquellen hingewiesen worden, welche für die irrtümliche Annahme einer Schnellheilung maßgebend sein können. Ich habe während des Krieges ein außerordentlich großes Material klinisch und anatomisch zu untersuchen Gelegenheit gehabt und niemals eine Schnellheilung gesehen. Aber freilich sind die Unterschiede in dem zeitlichen Verlauf der Regeneration in den einzelnen Fällen und besonders auch bei den einzelnen Nerven ganz außerordentlich groß, und auch ich habe Fälle von ungewöhnlich rascher Regeneration gesehen, wie z. B. eine Armplexusdurchtrennung, die sich nach kaum zwei Monaten vollständig wiederhergestellt hatte. Durchschnittlich aber braucht ein größerer peripherer Nerv, wie der Radialis für die völlige Wiederherstellung der Funktion etwa 1 Jahr, häufig noch länger, und manche Nerven, wie der Ischiadikus, regenerieren sich vielfach erst nach 2—3 Jahren. Dabei kann man, zumal beim Radialis, die Anfänge einer Wiederkehr der Regeneration und Funktion oft schon in den ersten Monaten beobachten.

Bei der Darstellung der Neubildung des durchtrennten peripherischen Nerven geht man gewöhnlich von der Erörterung der beiden einander entgegenstehenden Lehren aus: nämlich, daß die einen behaupten, der Nerv wachse aus (zentrogenetische Theorie), während die anderen meinen, der Nerv sei plurizellulärer Genese. Die Anhänger der Neuronenlehre sehen in der Art der Regeneration des peripheren Nerven eine Hauptstütze ihrer Theorie und machen kurzen Prozeß mit den alten, zuerst von Neumann und von Büngner erhobenen Befunden (s. u.). Die anderen dagegen — besonders die Begründer der Fibrillenforschung und an ihrer Spitze Bethe — finden in den Vorgängen bei der Nervenregeneration einen wichtigen Beweis gegen die Richtigkeit der Neuronenlehre. In diesem Zusammenhang wird in der Regel auf die Ergebnisse der Entwicklungsgeschichte verwiesen. Beide Parteien sehen in der embryologischen Entstehung der peripheren Nervenfasern eine wichtige Ergänzung der Beweisführung; während aber die ersteren an den Befunden von His, wonach der Achsenzylinderfortsatz aus der Zelle frei bis in die Peripherie vorwächst, festhalten, gilt den Gegnern der Neuronenlehre diese histogenetische Beobachtung durch andere anatomische Befunde erschüttert.

Bei unserer histopathologischen Darstellung möchten wir es vermeiden, mit der Erörterung dieser Streitfragen und ihrer Begründung zu beginnen. Es kommt uns ja in erster Linie auf die histologischen Befunde bei der Regeneration an und nicht so sehr auf deren Deutung. Wir wollen hier zuerst untersuchen, was bei der Regeneration der Nerven vor sich geht, und wollen dann sehen, in welchem Sinne es sich auslegen läßt; wir wollen dabei nicht unterlassen, die schwachen Stellen der Beweisführung zu berühren, und zeigen, wo die Antwort auf Einzelheiten des Problems noch aussteht. Ich verhehle mir nicht, daß es unmöglich ist, sich dabei von einer Beeinflussung durch die eine oder andere Theorie freizuhalten, und daß die Anschauung, für die ich mich selber erkläre, hineinspielen wird. Aber ich glaube, es lassen sich die Dinge, für deren Deutung ein so ungewöhnliches Maß von Affekten auf beiden Seiten aufgebracht worden ist, so schildern, daß Grundsätzliches dagegen nicht einzuwenden ist.

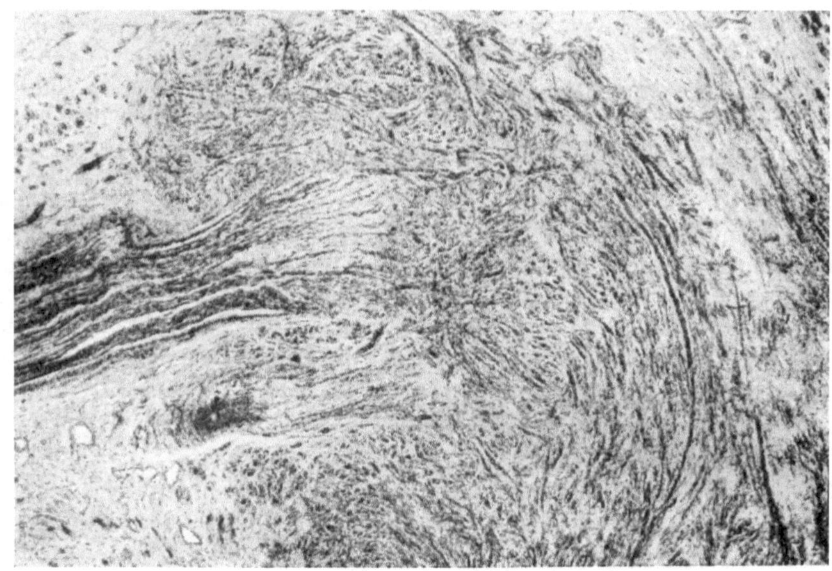

a

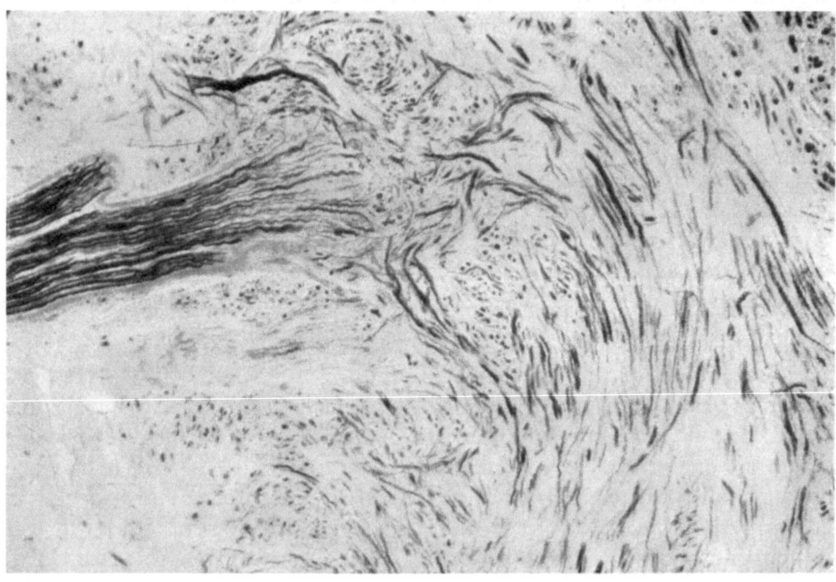

b

Abb. 302a u. b. Zwei aufeinander folgende Schnitte vom Ende des proximalen Nerven-
abschnittes. 302a. Bei der hier angewendeten Kernfärbung (Hämatoxylin) sieht man
in Fortsetzung des erhaltenen alten Nervenstranges die Reihen und Straßen der gewucherten
Schwannschen Zellen. Dem entspricht in 302b bei der Markscheidenfärbung am Gefrierschnitt die Anordnung neugebildeter markhaltiger Nervenfasern; ein Teil der vorsprossenden
Schwannschen Zellketten enthält bereits markhaltige Nervenfasern. 6 Wochen nach der
Durchtrennung.

Übersichtsbilder.

Sehen wir nun, was zunächst geschieht, wenn ein Nerv unterbrochen ist. Der Krieg hat uns reichlich Gelegenheit gegeben, die Degenerations- und Regenerationsphänomene im peripherischen Nerven auch am Menschen zu studieren, und die große Masse des Materials aus verschiedenen Zeiten nach der Verletzung erlaubt es uns, ein Bild über den Ablauf des Prozesses zu konstruieren, das wir durch alte und neue experimentelle Tatsachen am Tiere ergänzen können.

Am zentralen Teil ist das erste eine Wucherung des endo- und perineuralen Bindegewebes. Dieses überzieht das freie Ende des proximalen

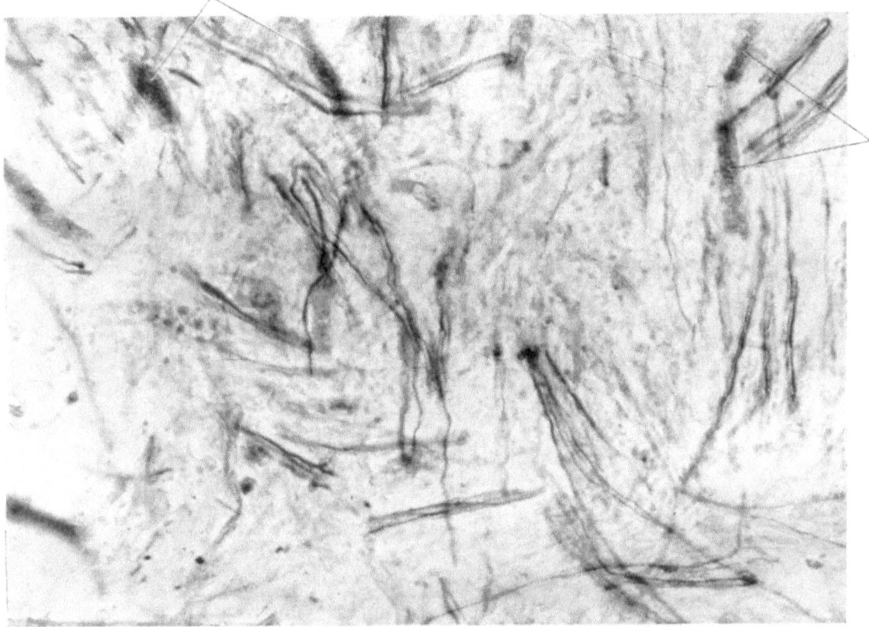

Abb. 303. Bündel neugebildeter Achsenzylinder, entsprechend den kreuz- und querziehenden Schwannschen Zellbändern. Bielschowskys Achsenzylinderimprägnation.

Nerventeiles mit einer bindegewebigen Kappe und in diese hinein sprossen Zellketten, welche sich von den Schwannschen Zellen herschreiben. Das ist das wichtigste Phänomen: die außerordentlich reichliche, durch Mitose erfolgende Wucherung von Schwannschen Zellen, die sich aus dem Bereiche der traumatischen Zerstörung vorschieben und zu synzytialen Plasmazügen werden. Man kann das am einfachsten bei Anwendung irgend einer Kernfärbung erkennen. Das beigefügte Bild (Abb. 302a) zeigt am Ende der 6. Woche nach der Verletzung, wie lebhaft diese Wucherung der Schwannschen Elemente ist und wie sie in ein- und mehrzeiligen Verbänden das perineurale (das Ende des proximalen Abschnittes überziehende) Bindegewebe durchsetzen. Sie laufen dabei kreuz und quer durcheinander. Die einzelnen überaus kernreichen Plasmabänder bilden anscheinend wirre Durch-

flechtungen. Nimmt man nun den gleichen bzw. einen unmittelbar darauf
folgenden (Gefrier-)Schnitt und behandelt ihn nach einer Nervenfasermethode,
also am einfachsten nach der Markscheidenfärbung, so bekommt man ein überraschend ähnliches Bild: man sieht in Abb. 302b, wie die Züge der Markfasern im großen und ganzen den durcheinander laufenden Schwannschen Zellketten der Abb. 302a entsprechen. Nur ist das Gewirr der
Markfasern geringer als das der Zellreihen. Färbt man den Schnitt nach
Bielschowsky, so ist die Neurofibrillenbildung vielfach auch in solchen Zellreihen schon nachzuweisen, wo markhaltige Nervenfasern noch nicht existieren;
der in Abb. 303 bei stärkerer Vergrößerung wiedergegebene Ausschnitt aus
einem ähnlichen Präparate zeigt die durcheinander liegenden Fibrillenbündel.

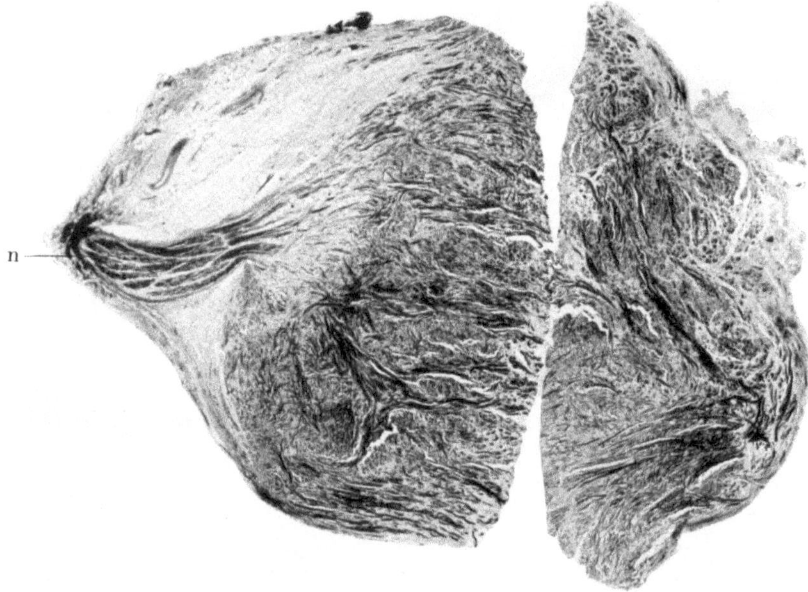

Abb. 304. Amputationsneurom. Übersichtsbild. (Die Geschwulst war bei der Operation
halbiert worden, daher der Spalt.) Übergang des zentralen Nervenendes (n) in die außerordentlich reichen sich durchflechtenden Bänder und Gewinde markhaltiger Nervenfasern.
Markscheidenfärbung am Gefrierschnitt.

Die Markentwicklung erfolgt natürlich später als die Bildung der marklosen
Fasern. Es ist aber auch dann eine nicht unbeträchtliche Reihe von Schwannschen Zellketten übrig, welche noch keine Fibrillen führen.

Bleibt nun der proximale Abschnitt von dem distalen dauernd getrennt,
so wuchern die Schwannschen Zellen noch eine Zeitlang weiter und es kommt
zur Ausbildung des sogenannten Amputationsneuroms, das in den einzelnen
Fällen eine sehr verschiedene Größe erreichen kann (Abb. 304). Auch an diesen
Amputationsneuromen läßt sich bei der vergleichenden histopathologischen
Analyse am Gefrierschnitt zeigen, daß entsprechend der Anordnung der Achsenzylinder und Markfasern Schwannsche Zellreihen dieses aufgetriebene Ende
des Nerven durchziehen.

Am peripherischen Ende erfolgt ebenfalls zuerst (von den Zerfallserscheinungen, die früher behandelt wurden, sehen wir hier natürlich ab) eine
Wucherung des perineuralen Bindegewebes, welches den Kopf des abgetrennten Nerven überzieht, und auch hier kommt es zu einer allerdings durchschnittlich nur geringfügigen Wucherung Schwannscher Zellen, die in Kettenform in dieses Gebiet hineindringen. Das wichtigste Zeichen im abgetrennten
Gebiete ist die Wucherung der Schwannschen Zellen zu „Bandfasern"
(Neumann, von Büngner). Wir sehen, wie die Schwannschen Zellen zunächst mit Zerfallsstoffen belastet sind, aber auch gleichzeitig in lebhafteste
Proliferation geraten. Vielfach bemerken wir Mitosen (Abb. 305); die Zellen
erscheinen plasmareich, die Kerne enthalten viel Chromatin. Die langgezogenen
oder mehr plump stäbchenförmigen Zellen legen sich an- resp. hintereinander
(Abb. 308); dabei kann man die einzelnen Elemente nicht voneinander sondern.
In synzytialer Vereinigung bilden sie Plasmazüge mit eingestreuten
Kernen, „Kernstrangfaserbündel", wie sie Dürck genannt hat. Bleibt die
Vereinigung mit dem zentralen Abschnitt aus und kommt es überhaupt nicht

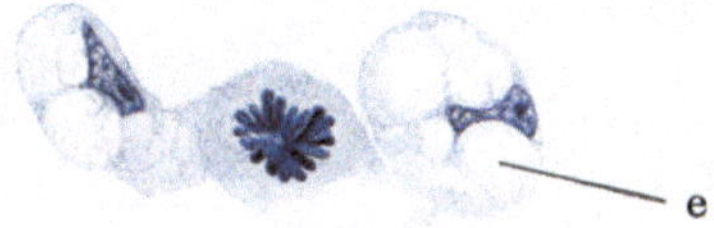

Abb. 305. Zwei Schwannsche Zellen im peripheren sekundär degenerierenden Teil eines
durchfrorenen Nerven (10 Tage nach der Läsion); die eine enthält in ihren Vakuolen
Zerfallsstoffe der Markscheide, die andere befindet sich in Mitose. Daneben eine dem
Endoneurium angehörige Zelle e, welche sich mit Zerfallsstoffen beladen hat. Thionin-
Färbung.

zur Regeneration, so verschmälern sich diese plasmatischen Zellketten und die
ursprünglichen Kaliber des degenerierten peripherischen Teiles, welche von
den Bandfasern voll ausgefüllt waren, werden schmäler. Wir sahen bei Besprechung der Wallerschen Degeneration, wie dann nicht nur das perineurale
Bindegewebe einen im Verhältnis großen Raum einnimmt, sondern wie auch das
Endoneurium feine Faserzüge zarter Bindegewebsfibrillen liefert (Abb. 242).
Aber wir bemerkten in jenem Kapitel bereits, daß auch in den Spätstadien,
die wir untersuchen konnten ($2^1/_2$ Jahre nach der Verletzung), noch immer die
allgemeine Architektonik des Nerven gewahrt bleibt — wie das auch Berblinger beschreibt — und zwischen den gewucherten endoneuralen Bindegewebsfibrillen Raum für die Reste der Bandfasern ist (Abb. 242).

Betrachten wir nun die Vorgänge nach Vereinigung der Nervenenden
durch die Naht. Auch hier ist das erste die bindegewebige Proliferation an den
ursprünglich durchtrennten Enden. Sie bildet das bindegewebige Zwischenstück
zwischen den beiden Teilen; in dieses hinein erfolgt vom zentralen Ende her
das Vorsprossen Schwannscher Zellketten. Genau wie wir es in Abb. 302a
gesehen haben, gleiten die in synzytialer Verbindung stehenden Elemente in
einfachen oder mehrfachen Reihen vor. Sie laufen hier nach allen Richtungen
durcheinander und bilden in diesem bindegewebigen Zwischenstück ein außerordentlich reiches Gewirr von Zellsträngen. Wie diese vom zentralen Abschnitt
aus überall hin auseinanderstreben, so sammeln sie sich wieder im Beginn

des peripherischen Teiles, — oder richtiger gesagt: sobald die vom proximalen
Endabschnitt kommenden Schwannschen Zellketten nach Überwindung
des narbigen Zwischenstückes auf die im peripheren Abschnitt befindlichen
Bandfasern gestoßen sind, ordnen sie sich wieder parallel. Es gehen also
die gewucherten und vorgesproßten Schwannschen Plasmabänder
eine Verbindung mit den im degenerierten peripheren Abschnitt gelegenen, zu Bandfasern umgewandelten Schwannschen Zellen ein.
Vergleichen wir wieder die Befunde im Zellpräparat mit denen in einem Nerven-
faserbilde, so decken sich die Zell- und Faserzüge sowohl im Verbindungsstück,

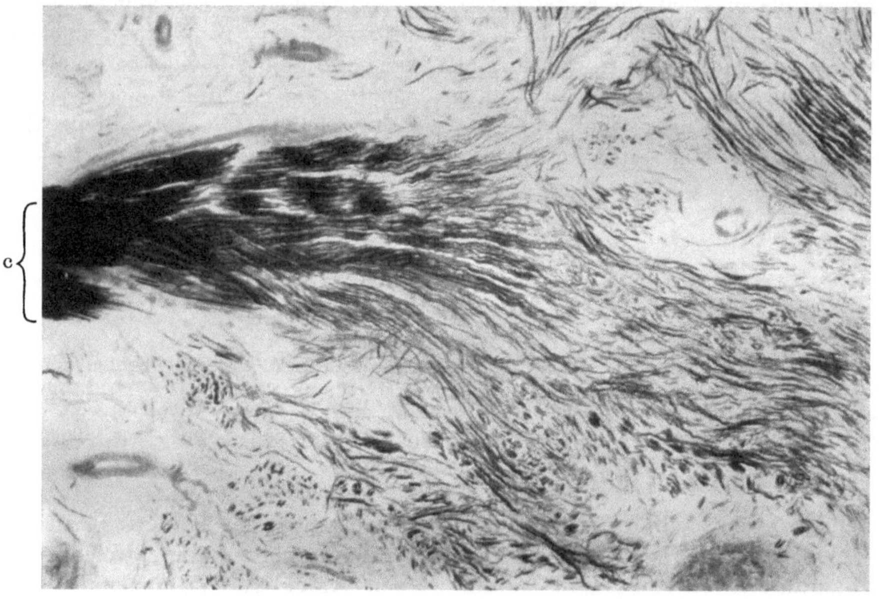

Abb. 306. Übersichtsbild von der Nahtstelle eines peripherischen Nerven. c ein starkes
Bündel des zentralen Nervenendes, welches nach der Naht-(bzw. Narben-)Stelle auseinander-
weicht, wohin es kräftige neue Faserzüge schickt. Dort Durchflechtung der auch von
anderen erhaltenen zentralen Bündeln „ausgesproßten" Nervenfasern und Abspaltung in
anderer Richtung. Weiter distal Sammeln der aus den verschiedensten Richtungen kommenden Bündel im obersten Abschnitt des peripherischen Nerventeiles.

wie im peripheren Gebiet. Ein Übersichtsbild aus einer gelungenen Naht, bzw.
Regeneration gibt Abb. 306; sie illustriert das Vordringen und Auseinanderweichen der Züge am zentralen Ende und deren wirre Durchflechtung im Bereiche der Nahtstelle, sowie das Zusammenströmen beim Übergang in die alten
Kabel des degenerierten peripherischen Abschnittes. Von der Parallelordnung
der Nervenbündel aus dem Fasergewirr in die alten Bahnen (pschw) gibt bei
stärkerer Vergrößerung Abb. 307 ein Bild. Es sieht aus, als suchten die Zellketten bzw. die in ihnen gelegenen Nervenfasern nach der Vereinigung mit
den umgewandelten peripheren Nervenbündeln; und von verschiedenen Autoren
wird dieses Phänomen auf die Anziehungskraft durch irgendwelche chemischen
Reizstoffe zurückgeführt (Forsmann u. a.): Abbaustoffe oder andere Sub-

stanzen in dem umgewandelten peripheren Nervenabschnitt sollen eine Chemo-
taxis ausüben.

Genau die gleichen Bilder erhält man, wie verständlich, von solchen Nerven, bei denen
eine bindegewebige Zusammenheilung ohne Naht möglich war oder wo unter Wahrung
der äußeren Kontinuität das bindegewebige Lager des Nerven den Zusammenhang im
wesentlichen aufrecht erhielt. Ich habe davon in meinen Aufsätzen über Kriegsverletzungen
der peripheren Nerven häufig gesprochen, da diese Art der Läsion ihre große praktische
Bedeutung hat; es ist natürlich in solchen Fällen nicht notwendig, eine Naht zu machen.
Die Resektion könnte eher die in Regeneration befindlichen, bereits in das periphere Gebiet
strebenden Zellketten und Nervenfasern durchtrennen. Die eben erwähnte Abbildung,
welche das periphere „Sammeln“ der Faserketten illustrieren sollte, stammt von einem

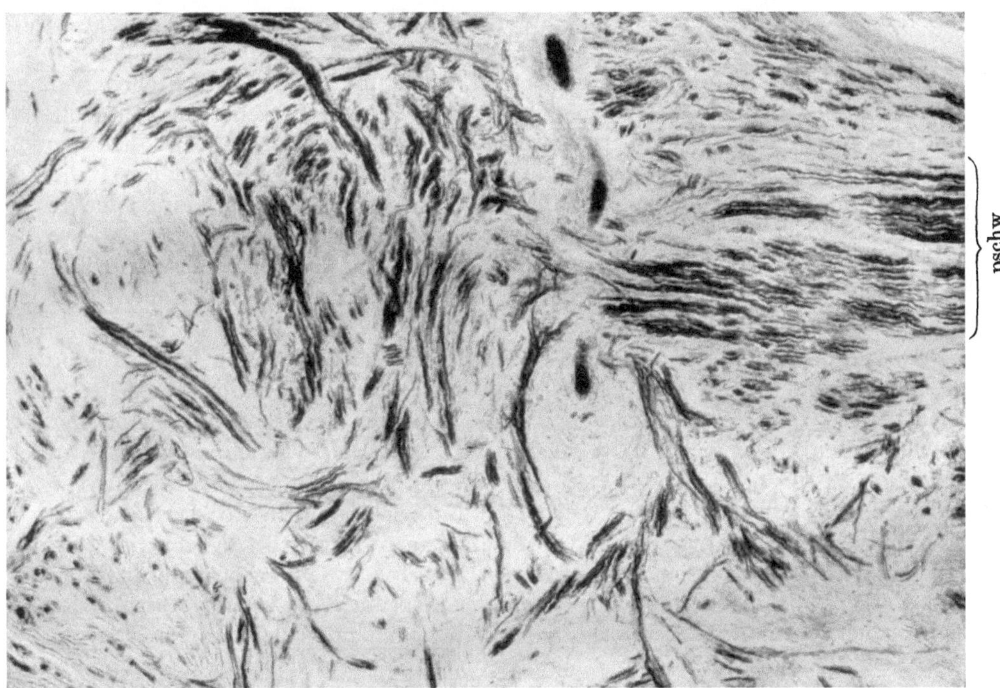

Abb. 307. Vom zentralen Ende vordringende neugebildete Nervenfasern durchsetzen
kreuz und quer das derbe narbige Zwischenstück (linke Hälfte der Abb.) und gelangen
nach dessen Überwindung in den degenerierten peripheren Abschnitt. Hier (pschw) ordnen
sie sich parallel entsprechend dem ursprünglichen Nervenkabel, in welchem die gewucherten
Schwannschen Zellen sich zu Bandfasern umgebildet hatten. Markscheidenfärbung am
Gefrierschnitt. Übersichtsbild.

solchen Nerven, bei dem die vorsprossenden Zellketten bereits das narbige Gebiet überwunden und ihren Anschluß an die peripheren Bandfasern erreicht hatten. Von einer
auf diese Weise entstandenen, erfolgreichen Regeneration habe ich früher ein Bild gegeben.
(Münch. med. Wochenschr. Nr. 38, 1918, Abb. 1). Hier war ein Teil des Nervenstranges
erhalten geblieben, der andere durchschossene Teil wurde von einem narbigen Zwischen-
gewebe ausgefüllt, das den vorsprossenden Schwannschen Zellenketten den Durchgang
in den peripheren Teil ermöglichte.

Nach dieser Schilderung der Hauptvorgänge bei der Regeneration des
peripheren Nerven dürfen wir zur Erklärung und Deutung der histo-

pathologischen Befunde wohl sagen, daß die Voraussetzung der erfolgreichen Regeneration die Wucherung des Peri- und Endoneuriums und die Bildung eines bindegewebigen Zwischenstückes ist. Erst
in dieses hinein erfolgt die Wucherung der Schwannschen Zellketten,
welche mir das hervorstechendste Zeichen bei den regenerativen Vorgängen an der Grenze zwischen den beiden Nerventeilen scheint. Bethe hatte
schon lange auf jene Vorbedingung für die Neubildung des peripheren Nerven
hingewiesen und Forsmann sah nach Einschaltung von Baumwollfäden in
Taubennerven, daß die „Nervensprossen" nicht direkt in den Fäden vordringen,
sondern daß sie als Leitbahn das Bindegewebe benützen, das sich über das ein-
gepflanzte Material bildet. Es war deshalb die Anschauung Edingers auch
theoretisch nicht begründet, daß der Nerv für seine sichere Regeneration
ein indifferentes Medium — wie etwa Agar — brauche, das ihm möglichst geringen Widerstand entgegensetze. Sein Versuch mit dem Agarröhrchen war
schon nach den früheren experimentellen Beobachtungen wenig aussichtsvoll.
Bei den nach Edinger operierten Nerven (welche Herr Dr. Hohmann
wieder entfernt hatte) konnte ich zeigen, wie die jungen Nervenfasern oder
vielmehr die vorsprossenden Synzytialreihen der Schwannschen Elemente
nirgends in das Agarmedium eindrangen, sondern nur dort vorsproßten, wo
an dessen Stelle Bindegewebe getreten war. Neuerdings haben auch Bielschowsky und Unger hervorgehoben, daß die Schwannschen Zellen einer
Matrix von Narbengewebe bedürfen.

Auf Grund unserer Bilder, die bei einer histopathologischen Vergleichung
der verschiedenen Gewebsbestandteile im peripheren Nerven nach verschiedenen
Elektivmethoden gewonnen wurden, die also nicht nur einseitig das Verhalten der
neugebildeten Nervenfasern berücksichtigen, läßt sich, wie ich es in früheren
Arbeiten tat, sagen, daß das Zustandekommen der Regeneration in erster
Linie auf der Vereinigung der vom zentralen Ende vordringenden
Schwannschen Zellketten mit denen des peripheren Teiles beruht.
Ich glaube, man darf diesen Satz annehmen, gleichviel wie man sich sonst zu den
Streitfragen stellt — sofern man nicht an der ursprünglichen engen Fassung der
zentrogenetischen Lehre festhält. Diese aber scheint mir durch die verschiedensten Befunde widerlegt zu sein. Man kann meines Erachtens füglich nicht behaupten, daß der zentrale Achsenzylinder bei seinem Hinüberwachsen in den
peripheren Teil sich wie eine „zähflüssige Masse" vorschiebt oder gleichsam
„austropft". Diese (von ihm später korrigierte) Ansicht hatte Edinger noch
im Beginn des Krieges vertreten und daraufhin das eben erwähnte Agarverfahren
zur Überbrückung großer Nervenlücken vorgeschlagen. Wie diese Methodik'
sich nicht in Einklang mit der Erfahrungstatsache bringen läßt, daß für die
Nervenregeneration ein mesodermales Verbindungsstück notwendig ist, so auch
nicht mit dem zweiten wichtigen Teil der hier vertretenen Lehre von der Nervenregeneration, wonach es eben nicht die Nervenfasern sind, welche vorwachsen,
sondern die Schwannschen Zellketten. In ihnen entstehen bzw. an sie
gebunden sind die jungen Nervenfasern, wie wir bereits aus den Übersichtsbildern schließen konnten und wie wir später bei Erörterung der histologischen
Details darlegen werden.

Nach zwei Richtungen hin haben die bisher geschilderten Befunde therapeutisches
und praktisches Interesse. Die Tatsache, daß die Schwannschen Zellketten und mit ihnen

die jungen Nervenfasern erst lange Irrfahrten machen und in dem bindegewebigen Zwischenstück kreuz und quer durcheinander fahren, zeigt, daß eine erfolgreiche Regeneration
und Wiederkehr der Funktion stattfindet, obschon die einzelnen Bündel des zentralen
und peripheren Endes nicht ineinanderwachsen. Man braucht deshalb bei der Nervennaht
nicht darauf zu achten, daß die korrespondierenden Felder des Querschnittes zusammen-
genäht werden, denn die neuen Zellketten und Fasern weichen doch zunächst nach den
verschiedensten Richtungen auseinander. In physiologischer Beziehung geben diese Bilder
an der Vereinigungsstelle des durchtrennten Nerven einen neuen Beweis für die Lehre
von der außerordentlichen Anpassungsfähigkeit des Zentralorgans (Bethe).

Auf Grund der histologischen Befunde an der Vereinigungsstelle bekommen wir weiter
eine Erklärung dafür, daß bei einem Teil der Nervennähte die Wiederherstellung der Funktion
und die anatomische Regeneration nur unvollständig bleibt. Wir sehen oft, wie in dem
reichen Fasergewirr des Zwischengebietes nur ein Teil der Faserzüge ihren Anschluß
an die peripheren Kabel findet. So führt in Abb. 308 die breite Masse der peripheren
Bandfasern (schw) nur vereinzelte Nervenfasern. Das kann ein Vorstadium

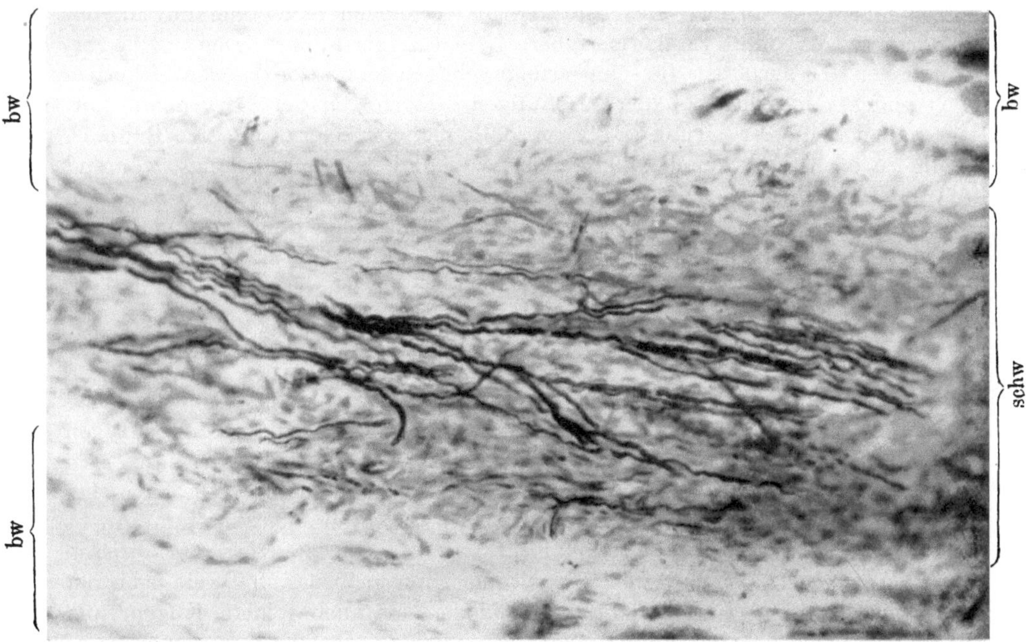

Abb. 308. Regeneration im peripherischen Abschnitt eines Nerven (distal der Schußverletzung). schw zu Bandfasern (kernreichen synzytialen Ketten) gewucherte Schwannsche Zellen an der Stelle eines Nervenkabels. Verbindung dieses Proliferationsfeldes mit
den vom zentralen Ende vorgedrungenen, bereits Markfasern führenden Zellketten; beginnende „Neurotisation" (Fibrillisation und Markreifung) Schwannscher Zellbänder.
bw bindegewebige, perineurale Zwischenlagen. — Markscheidenfärbung am Gefrierschnitt.

zu der Abb. 307 sein, in welcher die mit dem zentralen Ende in kontinuierlichem
Zusammenhang stehenden Nervenfasern das ganze ursprüngliche Faserkabel des abgetrennt gewesenen peripherischen Abschnittes ausfüllen. Es könnte also in Abb. 308
erst ein Teil der vom proximalen Nervenstück vorsprossenden, faserführenden
Schwannschen Zellketten nach Überwindung der Narbe den Anschluß an die peripheren Bandfasern erreicht haben; der Zusammenschluß und die „Neurotisation"
könnten sich allmählich vervollständigen. Aber wir haben ähnliche Bilder auch in
alten Fällen mit unzulänglichen Ansätzen einer Regeneration gesehen, und
dann bedeuten diese Bilder den dauernden unvollkommenen Zusammenschluß

des zentralen und peripheren Abschnittes und eine ganz unvollständige „Neurotisation". Dann finden wir freilich auch das Lager der Bandfasern nicht mehr von so reichen synzytialen Zügen ausgefüllt wie in Abb. 307, die Bandfasern erscheinen vielmehr erheblich verschmälert.

Es sieht aus, als spiele der Zufall dabei mit, ein wie großer Teil neuer Zellzüge seinen Anschluß an die peripherischen Kabel gewinnt, d. h. inwieweit die hier liegenden Bandfasern eine Vereinigung mit den distal vorsprossenden Ketten erfahren. Daß Mängel der Naht diese Chancen trüben können, ist bekannt. Die Neurombildung und Faserverwirrung, vor allem die Umbiegung der randständigen Bänder nach rückwärts und ihre pinselartige Ausbreitung im Perineurium beeinflußt natürlich die Neurotisation des peripheren Stumpfes sehr ungünstig.

So notwendig das bindegewebige Zwischenstück für den Erfolg der Naht ist, so kann doch eine ungünstige histologische Struktur der Narbe — wie ich wiederholt dargelegt habe und wie auch besonders Berblinger betont — ein unüberwindliches Hindernis für das Auswachsen der Schwannschen Zellketten bilden; sie bleiben darin stecken und erreichen nicht oder nur unvollkommen den Anschluß an das periphere Gebiet. Aber außer diesen uns ja verständlichen Hindernissen für eine erfolgreiche Regeneration spielen sicherlich noch andere Momente bei den so häufigen Mißerfolgen der Nervennaht mit. Wir haben keine Erklärung dafür, weshalb mancher Nerv, wie der Radialis, häufig zu einer funktionell vollkommenen Wiederherstellung gelangt, während für andere das nicht gilt. Es bestehen zweifellos zwischen den einzelnen Nerven hier erhebliche Differenzen. Auch zwischen jüngeren und älteren Individuen und ganz besonders zwischen Mensch und Tier sind Unterschiede; bei Tieren vollzieht sich die Regeneration ungleich viel sicherer als beim Menschen.

Histologische Einzelheiten.

Wenden wir uns nun den histologischen Einzelheiten bei der Regeneration zu. Als ein besonders auffälliges Zeichen imponieren in den ersten Tagen nach der Durchtrennung die von Cajal beschriebenen Auftreibungen. Man sieht zwei Arten von Anschwellungen an den Achsenzylindern. Die einen betreffen die alten Achsenzylinder; sie quellen an der Stelle der Verletzung mehr oder weniger stark und weit proximal auf, wie das Abb. 309 zeigt. Von diesen Gebilden, welche nach meinen Beobachtungen nur in der ersten Zeit nach der Läsion vorkommen, sind andere unterschieden: nämlich feinere Kugeln und Knöpfchen oder Platten und Ringe; sie liegen an den Enden feiner neugebildeter Fäserchen. In den einzelnen Fällen ist der Reichtum an solchen Wachstumskolben sehr verschieden groß (s. u.). — Außerdem findet man noch plumpe, spiralige Gebilde, die sogenannten Peroncitoschen Spiralen (Abb. 310a u. b). Das sind Faserkonvolute, welche sich leicht in ihre einzelnen Teile auflösen lassen; an der Abb. 310a bemerkt man eine zentral gelegene Faser, um welche sich rückläufig dicht aufeinander folgende Windungen schlängeln. Die Faser ist an ihrem Ende umgebogen. Sie dringt nicht weiter distal vorwärts, sondern rankt sich in Spiraltouren um den Achsenzylinder, aus dem sie stammt (s. S. 473). Auch diese rückläufigen spiraligen Faserkonvolute umkleiden sich mit Mark (Abb. 310b).

Die neugebildeten Nervenfasern zeichnen sich durch ihr außerordentlich feines Kaliber und ihre sehr scharfen Konturen aus. Wir können sie überall leicht mit gewucherten Schwannschen Zellen in Verbindung bringen.

Die Photogramme (Abb. 303 u. 311) zeigen im Übersichtsbilde, daß die neu-gebildeten Achsenzylinder in den Schwannschen Zellketten gelegen

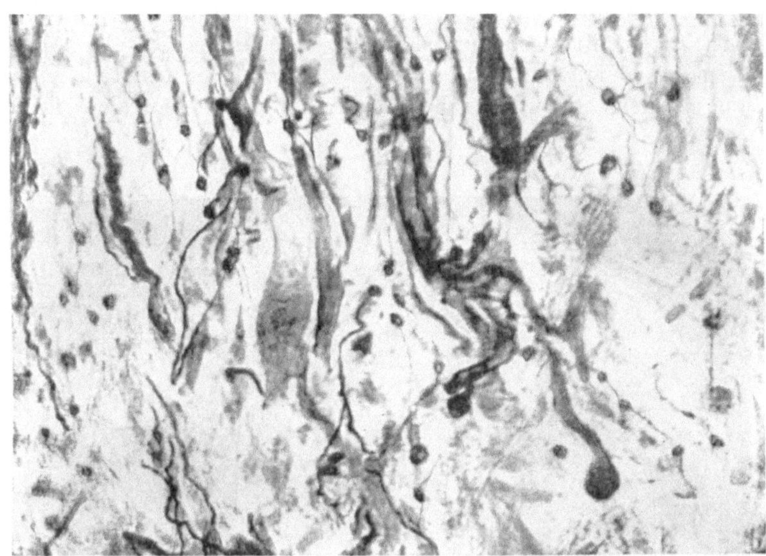

Abb. 309. Schußverletzung eines peripheren Nerven 10 Tage nach der Läsion. Silber-imprägnation. Im Bereiche der hier wiedergegebenen Verletzungsstelle sieht man an den alten Achsenzylindern mächtige, teils gleichmäßig ausgedehnte, teils kugelförmige Auf-treibungen (primäre, akute, retrograde Faserveränderung); an den zarten neugebildeten Achsenzylinderfäserchen kleine dunkle, kugelige Gebilde und Ösen.

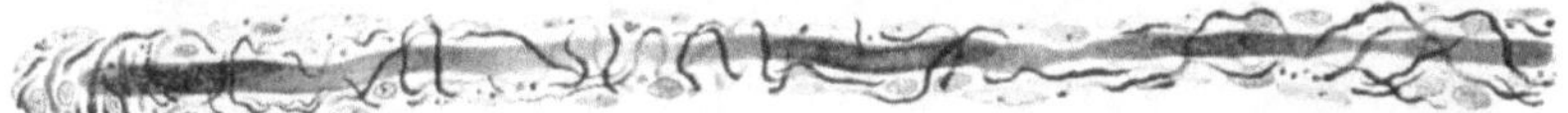

Abb. 310a. Perroncitosche Spirale. Um die derbe zentrale Nervenfaser schlingen sich in Spiraltouren rückläufige Fäserchen. Von den Schwannschen Zellen sind stellenweise die Kerne gezeichnet (bei Einstellung in verschiedenen Ebenen erkennt man die Beziehungen der rückläufigen Fasern zu den Schwannschen Zellen). Die Schwannsche Scheide er-scheint am Ende des Achsenzylinderstranges (links), dort wo die feinen Fäden umbiegen, „verschlossen". Bielschowsky-Präparat.

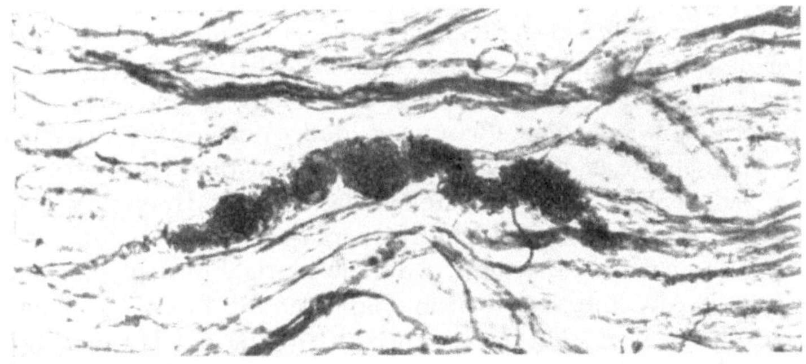

Abb. 310b. Perroncitosche Spirale im Markscheidenpräparat (am Gefrierschnitt). Die rückläufigen, um die Fasern gewundenen spiraligen Züge sind markhaltig geworden.

sind. Im Gegensatz zu den alten fallen diese neuen Fasern auch durch den Reichtum an Schwannschen Kernen auf; es handelt sich hier eben um die Bildung eines sehr kernreichen Synzytiums. Vielfach legen sich die neugebildeten Fäserchen dicht nebeneinander, sie liegen in Bündeln (Abb. 311—313) in den Kernsträngen, oft erscheinen sie leicht umeinander gedreht (Abb. 312). In frühen Stadien der Regeneration läßt sich unschwer feststellen, daß die Fibrillisation in den Schwannschen Zellreihen vom zentralen Ende aus

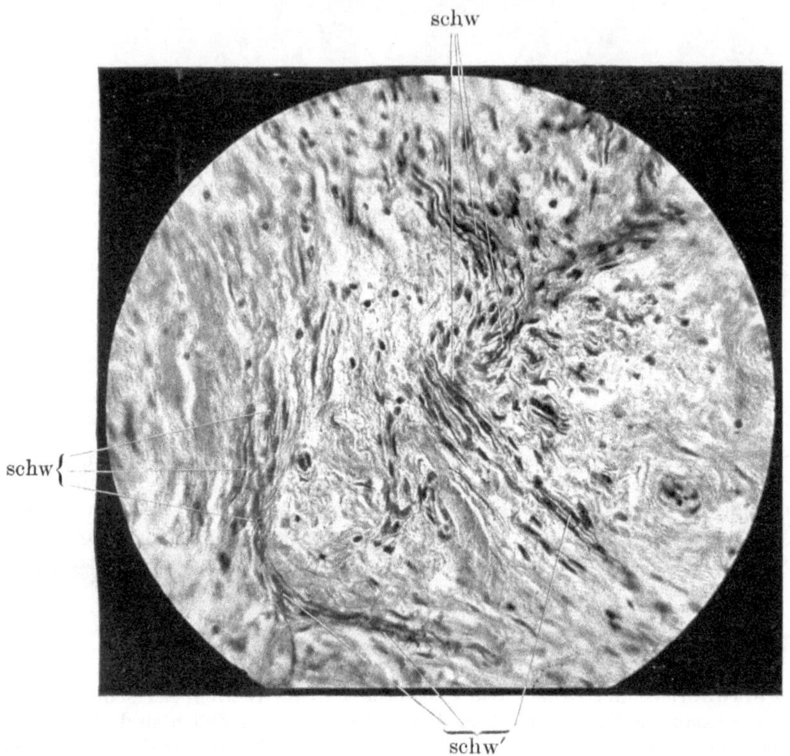

Abb. 311. Breitere und schmalere Ketten Schwannscher Zellen mit neugebildeten Achsenzylindern. schw mehrzeilige Bündel Schwannscher Kernstränge, schw¹ zwei- oder dreizeilige Ketten. Silberimprägnation und Kernfärbung.

vor sich geht, also allmählich distalwärts fortschreitet. In ihren Beziehungen zu den Kernen der Schwannschen Zellen bemerkt man oft, daß diese letzteren in alternierender Stellung zur Faser liegen (Abb. 314). Vor allem aber zeigt sich wieder das Phänomen, daß es die Schwannschen Zellen sind, welche zuerst in das bindegewebige Zwischenstück vorstoßen, während die Fibrillen sich erst später darstellen lassen. — Immerhin kann man auch anscheinend freie neugebildete Nervenfasern sehen; aber man überzeugt sich an gelungenen Präparaten, wo gleichzeitig Fibrillen und Zellen dargestellt sind, daß solche nur verhältnismäßig selten sind und vor allem, daß sie nur ein kleines Stück weit außerhalb von Schwannschen Plasmabändern verlaufen. Man sieht an ihnen meist einen körnigen Zerfall, worauf Berblinger mit Nachdruck hingewiesen hat. Gerade an diesen freien Nervenfäser-

chen bemerkt man oft Auftreibungen und Endkugeln. — Auch die vorhin beschriebenen Perroncitoschen Spiralen fallen durch den Reichtum der
Schwannschen Kerne auf. Bei Zellfärbungen sieht man in der enorm aufgetriebenen Schwannschen Scheide außerordentlich reichliche Kerne (Abb. 310a),
und diese gewucherten Schwannschen Zellen bestimmen den rückwärtigen
Weg für die Achsenzylinderbildungen. Auch hier also liegen die rückläufigen
neugebildeten Fasern in dem Plasmaband Schwannscher Zellen (Abb. 310).

Es ist nun keineswegs leicht, den Zusammenhang der neugebildeten
Nervenfasern mit den erhalten gebliebenen zentralen Achsenzylindern

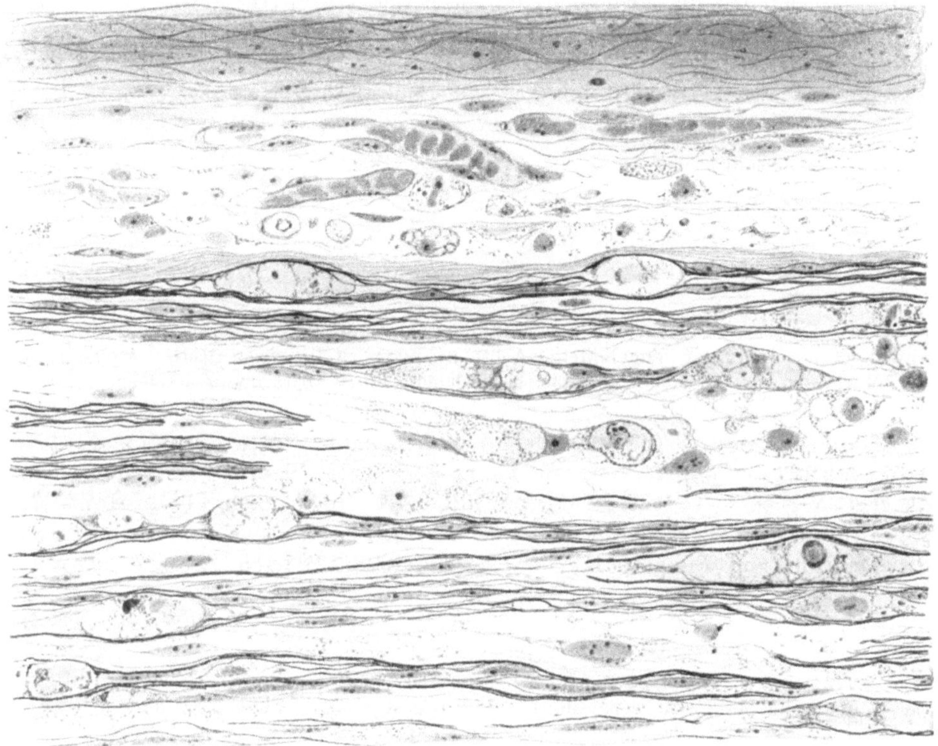

Abb. 312. Achsenzylinderregeneration, 10 Tage nach der Durchfrierung, dicht unterhalb
der Läsionsstelle. Oben Bindegewebshülle des Nerven, darunter eine lockere Zone mit
abgeräumten Zerfallsprodukten. Die neugebildeten Nervenfäserchen (welche noch nicht
markhaltig sind) sind in Bündelform angeordnet und liegen in gewucherten, sehr kernreichen Schwannschen Zellketten. Dort, wo noch Markballen in der fibrillisierten Bahn
liegen geblieben sind, weichen die neugebildeten Fibrillen ihnen bogenförmig aus.

zu ermitteln. Der Zusammenhang der kernreichen Plasmabänder mit der
alten Schwannschen Scheide des erhaltenen proximalen Abschnitts ist an
den zentralen fächerartig auseinander weichenden Nervenbündeln zwar im
allgemeinen gut zu sehen; die neuen zarten Fasern aber, die wir darin bemerken, verlaufen vielfach noch eine Strecke weit an der alten Faser entlang;
diese oberhalb der Durchtrennung abgehenden Fäserchen sind Kollateralen,
wie sie vor allem Cajal festgestellt hat. Vielfach scheint der alte Achsenzylinder

noch ziemlich weit oberhalb der ursprünglichen Endanschwellung Tochter-
fäserchen abzugeben. An manchen Fasern bemerkt man, wie der kompakte
starre Achsenzylinder sich in feinere Fäserchen aufteilt, die in den Plasmabändern weiterziehen (Abb. 315 b). Der dunkle Achsenzylinderstrang erfährt
eine flächenhafte, schwimmhautartige Verbreiterung, in welcher eine ganze
Reihe von Fäserchen liegen, diese können sich weiter distal wieder für eine
längere oder kürzere Strecke enger ordnen zu einem drehrunden neuen Strang,
der Verbreiterungen, Verschmälerungen, Entrundungen u. ä. aufweist. Wo
sich die Schwannschen Zellketten distalwärts in weitere Züge teilen, sind
häufig Gabelungen der neugebildeten Fäserchen (Berblinger).

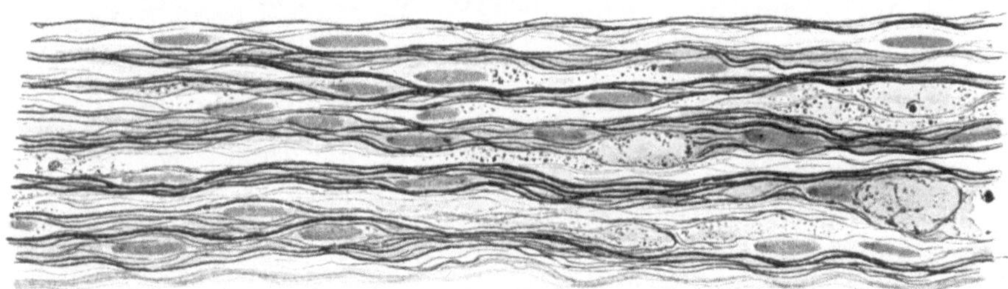

Abb. 313. Dasselbe Präparat wie in Abb. 312, mit noch stärkerer Ausprägung der bündel-
förmigen Anordnung der neugebildeten Achsenzylinder. Stellenweise Reste des zerfallenen
Markes in den gewucherten (sehr kernreichen) Schwannschen Zellketten.

Weiteren Einblick in diese Dinge zu geben, scheinen mir einmal bloße
Quetschungen des Nerven, wie man sie neben völliger Durchtrennung am
gleichen Nerven nicht selten sieht, und dann vor allem nach Trendelenburg
durchfrorene Nerven sehr geeignet zu sein. Ich habe solche Nerven [bei denen
die Vereisung zur Bekämpfung der Nervenschmerzen nach Trendelenburg-

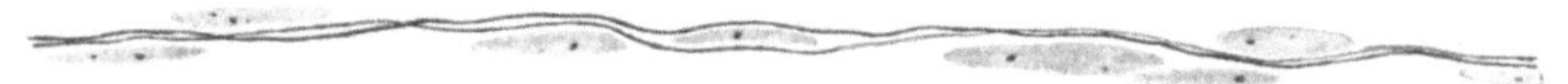

Abb. 314. Neugebildete Achsenzylinderfäserchen in ihren Beziehungen zu den Schwannschen Kernen.

Perthes vorgenommen worden war und den gewünschten Erfolg nicht gehabt
hatte] mehrfach untersuchen können (Abb. 312, 313). Hier sieht man nun,
wie überraschend schnell die Regeneration stattfindet. Es ist schon von
verschiedenen früheren Untersuchern erwähnt worden, daß die neugebildeten
Nervenfäserchen mit großer Geschwindigkeit auftreten. Während die ersten
Zerfallsprodukte an Achsenzylindern und Markscheiden bemerkbar werden,
schieben sich bereits feinkalibrige Fibrillen in den alten Schwannschen Scheiden
vor. Sie biegen dabei (Abb. 312) den in den Schwannschen Zellketten liegenden Markklumpen und lipoiden Zerfallsstoffen aus. Es hat ja keine Kontinuitätstrennung stattgefunden; die Schwannschen Zellketten brauchen nicht
erst ein bindegewebiges Zwischenstück zu durchwuchern, sondern die
neuen Fäserchen gleiten vom zentralen Abschnitt direkt in das alte Bett
hinüber, oder richtiger gesagt, im unmittelbaren Anschluß an die alten

Achsenzylinder treten neue Fäserchen in der Schwannschen Scheide
auf, wobei sie deren freie (nicht von Zerfallsstoffen erfüllte) Plasmazonen benützen (Abb. 312). Auch hier geraten natürlich die Schwannschen Zellen
in dem in frischer Degeneration befindlichen distalen Abschnitt in Wucherung;
wir sehen lebhafte Mitosen und Produktion zahlreicher Kerne in der alten
Scheide (Abb. 313). Das plasmatische Synzytium enthält dabei reiche Massen
von Zerfallsstoffen. — Selbst hier ist es nicht so leicht, wie man annehmen
sollte, den Zusammenhang zwischen den alten und den neuen Fäserchen festzustellen. Die Abb. 315a zeigt, wie sich beim Übergang der alten Faser in das
viele neue Fäserchen führende Bündel schon von weiter zentral her Fibrillen
anlegen, wie sich aber außerdem das Ende des Achsenzylinders in feinste Pinsel
auflockert. Niemals habe ich dabei gesehen, daß etwa die anfänglichen keulen-
artigen Auftreibungen, die wir vorhin beschrieben haben, als Ursprungsstellen
der neuen Fäserchen dienen. Sie sind an solchen Stellen nicht nachweisbar,
wo (Abb. 315b) der alte Achsenzylinder in feinste neue Fibrillen zerfasert erscheint.

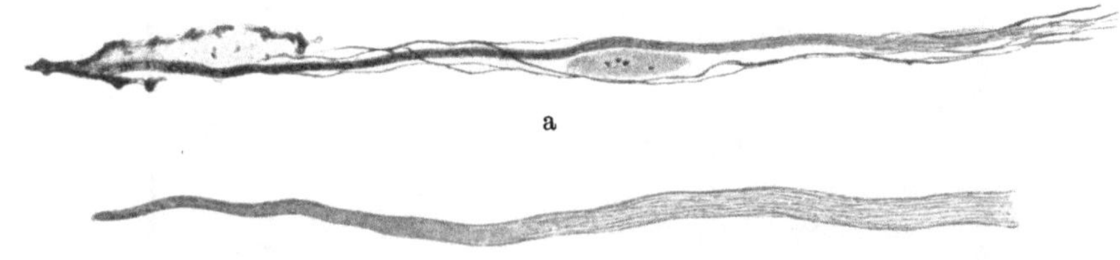

Abb. 315a u. b. Zwei Achsenzylinder aus der Durchfrierungsstelle bzw. dem Anfang der
Regeneration. Bei a ist links noch ein Markscheidentrichter mit seinem Übergang in den
Rest der Markscheide erkennbar. Etwa aus der Mitte des Trichters läßt sich der kompakt
erscheinende Achsenzylinder peripher verfolgen; er wird allmählich lichter und zeigt gegen
das Ende zu eine Auffaserung. Schon vor seiner Auffaserung begleiten ihn sehr feine Fibrillen, deren Ursprung und Herkunft nicht sicher zu ermitteln ist. Einige gewinnen Beziehungen zu einer dem Achsenzylinder anliegenden Schwannschen Zelle. Sie vermischen
sich mit den Fibrillen, die aus dem aufgefaserten Achsenzylinder heraustreten. b) Aus dem
zunächst kompakt erscheinenden alten Achsenzylinderstrang treten mit dem Lichterwerden
desselben feine fibrilläre Streifungen auf. Die einzelnen Fibrillen überkreuzen einander
häufig.

Die Bilder von den Durchfrierungen zeigen nun auch sehr schön, wie überhaupt die neugebildeten Nervenfasern das alte, durch die Proliferation
Schwannscher Zellen umgestaltete Bett im degenerierenden bzw. degenerierten
peripherischen Abschnitt „benützen", und es können die hier wiedergegebenen Bilder auch als Illustration für jene Befunde gelten, welche wir nach
traumatischer Durchtrennung und gelungener Naht im peripherischen Teil sehen. Sobald nach Überwindung der Narbe der vorhin beschriebene
Anschluß der Schwannschen Zellketten an die Bandfaserlager des degenerierten
Abschnittes erreicht ist, vollzieht sich auch dort die Fibrillisation genau wie
an den Durchfrierungsnerven jenseits der Läsionsstelle; nur daß bei letzteren
in der Regel noch reichlich Abbauprodukte in den Scheiden liegen, während
bei den genähten Nerven die vordringenden Schwannschen Zellketten in
der Regel erst dann die peripheren Bandfasern erreichen, wenn die Zerfallsstoffe längst abgeräumt sind. Zunächst werden nur einzelne Züge in dem ganzen

Zellager fibrillenhaltig, allmählich wird der Reichtum an Fasern größer und
größer. Als Illustration dafür können die vorhin gegebenen Markscheidenbilder Abb. 307 u. 308 dienen, wenn sie den Vorgang der Neurotisation auch
in etwas gröberer Weise versinnbildlichen als Fibrillenpräparate. Abb. 308
würde den Beginn der Fibrillisation eines peripheren Bandfaserkabels bedeuten,
Abb. 307 dessen vollkommene Ausfüllung mit neuen Fasern. Mit der Fibrillisation nehmen die Plasmabänder der Bandfasern an Volumen ab.

Bielschowsky hat die Neurotisation des peripheren Abschnittes, ebenso
wie Boeke, bis in die Endorgane des Nerven hineinverfolgt. Ich verweise hier
ausdrücklich auf die Untersuchungen dieser beiden Forscher.

Von den Umwandlungen, welche die neugebildete Faser erfährt, erscheint
mir noch die Markumkleidung bemerkenswert; auch diese schreitet distal
vorwärts. Ich habe diese Dinge früher ausführlich beschrieben. Wir sehen

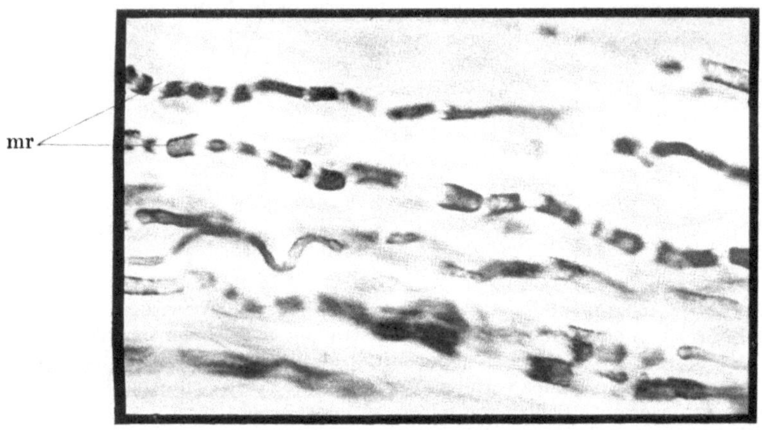

Abb. 316. Neugebildete Markscheide mit zahlreichen Rohrabschnitten. Markscheidenfärbung am Gefrierschnitt.

schon ziemlich früh das Auftreten eines feinen grauschwarzen Saumes im
Bereiche der neugebildeten Fasern. Die Markhülle ist anfangs noch sehr
dünn, erst allmählich wird sie derber und der Hämatoxylinbeizfärbung zugänglich. Diese allmähliche Markentwicklung findet statt, gleichviel ob es zur
wirklichen Regeneration kommt oder ob die Fasern — wie bei den Perroncitoschen Spiralen — rückläufig ihr Ziel verfehlen oder etwa im Neurom stecken
bleiben (Abb. 304, 310b). Allerdings scheinen sich auch lange daneben noch
marklose Fäserchen in den Schwannschen Zellketten zu erhalten. Bielschowsky beschreibt die ersten Spuren einer Markscheide an den Polen der
Schwannschen Kerne, dort wo die stärkste Anhäufung der π = Granula sei.
Anfangs erscheint die grauschwarz gefärbte dünne Markscheide homogen
(Abb. 316); mit ihrer Dickenzunahme und besseren Färbbarkeit bilden
sich die verschiedenartigen Strukturen der Markhülle aus. Die Einkerbungen
scheinen bei den neugebildeten Fasern zunächst sehr dicht aufeinander zu folgen
(Abb. 316). Das gilt sowohl für die Schnürringe wie auch für die Trichter.
An den dickeren Markfasern entwickeln sich allmählich maschige Struk-

turen. Das Rohr ist nicht mehr in so kurze Stücke gegliedert. Schließlich kommt es zur Ausbildung der **Markspongiosa** mit der charakteristischen Gestalt der Fischflossen. Wie ich schon früher dargelegt habe, erblicke ich darin einen Beweis dafür, daß diese Markspongiosa, welche einen großen Teil der Fasern des peripheren Nerven überhaupt auszeichnet, kein Kunstprodukt ist, sondern eine präformierte Substanz. (Vgl. dazu die Fig. 6 der Tafel X meiner Arbeit über Regeneration peripherer Nerven in der Zeitschr. f. d. ges. Neurol. u. Psych. **36**, 1917.)

Sehen wir nun wieder wie vorhin, in welchem Sinne sich diese histologischen Einzelheiten verwerten und deuten lassen.

Einige Dinge haben gegenüber den grundsätzlichen Fragen nur untergeordnete Bedeutung. Dazu gehören die **kolbigen** Anschwellungen. Man muß hier zweierlei Arten unterscheiden. Die einen haben wir bei der primären Faserveränderung (der akuten retrograden Veränderung der Nervenfasern) eingehend besprochen und sie mit **Spatz** der primären Reizung der Ganglienzelle analog gesetzt (S. 269). Diese Umwandlungen des Achsenzylinders, zu welchen die sog. Retraktionskugeln und Endkolben gehören, müssen wir — wie **Miyake** für die durchschnittenen zentralen Achsenzylinder hervorgehoben hat — von den eigentlichen **Wachstumskeulen** sondern; diese sind neben jenen in der Abb. 309 dargestellt. Es sind das kleine Kugeln, Platten, Ösen am Ende der zarten und scharf imprägnierten neuen Achsenzylinderfasern. Man sieht diese dunkel gefärbten Kugeln an den feinen neugebildeten Fasern hängen (Abb. 309), besonders bemerkt man sie auch an den rückläufigen jungen Fasern und den **Peroncito**schen Spiralen. Diese Wachstumsknospen sind im Bereiche einer derben Narbe und z. B. in der Nähe von Fremdkörpern sehr viel reichlicher als bei günstig strukturierten Narben. Die Breite und Ausdehnung des Nervenfasergewirres ist ja ein Zeichen für den Widerstand, welchen das Narbengewebe den vorsprossenden **Schwann**schen Zellen entgegenstellt, und hier findet man die Endkugeln besonders zahlreich. Im peripherischen Abschnitt dagegen sind sie äußerst selten, ebenso bei der Zerstörung des Nervengewebes durch Vereisung, denn hier brauchen sich ja die **Schwann**schen Zellen nicht erst ihren Weg durch das Bindegewebe zu bahnen, sondern die alten Kabel stehen ihnen frei. So beweist gerade dieser Befund die Richtigkeit der wohl zuerst von **Bethe** gemachten Annahme, daß die Endkolben ein Anzeichen für **Wachstumshindernisse** sind; eine Anschauung, der sich auch die meisten neueren Forscher angeschlossen haben. Eine andere Folge von Wachstumshindernissen sind die **Peroncito**schen Spiralen. An der Abb. 310 erscheint das Ende der **Schwann**schen Scheide — wie **Boeke** sagt — durch Verwachsung verschlossen und wir sehen daran, wie sich rückläufig von der Umbiegungsstelle her, **Schwann**sche Zellketten in Spiraltouren um die Ausgangsfaser herumwinden.

Bezüglich der **prinzipiell** wichtigen Befunde hat sich in den letzten Jahren eine Annäherung der Anschauungen vollzogen. Es ist nicht ohne Interesse, darüber auch einmal einen in dem ganzen Problem nicht engagierten, neutralen Autor zu hören. So hat **Wexberg** in seinem Sammelbericht über die Kriegsverletzungen der peripheren Nerven bei der Besprechung der neuen Arbeiten von **Bethe**, **Berblinger**, **Bielschowsky**, **Edinger** und mir den Eindruck gewonnen, daß sich der Streit über zentrogene oder autogene Regeneration einer Entscheidung nähere, die beiden Teilen recht gibt; es sei fast nur mehr ein „Wortstreit", ob man die **Schwann**schen Zellen in **Bethes** und in meinem Sinne als selbständige Faserbildner unter Mitwirkung eines zentrogenen Reizes oder im Sinne **Berblingers**, **Bielschowskys** und **Edingers** nur als Wachstumsmaterial der zentrogen auswachsenden Fasern betrachte. Praktisch ist das gewiß richtig, aber vom allgemein biologischen Standpunkte aus erscheinen mir die Differenzen in den Anschauungen noch nicht völlig ausgeglichen. Zutreffend aber formuliert **Wexberg** die Annäherung der Meinungen dahin:

das Wesentliche sei, daß der periphere Stumpf für das Auswachsen
des durchtrennten Nerven ebenso unentbehrlich ist, wie die Verbindung mit dem Zentrum. Und Ariëns Kappers schreibt zu den Untersuchungen von Held, Boeke, Heringa und mir, daß „die von diesen Autoren
gemachten Befunde eine große prinzipielle Übereinstimmung aufweisen“. In
den bei unserer Darstellung wiederholt erwähnten neuen Arbeiten von Boeke,
Heringa, Berblinger, Bielschowsky und auch in dem letzten Aufsatz,
den Edinger vor seinem Tode geschrieben und in welchem er seinen früheren
extrem zentrogenetischen Standpunkt (s. S. 464) aufgegeben hat, wird übereinstimmend dargelegt, daß die Nervenfasern nicht frei auswachsen,
sondern daß — wie ich es früher selbst wiederholt formuliert habe — zur erfolgreichen Neubildung eines peripheren Nerven die Vereinigung der zentralen
Schwannschen Zellketten mit denen in der Peripherie notwendig ist.
Die Schwannschen Zellen seien für die Entwicklung der jungen Nervenfasern
von viel größerer Bedeutung, als es nach der Darstellung Cajals und seiner
Anhänger scheine (Bielschowsky). Wie uns selbst, gilt also auch diesen
Forschern ausgemacht, daß die Schwannschen Zellen an einer erfolgreichen
Regeneration beteiligt sein müssen, daß ohne ihre Mitwirkung die Wieder-
herstellung eines peripheren Nerven unmöglich ist.

Immerhin halten auch heute einige hervorragende Autoren die alte Lehre
in ihrem ganzen Umfange aufrecht, so in erster Linie der berühmte spanische
Anatom Cajal. Auch Heidenhain; welcher einräumt, daß die Schwannschen Zellbänder das spezielle Leitgewebe für die auswachsenden Sprossen bilden,
betont dennoch, daß die jungen Axone zum Teil auch zwischen den alten Nerven-
rohren entlang wachsen. Ich habe davon nie etwas gesehen, und es erscheint
mir besonders bedeutungsvoll, daß auch in den vorhin zitierten neuen und
ausführlichen Studien ebenfalls hervorgehoben wird, das freie Auswachsen der
jungen Nervenfasern spiele in der Regeneration keine Rolle. Wie sich aus
unserer Schilderung ergibt, sieht man wohl auch einmal eine neugebildete
Faser außerhalb des Schwannschen Verbandes. Aber diese Fasern kommen
nicht weit. Sie bleiben offenbar rasch stecken; vielfach zeigen gerade sie Wachstumskolben. Wichtig erscheint mir die von Berblinger gemachte Feststellung,
die ganz mit meinen eigenen Befunden übereinstimmt, daß nämlich die freien
Fasern die Zeichen des granulären Zerfalles bieten. Sie gehen offenbar rasch
zugrunde. Boeke erklärt, daß er zu seinem Erstaunen keine einzige wirklich
frei verlaufende Nervenfaser fand, und mit ihm und Heringa betont Bielschowsky die Notwendigkeit, sich über die Lage der jungen Nervensprossen an
Querschnitten zu orientieren, wo man sie in dem Plasma der Schwannschen
Zellen eingebettet erkennen kann — genau wie ich das an Längs- und Schräg-
schnitten gezeigt hatte. — Es bedeutet auch keinen Einwand gegen unsere
Lehre, wenn Krassin und ebenso Heidenhain sagt: das junge Axon könne
in die Endfläche des peripheren Stumpfes eintreten, ehe noch Bandfasern gebildet sind. Das ist gewiß richtig, daß es nicht — wie gewöhnlich — erst zur
vollen Ausbildung breiter plasmatischer Stränge zu kommen braucht, ehe die
„Neurotisation“ des peripheren Abschnittes einsetzt. Die Bilder nach der
Durchfrierung illustrieren das besonders schön (Abb. 312, 313); aber gerade
sie beweisen nur, wie außerordentlich rasch die Nervenfaserneubildung vor
sich geht, wenn die alten Schwannschen Zellreihen nicht unterbrochen sind.

Während sie noch von Markballen und lipoiden Zerfallsstoffen durchsetzt sind (Abb. 312, 313), erscheinen in ihrer Zelleibsperipherie bereits junge Nervenfasern. Es kommt aber für die hier vertretene Lehre gar nicht darauf an, in welchem Stadium der Proliferation sich die Schwannschen Zellen befinden, wenn in ihnen neue Fäserchen auftreten, sondern daß in ihnen schon mit dem Einsetzen der degenerativen Vorgänge auch proliferative Erscheinungen ablaufen, und daß es überhaupt die Zellketten dieser wuchernden Schwannschen Elemente sind, in denen die Fibrillisation vor sich geht, auch wenn sie noch mit Fett- und Myelinstoffen beladen sind. — Die Lehre Heidenhains von dem dynamischen Einfluß des Neuroblasten auf die Achsenfaser und seine Annahme, daß die Umwandlungen des Tigroids bei der retrograden Zellveränderung nicht degenerativer Natur seien, haben wir bereits bei der Besprechung der sekundären Degeneration erwähnt. Für Heidenhain handelt es sich bei der Regeneration um eine Reparation zur Ergänzung einer zellulären Einheit; das Neuron besitze das Vermögen, die Kernplasmarelation selbständig zu regeln.

Wir stellen noch einmal fest, daß gegenüber diesem streng neuronistischen Autor und gegenüber Ramon y Cajal die meisten neueren Forscher mit uns die große Bedeutung und die Notwendigkeit der Schwannschen Zellen für die Regeneration anerkennen. Ich hatte in meiner ersten Arbeit über die Nervenschußverletzungen die Anschauung gehabt, daß die Schwannschen Zellen lediglich als ektodermale Leitbahnen funktionierten, vertrat also den gleichen Standpunkt wie Boeke, Bielschowsky, Berblinger und zuletzt auch Edinger, wonach die Schwannschen Zellen ein adäquates, ektodermales Medium für die vorsprossenden Fasern sind. Ich habe mich dann aber bei meinen späteren Untersuchungen zu der Lehre Bethes bekannt, welche auf die alten Untersuchungen von Neumann und von Büngner zurückgeht und von Pathologen wie Borst, Dürck, Marguliés, Schmincke u. a. vertreten wird. Nach dieser Lehre sind die ektodermalen Schwannschen Zellen als Fibrilloblasten tätig, bzw. es ist die periphere Nervenfaser bei ihrer Regeneration plurizellulärer Entstehung.

Für die eine oder für die andere Auffassung können die Befunde am zentralen Abschnitt nicht wohl verwertet werden, denn die Bilder hier lassen sich in beiderlei Sinn deuten. Man könnte danach ebensogut sagen, daß die jungen Fasern in die Zellketten vorwachsen, wie daß sie ein Differenzierungsprodukt dieser Zellen sind. Die Tatsache, daß die Neubildung der Nervenfasern vom zentralen Ende her erfolgt, kann dabei jedoch nicht in dem Sinne des „Auswachsens" verwertet werden. Denn es wird ja auch von den eifrigsten Gegnern der Neuronenlehre betont, daß die erfolgreiche Regeneration nur unter zentralem Einfluß vor sich geht (Bethe).

Das hat seine Geltung für den reifen Organismus. Eine autogene Regeneration peripherer Nervenbahnen (ohne Anschluß an das Zentralorgan), ist beim Erwachsenen auch von Bethe nicht behauptet worden, und die Beobachtungen von Marburg über Ansätze zur Autoregeneration im peripheren Teil durchschossener Nerven werden von Berblinger als nicht beweiskräftig angesehen. Es ist mir deshalb die Bemerkung nicht verständlich, daß die an Nervenschußverletzten gemachten Erfahrungen über das Ausbleiben einer autogenen Regeneration im abgetrennten Nervenstück gegen die Lehren Bethes und seiner Anhänger spreche. Wir hatten ja nicht erwartet, daß die abgetrennten Nerven bei den Kriegsteilnehmern sich autogen regenerieren würden, da sie das nach Bethes Untersuchungen nur beim Neugeborenen tun. — Wie es mit diesen Vorgängen beim Neugeborenen steht, darüber habe ich keine eigenen Erfahrungen. Ich sehe aber nicht, daß Bethes Lehre widerlegt wäre. Bethes Feststellungen waren bekanntlich, daß sich der peripherische Nerv hier in der Weise regeneriert, daß nach resp. mit der Waller-schen Degeneration die progressiv umgewandelten Schwannschen Zellen nicht nur die Bandfasern (im Sinne von Büngners), sondern auch die Achsenzylinder und Markscheiden aus sich heraus bilden. Diese neugebildeten Nervenfasern seien elektrisch reizbar. Sie gehen mit der Zeit zugrunde, wenn sie keinen Anschluß an den zentralen Nerventeil finden. Durchschneidet man sie, so erhält man von neuem Bilder, welche dem Befunde bei der Waller-schen Degeneration entsprechen.

Wichtig in der Klärung der Frage der rein ektogenen oder der ektogenen und autochthonen Entstehung neuer Nervenfasern sind die Vorgänge im abgetrennten peripheren Abschnitt. Und hier stehen die Befunde und Deutungen der verschiedenen Autoren noch einander entgegen. So schreibt Bielschowsky, daß die synzytialen Schwannschen Ketten bald an Plasmamasse verlieren und daß sie etwa von der 10. Woche ab nur noch als schmale Felder mit eingelagerten Kernen übrig bleiben. Bethe dagegen hat in solchen abgetrennten Nerven Axialstrangrohre beschrieben, während Bielschowsky sie nicht finden konnte. Ich selbst stehe auch hier wieder nach meinen Befunden auf dem Standpunkt Bethes. Ich habe in alten abgetrennten peripheren Nervenstücken, deren Bandfasern erheblich an Plasmamasse einbüssen und sich verschmälern, Bildungen gesehen, wie sie den Betheschen Axialrohren entsprechen, mit einer Differenzierung in einen äußeren dunklen und inneren hellen Rohrteil. Ich selbst meine, daß es allmählich zu einer Differenzierung in den Schwannschen Zellketten kommt, indem eben solche Axialrohre sich ausbilden. So ziehe ich die Konsequenz, daß es sich hier um primitive Bildungen bzw. Bildungsanfänge unvollkommener Nervenrohre handelt. Genau wie Bethe nehme ich an, daß diese nur unter dem zentralen Reizeinfluß „richtige", anatomisch und funktionell vollwertige Nervenfasern werden. Diese Anschauung stimmt überein mit den alten Untersuchungen Neumanns und von Büngners und mit den Ergebnissen, zu denen Borst in seinen ausgedehnten Untersuchungen über die Regeneration gekommen ist. Borst spricht von einer „Fibrillisierung" der Schwannschen Zellketten, und Dürck hat in seiner Studie über die Beri-Beri nachdrücklichst betont, daß die Schwannschen Zellreihen Neuroblastenketten sind, welche „nie aufhören Nervengewebe zu sein". Die Meinung dieser Autoren und auch meine eigene Anschauung geht also dahin, daß der neugebildete Nerv plurizellulärer Genese ist, daß es sich demnach bei der Regeneration nicht um das Auswachsen des Ganglienzellfortsatzes handelt, sondern um die Bildung neuer Nervenfasern durch die Schwannschen Zellen unter Mitwirkung des zentralen Reizes oder, wie Held sagt, unter der Suprematie der Ganglienzelle.

Ich halte den Einwand, mit dem „zentralen Reiz" werde ein mystisches Etwas in Rechnung gesetzt, nicht für zutreffend (vgl. dazu auch Ariëns Kappers' Anschauung S. 479). Es gibt eben Wachstumsreize, wie sie sich in der Bildung der Schwannschen Zellketten äußern, und funktionelle Reize, deren dieses neuangelegte Gewebe zu seiner vollkommenen anatomischen und funktionellen Ausbildung bedarf. Marguliés hat darauf bereits mit Nachdruck hingewiesen und betont, daß sich das neugebildete Nervengewebe darin von anderen nicht unterscheide. Und ich habe bei der Besprechung der Neubildung elastischer Fasern eine Beobachtung von Hueck hervorgehoben,

wonach die Differenzierung der Bindegewebsfibrillen in elastische nur in räum-
lichem und funktionellem Anschluß an die alten elastischen Lamellen geschieht
(s. S. 216).

So spitzt sich, wie man sieht, die Frage darauf zu, ob die Schwannschen
Zellen, wie wir es annehmen, axoblastische Fähigkeiten haben und Faserbildner sind, oder ob sie die biologische Bedeutung von Gliazellen haben
und nur Faserträger sind. Wenn Bielschowsky sie als adäquate Elemente,
die als „Anbauzellen" funktionieren, bezeichnet, so ist tatsächlich die Differenz
nicht so sehr groß; und gerade das zeigt, was ich unter Hinweis auf Kappers'
Ausspruch vorhin schon erwähnte, daß sich eine Annäherung in den Meinungen
vollzieht. Es scheint heute kein zureichender Grund gegeben, daß sich die
Gegner so lange bekämpfen, bis einer von beiden — um den Ausdruck eines
bekannten Forschers zu gebrauchen — zerfetzt am Boden liegen bleibt.

Es wirkt wohl in der Differenz der Meinungen auch die Bezeichnung der
Schwannschen Zelle als einer „peripherischen Gliazelle" mit. Ich hatte schon
an anderer Stelle dieses Buches auf die Zweifel hingewiesen, welche auch Kappers
in die Berechtigung dieser Bezeichnung setzt; die Funktion der Schwannschen
Zelle gehe wahrscheinlich weiter als die der Glia (S. 115). Ich glaube, daß die
schon früher von mir aufgeworfene Frage berechtigt ist, ob es sich nicht bei
diesen Schwannschen Zellen um nicht bestimmt differenzierte ektodermale Zellen handelt, welche über eine Pluripotenz verfügen? Das ist
doch wohl sicher, daß die Schwannschen Zellen sich von dem, was wir im
zentralen Nervensystem „Neurogliazellen" nennen, wesentlich unterscheiden.
Und gerade die Unterschiede in dem Verhalten der Neuroglia bei der Degeneration und Regeneration im zentralen Gewebe einerseits und der Schwannschen
Zellen im peripheren Nervensystem andererseits dürften in diesem Sinne sprechen.
Ich meine, daß die geringere Differenzierungshöhe der Schwannschen
Zellen sie befähigt, als ektodermale Elemente axoblastische Eigenschaften zu
entwickeln.

Ich habe in diesem Betracht früher darauf hingewiesen, daß die Wucherungen in den
Neurinomen doch auch nicht auf die Tätigkeit der Ganglienzellen im Zentralorgan
zurückgeführt werden könnten; die an einem peripheren Nerven sitzenden reinen Nerven-
fasergeschwülste würden doch offensichtlich durch die Proliferation der Schwannschen
Zellen bedingt. Auch Schmincke und Oberndorfer haben die Neubildung von Nervenfasern in Tumoren durch die Tätigkeit solcher Zellen für wahrscheinlich gehalten. Berblinger wendet dagegen ein, daß wir freilich über die Differenzierungshöhe von Geschwulst-
zellen kein sicheres Urteil abgeben könnten, und er verweist darauf, daß bei diesen fraglichen Tumoren außer Nervenfaserzellen auch Glia- und Ganglienzellen zur Entwicklung
kämen. So sehr ich die Berechtigung dieses Einwandes anerkenne, möchte ich doch auch
heute meinen, daß er für jene seltenen Neurinome nicht zutrifft, die lediglich in einer Wucherung von Schwannschen Zellen bestehen, in deren Ketten sich markhaltige Nervenfasern
ausgebildet haben. Hier sind also nicht, wie bei den teratomartigen Neubildungen, Zellen
gelegen, die sich in verschiedenartige nervöse Elemente differenziert hatten. Deshalb
sehe ich auch darin den Beweis der Fähigkeit der wuchernden Schwannschen Zellen
zur Bildung markhaltiger Nervenfasern und ein Zeichen für ihre geringere Differenzierungshöhe gegenüber den zentralen Gliazellen, mit denen sie gern verglichen werden.

Das aber kann wohl keinem Zweifel unterliegen, daß der Unterschied
zwischen dem Regenerationseffekt·an der zentralen und an der peripherischen Nervenfaser darin liegt, daß eben diese letztere mit Schwannschen Zellen ausgestattet ist. Ihre axoblastischen Fähigkeiten erklären
meines Erachtens das Zustandekommen einer erfolgreichen Regeneration

der peripherischen Nervenbahnen im Gegensatz zu den ganz unzulänglichen und abortiven Versuchen einer Neubildung im Zentralorgan.

Wie vertragen sich diese Schlüsse mit den Ergebnissen **embryologischer** Forschung? Die ursprüngliche Auffassung, wonach der Neuroblast den Neuriten selbständig ohne Zutun anderer Gewebsbestandteile bis zur Peripherie vortreibt, hat nach den Ergebnissen der experimentellen Entwicklungslehre keine Geltung mehr. Gewiß haben gerade die Deckglaskulturen (Harrison, Burrow, Braus) mit absoluter Klarheit bewiesen, daß die embryonale Nervenzelle den Fortsatz aus sich heraus bildet und vorschickt. Der aus dem Embryo entnommene Neuroblast wächst in der Serumkultur weiter, sein Neuritenfortsatz ist mit einer typischen Wachstumskeule versehen (Harrison) und er dringt frei in das indifferente Medium vor. Es funktioniert die Ganglienzelle also tatsächlich als „Neuroblast". Aber auf eigenem Vermögen kann es nicht beruhen, daß die Neuriten Weg und Ziel finden; der Neurit „folgt einem schon vorhandenen Wege" (Braus). Die Neuroblasten vermögen — wie Braus in seinem bekannten Vortrag auf der Naturforscherversammlung 1911 dargelegt hat — zwar allein für sich Nervenanlagen zu bilden, aber keine typischen Nervenbahnen. „Außer dem genau bekannten zentralen, ektogenen Faktor, dem Neuron, kommt der im einzelnen weniger bekannte periphere, autochthone Faktor hinzu, von dem wir ebenso sicher wie vom Neuron wissen, daß er existiert" (Braus). Es besteht ein Fädensystem im Embryo vor der Anlage kernhaltiger peripherer Nerven, die Plasmodesmen. Das sind plasmatische Verbindungen zwischen den Zellen, welche Braus schon kurz nach der Gastrulation überall fand. Ihre Bedeutung für die Anlage der Nervenbahnen hatte Hensen entdeckt. Braus sieht in ihnen ein ursprüngliches, autochthones Reizleitungssystem, das später von einem neuen, durch neurofibrilläre Substanz ausgezeichneten System, den Nerven, ersetzt und verdrängt wird. Durch die Studien von Held, Harrison, Braus u. a. ist es erwiesen, daß die Neuriten immer nur in Plasmodesmen oder in diese eingeschalteten Leitzellen auftreten. Querschnitte durch Neurofibrillen zeigen schon in der ersten Anlage des Nervensystems deren intraplasmatische Lage (Held). So sind zwei Faktoren für die Entstehung der Nervenbahnen notwendig: nämlich der Neuroblast einerseits, die Leitungsfäden andererseits.

Nach diesen experimentell embryologischen Feststellungen, nicht zum wenigsten gerade nach den Darlegungen von Braus, ist der eigentliche Bildner des Neuriten der Neuroblast und die Plasmodesmen sind nur Nervenführer. Hensen hatte bereits aus seiner Feststellung, wonach periphere Nerven vorhanden sind, ehe daran Zellkerne auftreten, den Schluß gezogen, daß die später hier vorhandenen Zellkerne nicht an der Erzeugung der Nerven beteiligt sein können, sondern daß nur die zentralen Elemente deren Bildungsstätte sind. Die Schwannschen Zellen dringen erst später von den Ganglienzelleisten aus entlang den ursprünglich kernlosen Nervenbahnen vor.

So lehren die embryologischen Studien, wie die Erfahrungen bei der Nervenregeneration übereinstimmend, daß für die Bildung spezifischer Nervenbahnen auch das autochthone Element notwendig ist. Die Tatsachen der Entwicklungsgeschichte sprechen für eine bloß führende Rolle des ursprünglichen Leitungssystems, ähnlich wie — nach manchen Autoren — die Vorgänge an dem sich regenerierenden Nerven beweisen sollen, daß die Schwannschen Zellketten lediglich Faserträger sind und ein adäquates Medium abgeben (s. o.). Sind aber auch weder die Plasmodesmen noch die erst später auf den Plan tretenden Schwannschen Zellen ursprünglich bei der Entwicklung Nervenbildner, so ist das wohl kein bindender Beweis gegen die Annahme, daß die Schwannschen Zellen im späteren Leben bei der Regeneration als Nervenfaserbildner fungieren. Man darf den regenerativen Vorgang nicht einfach dem embryonalen gleichsetzen. Die fertige Nervenfaser ist ein kernreiches Gebilde, und in dem Synzytium mit reichlich eingestreuten Kernen liegen die neurofibrillären Gebilde. Es ist ja von den verschiedensten neueren Forschern, so von Heringa, hervorgehoben worden, daß die Fibrillen in dem Plasma der Schwannschen Zellen selber gefunden werden, und Ariëns Kappers stimmt diesem Forscher bei, daß das Axoplasma und das Plasma jener Zellen eine völlig kontinuierliche Masse ist und daß die Fibrillen in loco entstehen können. — Es fragt sich: sind nicht die Bedingungen, unter denen sich ein regenerierender Nerv aufbaut, wesentlich andere, als die der embryonalen Entwicklung? Ich fühle mich nicht kompetent, zu dieser Frage bestimmt Stellung zu nehmen. Kein Geringerer als Ariëns Kappers präzisiert seine Meinung dahin, daß für eine bleibende Regeneration der Einfluß des Zentralapparates zwar erforderlich ist, daß wir aber nie vergessen dürfen, daß ein Reizstrom auch außerhalb eines Nerven verlaufen und dort für sich Leitungsbahnen schaffen kann; es sei sicher, daß der Reizstrom über die Wachstumskeule hinausstrahlen kann, und wir müssen uns daraus erklären, „daß der an den Wachstumsspitzen in den peripheren Schwannschen Zellen irradiierende Reiz bei Nervenregeneration zu Prozessen Anlaß gibt, welche sich in einer lokalen Fibrillenbildung oder -regeneration in den peripheren Lemnoblasten (den Scheidenzellen) äußern“. Man sieht, die Auffassung von Ariens Kappers stimmt durchaus zu meiner eigenen Anschauung, wie ich sie früher und hier (S. 476) entwickelt habe.

Regenerative Vorgänge bei „Neuritis“.

Die Frage nach den histologischen Vorgängen bei der Regeneration ist nicht selten auch in Fällen sogenannter „Neuritis“ geprüft worden, und zwar sowohl beim Menschen (Beri-Beri, Polyneuritis alcoholica, tuberkulöse Polyneuritis) wie auch experimentell beim Tiere. Bei der Reisneuritis (durch Verfütterung von geschliffenem Reis) hat man es in der Hand, die Intensität des Prozesses und den Eintritt der Rekonvaleszenz abzustufen. Die Befunde der verschiedenen Autoren — ich nenne vor allem Dürck, Rachmanow, Doinikow, Kimura — stimmen darin überein, daß während der degenerativen Vorgänge bereits Proliferationserscheinungen an den Schwannschen Zellen einsetzen; sie erklären uns das Zustandekommen der klinischen Rückbildung der Lähmung und der „Heilung“ auch schwerer Neuritiden. Dürck, welcher bei der Beri-Beri regenerierte Nervenfasern selbst nicht sah, betont ausdrücklich, daß die neben den degenerativen Erscheinungen das Bild beherrschende Proliferationstätigkeit von Schwannschen „Neuroblasten“ entfaltet würde. Die Produktion neuer Achsenzylinder und Markscheiden seitens dieser Neuroblasten sei aber deshalb nicht eingetreten, weil sie unter dem

Fortwirken der Noxe unmöglich sei. Ähnliches scheint auch bei anderen, besonders toxischen Neuritiden (Blei) der Fall zu sein. Doinikow aber hat gezeigt, daß auch bei fortwirkender Noxe neben degenerativen lebhafte regenerative Prozesse stattfinden können, daß jedoch die neugebildeten Achsenzylinder wohl unter dem Einfluß der fortwirkenden Noxe zum größten Teil marklos bleiben. Immerhin hat er hier und da Andeutungen einer äußerst dünnen Markscheide gesehen. Die Befunde, die von Doinikow und jüngst von Kimura[1]) in Marchands Laboratorium erhoben wurden, stimmen im wesentlichen miteinander überein. Sie sind beim Menschen (tuberkulöse Polyneuritis — Rachmanow, Doinikow) und beim Tier (Reisvergiftung der Hühner — Doinikow, Kimura) grundsätzlich ähnlich. Auch die von Gudden und von A. Westphal bei chronischen Alkoholikern erhobenen Befunde sprechen dafür, daß bei dieser toxischen Neuritis neben Degenerationsvorgängen schon früh die Neubildung einsetzt — ein Zeichen für die lebhafte Regenerationstendenz und -kraft des peripheren Nerven.

Von Nebenbefunden erscheint daraus wichtig, daß manche schwer erkrankten und im Markscheidenbild verödet erscheinenden Äste von sehr zahlreichen marklosen Axonen durchzogen werden, und daß diese erkrankten Nerven reicher an nackten Axonen sind als entsprechende normale Nerven (Doinikow). Selten scheinen sich „Wachstumskolben" zu finden; besonders betont das Kimura. Nach unseren Ausführungen stimmt das ja durchaus zu dem, was vorhin über den Einfluß des Wachstumswiderstandes gesagt wurde; die neugebildeten Nervenfäserchen liegen in den alten Schwannschen Scheiden, deren Zellen reiches Protoplasma führen. An diesen protoplasmatischen Zügen lassen sich wieder innige Beziehungen der neuen Achsenzylinder zu den Kernen feststellen. Auch hier zeichnen sich die jungen Fasern im Silberpräparat gegenüber den alten breiteren, mehr bräunlich gefärbten durch ihre Zartheit, ihre glatte Kontur und ihre tiefschwarze Färbung aus. Wie wir es auch an den durchfrorenen Nerven gesehen haben, ziehen die Fasern oft zu mehreren durch einen Plasmastrang hindurch und biegen dabei den Zerfallsprodukten aus.

Nerventransplantation.

Die Kriegsverletzungen peripherischer Nerven haben Anlaß gegeben, die Frage der Nervenverpflanzung erneut zu prüfen. Zu den Versuchen, bei ausgedehnten Nervenzertrümmerungen den Defekt zu überbrücken, gehört auch die Einflickung eines Nervenstückes von einem anderen oder von dem gleichen Menschen (Iso- bzw. Autoplastik). Bethe, welcher dieses Verfahren angegeben hat, konnte sich dabei auf eigene frühere Versuche beziehen. Er hatte in den grundlegenden Versuchen zu seiner bekannten „Physiologie des Nervensystems" einem Tiere einen Teil des Ischiadikus entfernt und durch den der anderen Seite oder auch durch den eines anderen, artgleichen Tieres ersetzt; und er hatte daran zeigen können, daß die Regeneration durch den transplantierten Nerven in gleichförmiger Weise abläuft, wie wenn man den Nerven nur durchschneidet und ihn mit seinem zentralen Stück durch Naht vereinigt:

---

[1]) Kimura hat seine früheren Untersuchungen durch neue sehr umfangreiche und sorgfältige Forschungen ergänzt (Mitt. a. d. patholog. Inst. d. Kaiserl. Univ. zu Sendai **1**. 1920).

der transplantierte Nerv degeneriert und er regeneriert sich in der gleichen Weise
wie der abgetrennte peripherische Teil. Da man einem Menschen nicht einfach
ein Stück Nerv wegnehmen und es einem anderen einsetzen kann, so hat Bethe
Versuche mit der Einheilung von Leichennerven gemacht. Er nahm zunächst
für die experimentelle Prüfung dieses Verfahrens Nervenstücke von einem
Hunde, bewahrte sie steril im Eisschrank einige Tage auf, pflanzte sie dann
in den Defekt ein und konnte nicht nur ihre Ausheilung, sondern vor allen Dingen
die Regeneration des Nerven durch dieses Transplantat hindurch bis in den
Endabschnitt des peripheren Endes verfolgen — entsprechend der zuvor fest-
gestellten völligen physiologischen Restitution.

An den tatsächlichen Ergebnissen der Experimente Bethes war und
ist nicht zu zweifeln; die Wiederherstellung der Leistungen bewies ja ohne weiteres
den Erfolg des Verfahrens. Und ich selbst konnte mich an Bethes Original-
präparaten von der „Neurotisation‟ des Zwischenstückes und des peripherischen
Teiles der Nervenbahn überzeugen. Die theoretischen Anschauungen Bethes
freilich ließen sich nur zum Teil mit den Ergebnissen früherer Erfahrungen über
Nerventransplantation und überhaupt über Gewebsverpflanzungen in Einklang
bringen. In seinem Kongreßbericht über die Verpflanzung normaler Gewebe
sagt Borst, daß sich Nerven überhaupt nicht mit dauerndem Erfolge frei verpflanzen lassen und daß sie auch bei Autoplastik schließlich zugrunde gehen
(E. Neumann). Die freie Nerventransplantation kann aber die Bedeutung
eines Leitseiles für die regenerierenden Nervenfasern bekommen, und Borst
weist bereits 1913 darauf hin, daß das Transplantat praktische Bedeutung
z. B. nach Nervenresektion haben dürfte. Im allgemeinen gilt bezüglich der
isoplastischen Transplantation, daß mit einem dauernden Erhaltenbleiben
und Funktionieren des Transplantats nicht gerechnet werden darf. „In vielen
Fällen dient das transplantierte körperfremde Gewebe nur als Bahn und Modell
für das sich neubildende regenerierende Wirtsgewebe‟ (Borst). So wird es
verständlich, daß auch totes, in irgendwelchen Konservierungsflüssigkeiten be-
wahrtes Material einen gleichartigen Erfolg bei der Einpflanzung geben kann;
das betreffende Gewebsstück dient als Gerüst, an welchem sich das neue vom
Wirt gelieferte Gewebe aufbaut. So konnte Bielschowsky bei einer Nach-
prüfung der Experimente Bethes zeigen, daß ein in Borsäure konserviertes
Nervenstück sich mit vollem Erfolg als Brücke in einem bei Hunden gesetzten
Nervendefekt verwenden läßt. Das Bindegewebe des lebenden Organismus
substituiert auch hier die ursprünglichen Lagen und Strukturen des toten
Nerven. In den vorwiegend längs geordneten Faserzügen vermögen sich die von
dem zentralen Ende vorsprossenden Schwannschen Zellen ziemlich gut vor-
zuschieben, um endlich den Anschluß an den peripheren Teil der zu Bandfasern
umgewandelten Schwannschen Zellen zu erlangen. So meint Bielschowsky,
auch der frisch eingefügte (nicht abgetötete) Nerv diene als gutes Mittel der
Zwischenschaltung in Anbetracht seiner besonders günstigen Konstruktion
— ähnlich wie wir das soeben nach Borst im allgemeinen für die transplantierten
Gewebe darlegten.

Ich glaube jedoch nicht, daß damit Bethes Anschauungen von dem Überleben der Schwannschen Zellen im Transplantat und von ihrer Mitwirkung
am Aufbau eines neuen Nerven im eingepflanzten Verbindungsstück schon
völlig widerlegt sind. Gewiß sieht man, wie es auch Bielschowsky beschreibt,

zumal bei dickeren Nervensträngen die zentralen Teile nekrotisch werden. Bindegewebselemente des Wirtes substituieren die absterbenden Massen, und von den vorsprossenden mesodermalen Gewebszügen stammen auch die Phagozyten, welche das nekrotische Material verarbeiten und abtransportieren. Ich habe mich aber in den letzten Jahren davon überzeugt, daß die Schwannschen Zellen tatsächlich auch überleben und Umwandlungen erleiden können, wie bei der sekundären Degeneration. Ich habe an Nervenstücken des Menschen, welche Herr Professor Eden (von der chirurgischen Klinik in Freiburg i. Br.) ins Unterhautzellgewebe verpflanzt hatte und die ich von ihm zur histologischen Untersuchung erhielt, zeigen können, daß sich die Nervenkabel nach zwei Richtungen verschieden verhalten: erstens gibt es nekrotische Umwandlungen, die vielfach mit entzündlich reaktiven Erscheinungen des einwandernden Wirtsgewebes verbunden sind, und zweitens die charakteristischen Vorgänge der sekundären Degeneration mit allen ihren früher geschilderten Eigentümlichkeiten. Diese aktiven Vorgänge im Transplantate fand ich in den äußeren Lagen des Nerven und in manchen umfangreichen Kabeln auch nur in deren Peripherie, also in jenen Zonen, wo die Ernährungsbedingungen am günstigsten sind.

Für die Deutung dieser Lebensvorgänge als charakteristischer Merkmale der sekundären Degeneration erscheint mir wichtig, daß die Schwannschen Zellen auch an den π-Granula (S. 114) gut kenntlich sind. In diesen Zellen mit ihren karmoisinroten Strichelungen in der Nähe des Kerns (Abb. 60) liegen die Markballen und Achsenzylinderfragmente und die feineren Fetttröpfchen, ehe sie weiter den Zellen des Endoneuriums übergeben werden. Die Schwannschen Zellen erweisen sich auch im Transplantat als synzytiale Kernstränge.

Mehr ist natürlich an den nur in „indifferentes" Gebiet verpflanzten Nervenstücken vom Menschen nicht zu ermitteln, speziell nicht über die Mitwirkung der überlebenden Schwannschen Zellen des Transplantats am Aufbau des Nerven. So müssen also Bethes Versuche am Tier erneut vorgenommen werden. Aber das ist bei den finanziellen Schwierigkeiten, mit denen die experimentelle Forschung an deutschen Instituten seit dem Zusammenbruch zu kämpfen hat, zunächst ein frommer Wunsch. Es kommt natürlich darauf an, die Nerven nicht einfach, wie wir es mit menschlichem Material taten, in das Unterhautzellgewebe zu verpflanzen, sondern in die Bahn eines anderen Nerven einzuflicken, und man müßte versuchen, nicht nur an Tieren zu arbeiten, sondern auch menschliches Material zur Untersuchung zu gewinnen. Ich habe nur einen nach Bethe in die Nervenbahn gepflanzten Radialis histologisch untersuchen können; ich verdanke dieses Präparat ebenfalls Herrn Professor Eden-Freiburg. Dieses eingeschaltete Transplantat war 9 Monate im Körper des Wirtes geblieben. Aber es war in toto nekrotisch geworden, und es waren im Bereiche der zentralen Nahtstelle keinerlei Ansätze einer dieselbe überschreitenden Regeneration zu sehen. Besonders merkwürdig war, daß dieses nekrotisch gewordene Nervenstück überhaupt nicht vom Wirt substituiert worden war; es war gleichsam wie ein Fremdkörper eingeheilt, und nur in den äußersten Lagen dieses Stückes waren Bindegewebszüge eine kleine Strecke weit vorgesproßt. Im übrigen hatte sich die allgemeine Struktur des Transplantats merkwürdig gut erhalten, die Züge der Markscheiden sahen auf den ersten Blick kaum verändert aus und die Achsenzylinder waren in kleine Fragmente und schlingenartige Gebilde verwandelt (s. S. 129). Dieser Befund hat natürlich für die in Rede stehenden Fragen kein Interesse.

Das eine scheint mir durch unsere an den Transplantaten gemachten Erfahrungen sicher gestellt, daß die Schwannschen Zellen überleben und sozusagen anheilen können. Das ist im Zusammenhang mit den Erfahrungen bei den Transplantaten nichts Unerhörtes. Wir sagten freilich unter Berufung auf Borsts Darlegungen, daß die transplantierten Gewebe schließlich doch zugrunde gehen, indem sie allmählich substituiert werden. Aber sicher ist andererseits, daß dieser Untergang keineswegs immer durch akute Nekrose geschieht, sondern unter Umständen sehr langsam unter dem Bilde einer ganz allmählich sich einstellenden Atrophie (Carrel, Borst, Enderlen). Und dann gibt es gewisse Gewebe, welche sogenannte Keimschichten enthalten, wie z. B. das Periost, die Epidermis usw., und an diesen können sich, wenn auch nur vorübergehend, Wucherungen abspielen, welche unter Umständen für den Regenerationsvorgang bedeutungsvoll werden dürften. Solche Proliferationen gibt es meines Erachtens zweifellos auch an den Schwannschen Zellen des verpflanzten Nervenstückes, und ich sehe, daß meine Feststellungen auch hierin wieder zu den Darlegungen Borsts stimmen, welcher bei den überpflanzten Nerven von vorübergehenden regenerativen Wucherungserscheinungen spricht. Daß es aber mit dem schließlichen Zugrundegehen der Schwannschen Zellen gute Weile haben kann, habe ich an einem Nerven, den Herr Prof. Eden 5 Monate im Körper gelassen hatte, festgestellt. So wäre es denkbar, daß die Schwannschen Zellen, ehe sie dem allmählichen Untergang verfallen, schon ihre Schuldigkeit getan haben, zumal wenn die Bedingungen für den Anschluß an die vom zentralen Ende kommenden Schwannschen Zellreihen günstig sind.

Das würde insofern von größter Bedeutung sein, als diese ja einen funktionellen Reiz an das Transplantat — wenn ich so sagen darf — herantragen würden. Es ist von Borst, Jores, Roux u. a. die große Bedeutung der funktionellen Inanspruchnahme für die iso- und autoplastischen Transplantationen betont worden. Borst hat das für die überpflanzten Muskelstückchen überzeugend dargelegt; er führt das Zugrundegehen transplantierter Nerven und Muskeln größtenteils auf den Mangel einer genügend frühzeitig einsetzenden funktionellen Inanspruchnahme zurück. Nach Roux ist das Gelingen einer Transplantation von dem möglichst raschen Anschluß an die Ernährung einerseits, an die Funktion andererseits abhängig. Im lebenden Organismus gibt es eine erste Periode der selbständigen, von der Funktion unabhängigen Organgestaltung und eine spätere Periode des „funktionellen Reizlebens" (Roux). Daß aber das Wachstum und die gestaltliche Ausbildung so eng an die Funktion geknüpft ist, wird bei Wiederaufnahme der Versuche über die Nerventransplantation und bei der histologischen Deutung berücksichtigt werden müssen.

Literatur.

Antoni, Regenerative Gebilde der sensiblen und sensorischen Neurone und deren Bedeutung. Zeitschr. f. d. ges. Neurol. u. Psych. **27**. 200. 1915. — Barfurth, Regeneration und Involution. Merkel-Bonnets Ergebn. **15**. 1905. — Berblinger, Über die Regeneration der Achsenzylinder in resezierten Schußnarben peripherer Nerven. Zieglers Beitr. **64**.

226. 1918. — Derselbe, Über Schußverletzungen der peripheren Nerven. Zentralbl. f. Chir. Nr. 16. 1916. Münch. med. Wochenschr., S. 503. 1916. — Bethe, Zwei neue Methoden der Überbrückung größerer Nervenlücken. Deutsch. med. Wochenschr. 1916. Nr. 42. — Derselbe, Allgemeine Anatomie und Physiologie des Nervensystems. Leipzig. 1903. — Derselbe, Neue Versuche über die Regeneration der Nervenfasern. Arch. f. d. Gesamtphysiologie. 116. S. 385. — Bielschowsky, Max, Über das Verhalten der Achsenzylinder in Geschwülsten des Nervensystems und in Kompressionsgebieten des Rückenmarkes. Journ. f. Psych. u. Neurol. 7. 1906. — Derselbe, Über Regenerationserscheinungen an zentralen Nervenfasern. Journ. f. Psych. u. Neurol. 14. 1909. — Derselbe und Unger, Ernst, Die Überbrückung großer Nervenlücken. Beiträge zur Kenntnis der Degeneration und Regeneration peripherischer Nerven. Journ. f. Psych. u. Neurol. 22. Erg.-Heft. 2. — Boeke, J., Die Regenerationserscheinungen bei der Verheilung von motorischen und rezeptorischen Nervenfasern. Arch. f. d. ges. Physiol. 158. 1914. — Derselbe, Studien zur Nervenregeneration I. Amsterdam (Johannes Müller) 1916. — Borst, Neue Experimente zur Frage der Regenerationsfähigkeit des Gehirns. Zieglers Beitr. z. Path. u. pathol. Anat. 1904. 36. — Derselbe, Kapitel „Das pathologische Wachstum" in Aschoffs Lehrbuch der pathol. Anat. Jena. 1921. — Derselbe, Die Verpflanzung normaler Gewebe in ihrer Beziehung zur zoologischen und individuellen Verwandtschaft. Auto-, Iso-, Heteroplastik. XVII. international. med. Kongr. London. Henry Frowde. 1913. — Derselbe und Enderlen, Verhandlungen der Deutschen pathologischen Gesellschaft 1909. Deutsche Zeitschr. f. Chir. 99. 1909. — Braus, H., Die Entstehung der Nervenbahnen. Samml. wissenschaftl. Vorträge. Vogel. Leipzig. Verhandl. deutsch. Naturforsch. u. Ärzte. Karlsruhe. 1911. — v. Büngner, Über die Degenerations- und Regenerationsvorgänge an Nerven nach Verletzungen. Zieglers Beitr. 10. 1891. — Burrow, The growth of tissue of the chick embryo outside the animal body, with special reference to the nervous system. Journ. of exper. Zool. 10. 1911. — Ramon y Cajal, Notas preventivas sobre la degeneration y regeneration de los vias nerviosas centrales. Trabajos. Madrid. 1906. — Derselbe, Studien über Nervenregeneration. Leipzig. 1908. — Carrel, Rep. from the Rockefeller Inst. 1911. — Derselbe, Journ. of exp. Med. 1910. — Doinikow, Zur Histopathologie der Neuritis mit besonderer Berücksichtigung der Regenerationsvorgänge. Deutsche Zeitschrift f. Nervenheilk. 46. 20. 1912. — Derselbe, Über De- und Regenerationserscheinungen an Achsenzylindern bei der multiplen Sklerose. Zeitschr. f. d. ges. Neurol. u. Psych. 27. 151. 1915. (Siehe auch Lit. zu „Nervenfasern", „Degenerative Vorgänge".) — Dürck, Pathologische Anatomie der Beri-Beri. Zieglers Beitr. 8. Supplem. 1908. — Eden Rudolf, Die freie Transplantation der peripheren Nerven zum Ersatz von Nervendefekten. Arch. f. klin. Chir. 112. — Edinger, Über die Vereinigung getrennter Nerven. Münch. med. Wochenschr. 1916. Nr. 7. — Derselbe, Untersuchungen über die Neubildung des durchschnittenen Nerven. Deutsche Zeitschr. f. Nervenheilk. 58. 1918. — Enderlen und Lobenhoffer, Zur Überbrückung von Nervendefekten. Münch. med. Wochenschr. 1917. Nr. 7. — Forsmann, Zur Kenntnis des Neurotropismus. Zieglers Beitr. 57. 1900. S. 407. — Gudden, H., Klinische und anatomische Beiträge zur Kenntnis der Alkoholneuritis, nebst Bemerkungen über Regenerationsvorgänge. Arch. f. Psych. 28. 643. 1896. — Harrison, The development of peripheral nervefibers in altered surroundings. Arch. f. Entwickl.-Mech. d. Organismen. 30. 1910. — Derselbe, The outgrowth of the nervefiber as a mode of protoplasmatic movement. Journ. of exp. Zool. 9. 1910. — Heidenhain, Martin, Plasma und Zelle. Jena. 1911. — Held, H., Die Entwicklung des Nervengewebes bei den Wirbeltieren. Leipzig. 1909. — Hensen, Beobachtungen über die Befruchtung und Entwicklung des Kaninchens. Zeitschr. f. Anat. u. Entw.-Gesch. 1. 1876. — Derselbe, Die Entwicklungsmechanik der Nervenbahnen im Embryo der Säugetiere. Kiel und Leipzig. 1903. — Heringa, The intraprotoplasmatic position of the neurofibril in the axon and in the endorgans. Proceed. of the Kon. Akad. van Wetenschappen. Deel. 25. 1917. — Hohmann und Spielmeyer, Zur Kritik des Edingerschen und des Betheschen Verfahrens der Überbrückung größerer Nervenlücken. Münch. med. Wochenschr. 1917. H. 3. — Kappers, C. U. Ariëns, Die vergleichende Anatomie des Nervensystems der Wirbeltiere und des Menschen. Haarlem. 1920. — Kimura, Über die Degenerations- und Regenerationsvorgänge bei der sog. „Reisneuritis" der Vögel. Deutsche Zeitschr. f. Nervenheilk. 64. 153. 1919. — Kohn, Über die Entwicklung des peripheren Nervensystems. Verh. d. anat. Ges. Genf. 1905. — Krassin, Über die Regeneration des peripheren Nerven nach Verletzung. Internat. Monatsschr. 25. 1908. — Mar-

burg, O., Kriegsverletzungen peripherer Nerven. Jahresh. z. ärztl. Fortbild. Jahrg. 7. 1915. — Derselbe, Zur Frage der Autoregeneration des peripheren Stückes durchschossener Nerven (zentrales und peripheres Neurom). Arb. a. d. Neurol. Inst. d. Wien. Univ. 21. 1919. H. 3. — Marchand, F., Der Prozeß der Wundheilung. Deutsche Chir., herausg. v. Bruns u. v. Bergmann. 16. Lief. 1901. — Marguliés, Alex., Zur Frage der Regeneration in einem dauernd von seinem Zentrum abgetrennten peripherischen Nervenstumpf. Virchows Arch. 1908. 191. — Marinesco et Minea, Recherches sur la régénérescense de la moëlle. Nouv. iconograph. de la salp. 1906. Nr. 5. — Miyake, Koichi, Zur Frage der Regeneration der Nervenfasern im zentralen Nervensystem. Obersteiners Arb. 14. 1. 1908. — Mönckeberg und Bethe, Die Degeneration der markhaltigen Nervenfasern bei Wirbeltieren unter hauptsächlicher Berücksichtigung des Verhaltens der Primitivfibrillen. Arch. f. mikr. Anat. 54. 1899. — Nageotte, Le syncytium de Schwann et les gaines de la fibre à myéline dans les phases avancées de la dégéneration Wallérienne. Extrait des comptes rendus des séanc. de la soc. biol. 1911. p. 861. — Derselbe, Régénération collatérale des fibres nerveuses terminées par des massues de croissance. Nouv. iconogr. de la Salp. 1906. — Derselbe, Note sur le présence de fibres nevrologiques dans les nerves périphériques dégénérés. Extrait des compt. rendus des séanc. de la soc. de biol. 1913. — Neumann, E., Ältere und neuere Lehren über die Regeneration der Nerven. Virchows Arch. 189. 1907. — Derselbe, Arch. f. Entw.-Mech. 6. 1908. — Nissl, Die Neuronenlehre vom pathol.-anatomischen und klinischen Standpunkt. Ges. deutsch. Naturf. u. Ärzte. Aachen. 1910. — Derselbe, Die Neuronenlehre und ihre Anhänger. Jena. 1903. — Oberndorfer, Zur Frage der Ganglioneurome. Zieglers Beitr. 41. 1907. — Obersteiner, Anleitung beim Studium des Baues der nervösen Zentralorgane. Deuticke. 1915. — v. Orzechowsky, Über Kernteilungen in den Vorderhornzellen des Menschen. Arb. a. d. Wien. Neurol. Inst. 13. S. 324. — Perroncito, Die Regeneration der Nerven. Zieglers Beitr. z. Pathol. u. pathol. Anat. 1907. 42. — Perthes, Über die Behandlung von Schmerzzuständen durch Schußneuritis mittels der Vereisungsmethode von W. Trendelenburg. Münch. med. Wochenschr. 1918. — Pfeiffer, Über traumatische Degeneration und Regeneration des Gehirns. Fortschr. d. Med. 1909. 27. — Rachmanow, Zur normalen und pathologischen Histologie der peripheren Nerven des Menschen. Journ. f. Psych. u. Neurol. Erg.-Heft 5. 1912. — Ranke, Über experimentelle Störung von Differenzierungsvorgängen im Zentralnervensystem. Zentralbl. f. allgem. Pathol. 1910. 21. — Roux, Wilhelm, Gesammelte Abhandlungen. — Derselbe, Kampf der Teile. S. 144 u. 180. — Schmincke, Beitrag zur Lehre der Ganglioneurome. Zieglers Beitr. 47. 1910. 354. — Schreiber und Wengler, Über Wirkungen des Scharlachöls auf die Netzhaut. Mitosenbildung der Ganglienzellen. Zentralbl. f. allgem. Pathol. 1908. 19. und Graefes Arch. f. Ophthalm. 1910. 74. — Schultze, Oskar, Die Kontinuität der Organisationseinheiten der peripheren Nervenfasern. Pflügers Arch. 108. 72. 1905. — Derselbe, Weiteres zur Entwicklung der peripheren Nerven mit Berücksichtigung der Regenerationsfrage nach Nervenverletzungen. Verhandl. d. phys.-med. Ges. zu Würzburg. N. F. 37. — Spielmeyer, Zur Klinik und Anatomie der Nervenschußverletzungen. Zeitschr. f. d. ges. Neurol. u. Psych. 29. 1915. Springer, Berlin. 1915. — Derselbe, Über Regeneration peripherischer Nerven. Zeitschr. f. d. ges. Neurol. u. Psych. 1917. 36. 421. — Derselbe, Erfolge der Nervennaht. Münch. med. Wochenschr. 1918. 1039. (S. a. Hohmann u. Spielmeyer.) — Stracker, D., Die histologische Struktur ausgeschnittener Narben peripherer Nerven. Mitt. a. d. Grenzgeb. d. Med. u. Chir. 1917. 29. — Stroebe, Degeneration und Regeneration peripherer Nerven nach Verletzungen. Zieglers Beitr. 1893. 13. — Trendelenburg, W., Weitere Versuche über langdauernde Nervenausschaltung für chirurgische Zwecke. Zeitschr. f. d. ges. exp. Med. 1919. 7. — Verocay, Multiple Geschwülste als Systemerkrankungen am nervösen Apparat. Festschr. f. Chiari. Wien u. Leipzig. 1908. — Westphal, A., Über apoplektiforme Neuritis. Arch. f. Psych. 40. 64. — Wexberg, Kriegsverletzungen der peripheren Nerven. II. Teil. Zeitschr. f. d. ges. Neurol. u. Psych. Ref. 18. 257. 1919.

Sachregister.